TRATADO DE
NUTROLOGIA

ABRAN
ASSOCIAÇÃO BRASILEIRA DE NUTROLOGIA

4ª edição
REVISADA E AMPLIADA

TRATADO DE **NUTROLOGIA**

EDITORES

Durval Ribas-Filho

Aline Rodrigues Zanetta

manole
editora

Produção editorial: Cristiana Gonzaga S. Corrêa
Projeto gráfico: Departamento de Arte da Editora Manole
Diagramação e ilustrações: Luargraf Serviços Gráficos
Capa: Ricardo Yoshiaki Nitta Rodrigues
Imagem de capa: Freepik

CIP-BRASIL. CATALOGAÇÃO NA PUBLICAÇÃO
SINDICATO NACIONAL DOS EDITORES DE LIVROS, RJ

T698
4. ed.

Tratado de nutrologia / editores Durval Ribas-Filho, Aline Rodrigues Zanetta. - 4. ed. - Barueri [SP] : Manole, 2026.

Inclui bibliografia
ISBN 9788520466896

1. Medicina. 2. Nutrologia. I. Ribas-Filho, Durval. II. Zanetta, Aline Rodrigues.

CDD: 613.2
25-99976.0 CDU: 613.29

Meri Gleice Rodrigues de Souza - Bibliotecária - CRB-7/6439

15/08/2025 18/08/2025

1ª edição – 2013
2ª edição – 2018
3ª edição – 2022
4ª edição – 2026.

Editora Manole Ltda.
Alameda Rio Negro, 967, conj. 717
Alphaville Industrial – Barueri – SP - Brasil
CEP: 06454-000
Fone: (11) 4196-6000
www.manole.com.br | https://atendimento.manole.com.br/

Impresso no Brasil | *Printed in Brazil*

Editores

Durval Ribas-Filho

Doutor em Medicina pela Faculdade de Medicina de São José do Rio Preto (FAMERP). *Fellow* da The Obesity Society (FTOS-USA). Professor Titular de Nutrologia da Faculdade de Medicina da Fundação Padre Albino (UNIFIPA/FAMECA). Editor Científico Associado do *Nutrition & Diabetes (Nature)*, *International Journal of Nutrology* (IJN) e *Medical and Health Science* (MEDNEXT). Título de Especialista em Nutrologia, Endocrinologia e Clínica Médica pelo Conselho Federal de Medicina (CFM). Professor e Coordenador Científico de Pós-Graduação em Nutrologia do Hospital do Servidor Público Estadual de São Paulo (IAMSPE). Diretor do Departamento de Obesidade e Síndrome Metabólica da Associação Brasileira de Nutrologia (ABRAN). Membro Honorário da Sociedad Argentina de Nutrición (SAN).

Aline Rodrigues Zanetta

Título de Especialista em Nutrologia pela Associação Brasileira de Nutrologia (ABRAN)/Associação Médica Brasileira (AMB)/Conselho Federal de Medicina (CFM). Pós-graduada em Síndrome Metabólica pela ABRAN. Pós-graduanda em Neurociência e Comportamento Alimentar pela Pontifícia Universidade Católica do Paraná (PUC-PR). Membro do Comitê Científico da ABRAN. Membro do Comitê de Trabalhos Científicos do Congresso Brasileiro de Nutrologia. Pesquisadora científica. Autora de capítulos e de material técnico-científico na área de Nutrologia.

Autores

Alexandre Nogueira Matos
Nutrólogo pela Associação Brasileira de Nutrologia (ABRAN). Coordenador e Supervisor da Residência de Nutrologia do Hospital Geral Roberto Santos. Coordenador da EMTN do Hospital da Bahia/Dasa. Coordenador da EMTN do Hospital Geral Ernesto Simões Filho.

Aline Rodrigues Zanetta
Título de Especialista em Nutrologia pela Associação Brasileira de Nutrologia (ABRAN)/Associação Médica Brasileira (AMB)/Conselho Federal de Medicina (CFM). Pós-graduada em Síndrome Metabólica pela ABRAN. Pós-graduanda em Neurociência e Comportamento Alimentar pela Pontifícia Universidade Católica do Paraná (PUC-PR). Membro do Comitê Científico da ABRAN. Membro do Comitê de Trabalhos Científicos do Congresso Brasileiro de Nutrologia. Pesquisadora científica. Autora de capítulos e de material técnico-científico na área de Nutrologia.

Ana Lucia dos Anjos Ferreira
Doutora em Fisiopatologia em Clínica Médica pela Universidade Estadual Paulista (Unesp). Professora Adjunta do Departamento de Clínica Médica da Faculdade de

Medicina da Unesp. Pós-Doutorado na Tufts University e The Jean Mayer USDA Human Nutrition Research Center on Aging, Boston, EUA.

André Filipe Junqueira dos Santos
Médico pela Faculdade de Medicina de Ribeirão Preto da Universidade de São Paulo (FMRP-USP). Residência Médica em Clínica Médica e em Geriatria pelo Hospital das Clínicas da FMRP-USP (HCFMRP-USP). Doutor em Clínica Médica pela FMRP-USP.

Anibal Basile Filho
Professor Associado e Chefe da Divisão de Medicina Intensiva do Departamento de Cirurgia e Anatomia da Faculdade de Medicina de Ribeirão Preto da Universidade de São Paulo (FMRP-USP).

André Silveira Pinho
Médico Nutrólogo pela Associação Brasileira de Nutrologia, Associação Médica Brasileira, Conselho Federal de Medicina, Comissão Nacional de Médicos Residentes (ABRAN/AMB/CFM/CNRM). Especialista em Cirurgia Plástica pelo CFM/AMB/SBCP. Membro Titular da Sociedade Brasileira de Cirurgia Plástica (SBCP). Especialista em Dermatocosmiatria pela Faculdade de Medicina do ABC (FMABC). Preceptor do Serviço de Residência Médica em Cirurgia Plástica do Instituto Dr. José Frota (IJF-CE). Doutorando em Ciências pela Faculdade de Medicina da Universidade de São Paulo (FMUSP). Cirurgião Geral pelo Complexo Hospitalar do Heliópolis. Cirurgião Plástico pelo Hospital Sobrapar.

Aritana Alves
Residência Médica em Nutrologia pelo Hospital das Clínicas da Faculdade de Medicina de Ribeirão Preto da Universidade de São Paulo (HCFMRP-USP). Residência Médica em Nefrologia pelo Hospital Ana Nery.

Artur Junio Togneri Ferron
Professor e Coordenador do Curso de Educação Física das Faculdades Integradas de Bauru (FIB). Pesquisador Associado do Laboratório de Pesquisa em Exercícios Físicos e Doenças Crônicas do Departamento de Educação Física. Pesquisador Associado do Laboratório de Estado RedOx e Inflamação – Unidade de Pesquisa Experimental (UNIPEX).

Audie Nathaniel Momm

Especialista em Nutrologia pela Associação Brasileira de Nutrologia (ABRAN)/Associação Médica Brasileira (AMB)/Conselho Federal de Medicina (CFM). Mestre em Ciência de Tecnologia de Alimentos pela Universidade Estadual de Ponta Grossa (UEPG). Graduação em Nutrição pela Universidade Federal do Paraná (UFPR).

Beatriz Moraes Bento

Médica pela Universidade Federal do Rio Grande do Norte (UFRN). Psiquiatra com Residência Médica pela Irmandade Santa Casa de Misericórdia de São Paulo (ISCMSP). Nutróloga Titulada pela Associação Médica Brasileira (AMB)/Associação Brasileira de Nutrologia (ABRAN). Pós-graduada em Psicofarmacologia Avançada e Farmacogenética pelo BIPP-USJT. Pós-Graduada em Nutrologia pela Associação Brasileira de Nutrologia (ABRAN). Formada em Terapia Comportamental-Cognitiva pelo Instituto de Psiquiatria da Universidade de São Paulo (Ipq-USP). Pós-graduanda em Medicina Personalizada e Medicina de Precisão pelo Instituto Israelita Albert Einstein.

Camila Renata Corrêa

Professora Doutora do Departamento de Patologia da Faculdade de Medicina de Botucatu da Universidade Estadual Paulista (FMB-Unesp).

Camila Scalassara Campos-Rodrigues

Médica pela Universidade Estadual de Londrina (UEL). Especialista em Nutrologia com Residência Médica pelo Hospital das Clínicas da Faculdade de Medicina de Ribeirão Preto da Universidade de São Paulo (HCFMRP-USP).

Carla Barbosa Nonino

Mestre e Doutora em Clínica Médica pela Faculdade de Medicina de Ribeirão Preto da Universidade de São Paulo (FMRP-USP). Professora Associada de Nutrição e Metabolismo do Departamento de Ciências da Saúde da FMRP-USP.

Carlos Alberto Nogueira-de-Almeida

Especialista em Pediatria pelo Hospital das Clínicas da Faculdade de Medicina de Ribeirão Preto da Universidade de São Paulo (HCFMRP-USP). Mestre e Doutor em Saúde da Criança pela USP. Pós-Doutor em Clínica Médica, Área de Nutrologia, pela USP. Professor Adjunto III da Universidade Federal de São Carlos (UFSCar). Professor Orientador do Programa de Pós-Graduação em Clínica Médica, Área de Nutrologia, da FMRP-USP. Diretor do Departamento de Nutrologia Pediátrica da Associação Brasileira de

Nutrologia (ABRAN). Vice-Presidente do Departamento de Nutrição da Sociedade de Pediatria de São Paulo (SPSP).

Carlos Alberto Werutsky

Doutor em Clínica Médica pela Faculdade de Medicina de Ribeirão Preto da Universidade de São Paulo (FMRP-USP). Especialista em Medicina do Esporte pela Sociedade Brasileira de Medicina do Exercício e do Esporte (SBMEE)/Associação Médica Brasileira (AMB)/Conselho Federal de Medicina (CFM). Mestre em Ciência do Movimento Humano pela Universidade Federal do Rio Grande do Sul (UFRGS). Diretor do Departamento de Nutrologia Esportiva da Associação Brasileira de Nutrologia (ABRAN). Coordenador do Curso de Pós-Graduação em Nutrologia Esportiva da ABRAN/BWS.

Carol Cristina Vágula de Almeida Silva

Biomédica habilitada em Patologia Clínica (Análises Clínicas). Mestre e Doutora em Fisiopatologia pela Faculdade de Medicina de Botucatu da Universidade Estadual Paulista "Júlio de Mesquita Filho" (FMB-UNESP).

Carolina Lopes da Silva

Médica Nutróloga pelo Programa de Residência Médica do Hospital das Clinicas da Faculdade de Medicina de Ribeirão Preto da Universidade de São Paulo (HCFMRP-USP). Coordenadora da Equipe Multiprofissional do Hospital Regional de Taubaté (rede São Camilo). Professora dos Cursos de Pós-Graduação em Nutrologia da Associação Brasileira de Nutrologia (ABRAN).

Célia Regina Nogueira

Professora Titular da Disciplina de Endocrinologia e Metabologia do Departamento de Clínica Médica da Faculdade de Medicina de Botucatu da Universidade Estadual Paulista (FMB-Unesp).

Cristiane Maria Mártires de Lima

Especialista em Nutrologia pelo Hospital das Clínicas da Faculdade de Medicina de Ribeirão Preto da Universidade de São Paulo (HCFMRP-USP). Doutora em Ciências Médicas pela FMRP-USP. Nutróloga da Equipe Multiprofissional de Terapia Nutricional (EMTN), do HCFMRP-USP e do Hospital Estadual Américo Brasiliense.

Daniela Mendes Latrechia

Especialização em Nutrologia no Hospital do Servidor Público Estadual. Especialista em Nutrologia pela Associação Brasileira de Nutrologia (ABRAN)/Associação Médica Brasileira (AMB)/Conselho Federal de Medicina (CFM). Especialista em Nutrição Enteral e Parenteral pela Sociedade Brasileira de Nutrição Parenteral e Enteral (SBNPE)/AMB. MBA Gestão em Saúde pela Fundação Getulio Vargas (FGV). Coordenadora da EMTN nos Hospitais Paulistano e Metropolitano. Nutróloga no A.C.Camargo Cancer Center.

Danielle Bezerra Rodrigues

Título de Especialista em Nutrologia pela Associação Brasileira de Nutrologia (ABRAN)/Conselho Federal de Medicina (CFM)/Associação Médica Brasileira (AMB). Título de Especialista em Medicina de Família e Comunidade pela Sociedade Brasileira de Medicina de Família e Comunidade (SBMFC)/CFM/AMB. Pós-graduada em Medicina do Exercício e do Esporte pelo Centro Universitário Ingá (UNINGÁ). Pós-graduada em Nutrologia Pediátrica pela ABRAN. Professora de Nutrologia do Centro Universitário UNINTA. Professora de Nutrologia na ABRAN. Orientadora da Liga Acadêmica de Medicina Desportiva (LAMED) da UNINTA.

Daniel Martone

Cirurgião Geral e do Aparelho Digestivo. Especialista em Endoscopia pela Sociedade Brasileira de Endoscopia Digestiva (SOBED). Mestrado Profissionalizante em Cirurgia de Parede Abdominal. Médico Assistente do Setor de Cirurgia Bariátrica do Hospital das Clínicas da Faculdade de Medicina de Ribeirão Preto da Universidade de São Paulo (HCFMRP-USP).

Durval Ribas-Filho

Doutor em Medicina pela Faculdade de Medicina de São José do Rio Preto (FAMERP). *Fellow* da The Obesity Society (FTOS-USA). Professor Titular de Nutrologia da Faculdade de Medicina da Fundação Padre Albino (UNIFIPA/FAMECA). Editor Científico Associado do *Nutrition & Diabetes (Nature)*, *International Journal of Nutrology* (IJN) e *Medical and Health Science* (MEDNEXT). Título de Especialista em Nutrologia, Endocrinologia e Clínica Médica pelo Conselho Federal de Medicina (CFM). Professor e Coordenador Científico de Pós-Graduação em Nutrologia do Hospital do Servidor Público Estadual de São Paulo (IAMSPE). Diretor do Departamento de Obesidade e Síndrome Metabólica da Associação Brasileira de Nutrologia (ABRAN). Membro Honorário da Sociedad Argentina de Nutrición (SAN).

Eclebismar Peixoto Matos Filho

Graduado em Medicina pela Universidade de Salvador. Membro Sênior Fundador da Liga Acadêmica de Nutrologia (LANUT) – UniFACS. Membro Sênior Fundador da Liga Acadêmica Baiana de Cirurgia (LABAC) – UniFACS.

Edvaldo Guimarães Júnior
Especialista em Nutrologia pela Associação Brasileira de Nutrologia (ABRAN)/Associação Médica Brasileira (AMB)/Conselho Federal de Medicina (CFM). Especialização em Nutrologia pelo Hospital do Servidor Público Estadual (HSPE/IAMSPE).

Eline de Almeida Soriano
Especialista em Nutrologia pela Associação Brasileira de Nutrologia (ABRAN)/Associação Médica Brasileira (AMB)/Conselho Federal de Medicina (CFM). Doutora em Fisiopatologia em Clínica Médica pela Universidade Estadual Paulista (Unesp).

Elza Daniel de Mello
Pediatra e Nutróloga com áreas de atuação em Nutrologia Pediátrica, Gastroenterologia Pediátrica e Nutrição Enteral e Parenteral. Mestre e Doutora em Pediatria pela Universidade Federal do Rio Grande do Sul (UFRGS). Professora Titular Aposentada do Departamento de Pediatria e do Programa de Pós-Graduação em Saúde da Criança e do Adolescente da Faculdade de Medicina da UFRGS. Professora da Pós-graduação em Nutrologia do Hospital Israelita Albert Einstein. Membro do Departamento Científico de Nutrologia da Sociedade Brasileira de Pediatria (SBP).

Eugenio Cersosimo
Professor de Medicina da Universidade do Texas, EUA. Médico Especialista em Medicina Interna e em Endocrinologia. Diretor Científico de Pesquisa do Texas Diabetes Institute – Universidade do Texas. Mestrado em Nutrologia e Metabolismo – UFF, UFRJ e USP, Ribeirão Preto. Doutorado em Fisiologia Molecular – Vanderbilt University, EUA. Pós-doutorado em Metabolismo Cirúrgico – SK Memorial, EUA. Pós-graduação em Pesquisas Clínicas – Clínica Mayo, EUA.

Fabíola Isabel Suano de Souza
Professora Adjunta da Disciplina de Pediatria Geral e Comunitária do Departamento de Pediatria da Escola Paulista de Medicina da Universidade Federal de São Paulo (EPM-Unifesp). Professora Associada da Disciplina de Clínica Pediátrica do Centro Universitário Faculdade de Medicina (FMABC). Presidente do Departamento Científico de Nutrologia da Sociedade Brasileira de Pediatria (SBP).

Fernanda de Luca
Especialista em Nutrologia pela Associação Brasileira de Nutrologia (ABRAN)/Associação Médica Brasileira (AMB)/Conselho Federal de Medicina (CFM). Residência Mé-

dica em Pediatria pelo Hospital Municipal Salgado Filho. Pós-Graduação em Avaliação Metabólica e Nutricional do Onívoro ao Vegetariano.

Fernanda Maris Peria
Médica Oncologista Clínica. Coordenadora da Área de Tumores Raros e Onco-Geriatria do Serviço de Oncologia Clínica do Hospital das Clínicas da Faculdade de Medicina de Ribeirão Preto da Universidade de São Paulo (HCFMRP-USP). Professora Doutora da Divisão de Oncologia Clínica do Departamento de Imagens Médicas, Hematologia e Oncologia Clínica da FMRP-USP.

Fernando Bahdur Chueire
Médico Especialista em Nutrologia pelo Hospital das Clínicas da Faculdade de Medicina de Ribeirão Preto da Universidade de São Paulo (HCFMRP-USP) e pela Associação Brasileira de Nutrologia (ABRAN). Médico Assistente na Divisão de Nutrologia do HCFMRP-USP. Médico Preceptor da Residência Médica em Nutrologia do HCFMRP-USP.

Fernando Moreto
Mestre e Doutor em Patologia pela Faculdade de Medicina de Botucatu da Universidade Estadual Paulista "Júlio de Mesquita Filho" (FMB-Unesp). Pós-doutorando em Fisiopatologia em Clínica Médica pela FMB-Unesp. Professor do Programa de Pós-Graduação em Patologia da FMB-Unesp.

Giseli Albach Lenz
Professora na Universidade Comunitária do Oeste (Unochapecó). Médica Nutróloga pela Associação Brasileira de Nutrologia/Associação Médica Brasileira/Conselho Federal de Medicina (ABRAN/AMB/CFM). Preceptora do Internato de Saúde Pública I e II da Unochapecó. Pós-graduada em Nutrição Enteral e Parenteral e em Síndrome Metabólica pela ABRAN. Atuação no Serviço Público na Prefeitura Municipal de Chapecó e no ambulatório do Programa de Tratamento de Obesidade Grave e Pós-Bariátrica do SUS no município de Chapecó, SC.

Guilherme de Vieira Giorelli
Mestre em Ciências da Saúde pelo Instituto de Assistência Médica ao Servidor Público Estadual (IAMSPE-SP). Título de Especialista em Nutrologia pela Associação Brasileira de Nutrologia (ABRAN). Título de Especialista em Medicina do Exercício e do Esporte pela Sociedade Brasileira de Medicina do Exercício e do Esporte (SBMEE).

Guilherme Teixeira de Araújo
Médico Nutrólogo pelo Programa de Residência Médica do Hospital das Clínicas da Faculdade de Medicina de Ribeirão Preto da Universidade de São Paulo (HCFMRP-USP) e pela Associação Brasileira de Nutrologia (ABRAN). Mestre em Clínica Médica pela FMRP-USP. MBA em Gestão da Saúde pela Fundação Getulio Vargas (FGV). Diretor Acadêmico do Núcleo de Terapia Nutricional Enteral e Parenteral (NUTEP).

Hewdy Lobo Ribeiro
Especialista em Nutrologia pela Associação Brasileira de Nutrologia (ABRAN)/Associação Médica Brasileira (AMB)/Conselho Federal de Medicina (CFM). Psiquiatra e Psicoterapeuta pela Associação Brasileira de Psiquiatria (ABP)/AMB/CFM.

Idiberto José Zotarelli Filho
Docente na Universidade Estadual Paulista (Unesp), no *campus* de São José do Rio Preto, no Programa de Alimentos e Saúde. Docente da Associação Brasileira de Nutrologia (ABRAN). Editor-Chefe do *International Journal of Nutrology*. Pós-graduado em Harvard Medical School, EUA. Pós-Doutor em Terapias Avançadas em Medicina pelo Instituto de Pesquisa Pelé Pequeno Príncipe. Doutor e Mestre em Biofísica Molecular (Medicina Regenerativa) pela Unesp de São José do Rio Preto.

Isolda Prado de Negreiros Nogueira Maduro
Médica Nutróloga pelo Hospital das Clínicas da Faculdade de Medicina de Ribeirão Preto da Universidade de São Paulo (HCFMRP-USP). Título de Especialista em Nutrologia pela Associação Brasileira de Nutrologia (ABRAN)/Associação Médica Brasileira (AMB)/Conselho Federal de Medicina (CFM). Mestre e Doutora em Ciências Médicas pela FMRP-USP. Professora Associada de Nutrologia pela Universidade do Estado do Amazonas (UEA). Coordenadora Clínica da Equipe Multidisciplinar de Terapia Nutricional (EMTN) da Fundação Hospital Adriano Jorge (FHAJ). Editora-Chefe da *Revista de Ciências da Saúde da Amazônia*. Diretora Executiva da Editora da UEA.

João Almiro Ferreira Filho
Mestre em Gestão de Organizações de Saúde pela Faculdade de Medicina de Ribeirão Preto da Universidade de São Paulo (FMRP-USP). Especialista em Cirurgia Geral pela Universidade Federal de Uberlândia (UFU) e em Cirurgia do Aparelho Digestivo pela FMRP-USP. Médico Assistente do Hospital das Clínicas da FMRP-USP.

João Damasceno Porto
Professor Adjunto IV de Clínica Médica da Faculdade de Medicina da Universidade Federal de Goiás (FMUFG). Mestre em Clínica Médica (área de concentração em Gastroenterologia).

Joel Alves Lamounier
Professor Titular de Pediatria da Universidade Federal de Minas Gerais (UFMG) e da Universidade Federal de São João del-Rei (UFSJ). Mestre em Bioquímica e Imunologia pela UFMG. Doutor pela University of California Los Angeles (UCLA), EUA. Especialização em Nutrição pela Universidade de São Paulo (USP) de Ribeirão Preto. Título de Especialista em Pediatria pela Sociedade Brasileira de Pediatria (SBP). Título de Especialista em Nutrologia Pediátrica pela SBP/Associação Brasileira de Nutrologia (ABRAN). Orientador do Programa de Pós-graduação em Ciências da Saúde da UFSJ.

José Alves Lara Neto
Médico Nutrólogo pela Associação Brasileira de Nutrologia (ABRAN)/Associação Médica Brasileira (AMB)/Conselho Federal de Medicina (CFM). Especialização em Nutrologia. Graduação em Medicina pela Universidade Católica de Córdoba, Argentina.

José Henrique Silva
Pós-doutor em Ciências pela Faculdade de Medicina de Ribeirão Preto da Universidade de São Paulo (FMRP-USP). Nutrólogo (Residência pela FMRP-USP) e Endoscopista do Aparelho Digestivo pela Sociedade Brasileira de Endoscopia Digestiva (SOBED).

Julio Sergio Marchini
Professor Titular Senior da Disciplina de Nutrologia da Faculdade de Medicina de Ribeirão Preto da Universidade de São Paulo (FMRP-USP).

Kelva Oliveira de Holanda Cavalcanti Alfredo Guimarães
Cirurgiã Geral pelas Obras Sociais Irmã Dulce. Mastologista pelo Hospital Aristides Maltez. Pós-graduada em Nutrologia Oncológica pela Associação Brasileira de Nutrologia (ABRAN).

Koody Andre Hassemi Kitawara
Médico pela Faculdade de Medicina de Botucatu da Universidade Estadual Paulista "Júlio de Mesquita Filho" (FMB-Unesp). Residência em Clínica Médica pelo HCFMB-Unesp. Residência em Nefrologia pela Escola Paulista de Medicina da Universidade Federal de São Paulo (EPM-Unifesp). Mestre pela FMB-Unesp.

Laura Mariano da Rocha

Especialista em Nutrologia pela Associação Brasileira de Nutrologia/Associação Médica Brasileira/Conselho Federal de Medicina (ABRAN/AMB/CFM). Mestre e Doutora em Gerontologia Biomédica pela Pontifícia Universidade Católica do Rio Grande do Sul (PUC-RS). Especialista em Nutrição Clínica e Estética pelo Centro Universitário Metodista IPA. Coordenadora do Núcleo de Envelhecimento Ativo do CEAPI-2D da PUC-RS. Docente da Pós-Graduação em Nutrição Clínica e Estética do Instituto de Pesquisas, Ensino e Gestão em Saúde (iPGS). Docente da Pós-Graduação em Fisioterapia Dermato-Funcional da Faculdade de Fisioterapia da PUC-RS.

Letícia Bizari

Mestre em Ciências Médicas pela Faculdade de Medicina de Ribeirão Preto da Universidade de São Paulo (FMRP-USP). Doutoranda em Nutrição e Metabolismo pela FMRP-USP.

Ligiê Helena Moreira Brito

Título de Especialista em Nutrologia pela Associação Brasileira de Nutrologia (ABRAN)/Associação Médica Brasileira (AMB). Residência em Pediatria no Hospital Universitário de Vassouras (HUV). Fellow em Nutrologia Pediátrica na Universidade Federal do Rio de Janeiro (UFRJ). Docente nos Cursos de Pós-graduação da ABRAN. Membro do Comitê Científico da ABRAN. Membro do Comitê de Trabalhos Científicos do CBN. Médica pela Universidade de Lisboa, Portugal.

Lisandro Alberto García

Médico Especialista en Gastroenterología y Nutrición. Docente de la 1º Cátedra de Nutrición de la Facultad de Medicina de la Universidad de Buenos Aires. Miembro Titular de la Sociedad Argentina de Diabetes y la Sociedad Argentina de Nutrición. Miembro Honorario de la Sociedad Peruana de Endocrinología. Membro Honorário da Associação Brasileira de Nutrologia (ABRAN).

Lorena Alves Teixeira

Especialista em Clínica Médica, Oncologia Clínica e *Fellow* em Oncogenética pela Faculdade de Medicina de Ribeirão Preto da Universidade de São Paulo (FMRP-USP). Membro da American Society of Clinical Oncology (ASCO).

Luanna Costa Moura da Paz

Graduada em Medicina pelo Centro Universitário Cesmac.

Luiz Luna Barbosa
Doutor em Urologia pela Escola Paulista de Medicina da Universidade Federal de São Paulo (EPM-Unifesp). Nutrólogo Titulado pela Associação Brasileira de Nutrologia (ABRAN)/Associação Médica Brasileira (AMB). Professor dos Cursos de Pós-Graduação da ABRAN. Professor do Curso de Medicina da Faculdade de Medicina Nova Esperança (FAMENE) e da Faculdade de Ciências Médicas da Paraíba (FCM-PB/Afya).

Marcella Garcez Duarte
Especialista em Nutrologia pela Associação Brasileira de Nutrologia (ABRAN)/Associação Médica Brasileira (AMB)/Conselho Federal de Medicina (CFM). Mestre em Ciências da Saúde pela Escola de Medicina da Pontifícia Universidade Católica do Paraná (PUC-PR). Coordenadora da Liga Acadêmica de Nutrologia do Paraná.

Mariana Garcia da Freiria
Especialista em Geriatria e Gerontologia pelo Hospital das Clínicas da Faculdade de Medicina de Ribeirão Preto da Universidade de São Paulo (HCFMRP-USP). Especialista pela Sociedade Brasileira de Geriatria e Gerontologia (SBGG). Mestre em Geriatria pelo Departamento de Clínica Médica da FMRP-USP.

Maria Auxiliadora Martins
Intensivista no Hospital das Clínicas da Faculdade de Medicina de Ribeirão Preto da Universidade de São Paulo (HCFMRP-USP). Professora Livre-docente em Medicina Intensiva pelo HCFMRP-USP.

Maria Cristina Foss-Freitas
Professora Doutora do Departamento de Clínica Médica da Faculdade de Medicina de Ribeirão Preto da Universidade de São Paulo (FMRP-USP).

Maria Del Rosario Zariategui de Alonso
Médica Especialista em Nutrição pela Faculdade de Medicina da Universidade de Buenos Aires (UBA). Título de Especialista em Nutrologia pela Associação Brasileira de Nutrologia (ABRAN)/Associação Médica Brasileira (AMB)/Conselho Federal de Medicina (CFM).Professora do Curso Nacional de Pós-graduacão em Nutrologia. Representante da ABRAN em Santa Catarina. Membro da Sociedade Argentina de Nutrición (SAN).

Maria Rosário Del Lama Unamuno

Especialista em Suporte Nutricional pela Sociedade Brasileira de Nutrição Parenteral e Enteral (SBNPE). Enfermeira Responsável pela Unidade de Estudos Metabólicos da Divisão de Nutrição Clínica do Departamento de Clínica Médica do Hospital das Clínicas da Faculdade de Medicina de Ribeirão Preto da Universidade de São Paulo (HCFMRP-USP).

Matheus Marques Pereira de Alencar

Médico Nutrólogo com Título de Especialista pela Associação Brasileira de Nutrologia (ABRAN)/Associação Médica Brasileira (AMB). Médico Coloproctologista pelo Hospital Regional de Juazeiro (HRJ)/Obras Sociais Irmã Dulce (OSID). Médico Cirurgião Geral pelo Hospital São Rafael. Pós-Graduado em Nutrologia da Mulher pela ABRAN.

Mayra Gonçalves Menegueti

Enfermeira da Comissão de Controle de Infeccão Hospitalar do Hospital das Clínicas da Faculdade de Medicina de Ribeirão Preto da Universidade de São Paulo (HCFMRP-USP). Mestre e Doutora em Enfermagem pela Escola de Enfermagem de Ribeirão Preto da USP.

Milton Cesar Foss

Professor Titular de Clínica Médica-Endocrinologia/Metabologia da Faculdade de Medicina de Ribeirão Preto da Universidade de São Paulo (FMRP-USP).

Milton Mizumoto

Médico pela Faculdade de Medicina da Universidade de São Paulo (FMUSP). Residência em Ortopedia e Traumatologia pelo Hospital das Clínicas da FMUSP (HCFMUSP). Especialista em Medicina do Esporte pela Universidade Federal de São Paulo (Unifesp), em Nutrologia pela Associação Brasileira de Nutrologia (ABRAN) e em Medicina do Esporte pelo Instituto de Ortopedia e Traumatologia do HCFMUSP. Membro e sócio da Sociedade Brasileira de Ortopedia e Traumatologia (SBOT), da Sociedade Brasileira de Medicina do Exercício e do Esporte (SBMEE) e da Associação Brasileira de Estudos da Obesidade. Diretor Médico da Clínica Mizumotion e do Corpore Brasil. Assessor em Medicina do Esporte e Nutrologia da Clínica Omnia.

Nathália Félix Araujo Salvino

Especialista em Nutrologia pela Associação Brasileira de Nutrologia (ABRAN). Especialista em Cardiologia pela Sociedade Brasileira de Cardiologia (SBC). Especialista em

Ecocardiografia pelo Departamento de Imagem Cardiovascular da SBC. Mestre pela Universidade do Estado do Rio de Janeiro (UERJ).

Nayara Almeida Alves de Oliveira

Residência Médica em Medicina de Família pela Faculdade de Medicina de Ribeirão Preto da Universidade de São Paulo (FMRP-USP). Especialização Médica em Nutrologia pela Associação Brasileira de Nutrologia (AMB)/Santa Casa de Misericórdia de São Paulo. Título de Especialista em Nutrologia pela Associação Brasileira de Nutrologia (ABRAN). Especialização em Nutrologia pelo Hospital das Clínicas da FMRP-USP. Professora nos Cursos de Pós-Graduação da ABRAN.

Nelson Iucif Junior

Especialista em Nutrologia pela Associação Brasileira de Nutrologia (ABRAN)/Associação Médica Brasileira (AMB)/Conselho Federal de Medicina (CFM). Doutor em Ciências Médicas pela Universidade de São Paulo (USP). Especialista em Geriatria pela Sociedade Brasileira de Geriatria e Gerontologia (SBGG)/AMB/CFM. Coordenador do Núcleo de Atendimento Geriátrico (NAG-RP).

Norma Tiraboschi Foss

Professora Associada da Divisão de Dermatologia do Departamento de Clínica Médica da Faculdade de Medicina de Ribeirão Preto da Universidade de São Paulo (FMRP-USP).

Paula Daniel de Mello

Graduanda em Medicina da Universidade Federal do Rio Grande do Sul (UFRGS). Bolsista de Iniciação Científica do Programa Institucional de Bolsas de Iniciação Científica do Conselho Nacional de Desenvolvimento Científico e Tecnológico (Pibic-CNPq). Presidente da Liga de Nutrologia da Faculdade de Medicina da UFRGS.

Paula Pileggi Vinha

Doutora e Mestre em Clínica Médica, Divisão de Nutrologia, da Faculdade de Medicina de Ribeirão Preto da Universidade de São Paulo (FMRP-USP). Especialista em Nutrologia pela Associação Brasileira de Nutrologia (ABRAN), em Terapia Nutricional Parenteral e Enteral pela Sociedade Brasileira de Nutrição Parenteral e Enteral (SBNPE) e em Medicina Intensiva pela FMRP-USP. Membro da ABRAN e da SBNPE.

Paulo César Pinho Ribeiro

Professor Emérito do Curso de Graduação e Pós-Graduação em Pediatria e Adolescência da Faculdade de Ciências Médicas de Minas Gerais (FCMMG). Mestre em Ciências da Saúde da Criança e do Adolescente pela Universidade Federal de Minas Gerais (UFMG). Médico Pediatra Especialista em Adolescência. Membro do Departamento Científico (DC) de Adolescência da Sociedade Brasileira de Pediatria (SBP). Ex-editor da Revista Eletrônica *SBP Ciência*. Ex-presidente da Academia Mineira de Pediatria em duas gestões e Ex-presidente do DC de Adolescência da SBP em duas gestões.

Reginaldo Ceneviva
Professor Titular Colaborador da Disciplina de Cirurgia Digestiva do Departamento de Cirurgia e Anatomia da FMRP-USP. Coordenador do Centro de Cirurgia Bariátrica do Hospital das Clínicas da Faculdade de Medicina de Ribeirão Preto da Universidade de São Paulo (HCFMRP-USP).

Renan Canale Peres Montanher
Título de Especialista em Nutrologia pela Associação Brasileira de Nutrologia (ABRAN)/ Associação Médica Brasileira (AMB). Mestre e Doutor pela Universidade de São Paulo (USP). Professor e Coordenador da Disciplina de Prática Médica da Universidade do Oeste Paulista, *campus* Jaú. Médico Clínico da Prefeitura Municipal de Bauru e da Prefeitura Municipal de Barra Bonita. Nutrólogo na Rede One Care.

Rômulo Bagano Meneses
Médico Nutrólogo pela Associação Brasileira de Nutrologia (ABRAN)/Associação Médica Brasileira (AMB)/Conselho Federal de Medicina (CFM)/CFRN. Título de Especialista em Clínica Médica pela AMB/CFM. Professor da Pós-Graduação de Nutrologia da IPEMED. Residência em Clínica Médica pelo Hospital Geral Ernesto Simões Filho (HGESF/SESAB). Pós-Graduação em Nutrologia pela Associação Brasileira de Nutrologia (ABRAN). Pós-Graduação em Nutrição Enteral e Parenteral pela ABRAN e Hospital do Servidor Público Estadual (HSPE). Fundador da Mentoria Método SIN (Simplificando a Nutrologia) e da Imersão Hands On SIN. Professor de Pós-Graduação em Nutrologia na IPEMED nas cidades de São Paulo, Rio de Janeiro, Brasília, Salvador, Recife e Fortaleza.

Roseli Oselka Saccardo Sarni
Professora Livre-Docente em Pediatria pela Faculdade de Medicina do ABC. Mestre em Pediatria e Doutora em Medicina pela Escola Paulista de Medicina da Universidade Federal de São Paulo (EPM-Unifesp).

Sandra Lucia Fernandes

Especialista em Nutrologia pela Associação Brasileira de Nutrologia (ABRAN)/Associação Médica Brasileira (AMB)/Conselho Federal de Medicina (CFM). Mestranda do Programa de Pós-Graduação em Ciências da Saúde (PPGCSAUDE) da Universidade Federal da Bahia (UFBA). Coordenadora da Nutrologia do Hospital Meridional Cariacica – Grupo Kora Saúde.

Selma Freire de Carvalho da Cunha

Professora Associada da Divisão de Nutrologia do Departamento de Clínica Médica da Faculdade de Medicina de Ribeirão Preto da Universidade de São Paulo (FMRP-USP).

Silviane Maria Luna Vianna

Residente em Nutrologia no Hospital das Clínicas da Faculdade de Medicina de Ribeirão Preto da Universidade de São Paulo (HCFMRP-USP). Pós-graduada em Clínica Médica (área de concentração em Nutrologia) pela FMRP-USP. Instrutora da European Society of Parenteral and Enteral Nutrition. Médica Coordenadora da Equipe Multiprofissional de Terapia Nutricional (EMTN) da Maternidade Escola Santa Mônica da Universidade Estadual de Ciências da Saúde de Alagoas (Uncisal).

Stefanie Miori Perin

Médica pela Faculdade de Medicina de Jundiaí. Clínica Médica pelo Hospital Pitangueiras de Jundiaí. Nutróloga pelo Hospital das Clínicas da Faculdade de Medicina de Ribeirão Preto da Universidade de São Paulo (FMRP-USP). Coordenadora da EMTN do Hospital Regional de Piracicaba.

Tatiana Villas Boas Gabbi

Dermatologista pela Sociedade Brasileira de Dermatologia (SBD). Médica Assistente do Ambulatório de Onicopatias do Departamento de Dermatologia do Hospital das Clínicas da Faculdade de Medicina da Universidade de São Paulo (HCFMUSP). Pós-Graduada em Nutrologia pela Associação Brasileira de Nutrologia (ABRAN). Professora do CNNutro – Pós-Graduação de Nutrologia da ABRAN.

Tiago Ferolla Nunes

Doutor em Clínica Médica pelo Programa de Pós-graduação em Clínica Médica da Faculdade de Medicina de Ribeirão Preto Universidade de São Paulo (FMRP-USP).

Vinicius de Oliveira Damasceno

Mestre em Ciência da Motricidade Humana pela Universidade Católica de Brasília (UCB). Doutor em Ciências da Saúde pela Universidade Federal de Minas Gerais (UFMG). Professor Adjunto do Departamento de Educação Física da Universidade Federal de Pernambuco (UFPE).

Vivian Marques Miguel Suen

Professora de Pós-Graduação do Departamento de Clínica Médica da Faculdade de Medicina de Ribeirão Preto da Universidade de São Paulo (FMRP-USP). Professora e Coordenadora Científica de Pós-Graduação em Nutrologia da Faculdade de Ciências Médicas da Santa Casa de São Paulo (FCMSCSP). Médica-assistente da Disciplina de Nutrologia do Departamento de Clínica Médica da FMRP-USP. Editora-chefe do *International Journal of Nutrology*. Revisora da Nutrition Research. Avaliadora de Escolas Médicas Brasileiras do Instituto Nacional de Estudos e Pesquisas Educacionais do Ministério da Educação (Inep-MEC). Mestre e Doutora em Clínica Médica pela FMRP-USP. Pós-doutora pelo Human Nutrition Research Center, Aging, Tufts University, Boston.

Viviane Bertoncelo

Residência em Clínica Médica pela Santa Casa de Maringá. Título de Especialista em Nutrologia. Especialização em Dermatologia pela Faculdade de Ciências Médicas de Minas Gerais (FCMMG). Nutróloga Responsável pela EMTN do Hospital Memorial Uningá. Membro da EMTN da Santa Casa de Maringá. Cofundadora do Centro Especializado em Lipedema (CELIP).

Dedicatória

Àqueles que, no Brasil, dedicaram e dedicam suas vidas à construção e ao fortalecimento da Nutrologia como especialidade médica: Dr. José Evangelista, Dr. Dutra de Oliveira, Dra. Clara Sambaqui Evangelista, Dr. Osman Gloria, Dr. Yvon Toledo Rodrigues, Dr. Enio Cardillo Vieira, Dr. Joel Lamounier, Dr. João Damasceno Porto, Dr. Orsine Valente, Dra. Jomara de Araújo, Dr. Clovis de Carvalho Guedes, Dra. Julieta Dias Coelho, Dra. Oksana Krywickyj, Dr. Nelson Iucif Junior, Dr. Luiz R. Queroz, Dra. Selma Freire, Dra. Maria del Rosário Z. de Alonso, Dr. José Ernesto dos Santos, Dra. Marcella Garcez Duarte, Dr. José A. Lara Neto, Dr. Carlos A. N. Almeida, Dr. Paulo F. Henkin, Dr. Carlos A. Werutsky, Dra. Isolda Prado, Dra. Ana L. A. Ferreira, Dr. Fernando B. Chueire, Dr. Delfim Mohana, Dr. Valter M. Nakagawa, Dra. Marcia C. Sebastião, Dr. Paulo Masano. Dr. Paulo Gringe, Dra. Simone Silvestre, Dr. Helio Vannucchi, Dr. Julio S. Marchini, Dr. Luciano Negreiros, Dra. Carolina Lopes, Dr. Dan L. Waitzberg, Dr. Guilherme T. Araújo, Dr. Iltamar Pires, Dr. Denizard Ferreira, Dr. Odery Ramos, Dr. Robson Moura, Dr. Andrea Bottoni, Dr. Idiberto J. Z. Filho, Dr. Fabiano Robert, Dr. Américo O. Passos.

Aos colegas do exterior que, com sua atuação científica e clínica, dedicaram e dedicam esforços para ampliar o alcance e o reconhecimento internacional da Nutrologia: Dr. Pedro Escudero, Dr. Lisandro Garcia, Dra. Mabel Carrera, Dr. Eugênio Cersosimo, Dr. César Casavola, Dra. Any Ferreira Heyn, Dra. Leah Whigham, Dr. Richard Atkinson, Dr. Marcelo Yaffé, Dr. Kenneth Christopher, Dra. María C. J. Bazzano, Dr. Luis A. Moreno, Dr. Manuel Moreno, Dr. Nikhil Dhurandhar.

Aos autores, revisores e colaboradores desta 4ª edição, cujo empenho e espírito de cooperação tornaram possível a atualização, ampliação e reorganização desta obra em tempo recorde.

Vocês reafirmam o compromisso da Nutrologia com a ciência, a prática clínica e a formação de novos profissionais.

DEDICATÓRIA ESPECIAL

Ao meu querido e saudoso filho, Dr. Durval Ribas-Neto, médico nutrólogo que, com sensibilidade, fé e rigor científico, muito contribuiu para a construção de uma Nutrologia humanística, espiritualizada e comprometida com o cuidado integral.

Prof. Dr. Durval Ribas-Filho

Sumário

Prefácio XXXI

PARTE 1 – FUNDAMENTOS E AVALIAÇÃO NUTROLÓGICA

1. Nutrologia conceitual 2

   Selma Freire de Carvalho da Cunha, Vivian Marques Miguel Suen, Guilherme Teixeira de Araújo, José Henrique Silva, Cristiane Maria Mártires de Lima, Paula Pileggi Vinha, Julio Sergio Marchini

2. Avaliação nutrológica do paciente adulto 39

   Aline Rodrigues Zanetta, Durval Ribas-Filho, Idiberto José Zotarelli Filho

3. Avaliação do estado nutrológico infantojuvenil 57

   Carlos Alberto Nogueira-de-Almeida, Elza Daniel de Mello , Paula Daniel de Mello

4. Procedimentos médicos em nutrologia 73

   Julio Sergio Marchini, Fernando Bahdur Chueire, Guilherme Teixeira de Araújo, Vivian Marques Miguel Suen, Selma Freire de Carvalho da Cunha

5. Nutrologia e estresse oxidativo.. 86

Ana Lucia dos Anjos Ferreira, Artur Junio Togneri Ferron, Koody Andre Hassemi Kitawara, Carol Cristina Vágula de Almeida Silva, Fernando Moreto, Camila Renata Corrêa, Eline de Almeida Soriano, Aline Rodrigues Zanetta

6. Nutrigenômica e medicina de precisão.................................. 96

Aline Rodrigues Zanetta, Audie Nathaniel Momm, Durval Ribas-Filho, Ligiê Helena Moreira Brito, Nathália Felix Araujo Salvino, Renan Canale Peres Montanher

PARTE 2 – NUTROLOGIA NO CICLO DA VIDA

7. Nutrologia hebiátrica.. 124

Joel Alves Lamounier, Vinicius de Oliveira Damasceno, Paulo César Pinho Ribeiro

8. Nutrologia na gestação.. 147

Silviane Maria Luna Vianna, Luanna Costa Moura da Paz

9. Nutrologia geriátrica... 186

André Filipe Junqueira dos Santos, Tiago Ferolla Nunes, Mariana Garcia da Freiria, Nelson Iucif Junior

10. Nutrologia e longevidade.. 217

Aline Rodrigues Zanetta, Audie Nathaniel Momm, Durval Ribas-Filho, Kelva Oliveira de Holanda Cavalcanti Alfredo Guimarães, Ligiê Helena Moreira Brito, Luiz Luna Barbosa, Nelson Iucif Junior, Renan Canale Peres Montanter

PARTE 3 – SUPORTE NUTROLÓGICO

11. Terapia nutrológica enteral no adulto 246

Selma Freire de Carvalho da Cunha, Maria Rosário Del Lama Unamuno, Fernando Bahdur Chueire, Letícia Bizari, Eline de Almeida Soriano, Vivian Marques Miguel Suen, Julio Sergio Marchini

12. Terapia nutrológica parenteral no adulto 266

Eline de Almeida Soriano, Fernando Bahdur Chueire, Sandra Lucia Fernandes, Vivian Marques Miguel Suen, Isolda Prado de Negreiros Nogueira Maduro

13. Terapia nutrológica parenteral em pediatria 280

Elza Daniel de Mello, Fabíola Isabel Suano de Souza, Roseli Oselka Saccardo Sarni

14. Terapia nutrológica enteral pediátrica................................ 291

Elza Daniel de Mello, Carlos Alberto Nogueira-de-Almeida

15. Terapia nutrológica no paciente crítico 310

Maria Auxiliadora Martins, Mayra Gonçalves Menegueti, Vivian Marques Miguel Suen, Anibal Basile Filho

PARTE 4 – NUTROLOGIA, METABOLISMO E OBESIDADE

16. Jejum intermitente e abordagens nutrológicas 322

Alexandre Nogueira de Matos, Aline Rodrigues Zanetta, Daniela Mendes Latrechia, Durval Ribas-Filho, Guilherme Teixeira de Araújo, Isolda Prado de Negreiros Nogueira Maduro, Lisandro Alberto García, Nelson Iucif Junior, Renan Canale Peres Montanher

17. Obesidade: abordagem farmacológica 346

Aline Rodrigues Zanetta, Durval Ribas-Filho

18. Obesidade: abordagem cirúrgica.................................... 362

Aline Rodrigues Zanetta, Durval Ribas-Filho

19. Nutrologia e cirurgia bariátrica: pré e pós-operatório................. 382

Reginaldo Ceneviva, Camila Scalassara Campos-Rodrigues, Daniel Martone, João Almiro Ferreira Filho, Aline Rodrigues Zanetta

20. Cirurgia metabólica.. 406

Aline Rodrigues Zanetta, Danielle Bezerra Rodrigues, Durval Ribas-Filho

21. Cirurgia metabólica nos obesos mórbidos: avanços e perspectivas atuais 423

Aline Rodrigues Zanetta, Durval Ribas-Filho

22. Nutrologia e microbioma 430

Rômulo Bagano Meneses

23. Modulação intestinal 442

Aline Rodrigues Zanetta, Danielle Bezerra Rodrigues, Durval Ribas-Filho, Idiberto José Zotarelli Filho

24. Nutrologia avançada e microbiota intestinal no tratamento da obesidade e comorbidades: exossomos, microRNA e Treg....................... 466

Idiberto José Zotarelli Filho, Durval Ribas-Filho, Aline Rodrigues Zanetta

PARTE 5 – NUTROLOGIA ESPECIALIZADA

25. Nutrologia na atividade física e no esporte 476
Carlos Alberto Werutsky, Milton Mizumoto, Guilherme de Vieira Giorelli

26. Vegetarianismo: conceitos e aspectos nutrológicos 523
Fernanda de Luca

27. Fitoterápicos em nutrologia... 548
Marcella Garcez Duarte, Laura Mariano da Rocha, Aline Rodrigues Zanetta

28. Nutrologia e lipedema 574
Danielle Bezerra Rodrigues, Eline de Almeida Soriano, Nayara Almeida Alves de Oliveira, Stefanie Miori Perin, Viviane Bertoncelo, Aline Rodrigues Zanetta

29. Nutrologia e cosmiatria 601
Giseli Albach Lenz, André Silveira Pinho

30. Nutrologia aplicada à dermatologia 616
Aline Rodrigues Zanetta, Danielle Bezerra Rodrigues, Durval Ribas-Filho, Marcella Garcez Duarte, Tatiana Villas Boas Gabbi

31. Nutrologia aplicada à cirurgia plástica 643
Aline Rodrigues Zanetta, Danielle Bezerra Rodrigues, Durval Ribas-Filho

32. Transtornos alimentares e terapia nutrológica 673
Aline Rodrigues Zanetta, Maria Del Rosario Zariategui de Alonso, José Alves Lara Neto, Hewdy Lobo Ribeiro

33. Nutrologia e saúde mental... 701
Aline Rodrigues Zanetta, Beatriz Moraes Bento, Carolina Lopes da Silva, Durval Ribas-Filho, Eline de Almeida Soriano, Renan Canale Peres Montanher

PARTE 6 – NUTROLOGIA E DOENÇAS CRÔNICAS

34. Aspectos nutrológicos na pancreatite crônica 728
Aline Rodrigues Zanetta, João Damasceno Porto, Durval Ribas-Filho

35. Terapia nutrológica na doença pulmonar obstrutiva crônica 741
Cristiane Maria Mártires de Lima, Vivian Marques Miguel Suen, José Henrique Silva, Aline Rodrigues Zanetta

36. Terapia nutrológica nas doenças cardiovasculares 757

Cristiane Maria Mártires de Lima, José Henrique Silva, Vivian Marques Miguel Suen, Aline Rodrigues Zanetta

37. Nutrologia na doença renal 769

Aline Rodrigues Zanetta, José Henrique Silva, Cristiane Maria Mártires de Lima, Julio Sergio Marchini, Carla Barbosa Nonino, Vivian Marques Miguel Suen, Selma Freire de Carvalho da Cunha

38. Diabetes *mellitus*: abordagem nutrológica............................ 782

Maria Cristina Foss-Freitas, Milton Cesar Foss, Norma Tiraboschi Foss, Aline Rodrigues Zanetta

39. Diabetes e obesidade – nutroprevenção e nutroterapia............... 798

Aline Rodrigues Zanetta, Durval Ribas-Filho, Eugenio Cersosimo

40. Nutrologia e doenças autoimunes.................................... 830

Aline Rodrigues Zanetta, Aritana Alves, Célia Regina Nogueira, Durval Ribas-Filho, Edvaldo Guimarães Júnior, Renan Canale Peres Montanher

PARTE 7 – NUTROLOGIA E CÂNCER

41. Conhecimentos fundamentais em oncologia para a tomada de decisão em nutrologia 860

Lorena Alves Teixeira, Fernanda Maris Peria, Selma Freire de Carvalho da Cunha

42. Terapia nutrológica no paciente com câncer.......................... 874

Alexandre Nogueira Matos, Eclebismar Peixoto Matos Filho

43. Nutrologia oncológica: da inflamação sistêmica ao estilo de vida...... 885

Aline Rodrigues Zanetta, Danielle Bezerra Rodrigues, Idiberto José Zotarelli Filho, Matheus Marques Pereira de Alencar

Índice remissivo 915

Prefácio

A nutrologia é uma ciência em plena expansão, tanto em sua relevância clínica quanto em sua representatividade científica. A 4ª edição do *Tratado de Nutrologia* surge em um momento em que a especialidade reafirma seu papel central na promoção da saúde, na prevenção de doenças e no suporte terapêutico integrado, sempre alicerçada em evidências científicas e com olhar individualizado para cada paciente.

Nesta nova edição, reafirmamos nosso compromisso com a qualidade técnica e com a atualização constante, refletindo o avanço contínuo do conhecimento médico-nutrológico. A estrutura da obra foi reorganizada em seções temáticas, o que possibilita uma navegação mais fluida pelos conteúdos e favorece o aprendizado daqueles que se dedicam ao estudo aprofundado da nutrologia.

Foram incorporados 11 novos capítulos, que abordam temas contemporâneos e fundamentais à prática clínica. Além disso, praticamente todos os capítulos das edições anteriores passaram por criteriosas revisões e atualizações. Essa reformulação torna o *Tratado* não apenas mais completo, mas também mais alinhado às demandas atuais dos profissionais da saúde.

Este livro é destinado a médicos nutrólogos, clínicos, especialistas e estudantes que buscam excelência na prática médica. Que ele possa constituir-se como referência segura, instrumento de aprendizado e, sobretudo, convite à atuação consciente, ética e comprometida com o cuidado integral ao paciente.

Nada disso seria possível sem o trabalho incansável da equipe de autores – profissionais que, mesmo diante de prazos desafiadores, dedicaram-se com rigor técnico, responsabilidade científica e generosidade acadêmica. A todos, nosso mais profundo agradecimento.

Seguimos firmes em nossa missão de consolidar a nutrologia como especialidade médica essencial, que integra ciência, prática clínica e humanidade.

Durval Ribas-Filho
Aline Rodrigues Zanetta

Parte 1

Fundamentos e avaliação nutrológica

1

Nutrologia conceitual

Selma Freire de Carvalho da Cunha
Vivian Marques Miguel Suen
Guilherme Teixeira de Araújo
José Henrique Silva
Cristiane Maria Mártires de Lima
Paula Pileggi Vinha
Julio Sergio Marchini

INTRODUÇÃO

O conhecimento das características gerais dos nutrientes é fundamental para analisar sua concentração em alimentos, sua distribuição pelo corpo e os efeitos da sua deficiência ou excesso. Além da energia, os seres humanos necessitam de oferta adequada de macro e micronutrientes para se reproduzirem, crescerem e manterem a vida, além de prevenir e tratar doenças específicas. Os macronutrientes incluem os carboidratos, os lipídios e as proteínas, enquanto os micronutrientes englobam as vitaminas e os minerais.

Neste capítulo, serão apresentados os conceitos básicos envolvendo energia, gorduras, carboidratos, proteínas, minerais e vitaminas, com enfoque médico na prevenção e no tratamento de afecções causadas por deficiência ou excesso de nutrientes. Neste contexto, o objetivo deste capítulo é ampliar e divulgar os conhecimentos que facilitem a compreensão das diferentes formas de abordagem nutrológica, como prevenção, diagnóstico e tratamento dos distúrbios nutrológicos primários e/ou secundários, objeto dos capítulos seguintes deste livro.

ENERGIA

A energia é definida como a quantidade de calor necessária para elevar a temperatura de 1 grama de água em 1°C, sob pressão de 1 atmosfera. Tanto o joule (J) como a caloria são rotineiramente utilizados para expressar unidades de energia (1 cal = 4,1868 J). Por praticidade, a forma mais utilizada é a quilocaloria (kcal), que corresponde a 1.000 cal (historicamente 1 Cal). O potencial energético dos alimentos ou tecidos corporais depende de sua composição química. Considerando o potencial energético e as perdas fisiológicas pela digestibilidade aparente, os carboidratos fornecem 4 kcal/g, as gorduras, 9 kcal/g, as proteínas, 4 kcal/g e o álcool, 7 kcal/g.

Com poucas exceções, as células do organismo humano utilizam os intermediários metabólicos de carboidratos, lipídios e proteínas para produção de energia. Idealmente, as fontes de proteínas são utilizadas para repor e fornecer as necessidades proteicas corpóreas. A glicose é o substrato energético de hemácias e células do sistema nervoso central (SNC), embora os corpos cetônicos possam ser usados pelos neurônios após adaptação à condição de jejum. Após a ingestão de bebidas alcoólicas, cerca de 20% do álcool circulante é prontamente oxidado na produção de calor e 80% na geração de ATP, que implica a redução da oxidação de outros substratos energéticos. Isso justifica o ganho de peso em pessoas sem comorbidades associadas ao alcoolismo e que mantêm ingestão alimentar adequada.

O balanço energético considera o aporte energético proveniente dos alimentos, a termogênese, a atividade física e o gasto energético necessários para a deposição de novos tecidos durante o crescimento, a gestação e a lactação. A quantidade de energia diária utilizada pelo organismo humano é denominada gasto energético total (GET), sendo composta por: gasto energético em repouso (GER), efeito térmico dos alimentos e gasto energético decorrente da atividade física. O GER é a energia necessária ao organismo para manter condições similares àquelas determinadas durante o gasto energético basal (GEB), o qual é definido como a taxa mínima de energia gasta no período de 24 horas, a fim de manter o funcionamento normal do organismo, como a respiração, a circulação sanguínea, a conservação da temperatura corporal, entre outros, estando o indivíduo em repouso absoluto e 12 horas de jejum noturno. Mesmo em pessoas que mantenham peso corporal constante, a cada década ocorre redução de 1 a 2% na taxa metabólica basal, atribuída ao aumento de tecido corporal metabolicamente menos ativo durante o envelhecimento. Essa mesma explicação justifica as diferenças no GEB entre os sexos masculino e feminino, embora as mulheres apresentem variações durante as fases do ciclo menstrual[1].

O efeito térmico dos alimentos é o gasto de energia associado à digestão, a absorção e metabolização dos alimentos e seus nutrientes. Após o consumo de dieta mista (contendo carboidratos, lipídios e proteínas), a termogênese representa cerca de 10% do GET. A energia gasta durante a prática de atividades físicas tanto voluntárias (p. ex., ao caminhar, escrever e praticar esportes) como involuntárias (como os tremores por frio ou arrepios) apresenta grande variação individual. O fator de atividade (FA) é utilizado para descrever o nível de atividade física habitual de um indivíduo. O valor médio do FA é de 1,35, variando de 1,3 a 1,5 em indivíduos sedentários.[2] Em pessoas com maior atividade física, o FA varia de 1,4 a 1,7 e de 2 a 2,8 em pessoas fisicamente muito ativas.

O gasto energético de repouso pode ser estimado de forma direta ou indireta. A forma direta consiste na medida das trocas de calor entre o organismo e o meio ambiente, sendo necessária uma câmara de isolamento para sua realização. A calorimetria indireta pode ser obtida a partir do consumo de oxigênio e produção de dióxido de carbono[3], sendo considerada um método fidedigno na aferição do gasto energético de repouso[4]. Devido à pouca disponibilidade do equipamento necessário para a realização da calorimetria indireta, a estimativa da oferta energética total baseia-se no cálculo feito a partir de equações preditivas para a taxa metabólica basal com acréscimo energético em função da intensidade da resposta metabólica à injúria, ao grau de atividade física e à termogênese induzida pela dieta. No entanto, as equações preditivas para o gasto energético basal foram elaboradas para indivíduos saudáveis (Tabela 1). A utilidade das equações preditivas para indivíduos doentes é controversa em razão da variabilidade na composição corporal e da falta de definição quanto ao acréscimo energético em função de determinadas situações metabólicas.

Tabela 1 Equações preditivas para estimativa do gasto energético basal

Autor(es), ano	Especificação	Equação para GEB (kcal/dia)
Harris & Benedict, 1919	Homem Mulher	66,5 + [13,75 × P] + [5 × A] – [6,76 × I] 655,1 + [9,56 × P] + [1,844 × A] – [4,67 × I]
Mifflin-St et al., 1990	Homem Mulher	10 × P + 6,25 × A – 5 × I + 5 10 × P + 6,25 × A – 5 × I – 161
Schofield, 1985	Homem (18-29 anos) Homem (30-60 anos) Mulher (18-29 anos) Mulher (30-60 anos)	[(0,062 × P) + 2,036] × 239 [(0,034 × P) + 3,538] × 239 [(0,062 × P) + 2,036] × 239 [(0,034 × P) + 3,538] × 239
FAO/OMS, 1985	Homem (18-29 anos) Homem (30-60 anos) Homem (> 60 anos) Mulher (18-29 anos) Mulher (30-60 anos) Mulher (> 60 anos)	15,3 × P + 679 11,6 × P + 879 13,5 × P + 487 14,7 × P + 469 8,7 × P + 829 10,5 × P + 569
Henry & Rees, 1991	Homem (18-29 anos) Homem (30-60 anos) Mulher (18-29 anos) Mulher (30-60 anos)	[(0,056 × P) + 2,8] × 239 [(0,046 × P) + 3,16] × 239 [(0,048 × P) + 2,562] × 239 [(0,048 × P) + 2,448] × 239

P: peso (kg); A: altura (cm); I: idade (anos).

PROTEÍNAS

As proteínas são macromoléculas compostas de uma ou mais cadeias de polipeptídeos, encontradas tanto no reino animal quanto no vegetal. A digestão e absorção de diferentes proteínas presentes em alimentos fornece substrato para que o organismo humano sintetize as proteínas necessárias para a manutenção e crescimento de tecidos.

As fontes proteicas são classificadas segundo disponibilidade biológica, o que inclui a possibilidade de serem digeridas e de fornecerem aminoácidos essenciais e nitrogênio para síntese de aminoácidos não essenciais. São exemplos de fontes proteicas a mistura de arroz e feijão, ovos, leite, carne, peixe e aves. A digestão proteica depende da acidez gástrica, de enzimas digestivas gástricas e pancreáticas e, por fim, do pH estar em torno de 6,8 no duodeno. Os produtos da absorção e da digestão proteica no trato gastrointestinal incluem peptídeos com 10 ou menos aminoácidos[5].A concentração normal de aminoácidos no sangue está entre 35 e 65 mg/dL.

Papéis funcionais das proteínas plasmáticas

Além da função estrutural tecidual, as proteínas também atuam como enzimas carreadoras e transportadoras de substâncias orgânicas, como hormônios e anticorpos. Inúmeras doenças não infecciosas estão associadas a alterações nas proteínas ou na sequência de nucleotídeos do código genético. Os aminoácidos também fornecem compostos sulfurados ao organismo. Sob a forma de lipoproteínas, as proteínas participam do transporte lipídico (triacilglicerídeos, colesterol, fosfolipídios e vitaminas lipossolúveis) e são fundamentais para a homeostase, participando da regulação osmótica entre os diferentes fluidos no organismo e contribuindo para a manutenção do equilíbrio acidobásico.

Entre as proteínas plasmáticas, destacam-se a albumina e a globulina. Uma função importante da albumina é a manutenção da pressão coloidosmótica e a viscosidade plasmática, impedindo o extravasamento do plasma através dos capilares. Já as globulinas realizam várias funções, sendo responsáveis pela imunidade natural e adquirida. A albumina e cerca de 50 a 80% das globulinas são sintetizadas pelo fígado, enquanto o restante é formado quase que inteiramente nos tecidos linfoides. A taxa de síntese hepática das proteínas plasmáticas está em torno de 30 g/dia e o organismo humano possui cerca de 6 kg de proteína. A concentração de proteína na massa muscular é de aproximadamente 20%.

Quando ocorre depleção proteica tecidual, uma reposição rápida acontece a partir das proteínas plasmáticas. Em situações críticas de catabolismo, as proteínas são clivadas em aminoácidos e estes são transportados de volta para o sangue ou usadas na síntese das proteínas celulares. Por esse mecanismo, as proteínas plasmáticas são consideradas formas lábeis de depósito proteico[6], estando em constante estado de equilíbrio com os aminoácidos. Estudos com traçadores específicos estimam que, em condições normais, 300 gramas de proteínas corporais são sintetizadas e degradadas a cada dia, como parte do contínuo fluxo de aminoácidos. Mesmo durante a inanição ou doenças debilitantes graves, a proporção corporal entre as proteínas teciduais e as proteínas plasmáticas totais permanece relativamente constante, em torno de 33:1. Mesmo quando a oferta proteica é insatisfatória, ocorre perda obrigatória de 20 a 30 gramas de proteína por dia para manutenção da homeostase.

Aminoácidos essenciais e não essenciais

Existem cerca de 200 aminoácidos na natureza, mas o organismo humano metaboliza cerca de 20 deles. Entre estes, nove são considerados essenciais aos seres humanos, por não serem sintetizados pelo organismo e, por isso, devem ser obtidos pela alimentação. Os aminoácidos sintetizados pelo organismo são denominados não essenciais, sendo dispensáveis na dieta desde que a oferta de nitrogênio seja adequada. São aminoácidos essenciais: fenilalanina, histidina, isoleucina, leucina, lisina, metionina, treonina, triptofano e valina. Entre esses, a leucina, a isoleucina e a valina apresentam estrutura em forma de cadeia ramificada e, por isso, são denominadas aminoácidos de cadeia ramificada (*branched chain aminoacids* – BCAA). Já a síntese dos aminoácidos não essenciais depende principalmente da formação dos alfacetoácidos específicos, que são os precursores dos respectivos aminoácidos. O ácido pirúvico, por exemplo, é formado em grandes quantidades durante a quebra glicolítica da glicose e é o precursor do aminoácido alanina.

A desaminação é o processo pelo qual ocorre a degradação dos aminoácidos, quando o grupo amino é transferido para alguma substância aceptora – o inverso da transaminação. A amônia liberada durante essa reação é removida do sangue quase totalmente por meio de sua conversão em ureia, que ocorre no fígado. Nesse processo, duas moléculas de amônia combinam-se com uma molécula de dióxido de carbono, formando a ureia.

CARBOIDRATOS

Os carboidratos, também denominados glicídios ou hidratos de carbono, são as biomoléculas mais abundantes no planeta. Possuem formulação geral $C_n(H_2O)_n$, e representam um grupo de moléculas formadas a partir de átomos de carbono, hidrogênio e oxigênio, eventualmente possuindo nitrogênio, enxofre e fósforo. Sua principal função é fornecer e armazenar energia, porém ainda têm função estrutural, participando da formação das membranas celulares e como matéria-prima para a biossíntese de outras biomoléculas, como a proteoglicana.

Após a digestão e a absorção, a energia térmica contida nos carboidratos é convertida em ligações altamente energéticas de fosfato – a adenosina trifosfato (ATP), que é a principal fonte energética celular. O armazenamento dessa ocorre preferencialmente sob a forma de glicogênio hepático (300 a 400 g) e muscular, e também no sangue, sob a forma de glicose. A energia ofertada pelos carboidratos impede que haja degradação proteica muscular a fim de gerar energia, sendo a glicose o substrato energético preferencial do SNC e hemácias[7].

A glicemia é regulada por mecanismos hormonais e metabólicos. Os hormônios que mais influenciam no controle glicêmico são a insulina, o glucagon e a epinefrina (ou noradrenalina). Entretanto, outros hormônios também estão envolvidos na regulação do metabolismo dos carboidratos, como os hormônios tireoidianos, os glicocorticoides, o hormônio do crescimento (GH) e as adiponectinas[7].

Os carboidratos contidos nos alimentos podem ser classificados, de acordo com a complexidade de sua fórmula, em monossacarídeos, oligossacarídeos e polissacarídeos.

Monossacarídeos

Os monossacarídeos (mono = um + sacarídeo = açúcar) são as moléculas mais simples de carboidratos, não podendo ser hidrolisadas. Geralmente, possuem sabor doce, são incolores e solúveis em água, porém insolúveis em solventes não polares, como benzeno e clorofórmio. Dificilmente são encontrados livres na natureza, estando normalmente ligados em formas de di, oligo ou polissacarídeos. São classificados pelo número de carbonos em sua formação, sendo mais importantes biologicamente as trioses, as pentoses e as hexoses (Tabela 2).

Tabela 2 Classificação, exemplos e principais funções dos monossacarídeos

	Carboidrato	Importância biológica
Trioses ($C_3H_6O_3$)	Gliceraldeído	Composto intermediário da glicólise
	Di-hidroxiacetona	Participa da glicólise e do ciclo de Calvin
Pentoses ($C_5H_{10}O_5$)	Ribose	Matéria-prima para a síntese de RNA
	Desoxirribose	Matéria-prima para a síntese de DNA
Hexoses ($C_6H_{12}O_6$)	Glicose	Molécula mais utilizada pelas células para a obtenção de energia
	Frutose	Função energética
	Galactose	Constitui a lactose do leite. Função energética

RNA: ácido ribonucleico; DNA: ácido desoxirribonucleico.
Fonte: adaptada de Demonte, 2008[8].

Do ponto de vista nutrológico, os monossacarídeos mais importantes são a glicose, a frutose e a galactose[8]. A glicose é o principal monossacarídeo para o organismo humano, por ser fonte energética direta e armazenada no fígado e nos músculos como glicogênio ou convertida em triglicerídeos, como forma de reserva energética. A frutose é o monossacarídeo com sabor mais doce, sendo naturalmente encontrado em frutas e mel, além de ser comumente adicionado aos refrigerantes e doces industrializados. Já a galactose raramente é encontrada livre na natureza, estando mais comumente associada à glicose formando a lactose.

Dissacarídeos e oligossacarídeos

Por meio de ligações glicosídicas, os monossacarídeos podem se unir e formar dissacarídeos (união de dois monossacarídeos) ou polissacarídeos (união de 3 a 20 monossacarídeos). Os dissacarídeos de maior importância nutricional são a sacarose, a lactose e a maltose.

A sacarose é formada pela união de moléculas de glicose e frutose, sendo mais comumente encontrada no açúcar da cana e da beterraba. Durante a digestão, a sacarose é hidrolisada em glicose e frutose em meio ácido ou pela ação enzimática da sacarase. A lactose é formada a partir da junção glicosídica entre a glicose e a galactose e produzida pelas glândulas mamárias dos mamíferos lactantes. Ela é menos solúvel e menos doce que outros sacarídeos. A lactase presente na borda da escova das células intestinais hidrolisa a lactose, mas sua deficiência – seja genética ou decorrente de doenças que afetam as vilosidades intestinais, como as doenças inflamatórias intestinais e a desnutrição proteica grave — pode impedir essa hidrolização, resultando na fermentação da lactose no cólon, com produção excessiva de gases e aumento do peristaltismo. Já a maltose é formada pela união de duas moléculas de glicose e é encontrada em grãos em germinação, que produzem a enzima diastase para hidrolisar o amido e gerar maltose.

Entre os oligossacarídeos de importância nutricional estão o fruto-oligossacarídeo (FOS) e o galacto-oligossacarídeo (GOS), que possuem efeito prebiótico, ou seja, estimulam o crescimento de bactérias benéficas para o organismo.

Polissacarídeos

Os polissacarídeos são formados por vários monossacarídeos e exercem função estrutural e de reserva energética. Entre os de maior importância, destacam-se o amido, o glicogênio e a celulose. O amido é um carboidrato complexo sintetizado pelas plantas durante a fotossíntese e armazenado em vesículas. É formado por amilose e amilopectina, e representa uma das mais importantes fontes de carboidratos da alimentação humana, sendo encontrado em cereais em grãos, legumes, batatas e outros vegetais. O glicogênio é um polissacarídeo de origem animal formado por várias moléculas de glicose, funcionando como reserva energética e está presente nos músculos e no fígado. A glicogenólise é a quebra do glicogênio em moléculas de glicose.

A celulose é o polissacarídeo principal da estrutura dos vegetais. Por não conterem enzimas que hidrolisem a celulose, os seres humanos são incapazes de digeri-la. Contudo, a celulose pode ser degradada pelas bactérias intestinais e formar ácidos graxos de cadeia curta, que servem de substrato energético para as células intestinais.

LIPÍDIOS

Lipídios ou gorduras são um grupo de macromoléculas compostas por hidrogênio, carbono e oxigênio que são insolúveis em água e solúveis em solventes orgânicos, como acetona, éter e clorofórmio. Os termos lídipe, lipídeo, lipídio e lipido podem ser usados como sinônimos. Representando cerca 20% do peso corporal de uma pessoa saudável, possuem função estrutural, hormonal, transportadora de vitaminas e de reserva energética[9].Seus principais constituintes são os ácidos graxos, que podem estar livres ou ligados ao glicerol, constituindo os triglicerídeos[10].

De acordo com as ligações entre os carbonos, os lipídios são classificados em saturados, monoinsaturados e poli-insaturados (Tabela 3). Também podem ser classificados em essenciais e não essenciais. Dependendo de sua disposição espacial, os lipídios podem, ainda, ser classificados em *cis* ou *trans*.

De maneira resumida, pode-se dizer que a digestão dos lipídios ocorre basicamente no intestino delgado. Nesse processo, é importante a emulsificação desempenhada pelos sais biliares e pela lipase pancreática, permitindo a formação de micelas. Os triglicerídeos são então hidrolisados, os ácidos graxos e glicerol são absorvidos pelos enterócitos e, posteriormente, ressintetizados em triglicerídeos. Por serem moléculas hidrofóbicas, a circulação de lipídios depende da formação das lipoproteínas [quilomícron, lipoproteína de densidade muito baixa (*very-low-density lipoprotein* – VLDL), lipoproteína de densidade baixa (*low-density lipoprotein* – LDL) e lipoproteína de densidade alta (*high-density lipoprotein* – HDL)][11].

A seguir, são apresentadas as definições dos diferentes lipídios e as particularidades de suas propriedades físico-químicas, em especial quando presentes no organismo humano e em suas fontes alimentares[10].

Lipídios saturados

Do ponto de vista físico-químico, um lipídio é dito saturado quando seus carbonos têm quatro ligações completas. Assim, definem-se como lipídios ou gorduras saturadas aquelas que não possuem duplas ou triplas ligações entre os carbonos. A principal fonte de lipídios saturados são as gorduras animais, entre outros, sendo os principais representantes o ácido butírico (presente na manteiga), o ácido láurico (presente no óleo de coco e de palma, além do leite humano), o ácido mirístico (encontrado no leite e

Tabela 3 Características dos ácidos graxos usualmente presentes na alimentação e na composição do tecido adiposo humano

Nome/Ácido	Peso molecular	Aspecto	Ômega-6	Ômega-3	Fonte
Acético	60,05 - $C_2H_4O_2$	Líquido	Não	Não	Amplamente distribuído nos seres biológicos
Propiônico	74,08 - $C_3H_6O_2$	Líquido	Não	Não	Presente em bactérias
n-butírico	88,11 - $C_4H_8O_2$	Líquido	Não	Não	Indícios em muitas gorduras animais
Caproico	116,16 - $C_6H_{12}O_2$	Líquido	Não	Não	Indícios em muitas gorduras animais
Caprílico	144,22 - $C_8H_{16}O_2$	Líquido	Não	Não	Componente de várias gorduras animais
Cáprico	172,27 - $C_{10}H_{20}O_2$	Sólido	Não	Não	Componente de vários óleos vegetais e animais
Láurico	200,32 - $C_{12}H_{24}O_2$	Sólido	Não	Não	Componente principal de óleos vegetais, principalmente o de palma. Presente em menor quantidade em gordura animal, leite e fígado de peixes
Mirístico	228,38 - $C_{14}H_{28}O_2$	Sólido	Não	Não	1 a 5% das gorduras animais e vegetais, particularmente de leite, pescado, palma e noz-moscada
Palmítico	256,43 - $C_{16}H_{32}O_2$	Sólido	Não	Não	Muito difundido na natureza
Esteárico	284,49 - $C_{18}H_{36}O_2$	Sólido	Não	Não	Abundante nos óleos comestíveis, animal e vegetal
Aráquico	312,54 - $C_{20}H_{40}O_2$	Sólido	Não	Não	Indícios em gordura animal e sementes, especialmente amendoim
Behênico	340,59 - $C_{22}H_{44}O_2$	Sólido	Não	Não	Indícios em animais e sementes, particularmente mostarda e colza (canola); 50% dos cerebrosídeos do baço na enfermidade de Gaucher
trans-crotônico	86,09 - $C_4H_6O_2$	Sólido	Não	Não	Cróton
Delta^2-hexenoico	114,15 - $C_6H_{10}O_2$	Sólido	Não	Não	Piperita japonesa
Delta^9-decenoico	170,25 - $C_{10}H_{18}O_2$	Líquido	Não	Não	Manteiga e leite
Lindérico	198,31 - $C_{12}H_{22}O_2$	Líquido	Não	Não	Azeites em geral
Delta^9-dodecenoico	198,31 - $C_{12}H_{22}O_2$	Líquido	Não	Não	Cachalote
Tsuzuico	226,36 - $C_{14}H_{26}O_2$	Pastoso	Não	Não	Em diversos azeites vegetais tropicais
Fisérico	226,36 - $C_{14}H_{26}O_2$	Pastoso	Não	Não	Baleia, sardinha, delfim

(continua)

Tabela 3 *(continuação)* Características dos ácidos graxos usualmente presentes na alimentação e na composição do tecido adiposo humano

Nome/Ácido	Peso molecular	Aspecto	Ômega-6	Ômega-3	Fonte
Miristoleico	226,36 - $C_{14}H_{26}O_2$	Pastoso	Não	Não	Leite, fígado
Palmitoleico	254,42 - $C_{16}H_{30}O_2$	Líquido	Não	Não	Muito difundido; 15 a 20% óleos de animais marinhos, leite e azeites
Oleico	282,47 - $C_{18}H_{34}O_2$	Líquido	Não	Não	Ácido graxo saturado mais difundido (1/3 do leite); fosfatídios
trans-vacêncio	282,47 - $C_{18}H_{34}O_2$	Sólido	Não	Não	Em muitos óleos vegetais e animais
Gadoleico	310,52 - $C_{20}H_{38}O_2$	Sólido	Não	Não	Pescados e animais marinhos, azeites vegetais; fosfatídios cerebrais
Delta^{11}-eicosenoico	310,52 - $C_{20}H_{38}O_2$	Sólido	Não	Não	Jojoba, canola, mostarda e pescados
Cetoleico	338,58 - $C_{22}H_{42}O_2$	Sólido	Não	Não	Animais marinhos
Erúcico	338,58 - $C_{22}H_{42}O_2$	Sólido	Não	Não	Sementes, especialmente canola (colza)
Selacoleico	366,63 - $C_{24}H_{46}O_2$	Sólido	Não	Não	Fígado de turbarão e arraia; cerebrosídios e esfingomielina
Linoleico	280,45 - $C_{18}H_{32}O_2$	Líquido	Sim	Não	Amplamente difundido nas plantas. Ácido graxo essencial para animais
Hiragônico	250,38 - $C_{16}H_{22}O_2$	Líquido	Não	Não	Sardinha
Linolênico	278,44 - $C_{18}H_{30}O_2$	Líquido	Sim	Sim	Em muitos óleos vegetais, linhaça
Estearidômico	276,42 - $C_{18}H_{28}O_2$	Líquido	Sim	Sim	Pescados
Timnodômico	302,46 - $C_{20}H_{30}O_2$	Líquido	Não	Não	Sardinha, baleia, fígado de bacalhau
Araquidônico	304,48 - $C_{20}H_{32}O_2$	Líquido	Sim	Não	Fígado e fosfatídios de animais. Sintetizado a partir do ácido linoleico
Delta^{4,8,12,15,19}-docosapentaenoico	330,52 - $C_{22}H_{34}O_2$	Líquido	Não	Sim	Pescado
Delta^{4,8,12,15,19}-tetracosa-hexaenoico	356,55 - $C_{24}H_{36}O_2$	–	Não	Sim	Atum
Tímico	384,61 - $C_{26}H_{40}O_2$	–	–		Atum

seus derivados), o ácido palmítico (encontrado na carne e óleo de palma) e o ácido esteárico (presente na carne e na manteiga de cacau).

Lipídios monoinsaturados

Lipídios ou gorduras monoinsaturadas são aqueles que possuem uma dupla ligação entre a cadeia de carbonos que constitui a molécula. Caracteristicamente, esses tipos de lipídios são líquidos em temperatura ambiente e semissólidos ou sólidos quando refrigerados. Suas principais fontes são as carnes e os óleos. Os principais representantes são o ácido palmitoleico (encontrado no óleo de macadâmia), o ácido oleico (presente no óleo de oliva e no de palma) e o ácido elaídico (encontrado em óleos vegetais hidrogenados). O óleo de soja também é considerado boa fonte.

Lipídios poli-insaturados

Lipídios poli-insaturados são aqueles que possuem duas ou mais duplas ligações em sua cadeia de carbono. A diminuição da quantidade de hidrogênios na molécula torna-a mais sensível à temperatura, o que resulta em sua consistência líquida. São denominados ômega-3 quando a dupla ligação se encontra entre os carbonos 3 e 4. Os lipídios que possuem dupla ligação entre os carbonos 6 e 7 são denominados ômega-6. As principais fontes de lipídios poli-insaturados são de origem vegetal e do óleo de peixe, sendo os mais importantes o ácido linoleico (presente nos óleos de girassol, soja e milho), o ácido alfalinolênico (encontrado no óleo de canola), o ácido gamalinolênico (encontrado no óleo da semente de cassis), o ácido araquidônico (presente em carnes, ovos e produtos lácteos), o ácido eicosapentaenoico (EPA) e o ácido docosa-hexaenoico (DHA), estes últimos encontrados em algas e em peixes de águas frias, como sardinha e salmão.

Lipídios *cis* e *trans*

O conceito de lipídios *cis* e *trans* requer a compreensão da molécula tridimensionalmente. Em lipídios com ligações duplas, os átomos de hidrogênio podem se posicionar no mesmo lado (cis) ou em lados opostos (trans). A maioria dos lipídios da natureza é *cis*, porém são encontradas pequenas quantidades de lipídios *trans* nas carnes e no leite. Pelo processo de hidrogenação de óleos, a indústria alimentícia produz ácidos graxos *trans*, que são utilizados na indústria alimentícia para melhorar a consistência, o paladar e a durabilidade dos alimentos. Entretanto, os ácidos graxos *trans* possuem alta associação com doenças cardiovasculares.

Ácidos graxos essenciais

Os ácidos graxos essenciais para a alimentação humana são o ácido linolênico (ômega-3) e o ácido linoleico (ômega-6). O ácido linoleico é encontrado em grande quantidade nos óleos de milho e soja, enquanto o ácido linolênico está presente em vegetais de folhas verdes, no óleo de linhaça e também em alguns óleos de peixes marinhos. A importância desses ácidos graxos reside na sua capacidade de se converterem em substâncias biologicamente mais ativas, que desempenham funções fundamentais no equilíbrio homeostático e constituem componentes estruturais das membranas celulares, além de serem essenciais para o tecido cerebral e nervoso.

Uma alimentação balanceada deve manter uma relação ótima de 4:1 entre a concentração de ácido graxo ômega-6 e ômega-3. Muitas espécies de peixes marinhos possuem óleos ricos em ácido graxo eicosapentaenoico (EPA) e ácido docosa-hexaenoico (DHA), que são as formas longas e insaturadas ativas da série ômega-3. Esses ácidos graxos são produzidos pelas algas marinhas e transferidos para os peixes através da cadeia alimentar. Entre os peixes, aqueles que apresentam maior quantidade de EPA e DHA são os que habitam águas frias, como o salmão, a truta e o bacalhau.

Colesterol

No homem, o colesterol pode ser obtido por meio dos alimentos ou por síntese endógena. Um indivíduo adulto excreta cerca de 1.100 mg de derivados de colesterol por dia, que são repostos aproximadamente 250 mg pela dieta e 850 mg pela biossíntese. O principal órgão responsável pela síntese de colesterol é o fígado, que produz cerca de 1/3 do colesterol do organismo. A acetilcoenzima A (acetil-CoA) é precursora de todos os átomos de carbono presentes no colesterol.

A síntese de colesterol inicia-se com a condensação de duas moléculas de acetil-CoA, produzindo acetoacetil-CoA, reação catalisada pela tiolase citossólica. Reação similar, mediada pela tiolase mitocondrial, aparece na betaoxidação de ácidos graxos e na formação de corpos cetônicos. Na etapa seguinte, a acetoacetil-CoA condensa-se com outra molécula de acetil-CoA e produzindo 3-hidróxi-3-metilglutaril-CoA (HMG-CoA), em uma reação catalisada pela hidroximetilglutaril-CoA sintase (HMG-CoA sintase) do retículo endoplasmático. Além de ser um componente estrutural de membranas, o colesterol é um precursor dos sais biliares e é utilizado pelas glândulas adrenais para formar os hormônios adrenocorticais, pelos ovários para produzir progesterona e estrogênios, e pelos testículos para formar testosterona[10].

VITAMINAS

O termo "vitamina" foi criado em 1912, pela junção da palavra latina *vita* (vida) e do sufixo -amina (aminas vitais ou aminas da vida), pois acreditava-se que todas as vitaminas eram do grupo aminas e, embora a estrutura química das vitaminas tenha sido determinada posteriormente, o nome permaneceu. As vitaminas são compostos orgânicos que atuam como coenzimas vitais para o organismo. Geralmente, são classificadas de acordo com sua solubilidade: em lipossolúveis e hidrossolúveis. As vitaminas hidrossolúveis são facilmente eliminadas pela urina, não resultando em manifestações clínicas ou subclínicas decorrentes da superdosagem. Por outro lado, as vitaminas lipossolúveis, podem causar graves problemas à saúde quando ingeridas ou administradas em quantidades acima das preconizadas ou que exceda os limites superiores considerados seguros.

Vitamina A

A vitamina A designa um grupo de compostos lipossolúveis, inclusive os carotenoides da provitamina A, relacionados estruturalmente a um álcool isoprenoide (retinol). Esses compostos são fundamentais para o crescimento e a diferenciação celular, as funções imunológicas e a visão. Em alimentos de origem animal, a vitamina A é encontrada na forma de ésteres (estearato e palmitato), especialmente no fígado, na gema do ovo, no leite, na manteiga, no queijo e no óleo de fígado de peixe. Nos vegetais folhosos de cor verde-escura e nas frutas e hortaliças de cor amarelo-alaranjada, encontram-se os carotenoides ou provitamina A – principalmente o betacaroteno, o alfacaroteno e o betacriptoxantina –, que podem ser convertidos em retinol após a absorção pelas células intestinais.

As três formas ativas da vitamina A no organismo são o retinol, o retinaldeído e o ácido retinoico. A vitamina é transportada na forma de retinol e está relacionada ao processo reprodutivo. O ácido retinoico atua na diferenciação celular e o retinaldeído participa da formação da rodopsina e da iodopsina, pigmentos dos bastonetes e cones da retina, respectivamente, sendo importante na visão.

O organismo absorve cerca de 70 a 90% da vitamina A presente na alimentação, fator que colabora para o seu acúmulo, considerando que sua absorção se mantém mesmo na vigência de grandes quantidades ingeridas. Sua absorção ocorre no intestino delgado, pela ação dos sais biliares e da lipase pancreática, na fase lipídica da digestão. Após a hidrólise dos ésteres retinílicos e da liberação do retinol, os enterócitos das porções proximais do intestino delgado absorvem a vitamina A por um processo dependente de energia. Ao ligar-se aos ácidos graxos, o retinol é novamente reesterificado nos enterócitos e são incorporados aos quilomícrons. Cerca de 66 a 75% dos retinoides absorvidos da alimentação chegam ao fígado, onde são armazenados nas células estreladas hepáticas, enquanto os restantes 25 a 33% permanece em outros tecidos, como o tecido adiposo, os pulmões e os rins. O fígado é o principal responsável pela liberação da vitamina A para os tecidos periféricos, conforme a demanda orgânica. Como os retinoides são insolúveis em água, eles são transportados do fígado para os tecidos extra-hepáticos acoplados às proteínas ligadoras de retinol

(*retinol-binding protein* – RBP), aos ésteres de retinil nas lipoproteínas (VLDL, LDL e HDL) e como ácido retinoico ligado à albumina.

O betacaroteno, o principal carotenoide com atividade provitamina da alimentação humana, é absorvido por difusão passiva no jejuno, após emulsificação e solubilização em micelas. Entretanto, sua absorção é limitada quando comparada à da vitamina pré-formada (cerca de 22% do ingerido). Esse processo envolve o SR-B1 (*scavenger receptor classe B*, tipo I), que atua como um mediador da entrada de betacaroteno do lúmen intestinal para o enterócito[12]. Os carotenoides são mais bem absorvidos quando solubilizados em óleo, enquanto fibras alimentares, refeições com baixo conteúdo lipídico, outros carotenoides que não são pró-vitamina A podem reduzir sua biodisponibilidade. O retinol não é excretado na urina, exceto em casos de lesão renal, e o ácido retinoico, uma vez absorvido, é transportado no plasma ligado à albumina e não sendo armazenado no fígado, sendo rapidamente excretado nas fezes[13].

Vitamina D

O termo vitamina D refere-se a um grupo de compostos lipossolúveis dotados de quatro anéis de colesterol em sua estrutura principal. Sob essa denominação ampla, abrangem-se tanto o metabólito ativo, o 1-alfa,25-diidroxi-vitamina D (calcitriol), quanto seus precursores, como a vitamina D3 (colecalciferol), a vitamina D2 (ergosterol) e a 25-hidroxivitamina D (calcidiol), além dos produtos de degradação que podem manter alguma atividade metabólica.

A primeira vitamina D identificada foi um subproduto da irradiação do esterol fúngico, o ergosterol ou provitamina D2, que, depois de purificado, resultou em um composto único, o ergocalciferol ou vitamina D2. Denomina-se colecalciferol, ou vitamina D3, a vitamina D formada na pele humana. A exposição à radiação ultravioleta tipo B (UVB) sobre o 7-desidrocolesterol ou pró-vitamina D3 presente na derme e na epiderme origina a pré-vitamina D3, que, após rearranjo de suas duplas ligações, converte-se na vitamina D3.

Nos seres humanos, apenas 10 a 20% da vitamina D necessária a funcionamento adequado do organismo provém da dieta. A vitamina D3 (colecalciferol) está presente em alimentos de origem animal, como peixes gordurosos de água fria e profunda (p. ex., o atum e o salmão), enquanto a vitamina D2 (ergosterol) está presente em alimentos de origem vegetal, como os fungos comestíveis. A vitamina D restante (80 a 90%), é sintetizada endogenamente, a partir da exposição da pele à luz solar. Fatores relacionados a ela, como uso de protetor solar, estação do ano, latitude da região, hora do dia à qual o indivíduo se expõe e cor da pele, influenciam a síntese cutânea de vitamina D. Vale destacar que a exposição prolongada à luz solar não gera excesso de vitamina D3, pois ela é fotodegradável, e o envelhecimento reduz a quantidade de pró-vitamina D3 disponível para a sua conversão em pré-vitamina D3.

A vitamina D3 sintetizada na pele deve ganhar a circulação para evitar sua degradação pela luz UVB. Da mesma forma, a vitamina D3 ingerida, lipossolúvel, atingirá a corrente sanguínea após sua absorção no intestino com os quilomícrons e transporte pelos vasos linfáticos. Esta vitamina poderá ser estocada em tecido adiposo após sofrer hidroxilação hepática no carbono 25, formando a 25(OH) vitamina D ou calcidiol que é a principal forma armazenada no organismo. O calcidiol tem meia-vida de aproximadamente 14 dias e é praticamente inativa em quantidades fisiológicas em relação ao seu hormônio final, o calcitriol[14].

Para transformação em sua forma metabolicamente ativa, a 25(OH) vitamina D necessita de uma segunda hidroxilação realizada pelos rins em seu carbono 1. O estímulo desencadeador da segunda hidroxilação é o PTH elevado ou, mais especificamente, a excreção renal de fósforo induzida pelo PTH. Assim, há aumento da produção de $1{,}25(OH)_2$ vitamina D em estados de hipocalcemia e consequente estímulo para liberação do PTH. O estrogênio, a prolactina e o hormônio de crescimento placentário são outros possíveis estímulos para essa segunda hidroxilação.

A vitamina D tem papel na regulação da fisiologia osteomineral, em especial do metabolismo do cálcio. A $1{,}25(OH)_2$ vitamina D ou calcitriol é responsável por manter as concentrações de cálcio e fósforo em valores que permitam o funcionamento celular, neuromuscular e a mineralização óssea. Ele se liga a receptores intracelulares, interagindo com o DNA e induzindo a transcrição de diversas proteínas, como a calbindina e canais de cálcio, que aumentam a absorção intestinal desse nutriente. Nos ossos, o calcitriol promove a diferenciação de células monocitárias em osteoclastos, facilitando a reabsorção do cálcio.

Apesar da importância no metabolismo ósseo, a $1{,}25(OH)_2$ vitamina D está envolvida na homeostase de vários outros processos celulares, entre eles a modulação da autoimunidade, síntese de interleucinas inflamatórias e o controle da pressão arterial. Por participar da regulação dos processos de multiplicação e diferenciação celular, é atribuído também um papel antioncogênico à $1{,}25(OH)_2$ vitamina D. Além disso, é descrito um efeito antiproliferativo e supressor inflamatório, o que poderia justificar a associação da deficiência de vitamina D com a hipertensão arterial, o diabetes e as doenças autoimunes como a esclerose múltipla[15].

Vitamina E

A vitamina E é um grupo de substâncias com atividade biológica equivalente à do alfatocoferol, caracterizadas pela presença de um grupo cromanol. Esse grupo engloba os derivados tocoferóis e tocotrienóis, sendo que os tocotrienóis se diferenciam dos tocoferóis por apresentarem uma cadeia lateral insaturada. A forma sintetizada possui aproximadamente metade da atividade biológica das formas naturais. Atualmente, a Food and Nutrition Board (FNB) utiliza a isoforma 2R-alfatocoferol como padrão para quantificar a vitamina E, medindo-a em miligramas. Segundo os critérios da FNB, uma unidade internacional (UI) da mistura rac dos oito isômeros sintetizados equivale a 0,45 mg de 2R-alfatocoferol.

A vitamina E está amplamente distribuída em alimentos, sendo especialmente encontrada em óleos e gorduras. Suas principais fontes incluem óleos vegetais, cereais não processados, castanhas e carnes. Como todas as vitaminas lipossolúveis, a absorção do tocoferol no intestino depende da presença de lipídios na dieta, da digestão das gorduras e da captação pelos enterócitos, processo que requer a ação da esterase pancreática e dos ácidos biliares. Dessa forma, a deficiência de vitamina E pode ocorrer em situações de má absorção, como em casos de obstrução biliar, doença hepática colestática, pancreatite ou fibrose cística.

Após sua absorção, a vitamina E é incorporada aos quilomícrons e, com o catabolismo dessas lipoproteínas pela lipase lipoproteica, é liberada aos tecidos. Ela também pode ser transferida para outras lipoproteínas, principalmente as de alta densidade (HDL), ou encaminhada ao fígado juntamente com os remanescentes dos quilomícrons, que concentram a maior parcela da vitamina absorvida. No fígado, esses remanescentes são processados em VLDL, os quais são secretados no plasma. A partir daí, a vitamina E segue o metabolismo comum às lipoproteínas, que funcionam como os principais transportadores dessa vitamina no sangue, já que não existem transportadores específicos para ela.

Embora nenhum órgão tenha a propriedade de armazenar e liberar essa vitamina diante da demanda, cerca de 90% encontra-se depositada no tecido adiposo[16]. Existem dúvidas a respeito de sua excreção, mas, aparentemente, a vitamina E é conjugada pelo fígado e excretada na urina e na bile, com a maior parte sendo eliminada nas fezes. Além disso, a pele atua como outra via de eliminação, e a vitamina excretada nela exerce uma função antioxidante, protegendo os lipídios cutâneos[17].

Esse composto lipossolúvel tem como principal função ser antioxidante, protegendo os ácidos graxos poli-insaturados (PUFA) situados nas membranas biológicas e lipoproteínas, reduzindo o dano causado pelos radicais livres. Sabe-se que a vitamina E pode ser reciclada por meio de outros antioxidantes, em especial o ácido ascórbico e a glutationa. No entanto, seu papel exato na fisiologia e na fisiopatologia humanas ainda não está completamente esclarecido, e outras funções potenciais também necessitam de investigação adicional.

Os radicais livres derivados de oxigênio (espécies reativas de oxigênio – EROS) são produzidos por monócitos, macrófagos e neutrófilos e estão aumentados nas doenças inflamatórias crônicas, no envelhecimento e na osteoporose. Há poucos estudos que avaliaram o papel da vitamina E no metabolismo ósseo, é sugerido que sua deficiência contribua para a perda óssea devido à sua função antioxidante. O osso contém grande quantidade de citocinas, como a interleucina-6, o TNF, os leucotrienos e as prostaglandinas da série E, e o envelhecimento aumenta alguns mediadores imunológicos, como a IL-1, a IL-6 e a PGE2, que podem estimular a reabsorção óssea pelos osteoclastos, por mecanismo de ação ainda desconhecido. Altas doses de vitamina E aumentam a síntese da matriz proteica óssea de ratos jovens e idosos[18].

Vitamina K

A vitamina K engloba um grupo de compostos caracterizados por possuírem um anel naftoquinona metilado, com variações na cadeia lateral alifática ligada na posição 3. Dessa forma, distinguem-se a vitamina K1 (filoquinona) e a vitamina K2 (menaquinona), sendo esta última subdividida em diversos subtipos. A vitamina K1, ou filoquinona, é o único análogo presente em plantas e é encontrada principalmente em hortaliças e óleos vegetais, que são suas principais fontes. Já as menaquinonas, originalmente designadas como vitamina K2, são sintetizadas por bactérias e compõem uma família denominada MK-n, onde "n" indica o número de resíduos isoprenoides na cadeia lateral, variando de MK-4 a MK-13. Além disso, a menadiona (2-metil-1,4-naftoquinona) é um composto sintético utilizado como fonte de vitamina K na alimentação animal[19].

Diferenças substanciais podem ser esperadas na absorção intestinal, no transporte, na distribuição tecidual e na biodisponibilidade entre as diferentes formas de vitamina K, determinadas pelas características lipofílicas das cadeias laterais e pelas diferentes matrizes alimentares nas quais elas se encontram. A ingestão alimentar é a fonte mais importante de vitamina K, estando a filoquinona presente em vegetais verdes, como espinafre e brócolis, enquanto a menaquinona é encontrada de forma mais restrita, sendo encontrada na carne (fígado), em produtos fermentados e em alguns queijos.

As bactérias colônicas também produzem menaquinonas. Esses compostos estão fortemente ligados às membranas bacterianas e exigem sais biliares para sua solubilização e absorção. Como a maior parte da vitamina é absorvida nas porções do intestino delgado, torna-se difícil determinar qual é a disponibilidade e a contribuição da vitamina K produzida pela microbiota para o indivíduo. Outras formas de vitamina K ainda são a di-hidrofiloquinona, formada durante a hidrogenação de óleos comerciais, e a menadiona, um composto sintético convertido a K2 no intestino[20].

A vitamina K absorvida no intestino delgado é transportada pelas vias linfática-se depende de um fluxo adequado de bile e suco pancreático, além de um teor adequado de gordura na dieta. Os principais carreadores sanguíneos da vitamina K são aqueles relacionados aos triglicerídeos: quilomícrons, VLDL e LDL. Independentemente da dose consumida, 20% da vitamina K é excretada pela urina em 3 dias e 40 a 50% pelas fezes, justificando a rápida depleção das reservas hepáticas em pessoas com dieta insuficiente em vitamina K.

Atua como cofator na carboxilação de resíduos específicos de ácido glutâmico para formar o ácido gamacarboxiglutâmico (Gla), presente nos fatores de coagulação (II, VII, IX e X). Esse efeito evidencia o papel essencial da vitamina K nas vias da coagulação sanguínea. Além disso, diversas outras proteínas também contêm resíduos carboxiglutamato e dependem da vitamina K para sua atividade, como as envolvidas na formação e na mineralização óssea.

Vitamina C

A vitamina C, ou ácido ascórbico, é um composto hidrossolúvel, termolábil e fotossensível, formado por uma alfacetolactona de seis carbonos. Essa vitamina é sintetizada por plantas e por muitos animais a partir da glicose e da frutose. Sua concentração nos alimentos varia de acordo com diversos fatores, como estação do ano, transporte, armazenamento e cozimento. Suas fontes alimentares incluem as frutas cítricas, as verduras e os legumes.

A vitamina C ingerida é absorvida rapidamente no trato gastrointestinal por transporte ativo dependente de íons de sódio, um processo saturável e dependente da concentração da vitamina C no lúmen intestinal. Cerca de 80% do ácido ascórbico ingerido é absorvido, mas essa taxa pode diminuir quando ocorre aumento na sua ingestão. A vitamina C absorvida pelo trato gastrointestinal segue pelo sistema venoso portal em direção ao fígado. No plasma, ela é transportada na forma de ascorbato, que circula independentemente de ligações com proteínas e acumula-se em diversos tecidos para desempenhar as suas funções. O ácido ascórbico é filtrado livremente pelos glomérulos renais, reabsorvido no túbulo coletor proximal e o excedente é excretado na urina. Assim, além do controle da absorção intestinal, a excreção renal de ácido ascórbico e seus metabólitos constitui um mecanismo adicional de regulação do ascorbato no organismo.

No interior das células sanguíneas, o ascorbato é transportado na forma de deidroascorbato, composto mais permeável à membrana. Uma vez no interior da célula, o deidroascorbato transforma-se novamente em ascorbato. O transporte celular do ácido ascórbico e do deidroascórbico é mediado por transportadores que variam de acordo com o tipo de células, por exemplo, neutrófilos e linfócitos possuem alta afinidade ao ascorbato.

Em mamíferos, são descritas cerca de oito diferentes enzimas receptoras de elétrons doados pela vitamina C. Ao atuar como agente redutor, a vitamina C doa dois elétrons da dupla ligação dos carbonos dois e três de sua estrutura, formando respectivamente o radical L-ascorbila e o ácido deidroascórbico. Essa capacidade redutora faz parte de várias reações bioquímicas e caracteriza sua função biológica em ambiente intra e extracelulares[21]. O ácido ascórbico participa da hidroxilação do colágeno, da biossíntese da carnitina e da biossíntese de hormônios e aminoácidos, além de contribuir para a modulação de alguns componentes hormonais do sistema nervoso, como a hidroxilação de dopamina e noradrenalina[22].

Vitamina B12

O termo vitamina B12 refere-se à cianocobalamina, substância que, somente após convertida nas outras cobalaminas, exerce atividade metabólica. Trata-se de um composto hidrossolúvel formado por um tetrapirrólico planar (corrina) com um átomo de cobalto em seu núcleo. Os grupos prostéticos funcionais da vitamina B12 – como o grupo metil e o deoxiadenosil – estão ligados ao cobalto. A metilcobalamina intermedeia a transferência do grupo prostético metil do ácido metil-tetrahidrofólico para a metionina na reação da metionina sintetase[23]. Por sua vez, a deoxiadenosil-cobalamina liga-se à metilmalonil coenzima A mutase para a síntese de succinil-CoA no metabolismo do propionato. Ambas as reações relacionam-se, em última análise, à síntese de DNA. Sua deficiência produz alterações hematológicas, neurológicas e psiquiátricas.

A cobalamina é sintetizada por bactérias que são ingeridas por animais, sendo suas principais fontes para os humanos os alimentos de origem animal (como carne, leite e ovos) e os alimentos enriquecidos artificialmente. A síntese bacteriana em humanos é limitada, ocorrendo nas porções terminais do íleo, e, portanto, não contribui significativamente para a absorção.

Sua absorção depende de cinco fatores: a quantidade ingerida, a acidez e a atividade enzimática no estômago, a ação das enzimas pancreáticas no intestino delgado, a secreção do fator intrínseco e a presença dos receptores ileais funcionais para o complexo fator intrínseco-cobalamina. A absorção ocorre de forma ativa e altamente específica no íleo, dependente do fator intrínseco, mas também pode ocorrer de maneira passiva (cerca de 1 a 2%), sendo essa via alternativa relevante em casos de falha do mecanismo ativo.

Após a ingestão, a cobalamina precisa ser separada das proteínas alimentares pela ação da pepsina gástrica. Uma vez livre, ela se liga ao fator ligante R (aptocorrina), uma glicoproteína produzida pelas glândulas salivares. No duodeno, esse complexo é degradado pelas proteases pancreáticas, liberando novamente a cobalamina, que se associa então ao fator intrínseco. O complexo cobalamina-fator intrínseco é transportado até o íleo distal, onde é internalizado por meio do receptor cubilina. Dentro dos enterócitos, o complexo é dissociado e, em seguida, a cobalamina liberada se liga à transcobalamina II (TC II) na corrente sanguínea, que é o principal transportador responsável por distribuir a vitamina para as células de quase todos os tecidos.

Acredita-se que o complexo cobalamina-TC II seja a fração metabolicamente ativa da vitamina. Contudo, somente 30% da vitamina encontra-se ligado à TC II, estando o restante acoplado à transcobalamina I (TC I), que não possui receptores específicos. Por meio da TC I, o fígado, maior sítio de armazenamento, secreta diariamente na bile cerca de 1,4 mcg de cobalamina, 70% dos quais reabsorvidos. Nos casos de ingestão exagerada dessa vitamina, ocorre excreção pela via urinária. Normalmente, os humanos mantêm uma considerável reserva de vitamina B12, suficiente para uma privação exógena de 2 a 5 anos.

Tiamina (vitamina B1)

A tiamina foi a primeira vitamina a ter sua estrutura química determinada, razão pela qual é chamada de vitamina B1. Quando ligada ao fósforo, forma a coenzima tiamina pirofosfato (TPP), que atua como uma cocarboxilase, componente essencial do ciclo de Krebs[18]. A tiamina é encontrada em quantidades relativamente pequenas em uma ampla variedade de alimentos de origem animal ou vegetal. São consideradas fontes ricas de tiamina as leveduras, o farelo de trigo, os cereais integrais e as castanhas. Hortaliças, frutas, ovos e carnes de frango, carneiro e boi são fontes intermediárias; o leite, por sua vez, contém quantidades relativamente baixas de tiamina. Vale destacar que o cozimento pode reduzir em cerca de 80% o conteúdo de tiamina dos alimentos.

A absorção da tiamina ocorre principalmente no duodeno, mas também no jejuno e, em menor proporção, no íleo. Quando a oferta é baixa, a tiamina é absorvida por transporte ativo saturável, mas a sobrecarga oral induz a difusão facilitada. O etanol é capaz de inibir apenas o processo da absorção ativa da tiamina, mas não interfere na difusão passiva. Além disso, a presença de fibras dietéticas e os compostos fenólicos presentes nos alimentos parecem interferir na biodisponibilidade da tiamina[24].

No plasma, a tiamina encontra-se como monofosfato de tiamina (60%) e, o restante, em sua forma livre, que pode ser rapidamente fosforilada no fígado. Todos os tecidos captam as formas livres ou fosforiladas e são capazes de transformá-las em di- e trifosfato de tiamina. Estima-se que o conteúdo total de tiamina no corpo humano seja de 30 mg, ocorrendo pouco armazenamento no organismo, o qual se dá especialmente no coração, nos rins, no fígado e no cérebro. A meia-vida da tiamina é de 9 a 18 dias e cerca de 1 mg é degradado diariamente nos tecidos. Quantidades excedentes de tiamina e de seus metabólitos são excretadas na urina, além de pequenas quantidades na bile e no suor.

Riboflavina (vitamina B2)

A riboflavina é formada por um anel isoaloxazina com uma cadeia ribitol, denominada 7,8 dimetil-10-isoaloxazina. Na natureza, a riboflavina é encontrada na forma livre, como flavina mononucleotídeo (FMN) e flavina adenina dinucleotídeo (FAD). Em tecidos biológicos, é encontrada sobretudo como FAD, em menor quantidade como FMN e como grupos prostéticos de flavoproteínas responsáveis por processos de óxido-redução. A FAD e a FMN são as formas fisiologicamente ativas da riboflavina, que atuam em coenzimas para uma grande variedade de flavoproteínas respiratórias. Dessa forma, a riboflavina atua como cofator redox no metabolismo gerador de energia, sendo essencial para a formação dos eritrócitos, para a neoglicogênese e na regulação das enzimas tireoidianas.

A distribuição da riboflavina nos alimentos é ampla, mas sua concentração é baixa. Entre os alimentos fontes de riboflavina, destacam-se leite e seus derivados, carnes e vísceras (como fígado e rins), vegetais folhosos verdes (p. ex., couve, brócolis, repolho e agrião), ovos e ervilhas. Com exceção do leite e dos ovos, que contêm grandes quantidades de riboflavina livre, a maior parte da vitamina presente nos alimentos encontra-se sob a forma de FMN e FAD ligadas a proteínas. Durante o cozimento e o processamento, estima-se perda de cerca de 20 a 50% da concentração da riboflavina dos alimentos. Pelo fato de a riboflavina ser sensível à exposição solar, existe a legislação de que o leite (que é a principal fonte dessa vitamina em nossa alimentação) seja armazenado em embalagens opacas.

No estômago, ocorre liberação da riboflavina dos alimentos, e a absorção ocorre principalmente no jejuno. Esse processo parece depender da quantidade e da atividade dos transportadores presentes no epitélio intestinal, os quais são regulados pela disponibilidade da vitamina no organismo. Embora pouco absorvida, a riboflavina pode ser produzida pela flora bacteriana do intestino grosso.

Grande parte da riboflavina absorvida é fosforilada na mucosa intestinal, entrando na circulação sanguínea como riboflavina fosfato e ligando-se, no plasma, às proteínas circulantes. A concentração sanguínea total é de cerca de 0,03 μM, estando nas formas de riboflavina livre (50%), FAD (40%) e, em menor concentração, FMN (10%). O armazenamento corporal da riboflavina é restrito e ocorre principalmente no fígado, no baço e no músculo cardíaco. Em estados de carência, a conservação da riboflavina é eficiente e ocorre reutilização tecidual da vitamina. Entretanto, quando as necessidades metabólicas são atingidas, ocorre aumento da excreção urinária da riboflavina e de seus metabólitos, até que a absorção intestinal seja saturada.

Niacina

Niacina, também chamada de vitamina B3 ou vitamina PP, é o termo genérico que engloba o ácido nicotínico e a nicotinamida, dois nucleotídeos piridínicos que atuam como precursores da coenzima nicotinamida-adenina-dinucleotídeo (NAD, coenzima I) e de sua forma fosforilada (NADP, coenzima II). Por participarem do ciclo do ácido cítrico, essas coenzimas são essenciais para as reações produtoras de energia celular. Há, no mínimo, 200 enzimas dependentes de NAD e NADP, que atuam no metabolismo dos carboidratos, dos aminoácidos e dos lipídios, entre outras ações metabólicas. Digno de nota é a participação da NAD no reparo do DNA e na transcrição; a NADH, forma reduzida da NAD, participa da cadeia respiratória mitocondrial.

Por ser componente da função respiratória enzimática, a necessidade de niacina está vinculada ao gasto energético. A estimativa da necessidade de niacina leva em consideração a síntese dessa substância a partir do triptofano, com uma proporção de conversão de 60:1 (60 mg de triptofano pode ser convertido em 1 mg de niacina). Em média, 1 g de proteína fornece 10 mg de triptofano ou 0,17 mg de equivalente de niacina (*niacin equivalent* – NE).

A síntese de niacina a partir do triptofano ocorre tanto pela flora intestinal quanto pelos tecidos. Mesmo em baixa concentração, a absorção do ácido nicotínico e da nicotinamida ocorre rapidamente em toda a extensão do intestino delgado. Após hidrólise, a absorção se dá por difusão facilitada. A forma livre de niacina circula no plasma, sendo convertida a NAD(H) e NADP(H) no fígado, com a participação da vitamina B6. A meia-vida plasmática da niacina é relativamente curta, de aproximadamente 1 hora, e seus principais metabólitos são a N-metilnicotinamida, a N-metil-2-piridona-5-carboxamida e a N-metil-4-piridona-5-carboxamida, excretadas na urina.

A nicotinamida e o ácido nicotínico são abundantes na natureza. Há predominância de ácido nicotínico em produtos de origem vegetal, enquanto a nicotinamida predomina naqueles de origem animal. A niacina é encontrada em carne vermelha, leite e derivados, ovos, fígado, peixe, leveduras, cereais integrais e vários vegetais (p. ex., brócolis, tomate, cenoura, aspargo, abacate e batata-doce). A carne vermelha é a principal fonte de equivalentes de niacina, por sua abundância da vitamina pré-formada e do triptofano. A contribuição dos vegetais e das frutas depende da quantidade ingerida, visto que tais alimentos não são ricos em niacina. Embora o leite e os ovos contenham pequenas concentrações de niacina pré-formada, seu conteúdo em triptofano fornece quantidade suficiente para a síntese *in vivo*. A niacina dos alimentos é relativamente resistente ao processo de cozimento.[25]

Vitamina B6

A vitamina B6 é encontrada em três formas biológicas: piridoxina, piridoxal e piridoxamina. Sua forma coenzimática é o piridoxal 5-fosfato (PLP) e a piridoxamina-5-fosfato, e o PLP participa de várias transformações metabólicas de aminoácidos. Essa vitamina está envolvida na gliconeogênese, na conversão de triptofano em niacina, na síntese de diversos neurotransmissores, como histamina, dopamina, norepinefrina e ácido gama-aminobutírico (GABA), e na função imune (na síntese de IL-2 e proliferação de linfócitos). As transaminases dependentes de piridoxina são importantes também na ligação do oxigênio à hemoglobina, de forma que deficiências graves dessa vitamina resultam em anemia. Juntamente com o ácido fólico e a vitamina B12, a vitamina B6 é uma das três vitaminas necessárias ao metabolismo da homocisteína (homólogo do aminoácido natural cisteína), que se eleva na corrente sanguínea quando há baixa disponibilidade de piridoxina.

As três formas da vitamina estão amplamente presentes em alimentos de origem animal quanto vegetal, ligadas às proteínas. A piridoxina encontra-se especialmente nas plantas, enquanto que o piridoxal e a piridoxamina são mais encontrados nos produtos de origem animal. Os principais alimentos ricos em vitamina B6 são: levedura de cerveja, fígado e outras vísceras, carne de galinha, cereais integrais, soja e castanhas. Já o leite, os ovos e as frutas são fontes com concentrações relativamente baixas. A piridoxina é sensível à oxidação, à radiação ultravioleta, ao aquecimento e ao cozimento: o congelamento de vegetais causa redução de até 35%, e a moagem de cereais reduz em 70 a 90% a biodisponibilidade da vitamina. Além disso, o cozimento e o processamento de alimentos pode causar perda de até 40% no teor da vitamina B6 nos alimentos.

As três formas de vitamina B6 são rapidamente absorvidas pelo intestino delgado (especialmente no jejuno) por difusão passiva. Embora seja sintetizada pelos micro-organismos da flora intestinal, não há evidência de absorção efetiva por essa fonte. O armazenamento da vitamina ocorre no tecido muscular ligado ao glicogênio e a concentração sanguínea é de cerca de 6 mcg/dL, ligada à albumina plasmática ou à hemoglobina dos eritrócitos. A excreção da piridoxina se dá principalmente pela via urinária. Por ser utilizada no metabolismo dos aminoácidos, a necessidade de vitamina B6 do organismo depende do metabolismo proteico; por isso, há aumento da necessidade da vitamina B6 como consequência da ingestão excessiva de proteínas, com o exercício físico e na diálise.

Os hormônios femininos estão implicados na inibição da atividade da piridoxina no metabolismo do triptofano, de forma que, durante a gravidez e na administração continuada de estrogênios, há aumento das necessidades da vitamina B6.

Biotina

A estrutura da biotina é formada por dois anéis, sendo um com grupo ureido e o outro contendo cadeia lateral formada por átomo de enxofre e ácido valérico. Ela age age como um cofator essencial para a acetil-CoA, propionil-CoA, betametilcrotonil-Coa e enzimas piruvato carboxilase, que são importantes na síntese de ácidos graxos, no catabolismo de BCAA e na via gliconeogênica. Além disso, a biotina também tem papel na regulação da expressão gênica.

A biotina é largamente distribuída em alimentos, embora com baixa concentração, e sua maior fonte alimentar é o fígado bovino. Carnes, cereais, grãos, frutas e vegetais são fontes pobres dessa vitamina. A biodisponibilidade da biotina dos alimentos é desconhecida. Embora possa ser sintetizada pela flora intestinal, mas não há informações sobre sua absorção. Tanto nos alimentos de origem animal ou vegetal quanto no organismo, a maior parte da biotina encontra-se ligada às enzimas, sendo que apenas uma pequena parte é encontrada na forma livre. Quando ocorre proteólise da enzima, há liberação da biocitina, composto hidrossolúvel metabolicamente ativo. Vale ressaltar que a clara de ovo crua contém avidina, uma glicoproteína com alta afinidade pela biotina, o que a torna não biodisponível.

Após hidrólise pelo suco pancreático e secreções da mucosa intestinal, a biocitina presente nos alimentos gera biotina livre. Sua absorção ocorre por difusão passiva lenta e por transporte ativo nas porções mais proximais do intestino delgado (duodeno e jejuno), bem como no cólon. Quando há redução no *pool* corporal da biotina, ocorre um mecanismo regulatório da absorção. A biotina circula livre no sangue (80%) ou ligada a proteínas plasmáticas, embora a existência de um carreador plasmático específico para a biotina ainda seja questionada. A captação tecidual dessa vitamina é relativamente vagarosa, e o sistema de transporte é saturável; quando isso ocorre, a reabsorção é reduzida e há excreção renal de biotina.

Nos tecidos, a biotina é incorporada às enzimas carboxilases. No *turnover* normal das proteínas celulares, ocorre liberação da biocitina ou de oligopeptídeos contendo complexo biotina-lisina. No organismo, a biotina pode ser ressintetizada pela ação da biotinidase. A biotina livre é excretada na urina. Há pequena excreção biliar, e quantidades expressivas de biotina são encontradas nas fezes, derivada da síntese por bactérias colônicas[26].

Ácido pantotênico (vitamina B5)

O ácido pantotênico é composto pelo ácido pantoico ligado a uma subunidade beta-alanina, por ligação peptídica. É um componente da coenzima A (CoA), assumindo um papel central nas reações de liberação de energia a partir dos carboidratos. Quando ligado a um grupo betamercaptoetilamina, o ácido pantotênico torna-se panteteína. Por sua vez, a fosfopanteteína liga-se a várias proteínas, particularmente aquelas envolvidas no metabolismo dos ácidos graxos, estando envolvida na síntese de compostos como os hormônios esteroides, o colesterol e os fosfolipídios.

O ácido pantotênico dos alimentos ocorre principalmente como coenzima A. Essa vitamina é amplamente distribuída em todos os alimentos, sobretudo em carnes de vaca e frango, batata, aveia e outros cereais integrais, tomate, fígado e vísceras, fermento, gema de ovo e brócolis. O processo de cocção destrói 15 a 50% do ácido pantotênico das carnes e 37 a 78% da vitamina presente nos vegetais. Além disso, a síntese bacteriana intestinal pode contribuir para o adequado estado nutricional dos indivíduos em relação a essa vitamina[26].

A coenzima A dos alimentos é hidrolisada no lúmen intestinal, liberando o ácido pantotênico. A absorção intestinal ocorre por transporte ativo e por difusão simples, em uma razão constante por todo o intestino delgado. No sangue, o ácido pantotênico absorvido liga-se aos eritrócitos e, nas células, é novamente transformado em coenzima A. Após catabolismo da coenzima A, ocorre a formação do pantotenato, que é excretado na urina.

A deficiência primária de ácido pantotênico é muito rara. Portadores de lesão renal submetidos ao tratamento dialítico constituem grupo de risco, assim como os indivíduos alcoolistas. Pessoas idosas e mulheres que usam contraceptivos orais podem apresentar baixos níveis séricos de ácido pantotênico. O diabetes melito induz aumento da excreção urinária, e síndromes disabsortivas podem cursar com graus variados de deficiência. Em condições normais, a concentração plasmática de ácido pantotênico está em torno de 1 μmol/L. Embora com grande margem de variação individual, a excreção urinária de ácido pantotênico reflete o padrão de sua ingestão alimentar[27].

Ácido fólico

O ácido fólico caracteriza-se por ser um composto hidrossolúvel que inclui o folato e o ácido pteroilglutâmico. Sua forma ativa, o tetra-hidrofolato, atua como coenzima em diversas reações de transferência de carbono, sendo essencial para a síntese de purinas e timidilato. Dessa forma, o folato desempenha um papel crucial na síntese de DNA e RNA e é fundamental para a eritropoese[28].

O folato está presente em quase todos os alimentos naturais de origem animal e vegetal, sendo encontrado principalmente na forma de poliglutamato. Frutas cítricas, leveduras, vegetais verdes frescos, fígado e outras vísceras, amendoim, ovo e cereais são as principais fontes alimentares. É importante notar que o ácido fólico é sensível ao armazenamento inadequado, ao cozimento, ao processamento e à exposição à luz, o que pode reduzir seu teor nos alimentos.

O folato é absorvido em toda a extensão do intestino delgado, especialmente no terço proximal, e sua absorção depende da ação de enzimas presentes de superfície da mucosa intestinal. O transporte até os tecidos ocorre sob a forma de tetra-hidrofolato. O armazenamento do folato é feito sob a forma de poliglutamato, com os estoques corporais variando de 5 a 10 mg, dos quais aproximadamente a metade se encontra no fígado. A excreção é feita na urina e na bile em formas metabolicamente ativas e inativas. Cerca de 200 mcg/dia de folato são reabsorvidos pelo intestino e disponibilizados para utilização tecidual.

MINERAIS

Os minerais são nutrientes necessários em pequenas quantidades diárias (miligramas ou microgramas) para manutenção da normalidade metabólica e funcionamento adequado das células. Geralmente, apresentam-se ligados a outros compostos orgânicos nos tecidos corporais. Além de componente estrutural, eles exercem funções específicas no organismo, incluindo ação hormonal, atuando como cofator enzimático ou estabilizador de reações químicas, incluindo a neutralização de radicais livres. A fonte exógena de micronutrientes deve ser uma alimentação balanceada, constituída por alimentos variados. Em condições normais, o controle das reservas corporais dos micronutrientes é modulado principalmente pela absorção intestinal, mas também pela excreção renal ou biliar[29].

Ferro

Uma das funções mais conhecidas do ferro decorre de sua presença como elemento estrutural do grupo heme na hemoglobina, proteína responsável pelo transporte do oxigênio e do gás carbônico no sangue. Além disso, o ferro atua como cofator na transferência de elétrons em diversas enzimas não heme, incluindo a citocromo-redutase e outras enzimas que ajudam na neutralização de radicais livres, necessárias para o funcionamento adequado das células. O ferro tem papel importante em outros processos metabólicos, como na síntese de purinas (componentes estruturais do DNA e RNA), carnitina, colágeno e neurotransmissores, bem como na conversão do betacaroteno na forma ativa da vitamina A.

Alimentação balanceada, com alimentos de diversos grupos, contém entre 10 e 20 mg de ferro (5 a 7 mg de ferro/1.000 kcal). O ferro presente nas carnes vermelhas e vísceras de animais é biologicamente mais disponível, por ser ligado ao heme. Alguns vegetais contêm quantidades significativas de ferro, embora a presença de outros compostos, como fibras alimentares, fitatos e oxalatos, reduzam a biodisponibilidade intestinal desse mineral. Por causa da quebra das ligações do ferro com outros compostos orgânicos desencadeadas pelo calor, a absorção do ferro é melhor em alimentos cozidos quando comparados com os alimentos crus. A Tabela 4 demonstra as principais fontes alimentares de ferro.

Tabela 4 Principais fontes alimentares de ferro

Alimento	Medida caseira/g	Ferro (mg)
Batata assada com casca	1 unidade/160 g	2,8
Carne magra	Bife médio/100 g	2,4
Cereais fortificados	1 xícara/28 g	1 a 6
Damasco	2 unidades pequenas/10 g	1,7
Espinafre	1 xícara/80 g	1,5
Ervilha	1/2 xícara/75 g	1,3
Feijão	1 xícara/150 g	5
Germe de trigo	1/4 xícara/25 g	2,5
Pão integral	1 fatia/25 g	1,3
Brócolis	1/2 xícara/50 g	0,7
Ovo	1 unidade/30 g	0,7

Fonte: Tabela Brasileira de Composição de Alimentos/NEPA-Unicamp, 2011[30].

Na presença de glicose, frutose, alguns aminoácidos e ácido ascórbico, que reduzem o íon férrico ao estado ferroso, a absorção do ferro será aumentada. Esse efeito justifica o uso de ferro quelado (p. ex., com aminoácidos) e a orientação de ingerir sulfato ferroso com sucos de frutas cítricas, ricos em ácido ascórbico, para otimizar a absorção do ferro na prevenção e no tratamento da anemia.

O ferro ligado à molécula do heme é mais bem absorvido que o ferro inorgânico (forma férrica, Fe^{3+}), geralmente ligado a substâncias orgânicas ou inorgânicas dos alimentos. A acidez gástrica e as enzimas presentes na borda em escova do intestino delgado liberam o ferro desses complexos, reduzindo-o à forma ferrosa (Fe^{2+}), que pode, então, ser captada pelo enterócito duodenal. Por outro lado, a presença de ácidos biliares bicarbonato-fosfato diminui a absorção do ferro. A absorção de ferro no intestino é rigorosamente controlada pelo organismo – somente uma fração do ferro presente em uma dieta normal é absorvida (10 a 15%). O organismo regula a quantidade de ferro corporal por meio do teor de apoferritina no enterócito. A partir do momento em que a capacidade de ligação da apoferritina atinge determinado nível, o ferro absorvido não é mais oxidado, passando através da célula para a circulação portal, ainda no estado ferroso.

Na carência de ferro, a síntese de apoferritina diminui e o ferro passa livremente pelos enterócitos, caindo na corrente sanguínea. No estado de repleção, ocorre aumento da síntese de apoferritina e ferritina e esse processo se inverte. O ferro que permanece no enterócito ligado à apoferritina é perdido nas fezes com as células intestinais esfoliadas.

No sangue, o Fe^{2+} é reoxidado para Fe^{3+} e carreado pela transferrina plasmática, principal proteína com capacidade de ligação do ferro circulante. No organismo humano, a maior parte do ferro corporal está ligada à hemoglobina no sangue ou à mioglobina nos músculos e a outra parte está ligada a enzimas no interior das células.

O ferro não funcional está armazenado no fígado, no baço, na medula óssea ou na circulação sanguínea. No fígado, ele é mantido como ferritina ou hemossiderina. A quantidade de ferro armazenada no corpo é variável, geralmente maior nos homens (aproximadamente 1.000 mg) do que nas mulheres (400 mg)[29].

Cálcio

O organismo humano adulto contém aproximadamente 1.000 a 1.500 g de cálcio, sendo que 99% se encontra nos ossos na forma de hidroxiapatita. O aumento da ingestão de cálcio resulta em aumento da massa óssea apenas quando não há saturação do cálcio do esqueleto; acima desse nível, a quantidade excedente é excretada na urina e não traz benefícios adicionais no aumento da massa óssea.

A concentração plasmática de cálcio é regulada a 2,5 mmol (9 a 10 mg/dL). Quando essa concentração cai, a paratireoide é estimulada para liberar o paratormônio (PTH). Por sua vez, o PTH aumenta prontamente o *clearance* de fósforo, a reabsorção tubular de cálcio e ativa a reabsorção óssea. Além disso, ocorre estímulo da atividade dos osteoclastos e ativação da vitamina D para aumentar a absorção intestinal de cálcio. A ação conjunta do PTH e da vitamina D aumenta a reabsorção tubular renal de cálcio e mobiliza cálcio dos estoques ósseos, corrigindo a hipocalcemia aguda. No entanto, em situações de deficiência crônica de cálcio, a compensação ocorre à custa de intensa reabsorção óssea, podendo causar osteopenia[31].

Os alimentos fontes de cálcio são mostrados na Tabela 5, assim como sua equivalência quanto ao tamanho das porções em relação à concentração de cálcio no leite.

A absorção do cálcio no trato digestivo é mais eficiente no duodeno e na porção proximal do jejuno, onde o pH é mais ácido (~6,0). Por outro lado, a absorção é maior no íleo, em razão do maior tempo de permanência desse nutriente em contato com a mucosa intestinal. A absorção também sofre influência de vários fatores, inclusive fisiológicos, que são mostrados na Tabela 6.

Substâncias como fibras alimentares, fitato de soja e ácido oxálico podem diminuir a absorção intestinal de cálcio. Além disso, os suplementos que contêm carbonato são mais bem absorvidos em pH ácido. Dessa maneira, em pessoas com hipocloridria, a absorção do carbonato de cálcio é pobre (p. ex., em pacientes com gastrectomia parcial), recomendando-se a suplementação com citrato de cálcio. A eliminação do cálcio ocorre na urina, nas fezes e no suor.

Tabela 5 Fontes de cálcio em alimentos comumente consumidos pela população

Alimento	Tamanho da porção (g)	Conteúdo de cálcio/porção (mg)	Absorção (%)	Absorção estimada/ porção (mg)	Porções que correspondem a 1 copo de leite
Leite	240	300	32,1	96,6	1
Feijão	177	50	15,6	7,8	12,3
Brócolis	71	35	61,3	21,5	4,5
Repolho	85	79	52,7	41,6	12,3
Espinafre	90	122	5,1	6,2	15,5
Tofu	126	258	31	80	1,2

Tabela 6 Fatores fisiológicos que alteram a absorção de cálcio dos alimentos

Fatores que aumentam a absorção	Fatores que diminuem a absorção
Aumento de vitamina D	Deficiência de vitamina D
Aumento da massa mucosa intestinal	Diminuição da massa mucosa intestinal
Deficiência de cálcio	Menopausa
Deficiência de fósforo	Velhice
Gravidez	Diminuição da acidez do estômago
Lactação	Aumento do tempo de trânsito intestinal
Permeabilidade da mucosa	

Fonte: Miller, 1989[32].

A quantidade de sódio na dieta é um fator determinante do cálcio excretado na urina, pois ambos dividem o mesmo sistema de transporte no túbulo proximal renal. O aumento de 500 mg no sódio excretado pelo rim leva à perda de 40 mg de cálcio na urina. Como a perda de cálcio na urina é responsável por 50% da variação na retenção de cálcio, o sódio da dieta tem grande influência na perda óssea.

Zinco

O zinco é fundamental para determinar a forma e a disposição espacial de enzimas e proteínas, além de estabilizar proteínas associadas ao DNA. Estima-se que cerca de 3.000 enzimas requerem zinco para sua atividade, entre as quais centenas de nucleoproteínas que estão envolvidas na expressão gênica. Além disso, o zinco é uma coenzima necessária para a síntese proteica, replicação de ácidos nucleicos, divisão celular, metabolismo da somatomedina, modulação da prolactina, ação da insulina e hormônios do timo, da tireoide, da suprarrenal e dos testículos. É necessário para o funcionamento adequado de linfócitos, a mobilização de neutrófilos e a ação de fibroblastos, o que o torna essencial na defesa imunológica e na cicatrização.

As principais fontes alimentares de zinco são carnes de boi, frango e peixe, camarão, ostras, fígado, grãos integrais, castanhas, cereais, legumes e tubérculos. Frutas, hortaliças e outros vegetais geralmente são fontes pobres em zinco. A Tabela 7 contém as principais fontes alimentares de zinco.

Tabela 7 Principais fontes alimentares de zinco

Alimento	Medida caseira/g	Zinco (mg)
Ostras	1/2 xícara/75 g	21 a 113
Lagosta	1 unidade média/100 g	7,3
Germe de trigo	1/4 xícara/25 g	4,7
Carne bovina magra	Bife médio/85 g	4,6
Fígado de gado	Bife médio/85 g	4,6
Noz pecã	1/4 xícara/38 g	1,6
Queijo ricota	1/2 xícara/75 g	1,6
Amendoim	1/2 xícara/75 g	1,4
Mariscos	1/2 xícara/75 g	1,1
Arroz	1/2 xícara/75 g	1,1
Leite	1 xícara/150 mL	1
Ovo	1 unidade/30 g	0,6

Fonte: Tabela Brasileira de Composição de Alimentos/NEPA-Unicamp, 2011[30].

A interação do zinco com outros nutrientes da alimentação pode aumentar ou diminuir sua absorção. Por exemplo, o fitato presente em altas concentrações em alimentos ricos em cereais, legumes e vegetais folhosos liga-se ao zinco, formando complexos insolúveis, o que diminui sua digestibilidade e absorção. Outros inibidores da absorção do zinco incluem o cádmio, o cálcio, as fibras alimentares e os polifenóis presentes em plantas, como taninos, ligninas e flavonoides. O zinco, o cobre e o cádmio compartilham características físico-químicas e competem entre si nos sítios de absorção intestinal.

Basicamente, a quantidade normal de zinco corporal é mantida constante no indivíduo adulto pela eficiência da absorção intestinal e pelas perdas fecais de zinco excretado nas secreções digestivas e na descamação do epitélio da mucosa intestinal. O zinco é absorvido ao longo de todo o intestino delgado, em particular no jejuno. Quando há altas concentrações luminais de zinco, ocorre predomínio da absorção por difusão passiva; quando as concentrações luminais de zinco são baixas, ocorre a mediação de carreadores localizados na borda em escova do enterócito. Uma vez absorvido, o zinco liga-se à proteína citoplasmática metalotioneína, podendo ser usado pelo enterócito ou passar para a circulação portal, onde é transportado pela albumina. O zinco não absorvido pela circulação é perdido nas fezes, junto com enterócitos descamados na renovação celular da mucosa.

O zinco absorvido no enterócito é transportado ao fígado pela albumina e daí para outras vísceras, preferencialmente ligado à albumina, à alfa-2-macroglobulina ou mesmo a aminoácidos isolados. A quantidade ligada aos aminoácidos (3%) constitui a parte filtrada nos glomérulos e que pode ser perdida na urina. Pâncreas, rins e baço têm alta taxa de *turnover* de zinco (meia-vida de 12,5 dias), ao contrário do cérebro e dos ossos, com taxa de renovação muito menor (meia-vida de 300 dias).

O corpo humano contém entre 1,5 e 2,5 g de zinco, que é primariamente um íon intracelular, estando 80% presente no citosol e o restante no núcleo. Maiores concentrações corporais estão presentes na musculatura esquelética (57%), nos ossos (29%), na pele (6%) e no fígado (5%), mas secreções e fluidos corporais também contêm zinco.

A principal forma de eliminação do zinco corporal é pelas fezes, com perda fecal obrigatória de aproximadamente 1 mg/dia mesmo em casos de deficit corporal de zinco. Em condições normais, apenas 400 a 600 mcg de zinco/dia são excretados na urina. Em situações anormais, a sudorese excessiva ou perdas sanguíneas também podem liberar quantidades significativas de zinco[29].

Selênio

Do ponto de vista biológico, o selênio é um elemento-traço necessário para a produção de enzimas fundamentais na neutralização de radicais livres e na proteção contra a peroxidação lipídica de membranas celulares e subcelulares. Além disso, o selênio também está envolvido na síntese da enzima que retira iodo da molécula de T_4, transformando-o em uma forma mais ativa, o T_3 ou tri-iodotironina. Outras funções vitais do selênio incluem o papel das selenoproteínas na formação do esperma, no funcionamento da próstata e na manutenção da resposta imunológica, especialmente na imunidade mediada por células.

De forma geral, quanto maior o conteúdo de proteína no alimento, maior a quantidade de selênio. Esse nutriente está presente em alimentos como aipo, alho, atum, brócolis, cebola, cereais integrais, cogumelos, farelo de trigo, fígado, frango, frutos do mar, gema do ovo, germe de trigo, leite, pepino e repolho (Tabela 8). A castanha-do-pará tem altos níveis de selênio (16 a 30 mcg/g), em contraste com a maioria dos alimentos, que contém entre 0,01 e 1 mcg/g. Frutas e verduras em geral são pobres em selênio, mas podem ser boa fonte desse nutriente se o solo for adubado ou previamente rico em selênio. Além disso, o leite humano contém altos níveis de selênio (entre 15 e 20 mcg/L), e o efeito da cocção parece ser pequeno na biodisponibilidade de selênio no alimento.

Tabela 8 Principais fontes alimentares de selênio

Fonte	mcg/100 g
Castanha-do-pará	2.960
Salmão	88,3
Farelo de trigo	77,6
Ostras cruas	63,6
Fígado bovino	41,3
Camarão cru	38
Peito de galinha assado	20,2
Milho	15,5
Alho	14,2
Cogumelo	12,3

Fonte: Tabela Brasileira de Composição de Alimentos/NEPA-Unicamp, 2011.[30]

A eficiência da absorção intestinal do selênio inorgânico varia entre 50 e 80%. Quando ligado à cisteína ou à metionina é absorvido junto a esses aminoácidos. No sangue, ele circula ligado a globulinas, lipoproteínas e possivelmente a uma selenoproteína. Após a absorção, acumula-se no fígado e nos rins, e seus níveis plasmáticos variam de uma região geográfica para outra, dependendo da quantidade de selênio nos alimentos. A principal via de eliminação do selênio é a renal (50 a 60% do total), diminuindo sua excreção quando o aporte alimentar é insuficiente[29].

Cobre

O cobre (Cu, do latim *cuprum*) é um micronutriente essencial cujas funções podem ser deduzidas pelas consequências da disfunção que ocorre nas inúmeras enzimas que contêm esse micronutriente. Além da formação e resistência óssea e do crescimento e desenvolvimento das crianças, o cobre é essencial para o funcionamento adequado dos mecanismos de defesa imunológica, a maturação de leucócitos e hemácias, o transporte de ferro, o metabolismo da glicose e do colesterol, a defesa contra radicais livres, a síntese de melanina, a contratilidade miocárdica e o desenvolvimento cerebral.

Alimentos ricos em cobre incluem fígado, frutos do mar, castanhas, cacau, cereais integrais e gelatina. Carnes, frango, peixe, ovos e cereais processados também são boas fontes. Frutas frescas e vegetais verdes podem ser boa opção alimentar, mas a concentração de cobre depende do tipo de vegetal e de sua concentração no solo onde a planta foi cultivada. Leite e derivados são pobres em cobre. A concentração de cobre em alguns alimentos é mostrada na Tabela 9.

O cobre é mais bem absorvido em pH ácido. Por outro lado, os fatores que podem influenciar negativamente sua biodisponibilidade incluem os níveis alimentares de zinco, molibdênio, ácido ascórbico, fibras, fitatos e taninos.

Tabela 9 Fontes alimentares de cobre

Alimento	Conteúdo médio de cobre (mg/kg)
Carne bovina	1,1
Carne de cordeiro	1,6
Fígado bovino	39
Rim bovino	3,7
Maçã	0,25
Banana	0,95
Batata	0,96
Cenoura	0,61
Alface	0,72
Bacalhau	0,19
Farinha	1,5
Cacau em pó	36,4
Leite de vaca	0,06

Fonte: Tabela Brasileira de Composição de Alimentos/NEPA-Unicamp, 2011[30].

A homeostase do cobre é controlada pela eficiência da absorção intestinal, que varia entre 20 e 70%. O cobre dos alimentos e aquele excretado na bile é absorvido primeiro no intestino delgado, por transporte ativo, podendo também ocorrer absorção no estômago e no cólon. Em seguida, ele é transportado ao fígado pela circulação portal, predominantemente ligado à transcupreína, à histidina e aos sítios de alta afinidade de albumina. Após a entrada no hepatócito, o cobre é incorporado a diversas cuproenzimas (p. ex., superóxido dismutase) ou liga-se temporariamente à metalotioneína, que impede sua ação como metal iônico livre, gerador de radicais livres. Dessa forma, a metalotioneína exerce papel protetor contra a citotoxicidade. O cobre não armazenado no fígado é transportado para os tecidos ligado a ceruloplasmina, albumina, transcupreína e aminoácidos livres. Em altas concentrações, o cobre pode ser tóxico e fatal para diversos organismos, incluindo os seres humanos. O excesso de cobre é excretado pela bile e pouca quantidade é reabsorvida após excreção biliar[29].

Iodo

O único papel conhecido do iodo é como constituinte dos hormônios da tireoide, T3 (tiroxina) e T4 (tri-iodotironina), que agem na regulação da taxa de metabolismo basal da maioria dos organismos multicelulares. Esse micronutriente é obtido pelos alimentos e pela água. Quantidades adequadas são encontradas nos crustáceos (camarão, ostras e lagosta) e em alimentos que crescem em solo rico em iodo. Em geral, os folhosos, especialmente o espinafre e o agrião, contêm maior concentração de iodo do que as raízes. Além disso, os peixes de água salgada contêm 10 a 100 vezes mais iodo que os de água doce. Desde 1953, a legislação brasileira determinou a iodação do sal de mesa, uma vez que o sal marinho não é boa fonte de iodo, porque esse micronutriente evapora durante o processo de secagem da água do mar.

Nos alimentos, o iodo está ligado a compostos orgânicos ou na forma reduzida (iodeto). Os íons iodeto são rapidamente absorvidos no intestino delgado e distribuídos no sistema circulatório na forma de íons livres (I^-) ou ligados a proteínas (PBI). A glândula tireoide tem a capacidade de captar o iodo absorvido, acumulando-o rapidamente no coloide dos folículos tireoidianos, por um mecanismo que requer energia. No corpo humano, há aproximadamente 15 a 23 mg de iodo, com cerca de 75% concentrados na glândula tireoide e o restante nas glândulas salivares, mamárias, gástricas e nos rins.

Há contínua renovação de iodo na glândula tireoide, em virtude da constante absorção de iodo do sangue e da síntese e secreção dos hormônios tireoidianos. O excesso de iodo é excretado pelos rins, mas pequena quantidade é perdida na perspiração e nas fezes. Apenas 1% do iodo urinário se apresenta como iodotironinas; o remanescente está na forma de iodeto inorgânico. A excreção urinária do iodo protege contra o acúmulo de níveis tóxicos[29].

Cromo

Biologicamente, o cromo forma compostos nas formas Cr^{3+} (trivalente) e Cr^{6+} (hexavalente). Estudos conduzidos com pacientes recebendo nutrição parenteral permitiram definir a essencialidade do cromo para os seres humanos, especialmente para a ação hipoglicemiante da insulina e para a normalidade do metabolismo lipídico.

O cromo está presente nos alimentos na forma inorgânica ou em complexos orgânicos. Fermentos, carnes, gema de ovo, café, nozes, brócolis, grãos integrais, vinho, cerveja e levedo de cerveja constituem a melhor fonte alimentar de cromo, enquanto leite e derivados são pobres em cromo. A quantidade de cromo presente em frutas e verduras depende da composição do solo onde o vegetal foi cultivado, mas em geral é baixa; alimentos processados e refinados contêm pouco cromo.

A absorção intestinal de cromo é baixa, entre 0,5 e 2% do total ingerido. De forma geral, o cromo orgânico é mais bem absorvido que o inorgânico, e a forma hexavalente (Cr^{6+}) é absorvida menos eficientemente do que a trivalente. Após a absorção, o Cr^{6+} é rapidamente reduzido à forma biologicamente ativa, trivalente, que se liga à transferrina, mas também circula ligado à albumina e, possivelmente, às globulinas. A transferrina contendo cromo liga-se ao receptor de transferrina na membrana das células-alvo, sendo o complexo transferrina-Cr absorvido por endocitose.

As reservas corporais de cromo variam entre 0,4 e 6 mg, sendo relativamente maiores em recém-nascidos do que em adultos ou idosos. As concentrações teciduais de cromo são 10 a 100 vezes maiores do que as plasmáticas, mas refletem melhor as reservas corporais. A maior parte do cromo absorvido é excretada pelos rins. Em casos de diurese excessiva, como no diabetes descompensado ou na diurese associada ao alcoolismo, ocorre aumento da perda renal[29].

Flúor

O fluoreto tem a habilidade de incorporar ânions na estrutura cristalina cálcio-fosfato, resultando na fluorapatita, material com estrutura mais resistente à ação de ácidos produzidos pelas bactérias cariogênicas. Além disso, outro mecanismo protetor do flúor é sua habilidade para inibir o metabolismo de polissacarídeos dos micro-organismos presentes na cavidade oral, minimizando os processos que levam à formação de ácidos e determinam erosão no esmalte dentário. Há evidências de que o fluoreto tenha efeito direto no metabolismo de cálcio e fosfato, podendo reduzir os sintomas de osteoporose.

O peixe é uma fonte alimentar primária para o flúor, embora a água seja a mais importante fonte natural, dependendo da região. Em países cuja maioria da população vive com suprimentos comunitários de água, a fluoração da água armazenada é o meio mais lógico para otimizar a relação custo-benefício e ter impacto nas medidas preventivas da cárie dental. A concentração ótima de flúor na água potável foi calculada como 0,75 ppm (parte por milhão), mas aceitam-se níveis de 1 a 2 ppm. Em países com a maioria da população rural sem suprimento central de água, a fluoração do sal tem sido indicada, por ser mais prática. A fluoração de alimentos só é recomendada nas regiões onde as outras medidas preventivas não são possíveis.

Cerca de 80 a 90% do flúor ingerido é absorvido rapidamente no estômago e, em menor proporção, no intestino. Sua distribuição no corpo é rápida, particularmente para tecidos duros, como ossos e dentes, embora pequenas quantidades de flúor aparecem em outros tecidos do corpo, incluindo tecidos moles, saliva, leite materno e sangue fetal. A concentração de flúor na dentina e no esmalte do dente tende a aumentar ao longo da vida, enquanto os níveis no sangue permanecem quase constantes, mesmo se houver flutuação na ingestão. Aproximadamente metade do flúor absorvido é excretada pelos rins, e a quantidade de excreção de fluoreto pode ser um indicador da exposição ao flúor proveniente da água fornecida à comunidade[29].

CONSIDERAÇÕES FINAIS

Em resumo, este capítulo apresentou os fundamentos da nutrição, abordando os papéis essenciais dos macronutrientes e micronutrientes para a manutenção da saúde e do equilíbrio metabólico. Foram explorados os mecanismos de digestão, absorção e metabolismo dos nutrientes, bem como suas interações e os fatores que influenciam sua biodisponibilidade. Compreender esses processos é crucial para o desenvolvimento de estratégias alimentares que previnam doenças, melhorem o desempenho fisiológico e promovam uma abordagem terapêutica mais eficaz. Em síntese, os conhecimentos expostos aqui oferecem uma base sólida para a aplicação prática da nutrologia, reforçando a importância de uma alimentação balanceada e da atualização contínua em relação aos avanços científicos na área.

REFERÊNCIAS BIBLIOGRÁFICAS

1. Benton MJ, Hutchins AM, Dawes JJ. Effect of menstrual cycle on resting metabolism: A systematic review and meta-analysis. PLoS One. 2020 Jul 13;15(7):e0236025.
2. Piercy KL, Troiano RP, Ballard RM, Carlson SA, Fulton JE, Galuska DA, et al. The Physical Activity Guidelines for Americans. JAMA. 2018 Nov 20;320(19):2020-8.
3. Lam YY, Ravussin E. Indirect calorimetry: an indispensable tool to understand and predict obesity. Eur J Clin Nutr. 2017 Mar;71(3):318-322.
4. Singer P, Blaser AR, Berger MM, Alhazzani W, Calder PC, Casaer MP, Hiesmayr M, et al. ESPEN guideline on clinical nutrition in the intensive care unit. Clin Nutr. 2019 Feb;38(1):48-79.
5. Loveday SM. Protein digestion and absorption: the influence of food processing. Nutr Res Rev. 2023 Dec;36(2):544-559.
6. Hill CM, Berthoud HR, Münzberg H, Morrison CD. Homeostatic sensing of dietary protein restriction: A case for FGF21. Front Neuroendocrinol. 2018 Oct;51:125-131.
7. Camandola S, Mattson MP. Brain metabolism in health, aging, and neurodegeneration. EMBO J. 2017 Jun 1;36(11):1474-1492.
8. Demonte A. Carboidratos. In: Dutra-de-Oliveira JE, Marchini JS (eds.). Ciências nutricionais – Aprendendo a aprender. 2.ed. São Paulo: Sarvier, 2008. p.95-121.
9. Santos TM. Lipídeos. In: Dutra-de-Oliveira JE, Marchini JS (eds.). Ciências nutricionais – Aprendendo a aprender. 2.ed. São Paulo: Sarvier, 2008. p.107-20.
10. Thiam AR, Farese RV Jr, Walther TC. The biophysics and cell biology of lipid droplets. Nat Rev Mol Cell Biol. 2013 Dec;14(12):775-86.
11. Feingold KR. Introduction to Lipids and Lipoproteins. [Updated 2024 Jan 14]. In: Feingold KR, Ahmed SF, Anawalt B, et al., editors. Endotext [Internet]. South Dartmouth (MA): MDText.com, Inc.; 2000-. Available from: https://www.ncbi.nlm.nih.gov/books/NBK305896/.
12. D'Ambrosio DN, Clugston RD, Blaner WS. Vitamin A metabolism: an update. Nutrients 2011; 3(1):63-103.
13. Reboul E. Absorption of vitamin A and carotenoids by the enterocyte: focus on transport proteins. Nutrients. 2013; 5(9): 3563-81.
14. Bikle DD. Vitamin D metabolism, mechanism of action, and clinical applications. Chem Biol. 2014 Mar 20;21(3):319-29.

15. Charoenngam N, Holick MF. Immunologic Effects of Vitamin D on Human Health and Disease. Nutrients. 2020;12(7):2097.
16. Meacci E, Chirco A, Garcia-Gil M. Potential Vitamin E signaling mediators in skeletal muscle. Antioxidants (Basel). 2024;13(11):1383.
17. Keen MA, Hassan I. Vitamin E in dermatology. Indian Dermatol Online J. 2016 Jul-Aug;7(4):311-5.
18. Naina Mohamed I, Borhanuddin B, Shuid AN, Mohd Fozi NF. Vitamin e and bone structural changes: an evidence-based review. Evid Based Complement Alternat Med. 2012;2012:250584.
19. Gröber U, Reichrath J, Holick MF, Kisters K. Vitamin K: an old vitamin in a new perspective. Dermatoendocrinol. 2015 Jan 21;6(1):e968490.
20. Hirota Y, Nakagawa K, Sawada N, Okuda N, Suhara Y, Uchino Y, et al. Functional characterization of the vitamin K2 biosynthetic enzyme UBIAD1. PLoS One. 2015 Apr 15;10(4):e0125737.
21. Granger M, Eck P. Dietary Vitamin C in Human Health. Adv Food Nutr Res. 2018;83:281-310.
22. Rocha MM, Vannucchi H. Funções plenamente reconhecidas de nutrientes: ácido ascórbico (vitamina C). Força-tarefa Alimentos Fortificados e Suplementos Comitê de Nutrição, ILSI Brasil, Volume 21, Julho 2012.
23. Serin HM, Arslan EA. Neurological symptoms of vitamin B12 deficiency: analysis of pediatric patients. Acta Clin Croat. 2019 Jun;58(2):295-302.
24. Mrowicka M, Mrowicki J, Dragan G, Majsterek I. The importance of thiamine (vitamin B1) in humans. Biosci Rep. 2023 Oct 31;43(10):BSR20230374.
25. Wan Z, Zheng J, Zhu Z, Sang L, Zhu J, Luo S, Zhao Y, Wang R, Zhang Y, Hao K, Chen L, Du J, Kan J, He H. Intermediate role of gut microbiota in vitamin B nutrition and its influences on human health. Front Nutr. 2022 Dec 13;9:1031502.
26. Gasperi V, Sibilano M, Savini I, Catani MV. Niacin in the Central Nervous System: An Update of Biological Aspects and Clinical Applications. Int J Mol Sci. 2019 Feb 23;20(4):974.
27. Almeida-Muradian LB. Ácido pantotênico. In: Penteado DVCP (org). Vitaminas: aspectos nutricionais, bioquímicos, clínicos e analíticos. Barueri: Manole, 2003. p.53-742.
28. Carmel R. Folic acid. In: Shills ME, Shike M, Ross AC, Caballero B, Cousins RJ (eds.). Modern nutrition in health and disease. 10.ed. Filadelfia: Lippincott Williams & Wilkins, 2006. p.470-81.
29. Cunha DF, Cunha SFC, Garcia Jr A. Microminerais. In: Dutra-de-Oliveira JE, Marchini JS (eds.). Ciências nutricionais. 2.ed. São Paulo: Sarvier, 2008. p.181-208.
30. Núcleo de Estudos e Pesquisas em Alimentação. Tabela Brasileira de Composição de Alimentos. 4.ed. Campinas: NEPA/Unicamp, 2011.
31. Weaver CM, Heaney RP. Cálcio. In: Shills ME, Shike M, Ross AC, Caballero B, Cousins RJ (eds.). Nutrição moderna na saúde e na doença. 10.ed. Barueri: Manole, 2009. p.210-27.
32. Hunt JR, Johnson LK, Fariba Roughead ZK. Dietary protein and calcium interact to influence calcium retention: a controlled feeding study. Am J Clin Nutr. 2009 May;89(5):1357-65.

2

Avaliação nutrológica do paciente adulto

Aline Rodrigues Zanetta
Durval Ribas-Filho
Idiberto José Zotarelli Filho

INTRODUÇÃO

A avaliação do estado nutricional é um pilar fundamental na prática clínica contemporânea. Vai além da simples medição de peso e altura, sendo um processo diagnóstico complexo e indispensável para definir o prognóstico e otimizar o tratamento de pacientes adultos. Por meio de uma abordagem sistemática, que integra dados da anamnese, exame físico, análise da composição corporal e exames bioquímicos, o nutrólogo é capaz de identificar precocemente indivíduos em risco nutricional, diagnosticar estados de má nutrição – tanto por déficit quanto por excesso – e compreender a relação entre o estado nutricional e a presença de processos inflamatórios agudos ou crônicos. Esse diagnóstico nutrológico serve de base para a elaboração de um plano de intervenção nutricional individualizado, com o objetivo de restaurar ou manter o estado nutricional, modular respostas fisiopatológicas e melhorar os desfechos clínicos globais[1,2].

A importância da avaliação nutrológica é evidente na prevenção e manejo da desnutrição, condição altamente prevalente, especialmente no ambiente hospitalar, associada a aumento da morbimortalidade, maior tempo de internação e elevação dos custos em saúde[3]. No entanto, a desnutrição não se restringe à imagem clássica da subnutrição ou caquexia. O termo "má nutrição" engloba um espectro mais amplo, incluindo também os estados de sobrenutrição, como o sobrepeso e a obesidade. Esses, por sua vez, aumentam o risco de doenças crônicas não transmissíveis, como *diabetes mellitus* tipo 2, doenças cardiovasculares e certos tipos de câncer. Além disso, a coexistência de obesidade e depleção de massa muscular (obesidade sarcopênica) representa um desafio clínico crescente, com implicações prognósticas desfavoráveis[4].

A compreensão da desnutrição proteico-energética grave foi marcada pelas síndromes clássicas de marasmo e kwashiorkor. O marasmo é tipicamente associado à privação crônica de energia e nutrientes, levando à perda acentuada de massa muscular e tecido adiposo, com certa adaptação metabólica visando à preservação proteica. O organismo reduz a taxa metabólica de repouso e utiliza corpos cetônicos como fonte energética, minimizando a proteólise[5]. Já o kwashiorkor é classicamente associado a uma deficiência predominante de proteínas, mesmo com uma ingesta calórica relativamente adequada (embora insuficiente). Caracteriza-se por hipoalbuminemia severa, edema generalizado, esteatose hepática, alterações cutâneas e capilares e imunodeficiência. Em adultos com doenças agudas ou crônicas, compreende-se hoje que o kwashiorkor está frequentemente associado a uma inflamação sistêmica exacerbada[6,7].

A inflamação aguda ou crônica desencadeia uma cascata de respostas neuroendócrinas e imunológicas – liberação de citocinas pró-inflamatórias como fator de necrose tumoral alfa (TNF-alfa), interleucina 1 (IL-1), interleucina 6 (IL-6) e hormônios contrarreguladores (como cortisol e glucagon) – que promovem anorexia, hipermetabolismo, aumento do catabolismo proteico muscular e resistência à ação da insulina. Isso resulta em depleção nutricional rápida e grave, mesmo com algum aporte alimentar. Esse quadro é denominado desnutrição relacionada a doença ou a inflamação, sendo a forma mais comum e clinicamente relevante em pacientes hospitalizados[8].

Diante da complexidade etiológica e das diferentes apresentações clínicas da má nutrição, a comunidade científica internacional buscou estabelecer critérios diagnósticos mais objetivos e padronizados. Nesse contexto, a iniciativa GLIM (Global Leadership Initiative on Malnutrition) propôs, em 2018, um consenso para o diagnóstico da desnutrição em adultos, baseado na combinação de critérios fenotípicos (indicadores do estado nutricional atual) e etiológicos (causas subjacentes). Os critérios fenotípicos incluem perda de peso não intencional, baixo índice de massa corporal (IMC) e redução da massa muscular. Os critérios etiológicos englobam a diminuição da ingestão alimentar ou da absorção de nutrientes e a presença de inflamação associada à doença[9]. A presença de pelo menos um critério fenotípico e um critério etiológico confirma o diagnóstico de desnutrição, que pode ser classificada em moderada ou grave com base na intensidade dos critérios fenotípicos. A adoção dos critérios GLIM busca padronizar o diagnóstico globalmente, facilitando a comparação entre estudos e melhorando a identificação de pacientes que podem se beneficiar de terapia nutricional.

A avaliação nutrológica, portanto, é um processo dinâmico e multifacetado, que exige do profissional um conhecimento aprofundado dos métodos de avaliação, das alterações fisiopatológicas subjacentes e das ferramentas diagnósticas disponíveis. As seções subsequentes deste capítulo detalharão os componentes essenciais dessa avaliação, desde a anamnese e o exame físico direcionado, passando pela antropometria e análise da composição corporal até a interpretação de exames laboratoriais e a aplicação de ferramentas de triagem e avaliação nutricional validadas, resultando na integração desses dados para um diagnóstico nutrológico preciso e clinicamente relevante.

ANAMNESE NUTROLÓGICA

A anamnese nutrológica representa o ponto de partida na avaliação do estado nutricional do paciente adulto. É uma etapa investigativa crucial que, quando conduzida de forma minuciosa e direcionada, permite ao nutrólogo coletar informações valiosas sobre os fatores que podem influenciar ou determinar o estado nutricional do indivíduo. Essa coleta de dados não se limita à dieta, mas abrange um espectro amplo de informações clínicas, sociais e comportamentais, fundamentais para a identificação de riscos, o diagnóstico preciso e a elaboração de um plano terapêutico eficaz[1,10].

O primeiro componente da avaliação é a história clínica geral. É fundamental investigar de forma detalhada as comorbidades existentes, como doenças crônicas (*diabetes mellitus*, insuficiência cardíaca, doença renal crônica, doença pulmonar obstrutiva crônica, doenças inflamatórias intestinais, câncer), condições agudas recentes ou pregressas, histórico de internações hospitalares e procedimentos cirúrgicos, especialmente aqueles envolvendo o trato gastrointestinal. O uso crônico de medicamentos deve ser cuidadosamente avaliado, pois diversas classes de fármacos podem interferir na ingestão, digestão, absorção ou metabolismo de nutrientes (p. ex., inibidores da bomba de prótons, metformina, diuréticos, quimioterápicos, corticoides). Sintomas gerais como fadiga, anorexia, dor crônica e alterações do humor também devem ser explorados, já que exercem impacto direto sobre o estado nutricional[11].

Um elemento crucial na história clínica é a evolução ponderal. A investigação sobre mudanças recentes e não intencionais no peso corporal é de suma importância. Perdas de peso significativas em curto espaço de tempo são fortes indicadores de risco nutricional e podem sinalizar a presença de processos catabólicos subjacentes, como inflamação sistêmica ou neoplasias. Embora diferentes pontos de corte sejam utilizados, a perda de peso involuntária superior a 5% em 1 mês, 7,5% em 3 meses ou 10% em 6 meses é geralmente considerada clinicamente significativa e um critério fenotípico relevante para o diagnóstico de desnutrição, conforme preconizado pelas diretrizes GLIM[9,12]. É igualmente importante investigar ganhos de peso recentes, que podem indicar balanço energético positivo, mas também podem mascarar depleção de massa magra (obesidade sarcopênica) ou refletir retenção hídrica (edema, ascite), comum em condições como insuficiência cardíaca, renal ou hepática.

Após a coleta da história clínica geral, a anamnese segue para a história alimentar, cujo objetivo é caracterizar o padrão de consumo habitual do paciente, tanto em termos qualitativos quanto quantitativos. A investigação deve abordar não apenas o que o paciente come, mas também como, quando, onde e por que ele se alimenta. É fundamental explorar a presença de sintomas que afetam a ingestão ou a digestão, como alterações no apetite (hiporexia, anorexia, hiperfagia), saciedade precoce, disfagia, odinofagia, náuseas, vômitos, pirose, dor abdominal, alterações do hábito intestinal (constipação, diarreia, esteatorreia) e dificuldades de mastigação (problemas dentários, uso de próteses mal adaptadas). Aversões ou restrições alimentares (voluntárias ou involuntárias), alergias ou intolerâncias conhecidas, e o uso de suplementos nutricionais também devem ser registrados[1,13].

O consumo de bebidas alcoólicas merece atenção especial, devido a seu impacto negativo no estado nutricional por múltiplos mecanismos: fornecimento de calorias "vazias", substituição de alimentos nutritivos, interferência na absorção de vitaminas (especialmente do complexo B, como tiamina e folato) e minerais e toxicidade hepática. A quantificação do consumo de álcool é essencial.

Para obter dados detalhados sobre a ingestão alimentar, o nutrólogo dispõe de diferentes métodos de inquérito alimentar. A escolha do método mais adequado depende do objetivo da avaliação (dados qualitativos *versus* quantitativos, ingestão atual *versus* habitual), das características do paciente (nível de escolaridade, capacidade de memória, motivação) e dos recursos disponíveis. Os métodos podem ser classificados em retrospectivos e prospectivos[1,14]:

- Métodos retrospectivos: baseiam-se na capacidade do paciente de recordar o consumo alimentar passado.
  - Recordatório de 24 horas (R24h): consiste em uma entrevista na qual o paciente relata todos os alimentos e bebidas consumidos nas últimas 24 horas ou no dia anterior. O entrevistador deve utilizar técnicas para auxiliar a memória e a quantificação das porções (medidas caseiras, modelos fotográficos). É um método rápido, de baixo custo e que não exige grande alfabetização do paciente, sendo útil para estimar a ingestão média de grupos populacionais. No entanto, depende da memória do indivíduo, pode não representar a ingestão habitual (variações diárias) e está sujeito a vieses de relato (sub-relato de alimentos considerados "não saudáveis" ou super-relato dos "saudáveis"). A

aplicação de múltiplos R24h em dias não consecutivos pode melhorar a estimativa da ingestão habitual individual[14,15].

- Questionário de Frequência Alimentar (QFA): apresenta uma lista predefinida de alimentos e bebidas, e o paciente informa a frequência (diária, semanal, mensal, anual) com que consome cada item, podendo incluir ou não a estimativa do tamanho das porções (QFA semiquantitativo ou quantitativo). É um método prático para avaliar a ingestão habitual de nutrientes específicos ou grupos alimentares em longos períodos, sendo amplamente utilizado em estudos epidemiológicos. Suas principais limitações incluem a dependência de uma lista de alimentos fixa (que pode não contemplar todos os itens consumidos pelo indivíduo ou população), a dificuldade na estimativa precisa das porções e da frequência e a complexidade cognitiva exigida do respondente[1,14].

- Métodos prospectivos: o paciente registra o consumo alimentar quando ele ocorre.
  - Registro ou diário alimentar: o indivíduo anota detalhadamente todos os alimentos e bebidas consumidos ao longo de um período determinado, geralmente de 3 a 7 dias, incluindo pelo menos um dia de fim de semana para capturar variações no padrão alimentar. O registro pode ser apenas descritivo (estimado), ou incluir a pesagem dos alimentos antes do consumo (pesado), sendo este último considerado o método mais preciso para quantificar a ingestão, embora mais trabalhoso e com maior potencial de alterar o comportamento alimentar do paciente durante o período de registro. O diário alimentar fornece informações detalhadas sobre a ingestão atual, não depende da memória e permite a análise de horários e locais de consumo. Contudo, exige alta motivação e colaboração do paciente, requer alfabetização e pode ser oneroso em termos de tempo[14,16].

Cada método de inquérito alimentar apresenta vantagens e limitações (Quadro 1). Frequentemente, a combinação de métodos (p. ex., R24h associado a um QFA breve) pode fornecer uma visão mais completa do padrão alimentar do paciente. A análise dos dados obtidos pelos inquéritos quantitativos permite estimar a ingestão de energia, macro e micronutrientes, que pode então ser comparada às necessidades nutricionais individuais estimadas ou às recomendações populacionais (*Dietary Reference Intakes* – DRI), auxiliando na identificação de déficits ou excessos[17].

A anamnese nutrológica, portanto, é uma ferramenta poderosa que, aliada aos demais componentes da avaliação, permite construir uma visão detalhada do estado nutricional do paciente, identificar os fatores de risco e as potenciais causas de distúrbios nutricionais, orientando as próximas etapas da investigação e a definição da conduta terapêutica mais apropriada.

Quadro 1 Vantagens e limitações dos métodos de inquérito alimentar

Método	Vantagens	Limitações
Recordatório de 24 horas (R24h)	▪ Rápido e baixo custo. ▪ Não exige alta alfabetização. ▪ Útil para estimar média de grupos. ▪ Não altera o consumo habitual (retrospectivo).	▪ Depende da memória do indivíduo. ▪ Um único dia pode não representar a ingestão habitual. ▪ Sujeito a viés de relato (sub/superestimação).
Questionário de Frequência Alimentar (QFA)	▪ Avalia a ingestão habitual em longo prazo. ▪ Prático para estudos epidemiológicos. ▪ Menor custo relativo para grandes amostras.	▪ Lista de alimentos pode ser limitada. ▪ Dificuldade na estimativa precisa de porções e frequência. ▪ Exige boa capacidade cognitiva e memória. ▪ Menos preciso para ingestão absoluta individual.
Registro ou diário alimentar	▪ Não depende da memória. ▪ Fornece dados detalhados sobre a ingestão atual. ▪ Permite análise de horários e padrões. ▪ Maior precisão (especialmente se pesado).	▪ Exige alta motivação e colaboração do paciente. ▪ Requer alfabetização. ▪ Pode alterar o comportamento alimentar do paciente (reatividade). ▪ Oneroso em tempo (para paciente e análise). ▪ Dificuldade na quantificação (se estimado).

Fonte: elaborado pelos autores.

EXAME FÍSICO

O exame físico direcionado à avaliação nutrológica complementa as informações obtidas na anamnese. Embora muitos sinais de má nutrição sejam inespecíficos e possam surgir apenas em estágios avançados de deficiência, um exame físico cuidadoso e sistemático é uma ferramenta valiosa, de baixo custo e não invasiva, que pode levantar suspeitas diagnósticas importantes e orientar investigações adicionais[1,18].

A inspeção geral do paciente já pode fornecer pistas relevantes. A aparência geral (caquexia, obesidade, edema), o nível de consciência, a disposição e a mobilidade devem ser observadas. A avaliação da pele é particularmente rica em informações:

- Palidez pode sugerir anemia (deficiência de ferro, B12 ou folato).
- Icterícia pode indicar doença hepática (com implicações nutricionais).
- Pele seca, descamativa (xerose) ou hiperqueratose folicular podem estar associadas a deficiência de vitamina A ou de ácidos graxos essenciais.
- Petéquias, equimoses ou sangramentos gengivais podem indicar deficiência de vitamina C (escorbuto) ou de vitamina K.

- Dermatites, especialmente em áreas expostas ao sol ou em dobras cutâneas, podem estar relacionadas a deficiências do complexo B (pelagra – niacina; dermatite seborreica – riboflavina, piridoxina) ou de zinco (dermatite acral)[18,19].

A cicatrização de feridas também deve ser avaliada, pois a dificuldade de cicatrização pode estar associada à deficiência de proteína, zinco e vitamina C.

Os anexos cutâneos também fornecem sinais importantes. Cabelos finos, quebradiços, despigmentados ou que se desprendem facilmente podem indicar desnutrição proteica grave. As unhas podem apresentar alterações como coiloníquia, associada à deficiência crônica de ferro, ou linhas de Beau, que podem indicar períodos de estresse metabólico ou nutricional agudo. A avaliação das mucosas, como a conjuntiva ocular (palidez na anemia) e a mucosa oral, é fundamental. Queilose angular e glossite são frequentemente associadas a deficiências de vitaminas do complexo B (riboflavina, niacina, piridoxina, B12, folato) e ferro[1,18].

A avaliação do tecido celular subcutâneo permite estimar a reserva de gordura corporal. A perda de gordura subcutânea é evidente em áreas como a região temporal, bochechas, região orbital, tríceps, dorso das mãos e cintura escapular. A presença de edema, que pode ser localizado ou generalizado, deve ser cuidadosamente investigada. O edema pode mascarar a perda de peso e a depleção de massa muscular, sendo comum em quadros de hipoalbuminemia grave (como no kwashiorkor ou na síndrome nefrótica), insuficiência cardíaca, renal ou hepática. A avaliação do edema é feita pela compressão digital sobre uma proeminência óssea (p. ex., maléolo medial, região pré-tibial, sacro), observando-se a formação e a persistência de cacifo ou sinal de Godet[20].

Um componente crucial do exame físico nutrológico é a avaliação da massa muscular e da força. A perda de massa muscular (sarcopenia) é um indicador prognóstico importante. A inspeção visual pode revelar atrofia muscular em regiões como têmporas (músculo temporal), clavículas (músculos peitoral e deltoide), ombros (deltoide), escápula (trapézio, supra e infraespinhoso), mãos (músculos interósseos), coxas (quadríceps) e panturrilhas (gastrocnêmio). A palpação muscular pode auxiliar na avaliação do tônus e da consistência muscular.

A avaliação da força muscular é um indicador funcional relevante, pois a função frequentemente declina antes da perda significativa de massa. A força de preensão manual (FPM), medida com um dinamômetro manual (*handgrip*), é um método simples, rápido e validado para avaliar a força muscular global. Valores reduzidos de FPM estão associados a piores desfechos clínicos, maior tempo de internação, maior risco de complicações pós-operatórias e aumento da mortalidade em diversas populações[21,22]. Pontos de corte específicos por sexo e idade, ou comparados a valores de referência populacionais, devem ser utilizados para a interpretação. Outros testes funcionais, como o teste de levantar-se da cadeira (*timed chair stand test*) ou a avaliação da velocidade da marcha, também podem complementar a avaliação funcional, especialmente em idosos[23].

O exame físico deve incluir também a avaliação do abdome (distensão, ascite, hepatomegalia, esplenomegalia, massas palpáveis) e um exame neurológico sumário, buscando sinais que possam indicar deficiências específicas, como neuropatia periférica (tiamina, B12, piridoxina, cobre), ataxia, oftalmoplegia e confusão mental (encefalopatia de Wernicke por deficiência de tiamina), ou demência (B12, niacina, folato)[1,18].

É importante ressaltar que o exame físico, embora valioso, tem limitações. Muitos sinais são inespecíficos e podem estar presentes em outras condições não nutricionais. Além disso, sinais clínicos de deficiência geralmente aparecem tardiamente no curso da depleção nutricional. Portanto, o exame físico não deve ser utilizado isoladamente para o diagnóstico nutrológico.

ANTROPOMETRIA

A antropometria consiste na medição das dimensões físicas do corpo humano e é uma das ferramentas mais tradicionais e amplamente utilizadas na avaliação do estado nutricional. Suas principais vantagens residem na simplicidade, baixo custo, aplicabilidade e na capacidade de fornecer indicadores objetivos do tamanho corporal, reservas de energia (gordura) e massa proteica somática (músculo). As medidas antropométricas mais comuns na prática clínica incluem peso, altura, circunferências corporais e dobras cutâneas[1,24].

O peso corporal é talvez a medida antropométrica mais simples e frequentemente utilizada. Deve ser aferido preferencialmente em balança calibrada, com o paciente vestindo roupas leves e sem sapatos, idealmente pela manhã e após esvaziamento vesical. O peso atual deve ser comparado com o peso usual (referido pelo paciente como seu peso estável antes de qualquer alteração recente) para calcular a perda de peso percentual. A comparação com o peso ideal ou desejável para a altura também pode ser utilizada, embora o conceito de "peso ideal" seja debatido e deva ser interpretado com cautela. É fundamental estar atento a fatores que podem alterar agudamente o peso corporal, como o estado de hidratação[24,25].

A altura ou estatura é outra medida fundamental, necessária para o cálculo de diversos índices, como o IMC. Deve ser medida com um estadiômetro fixo na parede, com o paciente descalço, em posição ortostática, calcanhares unidos, costas e cabeça eretas, no plano de Frankfurt, realizando a leitura após inspiração profunda. Em pacientes acamados ou impossibilitados de ficar em pé, a altura pode ser estimada por meio de equações que utilizam medidas como a altura do joelho, a envergadura (distância entre as pontas dos dedos médios com os braços estendidos lateralmente) ou a meia-envergadura (distância entre o esterno e a ponta do dedo médio)[26,27].

O IMC, calculado como peso (kg)/altura $(m)^2$, é o índice antropométrico mais utilizado globalmente para classificar o estado nutricional em adultos, devido a sua forte correlação com a gordura corporal e o risco de morbimortalidade em estudos populacionais. A Organização Mundial da Saúde (OMS) estabelece os seguintes pontos de corte para adultos (Quadro 2)[27]. No entanto, o IMC tem limitações importantes: não distingue massa gorda de massa magra (um indivíduo musculoso pode ter IMC elevado sem excesso de gordura), não reflete a distribuição da gordura corporal (gordura visceral *vs.* subcutânea), e sua interpretação pode variar em diferentes etnias e em idosos (nos quais pontos de corte ligeiramente mais altos podem ser considerados normais ou protetores)[25,28].

Quadro 2 Classificação do estado nutricional pelo IMC em adultos (OMS)

IMC (kg/m²)	Classificação
< 18,5	Baixo peso
18,5-24,9	Eutrofia (peso normal)
25-29,9	Sobrepeso
30-34,9	Obesidade grau I
35-39,9	Obesidade grau II
≥ 40	Obesidade grau III

IMC: índice de massa corporal; OMS: Organização Mundial da Saúde.
Fonte: adaptado de OMS[27].

As circunferências corporais, medidas com fita métrica inextensível, fornecem informações sobre a distribuição de gordura e a massa muscular em diferentes segmentos corporais:

- Circunferência da cintura (CC), medida no ponto médio entre a última costela e a crista ilíaca ou no nível da cicatriz umbilical (protocolos variam), é um indicador importante de gordura abdominal (visceral), que está fortemente associada ao risco cardiovascular e metabólico. Pontos de corte para risco aumentado são geralmente > 102 cm para homens e > 88 cm para mulheres, embora valores específicos possam variar entre populações[29].
- Circunferência do quadril (CQ), medida na maior protuberância glútea, permite o cálculo da relação cintura-quadril (RCQ = CC/CQ), outro indicador de distribuição de gordura (risco aumentado com RCQ > 0,90 em homens e > 0,85 em mulheres).

- Circunferência do braço (CB), medida no ponto médio entre o acrômio e o olécrano com o braço relaxado, reflete tanto a reserva muscular quanto a adiposa do membro superior.
- Circunferência da panturrilha (CP), medida na maior circunferência da perna, tem se mostrado um bom indicador de massa muscular em idosos, com pontos de corte (p. ex., < 31 cm) associados a risco de sarcopenia e mortalidade[23,30].

As dobras cutâneas (DC), medidas com um adipômetro, estimam a espessura da gordura subcutânea em locais específicos. As dobras mais utilizadas são:

- Dobra cutânea tricipital (DCT), medida na face posterior do braço, no mesmo ponto médio da CB. É um indicador da reserva de gordura corporal.
- Dobra cutânea bicipital (DCB), na face anterior.

Outras dobras comuns incluem a subescapular (DCSE) e a supraíliaca (DCSI).

A precisão das medidas de dobras cutâneas depende da técnica do avaliador e da qualidade do equipamento, sendo menos confiável em indivíduos obesos ou com edema. Os valores obtidos podem ser comparados a padrões de referência (percentis) ou utilizados em equações preditivas para estimar a densidade corporal e o percentual de gordura corporal total (%GC). No entanto, essas equações foram desenvolvidas em populações específicas, e sua acurácia pode ser limitada em indivíduos com características diferentes ou em situações clínicas complexas[1,24,25].

Combinando medidas de circunferência e dobras cutâneas, é possível estimar compartimentos corporais específicos. A circunferência muscular do braço (CMB), calculada pela fórmula:

$$\text{CMB (cm)} = \text{CB (cm)} - [\pi \times \text{DCT (cm)}],$$

e a área muscular do braço (AMB), calculada por equações derivadas da CMB e DCT, são utilizadas como indicadores da reserva de proteína somática (massa muscular) no braço. Valores reduzidos de CMB e AMB, comparados a percentis de referência, sugerem depleção muscular[1,25].

Apesar de sua utilidade e ampla aplicabilidade, a antropometria apresenta limitações. As medidas podem ser influenciadas pelo estado de hidratação, pela habilidade do examinador e pela variabilidade dos equipamentos. Além disso, fornece uma estimativa indireta da composição corporal, sendo menos precisa que métodos mais sofisticados, especialmente na distinção entre massa gorda e massa magra em nível individual. Contudo, quando realizada e interpretada corretamente, em conjunto com outros dados da avaliação nutrológica, a antropometria continua sendo uma ferramenta indispensável para o diagnóstico e monitoramento do estado nutricional do paciente adulto.

AVALIAÇÃO DA COMPOSIÇÃO CORPORAL

Enquanto a antropometria fornece estimativas valiosas, porém indiretas, da composição corporal, métodos mais sofisticados permitem uma quantificação mais precisa dos diferentes compartimentos corporais, como massa gorda, massa magra (que inclui músculos, órgãos e água) e massa óssea. A avaliação acurada da composição corporal é particularmente importante em situações clínicas em que o peso ou o IMC podem ser enganosos, como na obesidade sarcopênica, em pacientes com alterações hídricas significativas ou para monitorar mudanças sutis na massa muscular durante intervenções nutricionais ou reabilitação[31].

Dentre os métodos mais acessíveis e utilizados na prática clínica para avaliação da composição corporal está a bioimpedância elétrica (BIA). Esse método baseia-se na passagem de uma corrente elétrica de baixa intensidade e alta frequência através do corpo e na medição da oposição (impedância) que os diferentes tecidos oferecem a essa corrente.

A impedância é composta por dois vetores: resistência (oposição oferecida pelos fluidos corporais) e reactância (oposição oferecida pelas membranas celulares). Como a massa magra é rica em água e eletrólitos, ela conduz bem a corrente elétrica (baixa resistência), enquanto a massa gorda, sendo anidra, oferece maior resistência. A reactância está relacionada à integridade e quantidade das membranas celulares, sendo um indicador da massa celular corporal[32,33]. A partir dos valores de resistência e reactância, e utilizando equações de predição que geralmente incluem variáveis como sexo, idade, peso e altura, os aparelhos de BIA estimam a água corporal total e, subsequentemente, a massa magra, a massa gorda e o percentual de gordura corporal (%GC).

Existem diferentes tipos de aparelhos de BIA: monofrequenciais (utilizam uma única frequência, geralmente 50 kHz), multifrequenciais (utilizam múltiplas frequências, permitindo diferenciar água intra e extracelular) e segmentares (medem a impedância em diferentes segmentos corporais, como braços, pernas e tronco). A BIA é um método rápido, não invasivo, relativamente barato e portátil. No entanto, sua acurácia depende criticamente da adesão a um protocolo padronizado (jejum de 4 horas, sem exercício físico intenso nas 12 a 24 horas anteriores, sem consumo de álcool nas 24 a 48 horas anteriores, esvaziamento vesical antes do exame, paciente em decúbito dorsal por 5 a 10 minutos antes da medida, posicionamento correto dos eletrodos) e do uso de equações de predição adequadas para a população avaliada. Fatores como estado de hidratação, presença de edema, febre, ciclo menstrual e uso de alguns medicamentos podem afetar significativamente os resultados[33,34].

A absorciometria por dupla emissão de raios X (DEXA ou DXA) é considerada um método padrão ouro para a avaliação da composição corporal, especialmente para a quantificação da massa óssea (diagnóstico de osteoporose), mas também fornece medidas precisas de massa gorda e massa magra total e segmentar. O método utiliza dois feixes de raios X com diferentes níveis de energia que são atenuados de forma distinta pelos ossos, tecido adiposo e tecido mole magro. A DEXA oferece alta precisão e reprodutibilidade, baixa dose de radiação e permite a avaliação regional da composição corporal. Suas principais desvantagens são o custo elevado do equipamento, a necessidade de pessoal treinado e a menor portabilidade em comparação com a BIA. Além disso, a presença de próteses metálicas ou obesidade extrema podem interferir na acurácia das medidas[31,35].

Outros métodos para avaliação da composição corporal existem, mas são geralmente menos utilizados na prática clínica rotineira devido às limitações de custo, disponibilidade, complexidade ou invasividade:

- Tomografia computadorizada (TC) e ressonância magnética (RM): são considerados métodos de alta acurácia para quantificar a gordura visceral e a massa muscular esquelética, permitindo a avaliação da infiltração gordurosa no músculo (mioesteatose). A TC abdominal no nível da vértebra L3 é frequentemente utilizada em pesquisa para avaliar a área de músculo esquelético, um forte preditor prognóstico em pacientes oncológicos e cirúrgicos. No entanto, o alto custo, a exposição à radiação (TC) e a disponibilidade limitada restringem seu uso rotineiro para avaliação da composição corporal[31,36].
- Ultrassonografia (US): a US muscular tem emergido como ferramenta promissora para avaliar a espessura e a qualidade muscular (ecogenicidade, que reflete a infiltração gordurosa e fibrose) de forma não invasiva e à beira do leito. Pode ser útil para monitorar mudanças na massa muscular em pacientes críticos ou idosos. Contudo, a padronização da técnica e a validação em diferentes populações ainda estão em desenvolvimento[37].
- Diluição isotópica: métodos que utilizam isótopos (deutério, oxigênio-18) para medir a água corporal total, a partir da qual a massa magra pode ser estimada. São métodos precisos, mas laboriosos e caros, geralmente restritos à pesquisa.
- Pesagem hidrostática (densitometria): baseia-se no princípio de Arquimedes para determinar a densidade corporal, a partir da qual o %GC pode ser calculado. Foi considerado um método de referência, mas é pouco prático para uso clínico.
- Pletismografia por deslocamento de ar (*bod pod*): determina o volume corporal medindo o deslocamento de ar em uma câmara fechada, permitindo o cálculo da densidade corporal e do %GC. É mais prático que a pesagem hidrostática, mas o equipamento é caro[31].

A escolha do método de avaliação da composição corporal dependerá dos objetivos da avaliação, da disponibilidade de recursos, das características do paciente e da acurácia desejada. A BIA é frequentemente a opção mais viável na prática clínica para uma estimativa inicial e monitoramento, desde que as limitações sejam reconhecidas e o protocolo seja seguido rigorosamente. A DEXA oferece maior precisão quando disponível.

AVALIAÇÃO LABORATORIAL

A avaliação laboratorial complementa os dados clínicos, antropométricos e de composição corporal, fornecendo informações bioquímicas sobre o estado nutricional e metabólico do paciente. Embora nenhum exame isolado seja capaz de definir o estado nutricional, a análise conjunta de diferentes marcadores pode auxiliar no diagnóstico de deficiências específicas, na avaliação da gravidade da depleção nutricional e na monitorização da resposta à terapia nutricional. É crucial, no entanto, interpretar os exames laboratoriais com cautela, sempre considerando o contexto clínico do paciente, especialmente a presença de inflamação, disfunção orgânica (hepática, renal) e alterações no estado de hidratação, que podem influenciar significativamente os resultados[1,38].

As proteínas viscerais, sintetizadas pelo fígado, foram classicamente utilizadas como indicadores do estado nutricional proteico. As mais comuns são:

- Albumina: é a proteína sérica mais abundante, com meia-vida longa (cerca de 20 dias). A hipoalbuminemia foi historicamente associada à desnutrição proteica. No entanto, a albumina é um reator de fase aguda negativo, ou seja, sua síntese hepática diminui significativamente na presença de inflamação ou estresse metabólico agudo (sepse, trauma, cirurgia), independentemente do estado nutricional. Além disso, seus níveis são afetados pela hidratação (hemodiluição ou hemoconcentração), perdas renais (síndrome nefrótica) ou gastrointestinais (enteropatias perdedoras de proteína) e pela função hepática. Portanto, a hipoalbuminemia é hoje considerada mais um marcador de inflamação e gravidade da doença do que um indicador específico de desnutrição proteica, embora níveis persistentemente baixos estejam associados a pior prognóstico[7,38,39].
- Pré-albumina (transtirretina – TTR): tem meia-vida mais curta que a albumina (2 a 3 dias), tornando-a teoricamente um indicador mais sensível a alterações agudas no estado nutricional e à resposta à terapia nutricional. Assim como a albumina, a pré-albumina também é um reator de fase aguda negativo, e seus níveis diminuem na inflamação, infecção e doença hepática. A deficiência de zinco e o hipertireoidismo também podem reduzir seus níveis, enquanto a insuficiência re-

nal pode elevá-los artificialmente. Sua utilidade como marcador nutricional isolado é limitada na presença de inflamação significativa[38,39].

- Proteína transportadora de retinol (RBP): tem a meia-vida mais curta entre as proteínas viscerais (cerca de 12 horas). Sua concentração sérica depende da ingestão de vitamina A e zinco, além de ser afetada pela função renal (aumenta na insuficiência renal) e hepática, e é um reator de fase aguda negativo. Seu uso na prática clínica é limitado[38].
- Transferrina: proteína transportadora de ferro, com meia-vida de cerca de 8 dias. Seus níveis podem diminuir na desnutrição proteico-energética e na inflamação crônica, mas aumentam na deficiência de ferro. Sua interpretação como marcador nutricional é complexa devido a essas múltiplas influências[1,38].

Devido à forte influência da inflamação sobre as proteínas viscerais, é fundamental avaliar simultaneamente os marcadores inflamatórios. O principal marcador utilizado é a proteína C-reativa (PCR), um reator de fase aguda positivo, cuja síntese hepática aumenta rapidamente em resposta a estímulos inflamatórios (infecção, trauma etc.). Níveis elevados de PCR indicam a presença de inflamação sistêmica e alertam para a necessidade de cautela na interpretação das proteínas viscerais como marcadores nutricionais. Outros marcadores inflamatórios incluem a velocidade de hemossedimentação (VHS), ferritina (também um reator de fase aguda positivo) e contagem de leucócitos[38,40].

A contagem total de linfócitos (CTL) no hemograma já foi utilizada como um indicador do estado imunológico e nutricional, partindo do pressuposto de que a desnutrição leva à imunodeficiência. Valores < 1.500 células/mm^3 eram considerados sugestivos de depleção nutricional. No entanto, a CTL é influenciada por inúmeros fatores não nutricionais, como infecções virais, uso de corticoides, quimioterapia, doenças hematológicas e estresse agudo, tornando-a um marcador inespecífico e pouco confiável do estado nutricional isoladamente[1,38].

A avaliação laboratorial também é essencial para investigar deficiências de micronutrientes específicos, especialmente quando há suspeita clínica baseada na anamnese, exame físico ou condições de risco (alcoolismo, síndromes de má-absorção, cirurgia bariátrica, dietas restritivas). Alguns exemplos incluem:

- Avaliação do estado de ferro: hemograma completo (hemoglobina, hematócrito, VCM, HCM), ferritina sérica (reserva de ferro, mas também reator de fase aguda), saturação de transferrina e capacidade total de ligação do ferro (TIBC).
- Vitaminas do complexo B: dosagem sérica de vitamina B12 e folato. A avaliação da tiamina (B1) pode ser feita pela atividade da transcetolase eritrocitária ou dosagem direta (menos disponível).

- Vitamina D: dosagem sérica de 25-hidroxivitamina D [25(OH)D], que reflete o *status* corporal total.
- Minerais: dosagem sérica de zinco, selênio, cobre, magnésio. A interpretação dos níveis séricos de minerais deve ser cuidadosa, pois podem ser influenciados pela inflamação e pela concentração de proteínas transportadoras.
- Eletrólitos: sódio, potássio, cloreto, cálcio, fósforo e magnésio são importantes para avaliar o equilíbrio hidroeletrolítico e podem estar alterados em diversas condições nutricionais e clínicas, sendo cruciais no manejo da síndrome de realimentação.

Outros exames laboratoriais gerais, como glicemia de jejum, hemoglobina glicada (HbA1c), perfil lipídico (colesterol total, LDL, HDL, triglicerídeos), ureia e creatinina (função renal), e transaminases (TGO/AST, TGP/ALT), bilirrubinas e fosfatase alcalina (função hepática), são fundamentais para avaliar o estado metabólico geral, a presença de comorbidades e a função de órgãos vitais, informações essenciais para o planejamento da terapia nutricional.

Em resumo, a avaliação laboratorial é uma peça importante no quebra-cabeça da avaliação nutrológica, mas seus resultados devem ser sempre interpretados à luz do quadro clínico completo do paciente. A combinação de marcadores nutricionais, inflamatórios e de função orgânica permite uma visão mais abrangente do estado metabólico e nutricional, auxiliando na identificação de riscos e na personalização da conduta terapêutica.

CONSIDERAÇÕES FINAIS

A avaliação nutrológica do paciente adulto é um componente indispensável da prática clínica moderna, essencial para a identificação precoce de riscos, o diagnóstico acurado de estados de má nutrição e a fundamentação de intervenções terapêuticas eficazes. Como detalhado ao longo deste capítulo, essa avaliação vai muito além de uma simples aferição de medidas isoladas, configurando-se como um processo abrangente e dinâmico que requer a integração criteriosa de múltiplos domínios: a anamnese detalhada, o exame físico direcionado, a antropometria, a análise da composição corporal, a interpretação de exames laboratoriais.

Compreende-se que não existe um único parâmetro padrão ouro capaz de, isoladamente, definir o estado nutricional. Cada método e indicador tem suas próprias vantagens, limitações e especificidades de interpretação. A anamnese fornece o contexto clínico e os fatores de risco; o exame físico revela sinais sugestivos de deficiências ou excessos; a antropometria oferece indicadores práticos de tamanho corporal e reservas energéticas; a composição corporal quantifica de forma mais precisa os compartimentos de massa gorda e magra; e os exames laboratoriais refletem o estado metabólico e a presença de deficiências específicas, embora frequentemente influenciados por fatores não nutricionais como a inflamação. Exige do profissional não apenas o domínio técnico das diferentes ferramentas, mas também um raciocínio clínico apurado para integrar as informações, discernir os fatores de confusão e chegar a um diagnóstico preciso.

Em última análise, o objetivo da avaliação nutrológica é fornecer um retrato fiel do estado nutricional do indivíduo, identificando suas vulnerabilidades e necessidades. Esse diagnóstico serve como alicerce para a elaboração de um plano de terapia nutricional individualizado e direcionado, seja para prevenir a deterioração nutricional, reverter quadros de desnutrição, otimizar a composição corporal ou modular respostas metabólicas e inflamatórias. Ao incorporar rotineiramente uma avaliação nutrológica abrangente e sistemática na prática clínica, o nutrólogo contribui significativamente para a melhoria dos desfechos de saúde, a redução da morbimortalidade e a promoção da qualidade de vida dos pacientes adultos sob seus cuidados.

REFERÊNCIAS BIBLIOGRÁFICAS

1. Cederholm T, Barazzoni R, Austin P, Ballmer P, Biolo G, Bischoff SC, et al. Espen guidelines on definitions and terminology of clinical nutrition. Clin Nutr. 2017;36(1):49-64.
2. Waitzberg DL, Caiaffa WT, Correia MI. Hospital malnutrition: the Brazilian national survey (Ibranutri): a study of 4000 patients. Nutrition. 2001;17(7-8):573-80.
3. Correia MITD, Perman MI, Waitzberg DL. Hospital malnutrition in Latin America: a systematic review. Clin Nutr. 2017;36(4):958-67.
4. Batsis JA, Villareal DT. Sarcopenic obesity in older adults: aetiology, epidemiology and treatment strategies. Nat Rev Endocrinol. 2018;14(9):513-37.
5. Heimburger DC, Ard JD, Martin DH, et al. Nutritional Care. In: Goldman L, Schafer AI (eds.). Goldman-Cecil medicine. 26.ed. Elsevier; 2020. chap. 208.
6. Jensen GL, Bistrian B, Roubenoff R, Heimburger DC. Malnutrition syndromes: a conundrum vs continuum. JPEN J. 2009;33(6):710-6.
7. Soeters PB, Wolfe RR, Shenkin A. Hypoalbuminemia: pathogenesis and clinical significance. JPEN J. 2019;43(2):181-93.
8. Evans DC, Martindale RG, Kiraly LN, Jones CM. Nutrition optimization prior to surgery. Nutr Clin Pract. 2014;29(1):10-21.
9. Cederholm T, Jensen GL, Correia MITD, Gonzalez MC, Fukushima R, Higashiguchi T, et al. GLIM criteria for the diagnosis of malnutrition: a consensus report from the global clinical nutrition community. Clin Nutr. 2019;38(1):1-9.
10. Lacey K, Pritchett E. Nutrition care process and model: ADA adopts road map to quality care and outcomes management. J Am Diet Assoc. 2003;103(8):1061-72.
11. Norman K, Pichard C, Lochs H, Pirlich M. Prognostic impact of disease-related malnutrition. Clin Nutr. 2008;27(1):5-15.
12. White JV, Guenter P, Jensen G, Maolne A, Schofield M, et al. Consensus statement: Academy of Nutrition and Dietetics and American Society for Parenteral and Enteral Nutrition: characteristics recom-

mended for the identification and documentation of adult malnutrition (undernutrition). JPEN J. 2012;36(3):275-83.
13. Fox M, Bredenoord AJ. Oesophageal high-resolution manometry and impedance monitoring in clinical practice. Best Pract Res Clin Gastroenterol. 2008;22(4):621-40.
14. Willett W. Nutritional epidemiology. 3.ed. Oxford University Press; 2013.
15. Thompson FE, Subar AF. Dietary assessment methodology. In: Nutrition in the prevention and treatment of disease. 4.ed. Academic Press; 2017. p.5-48.
16. Shim JS, Oh K, Kim HC. Dietary assessment methods in epidemiologic studies. Epidemiol Health. 2014;36:e2014009.
17. Otten JJ, Jennifer Pitzi Hellwig, Meyers LD. DRI, dietary reference intakes: the essential guide to nutrient requirements. Washington: National Academies Press; 2006.
18. Gonzalez MC, Borges Steixner A, Bielemann RM, et al. Subjective Global Assessment: a simple and reliable method to evaluate nutritional status in patients. e-SPEN J. 2016;11(1): e23-e28.
19. Sriram K, Lonchyna VA. Micronutrient supplementation in adult nutrition therapy: practical considerations. JPEN J. 2009;33(5):548-62.
20. Chumlea WC, Guo SS, Roche AF, Steinbaugh ML. Prediction of body weight for the nonambulatory elderly from anthropometry. J Am Diet Assoc. 1988;88(5):564-8.
21. Norman K, Stobäus N, Gonzalez MC, Schulzke JD, Pirlich M. Hand grip strength: outcome predictor and marker of nutritional status. Clin Nutr. 2011;30(2):135-42.
22. Leong DP, Teo KK, Rangarajan S, Lopez-Jaramillo P, Avezum Jr A, Orlandini A, et al. Prognostic value of grip strength: findings from the Prospective urban rural epidemiology (Pure) study. Lancet. 2015;386(9990):266-73.
23. Cruz-Jentoft AJ, Bahat G, Bauer J, Boirie Y, Bruyère O, Cederholm T, et al. Sarcopenia: revised European consensus on definition and diagnosis. Age Ageing. 2019;48(1):16-31.
24. Gibson RS. Principles of nutritional assessment. 2.ed. Oxford University Press; 2005.
25. Mahan LK, Raymond JL. Krause's food & the nutrition care process. 14.ed. Saunders; 2016.
26. Chumlea WC, Guo SS, Wholihan K, Cockram D, Kuczmarski RJ, Johnson CL. Stature prediction equations for elderly non-Hispanic white, non-Hispanic black, and Mexican-American persons. J Am Diet Assoc. 1998;98(2):137-42.
27. World Health Organization (WHO). Obesity: preventing and managing the global epidemic. Report of a WHO consultation. World Health Organ Tech Rep Ser. 2000;894:i-xii, 1-253.
28. Deurenberg P, Yap M, van Staveren WA. Body mass index and percent body fat: a meta analysis among different ethnic groups. Int J Obes Relat Metab Disord. 1998;22(12):1164-71.
29. Alberti KG, Eckel RH, Grundy SM, Zimmet PZ, Cleeman JI, Donato KA, et al. Harmonizing the metabolic syndrome: a joint interim statement of the International Diabetes Federation Task Force on Epidemiology and Prevention; National Heart, Lung, and Blood Institute; American Heart Association; World Heart Federation; International Atherosclerosis Society; and International Association for the Study of Obesity. Circulation. 2009;120(16):1640-5.
30. Barbosa-Silva TG, Bielemann RM, Gonzalez MC, Menezes AMB. Prevalence of sarcopenia among community-dwelling elderly of a medium-sized South American city: results of the COMO VAI? study. J Cachexia Sarcopenia Muscle. 2016;7(2):136-43.
31. Wells JCK, Fewtrell MS. Measuring body composition. Arch Dis Child. 2006;91(7):612-7.
32. Kyle UG, Bosaeus I, De Lorenzo AD, Deurenberg P, Elia M, Gómez JM, et al. Bioelectrical impedance analysis–part I: review of principles and methods. Clin Nutr. 2004;23(5):1226-43.

33. Kyle UG, Bosaeus I, De Lorenzo AD, Deurenberg P, Elia M, Gómez JM, et al. Bioelectrical impedance analysis-part II: utilization in clinical practice. Clin Nutr. 2004;23(6):1430-53.
34. Barbosa-Silva MC, Barros AJ. Bioelectrical impedance analysis in clinical practice: a new perspective on its use beyond body composition equations. Curr Opin Clin Nutr Metab Care. 2005;8(3):311-7.
35. Pietrobelli A, Formica C, Wang Z, Heymsfield SB. Dual-energy X-ray absorptiometry body composition model: review of physical concepts. Am J Physiol. 1996;271(6 Pt 1):E941-51.
36. Mourtzakis M, Prado CM, Lieffers JR, Reiman T, McCargar LJ, Baracos VE. A practical and precise approach to quantification of body composition in cancer patients using computed tomography images acquired during routine care. Appl Physiol Nutr Metab. 2008;33(5):997-1006.
37. Perkisas S, Baudry S, Bauer J, Beckwée D, De Cock AM, Hobbelen H, et al. Application of ultrasound for muscle assessment in sarcopenia: towards standardized measurement. Eur Geriatr Med. 2018;9(6):739-57.
38. Fuhrman MP, Charney P, Mueller CM. Hepatic proteins and nutrition assessment. J Am Diet Assoc. 2004;104(8):1258-64.
39. Gabay C, Kushner I. Acute-phase proteins and other systemic responses to inflammation. N Engl J Med. 1999;340(6):448-54.
40. Pepys MB, Hirschfield GM. C-reactive protein: a critical update. J Clin Invest. 2003;111(12):1805-12.
41. Ingenbleek Y, Young V. Transthyretin (prealbumin) in health and disease: nutritional implications. Annu Rev Nutr. 1994;14:495-533.

3

Avaliação do estado nutrológico infantojuvenil

Carlos Alberto Nogueira-de-Almeida
Elza Daniel de Mello
Paula Daniel de Mello

INTRODUÇÃO

O diagnóstico do estado nutrológico (EN) é feito pela interpretação de informações obtidas a partir de avaliações dietéticas, bioquímicas, antropométricas e clínicas. Esse diagnóstico é fundamental para identificar distúrbios nutricionais e orientar intervenções que promovam a recuperação ou manutenção da saúde do paciente. A avaliação nutrológica (AN) é um instrumento de diagnóstico que mede, de diversas maneiras, as condições nutricionais do organismo, determinadas pelos processos de ingestão, absorção, utilização e excreção de nutrientes. Como nenhum método é isento de críticas, recomenda-se a utilização de abordagens múltiplas. O objetivo final é classificar o estado nutricional em um dos dois diagnósticos clássicos: eutrofia ou desnutrição. A Tabela 1 resume essas informações.

O termo desnutrição geralmente é utilizado como sinônimo de subnutrição, mas essa equivalência não é precisa, pois a desnutrição abrange tanto a deficiência quanto o excesso de nutrientes. Esses desequilíbrios podem se manifestar com ou sem alterações nas medidas antropométricas. Assim, uma criança com crescimento adequado em peso e estatura pode ser considerada desnutrida se apresentar, por exemplo, hipercarotenemia ou anemia por deficiência de ferro.

Tabela 1 Esquema ilustrativo das possibilidades de apresentação do estado nutrológico

Subnutrição	Nutrição adequada	Hipernutrição
Subnutrição energético-proteica Leve, moderada Marasmo Kwashiorkor	Eutrofia	Obesidade Diabete Aterosclerose
Anemia ferropriva		Hipercarotenemia
Anemia megaloblástica		Hipervitaminose K
Raquitismo		Hipervitaminose D
Escorbuto		Hipervitaminose E
Bócio endêmico		
Cárie dentária		
Beribéri		
Hipovitaminose A		

Os métodos de AN podem ser categorizados em abordagens: A – antropometria, B – bioquímica, C – clínica (exame físico), D – dietético, e, frequentemente, E – estado socioeconômico e F – funcional. Contudo, para fins didáticos, serão apresentados na ordem de uma consulta pediátrica ou nutrológica: anamnese alimentar, exame físico, antropometria e exames laboratoriais.

ANAMNESE ALIMENTAR

A anamnese alimentar utiliza diversos métodos para obter dados sobre a ingestão dos alimentos, sem que haja um padrão único que reflita com exatidão o consumo real. Esses métodos podem ser classificados em dois grupos: qualitativo e quantitativo.

Anamnese qualitativa

A anamnese qualitativa busca compreender o processo alimentar de forma abrangente, considerando aspectos pessoais como cultura, religião, tabus, vícios e hábitos, bem como o contexto social, incluindo políticas alimentares e tradições. A anamnese não direcionada é a melhor forma de obtenção de dados qualitativos da ingestão alimentar e de suas características. Algumas perguntas essenciais a serem respondidas durante essa avaliação incluem:

- Houve aparente perda ou ganho de peso de seu filho recentemente?
- Qual é sua opinião a respeito da alimentação de seu filho? E de sua família?
- Quantas refeições a família faz durante o dia? E seu filho?

- Quais são os alimentos mais frequentemente utilizados pela família?
- Quais são os alimentos que a família não consome? E seu filho?
- Seu filho possui vícios alimentares? E as outras pessoas da família?
- Seu filho possui alguma alergia alimentar? E as outras pessoas da família?
- O que seu filho mais gosta de comer?
- Com que frequência seu filho come verduras, legumes e frutas? E a família?
- Com que frequência seu filho come carne? E a família? Que tipo de carne? Carne de boi, de peixe, de porco, de galinha?
- Com que frequência seu filho toma leite? E a família?
- Com que frequência seu filho come ovos? E a família?
- A família costuma ingerir líquidos adoçados durante as refeições? E seu filho?
- A família costuma ingerir sucos naturais, de polpa ou de caixinha durante as refeições? E seu filho?
- A família costuma substituir alguma refeição por lanches? E seu filho?
- Como você prepara o lanche que seu filho leva à escola?
- A alimentação no final de semana é diferente? Como é?
- A família costuma comer doces diariamente? E seu filho?
- Qual é a frequência do consumo de bebidas alcoólicas entre os adultos?
- A família costuma comer depois do jantar? E seu filho?
- Seu filho costuma acordar no meio da noite para comer? Existe esse hábito na família?
- Seu filho usa algum tipo de suplemento?
- Como é o hábito intestinal de seu filho? Há problemas nessa área na família?
- Seu filho apresenta algum problema quanto a mastigação, salivação ou deglutição?
- Qual é o ambiente onde as refeições são realizadas?
- Seu filho tem alguma doença crônica, especialmente no aparelho digestivo?
- Com quem seu filho realiza as principais refeições?
- Seu filho já fez alguma cirurgia?
- Quem prepara a alimentação em sua casa?
- Como é a prática de atividade física de seu filho? E da família em geral?

Anamnese quantitativa

A anamnese quantitativa possibilita calcular a ingestão de nutrientes, avaliando se as quantidades e o equilíbrio dos componentes são adequados. Para cada alimento, é fundamental registrar a quantidade efetivamente ingerida e a forma de preparo ou o tipo de industrializado. Na prática, utilizam-se duas abordagens: o recordatório de 24 horas e o registro alimentar.

Recordatório de 24 horas

Consiste na coleta detalhada de todos os alimentos consumidos em um período de 24 horas, evitando-se dias atípicos. A principal limitação está no fato de que, muitas vezes, a mãe pode não se lembrar dos alimentos ingeridos ou dos detalhes a respeito das porções. Além disso, se a criança passa parte do dia em casa de parentes ou em instituições, pode haver dificuldade em obter informações precisas sobre a forma de preparo dos alimentos. Deve-se sempre conduzir o recordatório com o intuito de auxiliar a mãe nas informações.

Registro alimentar

Trata-se de uma variação do recordatório, na qual o cuidador anota, no momento do consumo, todos os alimentos ingeridos, em vez de depender da memória. Esse registro pode ser de um ou mais dias, sendo comum utilizar registros de três dias (incluindo um dia de final de semana). Após a obtenção dos dados, elabora-se um quadro, como mostrado na Tabela 2.

Os dados da Tabela 2 são extraídos de tabelas de composição dos alimentos e sua interpretação deve se basear em recomendações, como as Recommended Dietary Allowances (RDA), que definem as quantidades ideais de nutrientes para cada faixa etária e o equilíbrio adequado entre eles. É importante distinguir "recomendação" de "necessidade", pois o primeiro termo refere-se a um valor que é suficiente para permitir um adequado EN à maior parte da população; entretanto, esse valor pode ser diferente da real necessidade de um indivíduo. Atualmente, diversos *softwares* facilitam esse processo; por exemplo, a Associação Brasileira de Nutrologia desenvolveu o *software* Nutro (versão 3.0, disponível em http://www.nutro30.com.br), que auxilia na prescrição nutrológica e na análise dos inquéritos alimentares.

Tabela 2 Resumo da avaliação quantitativa

Refeição	Calorias	Proteínas (g)	Carboidratos (g)	Gorduras (g)
Café da manhã				
Intervalo da manhã				
Almoço				
Intervalo da tarde				
Jantar				
Intervalo da noite				
Total				

Questionário de frequência alimentar

Os questionários de frequência de consumo alimentar permitem estimar a ingestão usual. Consistem tipicamente de listas ou grupos de alimentos, em que o cuidador e/ou a criança ou o adolescente anota, em unidades de tempo, a frequência com que são consumidos. Eles podem ser adaptados para identificar a ingestão de nutrientes específicos, limitando a lista às principais fontes do nutriente estudado.

Registro da ingestão habitual

No registro da ingestão habitual, pede-se para o cuidador e/ou a criança ou o adolescente informar o que é habitualmente ingerido em cada refeição.

EXAME FÍSICO

O exame físico geral permite identificar sinais genéricos de carências nutricionais. A Tabela 3 mostra as principais alterações e os nutrientes envolvidos. Vale ressaltar que os achados do exame físico ganham maior significado quando integrados aos demais métodos de avaliação, pois é raro estabelecer um diagnóstico nutrológico apenas com a análise clínica. Além disso, as repercussões dos distúrbios nutricionais costumam se manifestar tardiamente, aparecendo geralmente apenas em estágios mais avançados.

Tabela 3 Alterações no exame físico e nutrientes envolvidos

Órgão	Sinal	Nutriente/quadro sindrômico envolvido
Aspecto geral	Emagrecido, obeso, edemaciado	Obesidade, marasmo, kwashiorkor
Pele da face e do pescoço	Seborreia nasolabial	Riboflavina, niacina
Mucosas	Pálidas	Anemia
Pele em geral	Petéquia, púrpura	Ácido ascórbico
	Dermatite escrotal e vulvar	Riboflavina
	Dermatite simétrica das áreas expostas, áreas de atrito espessas	Niacina
	Hiperqueratose folicular	Vitamina A
	Dermatite de "pavimentação louca"	Vitamina A, proteína
	Edema postural	Proteína, tiamina
	Acantose nigricante	Hiperinsulinismo
	Estrias, acne	SOMP

(continua)

Tabela 3 *(continuação)* Alterações no exame físico e nutrientes envolvidos

Órgão	Sinal	Nutriente/quadro sindrômico envolvido
Tecido subcutâneo	Diminuído	Proteico-calórica
Pelos	Alteração de cor e textura, destaca-se com facilidade	Proteico-calórica
	Hirsutismo	SOMP
Olhos	Xeroftalmia, queratomalácia	Vitamina A
	Manchas de Bitot	Vitamina A
	Congestão em torno da córnea	Riboflavina
	Palidez das conjuntivas	Anemia
Lábios	Queilite angular ou escara	Niacina, riboflavina
	Queilose	Niacina, riboflavina
Gengivas e dentes	Gengivite peridentária aguda, cáries dentárias	Ácido ascórbico
Língua	Lisa, pálida, atrófica	Anemia
	Vermelha, dolorida, descoberta, edema	Niacina, riboflavina
Glândulas	Bócio	Iodo
	Aumento da parótida	Proteína
Esqueleto	Rosário costocondral	Vitaminas C e D
	Bossa craniana, craniotabes	Vitamina D
	Alargamento epifisário, especialmente dos punhos	Vitamina D
Neurológico	Perda da sensação vibratória e dos reflexos profundos	Tiamina
	Dor nas panturrilhas	Magnésio
Extremidades	Dor ao movimento, posição de rã	Vitamina C

SOMP: síndrome dos ovários micropolicísticos.

ANTROPOMETRIA

A antropometria é um método de AN que possui inúmeras vantagens. É um método não invasivo, de baixo custo e que necessita de pequeno espaço físico, permitindo a coleta rápida de dados. Além disso, é aplicável durante todo o ciclo de vida. Entretanto, tem como desvantagens o fato de, isoladamente, não identificar as deficiências específicas de micronutrientes, necessitando de exames complementares.

Peso

O peso é a soma da massa adiposa e da massa corporal magra do indivíduo, incluindo-se a água. Essa medida é sensível a mudanças agudas e modifica-se de maneira mais rápida que a estatura, refletindo melhor as alterações agudas do EN.

A balança utilizada para a aferição deve passar previamente por regulagem e aplicação de tara (idealmente, antes de cada medida). Até os 2 anos de idade, utiliza-se a balança pediátrica, na qual a criança é deitada completamente sem roupa para a aferição. Após os 2 anos, utiliza-se a balança de plataforma. Nela, a criança utiliza um avental apropriado para a idade (que deve ter seu peso descontado) e fica com os pés descalços.

Estatura

O comprimento ou altura é a medida da distância do vértex até a região plantar, obtida com o paciente deitado (para crianças até 2 anos) ou em pé (para maiores). O aumento da estatura é um parâmetro confiável para avaliar o crescimento, pois é cumulativo, progressivo e não sofre regressões. Para crianças até 2 anos, utiliza-se uma régua antropométrica ou um antropômetro horizontal, realizando a aferição com a criança de costas, em uma superfície plana, com as pernas esticadas e os joelhos estendidos, enquanto alguém mantém sua cabeça na posição vertical. A haste fixa deve tocar o topo do crânio, e o cursor móvel, a base do pé.

Para crianças maiores e adolescentes, a altura deve ser verificada com antropômetro de balança ou com antropômetro ou fita métrica fixos a uma parede plana. O paciente deve estar descalço e sem adornos no alto da cabeça. Durante a aferição, deve permanecer em pé sobre a plataforma da balança com os calcanhares juntos e o corpo ereto. Os calcanhares, a panturrilha, as nádegas, as costas e a cabeça devem ficar em contato com a parede de superfície vertical do dispositivo de medida.

Classificação (ponto de corte)

Para utilizar as medidas antropométricas na formulação do EN, é fundamental estabelecer um ponto de corte. Por exemplo, para determinar se uma criança de 1 ano, do sexo masculino, com 8 kg, possui baixo peso, deve-se comparar seu peso com um valor específico para essa idade e sexo. Se a média esperada for de 10,2 kg e for considerado aceitável que a criança pese até 10% a menos, o limite inferior da normalidade seria 9,18 kg. Dessa forma, qualquer criança com peso inferior a 9,18 kg seria classificada como portadora de baixo peso; esse valor é o ponto de corte.

Como se pode ver por esse exemplo, infinitas combinações de idade, sexo e medidas antropométricas podem ser consideradas para a obtenção dos pontos de corte. Esses pontos são estabelecidos com base em uma medida média e uma variação aceitável em torno dela: indivíduos que se afastam dessa variação têm maior probabilidade de apresentar inadequação antropométrica e, consequentemente, algum tipo de desnutrição. Basicamente, existem três maneiras de se estabelecer os pontos de corte: desvios percentuais em relação à média, percentis e desvios-padrão. A Tabela 4 mostra a correlação aproximada entre os pontos de corte mais utilizados.

Tabela 4 Correlação aproximada entre os pontos de corte mais utilizados

Escore-z	Percentil	Desvio percentual (P/I)	Desvio percentual (P/E)	Desvio percentual (E/I)
0	50	100%	100%	100%
−1	15,8	90%	90%	95%
−2	2,28	75%	80%	90%
−3	0,13	60%	70%	85%

P/I: índice peso/idade; P/E: índice peso/estatura; E/I: índice estatura/idade.

O desvio percentual foi o método utilizado no exemplo apresentado, ou seja, calcula-se a média, estabelece-se uma variação aceitável em torno dela e definem-se graus percentuais de distanciamento, para mais ou para menos, que permitem classificar o estado nutricional como eutrófico ou desnutrido, em diferentes níveis de gravidade.

O percentil é uma grandeza não aritmética de origem posicional, que indica a porcentagem de indivíduos, dentro de um mesmo grupo etário e de sexo, que apresentam uma determinada medida abaixo do valor indicado. Por exemplo, o percentil 10 de peso para a idade de 1 ano do sexo masculino é de aproximadamente 8,8 kg, ou seja, 10% das crianças dessa idade e sexo pesam 8,8 kg ou menos. Dessa forma, a ideia de normalidade baseia-se na premissa de que quanto menos indivíduos em uma população apresentarem determinada medida, maior será a chance de ela ser considerada inadequada, lembrando-se de que o mesmo raciocínio vale para os percentis mais altos.

O desvio-padrão é utilizado sob a forma de escores-z, de maneira semelhante ao desvio percentual. Assim, consideram-se adequadas as medidas que se desviarem da média até certo número de desvios-padrão; valores acima ou abaixo são considerados provavelmente indicativos de anormalidade. O escore-z é justamente o número de desvios-padrão e é atribuído ao indivíduo. Por exemplo, se uma criança de 1 ano do sexo masculino pesa 8 kg e apresenta um escore-z de −2,12, isso indica que seu peso está 2,12 desvios-padrão abaixo da média para sua idade e sexo.

Atualmente, sobretudo para estudos populacionais, a Organização Mundial da Saúde (OMS) recomenda que sejam utilizados os escores-z. Entretanto, na clínica diária, seu uso demandaria a manipulação de tabelas longas, ainda de difícil obtenção, ou o uso de programas de computador.

Para interpretação dos dados obtidos, utiliza-se tanto as informações obtidas previamente quanto as curvas de crescimento da OMS. A curva para crianças de 0 a 5 anos de ambos os sexos e os índices peso/idade (P/I), peso/estatura (P/E) e estatura/idade (E/I), podem ser calculados pelo programa Anthro, disponível no *site* http://www.who.int/childgrowth/software/en/. As curvas para pacientes de 5 anos e 1 mês a 19 anos, que utilizam os critérios da OMS de E/I e índice de massa corporal (IMC), também podem ser calculadas no programa Anthro Plus e estão disponíveis no *site* http://www.who.int/growthref/tools/en/.

Essas classificações são aferidas em percentil e escore-z por meio das curvas da OMS, pelo programa ou por percentual de adequação. As classificações dos indicadores do EN para idades de 0 a menos de 5 anos, de 5 a 10 anos e de 10 a 19 podem ser vistas nas Tabelas 5, 6 e 7.

Tabela 5 Indicadores do estado nutrológico para crianças de 0 a menos de 5 anos de idade

	Valores críticos		Diagnóstico nutricional
Estatura para idade	< Percentil 0,1	< Escore-z –3	Muito baixa estatura
	≥ Percentil 0,1 e < percentil 3	≥ Escore-z –3 e < escore-z –2	Baixa estatura
	≥ Percentil 3	≥ Escore-z –2	Estatura adequada
Peso para idade	< Percentil 0,1	< Escore-z –3	Muito baixo peso
	≥ Percentil 0,1 e < percentil 3	≥ Escore-z –3 e < escore-z –2	Baixo peso
	≥ Percentil 3 e ≤ percentil 97	≥ Escore-z –2 e < escore-z +2	Peso adequado
	> Percentil 97	> Escore-z +2	Peso elevado*
IMC para idade	< Percentil 0,1	< Escore-z –3	Magreza acentuada
	≥ Percentil 0,1 e < percentil 3	≥ Escore-z –3 e < escore-z –2	Magreza
	≥ Percentil 3 e ≤ percentil 85	≥ Escore-z –2 e ≤ escore-z +1	Eutrofia
	> Percentil 85 e ≤ percentil 97	≥ Escore-z +1 e ≤ escore-z +2	Risco de sobrepeso
	> Percentil 97 e ≤ percentil 99,9	≥ Escore-z +2 e ≤ escore-z +3	Sobrepeso
	> Percentil 99,9	> Escore-z +3	Obesidade

* Este não é o índice antropométrico mais recomendado para a avaliação do excesso de peso entre crianças. Deve-se avaliar essa situação pela interpretação dos índices de peso para estatura ou IMC para idade.

Tabela 6 Indicadores do estado nutrológico para crianças de 5 a 10 anos de idade

	Valores críticos		Diagnóstico nutricional
Estatura para idade	< Percentil 0,1	< Escore-z –3	Muito baixa estatura
	≥ Percentil 0,1 e < percentil 3	≥ Escore-z –3 e < escore-z –2	Baixa estatura
	≥ Percentil 3	≥ Escore-z –2	Estatura adequada
Peso para idade	< Percentil 0,1	< Escore-z –3	Muito baixo peso
	≥ Percentil 0,1 e < percentil 3	≥ Escore-z –3 e < escore-z –2	Baixo peso
	≥ Percentil 3 e ≤ percentil 97	≥ Escore-z –2 e < escore-z +2	Peso adequado
	> Percentil 97	> Escore-z +2	Peso elevado*
IMC para idade	< Percentil 0,1	< Escore-z –3	Magreza acentuada
	≥ Percentil 0,1 e < percentil 3	≥ Escore-z –3 e < escore-z –2	Magreza
	≥ Percentil 3 e ≤ percentil 85	≥ Escore-z –2 e ≤ escore-z +1	Eutrofia
	> Percentil 85 e ≤ percentil 97	≥ Escore-z +1 e ≤ escore-z +2	Sobrepeso
	> Percentil 97 e ≤ percentil 99,9	≥ Escore-z +2 e ≤ escore-z +3	Obesidade
	> Percentil 99,9	> Escore-z +3	Obesidade grave

* Este não é o índice antropométrico mais recomendado para a avaliação do excesso de peso entre crianças. Deve-se avaliar essa situação pela interpretação dos índices do IMC para idade.

Tabela 7 Indicadores do estado nutrológico para adolescentes de 10 a 19 anos de idade

	Valores críticos		Diagnóstico nutricional
Estatura para idade	< Percentil 0,1	< Escore-z –3	Muito baixa estatura
	≥ Percentil 0,1 e < percentil 3	≥ Escore-z –3 e < escore-z –2	Baixa estatura
	≥ Percentil 3	≥ Escore-z –2	Estatura adequada
IMC para idade	< Percentil 0,1	< Escore-z –3	Magreza acentuada
	≥ Percentil 0,1 e < percentil 3	≥ Escore-z –3 e < escore-z –2	Magreza
	≥ Percentil 3 e ≤ percentil 85	≥ Escore-z –2 e ≤ escore-z +1	Eutrofia
	> Percentil 85 e ≤ percentil 97	≥ Escore-z +1 e ≤ escore-z +2	Sobrepeso
	> Percentil 97 e ≤ percentil 99,9	≥ Escore-z +2 e ≤ escore-z +3	Obesidade
	> Percentil 99,9	> Escore-z +3	Obesidade grave

Dobra cutânea tricipital

A espessura da dobra cutânea tricipital (DCT) reflete a espessura da pele e do tecido adiposo subcutâneo. Sua aferição é um método relativamente simples, de baixo custo e não invasivo, útil para estimar a gordura corporal total. A DCT é a mais utilizada na prática clínica para o monitoramento do EN.

A técnica de aferição da DCT consiste em manter o paciente em pé ou sentado, escolher o membro não dominante e mantê-lo estendido livremente ao longo do corpo com a palma da mão para a frente. Deve-se medir e marcar o ponto médio entre acrômio e olécrano pela parte posterior do braço não dominante e pinçar uma dobra proximalmente ao ponto marcado, na linha média posterior do tríceps. Destaca-se a dobra de modo a assegurar que o tecido muscular não tenha sido pinçado, garantindo, assim, somente a medição da pele e do tecido adiposo. A dobra deve ser mantida pressionada durante a aferição, a qual deve ser feita 3 vezes. O resultado final deve ser a média das três aferições.

Os valores padrão de referência em pediatria são classificados de acordo com a tabela adaptada de Frisancho, distribuídos em percentis (Tabela 8). A compressibilidade

Tabela 8 Percentis para as medidas da espessura da dobra cutânea tricipital (em mm)

Idade (anos)	Masculino					Feminino				
	P5	P15	P50	P85	P95	P5	P15	P50	P85	P95
1	6,5	7,5	10	13	16	6	7,5	10,5	12,5	16,5
2	6	7	10	13	15,5	6	7,5	10,5	13,5	16
3	6,5	7,5	9,5	12,5	15	6	7	10	13,5	16,5
4	6	7	9	12	15	6	7,5	10	12,5	15,5
5	5,5	6,5	8	11,5	15	6	7,5	10,5	13	16
6	5	6	8	12	14,5	6	7,5	10	14	18,5
7	5	6	8,5	12	17,5	6	7,5	10,5	14,5	20
8	5,5	6	9	16,5	17,5	6	7	11	15	21
9	5	6	9	16	22	7	8,5	13	16	27
10	5	6,5	11	20	23	7	8	13,5	20	24,5
11	4,5	6	10,5	22	26	8	9	14	21	29,5
12	5	6	11	18	30	7,5	9	13,5	21,5	27
13	5	6	9	16,5	26,5	6	9	15	21,5	30
14	4	5,5	9	15	22,5	8	10,5	17	22	32
15	5	6	7,5	14,5	23	8,5	10	16,5	25	32,1
16	4,5	5,5	8	18,5	22	11	12	18	24,5	33,1
17	4	5	7	12,5	25,5	9,5	11,5	20	27	34,5
18	4	6	9,5	17,5	18	11	12,5	18	26,5	35
19	5	6,5	9	16	22,5	10,5	13	19	27	33,5

Fonte: NCHS, 1976-1980.[1]

da pele e do tecido adiposo varia com o estado de hidratação, com a idade e entre indivíduos. Em geral, indivíduos jovens têm dobras cutâneas mais compressíveis, decorrente de maior hidratação do tecido. A hidratação extrema, como no edema, assim como a obesidade, afetam a compressibilidade.

Circunferência muscular do braço

A circunferência muscular do braço (CMB) é obtida a partir da seguinte relação matemática entre a DCT e a circunferência braquial (CB):

$$\text{CMB (cm)} = \text{CB} - [0{,}314 \times \text{DCT (mm)}]$$

O valor obtido fornece uma medida indireta da massa muscular esquelética, sendo um bom indicador da massa magra. Entretanto, a experiência do profissional que executa as aferições da DCT e da CB pode interferir no resultado, ocasionando variações que não refletem mudanças do EN. A Tabela 9 apresenta os valores de referência.

Tabela 9 Percentis de circunferência muscular do braço (em cm)

Idade (anos)	Masculino			Feminino		
	P5	P50	P95	P5	P50	P95
1 a 1,9	11	12,7	14,7	10,5	12,4	14,3
2 a 2,9	11,1	13	15	11,1	12,6	14,7
3 a 3,9	11,7	13,7	15,3	11,3	13,2	15,2
4 a 4,9	12,3	14,1	15,9	11,5	13,6	15,7
5 a 5,9	12,8	14,7	16,9	12,5	14,2	16,5
6 a 6,9	13,1	15,1	17,7	13	14,5	17,1
7 a 7,9	13,7	16	18	12,9	15,1	17,6
8 a 8,9	14	16,2	18,7	13,8	16	19,4
9 a 9,9	15,1	17	20,2	14,7	16,7	19,8
10 a 10,9	15,6	18	22,1	14,8	17	19,7
11 a 11,9	15,9	18,3	23	15	18,1	22,3
12 a 12,9	16,7	19,5	24,1	16,2	19,1	22
13 a 13,9	17,2	21,1	24,5	16,9	19,8	24
14 a 14,9	18,9	22,3	26,4	17,4	20,1	24,7
15 a 15,9	19,9	23,7	27,2	17,5	20,2	24,4
16 a 16,9	21,3	24,9	29,6	17	20,2	24,9
17 a 17,9	22,4	25,8	31,2	17,5	20,5	25,7
18 a 18,9	22,6	26,4	32,4	17,4	20,2	24,5
19 a 24,9	23,8	27,3	32,1	18,5	20,7	24,9

Fonte: Frisancho, 1990.[2]

EXAMES BIOQUÍMICOS

Os exames bioquímicos fornecem dados objetivos para a avaliação do EN e complementam os outros métodos de avaliação. Esses exames medem os níveis de nutrientes ou seus metabólitos no sangue, e alguns, juntamente com seus valores de referência, estão apresentados nas Tabelas 10, 11 e 12.

Tabela 10 Proteínas séricas que podem ser utilizadas na avaliação nutrológica

Exame	Meia-vida	Valores normais	Considerações
Albumina	18 a 20 dias	Pré-termo: 2,5 a 4,5 g/dL Termo: 2,5 a 5 g/dL 1 a 3 meses: 3 a 4,2 g/dL 3 a 12 meses: 2,7 a 5 g/dL > 1 ano: 3,2 a 5 g/dL	↓ Resposta na fase aguda (infecção, inflamação, trauma) ↓ Disfunção hepática ou renal, enteropatia perdedora de proteína – Alterada pela hidratação
Pré-albumina	2 a 3 dias	20 a 50 mg/dL	↓ Disfunção hepática, fibrose cística, hipertireoidismo, infecção e trauma
Transferrina	8 a 9 dias	180 a 260 mg/dL	↓ Inflamação, disfunção hepática ↑ Deficiência de ferro alterada pela hidratação
Proteína transportadora de retinol	12 horas	30 a 40 mcg/mL	↑ Doença renal ↓ Disfunção hepática, deficiência de zinco e vitamina A, infecção

Tabela 11 Testes laboratoriais que podem ser utilizados para a avaliação nutrológica

Exame	Valores normais	Considerações
Retinol plasmático	> 1,05 mcmol/L	↓ Disfunção hepática e deficiência de zinco
Zinco plasmático	> 70 mg/dL	↓ Hipoalbuminemia
Vitamina E sérica	< 11 anos: 7 a 35 mcmol/L > 11 anos: 14 a 42 mg/dL	Influenciada pelo perfil lipídico (realizar ajuste de vitamina E: colesterol + triglicerídeos)
Vitamina D (25-OH plasmático)	Verão: 15 a 80 mg/dL Inverno: 14 a 42 mg/dL	↓ Utilização de medicamentos anticonvulsivantes
Vitamina C plasmática	22,7 a 85,2 mcmol/L	Sistema imunológico
Vitamina B12	147 a 616 pmol/L	↓ Utilização de fenitoína, inibidores de bomba de prótons, neomicina e na deficiência de folato
Vitamina B6 (piridoxina do plasma)	14,6 a 72,8 nmol/L	↓ Utilização de isoniazida

(continua)

Tabela 11 *(continuação)* Testes laboratoriais que podem ser utilizados para a avaliação nutrológica

Exame	Valores normais	Considerações
Folato sérico	Neonatos: 11 a 147 nmol/L Lactentes: 34 a 125 nmol/L 2 a 16 anos: 11 a 48 nmol/L > 16 anos: 7 a 45 nmol/L	Metotrexato, fenitoína e sulfassalazina antagonizam a utilização do folato
Cálcio total	8 a 10,5 mg/dL	Não reflete de forma direta os estoques corporais e está ↓ na hipoalbuminemia
Cálcio ionizável	1,2 a 1,37 mmol/L	Paratormônio
Fósforo	4 a 7 mg/dL	Sofre queda importante na síndrome de realimentação, que pode acontecer em crianças com desnutrição no início de terapia nutrológica
Magnésio sérico	1,8 a 2,5 mg/dL	↓ Na presença de hipoalbuminemia
Fosfatase alcalina	250 a 950 U/L	Marcador do metabolismo de cálcio

Tabela 12 Valores habitualmente utilizados para abordagem de anemia e deficiência de ferro

Exame laboratorial	Valores	Descrição
Hemoglobina (mg/dL)	< 11	Indicativo de anemia
Hematócrito (%)	< 33	Indicativo de anemia
Volume corpuscular médio (fL)	< 75	Indicativo de anemia microcítica
Índice de saturação de transferrina (%)	< 12	Depleção de ferro funcional
Capacidade de ligação do ferro total (mcg/dL)	< 200	Indicativo da presença de doença infecciosa e/ou inflamatória
Ferritina (ng/mL)	< 12	Depleção dos estoques de ferro
Receptor de transferrina (nmol/L)	> 28	Depleção de ferro funcional

CONSIDERAÇÕES FINAIS

Dessa forma, consolidar essa abordagem integrada é essencial para um diagnóstico abrangente e para a melhoria dos desfechos em saúde na população infantojuvenil. Combinando os dados clínicos, antropométricos, dietéticos e bioquímicos, conseguimos identificar as inadequações nutricionais de maneira precoce. Intervenções baseadas nesse diagnóstico detalhado permitem a elaboração de planos terapêuticos personalizados, que não só potencializam a recuperação e manutenção de um estado nutricional adequado, mas também promovem o desenvolvimento global e previnem complicações futuras.

REFERÊNCIAS BIBLIOGRÁFICAS

1. NCHS. Growth curves for children. DHEW Publication (PHS), Hyattsville 1997; 78-1650.
2. Frisancho AR. New norms of upper limb fat and muscle areas for assessment of nutritional status. Am J Clin Nutr 1981; 34-35:2540.

LEITURA COMPLEMENTAR

1. Cameron N. The measurement of human growth. Londres: Croom Helm, 1984.
2. Fisberg RM, Martini LA, Slater B. Métodos de inquéritos alimentares. In: Fisberg RM, Slater B, Marchioni DML, Martini LA. Inquéritos alimentares. Métodos e bases científicas. Barueri: Manole, 2005.
3. Gómez F. Desnutrición. Bol Med Hosp Infant 1946; 3:543-51.
4. Hamill PVV, Drizd TA, Johnson CL, Reed RB, Roche AF, Moore Wm. Physical growth: National Center for Health Statistics Percentiles. Am J Clin Nutr 1979; 32(3):607-29.
5. Jeliffe DB, Jelliffe EFP. The arm circumference as a public health index of protein-calorie malnutrition of early childhood: current conclusions. J Trop Pediatr 1969; 32:1527-30.
6. Marcondes E. Pediatria básica. 7.ed. São Paulo: Sarvier, 1985.
7. Mei Z, Grummer-Strawn LM, Onis M, Yip R. The development of a PMB-for-height reference, including a comparison to other nutritional status screening indicators. Bull World Health Organ 1997; 75(4):333-41.
8. Mello ED. O que significa a avaliação do estado nutricional. J Ped (Rio de Janeiro) 2002; 78(5):357-8.
9. Nogueira-de-Almeida CA. Avaliação do estado nutricional de crianças de zero a cinco anos de idade, em Unidade Básica de Saúde de Ribeirão Preto, através de diferentes métodos antropométricos. (Dissertação de Mestrado). Ribeirão Preto: Faculdade de Medicina de Ribeirão Preto, Universidade de São Paulo, 1997.
10. Nogueira-de-Almeida CA, Mello ED. Nutrologia pediátrica: prática baseada em evidências. Barueri: Manole, 2016.
11. Nogueira-de-Almeida CA, Ricco RG. Avaliação do estado nutricional com ênfase à antropometria. Pediatria 1998; 20(4):385-98.
12. Nogueira-de-Almeida CA, Ricco RG, Nogueira MPC, Del Ciampo LA, Muccillo G. Comparison of four anthropometric methods of nutritional assessment and evaluation of the agreement between two reference populations. J Trop Pediatr 1999; 45:345-50.
13. Onis M, Habicht J. Anthropometric reference data for international use: recommendations from a World Health Organization Expert Committee. Am J Clin Nutr 1996;64: 650-8.
14. Onis M, Yip R, Mei Z. The development of PMB-for-age reference data recommended by a WHO Expert Committee. Bull World Health Organ 1997; 75(1):11-8.
15. Sawaya AL (org.). Desnutrição urbana no Brasil. São Paulo: Cortez, 1997.
16. Shakir A. The surveillance of protein-calorie malnutrition by simple and economical means. J Trop Pediatr Environ Child Health 1975; 21(2):69-85.
17. Waterlow JC, Buzina R, Keller W, Lane JM, Nichaman MZ, Tanner JM. The presentation and use of height and weight data for comparing the nutritional status of groups of children under the age of 10 years. Bull World Health Organ 1977; 55(4):489-98.
18. WHO Working Group on infant growth. An evaluation of infant growth: the use and interpretation of anthropometry in infants. Bull World Health Organ 1995; 73(2):165-74.

19. World Health Organization (WHO). Physical status: the use and interpretation of anthropometry. Technical Report World Health Organization. Genebra: WHO, 1995.
20. World Health Organization (WHO). Report of a WHO consultation on obesity prevent and managing the global epidemic. Genebra: WHO, 1998.
21. Zulkifti SN, Yu SM. The food frequency method for dietary assessment. J Am Diet Assoc 1992; 2(6): 681-6.

4

Procedimentos médicos em nutrologia

Julio Sergio Marchini
Fernando Bahdur Chueire
Guilherme Teixeira de Araújo
Vivian Marques Miguel Suen
Selma Freire de Carvalho da Cunha

INTRODUÇÃO

No presente capítulo, o termo "procedimento" é utilizado de forma ampla, a fim de expressar uma série de ações e atitudes que visam à elaboração de hipóteses diagnósticas, à definição do diagnóstico, à indicação da terapia nutrológica específica e às estratégias para monitorar a evolução clínica. Por exemplo, a obtenção da história clínica, a realização do exame físico completo e os testes específicos para fechar um determinado diagnóstico são considerados procedimentos.

Em nutrologia, tanto a deficiência como o excesso de nutrientes podem ser primários ou secundários a distúrbios ou doenças. No primeiro caso, o paciente encontra-se impossibilitado de receber quantidade e/ou qualidade adequada de energia e nutrientes, especialmente por falta de acesso à alimentação ou por indisponibilidade de alimentos, relacionadas à insegurança alimentar. As doenças nutrológicas secundárias resultam da falta, da deficiência ou do excesso de nutrientes em decorrência de uma condição mórbida específica. Como exemplo, cita-se o acúmulo de produtos nitrogenados no organismo em indivíduos com doença renal e a fragilidade óssea pela deficiência crônica da ingestão de cálcio e/ou vitamina D.

Este capítulo descreve uma série de procedimentos médicos relacionados ao excesso e à falta de nutrientes em situações subclínicas ou clínicas. Nesse sentido, serão citados os procedimentos relacionados à propedêutica, o diagnóstico e o monitoramento da eficácia clínica e terapêutica (Tabelas 1 a 3).

PROCEDIMENTOS PROPEDÊUTICOS NUTROLÓGICOS

A Tabela 1 apresenta exemplos de procedimentos propedêuticos nutrológicos realizados com a finalidade de formular hipóteses diagnósticas em paciente com história de mudança de peso ou alteração metabólica envolvendo macro e micronutrientes.

Tabela 1 Exemplos de procedimentos propedêuticos nutrológicos realizados com a finalidade de formular hipóteses diagnósticas em paciente com história de mudança de peso ou alteração metabólica envolvendo macro e micronutrientes

Procedimentos	Complemento	Exemplos de aplicação
História da moléstia atual	Identificação	Identificar doenças prevalentes de acordo com sexo, idade, procedência e profissão
	Queixa e duração	Tempo de ganho ou perda de peso
	História da moléstia atual	Descrição organizada e obedecendo a ordem temporal sobre o ganho ou a perda de peso, com resposta aos tratamentos efetuados Incapacidade de se alimentar adequadamente por via oral Fraqueza ou fadiga
	Interrogatório complementar	Relato de queixas associadas às mudanças na ingestão ou no aproveitamento de nutrientes Disfagia e odinofagia Hábito intestinal e aspecto das fezes
	Interrogatório qualitativo da ingestão de alimentos	Frequência da ingestão de grupos de alimentos Ingestão excessiva de doces Ingestão de leite e derivados
	Antecedentes pessoais	Avaliação do grau de atividade física Pesquisa de diabetes e sobrepeso/obesidade prévios
	Antecedentes familiares	Doença cardíaca coronariana Doenças neoplásicas
Exame físico	Geral	Ausência ou excesso de tecido adiposo Hipotrofia muscular Rarefação capilar
	Específico	Alterações de pele e mucosa Presença de edema Hipertensão arterial Língua despapilada[1]
Antropometria	Peso	Cálculo do índice de massa corporal (IMC): Obesidade Baixo peso Marasmo
	Altura	
	Circunferências	Braquial Abdominal Panturrilha

(continua)

Tabela 1 (*continuação*) Exemplos de procedimentos propedêuticos nutrológicos realizados com a finalidade de formular hipóteses diagnósticas em paciente com história de mudança de peso ou alteração metabólica envolvendo macro e micronutrientes

Procedimentos	Complemento	Exemplos de aplicação
Antropometria	Estimativa da altura para pacientes acamados	Altura (cm) = 58,6940 – 2,9740 x (sexo, masculino =1 e feminino = 2) - 0,0736 x (idade, anos) + 0,4958 x comprimento do braço, cm) + 1,1320 x (meia envergadura, cm)[2,3]
	Estimativa de peso para pacientes imobilizados	Peso (kg) = 0,5759 x (circunferência do braço, cm) + 0,5263 x (circunferência abdominal, cm) + 1,2452 x (circunferência da panturrilha, cm) – 4,8689 x (sexo, masculino = 1 e feminino = 2) – 32,9241[2,3]

PROCEDIMENTOS DIAGNÓSTICOS NUTROLÓGICOS

A Tabela 2 apresenta exemplos de procedimentos diagnósticos nutrológicos realizados com a finalidade de confirmar uma determinada hipótese diagnóstica.

Tabela 2 Exemplos de procedimentos diagnósticos nutrológicos realizados com a finalidade de confirmar uma determinada hipótese diagnóstica

Procedimentos	Complemento	Exemplos de aplicação
Bioimpedância	Quantificar tecido adiposo	Avaliação de pacientes com história de ganho de peso Monitoração da perda ponderal em pessoas sob tratamento da obesidade
	Quantificar massa magra	Avaliação da composição corporal de atletas Monitoração da massa corporal magra em pessoas sob dieta com restrição energética[4]
	Quantificar água corporal	Monitoração de retenção hídrica em pacientes com subnutrição proteica[5]
Dinamometria	Medidas seriadas da força de preensão palmar	Avaliação em idosos, obesos, subnutridos
Calorimetria indireta[6]	Determinação de VO_2	Gasto energético de repouso
	Determinação de VCO_2	Determinação do gasto energético de repouso após ingestão de alimentos Oxidação de proteína Oxidação de gordura Oxidação de carboidratos

(continua)

Tabela 2 Exemplos de procedimentos diagnósticos nutrológicos realizados com a finalidade de confirmar uma determinada hipótese diagnóstica

Procedimentos	Complemento	Exemplos de aplicação
Densidade corporal, pletismografia por deslocamento de ar, absorciometria radiológica de dupla energia	Composição corporal	Quantificar massa magra e adiposa
Exames bioquímicos	Sangue	Proteínas totais e albuminemia Dosagens de vitaminas[7,8] e minerais[9]
	Urina	Determinação do nitrogênio, produtos nitrogenados e aminoácidos
	Fezes, ar expirado	Determinação da capacidade absortiva[10]

VCO_2: produção de dióxido de carbono; VO_2: consumo de oxigênio.

PROCEDIMENTOS NUTROLÓGICOS DE ACOMPANHAMENTO E EVOLUÇÃO CLÍNICA

A Tabela 3 apresenta exemplos de procedimentos nutrológicos de acompanhamento/evolução clínica realizados com a finalidade de determinar a eficácia do tratamento em determinada doença nutrológica.

Tabela 3 Exemplos de procedimentos nutrológicos de acompanhamento/evolução clínica realizados com a finalidade de determinar a eficácia do tratamento em determinada doença nutrológica

Procedimentos	Complementos	Exemplos de aplicação
Exames bioquímicos	Proteínas plasmáticas	Evolução de terapia nutrológica
	Vitaminas	Controle de tratamento de deficiência vitamínica
	Minerais	Controle de terapia de reposição de ferro
Equilíbrio acidobásico	Controle da oferta de eletrólitos	Pacientes críticos e aqueles com síndrome do intestino curto
Bioimpedância	Acompanhamento	Paciente obeso e pessoas subnutridas

PROCEDIMENTOS GERAIS E BIOQUÍMICOS EM NUTROLOGIA

Embora não seja totalmente abrangente, a Tabela 4 apresenta os procedimentos diagnósticos relacionados à solicitação de exames bioquímicos que podem envolver a atuação do nutrólogo. Em pessoas saudáveis, os procedimentos de prevenção das doenças relacionadas à alimentação e nutrição também têm grande importância e são similares aos descritos nas Tabelas 1 a 3. Essa situação pode ser exemplificada pela orientação de atletas ou mesmo de pessoas eutróficas preocupadas com a manutenção da higidez corporal, mesmo na ausência de doença orgânica.

Tabela 4 Exemplos de procedimentos gerais e bioquímicos aprovados pela AMB e pelo CFM e possíveis de serem utilizados pelo nutrólogo

Consultas	Classificação
Em consultório (no horário normal ou preestabelecido)	1.01.01.01-2
Em domicílio	1.01.01.02-0
Em pronto-socorro	1.01.01.03-9
Visita hospitalar (paciente internado)	1.01.02.01-9
Avaliações/acompanhamento	**Classificação**
Avaliação da composição corporal por antropometria (inclui consulta)	2.01.01.09-0
Avaliação da composição corporal por bioimpedância	2.01.01.10-4
Avaliação da composição corporal por pesagem hidrostática	2.01.01.11-2
Avaliação nutrológica (inclui consulta)	2.01.01.07-4
Avaliação nutrológica pré e pós-cirurgia bariátrica (inclui consulta)	2.01.01.08-2
Avaliação clínica diária enteral	2.02.01.10-9
Avaliação clínica diária parenteral	2.02.01.11-7
Avaliação clínica diária parenteral e enteral	2.02.01.12-5
Diagnóstico e terapêutica	**Classificação**
Implante de cateter venoso central por punção para nutrição parenteral prolongada, QT, hemodepuração ou infusão de soro/drogas	3.09.13.01-2
Dissecção de veia com colocação de cateter venoso	3.09.13.09-8
Implante cirúrgico de cateter de longa duração para nutrição parenteral prolongada	3.09.13.10-1
Colocação de cateter venoso central ou *portocath* por método intervencionista por imagem	4.08.13.23-1
Colocação de banda gástrica	3.10.02.01-3
Colocação de banda gástrica por videolaparoscopia	3.10.02.28-5
Conversão de anastomose gastrojejunal (qualquer técnica)	3.10.02.02-1
Conversão de anastomose gastrojejunal por videolaparoscopia	3.10.02.29-3
Gastroplastia para obesidade mórbida	3.10.02.39-0
Colocação de sonda enteral	3.10.03.20-6
Passagem de sonda nasoenteral por endoscopia intervencionista	4.02.02.53-4
Laboratorial	**Classificação**
Espirometria para determinação do consumo de O_2, produção de CO_2	4.01.01.06-1
Passagem de sonda nasoenteral	4.02.02.53-4

(continua)

Tabela 4 (*continuação*) Exemplos de procedimentos gerais e bioquímicos aprovados pela AMB e pelo CFM e possíveis de serem utilizados pelo nutrólogo

Ácido ascórbico (vitamina C)	4.03.01.06-0
Ácido fólico, dosagem nos eritrócitos	4.03.01.08-7
Ácidos graxos livres	4.03.01.18-4
Ácidos orgânicos (perfil quantitativo)	4.03.01.19-2
Acilcarnitinas (perfil qualitativo)	4.03.01.20-6
Acilcarnitinas (perfil quantitativo)	4.03.01.21-4
Albumina	4.03.01.22-2
Anfetaminas, dosagem	4.03.01.33-8
Apolipoproteína A (Apo A)	4.03.01.35-4
Apolipoproteína B (Apo B)	4.03.01.36-2
Cálcio	4.03.01.40-0
Cálcio iônico	4.03.01.41-9
Capacidade de fixação de ferro	4.03.01.42-7
Carnitina livre	4.03.01.44-3
Carnitina total e frações	4.03.01.45-1
Caroteno	4.03.01.46-0
Ceruloplasmina	4.03.01.47-8
Cobre	4.03.01.56-7
Colesterol (HDL)	4.03.01.58-3
Colesterol (LDL)	4.03.01.59-1
Colesterol (VLDL)	4.03.02.69-5
Colesterol total	4.03.01.60-5
Cromatografia de aminoácidos (perfil qualitativo)	4.03.01.67-2
Curva glicêmica (4 dosagens) via oral ou endovenosa	4.03.01.68-0
Eletroforese de proteínas	4.03.01.76-1
Eletroforese de lipoproteínas	4.03.01.78-8
Fenilalanina, dosagem	4.03.01.81-8
Ferro sérico	4.03.01.84-2
Fósforo	4.03.01.93-1
Frutose	4.03.01.96-6
Galactose	4.03.01.97-4
Laboratorial	**Classificação**
Glicose	4.03.02.04-0
Homocisteína	4.03.02.11-3

(*continua*)

Tabela 4 (*continuação*) Exemplos de procedimentos gerais e bioquímicos aprovados pela AMB e pelo CFM e possíveis de serem utilizados pelo nutrólogo

Lipase lipoproteica	4.03.02.20-2
Lipídios totais	4.03.02.63-6
Lipoproteína A	4.03.02.21-0
Magnésio	4.03.02.23-7
Maltose, teste de tolerância	4.03.02.64-4
Nitrogênio total	4.03.02.26-1
Perfil lipídico/lipidograma (lipídios totais, colesterol, triglicerídeos e eletroforese de lipoproteínas)	4.03.02.75-0
Potássio	4.03.02.31-8
Pré-albumina	4.03.02.32-6
Proteína ligadora do retinol	4.03.02.36-9
Proteínas totais	4.03.02.37-7
Proteínas totais – albumina e globulina	4.03.02.38-5
Sacarose, teste de tolerância	4.03.02.41-5
Sódio	4.03.02.42-3
Succinil acetona	4.03.02.43-1
Teste de tolerância à insulina ou aos hipoglicemiantes orais (até 6 dosagens)	4.03.02.48-2
Teste oral de tolerância à glicose – 2 dosagens	4.03.02.70-9
Tirosina	4.03.02.49-0
Transferrina	4.03.02.52-0
Triglicerídeos	4.03.02.54-7
Ureia	4.03.02.58-0
Vitamina D 25 OH, dosagem (vitamina D3)	4.03.02.83-0
Vitamina A, dosagem	4.03.02.60-1
Vitamina B1, dosagem	4.03.02.78-4
Vitamina B2, dosagem	4.03.02.79-2
Vitamina B3, dosagem	4.03.02.80-6
Vitamina B6, dosagem	4.03.02.81-4
Vitamina D2, dosagem	4.03.02.82-2
Vitamina E	4.03.02.61-0
Vitamina K, dosagem	4.03.02.84-9
Laboratorial	**Classificação**
Gordura fecal, dosagem	4.03.03.05-5
Hemoglobina, dosagem	4.03.04.34-5

(continua)

Tabela 4 (*continuação*) Exemplos de procedimentos gerais e bioquímicos aprovados pela AMB e pelo CFM e possíveis de serem utilizados pelo nutrólogo

1,25-di-hidroxivitamina D	4.03.05.01-5
Catecolaminas	4.03.16.17-3
Cortisol	4.03.16.19-0
Cortisol livre	4.03.05.21-0
Curva glicêmica (6 dosagens)	4.03.05.22-8
Curva insulínica (6 dosagens)	4.03.05.23-6
Ferritina	4.03.16.27-0
Gastrina	4.03.16.29-7
Glucagon, dosagem	4.03.05.36-8
Insulina	4.03.16.36-0
Leptina	4.03.05.42-2
Vitamina B12	4.03.16.57-2
Catecolaminas fracionadas – dopamina, epinefrina, norepinefrina	4.03.11.05-8
Cistina	4.03.11.24-4
Cistinúria, pesquisa	4.03.11.06-6
Corpos cetônicos, pesquisa	4.03.11.08-2
Cromatografia de açúcares	4.03.11.09-0
Cromo	4.03.13.31-0
Etanol	4.03.13.14-0
Metais: Al, As, Cd, Cr, Mn, Hg, Ni, Zn, Co etc., absorção atômica (cada)	4.03.13.19-0
Selênio, dosagem	4.03.13.25-5
Zinco	4.03.13.32-8
Teste de absorção de vitamina B12 com cobalto 57 (teste de Schilling)	4.07.05.06-4
Colocação de cateter venoso central ou *portocath*	4.08.13.23-1
Calorimetria direta	4.13.01.41-2
Calorimetria indireta (ambulatorial), exame	4.13.01.06-4

AMB: Associação Médica Brasileira; CFM: Conselho Federal de Medicina; QT: quimioterapia.
Fonte: Ministério da Saúde, 2016.[11]

RECOMENDAÇÕES SOBRE A UTILIZAÇÃO DE PROCEDIMENTOS ESPECÍFICOS

Assim como em outras especialidades médicas, a anamnese e o exame físico devem ser executados em todos os atendimentos ao paciente. A anamnese e as técnicas semiológicas fornecem subsídios para elucidar a grande maioria dos diagnósticos, embora haja necessidade de exames complementares quando houver indicações específicas. Como o próprio nome refere, os exames complementares devem servir como um elemento adicional à anamnese e ao exame físico, quando estes não forem suficientes para o esclarecimento diagnóstico e/ou monitoramento clínico do paciente. Nesse contexto, citam-se a determinação laboratorial de nutrientes e a quantificação de massa magra e adiposa. A seguir, são apresentadas indicações, instruções, vantagens e desvantagens de cada procedimento envolvido com a nutrologia enquanto especialidade médica.

Anamnese

A história clínica bem conduzida é fundamental para o diagnóstico nutrológico e para nortear a necessidade de exames complementares. A anamnese inicia-se com a identificação do paciente. Segue-se a história da moléstia atual (HMA), com a qual são explorados os detalhes da doença e da evolução ponderal do paciente, assim como os fatores associados. No interrogatório dos diversos aparelhos (IDA), é feita a investigação dos sintomas ou sinais que potencialmente estão associados à moléstia atual. Os antecedentes familiares podem apontar para causas genéticas das moléstias nutricionais, como a dislipidemia familiar e os erros inatos do metabolismo. Além disso, podem indicar influências ambientais, como em casos de obesidade e de subnutrição primária. A história alimentar visa obter informações sobre o consumo de alimentos atual ou pregresso pela análise da ingestão quantitativa e qualitativa de energia e nutrientes. Tais dados são essenciais no estabelecimento do diagnóstico e no direcionamento do tratamento nutrológico e permitem ajustes necessários durante a evolução da doença atual. O padrão de consumo nutricional habitual permite relacionar tais informações com o surgimento de doenças específicas, por exemplo, a ingestão de colesterol em paciente com doença cardíaca isquêmica. Além disso, a história alimentar serve de base para o planejamento futuro da dieta do paciente, respeitando hábitos e preferências alimentares, sempre que possível.

Exame físico

O exame físico investiga os sinais de deficiência ou excesso de nutrientes. Assim como em outras especialidades médicas, deve ser completo para que seja possível o diagnóstico diferencial das doenças nutrológicas com outras situações não relacionadas à ingestão ou ao aproveitamento de nutrientes. Como exemplo, o edema pode ser causado pela subnutrição proteica grave (*kwashiorkor*) ou por falência cardíaca, renal ou hepática. A Tabela 5 apresenta alguns exemplos de sinais encontrados em doenças nutrológicas.

Tabela 5 Exemplos de sinais clínicos encontrados durante a realização de procedimentos propedêuticos e diagnósticos

	Sinais	Nutrientes associados
Geral	Magreza, diminuição do tecido adiposo subcutâneo	Deficiência de energia
	Hipotrofia muscular, hipotrofia da musculatura temporomandibular	Deficiência de proteínas
	Obesidade, aumento da circunferência abdominal, aumento do tecido adiposo subcutâneo	Excesso de oferta energética
Pele	Hiperceratose	Deficiência de vitamina A
	Petéquias perifoliculares	Deficiência de vitamina C
	Xantomas e xantalesmas	Hiperlipidemias
	Erupção psoriasiforme, eczema descamativo	Deficiência de zinco, vitamina A ou ácidos graxos essenciais
	Palidez	Deficiência de ferro, cobre, folato ou vitamina B12
	Dermatite descamativa	Deficiência de proteína/energia, niacina, riboflavina ou zinco
	Acantose nigricans	Resistência à insulina
	Dermatite fotossensível	Deficiência de niacina
	Dermatose vulvar ou escrotal	Deficiência de riboflavina
Cabelo	Escassos, finos, descamativos e fáceis de arrancar	Deficiência de proteína
	Alopecia	Excesso de selênio
Olhos	Xerose, manchas de Bitot, ceratomalácia	Deficiência de vitamina A
	Vascularização da córnea e conjuntivite	Deficiência de riboflavina
	Descoloração da conjuntiva	Deficiência de ferro, cobre, folato ou vitamina B12
Boca	Glossite	Deficiência de riboflavina, niacina, ácido fólico, vitamina B12 ou piridoxina
	Sangramento gengival	Deficiência de vitamina C ou riboflavina
	Estomatite angular	Deficiência de riboflavina, niacina e piridoxina
	Manchas branco-pérola irregulares sobre a superfície do esmalte dentário	Excesso de flúor
Pescoço	Aumento da tireoide (bócio)	Deficiência ou excesso de iodo Deficiência de selênio
	Aumento das parótidas	Excesso de álcool ou deficiência de proteínas

(continua)

Tabela 5 (*continuação*) Exemplos de sinais clínicos encontrados durante a realização de procedimentos propedêuticos e diagnósticos

	Sinais	Nutrientes associados
Tórax	Rosário torácico	Deficiência de vitamina D
	Aumento cardíaco	Deficiência de tiamina ou selênio
Abdome	Hepatoesplenomegalia, ascite, distensão abdominal	Deficiência de proteína
Membros	Edema e perda muscular	Deficiência de proteína/energia
	Fragilidade óssea	Deficiência de vitamina D ou cálcio Excesso de fósforo ou flúor
	Dor e hipersensibilidade musculares	Deficiência de tiamina
Unhas	Baqueteamento e coiloníquia	Deficiência de ferro
	Linhas transversais	Deficiência de proteína
	Perda de unhas	Excesso de selênio
Neurológicos	Tetania	Deficiência de cálcio ou magnésio
	Parestesia em botas	Deficiência de tiamina, vitamina B12 ou cobre
	Demência, desorientação	Deficiência de niacina
	Ataxia, perda da percepção vibratória e propriocepção	Deficiência de vitamina B12
	Perda dos reflexos, quedas de punho e pé	Deficiência de tiamina

Fonte: adaptada de Goldman e Bennett, 2001;[12] Vannucchi et al., 1996.[13]

Antropometria como procedimento para determinação da composição corporal

Tradicionalmente, a antropometria faz parte do exame físico, sendo comparável à aferição da pressão arterial em consultas com o cardiologista, por exemplo. A avaliação da composição corporal consiste em procedimento complementar básico na avaliação nutrológica. Para tanto, o nutrólogo deve equipar seu consultório com balanças específicas, estadiômetro, adipômetro e fita métrica para medidas corporais, a fim de garantir o mínimo necessário para avaliação inicial e seguimento do paciente/cliente. Com o uso dessas ferramentas e por meio dessas técnicas, o nutrólogo pode traçar o plano terapêutico mais adequado para cada paciente, assim como documentar os resultados obtidos.

CLASSIFICAÇÃO DOS PROCEDIMENTOS EM NUTROLOGIA DE ACORDO COM A AMB/CFM

Em 2016, a AMB publicou a Classificação Brasileira Hierarquizada de Procedimentos Médicos (CBHPM), estabelecidos de acordo com a complexidade, a tecnologia e as técnicas em cada ato das diferentes especialidades médicas. Os procedimentos relacionados ao atendimento nutrológico incluem os apresentados nas Tabelas 1 a 5.

Procedimentos gerais em diferentes cenários

- Consultas em consultórios e clínicas em horário comercial ou preestabelecido;
- consultas domiciliares;
- atendimento em pronto-socorro;
- visitas aos pacientes hospitalizados com a finalidade de emitir parecer especializado, visando ao tratamento e/ou à elaboração do diagnóstico nutrológico;
- atendimento e acompanhamento especializado de pacientes hospitalizados.

Procedimentos clínicos ambulatoriais que compreendem avaliações e/ou acompanhamentos

- Avaliação clínica diária para pacientes recebendo terapia nutrológica enteral;
- avaliação clínica diária para pacientes recebendo terapia nutrológica parenteral;
- avaliação clínica diária para pacientes recebendo associação de terapia nutrológica enteral e parenteral;
- avaliação da composição corporal por antropometria (inclui consulta);
- avaliação da composição corporal por bioimpedanciometria;
- avaliação da composição corporal por pesagem hidrostática;
- avaliação nutrológica (inclui consulta);
- avaliação nutrológica pré e pós-cirurgia bariátrica (inclui consulta).

Procedimentos diagnósticos e terapêuticos (exames específicos)

- Bioimpedância (ambulatorial);
- calorimetria direta;
- calorimetria indireta (ambulatorial).

CONSIDERAÇÕES FINAIS

Os procedimentos médicos em nutrologia são fundamentais para o diagnóstico, tratamento e acompanhamento de pacientes com distúrbios nutricionais, sejam eles primários ou secundários. A abordagem sistemática, começando pela anamnese detalhada e exame físico completo, seguida por exames complementares específicos, permite ao nutrólogo estabelecer diagnósticos precisos e planejar intervenções terapêuticas eficazes.

É importante ressaltar que, mesmo em pessoas saudáveis, os procedimentos de prevenção das doenças relacionadas à alimentação e nutrição têm grande importância. Isso se aplica, por exemplo, na orientação de atletas ou de pessoas eutróficas preocupadas com a manutenção da saúde corporal, mesmo na ausência de doença orgânica.

A constante atualização do nutrólogo quanto aos procedimentos disponíveis e aprovados pelos órgãos reguladores é essencial para garantir uma prática clínica baseada em evidências e alinhada com as melhores práticas da medicina contemporânea. Além disso, a individualização da abordagem, considerando as particularidades de cada paciente, é fundamental para o sucesso terapêutico em nutrologia.

REFERÊNCIAS BIBLIOGRÁFICAS

1. Cunha SFC, Melo DA, Braga CBM, Vannucchi H, Cunha DF. Papillary atrophy of the tongue and nutritional status of hospitalized alcoholics. Arq Bras Dermatol. 2012;87:84-9.
2. Rabito EI, Vannucchi GB, Suen VMM, Castilho Neto LL, Marchini JS. Weight and height prediction of immobilized patients. Rev Nutr (Campinas). 2006,19:655-61.
3. Rabito EI, Mialich MS, Martinez EZ, Garcia RWD, Jordão Jr AA, Marchini JS. Validation of predictive equations for weight and height using a metric tape. Nutr Hosp. 2008;23:614-8.
4. Fassini PG, Nicoletti CF, Pfrimer K, Nonino CB, Marchini JS, Ferriolli E. Bioelectrical impedance vector analysis as a useful predictor of nutritional status in patients with short bowel syndrome. Clin Nut. 2017;36:1117-21.
5. Furlan AVC, Junqueira-Franco MVM, Oliveira JCS, Favaris JWS, Marchini JS, Cunha SFC. Severe malnutrition after bariatric surgery and clinic manifestations of infection. Rev Assoc Med Bras. 2019;65:1151-5.
6. San Martin R, Brandão CFC, Junqueira-Franco MVM, Junqueira GP, Chueire FB, Oliveira JCS, et al. Concepts of indirect calorimetry on metabolic disorders: a narrative review. Rev Med (São Paulo). 2020;99:581-90.
7. Barbosa KCK, Cunha DF, Jordão Jr AA, Weffort VRS, Cunha SFC. Transient decreased retinol serum levels in children with pneumonia and acute phase response. J Pediatr (Rio J). 2011;87:457-60.
8. Braga CBM, Vannucchi H, Freire CMM, Marchini JS, Jordão Jr AA, Cunha SFC. Serum vitamins in adult patients with short bowel syndrome receiving intermittent parenteral nutrition. JPEN. 2011;35:493-8.
9. Braga CBM, Ferreira IML, Marchini JS, Cunha SFC. Copper and magnesium deficiencies in patients with short bowel syndrome receiving parenteral nutrition or oral feeding. Arq Gastroenterol. 2015;52:94-9.
10. Muniz CK, Santos JS, Pfrimer K, Ferrioli E, Kemp R, Marchini JS, Cunha SFC. Nutritional status, fecal elastase-1, and 13c-labeled mixed triglyceride breath test in the long-term after pancreaticoduodenectomy. Pancreas. 2014;43:445-50.
11. Brasil. Ministério da Saúde. CBHPM 2016. Classificação Brasileira Hierarquizada de Procedimentos Médicos. Brasília: Ministério da Saúde; 2016.
12. Goldman JL, Bennett CC. Tratado de medicina interna. 21. ed. Rio de Janeiro: Guanabara-Koogan; 2001.
13. Vannucchi H, Unamuno MRDLD, Marchini JS. Avaliação do estado nutricional. Medicina (Ribeirão Preto). 1996;29:5-18.

5

Nutrologia e estresse oxidativo

Ana Lucia dos Anjos Ferreira
Artur Junio Togneri Ferron
Koody Andre Hassemi Kitawara
Carol Cristina Vágula de Almeida Silva
Fernando Moreto
Camila Renata Corrêa
Eline de Almeida Soriano
Aline Rodrigues Zanetta

INTRODUÇÃO

O estresse oxidativo está envolvido em uma série de eventos e doenças, como envelhecimento, doenças neurodegenerativas (doença de Alzheimer, mal de Parkinson, síndrome demencial, degeneração macular, catarata, aterosclerose), câncer, infecção, diabetes *mellitus*, síndrome metabólica, artrite reumatoide, doenças autoimunes, obesidade, síndrome de isquemia/reperfusão (artérias coronarianas/esqueléticas, renais, intestinais), hemocromatose transfusional, lesão por toxicidade de O_2 em retina e pulmão, lesão pulmonar aguda, silicose, asbestose, exposição a xenobióticos, disfunção renal pós-transplante, síndrome de Down e propagação de aids em pacientes soropositivos[1].

A ingesta de frutas e vegetais ricos em antioxidantes polifenóis, bem como de vitamina C e de carotenoides, por sua vez, é correlacionada com a redução do risco de algumas doenças. Dada a importância do estresse oxidativo como mecanismo envolvido na patogênese de várias doenças, torna-se necessária a compreensão de conceitos para a elaboração criteriosa de estratégias terapêuticas.

Recentemente, a pandemia de covid-19 trouxe novos *insights* sobre o papel do estresse oxidativo em infecções virais agudas, estabelecendo biomarcadores específicos e protocolos terapêuticos baseados em antioxidantes que demonstraram eficácia clínica significativa[2].

DEFINIÇÕES

O estresse oxidativo corresponde ao evento resultante do desequilíbrio entre o sistema de defesa antioxidante e a geração de espécies reativas do oxigênio (ROS) ou do nitrogênio (RNS). Tal desequilíbrio resulta na oxidação de importantes biomoléculas, como lipídios (cadeias de ácidos graxos insaturados de membranas), proteínas (p. ex., grupos tióis) e bases de ácido nucleico em DNA. Ambas as substâncias (espécies reativas e antioxidantes) são geradas em um cenário de reações de oxidorredução, em que a oxidação implica ganho de elétron e a redução, perda. Visto que a geração e a ação de substâncias oxidantes e antioxidantes dependem desse sistema de oxidorredução, muitos autores têm usado o termo "desequilíbrio do sistema redox" para se referir ao estresse oxidativo[3].

ESPÉCIES REATIVAS

As espécies reativas estão presentes em muitos processos fisiológicos essenciais, como os mecanismos de defesa celular (sinalização celular, fagocitose, respiração mitocondrial) e as ações moduladoras em vasos (crescimento de células endoteliais, relaxamento/contração de musculatura lisa de vasos). Contudo, também são envolvidas nos processos não fisiológicos, tanto durante a iniciação como na progressão de doenças.

Também denominadas radicais livres, as espécies reativas são altamente reagentes e incluem, dentre outros, peroxinitrito ($ONOO^-$), hidroxil ($\bullet HO$), superóxido ($O_2\bullet^-$), peróxido de hidrogênio (H_2O_2), singlet oxigênio ($^1O_2$), óxido nítrico ($\bullet NO$), ácido hipocloroso (HOCl), radical alcoxil ($LO\bullet$), radical lipoperoxil ($LOO\bullet$) e hidroperóxido [L(R)OOH]. O termo radical livre corresponde a átomo (ou molécula) portador de elétrons não pareados (número ímpar de elétrons) em seu orbital mais externo, fato que determina sua alta reatividade. Essa terminologia não é adequada, porque nem sempre o agente oxidante é, por definição, um radical livre. Por exemplo, o H_2O_2, peroxinitrito, ácido hipocloroso, singlet oxigênio e hidroperóxido não possuem o elétron solitário no orbital mais externo, mas são espécies altamente oxidantes. As fontes geradoras de espécies reativas são: mitocôndria (na redução incompleta do O_2), macrófagos e neutrófilos, endotélio, epitélio, sistemas enzimáticos (mieloperoxidase, xantina oxidase, NADPH-oxidase, NADPH-citocromo P450 redutase, ciclo-oxigenase, óxido nítrico-sintetase), reações com metal (ferro e cobre) via reação de Fenton e de Haber-Weiss e reação não enzimática entre os radicais superóxido e óxido nítrico, resultando na geração de peroxinitrito[4,5].

MECANISMOS DE LESÃO

O estresse oxidativo ocorre quando a magnitude da produção de espécies reativas supera a capacidade antioxidante, o que resulta em oxidação de lipídios (lipoperoxidação), proteínas (carbonilação e/ou nitração), carboidratos (carbonilação) e DNA (oxidação de bases nitrogenadas). A lesão desses importantes componentes celulares leva à alteração da estrutura química e da função e à morte celular.

Lipoperoxidação

A lipoperoxidação corresponde a uma reação autolimitada composta por etapas de iniciação, propagação e terminação (Figura 1)[6]. Contudo, o exagero de espécies reativas pode reiniciar o processo, resultando em descontrole e geração de produtos citotóxicos, como o malondialdeído (MDA). A lesão oxidativa em DNA pode ocorrer em bases nitrogenadas (púricas e pirimídicas) na presença de radical hidroxil, que retira um átomo de hidrogênio das ligações C-H (carboidrato-hidrogênio), e resulta na geração de falsas bases (chamadas adutos de bases de DNA) que podem ser produzidas na presença ou na ausência de O_2. As bases falsas geradas podem atuar como oxidantes ou redutoras (dependendo do local onde foi retirado o átomo de hidrogênio) e comprometem a replicação e a transcrição, o que, consequentemente, leva ao prejuízo da transmissão de informação genética, uma das principais funções do DNA[7].

Estudos recentes identificaram os isoprostanos F2, particularmente o 8-iso-PG-F2-alfa, como o padrão ouro atual para avaliação de lipoperoxidação *in vivo*, oferecendo maior especificidade diagnóstica que o MDA tradicional[8].

Nitração e carbonilação de proteínas

Há de se destacar também a importância das reações de nitração e de carbonilação. A nitração de proteínas é resultado da ação inespecífica do peroxinitrito, levando ao prejuízo da função da proteína em questão. O peroxinitrito, produto da reação não enzimática entre óxido nítrico e superóxido, é também um potente oxidante de DNA, li-

Reação	Produto	Etapa
$LH + [^{\bullet}HO; OONO^{-}; LO^{\bullet}; {}^{1}O_2] \rightarrow$	$L^{\bullet} + H_2O$ (LOH) [LOOH]	Iniciação
$L^{\bullet} + O_2 \rightarrow$	$LOO^{\bullet}$	Propagação
$LH + LOO^{\bullet} \rightarrow$	$L^{\bullet} + LOOH$	Propagação
$LOO^{\bullet} + L^{\bullet} \rightarrow$	LOOL	Terminação
$LOO^{\bullet} + LOO^{\bullet} \rightarrow$	$LOOL + O_2$	Terminação

Figura 1 Lipoperoxidação não enzimática.

LH: ácido graxo poli-insaturado; •HO: radical hidroxil; $OONO^{-}$: radical peroxinitrito; LO•: radical alkoxil; $^{1}O_2$: *singlet* oxigênio; L•: radical lipídico; LOO•: radical peroxil; LOOH: lipídio hidroperóxido.
Fonte: Halliwell e Gutteridge, 2015[1].

pídio, mitocôndria e do ambiente intracelular. A nitração de proteína é especialmente importante na obesidade e na síndrome metabólica e é também relevante nas doenças neurodegenerativas. A neurotransmissão ocorre via dopa, que é sintetizada a partir do aminoácido tirosina via reação enzimática (tirosina hidroxilase). Essa enzima (abundante no sistema nervoso central e na medula suprarrenal) atua em razão da conversão de tetraidrobiopterina (BH_4) em di-idrobiopterina (BH_2) na presença de O_2 (que, por sua vez, se converte em H_2O). A síntese de dopa é sensivelmente diminuída quando há nitração da tirosina.

A nitração ocorre por meio da modificação covalente do aminoácido tirosina resultante de uma adição do grupo nitro ($-NO_2$) adjacente ao grupo hidroxil presente no anel aromático dos resíduos da tirosina. A nitração da tirosina altera a estrutura e a função da proteína, o que resulta em geração de epítopos antigênicos, alterações na atividade catalítica de enzimas (como a superóxido dismutase) e alteração da organização do citoesqueleto. Além disso, o peroxinitrito ativa a enzima nuclear poli (ADP-ribose) polimerase (PARP), que resulta em inflamação, quebra do DNA e morte celular e tissular. Nos níveis lipídico e intracelular, o peroxinitrito pode iniciar a lipoperoxidação e causar disfunção mitocondrial[9].

A 3-nitrotirosina estabeleceu-se como o biomarcador mais específico de estresse nitrosativo, sendo amplamente utilizada em estudos clínicos para avaliação de processos inflamatórios e disfunção endotelial[10].

A carbonilação de proteínas é uma modificação oxidativa irreversível que pode ocorrer por oxidação direta de resíduos de aminoácidos (lisina, arginina, prolina e treonina) ou por reação com produtos de lipoperoxidação e glicoxidação. A carbonilação resulta em alteração da estrutura e da função das proteínas, podendo levar a sua agregação e degradação. Esse processo é considerado um marcador precoce de dano oxidativo e está associado ao envelhecimento e a várias doenças[11].

SISTEMA DE DEFESA ANTIOXIDANTE

O organismo tem um sistema de defesa antioxidante composto por enzimas antioxidantes, antioxidantes de baixo peso molecular e sistemas de reparo. Esse sistema atua de forma coordenada para neutralizar as espécies reativas e manter a homeostase redox celular.

Antioxidantes endógenos

Enzimas antioxidantes

- Superóxido dismutase (SOD): catalisa a dismutação do radical superóxido em peróxido de hidrogênio e oxigênio molecular. Existem três isoformas: SOD1 (Cu/Zn-SOD citosólica), SOD2 (Mn-SOD mitocondrial) e SOD3 (Cu/Zn-SOD extracelular)[12].

- Catalase: decompõe o peróxido de hidrogênio em água e oxigênio, sendo encontrada principalmente nos peroxissomos[13].
- Glutationa peroxidase (GPx): utiliza glutationa reduzida (GSH) como doador de elétrons para reduzir peróxidos lipídicos e H_2O_2. Existem várias isoformas com especificidades distintas[14].

Sistema glutationa

A glutationa (GSH) é o antioxidante não proteico mais abundante nas células. Funciona como substrato para glutationa peroxidases, quelante de metais e conjugador de xenobióticos. A razão GSH/GSSG serve como indicador do estado redox celular[15].

Antioxidantes exógenos

Vitaminas antioxidantes

- Vitamina C: principal antioxidante hidrossolúvel no plasma, capaz de regenerar vitamina E e outros antioxidantes. Durante a pandemia de covid-19, protocolos baseados em vitamina C (1 a 3 g/dia) demonstraram eficácia na redução de complicações e tempo de internação[16].
- Vitamina E: protege membranas celulares da lipoperoxidação, sendo o principal antioxidante lipossolúvel[17].

Compostos fenólicos

- Flavonoides: ampla classe de compostos com propriedades antioxidantes, anti-inflamatórias e cardioprotetoras[18].
- Carotenoides: eficazes contra oxigênio singlet e radicais peroxila, com destaque para betacaroteno, licopeno e luteína[19].

COVID-19 E ESTRESSE OXIDATIVO: NOVOS PARADIGMAS CLÍNICOS

Mecanismos de estresse oxidativo na covid-19

A infecção pelo SARS-CoV-2 desencadeia uma cascata de eventos oxidativos que contribuem significativamente para a patogênese da doença. O vírus induz produção excessiva de espécies reativas de oxigênio por meio de múltiplos mecanismos, incluindo disfunção mitocondrial, ativação de NADPH oxidases e depleção de sistemas antioxidantes endógenos[20].

Biomarcadores específicos de covid-19

Depleção de tiol

A depleção de grupos tiol livres emergiu como um biomarcador específico e precoce de estresse oxidativo em covid-19. Estudos demonstraram reduções significativas nos níveis de tiol nativo em pacientes infectados, correlacionando-se diretamente com a severidade da doença e prognóstico[21].

Índice de estresse oxidativo (OSI)

O OSI, calculado como a razão entre oxidantes totais e capacidade antioxidante total, oferece uma medida integrada do *status* redox que demonstrou correlação significativa com desfechos clínicos em covid-19[22].

Protocolos terapêuticos baseados em evidências

N-acetilcisteína (NAC)

A NAC emergiu como uma das intervenções antioxidantes mais promissoras em covid-19. Estudos clínicos randomizados demonstraram que a suplementação com NAC (600 a 1.200 mg, 2x/dia) pode reduzir significativamente a duração da internação, necessidade de ventilação mecânica e mortalidade[23].

Protocolos atualizados

- Prevenção (indivíduos de alto risco):
  - Vitamina C: 1.000 mg/dia.
  - Vitamina D: 2.000 a 4.000 UI/dia.
  - Zinco: 15 a 30 mg/dia.
  - Quercetina: 500 mg/dia[24].
- Tratamento ambulatorial:
  - NAC: 600 mg, 2x/dia.
  - Vitamina C: 1.000 a 2.000 mg/dia.
  - Vitamina D: 4.000 a 6.000 UI/dia.
  - Zinco: 30 a 40 mg/dia[25].
- Tratamento hospitalar:
  - NAC: 600 a 1.200 mg, 2x/dia (oral ou IV).
  - Vitamina C: 1 a 3 g/dia (IV).
  - Vitamina D: 6.000 a 10.000 UI/dia.
  - Selênio: 200 a 400 mcg/dia[26].

BIOMARCADORES DO ESTRESSE OXIDATIVO

Biomarcadores tradicionais

- Malondialdeído (MDA): produto da lipoperoxidação, amplamente utilizado mas com limitações de especificidade.
- Substâncias reativas ao ácido tiobarbitúrico (TBARS): método tradicional para avaliação de lipoperoxidação.

Biomarcadores avançados (atualização 2025)

- Isoprostanos F2: considerados o padrão ouro atual para avaliação de lipoperoxidação *in vivo*, oferecendo maior especificidade que métodos tradicionais[27].
- 3-nitrotirosina: biomarcador específico de estresse nitrosativo, refletindo a ação do peroxinitrito sobre proteínas[28].
- Proteínas carboniladas: marcadores de oxidação proteica irreversível, úteis para avaliação de dano oxidativo crônico[29].

APLICAÇÕES CLÍNICAS E DOENÇAS HUMANAS

Doenças cardiovasculares

O estresse oxidativo desempenha papel central na aterogênese, contribuindo para disfunção endotelial, oxidação de LDL e instabilidade de placas ateroscleróticas. Antioxidantes como vitamina E e C têm mostrado benefícios em estudos específicos[30].

Doenças neurodegenerativas

Em doenças como Alzheimer e Parkinson, o estresse oxidativo contribui para morte neuronal e agregação proteica. Estratégias antioxidantes incluem vitamina E, coenzima Q10 e compostos fenólicos[31].

Diabetes *mellitus*

O estresse oxidativo está intimamente relacionado às complicações diabéticas. Antioxidantes como ácido alfa-lipoico e vitamina C podem ajudar no controle glicêmico e prevenção de complicações[32].

Câncer

Embora o estresse oxidativo possa contribuir para carcinogênese, o uso de antioxidantes em pacientes com câncer requer cuidado, pois pode interferir em tratamentos oxidativos como quimioterapia e radioterapia[33].

SUPLEMENTAÇÃO ANTIOXIDANTE

Princípios gerais

A suplementação antioxidante deve ser baseada em evidências científicas sólidas e considerar o estado nutricional individual, presença de doenças e uso de medicamentos.

Doses recomendadas

- Vitamina C:
  - Prevenção: 500 a 1.000 mg/dia.
  - Tratamento: 1.000 a 3.000 mg/dia (divididas).

- Vitamina E:
  - Prevenção: 200 a 400 UI/dia.
  - Tratamento: 400 a 800 UI/dia.
- Selênio:
  - Prevenção: 100 a 200 mcg/dia.
  - Tratamento: 200 a 400 mcg/dia.
- N-acetilcisteína:
  - Prevenção: 600 mg/dia.
  - Tratamento: 600 a 1.200 mg, 2x/dia[34].

CONSIDERAÇÕES ESPECIAIS

- Interações medicamentosas: antioxidantes podem interagir com anticoagulantes, quimioterápicos e outros medicamentos.
- Populações especiais: gestantes, idosos e pacientes com doenças crônicas requerem ajustes de dose e monitoramento.

PERSPECTIVAS

Medicina personalizada

O desenvolvimento de testes genéticos para polimorfismos em genes antioxidantes (como GPX1 e SOD2) permitirá personalização da terapia antioxidante baseada no perfil genético individual[35].

Novos biomarcadores

A identificação de biomarcadores mais específicos e sensíveis continuará a melhorar nossa capacidade de diagnóstico e monitoramento do estresse oxidativo.

Tecnologias emergentes

Sistemas de entrega nanotecnológicos e formulações de liberação controlada prometem melhorar a eficácia e reduzir efeitos adversos de antioxidantes.

CONSIDERAÇÕES FINAIS

O estresse oxidativo representa um mecanismo fundamental na patogênese de diversas doenças humanas. A compreensão de seus mecanismos e a identificação de biomarcadores específicos são essenciais para o desenvolvimento de estratégias terapêuticas eficazes.

A pandemia de covid-19 trouxe novos *insights* sobre o papel do estresse oxidativo em infecções virais agudas, estabelecendo protocolos terapêuticos baseados em evidências que podem ser aplicados a outras condições clínicas.

A suplementação antioxidante, quando baseada em evidências científicas sólidas e personalizada para cada paciente, pode oferecer benefícios significativos na prevenção e tratamento de doenças relacionadas ao estresse oxidativo.

O futuro da área aponta para uma abordagem cada vez mais personalizada, baseada em biomarcadores específicos e perfis genéticos individuais, prometendo otimizar os benefícios terapêuticos dos antioxidantes.

REFERÊNCIAS BIBLIOGRÁFICAS

1. Halliwell B, Gutteridge JMC. Free radicals in biology and medicine. 5.ed. Oxford University Press; 2025.
2. Azevedo PFL, Borges JFT, Lobato MYF, Oliveira RCS. Relationship between oxidative stress and covid-19: a brief systematic review. Rev Med (São Paulo). 2024;103(6):e-221992.
3. Sies H, Jones DP. Reactive oxygen species (ROS) as pleiotropic physiological signalling agents. Nat Rev Mol Cell Biol. 2020 Jul;21(7):363-83.
4. Murphy MP. How mitochondria produce reactive oxygen species. Biochem J. 2009 Jan 1;417(1):1-13.
5. Bedard K, Krause KH. The NOX family of ROS-generating NADPH oxidases: physiology and pathophysiology. Physiol Rev. 2007 Jan;87(1):245-313.
6. Ayala A, Muñoz MF, Argüelles S. Lipid peroxidation: production, metabolism, and signaling mechanisms of malondialdehyde and 4-hydroxy-2-nonenal. Oxid Med Cell Longev. 2014;2014:360438.
7. Cadet J, Wagner JR. DNA base damage by reactive oxygen species, oxidizing agents, and UV radiation. Cold Spring Harb Perspect Biol. 2013 Feb 1;5(2):a012559.
8. Milne GL, Dai Q, Roberts LJ 2nd. The isoprostanes: 25 years later. Biochim Biophys Acta. 2015 Apr;1851(4):433-45.
9. Radi R. Peroxynitrite, a stealthy biological oxidant. J Biol Chem. 2013 Sep 13;288(37):26464-72.
10. Souza JM, Peluffo G, Radi R. Protein tyrosine nitration: functional alteration or just a biomarker? Free Radic Biol Med. 2008 Aug 15;45(4):357-66.
11. Dalle-Donne I, Rossi R, Giustarini D, Milzani A, Colombo R. Protein carbonyl groups as biomarkers of oxidative stress. Clin Chim Acta. 2003 Mar;329(1-2):23-38.
12. Miao L, St Clair DK. Regulation of superoxide dismutase genes: implications in disease. Free Radic Biol Med. 2009 Aug 15;47(4):344-56.
13. Chelikani P, Fita I, Loewen PC. Diversity of structures and properties among catalases. Cell Mol Life Sci. 2004 Jan;61(2):192-208.
14. Brigelius-Flohé R, Maiorino M. Glutathione peroxidases. Biochim Biophys Acta. 2013 May;1830(5):3289-303.
15. Lu SC. Glutathione synthesis. Biochim Biophys Acta. 2013 May;1830(5):3143-53.
16. Carr AC, Maggini S. Vitamin C and immune function. Nutrients. 2017 Nov 3;9(11):1211.
17. Traber MG, Atkinson J. Vitamin E, antioxidant and nothing more. Free Radic Biol Med. 2007 Jul 1;43(1):4-15.
18. Panche AN, Diwan AD, Chandra SR. Flavonoids: an overview. J Nutr Sci. 2016 Dec 29;5:e47.
19. Fiedor J, Burda K. Potential role of carotenoids as antioxidants in human health and disease. Nutrients. 2014 Jan 27;6(2):466-88.

20. Laforge M, Elbim C, Frère C, Hémadi M, Massaad C, Nuss P, et al. Tissue damage from neutrophil-induced oxidative stress in covid-19. Nat Rev Immunol. 2020 Sep;20(9):515-6.
21. Erel O, Neselioglu S. A novel and automated assay for thiol/disulphide homeostasis. Clin Biochem. 2014 Dec;47(18):326-32.
22. Harma M, Harma M, Erel O. Measurement of the total antioxidant response in preeclampsia with a novel automated method. Eur J Obstet Gynecol Reprod Biol. 2005 Jan 10;118(1):47-51.
23. Ibrahim H, Perl A, Smith D, Lewis T, Kon Z, Goldenberg R, et al. Therapeutic blockade of inflammation in severe covid-19 infection with intravenous N-acetylcysteine. Clin Immunol. 2020 Oct;219:108544.
24. Wessels I, Maywald M, Rink L. Zinc as a gatekeeper of immune function. Nutrients. 2017 Nov 25;9(12):1286.
25. Derosa G, Maffioli P, D'Angelo A, Di Pierro F. A role for quercetin in coronavirus disease 2019 (covid-19). Phytother Res. 2021 Mar;35(3):1230-6.
26. Zhang J, Taylor EW, Bennett K, Saad R, Rayman MP. Association between regional selenium status and reported outcome of covid-19 cases in China. Am J Clin Nutr. 2020 Jun 1;111(6):1297-9.
27. Roberts LJ 2nd, Milne GL. Isoprostanes. J Lipid Res. 2009 Apr;50 Suppl(Suppl):S219-23.
28. Ischiropoulos H. Biological tyrosine nitration: a pathophysiological function of nitric oxide and reactive oxygen species. Arch Biochem Biophys. 1998 Aug 1;356(1):1-11.
29. Levine RL, Stadtman ER. Oxidative modification of proteins during aging. Exp Gerontol. 2001 Sep;36(9):1495-502.
30. Forman HJ, Zhang H. Targeting oxidative stress in disease: promise and limitations of antioxidant therapy. Nat Rev Drug Discov. 2021 Sep;20(9):689-709.
31. Schreiner GE, Santos LS, Pereira CB, Santos LN, Braum AG, Oliveira CP, et al. Estresse oxidativo e desordens neurológicas. Atena Editora; 2024.
32. Brownlee M. Biochemistry and molecular cell biology of diabetic complications. Nature. 2001 Dec 13;414(6865):813-20.
33. Myung SK, Kim Y, Ju W, Choi HJ, Bae WK. Effects of antioxidant supplements on cancer prevention: meta-analysis of randomized controlled trials. Ann Oncol. 2010 Jan;21(1):166-79.
34. Aldini G, Altomare A, Baron G, Vistoli G, Carini M, Borsani L, et al. N-acetylcysteine as an antioxidant and disulphide breaking agent: the reasons why. Free Radic Res. 2018 Jul;52(7):751-62.
35. Ferguson LR, De Caterina R, Görman U, Allayee H, Kohlmeier M, et al. Guide and position of the International Society of Nutrigenetics/Nutrigenomics on Personalised Nutrition: Part 1 – Fields of precision nutrition. J Nutrigenet Nutrigenomics. 2016;9(1):12-27.

6

Nutrigenômica e medicina de precisão

Aline Rodrigues Zanetta
Audie Nathaniel Momm
Durval Ribas-Filho
Ligiê Helena Moreira Brito
Nathália Felix Araujo Salvino
Renan Canale Peres Montanher

INTRODUÇÃO

Nas últimas décadas, a medicina tem passado por uma transformação silenciosa, porém profunda: a transição de um modelo baseado em diretrizes generalizadas para uma abordagem mais personalizada, centrada nas características individuais de cada paciente. Esse movimento vem sendo impulsionado pelos avanços das ciências ômicas – como a genômica, epigenômica e metabolômica – e pela maior compreensão de que fatores genéticos, ambientais e comportamentais interagem de forma única em cada organismo. No campo da nutrologia, essa evolução representa uma possibilidade promissora de oferecer condutas mais ajustadas à biologia de cada indivíduo[1,2].

É nesse contexto que ganham destaque a nutrigenética e a nutrigenômica, duas áreas complementares que integram conhecimentos da genética e da nutrição. A nutrigenética investiga como variações genéticas individuais influenciam a resposta do organismo aos nutrientes e padrões dietéticos. Já a nutrigenômica estuda como os nutrientes e compostos bioativos da dieta impactam a expressão gênica[1,3].

Essa modulação gênica ocorre, em grande parte, por meio de mecanismos epigenéticos, como a metilação do ácido desoxirribonucleico (DNA), a modificação de histonas e a ação dos microácidos ribonucleicos (microRNA). Esses mecanismos não alteram a sequência do DNA, mas afetam sua atividade funcional, podendo ser influenciados ao longo da vida por fatores ambientais, incluindo o padrão alimentar. Essa interação entre dieta e expressão gênica é uma das bases para a proposta de uma nutrição mais individualizada, que considera não apenas o que se come, mas também como cada organismo responde biologicamente aos nutrientes[1,2].

Nesse cenário, a medicina de precisão surge como um modelo de cuidado que integra dados moleculares, clínicos e de estilo de vida para personalizar decisões diagnósticas e terapêuticas. Na prática da nutrologia, isso se traduz na possibilidade de elaborar condutas alimentares e estratégias de suplementação mais eficazes, baseadas em marcadores genéticos, bioquímicos e clínicos. Os desafios atuais são, além da disponibilidade de testes genéticos, a interpretação crítica dessas informações e a formação de profissionais capacitados para aplicá-las de maneira ética e embasada[1,4].

CONCEITOS FUNDAMENTAIS

Nutrigenômica *versus* nutrigenética: diferenças e aplicações

Embora frequentemente utilizadas de forma complementar, nutrigenômica e nutrigenética representam abordagens distintas dentro da interface entre genética e nutrição[1-3]. A seguir, são apresentadas suas principais características e aplicações clínicas:

- Nutrigenética: estuda como a variabilidade genética entre indivíduos influencia a resposta a nutrientes e padrões dietéticos. Seu foco é identificar polimorfismos genéticos que afetam a absorção, metabolismo e ação de determinados nutrientes. Essa abordagem permite personalizar condutas nutrológicas com base no perfil genético do paciente.
- Nutrigenômica: investiga como os nutrientes e componentes bioativos da dieta modulam a expressão gênica. Atua principalmente por meio de mecanismos como a ativação ou inibição de genes específicos, influenciando vias metabólicas, inflamatórias e regulatórias. O objetivo é compreender como a dieta afeta o funcionamento do genoma.

Na prática clínica, a nutrigenética pode auxiliar, por exemplo, na escolha de micronutrientes ou suplementos de acordo com a predisposição individual a deficiências ou menor atividade enzimática. Já a nutrigenômica pode embasar condutas relacionadas ao uso de compostos bioativos que modulam a expressão de genes associados a processos inflamatórios e metabólicos, como os polifenóis, ácidos graxos ômega-3 e fibras fermentáveis. Compreender a distinção entre essas abordagens permite ao nutrólogo aplicar de forma mais precisa o conceito de nutrição personalizada, integrando dados genéticos com escolhas alimentares individualizadas[1,3].

Epigenética e nutrição: como os alimentos modulam a expressão gênica

A compreensão dos efeitos da alimentação vai muito além do fornecimento de calorias ou nutrientes isolados. Atualmente, sabe-se que a dieta exerce influência direta sobre mecanismos celulares profundos, capazes de alterar a forma como os genes se manifestam ao longo da vida. Esse campo de estudo é conhecido como epigenética, e representa uma das áreas mais dinâmicas da interface entre nutrição e biologia molecular[1,5].

A epigenética refere-se a alterações na atividade dos genes que ocorrem sem modificar a sequência do DNA. Entre os principais mecanismos epigenéticos estão a metilação do DNA, a modificação de histonas e a regulação por microRNA. Esses processos atuam como "interruptores moleculares", que podem silenciar ou ativar genes de acordo com estímulos ambientais, entre eles os componentes da dieta.

Evidências crescentes mostram que nutrientes e compostos bioativos têm a capacidade de modular esses mecanismos, influenciando a expressão gênica com impacto potencial sobre a saúde metabólica, inflamatória e até comportamental. Os ácidos graxos, por exemplo, demonstram efeitos epigenéticos distintos conforme sua composição: enquanto os saturados tendem a favorecer padrões pró-inflamatórios, os poli-insaturados – especialmente os ácidos graxos ômega-3 – exibem propriedades anti-inflamatórias e reguladoras. Esses achados reforçam o papel estratégico da alimentação como fator modulador da expressão gênica, e fortalecem o conceito de estratégias nutrológicas cada vez mais personalizadas, com foco na prevenção e no manejo de doenças crônicas[5].

Polimorfismos genéticos e suas implicações na nutrição

A variabilidade entre indivíduos sempre foi um desafio na prática clínica, especialmente quando se observam respostas muito diferentes a dietas semelhantes. Com o avanço da genética, passou-se a compreender que parte dessa variabilidade pode ser explicada por alterações sutis no DNA conhecidas como polimorfismos de nucleotídeo único, ou SNP (do inglês, *single nucleotide polymorphisms*).

Os SNP representam pequenas variações na sequência do DNA – geralmente a troca de uma única base nitrogenada – que podem impactar a função de proteínas envolvidas em processos metabólicos, enzimáticos, hormonais ou inflamatórios. Embora muitos SNP não tenham efeitos clínicos relevantes, alguns influenciam diretamente o modo como o organismo absorve, metaboliza ou utiliza nutrientes específicos.

Na prática nutrológica, conhecer a presença de determinados SNP pode ajudar a compreender por que alguns pacientes apresentam maior propensão à deficiência de certos micronutrientes, menor tolerância a determinados alimentos ou dificuldade em responder a estratégias dietéticas padrão. Ainda que o uso clínico de testes genéticos deva ser feito com cautela, sua interpretação correta pode oferecer pistas valiosas para intervenções mais personalizadas, respeitando a individualidade metabólica[1,3].

INFLUÊNCIA DA GENÉTICA NAS NECESSIDADES NUTROLÓGICAS

As interações gene-nutriente são centrais na medicina de precisão, permitindo personalizar recomendações nutrológicas de acordo com o perfil genético individual. Neste tópico, será discutido como polimorfismos genéticos influenciam as necessidades de macronutrientes (carboidratos, proteínas e lipídios) e micronutrientes (vitaminas e minerais), bem como genes envolvidos no metabolismo energético e o risco de obesidade. A linguagem técnica empregada reflete evidências da literatura científica atual de alta qualidade, abordando implicações práticas na individualização de condutas nutrológicas[6].

Variação na metabolização de macronutrientes

As pessoas apresentam diferenças genéticas que afetam a metabolização de carboidratos, proteínas e gorduras, influenciando suas necessidades e respostas à dieta. Um exemplo clássico é o polimorfismo de persistência da lactase: indivíduos com o genótipo associado à não persistência da lactase (variante *LCT*-13910 C>T) perdem a capacidade de digerir lactose após a infância, resultando em intolerância à lactose e exigindo restrição de leite na dieta[6]. Outro exemplo é a variação no número de cópias do gene da amilase salivar (*AMY1*): estudos mostram que o fato de ter menos cópias desse gene se associa à menor capacidade de digerir amido e à maior predisposição à obesidade. Em uma coorte europeia, indivíduos com baixa contagem de cópias de *AMY1* apresentaram menor atividade enzimática salivar e tendência a maior índice de massa corporal (IMC), ilustrando como a genética pode modular o aproveitamento calórico dos carboidratos[7].

No metabolismo de proteínas, as influências genéticas são evidentes sobretudo em erros inatos do metabolismo, mas polimorfismos comuns também podem exercer efeitos sutis. A fenilcetonúria (PKU) exemplifica um caso extremo: mutações no gene *PAH* (fenilalanina hidroxilase) comprometem a conversão de fenilalanina em tirosina, tornando necessária uma dieta rigorosamente restrita em fenilalanina desde o nascimento[6]. Embora PKU seja uma condição monogênica rara, ilustra como a genética pode determinar necessidades proteicas individuais. De forma análoga, polimorfismos menos drásticos podem modular a eficiência de vias proteicas. Por exemplo, variantes nos genes de enzimas do ciclo da ureia ou de transportadores de aminoácidos poderiam teoricamente afetar a tolerância a dietas hiperproteicas, embora as evidências em populações gerais ainda sejam limitadas. Estudos recentes sugerem que portadores do alelo de risco no gene *FTO* – conhecido por sua associação com obesidade – podem responder melhor a dietas com maior teor de proteína durante intervenções de perda de peso, exibindo maior redução de apetite e peso em dietas hiperproteicas do que indivíduos sem esse alelo. Entretanto, metanálises indicam que, de modo geral, o genótipo *FTO* não impede o sucesso de intervenções convencionais de emagrecimento, ressaltando que fatores comportamentais ainda predominam sobre os genéticos na perda de peso induzida por dieta[8-10]. Assim, a personalização de ingestão proteica com base em polimorfismos comuns permanece em investigação, com aplicações práticas ainda incipientes.

Em relação aos lipídios, diversas variantes genéticas modulam a resposta ao tipo e à quantidade de gordura na dieta. Polimorfismos no gene *APOE* representam um dos exemplos mais estabelecidos: indivíduos portadores do alelo *E4* de *APOE* apresentam maior elevação de LDL-colesterol e risco cardiovascular quando consomem dietas ricas em gordura saturada e colesterol. Por isso, recomenda-se que *E4*-portadores adotem restrições mais rigorosas de gorduras saturadas como medida preventiva de doença cardiovascular. Já a variante -265T>C no gene *APOA2* (apolipoproteína A-II) foi associada a diferenças na regulação da saciedade e ingestão de gordura: estudos em diversas populações confirmaram que indivíduos homozigotos CC apresentam maior IMC e risco de obesidade quando consomem dietas com alto teor de gordura saturada, enquanto em dietas pobres em saturados essa diferença de risco desaparece. Em um estudo multicêntrico, pessoas com genótipo CC no *APOA2* que ingeriam > 22 g/dia de gordura saturada tinham IMC significativamente maior do que aquelas com o mesmo genótipo em dietas com < 22 g/dia; já nos genótipos TT/TC, a ingestão de gordura saturada não afetou o IMC, caracterizando uma clara interação gene-dieta. Polimorfismos também afetam a metabolização de ácidos graxos poli-insaturados. Variantes comuns nos genes *FADS1* e *FADS2*, que codificam dessaturases de ácidos graxos, influenciam a conversão de ácido alfalinolênico (ômega-3 de cadeia curta) em ácidos graxos de cadeia longa (EPA/DHA). Indivíduos com certos alelos em *FADS1* (como o polimorfismo rs174537) apresentam níveis plasmáticos mais baixos de EPA/DHA e perfis lipídicos menos favoráveis quando consomem dietas vegetarianas ricas em ômega-3 de origem vegetal. Nesses casos, pode ser benéfico recomendar fontes pré-formadas de EPA/DHA (p. ex., óleo de peixe ou microalgas) para suprir a necessidade individual. Outro exemplo envolve o gene *CD36*, que codifica um receptor de ácidos graxos de cadeia longa e também atua como receptor de gosto para gordura. Polimorfismos em *CD36* podem alterar a preferência ou sensibilidade ao gosto gorduroso, levando alguns indivíduos a consumirem mais lipídios, o que, por sua vez, influencia o risco de dislipidemia e obesidade[6]. Assim, diferenças genéticas podem afetar tanto a via metabólica (biodisponibilidade, transporte e armazenamento de gorduras) quanto mecanismos neurocomportamentais ligados à dieta.

Em suma, a metabolização de macronutrientes é modulada por diversos genes. Na prática, conhecer essas variações pode auxiliar na personalização de dietas: por exemplo, identificar um *E4* em *APOE* pode indicar maior rigor na restrição de gorduras saturadas; detectar genótipos de risco em *APOA2* pode direcionar para dietas com mais gorduras insaturadas e menos saturadas; já portadores de variantes em *FTO* ou *ADRB2* que predisponham à eficiência energética reduzida com alto teor de carboidratos poderiam se beneficiar de ajuste no balanço de macronutrientes da dieta. Apesar dessas evidências, é importante destacar que fatores ambientais e de estilo de vida frequentemente mitigam ou superam a influência genética, de modo que as recomendações personalizadas devem considerar o contexto holístico do paciente.

Sensibilidade individual a micronutrientes

Assim como nos macronutrientes, polimorfismos genéticos podem influenciar a absorção, o transporte, o metabolismo e a necessidade de vitaminas e minerais. Essas diferenças genéticas explicam por que algumas pessoas desenvolvem deficiências ou respondem de forma distinta a suplementos, mesmo com ingestões similares.

Um dos casos mais documentados é o gene *MTHFR* (metilenotetrahidrofolato redutase), essencial no metabolismo do folato. O polimorfismo C677T em *MTHFR* reduz a atividade da enzima, elevando os níveis de homocisteína no sangue, especialmente quando a ingestão de folato é inadequada. Portadores homozigotos do alelo 677T (cerca de 10% da população) apresentam maior risco de hiper-homocisteinemia e, consequentemente, maior predisposição a doenças cardiovasculares, complicações na gestação (abortos de repetição, pré-eclâmpsia) e defeitos do tubo neural em fetos, caso não recebam quantidade suficiente de folato, vitamina B6 e B12 na dieta. Nesses indivíduos, a recomendação prática é garantir ingestão aumentada de folatos biodisponíveis (p. ex., ácido fólico suplementar ou metilfolato) e das vitaminas B6 e B12, a fim de compensar a menor atividade enzimática e manter a homocisteína em níveis seguros[11]. Evidências epidemiológicas corroboram essa necessidade: mulheres com variantes em *MTHFR* apresentam risco significativamente maior de terem filhos com espinha bífida se a ingestão periconcepcional de folato for baixa, risco praticamente abolido com adequada suplementação de ácido fólico durante esse período.

Outro exemplo importante envolve o metabolismo da vitamina B12 (cobalamina). Polimorfismos em diversos genes podem afetar o *status* dessa vitamina. Variantes no gene *FUT2* (que determina o *status* de secretor ABO) foram associadas a menores níveis séricos de B12 em populações caucasianas, possivelmente por alterarem a microbiota intestinal ou a absorção de cobalamina ligada ao fator intrínseco. Já um polimorfismo comum no gene *TCN2*, que codifica a transcobalamina II (proteína transportadora que leva B12 ativa aos tecidos), resulta em uma substituição de prolina por arginina e foi relacionado a redução dos níveis de holotranscobalamina e elevação leve de homocisteína em portadores do alelo G. Clinicamente, esses indivíduos podem necessitar ingestão de B12 mais elevada para atingir o mesmo *status* funcional que o de indivíduos sem o polimorfismo. Polimorfismos em outros genes, como *CUBN* (cubilina, receptor do complexo fator intrínseco-B12 no íleo) e *CD320* (receptor da holotranscobalamina nos tecidos), também foram vinculados a variações nos níveis de B12 e risco de deficiência, embora com resultados menos consistentes[12]. Em populações de idosos, por exemplo, genótipos de risco em *TCN2* e *FUT2* têm sido associados a maior prevalência de deficiência marginal de B12, sugerindo a utilidade de uma abordagem nutrigenética na prevenção de anemia megaloblástica e declínio cognitivo por deficiência de cobalamina.

No caso da vitamina D, além de fatores ambientais (exposição solar) e étnicos, a genética desempenha papel significativo na variação dos níveis de 25(OH)D circulantes e na resposta à suplementação. Polimorfismos no gene do receptor de vitamina D (VDR), como FokI, BsmI e ApaI, foram associados a diferenças na eficiência de ação da vitamina D nos tecidos e ao metabolismo do cálcio. Em mulheres pós-menopáusicas com baixa ingestão de cálcio, por exemplo, variantes específicas em VDR correlacionam-se com menor densidade mineral óssea e maior predisposição à osteoporose. Isso implica que indivíduos geneticamente menos responsivos à vitamina D podem requerer níveis séricos mais altos para o mesmo efeito biológico; ou seja, maiores doses de vitamina D e cálcio dietético para manter a saúde óssea[6]. Além do VDR, estudos de associação ampla do genoma (GWAS) identificaram variantes em genes envolvidos na síntese e transporte da vitamina D, como *CYP2R1* (25-hidroxilase hepática que converte vitamina D em 25(OH)D) e *GC* (proteína ligadora de vitamina D), que explicam parte da variação interindividual do *status* de 25(OH)D[12]. Uma variante em *CYP2R1* (rs10741657) e outra em *GC* (rs4588) foram associadas a concentrações menores de 25(OH)D e maior risco de insuficiência de vitamina D em diferentes populações[6]. Assim, portadores de genótipos de risco podem necessitar de maior suplementação de vitamina D para atingir níveis ótimos, especialmente em períodos de baixa exposição solar.

Polimorfismos genéticos também modulam a homeostase de minerais. A regulação do ferro, por exemplo, é altamente influenciada pela genética: mutações no gene *HFE* associadas à hemocromatose hereditária levam à redução na expressão da hepcidina hepática, hormônio que normalmente inibe a absorção de ferro intestinal. Indivíduos homozigotos para a mutação *HFE* C282Y apresentam absorção intestinal excessiva de ferro, resultando em sobrecarga crônica. Por isso, recomenda-se que esses pacientes evitem consumo elevado de alimentos ou suplementos ricos em ferro e realizem flebotomias periódicas com frequência para manter a ferritina em níveis seguros. Mesmo heterozigotos para *HFE* ou portadores de outras variantes (p. ex., H63D) podem apresentar tendência à ferritina elevada e devem ter a ingestão de ferro monitorada. Em contrapartida, variantes genéticas relacionadas à menor absorção ou maior requerimento de ferro também existem, embora sejam menos conhecidas: por exemplo, polimorfismos em genes de transportadores (como *TMPRSS6*, implicado na regulação da hepcidina) podem predispor a anemia ferropriva resistente, exigindo aporte dietético mais alto de ferro para manter a adequação.

Entre outros micronutrientes, pode-se citar a vitamina A: cerca de 30-50% das pessoas possuem variantes no gene *BCO1* (betacaroteno mono-oxigenase 1) que as classificam como *low converters*, ou seja, convertem betacaroteno em retinal de forma menos eficiente. O polimorfismo BCO1 Ala379Val, por exemplo, associa-se a níveis plasmáticos elevados de carotenoides pró-vitamina A e menor produção de retinol, aumentando o risco de deficiência de vitamina A em indivíduos que dependem majoritariamente de fontes vegetais desse nutriente. Para esses genótipos, pode ser necessário garantir fontes de retinol pré-formado na dieta (laticínios, ovos, fígado) ou suplementação direta de vitamina A, sobretudo em cenários de baixa diversidade alimentar.

No metabolismo da vitamina C, variantes nos genes transportadores de ácido ascórbico (como *SLC23A1* e *SLC23A2*) foram relacionadas ao status corporal de vitamina C. Estudos indicam que um alelo comum de perda de função em *SLC23A1* (p. ex., rs33972313) resulta em diminuição na reabsorção renal de vitamina C, levando a níveis plasmáticos cerca de 20% menores em portadores homozigotos quando comparados a não portadores. Tais indivíduos podem precisar de maior ingestão diária de frutas e vegetais ou suplementação para atingir concentrações adequadas de ácido ascórbico e prevenir escorbuto subclínico ou redução da capacidade antioxidante. De forma similar, deleções nos genes *GSTM1* e *GSTT1* (glutationa-S-transferases), comuns em algumas etnias, foram associadas à menor retenção de vitamina C e níveis plasmáticos reduzidos, especialmente quando a ingestão é baixa. Isso sugere que pessoas com genótipo nulo para *GSTM1/T1* poderiam se beneficiar de uma ingestão um pouco mais alta de vitamina C para compensar uma possível maior demanda antioxidante.

Adicionalmente, polimorfismos podem influenciar a resposta a sódio e potássio da dieta, nutrientes intimamente ligados ao controle da pressão arterial. Por exemplo, variantes no gene *ACE* (enzima conversora de angiotensina) modulam a sensibilidade ao sal: indivíduos com genótipo de deleção (genótipo DD) tendem a apresentar maior resposta hipertensiva ao alto consumo de sal, enquanto genótipos II respondem de forma mais atenuada. Em um contexto de precisão nutrológica, isso implica que portadores do genótipo sensível poderiam receber recomendações de restrição salina mais rigorosas para prevenção e controle da hipertensão. Polimorfismos em genes do sistema renina angiotensina, como *AGT* (angiotensinogênio, variante M235T), também estão associados à sensibilidade ao sal e risco cardiovascular. No metabolismo do potássio, embora menos estudado, variantes em canais e transportadores renais podem afetar a homeostase e possivelmente os requerimentos, mas as aplicações clínicas ainda não estão bem definidas.

Em resumo, a genética contribui para diferenças significativas na necessidade e no metabolismo de diversos micronutrientes. Na prática clínica, a identificação de tais polimorfismos pode auxiliar na prevenção de deficiências nutricionais e na otimização de suplementos: por exemplo, genótipos de *MTHFR* podem indicar maior necessidade de folato/B12, genótipos de *FUT2* e *TCN2* sugerem atenção especial à B12, *VDR* e *CYP2R1* influenciam recomendações de vitamina D, enquanto *BCO1* e *HFE* afetam, respectivamente, vitamina A e ferro. É importante, porém, balancear essas recomendações com a avaliação bioquímica e clínica individual, uma vez que os efeitos de cada polimorfismo podem ser compensados por outros fatores dietéticos ou fisiológicos[6].

Genes relacionados ao metabolismo energético e risco de obesidade

A suscetibilidade à obesidade é influenciada por múltiplos genes, particularmente aqueles envolvidos no balanço energético, seja no controle central do apetite, seja na distribuição dos nutrientes, seja na taxa metabólica e termogênese. Estudos de associação do genoma inteiro (GWAS) identificaram mais de cem *loci* associados ao IMC e à adiposidade, embora poucos tenham efeitos de grande magnitude individual. Entre os genes de maior impacto, está o *FTO* (gene associado à massa gorda e obesidade): variantes comuns intrônicas em *FTO* (como rs9939609) foram consistentemente associadas a maior peso corporal e adiposidade em diversas populações[6]. Indivíduos homozigotos para alelos de risco em *FTO* tendem a pesar, em média, 3 a 4 kg a mais que não portadores, possivelmente pelo aumento na ingestão calórica e preferência por alimentos mais energéticos, mediada por mecanismos hipotalâmicos de regulação do apetite[13]. Polimorfismos em *FTO* também podem interagir com a dieta; evidências sugerem que uma dieta rica em gorduras saturadas amplifica o efeito obesogênico do genótipo de risco *FTO*, enquanto um padrão alimentar saudável pode atenuar esse efeito. Além disso, a prática regular de atividade física mostrou reduzir em cerca de 30% o impacto do alelo de risco de *FTO* sobre o IMC, demonstrando a importância de fatores comportamentais modulando a expressão fenotípica desse gene.

Outro gene relevante é o *MC4R* (receptor 4 de melanocortina). Mutações raras de perda de função em *MC4R* são a causa monogênica mais comum de obesidade grave infantil, levando à hiperfagia e obesidade precoce. Embora essas mutações patogênicas ocorram em menos de 0,5% da população, variantes comuns próximas ao *MC4R* (como o SNP rs17782313, localizado a montante do gene) também foram associadas a IMC elevado e maior ingestão alimentar em estudos de larga escala. Uma metanálise envolvendo dezenas de estudos confirmou que cada cópia do alelo de risco em rs17782313 aumenta o risco de obesidade em cerca de 20% e está associada a aproximadamente 0,22 kg/m^2 de incremento no IMC médio. Esse polimorfismo parece influenciar a saciedade, pois portadores relatam menor saciedade pós-refeição. Isso sugere que intervenções comportamentais visando controle de porções e densidade calórica podem ser particularmente úteis para esses indivíduos.

Diversos genes relacionados à termogênese e ao gasto energético também desempenham papel na regulação do peso. Os genes das proteínas desacopladoras nas mitocôndrias, como *UCP1*, *UCP2* e *UCP3*, apresentam variantes associadas à eficiência variável na produção de calor a partir dos substratos. Por exemplo, o polimorfismo -3826A>G em *UCP1* foi associado à menor termogênese adaptativa e discreto maior ganho de peso em algumas populações, embora os resultados sejam heterogêneos. Polimorfismos no gene do receptor adrenérgico beta-3 (*ADRB3*), notadamente a substituição Trp64Arg, foram inicialmente ligados a predisposição à obesidade e diabetes em japoneses, por diminuir a lipólise induzida por catecolaminas no tecido adiposo marrom.

Embora efeitos modestos tenham sido observados em metanálises globais, indivíduos com genótipo Arg64 podem apresentar leve redução no gasto energético de repouso e atenuação na perda de peso induzida por exercícios aeróbicos, sugerindo que intervenções de maior intensidade ou duração possam ser necessárias para igualar os resultados de indivíduos sem o polimorfismo.

No controle central do apetite e saciedade, além de MC4R, destacam-se genes dos hormônios e receptores leptina-melanocortina. A deficiência congênita de leptina (*LEP*) ou de seu receptor (*LEPR*) leva à obesidade monogênica severa (condição rara tratável com reposição de leptina). Em nível populacional, polimorfismos comuns em *LEPR* (como Gln223Arg) foram associados a diferenças sutis nos níveis circulantes de leptina e na composição corporal. Um estudo relatou que portadores de certas variantes em *LEPR* exibem menor saciedade e maior tendência a ganho de peso, mas os achados não são consistentes. Por outro lado, uma variação no número de cópias do gene *LEPR* foi descrita associada à obesidade e diabetes tipo 2 em algumas coortes, ilustrando como alterações genéticas estruturais também podem impactar o metabolismo. Ainda no eixo hipotalâmico, genes como *NPY* (neuropeptídeo Y), *POMC* (pró-opiomelanocortina) e *PCSK1* (convertase 1) possuem variantes raras que conferem hiperfagia e obesidade precoce, mas variantes polimórficas nesses genes também podem influenciar o IMC de forma poligênica. Por exemplo, um haplótipo comum no promotor de *NPY* foi associado a apetite aumentado e obesidade abdominal em europeus, embora a implicação clínica seja pequena.

Genes que afetam a preferência alimentar e o comportamento alimentar também se qualificam como obesogenes. Variantes nos genes de receptores de paladar doce (*TAS1R2*) e paladar amargo (*TAS2R38*), assim como nos receptores olfativos, podem influenciar preferências por alimentos ricos em açúcar ou gorduras. Um estudo em população mexicana observou que indivíduos com determinado polimorfismo em *TAS1R2* apresentavam maior consumo de carboidratos simples e, entre aqueles com alta ingestão de açúcar, os portadores desse alelo tinham perfil lipídico mais adverso. Já variantes em *CD36* (receptor de gordura) podem modificar a preferência por alimentos gordurosos, contribuindo indiretamente para maior ingestão calórica e adiposidade em alguns indivíduos[6]. Essas descobertas ressaltam que a predisposição genética à obesidade não se limita ao metabolismo basal, englobando também diferenças na forma como os sentidos e o cérebro percebem e buscam os alimentos.

No contexto da genética da obesidade, uma distinção importante é entre formas monogênicas (raras e de alto efeito) e poligênicas (comuns e de efeito moderado). Enquanto mutações monogênicas (em *MC4R*, *LEP*, *LEPR*, *POMC* etc.) causam obesidade grave desde a infância, a chamada "obesidade comum" resulta da soma de centenas de polimorfismos de pequeno efeito, somados a fatores ambientais. Já foram desenvolvidos escores poligênicos que agregam dezenas ou centenas de variantes de risco para prever a predisposição individual à obesidade[13]. Indivíduos com escore poligênico muito alto (nos 5% do topo da distribuição) podem ter risco várias vezes maior de desenvolver obesidade ao longo da vida em comparação àqueles com escore baixo, segundo estudos longitudinais.

No entanto, a aplicabilidade clínica desses escores ainda é limitada. Conhecer a propensão genética não altera por si só a conduta básica, que continua sendo orientar dieta saudável e atividade física para todos. Por outro lado, pacientes com risco genético alto talvez precisem de estratégias de intervenção mais intensivas ou precoces para prevenir ganho de peso, o que pode vir a ser um uso prático desses testes no futuro.

Aplicações práticas

A identificação de genes relacionados à obesidade tem permitido algumas aplicações em nutrologia e medicina preventiva. Por exemplo, serviços de aconselhamento genético nutricional já testam painéis incluindo *FTO*, *MC4R*, *APOA2*, *ADRB2*, entre outros, para estimar a "melhor dieta" para perda de peso de um paciente. Em um ensaio clínico europeu (Food4Me), voluntários que receberam orientação dietética personalizada baseada em seus genótipos (além de fatores tradicionais) obtiveram uma ligeira melhora nos hábitos alimentares e perda de peso em comparação àqueles que receberam conselhos genéricos. Embora os resultados ainda sejam modestos, indicam que o *feedback* genético pode aumentar o engajamento do paciente e a eficácia da intervenção nutrológica. Outro exemplo é o uso do genótipo *ADRB3* Trp64Arg como fator na escolha de estratégias para tratamento da obesidade: há evidências de que portadores do alelo Arg64 perdem menos peso com exercício isolado, de modo que programas para esses indivíduos poderiam enfatizar mais o componente dietético e farmacológico do tratamento. Já *FTO* e *MC4R* têm sido investigados quanto à resposta diferencial a dietas hipocalóricas com diferentes composições – por exemplo, se portadores de alelos de risco emagreceriam mais com baixo teor de gordura ou baixo teor de carboidrato. Até o momento, os maiores estudos (incluindo uma metanálise com mais de 9 mil participantes) não encontraram interação significativa entre genótipo *FTO* e o padrão de macronutrientes da dieta na perda de peso, o que sugere que a recomendação de "melhor dieta" ainda deve basear-se majoritariamente nas preferências e nas condições clínicas do paciente do que em seu DNA.

GENÉTICA E RESPOSTA A DIETAS E SUPLEMENTOS

Polimorfismos e resposta a diferentes tipos de dietas

A heterogeneidade na resposta individual a diferentes padrões alimentares representa um dos maiores desafios na prática nutrológica. Enquanto alguns pacientes apresentam resultados expressivos com determinadas abordagens dietéticas, outros podem não responder ou até mesmo experimentar efeitos adversos sob o mesmo regime. Essa variabilidade, antes atribuída principalmente a fatores comportamentais ou metabólicos, encontra na genética uma explicação cada vez mais consistente[14,15].

Estudos recentes têm identificado polimorfismos específicos que influenciam a resposta a diferentes tipos de dietas. No contexto das dietas com baixo teor de carboidratos (*low carb*), variantes nos genes *FABP2*, *PPARG* e *TCF7L2* parecem exercer papel significativo. O gene *FABP2*, por exemplo, codifica uma proteína envolvida na absorção e transporte de ácidos graxos no intestino. A variante Ala54Thr desse gene está associada a maior absorção e oxidação de gorduras, o que pode tornar seus portadores mais responsivos a dietas com maior proporção de lipídios. Estudos demonstram que indivíduos homozigotos para essa variante podem apresentar perda de peso até 2,5 vezes maior em dietas *low carb* quando comparados a não portadores[15,16].

Quanto às dietas cetogênicas, caracterizadas por drástica restrição de carboidratos e elevada proporção de gorduras, polimorfismos nos genes *PPAR*-α e *CPT1A* parecem influenciar significativamente a capacidade de adaptação metabólica. O gene *CPT1A* codifica uma enzima essencial para o transporte de ácidos graxos para a mitocôndria, etapa limitante na betaoxidação. Variantes específicas desse gene podem afetar a eficiência da cetogênese e a capacidade de utilizar corpos cetônicos como substrato energético, explicando por que alguns indivíduos se adaptam rapidamente ao estado cetogênico enquanto outros experimentam sintomas prolongados de "gripe cetogênica" e menor tolerância metabólica[14,17].

A dieta mediterrânea, por sua vez, caracterizada pelo consumo elevado de azeite de oliva, peixes, frutas, vegetais e grãos integrais, também apresenta respostas variáveis conforme o perfil genético. Polimorfismos no gene *APOE*, particularmente a presença do alelo E4, parecem modular a resposta lipídica a esse padrão alimentar. Portadores do alelo E4 tendem a apresentar maior redução nos níveis de LDL-colesterol quando seguem a dieta mediterrânea, comparados aos portadores dos alelos E2 ou E3. Já variantes no gene *MTHFR* influenciam a resposta à ingestão de folato presente nos vegetais de folhas verdes, componente importante desse padrão alimentar[15,18].

O gene *FTO*, amplamente estudado em relação à obesidade, também parece influenciar a resposta a diferentes composições dietéticas. Estudos indicam que portadores de determinadas variantes desse gene apresentam maior perda de peso e melhora metabólica com dietas de maior teor proteico, independentemente do conteúdo de carboidratos ou gorduras. Essa observação sugere que a proporção ideal de macronutrientes pode variar de modo significativo conforme o perfil genético individual[14,19].

É importante ressaltar que a resposta a padrões alimentares não depende apenas de genes isolados, mas de complexas interações gene-gene e gene-ambiente. Fatores como microbioma intestinal, ritmo circadiano, nível de atividade física e estado inflamatório podem modular a expressão gênica e, consequentemente, a resposta metabólica a diferentes dietas. Além disso, a adesão a longo prazo, fator crucial para o sucesso de qualquer intervenção dietética, também pode ser influenciada por predisposições genéticas relacionadas à percepção de sabor, saciedade e comportamento alimentar[16,17].

Essas descobertas têm implicações significativas para a prática clínica, sugerindo que a prescrição dietética baseada exclusivamente em parâmetros antropométricos e bioquímicos convencionais pode ser insuficiente para otimizar resultados. A análise de polimorfismos específicos oferece a oportunidade de personalizar a composição de macronutrientes e o padrão alimentar de acordo com o perfil genético individual, potencialmente aumentando a eficácia e a adesão a longo prazo[15,19].

Impacto da genética na absorção e no metabolismo de suplementos

A suplementação nutricional, prática cada vez mais comum tanto em contextos clínicos quanto no âmbito da promoção da saúde, apresenta resultados que variam de maneira considerável de acordo com os indivíduos. Essa heterogeneidade, antes atribuída principalmente a fatores como qualidade dos suplementos, dosagem ou condições de absorção, encontra na genética uma explicação cada vez mais robusta. Polimorfismos específicos podem influenciar significativamente a farmacocinética e farmacodinâmica de diversos suplementos, determinando sua biodisponibilidade, metabolização e efeitos biológicos[20,21].

A vitamina D representa um dos exemplos mais bem documentados dessa interação. Além dos polimorfismos no gene *VDR*, que afetam a sensibilidade tecidual à forma ativa da vitamina, variantes nos genes *CYP2R1* e *CYP27B1* influenciam a conversão da vitamina D em sua forma ativa (1,25-di-hidroxivitamina D). Estudos demonstram que portadores de determinados polimorfismos no gene *CYP2R1* podem apresentar níveis séricos de 25-hidroxivitamina D até 20% menores mesmo com exposição solar e ingestão dietética semelhantes às de não portadores. Essas variações ajudam a explicar por que alguns indivíduos permanecem deficientes mesmo com suplementação em doses convencionais, enquanto outros mantêm níveis adequados com doses mínimas[13,20].

No caso dos ácidos graxos ômega-3, polimorfismos nos genes *FADS1* e *FADS2*, que codificam enzimas dessaturases envolvidas no metabolismo de ácidos graxos, influenciam a conversão do ácido alfalinolênico (ALA) em ácido eicosapentaenoico (EPA) e ácido docosa-hexaenoico (DHA). Portadores de determinadas variantes nesses genes apresentam menor capacidade de conversão, podendo necessitar de suplementação direta com EPA e DHA para obter os benefícios anti-inflamatórios e cardioprotetores associados a esses ácidos graxos. Essa observação tem implicações particularmente relevantes para vegetarianos e veganos, que dependem exclusivamente da conversão endógena de ALA proveniente de fontes vegetais[21,22].

A cafeína, embora não seja tradicionalmente classificada como suplemento, é amplamente utilizada como ergogênico e tem seus efeitos significativamente modulados pela genética. Polimorfismos no gene *CYP1A2*, responsável pelo metabolismo de aproximadamente 95% da cafeína no organismo, determinam a velocidade de *clearance* dessa substância. Indivíduos com a variante AA (metabolizadores rápidos) processam a cafeína até quatro vezes mais rapidamente que portadores da variante CC (metabolizadores lentos). Essa diferença não apenas influencia a duração dos efeitos estimulantes, mas também modula o impacto da cafeína sobre o desempenho físico, pressão arterial e qualidade do sono. Estudos demonstram que metabolizadores rápidos tendem a obter maior benefício ergogênico da cafeína, enquanto metabolizadores lentos podem experimentar mais efeitos adversos, como ansiedade e distúrbios do sono[20,23].

Outros suplementos comumente utilizados também apresentam interações significativas com o perfil genético. A creatina, por exemplo, tem sua eficácia influenciada por polimorfismos no gene *AMPD1*, com portadores da variante C34T demonstrando maior resposta ergogênica à suplementação. Já a coenzima Q10 apresenta eficácia variável conforme polimorfismos nos genes *NQO1* e *NQO2*, que codificam enzimas envolvidas em seu metabolismo[21,24].

Essas descobertas têm implicações significativas para a prática clínica, sugerindo que protocolos padronizados de suplementação podem ser subótimos para muitos indivíduos. A análise de polimorfismos específicos oferece a oportunidade de personalizar não apenas a escolha dos suplementos, mas também sua dosagem, forma química e tempo de administração, potencialmente otimizando resultados clínicos e minimizando efeitos adversos[20,22].

É importante ressaltar, no entanto, que a resposta à suplementação é multifatorial, envolvendo não apenas a genética, mas também fatores como estado nutrológico basal, composição corporal, microbioma intestinal e interações nutriente-nutriente. Além disso, a expressão dos genes envolvidos no metabolismo de suplementos pode ser modulada por fatores epigenéticos, incluindo o próprio padrão alimentar, atividade física e exposição a toxinas ambientais[21,24].

Personalização da suplementação baseada em perfil genético

A transição de uma abordagem "tamanho único" para estratégias personalizadas representa uma das maiores evoluções na prática nutrológica contemporânea. No campo da suplementação, essa personalização encontra na análise genética uma ferramenta particularmente promissora, permitindo identificar necessidades específicas e prever respostas individuais a diferentes compostos. Essa abordagem, fundamentada nos princípios da nutrigenética, tem o potencial de otimizar resultados clínicos, minimizar efeitos adversos e racionalizar o uso de suplementos[1,25].

A personalização da suplementação baseada no perfil genético pode seguir diferentes estratégias. A primeira e mais direta envolve a identificação de polimorfismos associados a maior risco de deficiências específicas. Por exemplo, portadores de variantes no gene *MTHFR* que reduzem significativamente a atividade enzimática (como C677T em homozigose) podem beneficiar-se da suplementação com formas metiladas de folato, contornando a limitação metabólica. Similarmente, indivíduos com polimorfismos no gene *BCMO1*, que comprometem a conversão de betacaroteno em retinol, podem necessitar de suplementação direta com vitamina A pré-formada, especialmente se seguirem dietas vegetarianas[25,26].

Uma segunda estratégia envolve a personalização da forma química e da dosagem dos suplementos conforme o perfil genético. No caso da vitamina D, por exemplo, indivíduos com polimorfismos específicos nos genes *VDR* e *CYP2R1* podem necessitar de doses 2 a 3 vezes maiores que as convencionalmente recomendadas para atingir níveis séricos ótimos. Já no caso da vitamina E, portadores de determinadas variantes no gene *APOE* podem beneficiar-se mais da suplementação com formas específicas de tocoferóis e tocotrienóis, conforme sua capacidade de transporte e utilização[1,27].

Uma terceira abordagem foca na personalização do *timing* e da combinação de suplementos. Polimorfismos em genes que regulam o ritmo circadiano, como *CLOCK* e *PER2*, podem influenciar o momento ideal para a administração de certos suplementos. Já variantes em genes envolvidos em interações nutriente-nutriente, como *SLC23A1* (transportador de vitamina C) e *SLC40A1* (transportador de ferro), podem orientar combinações sinérgicas ou, de maneira alternativa, indicar suplementos que devem ser administrados separadamente para evitar interferências na absorção[25,28].

Estudos clínicos começam a validar a eficácia dessa abordagem personalizada. Uma metanálise recente demonstrou que protocolos de suplementação baseados em perfil genético resultaram em melhora de marcadores bioquímicos 47% superior à observada com protocolos padronizados. Outro estudo, focado especificamente na suplementação de antioxidantes, demonstrou redução de 38% em marcadores de estresse oxidativo quando a escolha dos compostos e suas dosagens foram personalizadas conforme polimorfismos em genes relacionados ao sistema antioxidante[1,29].

É importante ressaltar, no entanto, que a personalização da suplementação baseada em perfil genético ainda enfrenta desafios significativos. A complexidade das interações gene-gene e gene-ambiente, a influência de fatores epigenéticos e a variabilidade na penetrância dos polimorfismos tornam necessária uma abordagem cautelosa e integrada. Além disso, a maioria dos estudos disponíveis foca em genes isolados, enquanto a resposta a suplementos é tipicamente poligênica[25,26].

Na prática clínica, a implementação dessa abordagem requer não apenas a análise genética, mas sua integração com avaliação clínica abrangente, histórico médico e nutrológico, análise de biomarcadores e consideração de preferências e limitações individuais. Essa integração, embora desafiadora, oferece a oportunidade de transcender o paradigma da suplementação como intervenção generalizada para uma ferramenta verdadeiramente personalizada, alinhada às necessidades bioquímicas únicas de cada indivíduo[1,29].

APLICAÇÃO CLÍNICA DA MEDICINA DE PRECISÃO

Testes genéticos na prática nutrológica: benefícios e limitações

A incorporação de testes genéticos na prática nutrológica representa uma das manifestações mais concretas da medicina de precisão. Essa abordagem, que há poucos anos parecia restrita a cenários de pesquisa, hoje se estabelece como ferramenta clínica com potencial para transformar a forma como são compreendidas e tratadas as necessidades nutricionais individuais. No entanto, como toda tecnologia emergente, apresenta tanto benefícios significativos quanto limitações importantes que devem ser consideradas para sua aplicação ética e eficaz[1,4].

Entre os principais benefícios, destaca-se a capacidade de identificar predisposições genéticas específicas que influenciam o metabolismo de nutrientes. Testes que avaliam polimorfismos em genes como *MTHFR*, *VDR*, *APOE* e *FTO*, entre outros, podem revelar vulnerabilidades metabólicas que não seriam detectadas por exames bioquímicos convencionais. Essa informação permite intervenções preventivas personalizadas, potencialmente evitando deficiências nutricionais e suas consequências antes mesmo de manifestações clínicas ou alterações laboratoriais[4,16].

Outro benefício significativo é a possibilidade de otimizar a resposta a intervenções nutrológicas. Ao identificar como variantes genéticas específicas influenciam a metabolização de macronutrientes, é possível personalizar a distribuição de carboidratos, proteínas e lipídios na dieta, potencialmente aumentando a eficácia de estratégias para controle de peso, perfil lipídico e glicêmico. Estudos recentes demonstram que intervenções dietéticas baseadas em perfil genético podem resultar em perda de peso até 2,5 vezes maior e melhorias mais significativas em marcadores metabólicos quando comparadas a abordagens convencionais[1,19].

A personalização da suplementação representa outro campo promissor. Ao identificar polimorfismos que afetam a absorção, transporte ou metabolismo de micronutrientes específicos, é possível ajustar não apenas a dosagem, mas também a forma química dos suplementos. Por exemplo, indivíduos com determinadas variantes no gene *MTHFR* podem beneficiar-se mais de formas metiladas de folato, enquanto portadores de polimorfismos no gene *VDR* podem requerer doses maiores de vitamina D para atingir níveis séricos ótimos[4,12].

No entanto, a aplicação clínica de testes genéticos na nutrologia enfrenta limitações importantes. A primeira delas refere-se à complexidade da interpretação dos resultados. A maioria dos fenótipos nutricionais é poligênica, influenciada por múltiplos genes que interagem entre si e com fatores ambientais. Testes que analisam genes isolados, sem considerar essas interações, podem fornecer informações incompletas ou potencialmente enganosas. Além disso, a penetrância variável dos polimorfismos – o grau em que uma variante genética se manifesta fenotipicamente – adiciona outra camada de complexidade à interpretação clínica[1,25].

Outra limitação significativa é a ainda limitada validação clínica de muitas associações gene-nutriente. Embora estudos observacionais tenham identificado numerosas correlações entre polimorfismos e respostas nutricionais, ensaios clínicos randomizados que confirmem a eficácia de intervenções baseadas nessas associações ainda são relativamente escassos. Essa lacuna na evidência científica exige cautela na translação de achados genéticos para recomendações clínicas definitivas[12,16].

Questões éticas também representam desafios importantes. A privacidade dos dados genéticos, o potencial para discriminação baseada em informação genética e o risco de determinismo genético – a crença errônea de que os genes determinam completamente o destino metabólico, ignorando a plasticidade fenotípica e a influência ambiental – são preocupações que devem ser cuidadosamente consideradas[1,25].

Do ponto de vista prático, o custo ainda representa uma barreira significativa à ampla implementação de testes genéticos na prática nutrológica. Embora os preços tenham diminuído consideravelmente na última década, o acesso a essa tecnologia permanece limitado para muitos pacientes, potencialmente exacerbando disparidades já existentes no acesso a cuidados de saúde personalizados[4,19].

Apesar dessas limitações, o potencial da genética nutrológica para transformar a prática clínica é inegável. A chave para sua implementação eficaz reside na integração cuidadosa da informação genética com avaliação clínica abrangente, histórico médico e nutrológico, análise de biomarcadores e consideração de fatores ambientais e comportamentais. Essa abordagem integrada, que reconhece tanto o poder quanto as limitações da informação genética, representa o verdadeiro espírito da medicina de precisão aplicada à nutrologia[16,25].

Como interpretar exames genéticos para otimizar condutas nutrológicas

A interpretação adequada de exames genéticos representa um dos maiores desafios na implementação clínica da nutrigenômica. Diferentemente de exames laboratoriais convencionais, que geralmente apresentam valores de referência bem estabelecidos, os testes genéticos oferecem informações probabilísticas sobre predisposições e tendências, cuja tradução em condutas clínicas específicas requer uma abordagem sistemática e criteriosa[30,31].

O primeiro passo para uma interpretação eficaz é compreender a natureza dos polimorfismos analisados e sua relevância clínica. Nem todas as variantes genéticas têm o mesmo nível de evidência científica ou impacto metabólico. Polimorfismos como C677T no gene *MTHFR*, Ala222Val no gene *PEMT* ou ApoE4 no gene *APOE* possuem evidências robustas de associação com fenótipos nutricionais específicos, enquanto outras variantes podem ter associações mais fracas ou inconsistentes. Priorizar a análise de polimorfismos com maior validação científica e relevância clínica é fundamental para evitar interpretações excessivas ou inadequadas[18,30].

A avaliação do contexto genômico mais amplo também é essencial. Genes raramente atuam isoladamente; em vez disso, participam de complexas redes de interação que modulam seu impacto fenotípico. Por exemplo, o efeito de uma variante no gene *FTO* sobre o risco de obesidade pode ser atenuado ou potencializado por polimorfismos em genes como *MC4R* ou *PPARG*. Ferramentas de análise que considerem essas interações gene-gene, calculando escores de risco poligênico, oferecem uma visão mais abrangente e potencialmente mais útil para a clínica do que a análise de variantes isoladas[31,32].

A integração da informação genética com dados clínicos, bioquímicos e nutricionais representa outro componente crucial. Um polimorfismo que teoricamente aumenta o risco de deficiência de vitamina D, por exemplo, deve ser interpretado à luz dos níveis séricos atuais de 25-hidroxivitamina D, histórico de exposição solar, ingestão dietética e suplementação, sintomas clínicos e comorbidades. Essa abordagem integrada permite contextualizar a informação genética, distinguindo entre predisposições teóricas e necessidades clínicas reais[30,33].

A consideração de fatores epigenéticos e ambientais também é fundamental. A expressão dos genes é modulada por mecanismos epigenéticos que respondem a estímulos ambientais, incluindo padrão alimentar, atividade física, exposição a toxinas e estresse psicológico. Assim, a presença de uma variante genética de risco não determina necessariamente um desfecho metabólico negativo, especialmente se fatores ambientais favoráveis estiverem presentes. Essa compreensão ajuda a evitar o determinismo genético e a enfatizar o papel da intervenção nutrológica na modulação da expressão gênica[18,31].

Na prática clínica, a interpretação de exames genéticos pode seguir um modelo de estratificação de risco e priorização de intervenções. Polimorfismos podem ser classificados em categorias como alto impacto (evidência robusta de associação com fenótipos clinicamente significativos), impacto moderado (evidência consistente, mas com efeito fenotípico menos pronunciado) e impacto incerto (evidência limitada ou inconsistente). Essa estratificação permite priorizar intervenções para as variantes de maior impacto, enquanto mantém vigilância para as de impacto moderado e adota uma abordagem mais conservadora para as de impacto incerto[30,33].

A comunicação dos resultados ao paciente representa outro aspecto crucial da interpretação clínica. A informação genética deve ser apresentada de forma clara, contextualizada e não determinística, enfatizando que os genes representam predisposições, não destinos imutáveis. Essa abordagem não apenas promove uma compreensão mais precisa, mas também favorece o engajamento do paciente em intervenções nutrológicas personalizadas[31,32].

É importante ressaltar que a interpretação de exames genéticos na prática nutrológica é um campo em rápida evolução. Novas associações gene-nutriente são continuamente descobertas, e o nível de evidência para associações existentes se modifica com frequência. Isso exige dos profissionais uma atualização constante e uma abordagem flexível, disposta a incorporar novos conhecimentos e a revisar interpretações anteriores à luz de evidências emergentes[18,30].

Exemplo de personalização de dieta e suplementação com base na genética

A aplicação prática da nutrigenômica pode ser mais bem compreendida a partir de exemplos concretos que ilustram como a informação genética pode orientar intervenções nutrológicas personalizadas. Esses exemplos não apenas demonstram a tradução da teoria para a prática clínica, mas também evidenciam o potencial transformador da medicina de precisão aplicada à nutrologia[34,35].

Considere o caso de uma paciente de 42 anos com histórico familiar de doença cardiovascular precoce e dificuldade em controlar os níveis de LDL-colesterol, apesar de seguir as recomendações dietéticas convencionais. A análise genética revela que ela é portadora do alelo E4 do gene *APOE*, associado a maior absorção intestinal de colesterol e níveis elevados de LDL. Além disso, apresenta polimorfismos nos genes *PPAR*-α e *FADS1* que afetam o metabolismo de ácidos graxos e a resposta inflamatória[22,34].

Com base nesse perfil genético, a abordagem nutrológica pode ser personalizada de várias formas. Primeiro, a distribuição de macronutrientes pode ser ajustada para uma dieta com menor teor de gorduras saturadas (menos de 7% das calorias totais) e maior proporção de gorduras mono e poli-insaturadas, particularmente ômega-3 de cadeia longa. Essa modificação é especialmente relevante para portadores do alelo E4, que demonstram maior sensibilidade ao colesterol dietético e às gorduras saturadas[15,34].

Os componentes específicos da dieta podem ser enfatizados ou limitados. Alimentos ricos em fitosteróis, como nozes, sementes e óleos vegetais, podem ser priorizados por sua capacidade de competir com o colesterol pela absorção intestinal – um benefício particularmente relevante para portadores do alelo E4. Simultaneamente, alimentos processados contendo gorduras trans e óleos hidrogenados devem ser rigorosamente evitados, dado seu impacto particularmente negativo em indivíduos com os polimorfismos identificados[35,36].

Além disso, a suplementação pode ser personalizada. Por causa dos polimorfismos nos genes *FADS1* e *PPAR*-α, que podem comprometer a conversão endógena de ácidos graxos ômega-3 de cadeia curta em formas de cadeia longa (EPA e DHA), a suplementação direta com EPA e DHA pode ser recomendada em doses mais elevadas que as convencionais (2 a 4 g/dia *versus* 1g/dia). Adicionalmente, antioxidantes como a coenzima Q10 podem ser considerados, dada a predisposição genética a maior estresse oxidativo[22,34].

Outro exemplo ilustrativo envolve um paciente de 35 anos com síndrome metabólica e resistência à perda de peso. A análise genética revela polimorfismos nos genes *FTO* e *MC4R*, associados a maior risco de obesidade e alterações na regulação do apetite, além de variantes no gene *TCF7L2*, relacionadas à sensibilidade à insulina e ao metabolismo de carboidratos[15,35].

Nesse caso, a personalização dietética pode incluir ajustes na distribuição de macronutrientes, favorecendo uma dieta com menor carga glicêmica e maior teor proteico (25 a 30% das calorias totais *versus* os convencionais 15 a 20%). Estudos demonstram que portadores de determinadas variantes no gene *FTO* respondem melhor a dietas com maior proporção de proteínas, possivelmente por causa dos efeitos sobre a saciedade e termogênese[34,36].

O padrão de refeições também pode ser personalizado. Em decorrência dos polimorfismos que afetam a regulação do apetite (*MC4R*) e o metabolismo de carboidratos (*TCF7L2*), uma estratégia de refeições menores e mais frequentes com distribuição controlada de carboidratos ao longo do dia pode ser mais eficaz que o padrão convencional de três refeições principais. Adicionalmente, a inclusão estratégica de alimentos ricos em fibras solúveis antes das refeições principais pode ajudar a modular a resposta glicêmica, particularmente relevante dado o perfil genético identificado[22,35].

Quanto à suplementação, compostos que potencializam a sensibilidade à insulina, como o cromo e o ácido alfalipoico, podem ser considerados, especialmente à luz dos polimorfismos no gene *TCF7L2*. Além disso, a suplementação com fibras solúveis e prebióticos pode ser recomendada em doses personalizadas, visando modular a microbiota intestinal – fator cada vez mais reconhecido como mediador da interação entre genética e nutrição[15,34].

É importante ressaltar que esses exemplos representam abordagens integradas, que consideram não apenas a informação genética isolada, mas sua interação com fatores clínicos, bioquímicos e comportamentais. A personalização nutrológica baseada em genética não substitui, mas complementa e refina a avaliação clínica abrangente, resultando em intervenções mais precisas e potencialmente mais eficazes[35,36].

Além disso, a implementação dessas abordagens personalizadas deve ser acompanhada de monitoramento regular e ajustes conforme necessário. A resposta a intervenções nutrológicas, mesmo quando baseadas em perfil genético, pode variar ao longo do tempo por causa de fatores como alterações na expressão gênica, mudanças na composição corporal, estado inflamatório e microbiota intestinal. Essa natureza dinâmica reforça a importância de uma abordagem contínua e adaptativa, que representa a verdadeira essência da medicina de precisão[22,34].

PERSPECTIVAS E CONSIDERAÇÕES ÉTICAS

Avanços na tecnologia de sequenciamento genético

As principais tecnologias de sequenciamento genético disponíveis atualmente são:

1. Sequenciamento de Sanger: método clássico de sequenciamento que utiliza a terminologia de cadeias de DNA. Trata-se de um método preciso, porém mais caro. Utilizado no sequenciamento de genes específicos e validação de variantes[37].
2. Sequenciamento de nova geração (NGS): gera milhões de leituras simultaneamente, com um sequenciamento em massa de DNA. É rápido e mais econômico[38].

3. Sequenciamento de terceira geração: permite a leitura de longas sequências de DNA em tempo real[39].
4. Sequenciamento de RNA: técnica para sequenciar o transcriptoma, permitindo a análise de perfis de expressão em doenças[40].
5. Sequenciamento de células únicas: permite a análise genética de células individuais, capturando a heterogeneidade celular dentro de um tecido[41].
6. Sequenciamento por hibridização: utiliza sondas para captar regiões específicas do genoma antes do sequenciamento[42].
7. Sequenciamento de microbioma: analisa grupos microbianos, utilizando NGS ou técnicas específicas para sequenciar DNA[43].

Limitações e desafios na implementação da nutrigenômica

As principais limitações no estudo da nutrigenômica são:

1. Complexidade genética: a interação entre genes e nutrientes é altamente complexa. Vários genes podem influenciar uma única via metabólica, e um único nutriente pode afetar múltiplas vias[1,4].
2. Variabilidade individual: a resposta a nutrientes varia muito entre indivíduos devido a fatores como genética, microbioma, estilo de vida, ambiente. Por conta desses fatores, torna-se difícil criar diretrizes alimentares universais[16,25].
3. Falta de dados longitudinais: a maioria dos estudos é de curto prazo e não fornece informações a longo prazo das intervenções genéticas baseadas em nutrigenômica[44].
4. Educação e formação: há necessidade de formação adequada para profissionais de saúde sobre nutrigenômica, para que se possam interpretar e aplicar os dados de maneira eficaz[30,31].
5. Integração com práticas clínicas: integrar a nutrigenômica nas práticas clínicas diárias requer mudanças nos protocolos de atendimento, o que pode ser um desafio em sistemas de saúde já sobrecarregados. É preciso evidenciar a importância de um trabalho colaborativo entre pesquisadores, clínicos e educadores, para desenvolver abordagens práticas e acessíveis[45].

Questões éticas e privacidade dos dados genéticos

Consentimento informado: é o princípio fundamental na pesquisa genética. Os indivíduos devem ser plenamente informados sobre seus dados, incluindo possíveis riscos e benefícios[30,36].

1. Privacidade e confidencialidade: trata-se da proteção de privacidade dos dados genéticos. Medidas como anonimização ou a pseudonimização são recomendadas[31,44].

2. Armazenamento e compartilhamento de dados: a utilização de bancos de dados para pesquisa deve garantir que haja protocolos para proteger informações sensíveis e evitar acesso não autorizado[44,45].
3. Direitos dos participantes: eles possuem o direito de acessar, corrigir e até mesmo retirar consentimento para o uso de seus dados em qualquer momento[30,36].
4. Transparência e responsabilidade: ponto muito relevante para as práticas de coleta e uso de dados genéticos para manter a confiança pública. Pesquisadores e instituições devem ser responsabilizados pelo uso ético dos dados e pela proteção da privacidade dos participantes[31,45].
5. Desigualdade no acesso: a implementação de testes genéticos e nutrigenômicos pode exacerbar desigualdades existentes na saúde. Esse acesso deve ser equitativo, para que não se crie uma divisão entre aqueles que podem se beneficiar e os que não podem[44,45].

CONSIDERAÇÕES FINAIS

A nutrigenômica e a medicina de precisão representam uma evolução significativa na abordagem nutrológica, transitando de recomendações generalizadas para intervenções personalizadas baseadas no perfil genético individual. Ao longo deste capítulo, explorou-se como a interação entre genes e nutrientes modula respostas metabólicas, necessidades nutricionais e riscos de doenças, abrindo caminho para estratégias terapêuticas mais eficazes e direcionadas.

Os avanços nas tecnologias de sequenciamento genético e a crescente compreensão dos mecanismos epigenéticos têm ampliado as possibilidades de aplicação clínica da nutrigenômica. No entanto, como toda área emergente, enfrenta desafios significativos: a complexidade das interações gene-nutriente, a necessidade de validação clínica robusta, questões éticas relacionadas à privacidade dos dados genéticos e a formação adequada de profissionais.

O futuro da nutrigenômica na prática nutrológica dependerá da integração equilibrada entre evidências científicas, aplicabilidade clínica e considerações éticas. À medida que são superadas as limitações atuais, caminha-se para um cenário no qual a personalização nutricional baseada em genética se tornará parte integral do cuidado em saúde, contribuindo para intervenções mais precisas, preventivas e centradas no indivíduo.

REFERÊNCIAS BIBLIOGRÁFICAS

1. Fenech M, El-Sohemy A, Cahill L, Ferguson LR, French TA, Tai ES, et al. Nutrigenetics and Nutrigenomics: Viewpoints on the Current Status and Applications in Nutrition Research and Practice. J Nutrigenet Nutrigenomics. 2011;4(2):69-89.
2. Müller M, Kersten S. Nutrigenomics: goals and strategies. Nat Rev Genet. 2003 Apr;4(4):315-22.

3. Corella D, Ordovas JM. Nutrigenomics in cardiovascular medicine. Circ Cardiovasc Genet. 2009 Dec;2(6):637-51.
4. Kohlmeier M, De Caterina R, Ferguson LR, Görman U, Allayee H, Prasad C, et al. Guide and Position of the International Society of Nutrigenetics/Nutrigenomics on Personalized Nutrition: Part 2 - Ethics, Challenges and Endeavors of Precision Nutrition. J Nutrigenet Nutrigenomics. 2016;9(1):28-46.
5. González-Becerra K, Ramos-Lopez O, Barrón-Cabrera E, Riezu-Boj JI, Milagro FI, Martínez-López E, et al. Fatty acids, epigenetic mechanisms and chronic diseases: a systematic review. Lipids Health Dis. 2019 Oct 15;18(1):178.
6. Kiani AK, Bonetti G, Donato K, Kaftalli J, Herbst KL, Stuppia L, et al. Polymorphisms, diet and nutrigenomics. J Prev Med Hyg. 2022 Oct 17;63(2 Suppl 3):E125-E141.
7. Falchi M, El-Sayed Moustafa JS, Takousis P, Pesce F, Bonnefond A, Andersson-Assarsson JC, et al. Low copy number of the salivary amylase gene predisposes to obesity. Nat Genet. 2014 May;46(5):492-7.
8. Huang T, Qi Q, Li Y, Hu FB, Bray GA, Sacks FM, et al. FTO genotype, dietary protein, and change in appetite: the Preventing Overweight Using Novel Dietary Strategies trial. Am J Clin Nutr. 2014 May;99(5):1126-30.
9. Zhang X, Qi Q, Hu F, Sacks F, Qi L. Abstract P129: FTO genotype and 2-year change in body composition and fat distribution in response to weight-loss diets: the Pounds Lost Trial. Circulation. 2012;125(Suppl 10):AP129.
10. Livingstone KM, Celis-Morales C, Papandonatos GD, Erar B, Florez JC, Jablonski KA, et al. FTO genotype and weight loss: systematic review and meta-analysis of 9563 individual participant data from eight randomised controlled trials. BMJ. 2016 Sep 20;354:i4707.
11. Sharma P, Dwivedi S. Nutrigenomics and Nutrigenetics: New Insight in Disease Prevention and Cure. Indian J Clin Biochem. 2017 Oct;32(4):371-3.
12. Niforou A, Konstantinidou V, Naska A. Genetic Variants Shaping Inter-individual Differences in Response to Dietary Intakes-A Narrative Review of the Case of Vitamins. Front Nutr. 2020 Dec 1;7:558598.
13. Loos RJF, Yeo GSH. The genetics of obesity: from discovery to biology. Nat Rev Genet. 2022 Feb;23(2):120-33.
14. Gardner CD, Trepanowski JF, Del Gobbo LC, Hauser ME, Rigdon J, Ioannidis JPA, et al. Effect of Low--Fat vs Low-Carbohydrate Diet on 12-Month Weight Loss in Overweight Adults and the Association with Genotype Pattern or Insulin Secretion: The DIETFITS Randomized Clinical Trial. JAMA. 2018 Feb 20;319(7):667-79.
15. Heianza Y, Qi L. Gene-Diet Interaction and Precision Nutrition in Obesity. Int J Mol Sci. 2017 Apr 7;18(4):787.
16. Grimaldi KA, van Ommen B, Ordovas JM, Parnell LD, Mathers JC, Bendik I, et al. Proposed guidelines to evaluate scientific validity and evidence for genotype-based dietary advice. Genes Nutr. 2017 Dec 15;12:35.
17. Volek JS, Freidenreich DJ, Saenz C, Kunces LJ, Creighton BC, Bartley JM, et al. Metabolic characteristics of keto-adapted ultra-endurance runners. Metabolism. 2016 Mar;65(3):100-10.
18. Corella D, Coltell O, Mattingley G, Sorlí JV, Ordovas JM. Utilizing nutritional genomics to tailor diets for the prevention of cardiovascular disease: a guide for upcoming studies and implementations. Expert Rev Mol Diagn. 2017 May;17(5):495-513.

19. Celis-Morales C, Livingstone KM, Marsaux CF, Macready AL, Fallaize R, O'Donovan CB, et al. Effect of personalized nutrition on health-related behaviour change: evidence from the Food4Me European randomized controlled trial. Int J Epidemiol. 2017 Apr 1;46(2):578-88.
20. Ames BN, Elson-Schwab I, Silver EA. High-dose vitamin therapy stimulates variant enzymes with decreased coenzyme binding affinity (increased K(m)): relevance to genetic disease and polymorphisms. Am J Clin Nutr. 2002 Apr;75(4):616-58.
21. Zeisel SH. Nutrigenomics and metabolomics will change clinical nutrition and public health practice: insights from studies on dietary requirements for choline. Am J Clin Nutr. 2007 Sep;86(3):542-8.
22. Chilton FH, Murphy RC, Wilson BA, Sergeant S, Ainsworth H, Seeds MC, et al. Diet-gene interactions and PUFA metabolism: a potential contributor to health disparities and human diseases. Nutrients. 2014 May 21;6(5):1993-2022.
23. Guest N, Corey P, Vescovi J, El-Sohemy A. Caffeine, CYP1A2 Genotype, and Endurance Performance in Athletes. Med Sci Sports Exerc. 2018 Aug;50(8):1570-8.
24. Baumgartner MR. Vitamin-responsive disorders: cobalamin, folate, biotin, vitamins B1 and E. Handb Clin Neurol. 2013;113:1799-810.
25. Ordovas JM, Ferguson LR, Tai ES, Mathers JC. Personalised nutrition and health. BMJ. 2018 Jun 13;361:bmj.k2173.
26. Lietz G, Oxley A, Leung W, Hesketh J. Single nucleotide polymorphisms upstream from the β-carotene 15,15'-monoxygenase gene influence provitamin A conversion efficiency in female volunteers. J Nutr. 2012 Jan;142(1):161S-5S.
27. Mocchegiani E, Costarelli L, Giacconi R, Malavolta M, Basso A, Piacenza F, et al. Vitamin E-gene interactions in aging and inflammatory age-related diseases: implications for treatment. A systematic review. Ageing Res Rev. 2014 Mar;14:81-101.
28. Cornelis MC, El-Sohemy A. Coffee, caffeine, and coronary heart disease. Curr Opin Clin Nutr Metab Care. 2007 Nov;10(6):745-51.
29. Nielsen DE, El-Sohemy A. Disclosure of genetic information and change in dietary intake: a randomized controlled trial. PLoS One. 2014 Nov 14;9(11):e112665.
30. Castle D, Ries NM. Ethical, legal and social issues in nutrigenomics: the challenges of regulating service delivery and building health professional capacity. Mutat Res. 2007 Sep 1;622(1-2):138-43.
31. Görman U, Mathers JC, Grimaldi KA, Ahlgren J, Nordström K. Do we know enough? A scientific and ethical analysis of the basis for genetic-based personalized nutrition. Genes Nutr. 2013 Jul;8(4):373-81.
32. Hesketh J. Personalised nutrition: how far has nutrigenomics progressed? Eur J Clin Nutr. 2013 May;67(5):430-5.
33. Kang JX. The coming of age of nutrigenetics and nutrigenomics. J Nutrigenet Nutrigenomics. 2012;5(1):I-II.
34. Livingstone KM, Celis-Morales C, Navas-Carretero S, San-Cristobal R, Macready AL, Fallaize R, et al. Effect of an Internet-based, personalized nutrition randomized trial on dietary changes associated with the Mediterranean diet: the Food4Me Study. Am J Clin Nutr. 2016 Aug;104(2):288-97.
35. Sonestedt E, Roos C, Gullberg B, Ericson U, Wirfält E, Orho-Melander M. Fat and carbohydrate intake modify the association between genetic variation in the FTO genotype and obesity. Am J Clin Nutr. 2009 Nov;90(5):1418-25.
36. Arkadianos I, Valdes AM, Marinos E, Florou A, Gill RD, Grimaldi KA. Improved weight management using genetic information to personalize a calorie controlled diet. Nutr J. 2007 Oct 18;6:29.

37. Sanger F, Nicklen S, Coulson AR. DNA sequencing with chain-terminating inhibitors. Proc Natl Acad Sci U S A. 1977 Dec;74(12):5463-7.
38. Jain M, Olsen HE, Paten B, Akeson M. The Oxford Nanopore MinION: delivery of nanopore sequencing to the genomics community. Genome Biol. 2016 Nov 25;17(1):239.
39. Wang Z, Gerstein M, Snyder M. RNA-Seq: a revolutionary tool for transcriptomics. Nat Rev Genet. 2009 Jan;10(1):57-63.
40. Kolodziejczyk AA, Kim JK, Svensson V, Marioni JC, Teichmann SA. The technology and biology of single-cell RNA sequencing. Mol Cell. 2015 May 21;58(4):610-20.
41. Mamanova L, Coffey AJ, Scott CE, Kozarewa I, Turner EH, Kumar A, et al. Target-enrichment strategies for next-generation sequencing. Nat Methods. 2010 Feb;7(2):111-8.
42. Knight R, Vrbanac A, Taylor BC, Aksenov A, Callewaert C, Debelius J, et al. Best practices for analysing microbiomes. Nat Rev Microbiol. 2018 Jul;16(7):410-422.
43. Ordovas JM, Ferguson LR, Tai ES, Mathers JC. Personalised nutrition and health. BMJ. 2018 Jun 13;361:bmj.k2173.
44. Clayton EW, Evans BJ, Hazel JW, Rothstein MA. The law of genetic privacy: applications, implications, and limitations. J Law Biosci. 2019 May 14;6(1):1-36.
45. Shabani M, Borry P. Rules for processing genetic data for research purposes in view of the new EU General Data Protection Regulation. Eur J Hum Genet. 2018 Feb;26(2):149-56.

Parte 2

Nutrologia no ciclo da vida

7

Nutrologia hebiátrica

Joel Alves Lamounier
Vinicius de Oliveira Damasceno
Paulo César Pinho Ribeiro

INTRODUÇÃO

Na atualidade, a alimentação de muitos adolescentes é rica em calorias e gorduras acima do recomendado. O uso frequente de *fast-food* – caracterizado por frituras abundantes e sanduíches ultraprocessados – tem levado ao aumento das taxas séricas de colesterol, triglicerídeos, glicemia de jejum e resistência insulínica.

Os adolescentes têm adotado diversas dietas alternativas, cada uma com riscos específicos:

- Dietas hipocalóricas não supervisionadas: reduzem drasticamente a ingestão de calorias, aumentando o risco de deficiências energéticas e atraso no crescimento.
- Dietas restritivas de minerais essenciais: ao eliminar grupos alimentares sem orientação, podem causar carência de ferro, cálcio e zinco, comprometendo o desenvolvimento ósseo e imunológico.
- Ortorexia: obsessão por "alimentos puros", que leva à exclusão de itens importantes para uma dieta equilibrada.
- Crudivorismo: consumo exclusivo de alimentos crus, que pode resultar em baixa biodisponibilidade de nutrientes sensíveis ao calor, como proteínas e alguns antioxidantes.

- Uso indiscriminado de substâncias ergogênicas: suplementos e estimulantes sem orientação técnica podem prejudicar a maturação física e o desempenho esportivo, além de causar efeitos adversos em órgãos vitais.

Durante a pandemia de Covid-19, o distanciamento social e as medidas de confinamento alteraram profundamente os hábitos dos jovens, elevando o risco de sobrepeso e comprometendo o desenvolvimento saudável. Entre os principais impactos, destacam-se:

- Interrupção das aulas presenciais e merenda escolar: a suspensão da alimentação escolar – fonte equilibrada e controlada – gerou lacunas nutricionais que prejudicam o crescimento[1].
- Restrição de mobilidade: o acesso limitado a mercados incentivou o consumo de alimentos ultraprocessados e enlatados, ricos em sódio, açúcar e gorduras, agravando o sobrepeso[2].
- Permanência integral em casa: crianças e adolescentes deixaram de frequentar creches e escolas, aumentando o sedentarismo e reduzindo o gasto calórico.
- Estresse familiar e sobrecarga do cuidador: o isolamento elevou os níveis de ansiedade e tensões domésticas, favorecendo comportamentos alimentares impulsivos e desregulados[3].
- Redução da atividade física: o fechamento de espaços para exercícios contribuiu para o aumento de comportamentos sedentários, agravando desequilíbrios energéticos.

Estas mudanças em conjunto potencializam repercussões nutricionais negativas na adolescência, reforçando a necessidade de estratégias de prevenção e intervenção adaptadas ao contexto pandêmico.

Neste capítulo, discutem-se as particularidades da nutrição na adolescência, da puberdade inicial à fase tardia, considerando os fatores biológicos, sociais e comportamentais que moldam os hábitos alimentares; são apresentadas estratégias para garantir padrões nutricionais equilibrados, assegurando a ingestão adequada de macro e micronutrientes essenciais; alertam-se os riscos do uso e abuso de substâncias ergogênicas e suplementos sem supervisão técnica; e examinam-se as medidas de prevenção e manejo da obesidade e da síndrome metabólica, dada sua relevância epidemiológica e os impactos na saúde física e metabólica dos jovens.

CONDUTA NUTROLÓGICA ADEQUADA

Segundo a Organização Mundial da Saúde (OMS), a adolescência abrange dos 10 aos 19 anos e 29 dias, enquanto a partir dos 20 anos considera-se o início da fase adulta.

Importante distinguir os termos adolescência e puberdade: a adolescência refere-se ao período de vida e de maturação psicossocial, ao passo que a puberdade corresponde às alterações fenotípicas induzidas por hormônios de crescimento e sexuais. Essas mudanças podem ocorrer antes, durante ou depois do início oficial da adolescência.

A adolescência é marcada pelo estirão puberal, período de crescimento acelerado em que o jovem atinge aproximadamente 25% de sua estatura adulta e 50% de seu peso final. Para suportar esse surto de crescimento, a dieta deve fornecer calorias e nutrientes em quantidades adequadas, garantindo reservas que influenciarão a saúde ao longo da vida adulta. Na prática clínica, a anamnese, a avaliação antropométrica e os inquéritos dietéticos ajudam a identificar adolescentes com risco de déficits energéticos ou de macronutrientes. No entanto, algumas carências de micronutrientes – como ferro e zinco – podem não se manifestar clinicamente, configurando a chamada "fome oculta", que só é evidenciada por meio de exames laboratoriais.

NECESSIDADES NUTROLÓGICAS

O estado nutricional é o melhor indicador das necessidades nutricionais do indivíduo, sendo a alimentação equilibrada de grande importância para suprir as necessidades calóricas, proteicas, de vitaminas e de minerais. Como a adolescência se caracteriza por um intenso aumento da estatura, alguns autores recomendam o cálculo da necessidade calórica nesse período por centímetro de altura[4]. A Tabela 1 apresenta o cálculo das necessidades calóricas levando em consideração o centímetro de altura, segundo as *Recommended Dietary Allowances* (RDA)[5].

Tabela 1 Cálculo energético de acordo com as recomendações da National Research Council por kcal/kg/dia

Idade	Sexo masculino	Sexo feminino
1 a 3 anos	100,0 kcal/kg/dia	
4 a 6 anos	90,0 kcal/kg/dia	
7 a 10 anos	71,4 kcal/kg/dia	
11 a 14 anos	55,6 kcal/kg/dia	47,8 kcal/kg/dia
15 a 18 anos	45,5 kcal/kg/dia	40,0 kcal/kg/dia

Fonte: National Research Council, 2010[5].

Durante a menarca – que ocorre em média entre 12 e 12,6 anos – as adolescentes podem necessitar de até 2.500 kcal/dia, valor que declina gradativamente para cerca de 2.200 kcal nos anos seguintes. Nos meninos, a demanda energética atinge seu pico de aproximadamente 3.400 kcal/dia entre 15 e 16 anos, reduzindo-se para cerca de 2.800 kcal até o término do crescimento[6].

Durante o estirão puberal, a demanda proteica atinge o seu máximo para suportar a formação de novos tecidos, o crescimento da massa muscular e a maturação dos órgãos sexuais. De acordo com as RDA[5], as recomendações de proteína podem ser expressas em g/kg/dia (Tabela 2).

Tabela 2 Recomendações de ingestão proteica definidos pela RDA em g/kg/dia

Idade	Sexo masculino	Sexo feminino
1 a 3 anos	1,30 g/kg/dia	
4 a 6 anos	1,20 g/kg/dia	
7 a 10 anos	1,00 g/kg/dia	
11 a 14 anos	1,00 g/kg/dia	1,00 g/kg/dia
15 a 18 anos	0,90 g/kg/dia	0,80 g/kg/dia

Fonte: https://www.merckmanuals.com/professional/nutritional-disorders/nutrition-general-considerations/overview-of-nutrition#top.

A ingestão proteica também pode ser expressa em relação à ingestão total de energia, equivalendo a 12 a 14% do valor energético total recomendado[7]. Além da quantidade, é importante considerar a qualidade da proteína ingerida durante a adolescência. Recomenda-se a ingestão de proteína de alto valor biológico (carnes, ovos, leite e derivados) em combinação com alimentos de origem vegetal (arroz, feijão e hortaliças).

As recomendações dos macronutrientes definidas pelas *Dietary Reference Intakes* (DRI) estão na Tabela 3, e adotam uma abordagem mais ampla na estimativa das necessidades nutricionais. Além de estabelecerem os valores mínimos para prevenir sintomas de deficiência, as DRI também definem faixas que visam reduzir o risco de desenvolvimento de doenças crônicas não transmissíveis relacionadas à alimentação[7,8].

Tabela 3 Recomendações de macronutrientes e fibras segundo as DRI

Nutriente	Energia proveniente dos macronutrientes (AMDR) (%)
Carboidrato	45-65
Proteína	10-30
Lipídio	25-35
Ácido linoleico	5-10
Ácido linolênico	0,6-1,2

AMDR: *acceptable macronutrient distribution range* – faixa de distribuição aceitável de macronutrientes.
Fonte: Otten et al., 2006.[9]

Deve-se orientar quanto ao tipo de carboidrato ingerido para evitar o consumo de carboidratos simples. Estimular o uso de alimentos ricos em carboidratos complexos, que possuem maior teor de fibras. A recomendação de fibra para adolescentes do sexo masculino entre 9 e 13 anos e entre 14 e 18 anos de idade é de 31 e 38 g/dia, respectivamente. Para as meninas, os valores são iguais para ambas as faixas etárias e a quantidade é de 26 g/dia.

Durante a adolescência, especialmente no estirão puberal, aumentam significativamente as necessidades de minerais essenciais, com destaque para cálcio, ferro e zinco. A necessidade de ferro é elevada para ambos os sexos, decorrente do rápido crescimento, do aumento da massa muscular, da expansão do volume sanguíneo e do ciclo menstrual. Valores recomendados de ingestão de ferro são apresentados na Tabela 4[10].

Tabela 4 Recomendações de ingestão de ferro, por sexo e faixa etária

Idade	Sexo masculino	Sexo feminino
1 a 3 anos	7,0 mg/dia	
4 a 6 anos	10,0 mg/dia	
7 a 10 anos	8,0 mg/dia	
11 a 14 anos	11,0 mg/dia	15,0 mg/dia
15 a 18 anos	11,0 mg/dia	15,0 mg/dia

As prevalências de anemia ferropriva permanecem elevadas entre adolescentes brasileiros, reflexo da ingestão inadequada de ferro nessa faixa etária[11,12]. O hemograma, mesmo com valores normais de hemoglobina, não exclui deficiência de ferro. Recomendam-se dosagens de outros indicadores para avaliar as quantidades do estoque de ferro. Valores de ferritina baixos indicam deficiência, mesmo com hemoglobina normal. Assim, permitem conduta e orientação nutricional adequada para evitar a progressão para o quadro de anemia ferropriva. Os alimentos considerados boas fontes de ferro são as carnes vermelhas, como fígado de boi, que contém o ferro heme. Os vegetais e leguminosas contêm o ferro não heme, que não tem boa absorção intestinal. As interações do ferro com outros nutrientes devem ser consideradas. Alimentos ricos em ácido ascórbico aumentam a absorção de ferro e os ricos em fitatos e oxalatos dificultam sua absorção.

A ingestão alimentar de cálcio na adolescência deve ser aumentada para satisfazer as necessidades e evitar osteopenia. A necessidade diária estimada na adolescência, segundo as DRI, é de 1.300 mg/dia, baseada em critérios de adequação de incorporação, retenção e balanço desse nutriente. Os alimentos ricos em cálcio são couve, leite e derivados. Pesquisa em capitais brasileiras mostrou que micronutrientes apresentaram maiores prevalências de inadequação, dentre os quais estavam cálcio, fósforo e vitaminas E e A. A inadequação do consumo de vitamina E e cálcio atingiu 100% dos adolescentes, independentemente de sexo, idade e região[13].

O zinco, cofator essencial para inúmeras enzimas, participa do crescimento celular especificamente como cofator de enzimas necessárias para a síntese dos ácidos ribonucleico (RNA) e desoxirribonucleico (DNA) e controla o crescimento e o desenvolvimento gonadal, além de ter outras funções. Adolescentes têm necessidades maiores de zinco/kg do que os adultos, em razão do papel essencial desse metal no crescimento e na maturação sexual[14]. Os valores recomendados de zinco para meninos e meninas entre 9 e 13 anos de idade são de 8 mg/dia; na faixa etária entre 14 e 18 anos, os meninos apresentam recomendação maior (11 mg/dia) em relação às meninas (9 mg/dia). Os alimentos fonte de zinco são: carne bovina, frango, peixe, cereais integrais e leguminosas.

O iodo é também um nutriente importante e os hábitos alimentares inadequados, com maior consumo de sal presente nos alimentos ou sob forma de molhos, podem resultar em níveis excessivos no organismo. Lembrar que o sal deve ser enriquecido com iodo como determina a legislação brasileira. O iodo tem importância no metabolismo porque é um nutriente essencial para o bom funcionamento da glândula tireoide. A deficiência pode levar ao hipotireoidismo e o excesso, ao hipertireoidismo. Esta última condição tem sido detectada em vários estudos epidemiológicos e pode ser relacionada com quadros de tireoidite no adolescente[15,16].

As necessidades vitamínicas estão aumentadas durante a adolescência pelo aumento do anabolismo e do gasto energético na puberdade. O aumento da necessidade das vitaminas A, C e D e do complexo B é progressivamente maior durante o estirão puberal, com as diferenciações celulares e a mineralização óssea[17]. As recomendações diárias de vitamina A são de 600 mcg para ambos os sexos na faixa etária de 9 a 13 anos de idade, 900 mcg para o sexo masculino entre 14 e 18 anos, e 700 mcg para o sexo feminino entre 14 e 18 anos. A vitamina A é fundamental para acelerar o crescimento e manter a integridade do sistema imunológico.

A vitamina D, por meio de suas ações em intestino, rim, ossos e glândulas paratireoides, é um hormônio fundamental para a homeostase do cálcio e para o desenvolvimento de um esqueleto saudável[18]. A recomendação de vitamina D para ambos os sexos e para as duas faixas etárias (9 a 13 e 14 a 18) é de 5 mcg/dia[12]. A vitamina C atua como agente redutor em várias reações de hidroxilação e participa da síntese de colágeno. Portanto, atua sobre a cicatrização, a formação dos dentes e a integridade capilar. Recomendam-se 45 mg diários de vitamina C para indivíduos de ambos os sexos na faixa etária entre 9 e 13 anos, 75 mg/dia para adolescentes do sexo masculino de 14 a 18 anos e 65 mg/dia para adolescentes do sexo feminino de 14 a 18 anos[10].

ORIENTAÇÕES NUTROLÓGICAS

Conhecer as peculiaridades do comportamento do adolescente que podem influenciar as práticas e preferências alimentares é de grande importância. A omissão do café da manhã na dieta, a preferência por lanches rápidos e a restrição alimentar em alguns grupos devem ser levadas em consideração.

Estabelecer uma relação de confiança mútua com o adolescente é essencial para conseguir elaborar um esquema alimentar que atenda às necessidades dessa faixa etária. Entretanto, mudar o hábito alimentar não é tarefa fácil, embora seja de suma importância que os profissionais de saúde possam demonstrar aos adolescentes o impacto positivo das práticas alimentares saudáveis para a saúde e a qualidade de vida. Algumas orientações importantes são:

- comer alimentos variados;
- realizar de 5 a 6 refeições diárias (café da manhã, almoço e jantar, além de lanches intermediários);
- escolher uma dieta pobre em gorduras saturadas e colesterol;
- incluir frutas, verduras e legumes na alimentação;
- evitar guloseimas, bem como refrigerantes, nos horários entre as refeições.

Além disso, é importante acompanhar a evolução do crescimento e do desenvolvimento dos adolescentes, com a obtenção dos dados antropométricos de altura, peso, índice de massa corporal (IMC) e maturação sexual. As estratégias para o aconselhamento dos adolescentes são baseadas nos seguintes princípios:

- estabelecer uma relação não crítica;
- fazer recomendações de pequenos aumentos e mudanças progressivas;
- enfatizar os alimentos em vez dos nutrientes;
- discutir as escolhas dos alimentos, as quantidades e os métodos de preparo;
- orientar os aspectos positivos da dieta em vez de enfatizar somente os aspectos restritivos;
- explicar que todos os alimentos podem ser consumidos com moderação.

Os familiares também devem estar conscientes de que a modificação dos hábitos alimentares não deve ser uma exigência, mas um consenso entre todos.

NUTROLOGIA ESPORTIVA

A adoção de determinadas estratégias nutricionais para crianças, adolescentes e jovens praticantes de atividade física são essenciais, pois elas otimizam o aproveitamento do treino, aceleram a recuperação muscular, ajudam a manter o peso corporal, melhoram a concentração e reduzem o risco de doenças e lesões. A nutrição adequada é essencial para o bom desempenho e rendimento de adolescentes e jovens atletas. Educação para uma alimentação saudável e consciência alimentar são importantes no crescimento e no desenvolvimento. Portanto, devem ser providas informações e conhecimento sobre alimentação balanceada e variada, em macro e micronutrientes, a qual melhora o desempenho e o rendimento esportivo. Além disso, é importante esclarecer sobre o preconceito de experimentar novos alimentos[19].

Para os praticantes de esportes, alguns cuidados devem ser observados:

- perder o excesso de gordura corporal garante um melhor desempenho físico;
- consumir carboidratos durante as atividades físicas mantém a glicose sanguínea em níveis adequados, evitando hipoglicemia e fadiga;
- o ferro fornecido garante a oxigenação dos músculos;
- a ingestão de líquidos antes e durante a atividade física reduz o risco de desidratação.

Proteínas

As proteínas exercem funções importantes no organismo, como formação de enzimas, defesa, transporte, contração muscular e composição de proteínas estruturais. As necessidades diárias proteicas das crianças e dos adolescentes, por meio de dieta balanceada, são maiores que as do adulto, em torno de 1 g/kg/dia, para que se processe o crescimento normal de órgãos e tecidos em geral, variando de 0,7 a 1,3 g/kg/dia. A quantidade de produtos disponíveis como suplementos proteicos (p. ex., barras de cereais contendo albumina e caseína, albumina e proteinato de cálcio, suplementos em pó, proteína do soro do leite etc.) é admirada e consumida pelos adolescentes, levando ao consumo exagerado de proteínas. É importante destacar que esses produtos podem ser substituídos por uma dieta normal, equilibrada e adequada. Para os jovens atletas, o balanço proteico é importante, em razão do crescimento físico e do anabolismo, e por isso necessitam de uma ingestão proteica suficiente.

Carboidratos, gorduras e fontes de energia

Os carboidratos são importantes fontes de energia, de reserva de glicogênio, têm efeito poupador de proteína e são combustível para o sistema nervoso central. Suas fontes são diversas: batata, arroz, massas, cereais, biscoitos, geleias, pães, grãos, farelos, bolos, frutas, tubérculos e leguminosas.

Recomenda-se que 20 a 30% da dieta seja composta de lipídios, que possuem importantes funções, como reserva de energia, formação de membranas celulares, meio de transporte para as vitaminas lipossolúveis e produção de hormônios.

Crianças e adolescentes jovens utilizam mais gorduras e menos carboidratos como fonte energética nas atividades de longa duração, mas esse fato não influencia nas recomendações da necessidade do consumo de gorduras, de não mais do que 25 a 30% do total de calorias diárias, 10% de gorduras saturadas e menos de 30 mg/dia de colesterol.

Enquanto os estoques de gordura constituem a maior reserva de energia corporal, os carboidratos (55 a 60% da energia total) são a principal fonte de energia para utilização imediata, poupando o glicogênio muscular e mantendo a glicemia durante o exercício. A suplementação de carboidratos antes e durante os exercícios aeróbicos e anaeróbicos é a maneira mais utilizada para evitar a queda brusca da glicemia, embora a hipoglicemia seja uma condição clínica frequente em jovens, principalmente durante as atividades físicas escolares regulares (não competitivas).

Líquidos e eletrólitos

Os líquidos têm como função manter a homeostasia, ou seja, o equilíbrio do onde ocorrem todos os processos metabólicos, de transporte e de lubrificação, soluções para processos digestivos, respiratórios e excretórios, além da manutenção da temperatura corporal. Crianças e adolescentes jovens produzem menos suor, geram mais calor durante o exercício e não possuem mecanismos adequados de trocas de calor com o ambiente externo. Proporcionalmente têm maior superfície corporal que os adultos, o que resulta em grandes ganhos de calor nos ambientes quentes e grandes perdas de calor nos ambientes frios.

Os fluidos são de extrema importância na manutenção da saúde e no desempenho dos atletas jovens, devendo-se evitar a desidratação induzida pelo exercício, pois crianças e adolescentes apresentam um aumento muito grande na temperatura corporal interna. Os repositores líquidos contendo de 4 a 8% de glicídios associados a fórmulas hidroeletrolíticas (110 mg de NaCl/L) devem ser oferecidos antes e a cada 15 a 20 minutos durante a prática da atividade física.

As recomendações para hidratação de crianças ativas incluem[20]:

- 1 hora antes dos exercícios físicos, crianças com menos de 41 kg devem ingerir 90 a 180 mL de líquidos, enquanto aquelas com mais de 41 kg devem tomar de 180 a 360 mL;
- durante a prática de atividade física, a cada 20 minutos, crianças com menos de 41 kg devem tomar de 80 a 180 mL de líquidos e aquelas com mais de 41 kg devem tomar de 180 a 270 mL;
- depois da atividade física, crianças com peso corporal abaixo de 41 kg podem precisar tomar até 200 mL a cada 200 g de peso perdido, enquanto aquelas com mais

de 41 kg podem precisar de 300 mL a cada 200 g de peso perdido, sendo a reposição feita nas primeiras 2 a 3 horas depois da atividade.

Durante a competição, 30 a 60 g de carboidratos devem ser ingeridos por hora. Os repositores líquidos (*sports drinks*) contendo de 4 a 8% de glicídios, associados a fórmulas hidroeletrolíticas, ajudam a diminuir a fadiga e melhoram o desempenho em eventos de média e longa duração. As soluções contendo carboidratos ou frutose em concentrações superiores a 8% devem ser evitadas, já que, segundo alguns estudos[38,39], foram relacionadas a efeitos gastrointestinais, como vômitos e diarreia.

Micronutrientes – ferro e cálcio

As vitaminas e os minerais atuam como cofatores essenciais em todas as grandes vias metabólicas – desde a produção de energia até a síntese de proteínas – de modo que a falta de qualquer um deles pode interromper esses processos. Identifique precocemente situações de maior demanda ou risco de deficiência, como o estirão de crescimento, gravidez, lactação, reposição hormonal, envelhecimento e prática esportiva intensa, e estabeleça estratégias preventivas de suplementação ou reforço dietético.

A anemia ferropriva, bastante prevalente em toda a infância, acentua-se nos adolescentes não só pelos maus hábitos alimentares, mas também por fatores como rápido aumento da massa magra, aumento tanto do volume sanguíneo quanto do número de hemácias e rápido incremento de altura e peso, que ocorrem no chamado estirão do crescimento. Recomenda-se atenção especial no inquérito alimentar de crianças e adolescentes que praticam esportes competitivos. Deve-se averiguar a ingestão de ferro, encontrado em fontes alimentares como carnes, peixes, grãos, ovos e nozes. Situações consideradas de risco para deficiência de ferro são as dietas alternativas, dentre as quais está a dieta estritamente vegetariana, com alto conteúdo de oxalatos e fitatos, que têm alta afinidade pelo ferro e predispõem à anemia. A manifestação clínica pode ser evidenciada pela diminuição do desempenho e piora dos resultados em competições. Devem-se dosar ferro sérico e saturação de transferrina, visando a detectar também a ferropenia, que interfere no adequado transporte de oxigênio para os músculos.

O cálcio é outro micronutriente importante, em razão do aumento da massa esquelética, principalmente na fase do estirão de crescimento, além de ser fator preventivo das fraturas de estresse e da osteoporose tardia. São boas fontes o leite, queijos e iogurtes. Entretanto, tais alimentos são pouco ingeridos por adolescentes. Para os adolescentes atletas, é recomendada a ingestão suplementar mínima de 500 a 1.000 mg de cálcio/dia.

Uso de suplementos na infância e na adolescência

Os suplementos esportivos – como aminoácidos, carboidratos, creatina e L-carnitina –, apesar de amplamente consumidos, não possuem comprovação consistente de ergogenicidade em indivíduos com dieta equilibrada. Essas preparações e até o álcool podem, segundo alguns autores[21,22], funcionar como "porta de entrada" para o uso de esteroides anabolizantes. Produtos à base de aminoácidos só trazem benefício real em casos de ingestão proteica insuficiente[21,22] e, quando usados em excesso, aumentam o risco de sobrecarga renal. Portanto, recomenda-se priorizar alimentos naturais de alto valor proteico (carnes magras, ovos, laticínios e leguminosas) antes de considerar qualquer suplementação.

Os energéticos, ricos em carboidratos, são usados para retardar a fadiga ao manter os estoques de glicogênio, mas, sem supervisão, podem conter açúcares simples em excesso e levar a ganho de peso indesejado. As propagandas afirmam que a creatina melhora a resistência e o desempenho durante o exercício. Porém as opiniões são divergentes, visto que a dose utilizada pode causar hipertensão e cãibras (20 mg, quando a dose segura é de apenas 2 mg). Sobre a L-carnitina, não há efeito comprovado no desempenho físico; não reduz a gordura corpórea localizada (abdome) nem atua sobre a lipodistrofia (celulite). Alguns líquidos similares a refrigerantes contêm apenas mistura de açúcares simples e eletrólitos combinados e são vendidos como suplementos. Produtos à base de guaraná, que contêm cafeína, são excitantes.

As chamadas bebidas esportivas são formuladas com concentrações balanceadas de carboidratos e eletrólitos, destinadas à reposição hídrica, energética e eletrolítica durante o exercício físico. Não há evidências científicas sobre efeitos colaterais dessas bebidas. Os repositores apresentam composição eletrolítica e calórica que não provoca sobrecarga no organismo ou aumento nas concentrações sanguíneas de glicose ou eletrólitos, apenas reabastece o organismo com carboidratos e repõe parte dos minerais eliminados pelo suor. Na alimentação diária, algumas bebidas como os energéticos, sodas carbonatadas e refrigerantes contêm cafeína. Porém, essa substância não é um nutriente essencial. A cafeína está presente em vários tipos de bebidas hidratantes, energéticas e alcoólicas, bem como em alguns medicamentos (antigripais, diuréticos, fármacos para perda de peso). Mesmo as bebidas descafeinadas ainda contêm um percentual de cafeína e bebidas energéticas têm um conteúdo de cafeína maior que as bebidas regulares[23,24].

Os principais componentes das bebidas energéticas são cafeína, taurina, carboidratos, glucoronolactona, inositol, niacina, pantenol e vitaminas do complexo B. A combinação de cafeína, taurina e glucuronolactona pode melhorar a concentração e a disposição em curto prazo. Entretanto, é importante conhecer os efeitos adversos da cafeína, que pode levar à abstinência quando não ingerida, com sintomas de cefaleia, flutuações de humor e do estado de ânimo, irritabilidade, ansiedade, depressão, sonolência e fadiga. Os efeitos das bebidas energéticas são variáveis, dependendo da dose ingerida e da sensibilidade individual. Um estudo em São Paulo mostrou os efeitos do álcool associado a bebidas energéticas. Os dados sugerem interação da cafeína com o álcool. Mesmo quando as doses de cafeína reduzem alguns dos efeitos do álcool, não diminuem os efeitos depressivos sobre o sistema nervoso central (SNC)[25].

A taurina, um aminoácido abundante no sistema nervoso central, atua na regulação osmótica, na neuroproteção e na neuromodulação. Estudos que comparam o consumo isolado de álcool com sua ingestão combinada a bebidas energéticas mostram que estas podem diminuir a sensação de cefaleia, boca seca, fraqueza e comprometimento subjetivo da coordenação motora, mas não reduzem os déficits objetivos de desempenho – como tempo de reação ou coordenação – nem alteram os níveis sanguíneos de álcool. Muito popular entre adolescentes, essa mistura geralmente inclui ingredientes como cafeína, guaraná, açaí, taurina, glucuronolactona, ginseng, carnitina, creatina, inositol e ginkgo biloba. Além disso, a cafeína presente nessas bebidas parece inibir a capacidade do organismo de processar grandes cargas de açúcar, o que pode favorecer o desenvolvimento de resistência à insulina e elevar o risco de diabetes[26].

OBESIDADE

A obesidade constitui um dos principais desafios em saúde pública, trazendo sérias implicações médicas e psicossociais. O efeito da obesidade na infância e na adolescência na prática pediátrica é o aumento do diabetes tipo 2 e da pressão arterial, condições anteriormente mais encontradas em adultos. A obesidade também favorece complicações cerebrovasculares e cardiovasculares na vida adulta, por ser uma das principais causas de hipertensão arterial em crianças e adolescentes[27].

Em vários países, incluindo o Brasil, a obesidade é considerada um dos principais problemas nutricionais e acomete desde a criança até o adolescente. Nas duas últimas décadas, prevalência de sobrepeso entre crianças e adolescentes registrou aumento significativo, influenciada pela redução do tempo dedicado a atividades físicas e pelo crescimento de comportamentos sedentários, como assistir à televisão e usar videogames, *smartphones* e computadores[27]. Fatores sociais – como maior carga de compromissos escolares, o fácil acesso à tecnologia e a insegurança urbana – também contribuem para a diminuição das oportunidades de lazer ativo e para a redução do gasto energético diário, reforçando o ciclo da obesidade nessa faixa etária.

De acordo com a OMS, a obesidade infantil é um desafio global que exige ação imediata. Dados nacionais mostram que 3 a cada 10 crianças de 5 a 9 anos estão acima do peso no país. Segundo o Atlas Mundial da Obesidade e a OMS, o Brasil estará na 5ª posição no *ranking* de países com o maior número de crianças e adolescentes com obesidade em 2030 caso a situação não seja revertida[28].

Em um estudo brasileiro com 73.399 estudantes (55,4% meninas; média de 14,7 anos), a prevalência de obesidade foi de 8,4%. Este índice variou conforme a região, sendo mais baixo na Norte e mais alto na Sul. A hipertensão arterial e a obesidade apresentaram maior prevalência entre os meninos. Entre os adolescentes obesos, 28,4% tinham hipertensão, contra 15,4% dos com sobrepeso e apenas 6,3% dos eutróficos[29].

Uma revisão sistemática e metanálise avaliou a prevalência de sobrepeso e obesidade em jovens brasileiros de 5 a 19 anos, utilizando artigos publicados entre 2000 e 2018 nas bases MedLine/PubMed, Scopus, Web of Science, SciELO e Lilacs. Entre as adolescentes, a prevalência de sobrepeso foi de 16,4% e a de obesidade, de 6,2%[30].

A obesidade que se inicia na adolescência ou se agrava nessa faixa etária pode decorrer de mudanças biopsicossociais advindas da puberdade e consequentes dificuldades com a sexualidade e a imagem corporal. Fatores da primeira infância – especialmente a qualidade do vínculo mãe-filho e os hábitos alimentares maternos – moldam a capacidade de autorregulação da ingestão, de modo que a oferta indiscriminada de alimentos, sem respeito aos sinais de saciedade, prejudica esse processo. Na criança, a oferta indiscriminada de alimentos, sem respeito à saciedade, pode dificultar o processo de autorregulação da ingestão alimentar. O ganho de peso pode advir também da vivência de situações de mudança (nascimento de irmão, mudança de cidade, de escola, separação de pais) ou de violência (relacionamento familiar hostil, vivência de abuso etc.). Reconhecer essa complexidade é fundamental para um diagnóstico preciso e para o planejamento de intervenções terapêuticas eficazes.

O estilo de vida com mais atividade física está associado à diminuição da obesidade e à redução do risco de doenças crônicas, como hipertensão arterial, hiperlipidemia, diabetes e distúrbios de imagem corporal. Cerca de 40% das crianças e 70% dos adolescentes obesos tornam-se adultos obesos[27]. Em uma pesquisa com estudantes de 6 a 18 anos, de escolas públicas e particulares, mostrou que a maioria (62,6%) apresentava insatisfação corporal 33,7% gostariam de ser mais magros e 28,9%, mais gordos; apenas 37,4% se sentiam bem com o corpo[31]. A insatisfação corporal precoce está associada a transtornos alimentares, baixa autoestima, limitações psicossociais, depressão e manutenção do excesso de peso. Por isso, é essencial que profissionais de saúde adotem medidas preventivas focadas em hábitos alimentares saudáveis e aumento da atividade física desde a infância. Essa abordagem não só minimiza os efeitos da obesidade, mas também fundamenta as campanhas de promoção da saúde da OMS.

Diagnóstico e exames laboratoriais

O diagnóstico da obesidade é clínico e deve ser realizado por meio de anamnese e exame físico completo (Figura 1). Na história familiar, devem-se investigar casos de obesidade na família, sedentarismo e hipertensão, sendo pertinente suspeitar de uma

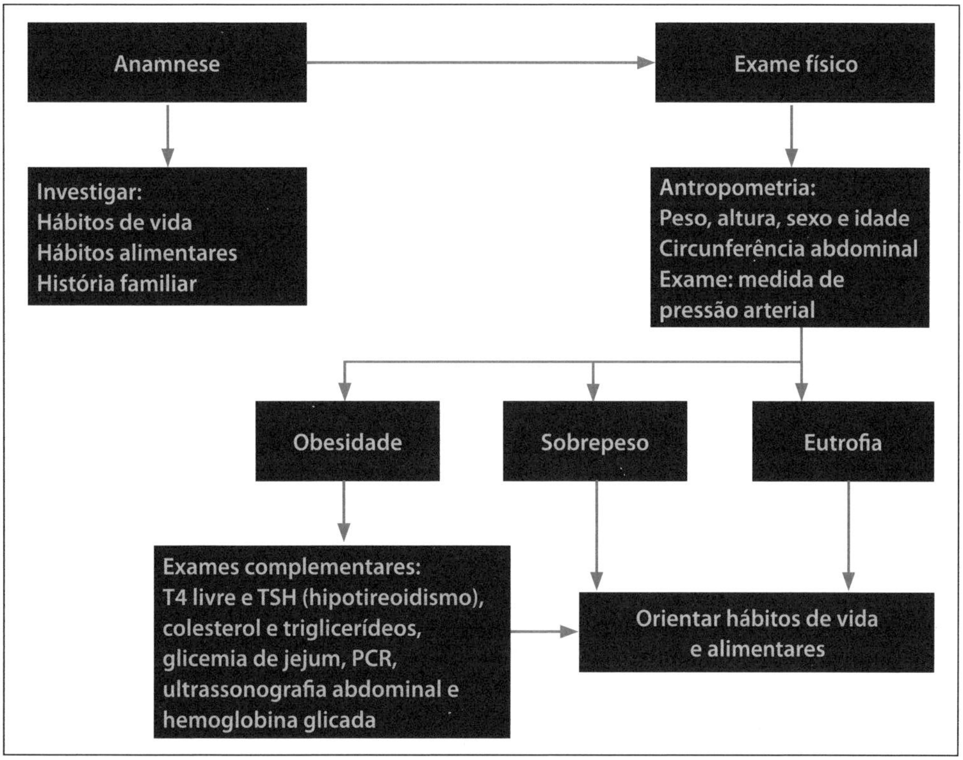

Figura 1 Propedêutica da obesidade ou sobrepeso na adolescência.
PCR: proteína C-reativa; TSH: hormônio estimulante da tireoide.

enfermidade subjacente, se na família não houver outros casos de obesidade. Devem-se investigar dieta e fatores biopsicossociais relacionados com o início da obesidade. Além disso, deve-se observar o padrão de alimentação do adolescente e da família e o estilo de vida.

Medidas antropométricas

A utilização de peso, altura, IMC e circunferência abdominal pode identificar critérios para o diagnóstico da obesidade. Os exames complementares podem ser utilizados para a obtenção de dados mais precisos sobre a composição corporal, para a investigação de possíveis causas da obesidade e para o diagnóstico das repercussões metabólicas mais comuns da obesidade, entre as quais estão: dislipidemia, alterações do metabolismo glicídico, hipertensão arterial, doença hepática gordurosa não alcoólica, síndrome da apneia obstrutiva do sono e síndrome dos ovários policísticos[32].

Outros métodos propedêuticos complementares, como medição das pregas cutâneas e da circunferência do braço, impedância bioelétrica e absorciometria por dupla emissão de feixes de raios X – DEXA (do inglês *dual-energy X-ray absorptiometry*), podem ser úteis para a determinação mais precisa da composição corporal, permitindo a identificação do percentual de gordura e de massa magra. O percentual de gordura corporal pode ser avaliado de acordo com o preconizado por McCarthy (2006) ou Buchman (2002) *apud* Weffort et al. (2019)[32].

Ênfase deve ser dada à época do início da obesidade, aos fatores desencadeantes, às doenças e aos medicamentos usados e à presença ou não de complicações e de sintomas e sinais sugestivos das doenças endógenas. Também se deve investigar a qualidade do sono, como presença de roncos e sonolência diurna, de cefaleia, dor ocular e diminuição do campo visual, claudicações e dores nos membros, doenças pregressas e atuais, irregularidades no ciclo menstrual das adolescentes, além de outras informações. Dentre os fatores de risco, pesquisar tabagismo, doenças cardiovasculares precoces, diabetes e dislipidemia.

No exame físico, observa-se a presença de estrias, fissuras e micoses. Também pode se verificar a presença de acantose *nigricans*, que são placas hipercrômicas de aspecto papilomatoso, vegetante ou liquenificado, e coloração castanho-escura, geralmente encontradas em axilas, pescoço, cotovelos, joelhos, metacarpofalangeanas e outras áreas intertriginosas. Este achado não é patognomônico de hirperinsulinemia, mas frequentemente se associa a esta condição, assim como na obesidade.

É importante avaliar também o tamanho das tonsilas palatinas, padrão respiratório e de batimentos cardíacos, marcha e presença de joelho varo ou valgo, alterações neurológicas, maturação sexual (estadiamento de Tanner), presença de retardo mental e outros sintomas específicos. A presença de baixa estatura (em geral, obesos do grupo exógeno estão com altura acima do percentil 50) e a diminuição da velocidade de crescimento são de grande interesse prático. Ausência de obesidade na família, baixa estatura sem explicação ou cessação coincidente do crescimento indicam necessidade de propedêutica rigorosa.

No exame físico, é fundamental verificar o tipo de obesidade, de acordo com a distribuição da gordura no corpo. Na forma androide, a gordura que se acumula principalmente no tórax e no abdome, chamada de gordura visceral ou abdominal, está mais relacionada com a presença de complicações metabólicas em adultos, crianças e adolescentes. Na forma ginecoide, mais comum nas mulheres, a gordura é distribuída em forma periférica pelo corpo, no tecido subcutâneo, com a maior parte da gordura depositada nas nádegas e nas coxas. As medidas de dados antropométricos (medidas das pregas cutâneas subescapular, tricipital e abdominal com paquímetro, ou a medida dos perímetros da raiz dos membros, do tórax e do abdome, bem como o controle de peso e o IMC) são de fácil obtenção e baixo custo.

O IMC constitui-se, atualmente, na melhor alternativa clínica para mensurar a adiposidade. Seu valor normal varia com idade e sexo e sua principal limitação é não poder diferenciar o excesso de peso por obesidade do aumento por hipertrofia muscular, edema e ossos. Também se deve lembrar que os valores de IMC não são absolutos – um desportista pode ter o corpo musculoso e ser considerado obeso pelo cálculo de IMC. Este índice correlaciona-se muito bem com: gordura subcutânea, gordura total, aumento da pressão arterial, dos lipídios e das lipoproteínas do plasma. Os seguintes valores são propostos pela OMS para o adulto: ≤ 18,5: magro; de 18,5 a ≤ 24,9: normal; de 25 a ≤ 29,9: sobrepeso; de 30 a ≤ 39,9: obeso; ≥ 40: obesidade mórbida.

A OMS recomenda curvas de crescimento para crianças e adolescentes. Elas podem ser acessadas no endereço eletrônico http://www.who.int/childgrowth/en/. Tabelas e gráficos com valores de IMC podem ser utilizados nas atividades clínicas, com os seguintes pontos de corte:

- sobrepeso: 1 desvio-padrão; 25,4 kg/m^2 para meninos e 25 kg/m^2 para meninas;
- obesidade: 2 desvios-padrão; 29,7 kg/m^2 para ambos os sexos.

No endereço eletrônico http://www.cdc.gov/growthcharts pode ser acessada a tabela com valores de IMC para idades de 2 a 19 anos.

A medida da circunferência abdominal fornece a quantidade de gordura intra-abdominal, com margem de acerto de 60 a 90%; usa-se uma fita métrica passando entre o umbigo e o apêndice xifoide. Para adultos, a OMS considera os seguintes valores:

- aumentado: ≥ 94 cm para sexo masculino e ≥ 80 cm para o feminino;
- muito aumentado: ≥ 102 cm para sexo masculino e ≥ 88 cm para o feminino.

Entretanto, em crianças e adolescentes, ainda não foram definidos pontos de corte adequados para usos clínico e epidemiológico. Algumas curvas, no entanto, já foram elaboradas em diferentes países com valores da circunferência abdominal em percentis, específicas para idade e sexo[33,34].

Dentre os exames complementares disponíveis, pode-se usar a bioimpedância, feita por meio de uma minicorrente elétrica capaz de diferenciar componente gordo e magro do organismo. O exame fornece informações sobre composição corporal, porcentagem de gordura e massa magra. A associação de vários métodos, como IMC, medida da circunferência abdominal e bioimpedância, fornece uma boa avaliação da obesidade. Para diferenciar os tipos de obesidade (androide e ginecoide), seriam necessários exames de tomografia computadorizada ou ressonância magnética, porém não são usados de rotina em razão de seu alto custo. Outro meio para diagnóstico é o DEXA. Trata-se de um sistema mais sofisticado, que mede a composição corporal e avalia, além da gordura, a quantidade de ossos e músculos. A técnica isotópica com deutério (água marcada) também é usada e constitui-se em um método simples para a avaliação de composição corporal.

A relação entre peso corporal, distribuição de gordura e pressão arterial é de interesse crucial na avaliação do impacto na saúde pública e na clínica. Suas origens são associadas ao aumento da prevalência da obesidade na infância e na adolescência. Nas consultas, devem ser realizadas medidas da pressão arterial com técnica adequada, de acordo com as normas e referências da Second Task Force on Blood Pressure Control in Children and Adolescents[35]. Valores de pressão arterial acima do percentil 90 são considerados elevados.

Avaliação bioquímica é necessária para determinar as causas de obesidade endógena, bem como para identificar repercussões metabólicas, como dislipidemias, alterações do metabolismo glicídico e esteatose hepática. Inclui dosagens de colesterol total e frações, triglicerídeos e glicose de jejum, avaliação da função hepática pelas enzimas hepáticas TGP (ALT), TGO (AST) e gama-GT. São recomendadas medidas de glicemia de jejum com 2 horas pós-dextrosol e insulina basal para avaliar o grau de resistência à insulina. A resistência à insulina pode ser avaliada pelo Homa (*homeostatic model assesment*), calculado pela insulina plasmática de jejum (mcU/mL) × glicose plasmática de jejum (mmo/L)/22,5. Valores acima de 3,16 são considerados alterados. Outros exames podem ser necessários (Tabela 5): dosagens de proteína C-reativa para avaliar a resposta inflamatória, ultrassonografia abdominal para esteatose hepática e polissonografia para distúrbios do sono para avaliação laboratorial de crianças e adolescentes obesos.

Tabela 5 Exames complementares para avaliação laboratorial de obesidade de crianças e adolescentes

Exames	Valores de referência	Interpretação dos valores
Glicemia de jejum (feita com mínimo de 8 horas e máximo de 12 horas de jejum)	< 100 mg/dL	Adequado
	100-126 mg/dL	Alterada (ampliar investigação com teste de tolerância oral à glicose)
	≥ 126 mg/dL	*Diabetes mellitus*
Teste Tolerância oral a glicose (TTOG) 2 h após 75 g de glicose	< 140 mg/dL	Adequado
	≥ 140 a < 200	Diminuída – intolerância à glicose
	≥ 200	*Diabetes mellitus*
Glicemia casual*	≥ 200	*Diabetes mellitus*
Perfil lipídico		
Colesterol total	<150 mg/dL	Desejável
	150-169 mg/dL	Limítrofe
	≥ 170 mg/dL	Aumentado

continua

Tabela 5 (*Continuação*) Exames complementares para avaliação laboratorial de obesidade de crianças e adolescentes

Exames	Valores de referência	Interpretação dos valores
LDL-c	<100	Desejável
	100-129	Limítrofe
	≥130	Aumentado
HDL-c	≥45	Desejável
Triglicerídeos	<100	Desejável
	100-129	Limítrofe
	≥130	Aumentado
Alanina aminotransferase (ALT ou TGP)	< 40 U/L	Alguns estudos propõem valores inferiores, especialmente crianças, sendo importante o acompanhamento longitudinal desses valores

Fonte: Sociedade Brasileira de Pediatria, 2019[36].

Síndrome metabólica

Síndrome metabólica (SM) é uma condição clínica composta de anormalidades antropométricas, fisiológicas e bioquímicas que predispõem os indivíduos afetados ao desenvolvimento de diabetes tipo 2 e doença cardiovascular. Entre os inúmeros fatores envolvidos no risco potencial de desenvolvimento de SM estão o sobrepeso e a obesidade, principalmente se há acúmulo de gordura, predominantemente abdominal ou ectópica, dislipidemias, hipertensão arterial sistêmica, história pessoal de intolerância à glicose ou diabetes gestacional, história familiar de DM2, doença cardiovascular ou hipertensão arterial, presença de acantose *nigricans*, adrenarca precoce e síndrome dos ovários policísticos.

Os efeitos do aumento da resistência insulínica (RI) são múltiplos e incluem aumento da síntese hepática da lipoproteína de muito baixa densidade (VLDL-C), em decorrência da maior produção de triglicerídeos pelo fígado e do menor catabolismo; resistência à ação insulínica da lipoproteína lipase nos tecidos periféricos; aumento da síntese de colesterol com LDL-C menores, mais densas e mais ricas em apolipoproteína B; redução dos níveis e do tamanho da lipoproteína de alta densidade (HDL-C), relacionada à diminuição da subfração HDL-C2 e ao maior catabolismo pela maior concentração de triglicerídeos nessas partículas; aumento da atividade simpática; proliferação das células da camada muscular lisa da parede vascular e aumento da formação de placas. Além disso, os adipócitos produzem substâncias como a leptina, a adiponectina e a resistina, além de outras citoquinas, como a interleucina-6, o fator de necrose tumoral α e o inibidor do ativador de plasminogênio 1, que estão envolvidas na atividade inflamatória vascular, predispondo à formação de estrias e placas ateromatosas.

O Departamento de Nutrologia da Sociedade Brasileira de Pediatria adota o consenso proposto pela *International Diabetes Federation* (IDF), que em 2007 definiu os critérios para identificar a síndrome metabólica em adolescentes de 10 a 16 anos, da seguinte maneira: aumento da circunferência abdominal (CC ≥ p90), mais dois outros critérios entre: hipertensão arterial (PAS ≥ 130 ou ≥ PAD 85 mm Hg), hipertrigliceridemia (≥ 150 mg/dL), HDL baixo (< 40 mg/dL), glicemia de jejum elevada (≥ 100). A IDF recomenda que para adolescentes acima de 16 anos sejam usados os mesmos critérios dos adultos[32].

TRATAMENTO DA OBESIDADE

Na infância e na adolescência, a primeira opção terapêutica da obesidade consiste em mudança do estilo de vida, que engloba abordagens nutricionais, combate ao sedentarismo, melhora das condições emocionais, dentre outras. As mudanças esperadas em relação ao estilo de vida nem sempre são suficientemente efetivas para promover uma perda de peso satisfatória e desejada. Desse modo, a terapia farmacológica não deve ser instituída como primeira opção de tratamento, somente após medidas iniciais para complementar as terapias do estilo de vida.

Para tratamento da obesidade em adultos, são utilizados muitos medicamentos autorizados pela Agência Nacional de Vigilância Sanitária (Anvisa) no Brasil. Já para adolescentes acima de 12 anos de idade, somente em 2020 foi liberado o medicamento liraglutida, por exemplo. A liraglutida é um agonista do receptor do GLP-1 (*glucagon-like peptide 1*). É um hormônio produzido no intestino na presença de alimentos e aumenta a secreção de insulina pós-prandial, reduz a secreção do glucagon e retarda o esvaziamento gástrico, aumentando a saciedade, o que induz a perda de peso. Estudos clínicos na fase 3 têm demonstrado boa tolerância ao medicamento na faixa etária entre 12 e 18 anos. Os principais efeitos colaterais são: náusea, diarreia, dor abdominal, constipação e cefaleia. Os resultados em relação ao uso da liraglutida associada a mudanças do estilo de vida, quando comparados com grupo placebo associado a mudanças do estilo de vida, são muito satisfatórios em relação à redução do IMC. Entretanto, outros medicamentos, como orlistate, sibutramina, metformina, fluoxetina e topiramato têm sido muito estudados e até utilizados de maneira *off label* para o tratamento da obesidade em crianças e adolescentes. Em geral, medicamentos são usados para tratar as comorbidades associadas à obesidade, principalmente depressão, compulsão alimentar e outros transtornos psiquiátricos. Na Tabela 6 estão listados principais medicamentos utilizados no tratamento da obesidade.

Tabela 6 Medicamentos que podem ser utilizados no tratamento da obesidade

Medicamento	Situação	Dose	Eficácia	IC 95%	Eventos adversos
Liraglutida	Aprovada para tratamento de adolescentes com obesidade e obesidade ou sobrepeso em adultos com comorbidades associadas	0,6-3 mg/dia, subcutâneo (titulação *)	Redução de 1,39 kg/m² no IMC	-1.08 a -1.70	Náusea, diarreia, constipação, vômito, cefaleia, dispepsia, fadiga, tontura, dor abdominal, aumento discreto na lipase sem pancreatite
Semaglutida	Aprovada para adolescentes a partir de 12 anos	0,5-2,4 mg, 1 vez/semana, SC	Redução média de 16,1% no IMC	-	Semelhantes à liraglutida (náusea, vômito, diarreia)
Orlistate	Aprovada para tratamento de obesidade ou sobrepeso em adultos com comorbidades associadas	360 mg/dia (120 mg/3x/dia)	Redução de 0,79 kg/m² no IMC	-1.08 a -0.51	Flatulência, urgência fecal, fezes gordurosas, aumento no número de evacuações, incontinência fecal, deficiência de vitaminas lipossolúveis
Sibutramina	Aprovada para tratamento de obesidade ou sobrepeso em adultos e adolescentes maiores de 18 anos com comorbidades associadas	10-15 mg/dia	Redução de 1,70 kg/m² no IMC	-2.89 a -0.51	Taquicardia, hipertensão, palpitações, insônia, ansiedade, nervosismo, depressão, diaforese
Metformina	Aprovada para crianças acima de 10 anos de idade com DM2 ou resistência à insulina	500-850 mg/dia	Redução de 1,35 kg/m² no IMC	-2.00 a -0.69	Náusea, flatulência, edema, diarreia
Sertralina	Aprovada a partir dos 6 anos de idade para compulsão	Dose inicial de 25 mg/dia	-	-	Náusea, vômito, dor abdominal, diarreia, agitação, ansiedade, insônia, alterações do sono, fadiga, efeitos neurológicos (tremores, efeitos extrapiramidais), perda ou ganho de peso
Fluoxetina	Aprovada para casos de depressão a partir de 8 anos de idade	Dose inicial de 10 mg/dia	-	-	Náusea, vômito, dor abdominal, diarreia, agitação, ansiedade, insônia, alterações do sono, fadiga, efeitos neurológicos (tremores, efeitos extrapiramidais), perda ou ganho de peso
Topiramato	Aprovado para crianças e adultos para tratamento de epilepsia e para profilaxia de migrânea em adultos	25-100 mg/dia	Dados controversos	-	Disfunção cognitiva, litíase renal, acidose metabólica, teratogênica. Adolescentes devem ser aconselhados em relação a gravidez ou diminuição na eficácia de contraceptivos orais

* Titulação semanal: 0,6, 1.2, 1.8,2,4 até 3 mg.
DM2: diabete melito tipo 2; IC: intervalo de confiança; IMC: índice de massa corporal.
Fonte: Manual de obesidade SBP, 2019[36]; Mastrandrea et al., 2019[37]; Weghuber ey al.,2022[40].

CONSIDERAÇÕES FINAIS

Os fatores de risco para doenças cardiovasculares persistem da infância para a vida adulta, e o impacto da obesidade nessa consideração ressalta a necessidade de implantação de medidas preventivas que estimulem o desenvolvimento de estilos de vida saudáveis ainda na infância. A obesidade, considerada uma doença crônica, é multicausal e pode ter repercussões em vários órgãos e sistemas do indivíduo, contribuindo para morbidade e mortalidade. Na prática clínica, é um desafio para profissionais de saúde que trabalham com adolescentes. Ações preventivas podem evitar efeitos indesejáveis em longo prazo, de origem tanto orgânica quanto psicossocial. A boa nutrição nos primeiros anos de vida e na adolescência deve ser estimulada, visando a prevenir tanto a carência quanto o excesso de nutrientes, além de configurar uma maneira eficaz, em curto e longo prazos, para a prevenção das doenças do adulto que se iniciam na adolescência.

REFERÊNCIAS BIBLIOGRÁFICAS

1. Ornell RF, Schuch JB, Sordi AO, Kessler FHP. Pandemia de medo e Covid-19: impacto na saúde mental e possíveis estratégias. Debates em Psiquiatria. 2020;10(2):12-6 [acesso 8 jun. 2022]. Disponível em: https://revistardp.org.br/revista/article/view/35.
2. Sociedade Brasileira de Pediatria (SBP). Obesidade em crianças e adolescentes e Covid-19. Nota de alerta da Sociedade Brasileira de Pediatria. Grupo de Trabalho em Atividade Física. São Paulo: SBP; 2020.
3. Marques ES, Moraes CL, Hasselmann ML, Deslandes SF, Reichenheim ML. A violência contra mulheres, crianças e adolescentes em tempos de pandemia pela Covid-19: panorama, motivações e formas de enfrentamento. Cadernos de Saúde Pública [online]. 2020;36(4):e00074420 [acesso 8 jun. 2022]. Disponível em: https://doi.org/10.1590/0102-311X00074420.
4. Gong EJ, Heald FP. Diet, nutrition and adolescence. In: Shils ME, Olson JA, Shike M, editors. Modern nutrition in health and disease. 6 ed. Philadelphia: Lea and Febiger; 1994.
5. National Research Council. Recommended dietary allowances: 10th edition. Subcommittee on the tenth edition of the Recommended Dietary Allowances. Washington: National Academies Press; 1989.
6. Jacobson MS, Eisenstein E, Coelho SC. Aspectos nutricionais na adolescência. Adolesc Latinoam. 1998;1(2):75-83.
7. Trumbo P, Schlicker S, Yates AA, Poos M. Dietary reference intakes for energy, carbohydrate, fiber, fat, fatty acids, cholesterol, protein and amino acids. J Am Diet Assoc. 2002;102(11):1621-30.
8. Padovani RM, Farfan JA, Colugnati FAB, Domene SMA. Dietary reference intakes: aplicabilidade das tabelas em estudos nutricionais. Rev Nutr. 2006;19(6):741-60.
9. Otten JJ, Hellwig JP, Meyers LD, editors. Dietary reference intakes: the essential guide to nutrient requirements. Washington, DC: The National Academies Press; 2006.
10. U.S. National Academy of Sciences (USA). Dietary reference intakes for vitamin C, vitamin E, selenium and carotenoids. Washington: National Academy Press; 2000. 506p.

11. Veiga GV, Costa RS, Araújo MC, Souza AM, Bezerra IN, Barbosa GS, et al. Inadequação do consumo de nutrientes entre adolescentes brasileiros. Rev Saúde Pública. 2013;47(1 Supl):212S-21S.
12. Martins DS. Anemia em crianças e adolescentes. Prevalência nos últimos onze anos no Brasil [trabalho de conclusão de curso]. Porto Alegre: Universidade Federal do Rio Grande do Sul; 2011. 55p.
13. Souza AM, Barufaldi LA, Abreu GA, Giannini DT, Oliveira DL, Santos MM, et al. ERICA: ingestão de macro e micronutrientes em adolescentes brasileiros. Rev Saúde Pública. 2016;50(supl1):5s.
14. Urbano MRD, Vitalle MSS, Juliano Y, Amancio OMS. Ferro, cobre e zinco em adolescentes no estirão pubertário. J Pediatr (Rio J). 2002;78(4):327-34.
15. Rates SPM, Capanema FD, Amaral B, Secundino CM, Michelli LMS, Pereira RCM, et al. Estado nutricional de iodo em adolescentes gestantes e não gestantes assistidas na ESF em Vespasiano, MG. Rev Bras Saúde Mater Infant. 2021;21(4):1045-53.
16. Rates SPM. Avaliação do estado nutricional de iodo em escolares adolescentes de 10 a 19 anos de escolas públicas do município de Vespasiano, MG [Dissertação]. Minas Gerais: Faculdade de Medicina da UFMG; 2010. 148p.
17. Monsen ER. Dietary reference intakes for the antioxidant nutrients: vitamin C, vitamin E, selenium, and carotenoids. J Am Diet Assoc. 2000;100(6):637-40.
18. Eisenstein E, Coelho KSC, Coelho SC, Coelho MASC. Nutrição na adolescência. J Pediatr. 2000;76(3): 263-74.
19. Pedrosa MAC, Castro ML. Papel da vitamina D na função neuromuscular. Arq Bras Endocrinol Metab. 2005;49(4):495-502.
20. Ribeiro PCP. Esportes, nutrição e uso de substâncias. In: Weffort VRS, Lamounier JA, coordenadores. Nutrição em pediatria: da neonatologia à adolescência. 2. ed. Barueri: Manole; 2017.
21. Abrahin OSC, Sousa EC. Esteroides anabolizantes androgênicos e seus efeitos colaterais: uma revisão crítico-científica. Rev Educ Fis/UEM. 2013;24(4):669-79.
22. Ribeiro PCP. O uso indevido de substâncias: esteroides anabolizantes e energéticos. Adolesc Latinoam. 2001;414-7130(2):97-101.
23. Machado AG, Ribeiro PCP. Anabolizantes e seus riscos. Adolesc & Saúde. 2004;20(4):20-2.
24. Brasil AR, Lentz L, Ribeiro PCP. Nutrição e uso de suplementos no esporte. Boletim eletrônico, Sociedade Mineira de Pediatria, 20 de janeiro de 2017 [acesso 37 jul. 2022]. Disponível em: http://blog.smp.org.br/nutricao-e-uso-de-suplementos-no-esporte/.
25. Ferreira SE, Mello MT, Formigoni, MLOS. O efeito das bebidas alcoólicas pode ser afetado pela combinação com bebidas energéticas? Um estudo com usuários. Rev Assoc Med Bras. 2004;50(1):48-51.
26. News,med.br. Bebidas energéticas cafeinadas podem estar associadas ao maior risco de diabetes em jovens. 08 de dezembro de 2015 [acesso 37 ago. 2022]. Disponível em: https://www.news.med.br/p/saude/813434/bebidas-energeticas-cafeinadas-podem-estar-associadas-ao-maior-risco-de-diabetes-em-jovens.htm.
27. Lamounier JA, Lamounier FB, Weffort VRS. Aspectos gerais da obesidade na infância e adolescência. In: Weffort VRS, Lamounier JA, coordenadores. Nutrição em pediatria: da neonatologia à adolescência. 2. ed. Barueri: Manole; 2017.
28. Brasil. Ministério da Saúde. Atlas de obesidade no Brasil. Brasília: Ministério da Saúde; 2019.
29. Bloch KV, Klein CH, Szklo M, Kuschnir MCC, Abreu GA, Barufaldi LA, et al. ERICA: prevalências de hipertensão arterial e obesidade em adolescentes brasileiros. Rev Saúde Pública. 2016;50 (supl 1):9s.
30. Guedes DP, Mello ERB. Prevalência de sobrepeso e obesidade em crianças e adolescentes brasileiros: revisão sistemática e metanálise. ABCS Health Sci. 2021;46:e021301.

31. Fernandes AER. Avaliação da imagem corporal, hábitos de vida e alimentares em crianças e adolescentes de escolas públicas e particulares de Belo Horizonte [Dissertação]. Belo Horizonte: Universidade Federal de Minas Gerais; 2007.
32. Weffort VRS, Lamounier JA, Oliveira FLC, Escrivão MAMS. Obesidade na infância e adolescência: manual de orientação. m 3. ed. Rio de Janeiro: Sociedade Brasileira de Pediatria; 2019.
33. Taylor RW, Jones IE, Willias SM, Goulding A. Evaluation of waist circumference, waist-to-hip ratio, and the conicity index as screening tools for high trunk fat mass, as measured by dual-energy X-ray absorptiometry, in children aged 3-19 y. Am J Clin Nutr. 2000;72:490-5.
34. McCarthy HD, Jarrett KV, Crawley HF. The development of waist circumference percentiles in British children aged 5.0-16.9 y. Eur J Clin Nutr. 2001;55(10):902-7.
35. NHBPEP. Update on the 1987 task force report on high blood pressure in children and adolescents: a working group report from the National High Blood Pressure Education Program. National High Blood Pressure Education Program Working Group on Hypertension Control in Children and Adolescents. Pediatrics. 1996;98(4):649-58.
36. Sociedade Brasileira de Pediatria – Departamento de Nutrologia. Obesidade na infância e adolescência – Manual de Orientação / Sociedade Brasileira de Pediatria. Departamento Científico de Nutrologia. 3. ed. – São Paulo: SBP. 2019. 236 p.
37. Mastrandrea LD, Witten L, Carlsson Petri KC, Hale PM, Hedman HK, Riesenberg RA. Liraglutide effects in a paediatric (7-11 y) population with obesity: A randomized, double-blind, placebo-controlled, short-term trial to assess safety, tolerability, pharmacokinetics, and pharmacodynamics. Pediatr Obes. 2019 May;14(5):e12495. doi: 10.1111/ijpo.12495. Epub 2019 Jan 17. PMID: 30653847; PMCID: PMC6590663.
38. American College of Sports. Medicine Posicionamento Oficial Exercício e reposição líquida. Rev Bras Med Esporte 1999, 5(1):35-41.
39. Sousa MMS, Navarro F. A suplementação de carboidratos e a fadiga em praticantes de atividades de endurance, Revista Brasileira de Nutrição Esportiva 2010, 4(24):462-474.
40. Weghuber D, Barrett T, Barrientos-Pérez M, Gies I, Hsia DS, Jeppesen OK, et al.; STEP TEENS Investigators. Once-Weekly Semaglutide in Adolescents with Obesity. N Engl J Med. 2022 Dec 15;387(24):2245-2257.

8

Nutrologia na gestação

Silviane Maria Luna Vianna
Luanna Costa Moura da Paz

INTRODUÇÃO

Hoje, reconhece-se a importância do cuidado nutricional na gestação. Os avanços em epigenética mostram que o ambiente intrauterino molda a expressão dos genes relacionados a doenças crônicas degenerativas na vida adulta. Paralelamente, o surto de obesidade que o mundo vem apresentando reflete também o excesso de peso adquirido por mulheres no período gestacional. Estudos de populações submetidas à fome – como as da Holanda e da China na década de 1940 – evidenciam as sequelas da desnutrição materna no feto. Diante desse panorama, a nutrologia gestacional assume papel central no acompanhamento cuidadoso da díade mãe-feto, contribuindo para a saúde imediata e o bem-estar futuro da criança.

Na década de 1970 surgiram as primeiras teorias de que o meio ambiente pode modificar a expressão gênica. Em 2001, Hales e Barker descreveram a teoria do "fenótipo poupador", na qual a inadequação da nutrição materna e fetal pode afetar o crescimento, o metabolismo e o desenvolvimento celular.[1]

Para melhor entendimento, precisamos compreender o conceito de epigenética. A epigenética é a ciência que estuda os mecanismos pelos quais os genes se modificam pela interação com o meio ambiente. Durante o desenvolvimento embrionário, modificações epigenéticas – como a metilação do DNA e as alterações nas histonas (proteínas que embalam o DNA) – determinam quais genes serão ativados ou silenciados, influenciando diferentes fenótipos. Esses eventos se iniciam logo após a fertilização e alguns ocorrem nos estágios embrionários em tecidos fundamentais, geralmente resultando em silêncio (ou desligamento) de genes.[1] Há evidências de que fatores nutricionais maternos interferem na metilação do DNA e na estrutura das histonas, sugerindo que o ganho de peso gestacional pode deixar assinaturas epigenéticas ainda não totalmente mapeadas.[2]

Estudos em indivíduos expostos às fomes da Holanda e da China na década de 1940 revelaram aumento de diabetes *mellitus* e doenças cardiovasculares na idade adulta, reforçando o impacto da nutrição materna sobre a saúde de gerações futuras.

MUDANÇAS FISIOLÓGICAS E METABÓLICAS NA GESTAÇÃO

A gestação é um processo fisiológico, dinâmico, que afeta todo o organismo materno, causando alterações bioquímicas, hormonais e urinárias que são evidenciadas desde a concepção até o parto. As alterações promovem o crescimento fetal e a manutenção do corpo gravídico, ao mesmo tempo que o prepararam para a lactação. Tais modificações são divididas em:

- Anabólica (1ª a 27ª semana): predominam o depósito de nutrientes e o aumento de reservas energéticas na mãe e o rápido crescimento fetal.
- Catabólica materna e anabólica fetal (27ª semana ao parto): predomina a mobilização de reservas maternas para sustentar o feto em rápido desenvolvimento.

Assim, o peso é um critério de importância máxima que deve ser avaliado com base em conhecimentos específicos e rigorosamente acompanhado durante todo o pré-natal.

Paralelamente, alterações gastrointestinais ocorrem e podem ocasionar quadros de náuseas e vômitos, além de aumento na sensação de fome. A diminuição do tônus e da motilidade gástrica, a diminuição da secreção ácida, o retardo do esvaziamento do estômago e o aumento da secreção da mucosa gástrica são secundários à elevação da progesterona. A motilidade do intestino também é reduzida durante a gestação, embora não haja alteração na absorção de nutrientes, exceto pelo aumento na absorção de ferro. Essas alterações fisiológicas podem aumentar o padrão de ganho de peso no início da gestação.[2]

A concentração de proteínas transportadoras de vitamina D, cortisol, hormônios esteroides, hormônios tireoidianos e metabolismo dos carboidratos está aumentada para garantir os nutrientes necessários ao crescimento fetal. A sensibilidade à insulina cai cerca de 50 a 60% quando comparada à mulher não grávida,[3] alterando não apenas o metabolismo da glicose, mas também as lipoproteínas, diminuindo a capacidade da insulina em suprimir a lipólise.[4] Nesse período, ocorre um aumento no risco de cetonúria e cetonemia mesmo entre mulheres com tolerância à glicose normal.

Gestantes desenvolvem cetonemia muito mais rapidamente do que mulheres não grávidas, em decorrência do estado de jejum acelerado, o que torna os corpos cetônicos um importante combustível metabólico para o cérebro fetal nas situações de queda do aporte de glicose pela mãe. Isso é possível pela presença de enzimas no cérebro fetal capazes de promover a oxidação dos corpos cetônicos.[5] Conforme descrito por Freikel[6] em 1980, essa adaptação metabólica caracteriza a gravidez como uma condição de jejum acelerado induzida pela resistência insulínica materna.

Dentro desse cenário de intensas alterações metabólicas, o ganho de peso materno desempenha um papel crucial para o sucesso da gestação. A importância desse aspecto foi reforçada por uma ampla revisão publicada em 2009 pelo Institute of Medicine dos Estados Unidos (IOM, atualmente denominado National Academy of Medicine – NAM), que consolidou diretrizes sobre os limites adequados de ganho ponderal durante a gravidez.[7]

Com a evolução da gravidez, o peso materno é produto do armazenamento de proteínas, gorduras, água e minerais que são depositados no feto, na placenta, no líquido amniótico, no útero, na glândula mamária, no sangue e no tecido adiposo. Os produtos da concepção (placenta, feto, líquido amniótico) compreendem cerca de 35% do total do ganho de peso da gestante.[8] O aumento do volume plasmático é influenciado pela ação hormonal, sendo altamente variável durante a gravidez. A presença de edemas é mais significativa em gestantes com sobrepeso no período pré-gestacional.

O depósito de proteínas ocorre principalmente no feto (42%), no útero (17%), no sangue (14%), na placenta (10%) e na mama (8%) e é mais acentuado no 3º trimestre da gestação.[8] Quanto à acumulação de gordura, esta ocorre preferencialmente nos quadris, nas costas e nas partes superiores do corpo, apresentando um padrão único da gestação. Esse depósito ocorre, em sua maioria, no tecido subcutâneo.[9] De um modo geral, a gordura das partes superiores do corpo é quase que totalmente eliminada após a gestação, enquanto a do tronco pode permanecer como consequência do aumento do tecido subcutâneo na gravidez.

Dados populacionais de países desenvolvidos mostram que as gestantes, atualmente, ganham mais peso do que o recomendado pela NAM, sendo mais prevalente entre gestantes com índice de massa corporal (IMC) pré-gravidez normal ou baixo. Por outro lado, aquelas que apresentam sobrepeso ou obesidade prévia à gravidez ultrapassam menos a variação de peso recomendada.[2]

É importante ressaltar que os valores bioquímicos estão modificados no período gestacional, retornando aos valores de referência no período pós-parto. Os testes de laboratório da mulher grávida devem ser comparados com o intervalo específico para a gravidez a fim de serem evitados erros diagnósticos. Os principais determinantes dessas variações são o aumento do volume plasmático e o aumento da massa de hemoglobina (Hb) – em torno de 20%.[10] Como consequência da hemodiluição, ocorre uma diminuição na concentração de Hb, hematócrito e albumina. O aumento de estrógeno e progesterona, assim como de outros hormônios placentários, tem importante papel no acréscimo de lipídios maternos, caroteno, vitamina E e fatores de coagulação.

Tabela 1 Principais alterações fisiológicas na gravidez

↑↑	Volume plasmático
↑	Aumento das hemácias
↑	Trabalho cardíaco
↑	Água corporal
↑↑	Taxa de filtração glomerular
↑	Volume respiratório
↓	Motilidade gastrointestinal e geniturinária

Fonte: adaptada de Shils et al., 1994.[11]

SISTEMA DIGESTÓRIO

Náuseas e vômitos ocorrem em cerca de 80% das gestantes, mas com gravidade e apresentação variáveis. Iniciam-se na 2ª semana e duram até o 2º trimestre e, em alguns casos, até 37 semanas de gestação ou termo. A azia também é uma queixa comum nesse período, atribuída à diminuição do pH da secreção gástrica, ao aumento da quantidade de secreções e à diminuição do tônus do esfíncter esofágico inferior (resultado da ação da progesterona nas células musculares lisas).

Alterações fisiológicas na motilidade gastrointestinal, como o retardo do esvaziamento gástrico, podem impactar a absorção de medicamentos durante a gestação. Além disso, o uso concomitante de alguns medicamentos pode alterar os perfis de absorção para pacientes grávidas e não grávidas. Pelo fato de que suplementos de ferro e inibidores da bomba de prótons (IBP) podem diminuir a absorção de levotiroxina e/ou tri-iodotironina, os pacientes são instruídos a não tomá-los concomitantemente. Além disso, há um aumento da atividade das enzimas do tipo CYP2D6, CYP2A6, CYP2C9 e CYP3A4, o que pode resultar em concentrações plasmáticas reduzidas de medicamentos metabolizados por essas vias, como midazolam e fenitoína. Em contrapartida, a atividade da enzima CYP1A2 é diminuída, levando a uma redução na depuração de substâncias como a cafeína e a olanzapina.

Diante dessas alterações farmacocinéticas, é essencial o monitoramento clínico rigoroso das gestantes, com ajustes de dose sempre que necessário.

SISTEMA RENAL

Na gravidez ocorre um estado de hiperfiltração glomerular, uma vez que há aumento do volume plasmático, aumento do fluxo plasmático efetivo renal (RPF) e diminuição da pressão oncótica plasmática renal. Acredita-se que a frequência e a urgência urinária, sintomas comuns observados no início da gravidez, sejam decorrentes dessas alterações na taxa de filtração glomerular e no fluxo plasmático efetivo renal. Além da hiperfiltração, o sistema renal também sofre modificações anatômicas: os rins aumentam cerca de 1 cm de comprimento ao final da gestação, enquanto cálices renais e ureteres tornam-se mais dilatados. Essa dilatação favorece a estase urinária e, consequentemente, aumenta o risco de infecções do trato urinário ascendente.

As mudanças na função renal têm implicações farmacológicas importantes, pois a depuração de medicamentos como lítio, cefalosporinas, piperacilina, atenolol e digoxina pode ser alterada, exigindo monitoramento cuidadoso durante a gestação.

SISTEMA CARDIOVASCULAR

Durante a gravidez, o sistema cardiovascular também sofre várias alterações. Os volumes sistólico e diastólico final estão aumentados, enquanto as pressões sistólica e diastólica final permanecem inalteradas. Geralmente há algumas evidências de alterações na frequência cardíaca, com taquicardia leve, edema de membros inferiores, distensão venosa jugular e deslocamento lateral do ápice cardíaco. Sopros sistólicos podem ser ouvidos na borda esternal lateral esquerda em mais de 90% das gestantes, refletindo o aumento do volume sanguíneo que passa pelas válvulas.

O débito cardíaco aumenta precocemente com uma redução na pós-carga e atinge seu pico no início do 3º trimestre. O aumento do tamanho do útero gravídico comprime a veia cava e o fluxo sanguíneo para a circulação uteroplacentária. Isso pode levar à diminuição do débito cardíaco durante o 3º trimestre, mas é compensado pelo aumento da frequência cardíaca em repouso.

A pressão arterial sistólica não se altera, mas a pressão arterial diastólica diminui durante a gravidez. As variações da pressão arterial estão relacionadas com a interação de progesterona, óxido nítrico, endotelina e estrogênio. A hipotensão supina é uma alteração fisiológica que ocorre em 10% das mulheres durante a gravidez como resultado da compressão dos grandes vasos pelo útero gravídico. Há um aumento no volume plasmático durante a gravidez, ocasionando também aumento no volume da distribuição dos medicamentos; isso é muito importante clinicamente, pois drogas altamente ligadas teriam concentrações muito mais altas de sua forma livre durante a gravidez.

SISTEMA GLANDULAR

No 3º trimestre, a taxa metabólica basal é aumentada em 20%. Ocorre hiperinsulinismo em decorrência da hiperplasia das células das ilhotas pancreáticas, juntamente com um estado de resistência periférica à insulina. Acredita-se que o lactogênio placentário humano e o hormônio de crescimento placentário humano contribuam para a resistência à insulina. Também ocorre o aumento da gliconeogênese hepática no 3º trimestre, que contribui para sustentar os níveis de glicose pós-prandial. Pacientes com resistência à insulina preexistente ou diabetes necessitam ajustar sua medicação de insulina para doses mais altas à medida que a gravidez progride.

Os níveis de lipídios maternos são aumentados, a síntese lipídica é favorecida e a gordura armazenada aumenta; essa gordura será utilizada pela mãe para a produção de energia e, portanto, os ácidos graxos e o glicerol servem como combustível nutritivo para a mãe, enquanto a glicose e os aminoácidos são preferencialmente utilizados pelo feto.

A gravidez é um estado de hipercortisolismo, pois a produção hepática de globulinas de ligação ao cortisol é regulada positivamente sob o efeito do estrogênio, garantindo um aumento da meia-vida e diminuição da depuração hepática. Em consequência, os níveis de cortisol aumentam.

Os níveis totais de tri-iodotironina e tetraiodotironina aumentam durante a gravidez como resultado de um aumento induzido por estrogênio na globulina de ligação à tireoide. A glândula tireoide aumenta de tamanho durante a gravidez. Em caso de hipotireoidismo, a dose de levotiroxina, se necessária, deve ser aumentada em 30% no início da gravidez para atender às demandas maternas.

SISTEMA PULMONAR

Durante a gestação, o aumento dos níveis de progesterona promove mudanças no limiar de resposta do centro respiratório, resultando em maior sensibilidade ao dióxido de carbono (CO_2). Esse mecanismo leva a uma hiperventilação fisiológica.

O crescimento do útero gravídico desloca o diafragma para cima, reduzindo a capacidade residual funcional (CRF) em aproximadamente 20 a 30%. Esse deslocamento, associado à ação relaxante da progesterona e da relaxina sobre as inserções ligamentares das costelas inferiores, altera a mecânica respiratória.

Clinicamente, a dispneia é um sintoma comum, afetando entre 50 e 70% das gestantes no terceiro trimestre, e é considerada uma manifestação fisiológica da gestação.

Além disso, ocorre uma alcalose respiratória leve, com pH materno variando entre 7,42 e 7,46. Para compensar essa alteração, os rins aumentam a excreção de bicarbonato, resultando em redução dos seus níveis séricos de cerca de 23 para 18 mEq/L ao final da gestação.

SISTEMA HEMATOLÓGICO

O volume plasmático aumenta na gravidez de forma não linear; há um ganho médio de 30 a 50% (ou mais de 1 L) de volume sanguíneo em comparação com os níveis de não grávidas. Esse aumento é importante para a mãe e o feto em resposta às demandas metabólicas aumentadas da gravidez e serve como um tampão protetor para minimizar as consequências da perda sanguínea de grande volume durante o parto.

Como consequência, ocorre uma diluição dos componentes do sangue, resultando na chamada "anemia da gravidez". Embora seja considerada fisiológica, valores de hemoglobina abaixo de 11 g/dL devem ser investigados. A diminuição da viscosidade sanguínea melhora a troca gasosa entre mãe e feto. A suplementação de ferro deve ser iniciada precocemente, uma vez que as necessidades aumentam significativamente na segunda metade da gestação. Além dessas alterações, a gestação é caracterizada por um estado de hipercoagulabilidade. Observa-se um aumento da atividade dos fatores de coagulação, especialmente dos fatores I (fibrinogênio) e II (protrombina), associado à redução dos níveis de proteínas anticoagulantes, como proteína S e antitrombina. Esse cenário eleva o risco de tromboembolismo venoso durante a gestação e no puerpério, sendo uma das principais causas de mortalidade materna. A heparina, particularmente a heparina de baixo peso molecular, é considerada a terapia padrão para o tratamento do tromboembolismo venoso em gestantes.

PAPEL DA PLACENTA NA NUTRIÇÃO FETAL

Durante a gestação normal, o crescimento do feto e da placenta ocorre de forma proporcional e linear. Entretanto, em casos de insuficiência placentária, observa-se uma desaceleração do crescimento fetal a partir da 36ª semana, limitando o potencial máximo de crescimento e resultando em recém-nascidos pequenos para a idade gestacional (RNPIG).

As principais causas de insuficiência placentária são genéticas, cromossômicas, infecciosas, nutricionais, vasculares e anatômicas. Já os recém-nascidos grandes para a idade gestacional (RNGIG) decorrem do crescimento acelerado do feto e têm como causas mais frequentes: DM, obesidade materna, multiparidade e doença hemolítica do recém-nascido.[2]

Recentemente, estudos têm destacado a importância dos ácidos graxos no crescimento placentário.[12] O desenvolvimento do feto requer significativas quantidades desses ácidos para garantir o rápido crescimento celular. Embora a grande quantidade de ácidos graxos que chegam ao feto dependa dos níveis maternos, a placenta fisiologicamente transfere importantes quantidades de ácidos graxos poli-insaturados de cadeia longa (LC-PUFAS), particularmente ômega-3.[12]

VARIAÇÕES BIOQUÍMICAS E MEDIDAS LABORATORIAIS

O sistema reprodutivo sofre as mais significativas adaptações, embora outros sistemas do corpo materno também participem do mecanismo adaptativo. Desde o início da gravidez, há elevação progressiva dos níveis de estrógeno e progesterona, atingindo o pico no terceiro trimestre.

O volume sanguíneo aumenta progressivamente desde as primeiras semanas, obtendo volume máximo da expansão entre 32 e 34 semanas de gestação. Isso corresponde a aumento de aproximadamente 30 a 40%. Esse aumento leva à hemodiluição, com consequente redução nos níveis de hematócrito e hemoglobina, enquanto o volume corpuscular médio (VCM) e da hemoglobina corpuscular média (VHCM) permanecem relativamente inalterados.

A hemodiluição também reduz a concentração sérica de proteínas. Apesar do aumento absoluto da proteína plasmática – de 180 mg/L em mulheres não grávidas para 230 mg/L na gestação a termo – a concentração plasmática de proteínas cai de 7 g/dL para 6 g/dL. A albumina sofre redução de 4,3 g/dL para 3 g/dL, enquanto a globulina, especialmente a alfaglobulina, apresenta discreto aumento. A queda na pressão oncótica plasmática resultante dessa redução favorece a migração de fluidos para o espaço extravascular.

A hipoalbuminemia gestacional pode ser agravada por deficiência de proteínas na dieta e aumento da perda urinária de proteínas.[4]

Geralmente, os nutrientes hidrossolúveis como vitamina C, ácido fólico, vitaminas B6 e B12 e piridoxina têm valores diminuídos. Por outro lado, os nutrientes lipossolúveis, como o caroteno e a vitamina E, sofrem aumento de cerca de 50% na gravidez, enquanto os níveis de vitamina A praticamente não mudam.

Tabela 2 Principais alterações nutricionais na gestação

↓	Anemia dilucional
↓	Leucócitos
↓↓	Albumina sérica
↓	Vitamina C, ácido fólico, vitamina B12
↑	Caroteno
→	Vitamina A
↑	Tocoferol

Fonte: adaptada de Shils et al., 1994.[11]

AVALIAÇÃO DO ESTADO NUTRICIONAL NA GESTAÇÃO

A avaliação nutricional da gestante é semelhante à da paciente não grávida, porém com critérios antropométricos e laboratoriais ajustados à gestação.

Na primeira consulta, realiza-se uma história clínica detalhada para identificar doenças preexistentes, uso de medicações, distúrbios gastrointestinais (como prisão de ventre, diarreia ou flatulência excessiva), alergias alimentares e outros fatores que possam impactar o curso da gravidez. Os hábitos alimentares devem ser investigados de forma minuciosa para orientar intervenções adequadas.

O exame físico busca identificar alterações clínicas relevantes, como edemas, sinais de anemia (hipocromia de mucosas), estado de hidratação, além da aferição de pulso e pressão arterial. Esses dados são fundamentais para o acompanhamento nutricional e para a promoção da saúde materno-fetal ao longo da gestação.

SEQUÊNCIA DA AVALIAÇÃO NUTRICIONAL

1. Exame físico.
2. Avaliação da dieta baseada no recordatório alimentar de três dias, ferramenta de suma importância na avaliação do perfil nutricional da gestante e que permite identificar:
   - características alimentares e número de refeições por dia;
   - diminuição da ingestão de grupos alimentares específicos;
   - aversões, compulsões alimentares, repulsas ou até mesmo hábito alimentar inadequado originário de crendices;
   - quantidade de água ingerida.
3. Medidas antropométricas básicas de altura e peso.

As medidas antropométricas seguem os mesmos métodos para pacientes não grávidas, porém as referências mudam na gravidez. O dado de maior preocupação para as gestantes é o peso, que pode ser avaliado por três métodos diferentes: IMC, tabela de peso ideal para estatura da Metropolitan Life Foundation e avaliação da compleição da mulher (altura/circunferência do punho) ou curva de Rosso.[10] Neste capítulo, será utilizado o IMC como critério de acompanhamento, em razão de sua ampla utilização na prática clínica. A variação de ganho de peso deve ser calculada e discutida com a gestante na primeira consulta e depende do IMC pré-gravídico.

Tabela 3 Variação de ganho de peso durante a gestação baseada no IMC

IMC pré-gravidez (kg/m^2)	Classificação	Variação de ganho de peso na gravidez (kg)
Até 18,5	Baixo peso	12,5 a 18
18,6 a 25	Peso normal	11,5 a 16
25,1 a 30	Sobrepeso	7 a 11,5
> 30,1	Obesidade	5 a 9

Fonte: IOM, 2009.[2]

4. Avaliação bioquímica dos nutrientes no sangue e na urina.

A maioria das gestantes tem uma gravidez saudável, não sendo necessária avaliação bioquímica detalhada. Em todos os casos, porém, é mandatória uma rápida triagem nutricional, a fim de identificar, o mais precocemente possível, a presença de deficiências nutricionais. Caso alguma alteração seja observada, é indicado o acompanhamento nutricional diário, em ambiente hospitalar, ou em intervalos curtos, quando o acompanhamento é ambulatorial. Nas gestantes eutróficas e com uma evolução gestacional saudável, recomenda-se uma consulta nutricional ao mês ou a cada dois meses para assegurar um bom acompanhamento.

Tabela 4 Avaliação laboratorial do estado nutricional*

Dosagens sanguíneas	Não grávida	Grávida	Níveis alterados
Hematócrito (%)	37 a 47	33 a 44	< 33
Hemoglobina (g/dL)	12 a 16	10,5 a 14	< 10
Ferritina (ng/100 mL)	15 a 200	5 a 150	< 5
Ácido fólico (ng/mL)	5 a 21	4 a 14	< 4
Vitamina B12 (pg/mL)	430 a 1.025	Diminuída	Diminuída
Ferro (mcg/100 mL)	> 50	> 60	< 60
Capacidade de ligação de ferro (mcg/100 mL)	250 a 460	300 a 600	< 450
Fosfatase alcalina (IU/L)	35 a 48	35 a 150	Não muda
Colesterol total (g/100 mL)	Até 200	Até 345	_
Triglicerídeos (g/100 mL)	Até 150	Até 400	_
Zinco (mcg/100 mL)	65 a 115	55 a 80	< 55

* Os testes de laboratório da mulher grávida devem ser comparados com o intervalo específico para a gravidez.
Fonte: adaptada de Aubrey et al., 1975;[13] Burrow e Ferris, 1996.[14]

Em relação à glicemia, existem variações de critérios diagnósticos distintos para o diabete gestacional (DG) entre as diferentes sociedades ao redor do mundo. Até o momento, não há acordo sobre indicação do rastreamento e método diagnóstico do DG mais adequados. A maioria das recomendações advém de consensos de especialistas.

Em casos de glicemia alterada (ver critérios adiante), pode-se considerar que a gestante tenha um quadro prévio de DM ou DG. Em caso de glicemias normais, a paciente deverá ser submetida a novo teste entre a 24ª e a 28ª semana de gestação. A Sociedade Brasileira de Diabetes recomenda que sejam seguidos os critérios aceitos em 2013 pela Organização Mundial da Saúde (OMS).

Fatores de risco para diabetes gestacional (fonte: Diretrizes da Sociedade Brasileira de Diabetes referentes a 2015-2016)

- Idade materna avançada;
- sobrepeso, obesidade ou ganho excessivo de peso na gravidez atual;
- deposição central excessiva de gordura corporal;
- história familiar de diabetes em parentes de primeiro grau;
- crescimento fetal excessivo, polidrâmnio, hipertensão ou pré-eclâmpsia na gravidez atual;
- antecedentes obstétricos de abortamentos de repetição, malformações, morte fetal ou neonatal, macrossomia ou DG;
- síndrome dos ovários policísticos;
- baixa estatura (menos de 1,5 m).

Tabela 5 Diagnóstico de diabete gestacional com teste de tolerância oral à glicose com ingestão de 75 g de glicose

Jejum	92 a 125 g/dL
1 h	180 mg/dL
2 h	153 a 199 mg/dL

Fonte: Organização Mundial da Saúde, 2013.[15]

A positividade de um desses critérios confirma o diagnóstico.

O teste de tolerância oral à glicose (TOTG) deve ser feito pela manhã após uma noite de jejum, que pode variar de 8 a 14 h, e após dieta irrestrita de no mínimo 3 dias (≥ 150 g de carboidrato/dia e sem restrição à atividade física). A paciente deve permanecer sentada durante o teste. A International Association of Diabetes and Pregnancy Study Groups (IADPSG) recomenda que todas as mulheres sem história prévia de diabetes sejam submetidas ao TOTG.[16]

Quanto ao colesterol, o teste não é aferido habitualmente na prática obstétrica. Não existem referências que estimem variações durante a gravidez normal. Porém, os parâmetros lipídicos têm se mostrado elevados na gravidez, especialmente no 2º e 3º trimestres. A hipercolesterolemia durante a gravidez é decorrente da mudança de hormônios esteroides, metabolismo hepático e adiposo.

Até o presente momento, a hipercolesterolemia não é tratada na gravidez. A estatina não pode ser usada por provocar inibição da síntese do ácido mevalônico, que tem papel importante na replicação do DNA. O ômega-3 tem sido usado na gestação em mulheres com hipercolesterolomia prévia ou hipertrigliceridemia, mas não é rotineiramente orientado na gravidez normal.

O estudo *Fate of Early Lesions in Children* (FELIC) mostrou que mães com altos níveis de colesterol apresentaram rápida progressão da placa de gordura na aorta quando comparadas com mães com níveis normais.[16] Além disso, Napoli et al. demonstraram que os níveis de colesterol fetal são inversamente proporcionais à idade gestacional, e que a influência materna no perfil lipídico fetal é mais significativa em torno da 28ª semana de gestação.[17]

Tradicionalmente, a hiperlipidemia na gravidez era considerada fisiológica e não aterogênica. No entanto, evidências mais recentes sugerem que altos níveis de colesterol total durante a gestação estão associados a maior risco de parto prematuro, diabetes gestacional, pré-eclâmpsia e maior propensão ao desenvolvimento de aterosclerose tardia.[18]

IDENTIFICANDO RISCO DE DESNUTRIÇÃO EM AMBIENTE HOSPITALAR

É indiscutível a importância da nutrição na gestação. Por essa razão, atenção redobrada deve ser dedicada às gestantes hospitalizadas. A triagem nutricional deve ser realizada em 100% das gestantes enfermas e mães com recém-nascido (RN) de baixo peso ou gemelares que se encontrem em ambiente hospitalar.

Os questionários são elaborados a partir dos métodos clássicos de triagem e sofrem modificações para se adequar à população de gestantes e puérperas. Na literatura, não encontramos, até a elaboração deste capítulo, modelo de triagem nutricional validada para gestantes.

De maneira prática, recomenda-se atenção especial também às puérperas com infecção de ferida operatória, sobretudo àquelas que apresentam deiscência de sutura, pois essas condições aumentam significativamente as necessidades nutricionais e o risco de desnutrição.

NECESSIDADES NUTRICIONAIS DE MACRONUTRIENTES NA GESTAÇÃO

O aumento do metabolismo basal das gestantes decorre do aumento do útero, do feto e do trabalho cardíaco. No primeiro trimestre destaca-se o desenvolvimento do sistema nervoso, o que demanda uma grande necessidade de vitaminas e minerais.

O cálculo das calorias totais a serem administradas deve ser feito com base no requerimento energético estimado.

Estudos de calorimetria indireta feitos em gestantes evidenciam aumento do consumo energético de 350 a 500 kcal a partir do 2º trimestre da gravidez, correspondendo ao aumento das necessidades metabólicas.[9] Como parte dessa energia é fornecida pelo metabolismo do próprio corpo, a oferta calórica adicional deve ser de apenas 250 kcal/dia para as gestantes a partir do 2º trimestre. Quando há indicação de repouso no leito, a oferta calórica deve cair para 200 kcal/dia.

Quadro 1 Equação para calcular o requerimento energético estimado para adolescentes não grávidas e mulheres adultas

14 a 18 anos de idade
Requerimento energético estimado (kcal/dia) = gasto energético total + deposição de energia REE = 135,3 – [30,8 x idade (anos) + AF x 10,0 x peso (kg) + (934 x altura (m)] + 25
19 anos ou mais
Requerimento energético estimado (kcal/dia) = gasto energético total REE = 354 – [6,91 x idade (anos) + AF x (9,36 x peso +726 x altura (m)]

AF: coeficiente de atividade física. Usar dados da Tabela 6, a seguir. REE: requerimento energético estimado.

Tabela 6 Coeficiente de atividade física para uso na equação de cálculo do requerimento energético estimado – adolescentes e adultos jovens

	Sedentarismo (*)	Baixa atividade (**)	Ativo (***)	Muito ativo (****)
14 a 18 anos	1,0	1,16	1,31	1,56
19 anos ou mais	1,0	1,12	1,27	1,45

* Atividades da vida diária (trabalhos domésticos, caminhar até o ponto de ônibus).

** Atividades da vida diária + 30 a 60 minutos de atividade física moderada (p. ex., caminhada).

*** Atividades da vida diária + no mínimo 60 minutos de atividade física moderada.

**** Atividades da vida diária + no mínimo 60 minutos de atividade física moderada + um adicional de atividade vigorosa ou 120 minutos de atividade.

Fonte: adaptada de IOM, 2009.[2]

A idade materna também é um fator determinante das necessidades calóricas. Quando a gravidez ocorre na adolescência, pela maior demanda desta fase, as necessidades nutricionais são aumentadas. Já na fase adulta, no final da vida reprodutiva, as reservas nutricionais podem estar comprometidas, principalmente em casos de multiparidade. Muitos estudos se referem a uma correlação entre número de filhos e peso fetal, sendo crescente até a paridade de 3 ou 4, quando tende a diminuir.[7]

OBESIDADE NA GESTAÇÃO

Atualmente, a obesidade é considerada uma pandemia global, e seu impacto na gestação representa um grande desafio, devido à elevada prevalência e às possíveis consequências adversas para mãe e feto. A obesidade materna está associada a um maior risco de desenvolvimento de diabetes gestacional (DG), pré-eclâmpsia, hipertensão gestacional, tromboembolismo venoso, hemorragia pós-parto, complicações no trabalho de parto, necessidade de parto cesáreo e aumento da mortalidade materna.

Estudos também demonstram que a obesidade durante a gestação eleva o risco de desfechos neonatais adversos, incluindo anomalias congênitas, restrição ou excesso de crescimento fetal (feto pequeno ou grande para a idade gestacional), alterações glicêmicas no neonato, parto prematuro, natimorto e mortalidade neonatal.

No período pós-natal, o impacto persiste, com maiores taxas de infecção de feridas cirúrgicas, depressão pós-parto e menor prevalência de amamentação em comparação à população geral. Além disso, há evidências de que filhos de mães obesas apresentam um risco aumentado de desenvolver obesidade durante a adolescência.[17]

GESTAÇÕES MÚLTIPLAS

Nas últimas décadas, em razão da busca das mulheres por clínicas de reprodução assistida, o número de gestações múltiplas tem aumentado significativamente no Brasil e no mundo. Isso é um reflexo das mudanças socioculturais, em que as mulheres dessa geração buscam primeiro a estabilidade financeira e retardam a maternidade. Em 2012 nasceram 135.943 crianças de nascimentos múltiplos nos Estados Unidos. Esse valor é cerca de duas vezes maior que em 1980. Os gêmeos são 96% das gestações múltiplas.[13]

Embora a gestação gemelar seja prevalente, a incidência de trigêmeos, quadrigêmeos e quíntuplos aumentou em torno de 400%.[19] A incidência de prematuridade e de baixo peso é elevada nessa população e mães de gestações múltiplas têm uma probabilidade seis vezes maior de se hospitalizarem e serem admitidas em unidades de terapia intensiva, quando comparadas a mulheres de gestação única.[17]

O acompanhamento nutricional neste contexto é fundamental, pois influencia diretamente tanto o crescimento intrauterino quanto a duração da gestação, considerada de alto risco. Em gestações múltiplas, a demanda nutricional é substancialmente aumentada, promovendo uma rápida depleção das reservas maternas de nutrientes essenciais.

O peso na gestação gemelar deve começar a aumentar antes da 8ª semana, pois estudos evidenciam que a lentificação do ganho de peso nas fases iniciais está associada a retardo do crescimento intrauterino, o que traz maior morbidade para os bebês. Nesses casos, mesmo que a velocidade de ganho de peso da mãe seja recuperada no final da gravidez, os fetos não conseguem atingir o peso adequado.[20] O ganho de peso materno até a 24ª semana é decisivo para o peso fetal, de modo que se preconiza um ganho ponderal de 0,32 g por semana no 1º trimestre; 0,78 g entre a 20ª e a 28ª semana gestacional; e de 0,45 g no 3º trimestre.[21]

A gravidez é um estado acelerado de jejum, resultando em menor glicemia basal e resposta exagerada de insulina após a dieta. Nas gestações gemelares essa resposta é ampliada, principalmente durante a segunda metade da gestação, apresentando um nível de glicose materna significativamente menor e maior concentração de insulina, o que indica uma depleção mais rápida dos estoques de glicogênio e resulta no metabolismo da gordura entre as refeições e durante uma noite de jejum.[22]

RECOMENDAÇÕES DE VITAMINAS E MINERAIS PARA GRAVIDEZ GEMELAR[23]

- Multivitamínico com 100% do RDA para não grávida (incluindo 400 mcg de folato). Ofertar 1 comprimido no 1º trimestre e dobrar a dose nos 2º e 3º trimestres;
- cálcio: 3 g/dia;
- magnésio: 1,2 g/dia;
- zinco: 45 mg/dia;
- considerar uma suplementação adicional de 1 g de vitamina C e 400 UI de vitamina E para a possibilidade de redução do risco de pré-eclâmpsia.

Tabela 7 Variação de ganho de peso sugerido para grávidas com gestação gemelar de acordo com o IMC

IMC pré-gravídico	Variação de ganho de peso sugerida
Baixo peso (IMC < 18,5 kg/m²)	22 a 28 kg
Peso normal (18,6 a 25 kg/m²)	17 a 25 kg
Sobrepeso (26 a 30 kg/m²)	14 a 23 kg
Obesidade (> 30 kg/m²)	11 a 19 kg

Fonte: IOM, 2009.[2]

Devido ao aumento da necessidade de cálcio e proteínas para o desenvolvimento fetal, sugere-se que a suplementação calórica seja feita na forma de leite e derivados. Três porções de xícara de leite ao dia fornecem uma média de 10 a 16 g de proteína de alta qualidade, dando um adicional de cálcio em torno de 270 mg (se leite desnatado) ou 480 mg (se leite integral). O leite pode ser preparado para ficar mais rico em cálcio e calorias adicionando-se 2 colheres de sopa de leite em pó desnatado a um copo de leite líquido.[24]

MICRONUTRIENTES NA GESTAÇÃO

A deficiência de micronutrientes é um problema de saúde global, afetando cerca de 2 milhões de pessoas em todo o mundo, o que torna a atenção a essa questão ainda mais essencial durante a gestação. Diversas revisões sistemáticas e metanálises reforçam a importância dos micronutrientes para a saúde materno-fetal.[19,25]

As necessidades vitamínicas mudam durante a gravidez. Em alguns casos, elas podem ser atendidas pela ingestão dietética; em outros, há necessidade de suplementação oral. De modo geral, há uma diminuição nos níveis sanguíneos das vitaminas hidrossolúveis e aumento das lipossolúveis que decorrem do aumento dos lipídios sanguíneos.

Entre os micronutrientes de destaque, o cálcio está associado à melhora da pressão arterial e à redução do risco de eclâmpsia em populações com baixa ingestão desse mineral.[26] O magnésio e o zinco desempenham papel fundamental na secreção,

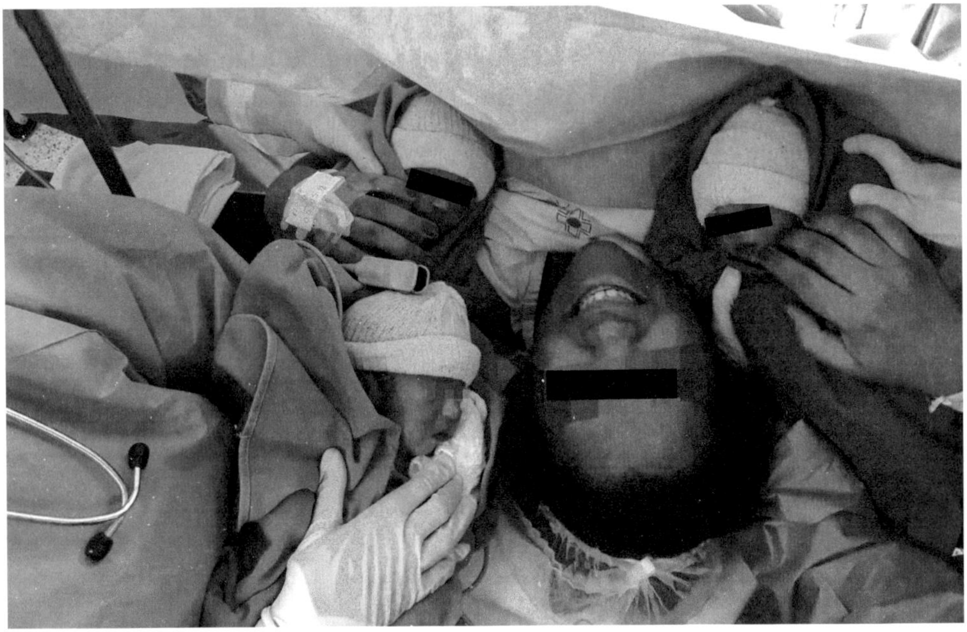

Figura 1 Gestação de trigêmeos: gestante de 32 anos sem comorbidades, submetida a fertilização assistida. Evolução da gestação sem intercorrências. Parto com 35 semanas: 1º gemelar: feminino, 44 cm e 2,2 kg; 2º gemelar: masculino, 44 cm e 2,075 kg; 3º gemelar: masculino, 45 cm e 2,4 kg.

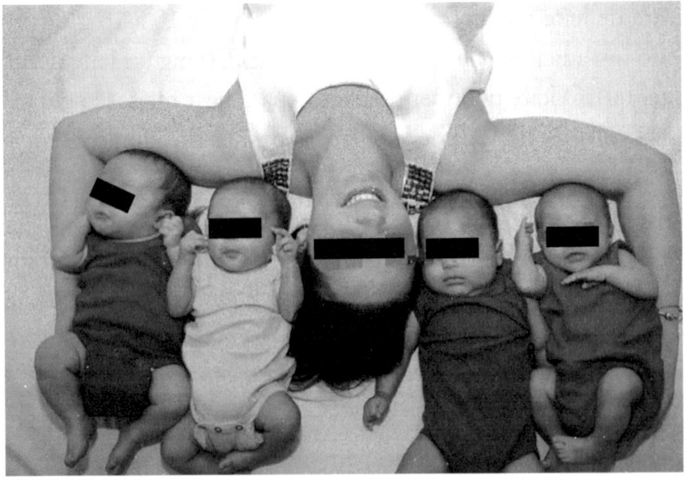

Figura 2 Gestação de quádruplos: gestante de 35 anos sem comorbidades, submetida a fertilização assistida. Evolução da gestação com colangite aguda, sendo necessária a internação nos dois meses anteriores ao parto. Parto com 29 semanas: 1º gemelar: masculino, 37 cm e 0,878 kg; 2º gemelar: masculino, 35 cm e 0,780 kg; 3º gemelar: masculino, 37 cm e 1,145 kg; 4º gemelar: masculino, 36 cm e 0,994 kg.

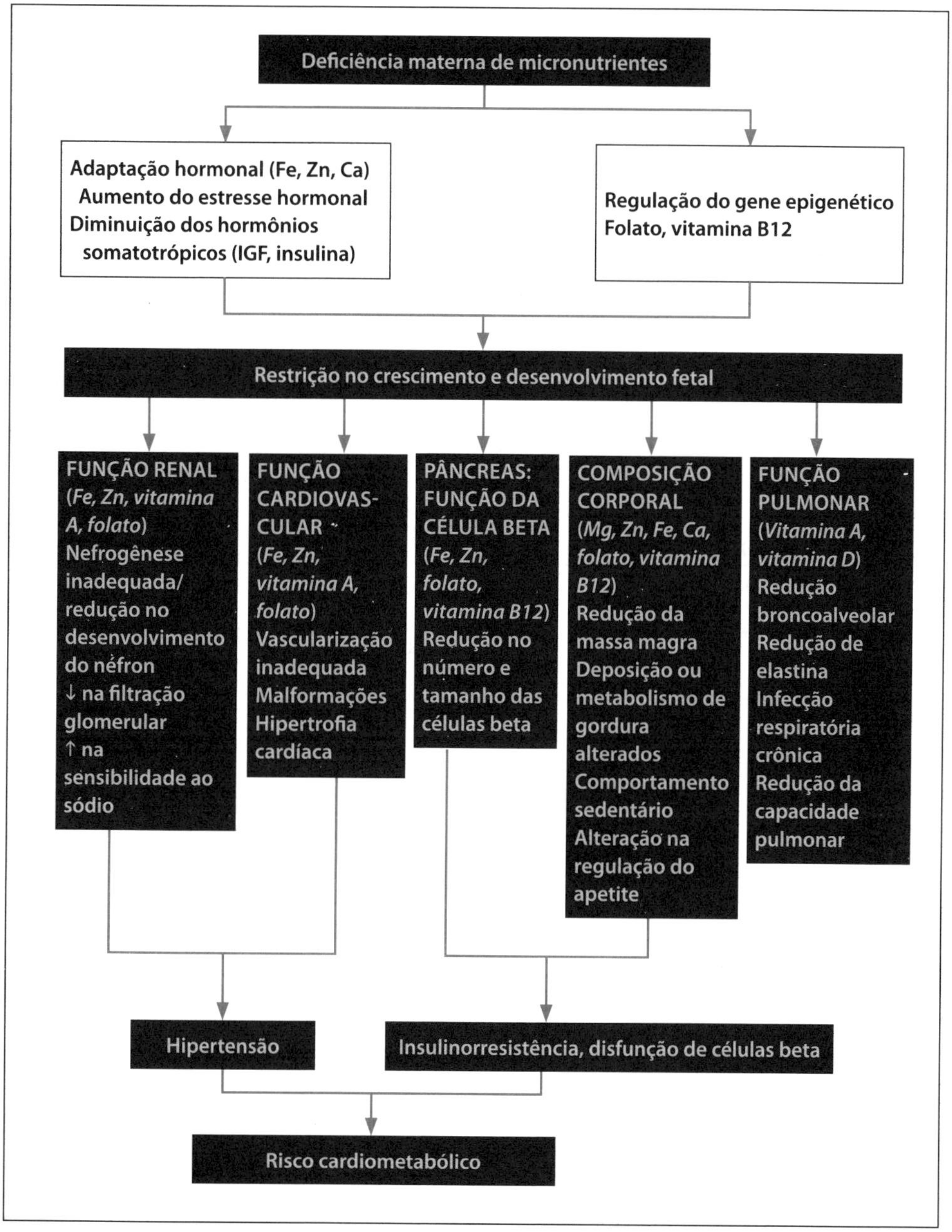

Figura 3 Quadro conceitual de como a dieta materna e o estado de micronutrientes podem acarretar o desenvolvimento de doença crônica na prole. Os quadros mais claros representam os caminhos hipotetizados pelos quais várias deficiências vitamínicas podem influenciar no crescimento, no desenvolvimento ou na função dos sistemas indicados. Vitaminas e minerais que têm sido investigados em cada um destes caminhos são mostrados em itálico.

Fonte: Luke, 2005.[25]

armazenamento e sensibilidade à insulina.[27,28] Já a vitamina A, na forma de ácido retinoico, é importante na função e regulação da pressão sanguínea.[29]

Além da suplementação isolada de micronutrientes, a suplementação de múltiplos micronutrientes (SMN) tem sido implementada em alguns países. Evidências recentes sugerem que a SMN pode oferecer benefícios adicionais em comparação à suplementação exclusiva com ácido fólico.[30]

A OMS recomenda a suplementação de ácido fólico para melhorar a saúde materna e fetal. Ele é o chamado micronutriente universal e sua suplementação é indicada por todos os países do mundo.

Tabela 8 Ingestão de micronutrientes recomendada durante a gestação

Nutriente	EAR	RDA	UL
Vitamina A (mcg/dia)	530 (14 a 18 anos) 550 (> 19 anos)	750 (14 a 18 anos) 770 (> 19 anos)	2.800 (14 a 18 anos) 3.000 (> 19 anos)
Vitamina D (mcg/dia)	–	5	50
Vitamina E (mcg/dia)	12	15	8 (14 a 18 anos) 1.000 (> 19 anos)
Vitamina K (mcg/dia)	–	75 (14 a 18 anos) 90 (> 19 anos)	–
Vitamina C (mcg/dia)	66 (14 a 18 anos) 70 (> 19 anos)	80 (14 a 18 anos) 85 (> 19 anos)	1.800 (14 a 18 anos) 2.000 (> 19 anos)
Tiamina (mg/dia)	1,2	1,4	–
Vitamina B12 (mcg/dia)	2,2	2,6	–
Niacina (mg)	14	18	17
Folato (mcg/dia)	520	600	800 (14 a 18 anos) 1.000 (> 19 anos)
Biotina (mcg/dia)	–	30	–
Cálcio (mg)	1.000	1.300 (14 a 18 anos) 1.000 (> 19 anos)	2,5
Magnésio (mg/dia)	335 290 300	400 (14 a 19 anos) 350 (19 a 30 anos) 360 (31 a 50 anos)	350
Flúor (mg/dia)	–	3	10
Ferro (mg/dia)	23 (14 a 18 anos) 22 (> 19 anos)	27	45
Iodo (mcg)	160	220	900 (14 a 18 anos) 1.100 (> 19 anos)

EAR: *Estimated Average Requirement* – o nível de ingestão diária de um nutriente para atender às exigências de metade dos indivíduos saudáveis no grupo; RDA: *Recommended Dietary Allowance* – o nível de ingestão dietética diária média suficiente para atender às exigências da metade de quase todos os indivíduos saudáveis de um grupo. É calculado a partir do EAR; UL: nível de ingestão tolerável – o nível mais alto de ingestão diária de nutrientes que é provável que não represente qualquer risco de efeitos adversos à saúde de quase todos os indivíduos da população geral.

Fonte: Garland, 1992.[26]

ÁCIDO FÓLICO

Ácido fólico é a forma sintética do folato que é usado em suplementos e farinhas fortificadas e pães. Sua suplementação tem como principal objetivo reduzir a incidência de defeitos do tubo neural, sendo as principais manifestações a anencefalia e a espinha bífida. O efeito protetor do ácido fólico foi definido na década de 1980, e seu uso como medida preventiva foi estabelecido em 1991.[30]

A deficiência de ácido fólico é a mais comum em todo o mundo, afetando crianças e mulheres na fase reprodutiva, bem como mulheres grávidas. Em decorrência do aumento da eritropoiese materna e do crescimento fetal e placentário, a necessidade diária dessa vitamina durante a gestação é de 600 mcg/dia, dos quais 400 mcg/dia devem vir da dieta e 200 mcg/dia de suplementação oral ou alimentos fortificados. Para mulheres com DM, histórico familiar (próprio ou do cônjuge) de defeitos do tubo neural, ou antecedentes obstétricos positivos, recomenda-se uma dose maior, de 5 mg/dia.[11]

A deficiência de ácido fólico é caracterizada por uma síntese reduzida de DNA e diminuição da atividade mitótica nas células. Clinicamente, pode se manifestar como anemia megaloblástica, embora sinais bioquímicos e morfológicos de deficiência possam preceder a manifestação clínica, especialmente no terceiro trimestre da gestação.

Modelos experimentais demonstram que a deficiência de ácido fólico está associada a malformações do tubo neural, como a espinha bífida e a anencefalia. Importante destacar que apenas mulheres que recebem suplementação adequada conseguem atingir níveis ótimos de folato nas hemácias, garantindo proteção contra esses defeitos.[31] Com base nesses importantes estudos, foi recomendado que mulheres na idade fértil aumentem a ingestão de ácido fólico.[15] É importante observar que, como o tubo neural se fecha a partir do 28º dia de concepção (antes de a maioria das mulheres saber que está grávida), a suplementação com ácido fólico deveria ocorrer antes mesmo da concepção. Mulheres usuárias de álcool e/ou drogas, assim como as que fazem uso crônico de anticoncepcional oral e medicações antiepilépticas, são consideradas de risco para deficiência de folato. A suplementação de 1 mg de ácido fólico 3 meses antes da concepção (quando programada) ou imediatamente após o conhecimento da positividade no teste de gravidez garante um aporte de ácido fólico satisfatório.

Atualmente, a vigilância e a monitoração dos dados mostram que todos os programas de suplementação de ácido fólico sofrem uma baixa cobertura e aderência à ingestão, a despeito da inclusão em políticas nacionais.[26]

Como mencionado, são fatores de risco para deficiência de ácido fólico na gestação:

- álcool;
- drogas;
- uso de contraceptivo hormonal oral por longos períodos.

VITAMINA A

A necessidade de vitamina A está aumentada na gravidez, porém tanto a sua deficiência quanto o excesso em seres humanos podem ser teratogênicos. Estudos realizados no Brasil mostraram níveis baixos de vitamina A nas gestantes.[23,32,33]

Sabe-se que, durante a gestação, as reservas de vitamina A são limitadas, provavelmente pela seletividade da barreira placentária, que atua regulando a passagem dessa vitamina da mãe para o feto. Essa seletividade ocorre provavelmente para evitar efeitos teratogênicos. Os níveis sanguíneos de vitamina A na gestante e no leite materno aumentam quando há uma suplementação oral ou reforço dietético de alimentos ricos nessa vitamina.

Atualmente, é feita a suplementação da vitamina para gestantes que apresentam deficiências nutricionais durante o pré-natal. Além disso, os suplementos vitamínicos orais que contêm dose diária máxima de 10.000 UI de vitamina A são considerados seguros e eficazes no combate a essa carência nutricional. Os efeitos teratogênicos são relatados somente quando a ingestão diária dessa vitamina ultrapassa 25.000 UI, o que corresponde a quase 10 vezes a dose recomendada para gestantes.

Em 2001, o Brasil adotou uma estratégia de suplementação de vitamina A em megadoses para mães no puerpério imediato, nas regiões endêmicas de hipovitaminose A. No entanto, em 2016, o Ministério da Saúde suspendeu essa prática com base em orientações da OMS, que indicam não haver evidências robustas para recomendar essa medida como estratégia de saúde pública para prevenção da morbidade materno-infantil.[15] Apesar dessa suspensão, foram mantidas as orientações de reforço dietético e reposição em casos de hipovitaminose confirmada.

Atenção especial deve ser dada à droga isotretinoína, um análogo da vitamina A, utilizada para tratamento de acne cística. Evidências epidemiológicas indicam que ela causa malformações diversas, como craniofaciais, do sistema nervoso central, cardíacas, dentre outras.[34]

VITAMINA D

A hipovitaminose D na infância tem sido correlacionada com baixos níveis de vitamina D na gravidez e pode afetar o crescimento do esqueleto e da formação óssea da criança. Outros efeitos adversos que têm sido correlacionados a baixos níveis de vitamina D materna são pré-eclâmpsia, DG, gestação pré-termo, baixo peso e asma na infância.

Um estudo randomizado de 1.134 grávidas inglesas mensurou a densidade mineral óssea de neonatos de mães que foram suplementadas com 1.000 UI/dia de calciferol e mães que receberam placebo. O estudo não evidenciou nenhuma diferença entre os grupos, porém o autor, em uma análise secundária, verificou a possibilidade de interação sazonal, sugerindo que bebês nascidos no inverno se beneficiariam da suplementação de vitamina.[35]

O Royal College of Obsterics and Gynaecologists aconselha mulheres com risco de pré-eclâmpsia a tomar 800 UI como medida preventiva. Também recomenda que mulheres de alto risco, incluindo aquelas com elevada pigmentação de pele, baixa exposição solar ou obesas, sejam suplementadas.

Apesar dos benefícios potenciais, é importante ressaltar que a exposição aguda ou crônica a doses elevadas de vitamina D pode causar efeitos adversos, incluindo hipercalcemia, desmineralização óssea, calcificação de tecidos moles e lesão renal. A toxicidade por vitamina D foi documentada em casos de uso de doses elevadas. A dose-limite segura estabelecida atualmente para gestantes e lactantes é de 4.000 UI/dia.[36]

FERRO

As necessidades de ferro variam acentuadamente a cada período gestacional. Os requerimentos não estão alterados no 1º trimestre, mas a partir do 2º trimestre começam a se elevar, em decorrência das necessidades de oxigênio para mãe e feto, e perduram até o parto, sendo necessário manter os níveis adequados de Hb para garantir a saúde materna e fetal.

A anemia ferropriva diagnosticada no 1º, no 2º ou no início do 3º trimestre está significativamente associada a parto prematuro.[37] Anemia grave (Hb abaixo de 7g/L) e até mesmo moderada (Hb entre de 7g/L) está associada a mortalidade materna decorrente de fatores como comprometimento cardíaco, hemorragia antes e durante o parto e deficiência do sistema imune materno.[38] Em 2014, o National Institute for Health and Care Excellence (NICE) recomendou que as mulheres grávidas fossem submetidas a triagem para anemia e que a suplementação com ferro fosse considerada nos casos positivos. Por outro lado, níveis elevados de Hb no 1º ou 2º semestre estão associados a um aumento no risco de RNPIG[39] e natimortos, principalmente entre os RN pré-termo e pequenos para a idade gestacional.[40]

A ferritina sérica é considerada o melhor marcador para o estado de ferro materno,[41] sendo baixa na deficiência de ferro e, quando elevada, relacionada a infecções e prematuridade.

A suplementação de ferro na gestação geralmente é recomendada, mesmo na ausência de anemia, objetivando satisfazer o aumento do requerimento desse mineral durante os dois últimos trimestres da gestação. Tal fato se deve à dificuldade de atendimento das necessidades de ferro somente pela ingestão dietética, sobretudo nos países em desenvolvimento, onde o padrão alimentar apresenta baixa disponibilidade desse oligoelemento.[42]

A OMS atualmente recomenda uma dose diária de 30 a 60 mg de ferro elementar (60 mg nos locais com prevalência de anemia > 40%) e 0,4 mg de ácido fólico, ofertado o mais precocemente possível na gestação.[15] Caso a suplementação seja iniciada em um período que não permita atingir os 180 dias até o final da gestação, a dose recomendada passa a ser de 120 mg/dia.[43]

Recomenda-se iniciar a suplementação de ferro oral para as gestantes a partir do conhecimento da gravidez até o 3º mês após o parto.[23,32] A dose oral de ferro elementar para gestantes com Hb normal é de 30 mg/dia, durante pelo menos três meses e até seis semanas após o parto para reabastecer os estoques de ferro.[44] No pós-parto, recomenda-se prescrever 65 mg/dia de ferro elementar para a puérpera e repetir a dosagem de Hb e ferritina após oito semanas.[32]

Caso a gestante seja diagnosticada com anemia, em qualquer fase da gravidez (Hb < 110 g/L, no 1º trimestre, Hb < 105 g/L no 2º e 3º trimestres e Hb < 100 g/L no período pós-parto), recomenda-se o uso de ferro elementar na dose de 100 a 200 mg/dia, até que a concentração de Hb atinja o nível normal por três meses e, então, reajusta-se para a dose-padrão. A dosagem de Hb deverá ser repetida 60 dias após o tratamento.

Tabela 9 Dose e conteúdo de ferro elementar por comprimido de ferro oral

Sais de ferro	Dose por comprimido (mg)	Ferro elementar (mg)
Fumarato ferroso	200	65
Gluconato de ferro	300	35
Sulfato ferroso (seco)	200	65
Sulfato ferroso	300	60

Fonte: Black, 2001.[33]

Cuidados com a ingestão do comprimido contendo ferro devem ser orientados às gestantes. Este deve ser administrado de estômago vazio, 1 hora antes das refeições e com suco de laranja ou outra fonte de vitamina C para aumentar a absorção. Nos casos de desconforto gástrico, as preparações com menor teor de ferro podem ser utilizadas e as de liberação lenta devem ser evitadas. Além disso, o complexo hidróxido férrico-polimaltose oral tem mostrado menos sintomas colaterais que o sulfato ferroso em gestantes.

ZINCO

A necessidade de zinco durante a gravidez aumenta por seu papel em processos metabólicos e reprodução celular; por outro lado, as concentrações plasmáticas de zinco caem cerca de 20 a 30% quando comparadas com valores de mulheres não grávidas, refletindo uma transferência da mãe para o feto além da expansão fisiológica do volume plasmático.[23,33] A carência de zinco na gestação relaciona-se a abortamento espontâneo, retardo do crescimento intrauterino, nascimento pré-termo, pré-eclâmpsia, prejuízo da função dos linfócitos T, anormalidades congênitas, como retardo neural e, prejuízo imunológico fetal.[40] Embora o zinco esteja abundantemente difundido nos alimentos, alguns fatores interferem na sua biodisponibilidade. Uma dieta rica em alimentos integrais e fitatos, a suplementação elevada de ferro (> 30 mg/dia), o fumo, o abuso de álcool e o estresse causado por infecção ou trauma podem diminuir a concentração plasmática materna de zinco, reduzindo sua disponibilidade para o feto. Gestantes nessas condições devem receber uma suplementação de 25 mg/dia, a fim de minimizar o risco de complicações associadas à sua deficiência, como a mortalidade neonatal por doenças infecciosas.[32]

Os níveis plasmáticos de zinco em mulheres que tiveram parto prematuro são significativamente inferiores quando comparados com mulheres que tiveram filhos a termo.[18] Um estudo mostrou efeito combinado de anemia por deficiência de ferro e baixa ingestão de zinco na dieta durante a gravidez. Quando ambos estiveram presentes, houve um aumento de cinco vezes na incidência de partos prematuros.[19] Dessa forma, atenção deve ser dada a gestantes com baixa ingestão de carne vermelha, importante fonte de ferro e zinco.

Como relatado, são fatores de risco para a deficiência de zinco na gestação:

- dieta rica em fitatos;
- fumo;
- álcool;
- infecções;
- traumas.

CÁLCIO

Durante a gravidez, existe aumento fisiológico na demanda de cálcio, principalmente no 3º trimestre, quando se tem a ossificação do esqueleto fetal. O metabolismo do cálcio decorre em grande parte da influência de fatores hormonais. A somatotrofina coriônica na placenta aumenta progressivamente o *turnover* ósseo, enquanto o estrógeno placentário inibe a reabsorção óssea, provocando uma liberação compensatória do hormônio paratireóideo, que mantém o nível sérico de cálcio enquanto intensifica a absorção intestinal.[45] Esses mecanismos visam a atender às necessidades cada vez mais crescentes do esqueleto fetal. Aproximadamente 30 g de cálcio se acumulam durante a gravidez, sendo quase todo no esqueleto fetal (25 g) e o restante no esqueleto materno. O maior acúmulo ocorre no último trimestre da gravidez.

A eficiência desses mecanismos explica o fato de que, em gestações normais, não há necessidade de aumentar a ingestão oral de cálcio. No entanto, atenção especial deve ser dada a gestantes com distúrbios gastrointestinais que prejudicam a absorção de cálcio, às multíparas com ingestão deficiente e a adolescentes, nos quais a demanda é naturalmente aumentada. Em tais situações, pode haver mobilização excessiva do cálcio do esqueleto materno, com potencial prejuízo à densidade mineral óssea da mãe e do recém-nascido.

Dietas pré-natais pobres em cálcio estão associadas a aumento da pressão arterial em decorrência da reatividade aumentada do músculo cardíaco, resultando em um maior risco de hipertensão induzida na gravidez e parto prematuro. Existem estudos que evidenciam resultados satisfatórios na suplementação com cálcio no intuito de diminuir a taxa de partos prematuros,[46] porém também há estudos com resultados inconsistentes nesse sentido.[47] O efeito positivo da suplementação de cálcio para diminuir o risco de parto prematuro pode ser limitado a populações de alto risco, nas quais existe uma severa restrição dietética, a adolescentes ou em casos de gravidez múltipla, em que ocorre uma demanda elevada.[20] É importante lembrar que dietas ricas em proteínas aumentam a excreção urinária de cálcio. A ingestão máxima tolerada foi determinada em 2,5 g/dia.

Em suma, são fatores de risco para deficiência de cálcio na gestação:

- dietas restritas em cálcio;
- dietas com alto teor de fitatos;
- adolescentes;
- gestações múltiplas.

ÔMEGA-3

Os ácidos graxos ômega-3 (ω3) desempenham importantes papéis fisiológicos, atuando em vias anti-inflamatórias e antioxidantes. Estudos recentes sugerem que dietas maternas ricas em ω3 podem reduzir o estresse oxidativo placentário e aumentar a produção de mediadores anti-inflamatórios. Diante de condições associadas à inflamação placentária exacerbada, como retardo de crescimento intrauterino, pré-eclâmpsia e diabetes gestacional, tem-se despertado um grande interesse no potencial terapêutico do ω3.[12]

Apesar da crescente quantidade de estudos publicados na última década avaliando a suplementação de ω3 durante a gestação, os dados ainda não são suficientes para uma recomendação formal de suplementação universal em gestantes. Contudo, resultados mais promissores têm sido observados em populações com doenças inflamatórias, o que reforça a importância de se considerar, em casos selecionados, uma abordagem individualizada. De maneira geral, a promoção de uma dieta naturalmente rica em fontes de ômega-3 permanece uma orientação segura e benéfica durante a gravidez.[12]

IODO

O iodo (I) é essencial para a produção dos hormônios tireoidianos, importantes para o crescimento e desenvolvimento normal do feto. A deficiência grave na gestação causa cretinismo e lesão cerebral irreversível. Para prevenir esses desfechos, muitos países adotaram a fortificação obrigatória do sal com iodo, o que reduziu a prevalência de deficiência grave.

Entretanto, deficiências leves a moderadas ainda são relatadas em vários países industrializados. Acredita-se que mesmo a deficiência moderada possa impactar negativamente o desenvolvimento cognitivo fetal, o que motivou a recomendação de suplementação de iodo para gestantes em diversos locais. A literatura atual confirma que a melhora da ingestão de iodo reduz a prevalência de bócio endêmico e cretinismo. Contudo, ainda não há consenso sólido sobre os efeitos da suplementação em parâmetros motores e cognitivos das crianças, especialmente em populações com ingestão dietética adequada.[48,49]

A maioria dos estudos favoráveis foi conduzida em contextos de deficiência severa, e faltam ensaios clínicos randomizados com poder estatístico suficiente para confirmar a relação causal entre a suplementação de iodo e benefícios no desenvolvimento infantil.[50] Apesar disso, a suplementação de iodo continua sendo recomendada por autoridades de saúde em vários países. De forma notável, essa recomendação não se baseou em revisões sistemáticas ou metanálises de estudos randomizados, como ocorreu com o ácido fólico.[51]

Importante ressaltar que o excesso de iodo também pode ser prejudicial. A tireoide fetal é particularmente vulnerável a altos níveis de iodo, podendo ocorrer hipotireoidismo congênito em recém-nascidos cujas mães apresentaram ingestão excessiva. Estudos recentes apontam que suplementação igual ou superior a 150 mcg/dia pode estar associada a piores resultados psicomotores e mentais. Ainda assim, a suplementação na faixa de 150 a 200 mcg/dia é considerada segura, estando abaixo dos limites máximos recomendados (600 a 1.100 mcg/dia).[51]

No Brasil, a ingestão de iodo é considerada elevada devido ao alto consumo de sal iodado, o que motivou a Agência Nacional de Vigilância Sanitária (Anvisa) a reduzir a concentração de iodo no sal, de 20-60 mg/kg para 15-45 mg/kg.

A realização de RCT que avaliem a ingestão do iodo materno e biomarcadores de iodo na gravidez são importantes para atestar a segurança e determinar as doses e os resultados da gestação.

OUTROS NUTRIENTES

É importante considerar que a maioria dos estudos que avaliam a necessidade de suplementação vitamínica durante a gestação foi conduzida em países em desenvolvimento. Dessa forma, os resultados nem sempre se aplicam diretamente a populações de países desenvolvidos.

Além do ácido fólico, outros nutrientes são amplamente deficientes em mulheres em idade reprodutiva, particularmente gestantes e lactantes de países em desenvolvimento.[52] Em resposta a essa demanda, em 1999, a United Nations University, a Organização Mundial da Saúde (OMS) e o Fundo das Nações Unidas para a Infância (Unicef) desenvolveram o suplemento United Nations International Multiple Micronutrient Preparation (UNIMMAP). Essa formulação contém as quantidades diárias recomendadas de vitaminas A, B1, B2, niacina, B6, B12, ácido fólico, C, D e E, além de minerais como cobre, selênio, iodo, ferro (30 mg) e zinco (15 mg).

Estudos demonstraram que a utilização do UNIMMAP melhora significativamente quadros de anemia, deficiências de múltiplos micronutrientes e reduz a incidência de baixo peso e tamanho ao nascimento, bem como o risco de parto prematuro.[53]

Apesar dos benefícios potenciais, a efetividade dos programas de suplementação enfrenta várias barreiras, incluindo redes de abastecimento deficientes, acesso limitado ao pré-natal, efeitos colaterais gastrointestinais dos suplementos, baixa integração entre os sistemas de saúde e as gestantes, além da ausência ou insuficiência de monitoramento das ações implementadas.[53]

QUESTIONAMENTOS DIETÉTICOS NA GESTAÇÃO

Álcool

Estudos em humanos e modelos animais demonstram a correlação entre o consumo de álcool durante a gestação e efeitos teratogênicos. A síndrome alcoólica fetal é caracterizada por restrição do crescimento pré e pós-natal, atraso no desenvolvimento neuropsicomotor, microcefalia, alterações oculares, incluindo dobra epicântica, além de anomalias faciais e esqueléticas em articulações.

O consumo de álcool na gravidez também está associado a um aumento do risco de abortamento espontâneo, descolamento prematuro de placenta e parto prematuro. Considerando que não há consenso quanto a uma dose segura de álcool durante a gestação, a recomendação atual é de completa abstinência alcoólica para mulheres grávidas.

Adoçantes artificiais

Diversos estudos indicam que os adoçantes artificiais não atravessam a barreira placentária. A sacarina, embora não tenha sido identificada como teratogênica, mos-

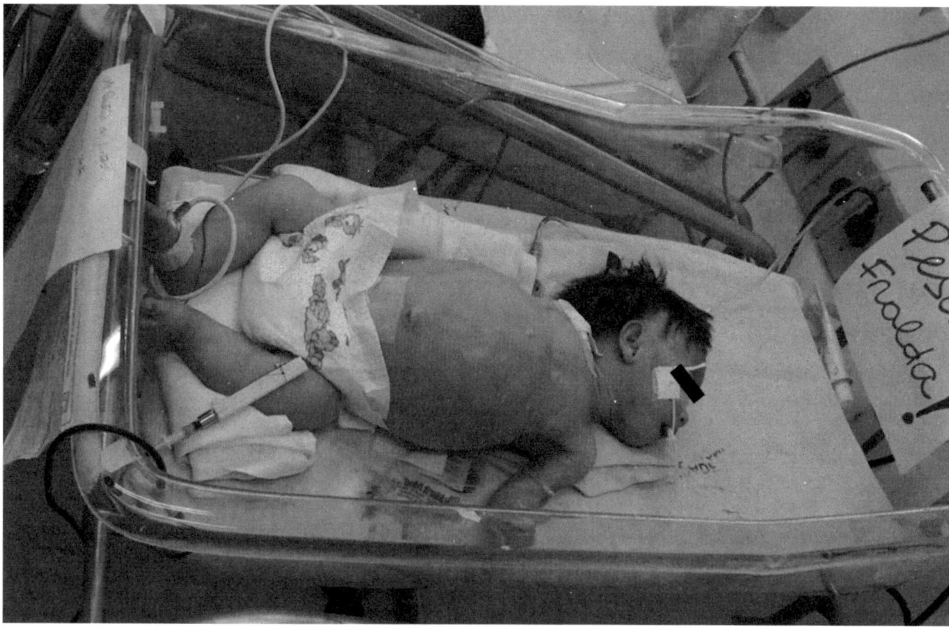

Figura 4 Recém-nascido com síndrome do alcoolismo fetal.

trou-se fracamente carcinogênica em estudos com ratos, motivo pelo qual se recomenda seu consumo moderado.

Segundo a Organização Mundial da Saúde (OMS), os adoçantes artificiais estão entre as substâncias mais testadas e não há contraindicações formais para seu uso durante a gestação. No entanto, é recomendado o rodízio entre diferentes tipos de adoçantes, preferindo-se, sempre que possível, os adoçantes naturais, como a estévia e a sucralose.

Cafeína

A cafeína (1,3,7-trimetilxantina) é uma das substâncias mais consumidas no mundo, estando disponível no café e em chás, refrigerantes e muitos outros produtos. Ao ser ingerida, a cafeína é rapidamente absorvida, atingindo um pico de concentração no plasma de 30 a 45 minutos, com meia-vida de 5 a 6 horas.[54] A cafeína atravessa a placenta e a barreira hematoencefálica e os metabólitos da cafeína se depositam no cérebro fetal. A exposição à cafeína pode causar vasoconstrição uteroplacentária e hipóxia fetal.[55] A cafeína tem meia-vida aumentada entre o 1º e o 3º trimestre da gestação, resultando no aumento da exposição fetal.[56] A literatura relata uma frequência elevada de consumo da cafeína durante a gestação, além de aderências distintas às recomendações de consumo feitas pelas diferentes sociedades ao redor do mundo. Estudos evidenciam uma correlação entre o excesso no consumo de cafeína no 1º trimestre e baixo peso ao nascer, o que evidencia a importância desse período no desenvolvimento fetal. O estudo conclui a necessidade de estratégias para reforçar a orientação para diminuição da cafeína no período pré-natal e entre as mulheres de risco.[57] Várias organizações têm estabelecido recomendações de consumo de cafeína de no máximo 200 mg/dia (equivalente a aproximadamente 2 xícaras/dia) para a gestante.

COMPLICAÇÕES NA GRAVIDEZ RELACIONADAS À DIETA

Náusea e vômito

O mal-estar matinal ou náusea é comum no primeiro trimestre da gravidez. Cerca de 75% das gestantes terão algum grau de enjoo ou vômitos que se resolvem, em geral, no final do 1º trimestre.[2] Em casos em que são muito frequentes, pode-se desenvolver um déficit agudo de proteínas e energia, assim como uma perda de minerais, vitaminas e eletrólitos. Uma orientação prática consiste na gestante alimentar-se de pequenas quantidades, mastigando bastante os alimentos. Os alimentos escolhidos devem ter consistência mais seca, como bolachas, torradas, cereal e frutas duras, como maçã e pera. Alimentos gordurosos diminuem ainda mais a motilidade intestinal, devendo ser evitados. Os líquidos devem ser ingeridos nos intervalos das refeições, quando a paciente estiver se sentindo melhor da náusea.

Os hormônios da gravidez alteram o paladar, sendo sugerido o consumo de alimentos em temperatura ambiente, pois os extremos de temperatura exacerbam a acidez e o dulçor da comida. A gestante deve ser estimulada a comer nos períodos em que não estiver se sentindo nauseada.

Muitas vezes, pode ser indicado o uso de suplementação oral em pó como estratégia para aumentar o valor calórico total da dieta. É importante lembrar que cerca de 0,5 a 2% das gestantes desenvolvem hiperêmese gravídica (HG). Os principais critérios para o diagnóstico são: persistência de vômitos não relacionados a outras causas clínicas, cetonúria e perda de 5% do peso corporal, além de desidratação e alterações eletrolíticas.

Azia

A azia é uma queixa frequente no último trimestre da gestação, resultante da pressão exercida pelo útero sobre o estômago, associada ao relaxamento do esfíncter esofágico inferior. Esse mecanismo favorece o refluxo do conteúdo gástrico para o esôfago, causando desconforto e sensação de queimação.

A orientação dietética para alívio dos sintomas inclui o fracionamento das refeições ao longo do dia, a exclusão de alimentos picantes e frutas ácidas, e a recomendação de evitar deitar-se nas duas horas seguintes às refeições.

Constipação e hemorroidas

A constipação intestinal e o surgimento de hemorroidas são ocorrências frequentes no último trimestre da gravidez. Esses quadros têm como principais causas a diminuição da motilidade intestinal, a redução da atividade física e a pressão exercida pelo útero em crescimento sobre o intestino.

Além disso, o aumento do peso fetal e a pressão venosa na região pélvica contribuem para o desenvolvimento de hemorroidas.

A orientação nesses casos consiste em uma dieta rica em fibras, aumento da ingestão de água e, se necessário, uso de suplementação de fibras ou de agentes como a lactulona.

Edema e cãibras

O edema leve fisiológico geralmente está presente nas extremidades e não deve ser confundido com o edema patológico generalizado, associado à hipertensão. Esse edema não necessita de restrição de sódio ou outra alteração na dieta.

As cãibras, por sua vez, manifestam-se geralmente à noite e decorrem da contração do músculo gastrocnêmio, provavelmente em consequência de alterações no metabolismo do cálcio e fósforo, resultando em diminuição dos níveis de cálcio. Alguns autores orientam a diminuição da ingestão de leite para diminuir a oferta de fósforo, sendo o cálcio suplementado na forma de sais de cálcio não fosfato. Essa orientação, porém, não representa um consenso entre os autores. O magnésio também é considerado de alto potencial para melhorar as cãibras. Pode-se sugerir, em casos de cãibras intensas, a suplementação de magnésio na forma de citrato ou lactato.[46]

CIRURGIA BARIÁTRICA E GRAVIDEZ

O número de cirurgias bariátricas realizadas como terapia de obesidade tem aumentado acentuadamente nos últimos anos. A perda de peso induzida pela cirurgia eleva a fertilidade e reduz os riscos de complicações obstétricas, como diabetes gestacional (DG), macrossomia e outras desordens da gravidez. Contudo, existem riscos associados, incluindo crescimento intrauterino restrito, deficiências nutricionais e hérnias intestinais.

A literatura aponta deficiências nutricionais em gestantes com história prévia de cirurgia bariátrica, especialmente de vitamina A, vitamina B1 e albumina, com possíveis consequências sérias para o recém-nascido. Devlieger et al. observaram níveis reduzidos de micronutrientes nesse grupo de pacientes.[58]

Nas cirurgias tipo restritivas, uma bolsa gástrica é criada. Embora a continuidade intestinal seja deixada intacta com a digestão normal e absorção de nutrientes, podem ocorrer deficiências de macronutrientes por múltiplas razões, como ingestão alimentar restrita, comportamento alimentar precário e intolerância alimentar. A cirurgia tipo desabsortiva, promovida no trato intestinal entre duodeno e jejuno, limita a quantidade de intestino viável para a absorção. Os procedimentos mistos restritivos e desabsortivos são definidos pela formação de uma bolsa gástrica associada a quantidade de intestino limitado para a absorção, de modo que menos ácido gástrico, bile e pancreatina são viáveis para a absorção de nutrientes. Em geral, não há diferenças na prescrição dos multivitamínicos entre os dois tipos de cirurgia. A deficiência de vitamina lipossolúvel na cirurgia bariátrica pode ocorrer em decorrência de alterações, absorção e transporte de vitaminas lipossolúveis.[58] Os dois tipos de cirurgia evidenciaram deficiências em níveis comparáveis, porém mais prevalentes e acentuadas no grupo da cirurgia disabsortiva. São encontradas deficiência de vitamina A e vitamina D.

As deficiências de vitaminas hidrossolúveis, como a vitamina B12, também são observadas, especialmente em pacientes submetidas a cirurgias disabsortivas. Ainda assim, níveis baixos de B12 podem ocorrer em cirurgias restritivas, provavelmente devido à menor ingestão de proteínas de origem animal e à redução da secreção gástrica necessária para a liberação da vitamina.

Cabe ressaltar que, mesmo em gestações normais, há uma tendência à diminuição progressiva das concentrações maternas de vitamina B12.

A deficiência de folato ocorre na gestação em decorrência da diminuição da absorção intestinal, que também afeta as pacientes de cirurgia bariátrica disabsortiva, e pela diminuição da ingestão de alimentos enriquecidos em vitamina B12, que é coenzima para converter o folato em sua forma ativa. A prevalência de pacientes com ácido fólico baixo é pequena, provavelmente por sua suplementação no 1º trimestre da gestação.

Quanto à vitamina B1, ela normalmente diminui durante a gestação e essa diminuição foi mais evidente em gestantes que realizaram cirurgia bariátrica. Além disso, a anemia é muito mais acentuada nesse grupo do que na gestação normal.

Em resumo, essas gestantes apresentam níveis mais baixos de micronutrientes e devem ser cuidadosamente acompanhadas.

As mulheres em idade fértil que são submetidas a cirurgia bariátrica devem ser orientadas:[2]

- do risco aumentado de gravidez que ocorre pela perda de peso que acompanha a cirurgia;
- a programar a gravidez para um período superior a 12 a 18 meses após a cirurgia, evitando que ocorra durante o período de rápido emagrecimento;
- sobre a necessidade de acompanhamento com o cirurgião geral para possíveis ajustes na banda gástrica;

- a ter acompanhamento nutricional rigoroso, a fim de evidenciar deficiências nutricionais, especialmente de ferro, vitamina B12, folato, vitamina D e cálcio, e ser suplementada com multivitamínicos, quando necessário.

A GRÁVIDA DOENTE

Embora na maioria dos casos a gravidez aconteça de maneira saudável, é preciso lembrar que a gestante pode apresentar doenças crônico-degenerativas preexistentes ou mesmo desenvolver quadros agudos que expõem a futura mãe a risco nutricional, sendo necessário acompanhamento cuidadoso.

A vivência diária em unidade de atendimento a gestante de alto risco coloca o profissional diante de situações muitas vezes difíceis, nas quais nutrir o binômio mãe-feto é desafio constante. Muitas vezes é necessário utilizar-se da terapia nutrológica enteral (TNE) ou parenteral (TNP).

A Maternidade Escola Santa Mônica, da Universidade Estadual de Ciências da Saúde de Alagoas (Uncisal), possui uma UTI e enfermarias exclusivas para gestantes e puérperas doentes. Infelizmente, uma condição que deveria ser puramente fisiológica do ciclo de vida da mulher muitas vezes transforma-se em um período de doenças, consequência, na maioria das vezes, de um pré-natal inadequado ou inexistente.

Os dados brasileiros de mortalidade materna e neonatal são alarmantes e muito distantes dos encontrados em países desenvolvidos, nos quais a mortalidade materna está em níveis muito baixos. Em nosso serviço, acompanhamos gestantes com tumores malignos, acidente vascular cerebral, endocardite, doença neurológica com sequela definitiva, cânceres que surgem ou recidivam na gravidez, DM, colagenoses, eclâmpsia, doença renal, doenças infecciosas como aids, tuberculose, infecção por vírus H1N1, dentre outras doenças.

Outra população que requer atenção é a de puérperas de partos múltiplos. Caso essas mães não tenham recebido orientação nutricional na gestação, podem apresentar desnutrição no pós-parto, pelo intenso catabolismo da gestação gemelar. Nos casos de gestação múltipla associada a doença crônica ou aguda, o risco de desnutrição é maior. Muitas vezes no pós-parto é possível identificar mulheres desnutridas e oferecer a elas um cuidado nutricional individualizado, que possa ajudar a restaurar o estado nutricional e garantir condições adequadas para a amamentação.

Por outro lado, existe também um grupo de gestantes que deseja ganhar o mínimo de peso possível durante o período gestacional. Muitas delas chegam ao consultório dizendo só querer aumentar o peso referente ao bebê. Esse comportamento é muito alimentado pela mídia, que cultua o corpo magro até mesmo na gravidez. Essas mulheres passam a ser de risco nutricional pela restrição voluntária de calorias na gravidez.

Devemos lembrar que a gestante ou puérpera aparentemente saudável pode esconder uma desnutrição instalada, muitas vezes mascarada pelo edema.

TERAPIA NUTRICIONAL NA GRAVIDEZ

Mulheres grávidas são candidatas infrequentes a TNE ou TNP, porém, quando indicada, a TN pode representar uma salvação para a mãe e o feto. Casos raros, como gravidez em paciente com síndrome do intestino curto[60] e pancreatite recorrente,[1] são relatados na literatura. O dramático relato,[7] publicado em 2007, no qual uma gestante em morte cerebral foi mantida em ventilação mecânica e TNP até a viabilidade fetal, demonstra a importância vital da nutrição e enobrece o papel da TN como integrante das técnicas de suporte avançado à vida.

A TN é calculada a partir do REE (Quadro 1), seguindo-se do acréscimo correspondente ao trimestre em que a paciente se encontra. As observações referentes à doença de base da paciente devem ser consideradas no cálculo de proteínas e lipídios.

A TNE é indicada na presença de doença aguda ou crônica, em que a ingestão oral é precária e o trato gastrointestinal é funcionante. Na gestação, por causa dos hormônios, a motilidade do trato digestivo está bastante diminuída; além disso, o volume do abdome gravídico torna a passagem da sonda nasoentérica um procedimento muitas vezes difícil, devendo ser realizada por profissional experiente. A escolha da solução enteral deve ser feita de acordo com a doença de base e a oferta calórica, ajustada às necessidades do período gestacional. As medicações para acelerar a motilidade do trato digestivo utilizadas para auxiliar a passagem da sonda nasoentérica necessitam de administração cautelosa, por serem consideradas de risco fetal.

A TNP é indicada nos casos em que o trato gastrointestinal não é funcionante. A escolha da nutrição deve ser feita de acordo com a doença de base e a situação clínica da gestante. Soluções 3:1 são preferidas por ofertarem ácidos graxos essenciais continuamente; porém, nesses casos, deve ser feito o controle do perfil lipídico e enzimas hepáticas e bilirrubinas devem ser dosadas a cada dois dias.

Atenção especial deve ser dada à hiperêmese gravídica, pois, na prática clínica, observa-se frequentemente desvalorização dos vômitos e da baixa ingestão oral da gestante. A intervenção nutricional precoce é necessária inicialmente na forma de suplementação oral. Nos casos em que a evolução clínica não é satisfatória, pode ser necessária administração noturna de TNE por bomba de infusão. Na grande maioria dos casos, os vômitos pioram com a presença da sonda nasoentérica. Nessas circunstâncias, não se deve hesitar em indicar a TNP, antes que a nutrição materna e fetal seja comprometida.

CASOS CLÍNICOS

Caso 1

M.R.S., 25 anos, gesta II, foi admitida na Maternidade Escola Santa Mônica na 32ª semana, com relato de perda de 20 kg durante a gestação em virtude de náuseas e vômitos no 1º trimestre. IMC pré-gravídico evidenciava sobrepeso. Dizia ter ido várias vezes às unidades de pronto atendimento, recebendo o diagnóstico de hiperêmese gravídica e sendo medicada com sintomáticos. Ao exame físico, apresentava-se bastante emagrecida, com abdome gravídico pouco aparente e importante edema de membros inferiores (Figura 5c). Na internação, foi feito o diagnóstico de litíase biliar e renal.

Em virtude do quadro de vômitos, optou-se pela administração de TNP acompanhada de suplementação vitamínica e ferro parenteral. Após duas semanas de TN, a paciente apresentava uma diminuição significativa do edema de membros inferiores (Figura 5d) e melhora do estado geral. Na 34ª semana, a gravidez foi interrompida por quadro de oligodrâmnio. O bebê nasceu prematuro e com baixo peso (1.800 g). A paciente foi submetida à colecistectomia no pós-parto.

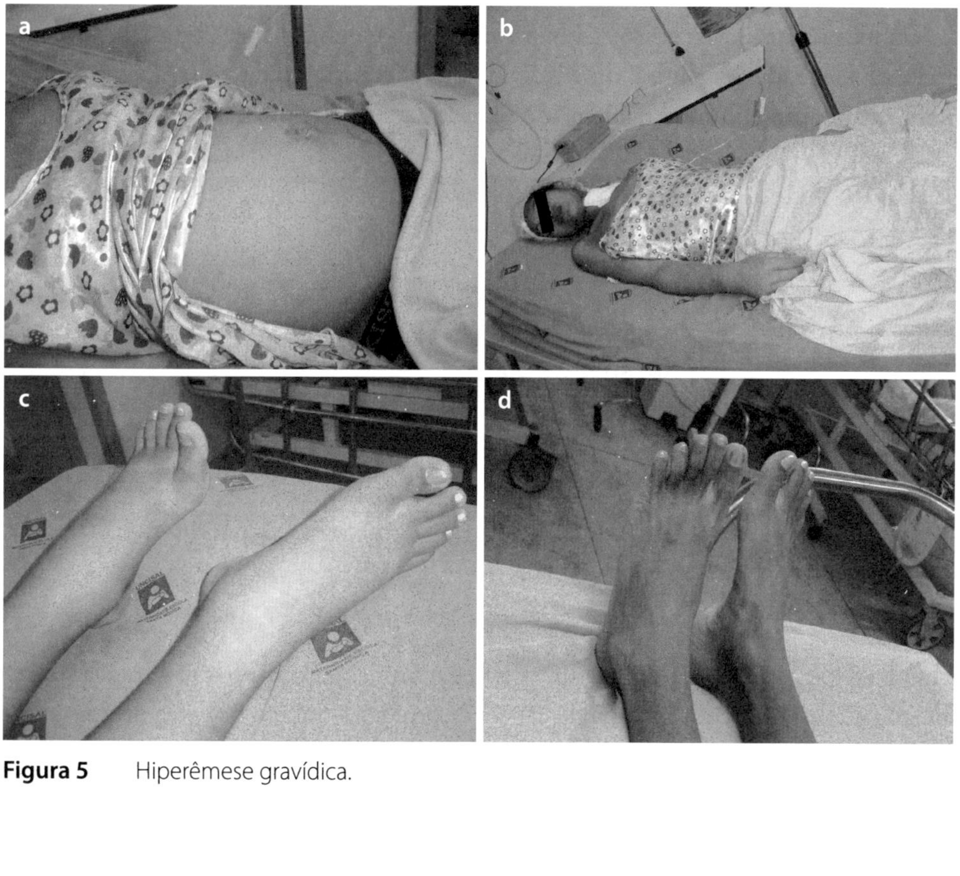

Figura 5 Hiperêmese gravídica.

O que nos ensina este caso: o diagnóstico de hiperêmese gravídica mascarou a verdadeira causa dos vômitos que, nesta situação, eram secundários à colelitíase. O acompanhamento de gestante com vômitos deve ser rigoroso, pois, somados ao catabolismo da gravidez, levam a perdas de peso pronunciadas em curto espaço de tempo. Além disso, em toda gestante que vomita, mesmo pequenos volumes, durante mais de 1 mês, devem ser investigadas outras doenças associadas.

Caso 2

D.M.S., 24 anos, gesta I, foi admitida na Maternidade Escola Santa Mônica na 10ª semana de gestação, com história de ingestão de grandes quantidades de medicamentos cardiológicos por tentativa de suicídio. Apresentou crises convulsivas subentrantes, com consequente sequela neurológica definitiva. IMC pré-gravídico evidenciava peso normal. Foi iniciada TNE por sonda nasoentérica e a paciente manteve-se internada durante todo o período gestacional. A gestação foi interrompida na 36ª semana em razão das crises convulsivas, que se acentuaram. O RN apresentou boas condições de parto e peso de 2.680 g. Durante a internação, a paciente desenvolveu escaras gigantes, apesar da otimização da oferta proteica. Após o parto, as escaras começaram a cicatrizar adequadamente e a paciente foi submetida à gastrostomia definitiva.

O que nos ensina este caso: a TN foi vital para o binômio mãe-feto. O aporte nutricional adequado permitiu o desenvolvimento adequado do feto que, apesar da prematuridade, apresentou peso adequado para a idade gestacional.

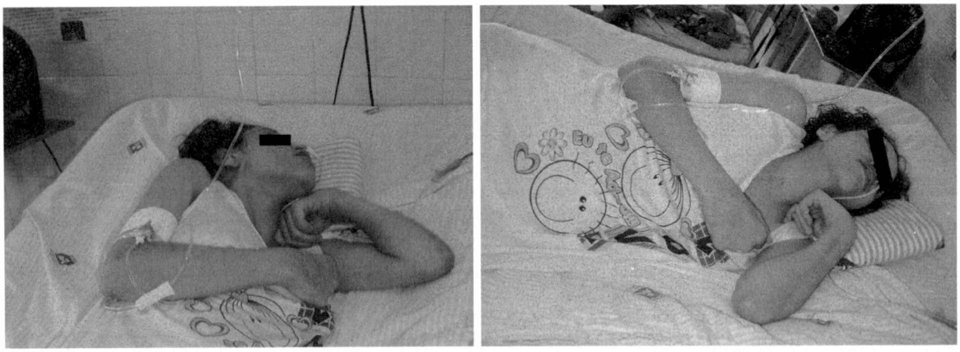

Figura 6 TNE por sonda nasoentérica.

Caso 3

M.C.S., 34 anos, gesta III, foi admitida na Maternidade Escola Santa Mônica na 34ª semana de gestação, com história de câncer de amídalas tratado há cerca de dois anos. Era acompanhada no ambulatório da oncologia, mas, apesar das orientações nutricionais que recebia, apresentava muitas restrições alimentares em decorrência de crendi-

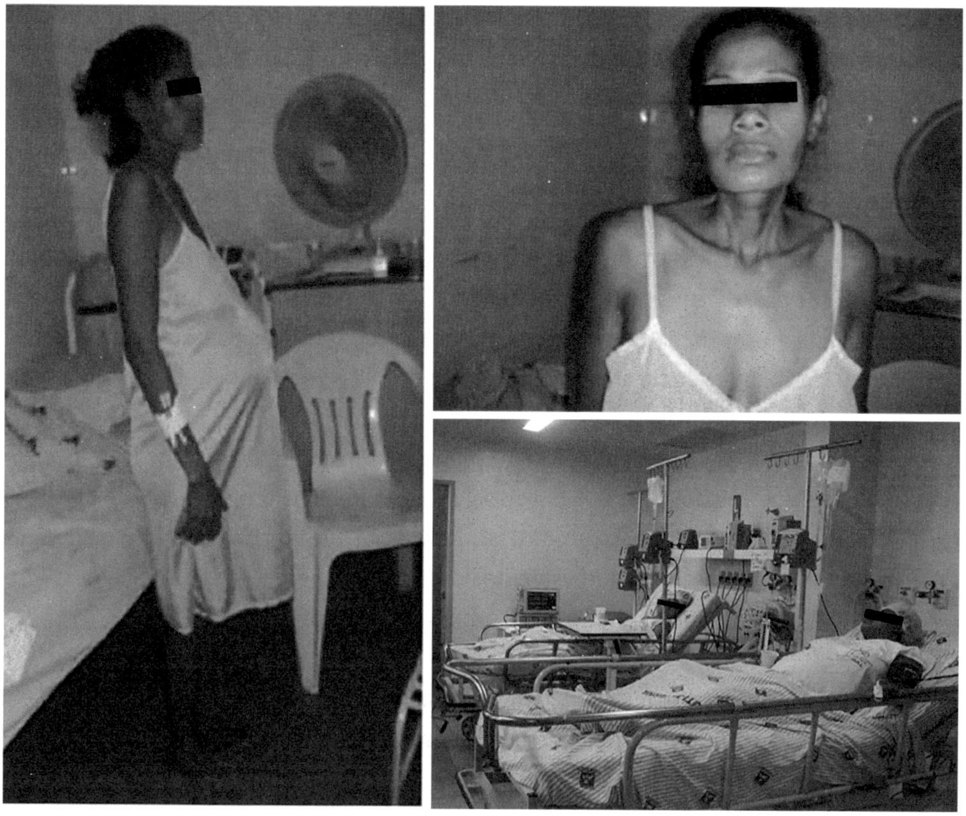

Figura 7 Gestante de 35 semanas com diagnóstico de adenocarcinoma de laringe. Apresentou baixo peso ponderal na gestação (total de 5 kg). Após a internação hospitalar, foi mantida com suplementação oral na unidade de terapia intensiva exclusiva para gestantes da Maternidade Escola Santa Mônica, em Maceió.

ces e de um perfil vegetariano. IMC pré-gravídico demonstrava baixo peso. Como consequência das restrições alimentares, apresentou um aumento ponderal de apenas 4 kg durante toda a gestação. No 3º trimestre, apresentou perda de elementos dentários. Ao exame físico, apresentava-se muito emagrecida e com abdome gravídico pouco aparente para a idade gestacional. Recebeu suplementos orais hiperproteicos, multivitamínicos e ferro em doses ajustadas. A gestação foi interrompida na 36ª semana de gestação em decorrência de quadro de oligodrâmnio.

O que nos ensina este caso: em uma gestante com história de neoplasia e que não aumenta o peso durante a gravidez, é fundamental que seja excluída a recidiva da neoplasia. Neste caso, a paciente não apresentava doença em atividade. Por outro lado, o perfil vegetariano é sempre um dificultador para o ganho de peso na gestação. As pacientes com esse perfil devem ser rigorosamente acompanhadas para que as necessidades calóricas e proteicas da gestação sejam atingidas por meio de planos alimentares alternativos que incluam fontes de proteína vegetal e otimização do aporte calórico. A suplementação de zinco, ferro, cálcio e vitamina B deve ser duplicada nesses casos.

CONSIDERAÇÕES FINAIS

"No meu começo está o meu fim..."

Dentro desta imensidão de novas informações sobre a nutrição na gestação, rompemos antigos paradigmas e reconstruímos um novo pensamento, integrando nutrição, gravidez e a prevenção das doenças crônicas degenerativas da vida adulta.

O tema ganha relevância crescente na saúde pública e demanda ser difundido com empenho e responsabilidade.

É fundamental envolver, em primeiro plano, os profissionais de saúde – especialmente obstetras e nutricionistas – e, paralelamente, investir em campanhas públicas de conscientização voltadas para gestantes, abordando a importância do peso adequado e da boa nutrição no período gestacional.

Neste contexto, a nutrologia assume um papel central:

- Na divulgação dos conceitos de epigenética;
- Na disseminação de informações embasadas sobre nutrientes e métodos de avaliação do estado nutricional;
- E, sobretudo, na orientação dos profissionais de saúde quanto ao papel da nutrição como um dos principais caminhos para a construção de uma humanidade mais saudável.

O começo da vida carrega, em si, a semente da saúde futura.

REFERÊNCIAS BIBLIOGRÁFICAS

1. Hales CN, Barker DJ. The thrifty phenotype hypothesis. Br Med Bull. 2001;60:5-20.
2. Institute of Medicine and National Research Council. Weight gain during pregnancy: reexamining the guidelines. Washington, DC: The National Academies Press; 2009.
3. Lesser KB, Crapenter MW. Metabolic changes associated with normal pregnancy complicated by diabetes mellitus. Semin Perinatol. 1994;177(5):1124-8.
4. Catalano PM, Nizielski SE, Shao J, Preston L, Qiao L, Friedman JE. Down-regulated IRS-1 and PPAR gamma in obese women with gestational diabetes: relationship to FFA during pregnancy. Am J Physiol Endocrinol. 2002;282(3):E522-33.
5. Bouvier-Colle MH, Varnoux N, Salanave B, Ancel PY, Breart G. Case-control study of risk factors for obstetrics pacients' admission to intensive care units. Eur J Obstet Gynecol Reprod Biol. 1997;74:173-7.
6. Freikel EM. Lipid oxidation. Prog Lipid Res. 1980;19(1-2):1-22. doi: 10.1016/0163-7827(80)90006-5.

7. Sinclair KD, Lea RG, Rees WD, Young LE. The developmental origins of health and disease: current theories and epigenetic echanisms. Soc Reprod Fertil Suppl. 2007;64:425-43.
8. Butte NF, Wong WW, Treuth MS, Ellis KJ, Smith EO. Am J Clin Nutr. 2004;79(6):1078-87.
9. Sholstrom A, Forsum E. Changes in adipose tissue volume and distribution during reproduction in Swedish women as assessed by magnetic resonance imaging. Am J Clin Nutr. 1995;61(2):287-97.
10. Monteiro JP, Camelo Jr JS, Vanucchi H. Caminhos da nutrição e terapia nutricional: da concepção a adolescência. Rio de Janeiro: Guanabara Koogan; 2007.
11. Shils ME, Olson JA, Shike M, Ross AC. Modern nutrition in health and disease. 8. ed. Philadelphia: Lippincott Williams & Wilkins; 1994.
12. Jones ML, Mark PJ, Waddell BJ. Maternal dietary omega-3 fatty acids and placental function. Reproduction. 2014;147(5):R143-52.
13. Aubrey RH, Roberts A, Cueca VG. The assesment of maternal nutrition. Clin Perinatol. 1975;2:207-19.
14. Burrow GN, Ferris TF. Complicações clínicas durante a gravidez. 4. ed. São Paulo: Roca; 1996.
15. OMS. Diretriz: suplementação diária de ferro e ácido fólico em gestantes. Genebra: Organização Mundial da Saúde; 2013. Disponível em: http://apps.who.int/iris/bitstream/10665/77770/9/9789248501999.
16. International Association of Diabetes and Pregnancy Study Groups recommendations on the diagnosis and classification of hyperglycemia in pregnancy. Diabetes Care. 2010;33(3):676-82.
17. Napoli C, D´Armiento F, Mancini FP, Postiglione A, Witztum JL, Palumbo G, et al. Fatty streak formation occurs in human fetal aortas and is greatly enhanced by maternal hypercholesterolomia. J Clin Invest. 1997;100:2680-90.
18. Dutra de Oliveira JE, Sérgio MJ. Ciências nutricionais. São Paulo: Sarvier; 1998.
19. Werutsky NMA, Frangella VS, Pracanica D, Severine AN, Tonato C. Avaliação e recomendações nutricionais específicas para a gestante e puérpera gemelar. Einstein. 2008;6(2):212-20.
20. Roselló-Soberón ME, Chaparro LF, Casanueva E. Twin pregnancy: eating for three? Mater Nutr Update. Nut Reviews. 2005;63(9):295-302.
21. Werutsky NMA, Frangella VS, Pracanica D, Severine AN, Tonato C. Avaliação e recomendações nutricionais específicas para a gestante e puérpera gemelar. Einstein. 2008;6(2):212-20.
22. Nutrition and multiple gestations. Semin Perinat. 2005;349-53.
23. Institute of Medicine (IOM). Zinc. In: Dietary reference intakes for vitamin A, vitamin K, arsenic, boron, chromium, copper, iodine, iron, manganese, molybdenum, nickel, silicon, vanadium and zinc. Washington: National Academies Press; 2001. p.442-501.
24. Mahan KL, Escott-Stump S, editores. Krause alimentos, nutrição & dietoterapia. 10. ed. São Paulo: Roca; 2002.
25. Luke B. Nutrition in multiples gestation. Clin Perinatol. 2005;32:403-29.
26. Garland HO. New experimental data on the relationship between diabetes mellitus and magnesium. Magnes Res. 1992;5:193-202.
27. Vitamin supplementation in pregnancy. Drug Ther Bull. 2016;54(7):81-4.
28. Brown JE, Jacobs Jr DR, Hartman TJ, Barosso GM, Stang JS, Gross MD, et al. Predictors of red cell folate level in women, attempting pregnancy. JAMA. 1997;277:548.
29. Pan J, Baker KM. Retinoic heart. Vitam Horm. 2007;75:257-83.
30. Allen LH. Multiple micronutrients in pregnancy and lactation: an overview. Am J Clin Nutr. 2005; 81:S106-12.

31. Centers for Disease Control and Prevention (CDC). Use of folic acid for prevention of spina bifida and other neural tube defects – 1983-1991. MMWR. 1991;40:513-6.
32. Hambridge KM, Krebs NF, Jacobs MA, Favier A, Guyette L, Ikle DN. Zinc nutritional status during pregnancy: a longitudinal study. A J Clin Nutr. 1983;37:429-42.
33. Black RE. Micronutrients in pregnancy. Br J Nutr. 2001:85(Suppl 2):S193-7.
34. Cooper C, Harvey NC, Bishop NJ, Kennedy S, Papageorghiou AT, Schoenmakers I, et al. Maternal gestational vitamin D supplementation and offspring bone health (MAVIDOS): a multiple, double-blind, randomised placebo-controlled trial. Lancet Diabetes Endocrinol. 2016;4:303-402.
35. Warteland RA, Jirtle RL. Transposable elements: targets for early nutritional effects on epigenetic gene regulation. Mol Cell Biol. 2003; 23(15):5293-300.
36. Mei Z, Jefferds ME, Namaste S, Suchdev PS, Flores-Ayala RC. Monitoring and surveillance for multiple micronutrient supplements in pregnancy. Matern Child Nutr. 2017.
37. Coordenação Geral de Políticas de Alimentação e Nutrição (CGPAN). Disponível em: http://www.portal.saude.gov.br.
38. Suharno D, West CE, Muhilal I, Longman MH, de Waart FG, Karyadi D, et al. Cross-sectional study on the iron and vitamin A status of pregnant women in West Java, Indonesia. Am J Clin Nutr. 1992;56(6):988-93.
39. Scalon KS, Yip R, Schieve LA, Cogswell ME. Hight and low hemoglobin levels during pregnancy: differential risks for preterm birth and small for gestational age. Obstet Gincol. 2000;96:741-8.
40. Lao TT, Tam K-F, Chan LY. Third trimester iron status and pregnancy outcome in no anemic women: pregnancy unfavorable affected by maternal iron excess. Hum Reprod. 2000;15:1843-8.
41. Bothwell TH. Iron requirements in pregnancy and strategies to meet them. Am J Clin Nutr. 2000; 72:S257-S64.
42. Thiapó AP, Souza LB, Libera BD, Accioly E, Saunders C, Ramalho A. Vitamina A, ferro e zinco na gestação e lactação. Rev Bras Nutr Clin. 2007;22(2):155-61.
43. Swanson CA, King JC. Zinc and pregnancy outcome. Am J Clin Nutr. 1987;46:763-71.
44. Standing Committee on the Scientific Evaluation of Dietary Reference Intakes of the Food and Nutrition Board, Institute of Medicine, National Academy of Sciences. Dietary reference intakes for vitamin A, vitamin K, arsenic, boron, chromium, copper, iodine, iron, manganese, molybdenum, nickel, silicon, vanadium, and zinc. Washington: National Academies Press, 2001 [acesso 04 mar. 2016]. Disponível em: http://www.nap.edu/read/10026/chapter/11%20p.290-378.
45. Shi W, Bellusci S, Warburton D. Lung development and adult lung diseases. Chest. 2007;132:651-6.
46. Lòpez-Jaramillo P, Narvàez M, Felix C, Lopez A. Dietary calcium supplementation and prevention of pregnancy hypertension. Lancet. 1990;335:293.
47. Melse-Boonstra A, Gowachirapant S, Jaiswal N, Winichagoon P, Srinivasan K, Zimmermann MB. Iodine supplementation in pregnancy and its effect on child cognition. J Trace Elem Med Biol. 2012;26:134-6.
48. Australian New Zealand Clinical Trials Registry (ANZCTR). Pregnancy iodine and neurodevelopment in kids (PINK). Disponível em: http://www.anzctr.org.au/ACTRN12610000411044.asp.
49. Zhou SJ, Anderson AJ, Gibson RA, Makrides M. Effect of iodine supplementation in pregnancy on child development and other clinical outcomes: a systematic review of randomized controlled trials 1-4. Am J Clin Nutr. 2013;98(5):1241-54.
50. Pearce EN. Monitoring and effects of iodine deficiency in pregnancy: still an unsolved problem? Eur J Clin Nutr. 2013;67(5):481-4.

51. Dalmiya N, Darnton-Hill I, Schultink W, Shrimpton R. Multiple micronutrient supplementation during pregnancy: a decade of collaboration in action. Food Nutr Bull. 2009;30(4 Suppl):S477-9.
52. Bhutta ZA, Das JK, Rizvi A, Gaey MF, Walker N, Horton S, et al. Evidence-based interventions for improvement of maternal and child nutrition: what can be done and at what cost? Lancet. 2013; 382(9890):452-77.
53. Marks V, Kelly JF. Absorption of caffeine from tea, coffee, and coca cola. Lancet. 1973;1(7807):827.
54. Kirkinen P, Jouppila P, Neims A. The absortion of caeine during and after pregnancy. Semin Perinatol. 1981;5:310-4.
55. Knutti R, Rothweiler H, Schlatter C. Eect of pregnancy on the pharmacokinetics of caeine. Eur J Clin Pharmacol. 1981;21:121-6.
56. Peacok A, Hutchinson D, Wilson J, McCormack C, Bruno R, Olsson CA, et al. Adherence to the caeine intake guideline during pregnancy and birth outocomes: a prospective cohort study. Nutrients A. 2018;10:319.
57. Dahle LO, Berg M, Hammar M, Hurtig M, Larsson L. The eect of oral magnesium substitution on pregnancy induced leg cramps. Am J Obst Gynecol. 1995;173(1):175-80.
58. Devlieger R, Guelinckx I, Jans G, Voets W, Vanholsbeke C, Vansant G. Micronutrient levels and supplement intake in pregnancy after bariatric surgery: a prospective cohort study. PloS One. 2014;9(12).
59. Taylor CG. Zinc, the pancreas and diabetes: insights from rodent studies and future directions. Biometals. 2005;18:305-12.

LEITURA COMPLEMENTAR

Brasil. Protocolos da Atenção Básica: Saúde das Mulheres. Brasília: Ministério da Saúde; 2015. Disponível em: http://189.28.128.100/dab/docs/portaldab/publicacoes/protocolo_saude_mulher.pdf e http://dab.saude.gov.br/portaldab/pnsf.php.

Pavord S, Daru J, Prasannan N, Robinson S, Stanworth S, Girling J, BSH Committee. UK guidelines on the management of iron deficiency in pregnancy. Br J Haematol. 2012;156:588-600. Disponível em: http://www.bcshguidelines.com/documents/UK_Guidelines_iron_deficiency_in_pregnancy.pdf.

SITES RELACIONADOS

The Early Nutrition eAcademy (ENeA). http://www.early-nutrion.org.

The European Society for Paediatric Gastroenterology Hepatology and Nutrition. http://www.espghan.org.

Centro de Referencia del Investigacion Pediatrica. http://www.euristikos.es.

Condicionantes Genéticos nutricionales ambientales del crescimento y el desarrollo. http://nutrenvigen-gd.com.

International Federation of Gynecology and Obstetrics: FIGO. http://www.figo.org.

9

Nutrologia geriátrica

André Filipe Junqueira dos Santos
Tiago Ferolla Nunes
Mariana Garcia da Freiria
Nelson Iucif Junior

AVALIAÇÃO NUTRICIONAL DO IDOSO

O envelhecimento submete o organismo a diversas alterações anatômicas, funcionais, bioquímicas e psicológicas, com repercussões sobre as condições de saúde e nutrição do indivíduo. O idoso, perante tantas peculiaridades, deve ser avaliado de maneira ampla e interdisciplinar.

A incidência aumentada de doenças crônicas, o declínio da funcionalidade e a adoção de hábitos não saudáveis – como sedentarismo e dietas hipercalóricas vazias de nutrientes –, elevam a prevalência de distúrbios nutricionais. A desnutrição na terceira idade aumenta a mortalidade, enquanto a obesidade, frequentemente associada à sarcopenia, acelera o declínio funcional e reduz a autonomia do idoso.

A avaliação nutricional do paciente idoso deve ser realizada de maneira criteriosa, devendo ser consideradas as alterações que ocorrem na composição corporal e que são decorrentes do processo de senescência. O peso diminui por causa da perda de massa óssea (osteopenia) e muscular, podendo chegar à sarcopenia, que, entre outras causas, decorre de alterações neuroendócrinas e inatividade física. Também há redução fisiológica do apetite.

A altura também sofre alterações a partir de 40 anos de idade, com redução média de 1 cm por década nos homens e de 1,5 cm nas mulheres. Isso se deve, entre outros fatores, ao achatamento plantar, à diminuição da altura das vértebras e dos discos intervertebrais e a alterações posturais. Verifica-se também diminuição de 20 a 30% da água corporal total e aumento semelhante na gordura, com redistribuição centralizada. Essas mudanças elevam o risco de desidratação e alteram o metabolismo lipídico, exigindo ajuste das recomendações de ingestão hídrica e energética.

Em virtude dessas mudanças, o idoso pode apresentar alterações em algumas variáveis antropométricas, como aumento da circunferência da cintura (CC) e diminuição da circunferência do braço (CB) e da dobra cutânea tricipital (DCT). A avaliação de dados sobre a alimentação, mediante inquéritos sobre o consumo alimentar, é outro componente da avaliação do estado nutricional.

Há várias alterações fisiológicas do envelhecimento que podem comprometer as necessidades nutricionais e a ingestão do idoso, como:

- Xerostomia;
- diminuição do olfato e do paladar, decorrente da redução nos botões e nas papilas gustativas sobre a língua;
- redução do fluxo sanguíneo renal e da taxa de filtração glomerular;
- aumento da necessidade proteica;
- redução da biodisponibilidade de vitamina D;
- deficiência na absorção da vitamina B6;
- redução da acidez gástrica com alterações na absorção de ferro, cálcio, ácido fólico, B12 e zinco;
- atividade da amilase salivar reduzida;
- redução da atividade de enzimas proteolíticas, como a amilase e a lípase pancreática;
- tendência à diminuição à tolerância à glicose.

É importante lembrar que várias circunstâncias clínicas, como acidente vascular encefálico, demência avançada e síndrome da imobilização, diminuem o acesso do idoso aos alimentos. Somam-se a essas situações o uso de medicações que causam inapetência, os transtornos do humor, o uso de prótese dentária mal adaptada e o abuso de álcool como potenciais causas de doenças nutricionais. Distúrbios sociais e familiares, incluindo institucionalização e maus tratos, também podem levar à desnutrição.

Durante a avaliação nutricional do idoso, várias ferramentas devem ser utilizadas, como anamnese (sintomas clínicos e nutrológicos), exame físico (sinais de desnutrição), avaliação nutrológica (alteração de peso, antropometria, composição corporal), parâmetros bioquímicos, questionários para avaliação nutricional subjetiva e impedância bioelétrica. A experiência do profissional avaliador é fundamental, pois ele reconhece as limitações de cada instrumento e as alterações do próprio envelhecimento.

Avaliação antropométrica

A antropometria é um método não invasivo, de baixo custo e fácil aplicação em ambulatórios e hospitais para avaliar o estado nutricional do idoso. Por meio de medidas seriadas, ela acompanha as variações de tecido adiposo e muscular, permitindo estimar a composição corporal e identificar precocemente perdas de massa magra ou acúmulo excessivo de gordura.

O índice de massa corporal (IMC) é amplamente usado para classificar o estado nutricional, mas requer pontos de corte ajustados ao envelhecimento, devido à redistribuição de massa magra e gordura (Tabela 1). Quando o paciente é incapaz de deambular, as medidas de peso e estatura podem ser estimadas por meio das equações desenvolvidas por Chumlea et al. (1987) apresentadas na Tabela 2.

Tabela 1 Pontos de corte para a interpretação do IMC no paciente idoso

IMC (kg/m^2)	Diagnóstico
< 22	Desnutrição
22 a 27	Eutrofia
> 27	Obesidade

Fonte: Lipschtz, 1994.

Tabela 2 Estimativas de massa corporal

Gênero	Fórmula
Homem	(0,98 x CP) + (1,16 x AJ) + (1,73 x CB) + (0,37 x DCSE) – 81,69
Mulher	(1,27 x CP) + (0,87 x AJ) + (0,98 x CB) + (0,4 x DCSE) – 62,35

CP: circunferência da panturrilha (cm); CB: circunferência do braço (cm); DCSE: dobra cutânea subescapular; AJ: altura do joelho (cm).
Fonte: Chumlea et al., 1987.

Para avaliar de forma abrangente a composição corporal do idoso, utilizam-se indicadores que refletem diferentes depósitos de tecido e seus impactos funcionais. Entre os principais, destacam-se:

- Circunferência do braço (CB): reflete reservas de músculo e gordura, sendo confiável para identificar desnutrição.
- Circunferência da panturrilha (CP): sensível à perda de massa muscular; valores inferiores a 31 cm indicam sarcopenia e associam-se a maior risco de quedas e comprometimento funcional.
- Dobras cutâneas: em especial a prega tricipital, que monitora variações na camada subcutânea de gordura ao longo do tempo.

Para quantificar o risco cardiovascular e a distribuição de gordura central, recorrem-se a duas medidas complementares:

- Circunferência da cintura (CC): na população adulta, valores > 80 cm em mulheres e > 94 cm em homens indicam risco aumentado, mas ainda aguardam ajustes específicos para idosos.
- Razão cintura/quadril (RCQ): considera-se obesidade abdominal quando RCQ > 1,0 em homens e > 0,85 em mulheres, sinalizando acúmulo perigoso de gordura visceral.

Avaliação bioquímica

Os exames bioquímicos são utilizados para acompanhar a terapia nutrológica, avaliar os riscos e detectar problemas nutricionais não observados durante a avaliação antropométrica ou clínica.

Entre os principais marcadores, destacam-se:

- Albumina sérica: avalia o estado nutricional de longo prazo; concentrações baixas associam-se a maior morbimortalidade, mas seu uso é limitado em casos de inflamação, infecção aguda, síndrome nefrótica e hepatopatias (meia-vida ≈ 21 dias).
- Colesterol total: níveis < 160 mg/dL sugerem redução de lipoproteínas, porém a alteração tardiamente manifesta limita seu valor na detecção precoce de desnutrição.
- Pré-albumina (transtirretina): marcador de resposta aguda com meia-vida de 2 a 3 dias; diminui em processos inflamatórios, estresse metabólico grave, infecções e deficiência de zinco.
- Transferrina: sensível a estados de ferro e inflamação; aumenta na anemia ferropriva e hepatites agudas, e reduz em hepatopatias crônicas, neoplasias e processos inflamatórios.
- Contagem de linfócitos totais e relação CD3/CD4: reflete indiretamente o estado nutricional e imunológico; relação CD3/CD4 < 50 indica deficiências nutricionais e imunossupressão.
- Proteína transportadora de retinol (RBP): meia-vida de 12 horas; varia em infecções, estresse metabólico e disfunção hepática, servindo ao seguimento de carências agudas.

Outros parâmetros úteis incluem hemograma completo, creatinina, eletrólitos e enzimas hepáticas, que ajudam a delinear melhor o perfil nutricional e metabólico do paciente idoso.

Triagem de risco nutrológica

A avaliação nutricional do idoso deve combinar um exame físico completo com uma ferramenta de triagem validada, como a Avaliação Subjetiva Global (ASG) ou a Miniavaliação Nutricional (MNA). Criada em 1990 para pacientes cirúrgicos e hoje amplamente utilizada em geriatria, a ASG considera fatores como perda de peso recente, alterações na ingestão alimentar, sintomas gastrointestinais, capacidade funcional e achados do exame físico (massa muscular e gordura). Embora seja rápida e de fácil aplicação por profissionais treinados, sua sensibilidade não é suficiente para detectar pequenas flutuações no estado nutricional, razão pela qual é fundamental complementá-la com medidas objetivas, como antropometria e exames bioquímicos, especialmente ao monitorar a resposta a intervenções nutricionais.

A MNA, desenvolvida em 1989, destina-se a identificar precocemente idosos em risco de desnutrição e aqueles que podem se beneficiar de intervenção dietoterápica imediata. A MNA pode funcionar tanto como instrumento de triagem quanto de diagnóstico completo, pois avalia quatro domínios fundamentais: dados antropométricos (peso, IMC, circunferências), histórico global de saúde e funcionalidade, padrões dietéticos e percepção subjetiva do próprio estado nutricional. Quando o escore da MNA aponta para desnutrição ou risco aumentado, recomenda-se aprofundar a investigação com marcadores bioquímicos (albumina, pré-albumina, hemograma) e medidas adicionais de composição corporal para orientar o plano terapêutico (Quadro 1).

Quadro 1 Miniavaliação nutricional

Nome: ______	
Sexo: ______ Altura: ______ Idade: ______	
Peso: ______ Comprimento da perna: ______	
I – Avaliação antropométrica	
1. Índice de massa corporal (IMC) = peso (kg)/estatura (m)²	
IMC < 19 = 0 ponto	IMC 19 a 21 = 1 ponto
IMC 21 a 23 = 2 pontos	IMC > 23 = 3 pontos
2. Circunferência do braço (CB, cm)	
CB < 21 = 0 ponto	CB 21 a 22 = 0,5 ponto
CB > 22 = 1 ponto	
3. Circunferência da panturrilha (CP, cm)	
CP < 31 = 0 ponto	
CP > 31 = 1 ponto	
4. Perda de peso nos últimos 3 meses	
> 3 kg = 0 ponto	Desconhecida = 1 ponto
Entre 1 e 3 kg = 2 pontos	Ausente= 3 pontos

(continua)

Quadro 1 *(continuação)* Miniavaliação nutricional

II – Avaliação global		
5. O paciente mora em sua casa (não em casa de repouso)		
Não = 0 ponto	Sim = 1 ponto	
6. Toma mais de três tipos de medicamentos ao dia?		
Sim = 0 ponto	Não = 1 ponto	
7. Sofreu estresse psicológico ou doença aguda nos últimos 3 meses?		
Sim = 0 ponto	Não = 2 pontos	
8. Mobilidade		
Restrito a cama/cadeira = 0 ponto	Passa sozinho da cadeira para a cama = 1 ponto	
Anda = 2 pontos		
9. Problemas neuropsicológicos		
Demência/depressão grave = 0 ponto		
Moderada = 1 ponto	Ausente = 2 pontos	
10. Lesões de pele ou escaras?		
Sim = 0 ponto	Não = 1 ponto	
III – Avaliação dietética		
11. Número de refeições ao dia		
Uma = 0 ponto	Duas = 1 ponto	Três = 2 pontos
12. Consumo de alimentos proteicos		
1 porção de leite ou queijo ou iogurte por dia?	Sim	Não
2 ou mais porções de feijão ou ovos por semana?	Sim	Não
Carne ou peixe ou aves diariamente?	Sim	Não
1 "sim" = 0 ponto	2 "sim" = 1 ponto	3 "sim" = 2 pontos
13. Consome duas ou mais porções de frutas ou vegetais?		
Não = 0 ponto	Sim = 1 ponto	
14. Redução da ingestão alimentar nos últimos 3 meses (perda de apetite, alteração do trato gastrointestinal)?		
Severa = 0 ponto	Moderada = 1 ponto	Ausente = 2 pontos
15. Ingestão de líquidos ao dia		
< 3 copos = 0 ponto	3 a 5 copos = 1 ponto	> 5 copos = 2 pontos
16. Forma de alimentação		
Com assistência = 0 ponto	Sozinho, mas com dificuldade = 1 ponto	
Sozinho sem ajuda = 2 pontos		
IV – Autoavaliação		
17. O paciente acredita ter algum problema nutricional?		
Sim, desnutrição severa = 0 ponto		
Não sabe ou acredita ter desnutrição moderada = 1 ponto		
Acredita não ter problemas nutricionais = 2 pontos		

(continua)

Quadro 1 *(continuação)* Miniavaliação nutricional

IV – Autoavaliação	
18. Em comparação com outras pessoas da mesma idade, o paciente se considera	
Não tão bom = 0 ponto	Não sabe dizer = 0,5 ponto
Tão bom quanto = 1 ponto	Melhor = 2 pontos
Máximo de pontos: 30	
Total de pontos:	> 24 – eutrófico 17 a 23,5 – risco de desnutrição <17 – desnutrido

Bioimpedância (ou impedância bioelétrica)

A impedância bioelétrica é um método rápido, não invasivo e confortável para estimar a composição corporal em idosos, fornecendo dados sobre massa magra, massa gorda e água corporal total. Entretanto, apresenta algumas limitações:

- Colaboração do paciente: resultados dependem de postura adequada e jejum prévio.
- Custo: geralmente mais elevado que outras técnicas duplamente indiretas.
- Hidratação: sensível ao estado de hidratação, o que pode enviesar a estimativa de fluidos e tecidos.
- Equações de predição: nem todos os equipamentos incluem fórmulas validadas para perfis geriátricos, reduzindo a precisão em idosos.

Nenhum método isolado serve como padrão-ouro para diagnosticar desnutrição em idosos. No caso do paciente geriátrico, é necessário analisar, de forma individualizada, comorbidades, hábitos de vida, funcionalidade, aspectos emocionais, situação social e acesso a uma alimentação adequada. Além disso, deve-se levar em conta as alterações típicas do envelhecimento que afetam o estado nutricional.

A mensuração do risco nutricional necessita de análise conjunta dos diversos métodos comentados neste capítulo, a fim de se obter o diagnóstico global e o estado nutrológico do idoso.

NECESSIDADES NUTROLÓGICAS DO IDOSO

As necessidades nutricionais no idoso merecem atenção especial, pois essa população enfrenta risco elevado de desequilíbrio alimentar devido a doenças crônicas, uso de múltiplos medicamentos, declínio funcional e limitações financeiras. Alterações no trato gastrointestinal – como atrofia gástrica, hipocloridria e senescência das vilosidades – aliadas a problemas de saúde bucal comprometem ainda mais a absorção de nutrientes. A busca de qualidade de vida e longevidade saudável faz aumentar o interesse por esse assunto, apesar dos poucos estudos disponíveis. A seguir, serão discutidos os nutrientes mais essenciais para o paciente idoso.

Macronutrientes

Água

A hidratação adequada é essencial em todas as idades, mas torna-se ainda mais crítica no idoso devido às mudanças fisiológicas e funcionais do envelhecimento. Nos adultos, a água representa 60 a 70% do peso corporal – 45 a 50% no espaço intracelular e 15 a 20% no extracelular –, mas esse volume diminui progressivamente com a idade. Idosos enfrentam maior risco de desidratação por vários motivos:

- Resposta de sede reduzida: a privação de líquidos gera menos percepção de sede.
- Limitações renais: menor capacidade de concentrar a urina.
- Déficits físicos e cognitivos: dificultam o acesso e o pedido de líquidos.
- Comprometimento oral: problemas dentários ou xerostomia podem inibir o consumo.

Fatores adicionais que aumentam a necessidade de água incluem calor extremo, febre, incontinência urinária e nictúria. Com o envelhecimento, a porcentagem de gordura corporal sobe (com menor conteúdo de água), beirando 40 a 50% de água total distribuída em 25% intracelular, 10% intersticial e 15% intravascular – valores inferiores aos do adulto jovem.

Para atender às demandas diárias, recomenda-se ingestão de 1.500 – 2.000 mL de água ou 30 mL/kg de peso, o que equivale a cerca de 1 mL por kcal consumida. Em situações de febre, exercício ou calor intenso, ajustar para volumes maiores. Avaliar sinais de desidratação por meio de:

- Turgor reduzido da pele.
- Hipotensão ortostática.
- Língua e mucosas secas.

Essa abordagem ajuda a prevenir complicações como confusão mental, insuficiência renal aguda e queda de performance física no idoso.

Energia

As necessidades energéticas diminuem cerca de 33% entre a 3ª e a 9ª década de vida, refletindo principalmente a perda de massa muscular que reduz a taxa metabólica basal. Esse declínio é intensificado em homens e em pacientes com doenças crônicas.

No entanto, alguns fatores elevam o gasto energético no idoso, como doenças crônicas ou agudas (p. ex., Parkinson, Alzheimer, insuficiência cardíaca) que aumentam o metabolismo basal, inflamações e infecções geram maior demanda calórica durante o processo de cura. Em geral, o declínio nas necessidades energéticas significa que idosos necessitam de menos comida para manter seu peso e suas atividades basais, exceto quando outros fatores estão associados, como as doenças crônicas e mesmo as agudas, em que se tem a necessidade de aumento energético. Com isso, fica aumentado o risco de deficiência de micronutrientes, pois estes não reduzem suas necessidades com a idade.

Carboidratos

Os carboidratos são a principal fonte de energia imediata e também funcionam como reservas energéticas nos alimentos, sendo a base da maioria das dietas. Após a ingestão, todos os carboidratos são convertidos em glicose, combustível essencial para órgãos nobres como o sistema nervoso central.

Existem diferentes tipos de carboidratos:

- Complexos (amido): presentes em grãos, tubérculos e leguminosas.
- Monossacarídeos: glicose (liberação rápida de energia) e frutose (absorção mais lenta e sem pico de insulina).
- Dissacarídeos: sacarose (glicose + frutose) e lactose (glicose + galactose).

No fígado, glicose e frutose entram sem necessidade de insulina, enquanto nos músculos e no tecido adiposo a captação de glicose depende de mediação hormonal.

Para satisfazer o gasto energético, recomenda-se em uma dieta equilibrada:

- Carboidratos: 55% a 60% da energia total.
- Proteínas: cerca de 15%.
- Gorduras: até 30%.

Em situações de privação grave de carboidratos, o organismo oxida ácidos graxos em excesso, o que pode levar à acidose láctica. Portanto, priorizar carboidratos complexos – ricos em fibras e nutrientes – ajuda a manter o equilíbrio acidobásico e a fornecer energia estável ao longo do dia.

Colesterol e lipídios

Os lipídios são macronutrientes essenciais, atuando em três frentes principais:

- Energia: fornecem 9 kcal por grama, sendo reserva energética concentrada.

- Estrutura: compõem membranas celulares e organelas, garantindo integridade e fluidez.
- Regulação hormonal e inflamatória: precursores de tromboxanos, prostaglandinas e leucotrienos, além de facilitar a absorção das vitaminas lipossolúveis (A, D, E e K).

Para manter a saúde cardiovascular e metabólica, as diretrizes do National Cholesterol Education Program (NCEP III) recomendam:

- Gorduras totais: até 30% da energia diária.
- Gorduras saturadas: 8 a 10% da energia.
- Gorduras insaturadas: pelo menos 10% da energia.
- Colesterol: < 300 mg/dia.

Mesmo em idosos com sobrepeso ou obesos, não reduza o aporte de lipídios abaixo de 10% da energia total, garantindo a absorção de nutrientes lipossolúveis e o aporte mínimo de ácidos graxos essenciais.

Atenção especial deve ser dada aos idosos frágeis, que perdem peso mesmo involuntariamente. Como a gordura é altamente calórica, pode ser necessária para manter a oferta energética desses indivíduos.

Fibras

As fibras alimentares são carboidratos não digeríveis presentes naturalmente em vegetais. Quando isoladas de fontes naturais ou sintetizadas, recebem o nome de fibras funcionais. A recomendação diária varia de 20 a 35 g, obtidos exclusivamente por meio de alimentos integrais, frutas, legumes, verduras, grãos e leguminosas.

Existem dois tipos principais de fibras, conforme sua solubilidade:

- Insolúveis: retêm água no cólon, aumentam o volume fecal e aceleram o trânsito intestinal, prevenindo constipação e reduzindo a incidência de diverticulose, patologia comum em idosos.
- Solúveis: formam gel no intestino, retardam a absorção de glicose e auxiliam no controle glicêmico, sendo benéficas para diabéticos.

Além de melhorar o trânsito intestinal e promover saciedade, as fibras contribuem para:

- Melhorar o perfil lipídico, reduzindo LDL e colesterol total.

- Proteger contra estresse oxidativo, graças a compostos bioativos presentes na fração fibrosa.
- Auxiliar no controle glicêmico, por desacelerar a absorção de açúcares.

Para garantir esses efeitos, é fundamental ingerir água suficiente – pelo menos 1 mL de líquido para cada grama de fibra consumida–, evitando agravar a constipação e promovendo a função intestinal ideal.

Proteínas

Poucos estudos abordam as necessidades proteicas em idosos, por isso costuma-se adotar como referência as recomendações gerais para adultos, de 0,6 a 0,8 g/kg/dia, embora alguns autores sugiram faixas mais elevadas, de 1 a 1,25 g/kg/dia. Há evidências de que o equilíbrio nitrogenado é mantido com ingestões entre 0,67 e 0,97 g/kg/dia.

Essas necessidades variam conforme a idade, o padrão alimentar, o nível de atividade física e o uso de medicamentos. Pacientes hospitalizados ou em quadro de doença aguda geralmente demandam maior aporte proteico, e estudos indicam que a suplementação com aminoácidos de cadeia ramificada – especialmente a leucina – estimula a síntese muscular de forma mais eficaz do que a dieta isolada.

Para guiar a prescrição, utilize as Dietary Reference Intakes (DRI) e a Recommended Dietary Allowance (RDA): para adultos com mais de 19 anos, a RDA é de 0,8 g/kg/dia, servindo de ponto de partida para ajustes conforme as condições individuais do idoso.

Micronutrientes

Vitaminas

Vitamina A

A vitamina A é fundamental para a função visual, a diferenciação celular e a imunidade. Sua deficiência é rara em idosos, pois essa vitamina está presente em alimentos de origem animal e vegetal e em suplementos, mas é preciso cautela: o acúmulo excessivo pode levar à toxicidade.

A recomendação para idosos tem sido reduzida com o tempo (Figura 1). Atualmente, encontra-se em 700 mcg de equivalentes de retinol ativo (ERA) para mulheres e 900 mcg para homens, embora alguns estudos ainda recomendem quantidades menores. A ingestão prolongada de doses elevadas antagoniza a ação da vitamina C e compromete a absorção de cálcio, aumentando a fragilidade óssea e o risco de fraturas. Na prática, uma dieta variada e rica em frutas e verduras coloridas costuma cobrir plenamente as necessidades de vitamina A nessa faixa etária.

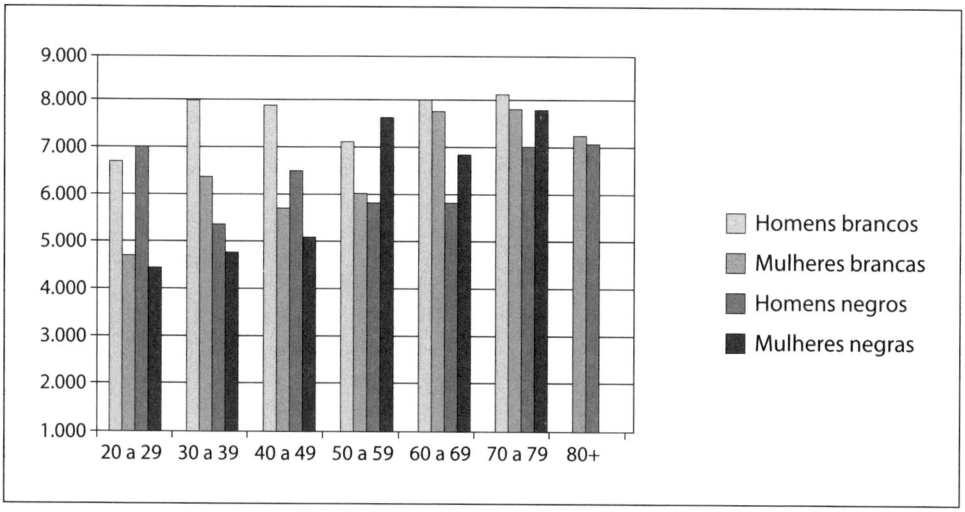

Figura 1 Necessidade média de vitamina A em microgramas, em indivíduos entre 20 e 80 anos de idade.

Fonte: NHANES III.

Vitamina B9

O folato, obtido pela dieta ou suplementos, é essencial para o metabolismo da homocisteína – seus baixos níveis elevam esse marcador, embora B12 e B6 também influenciem. A deficiência de folato costuma estar associada a má nutrição, uso de álcool e medicamentos antagonistas (metotrexato, fenitoína, sulfassalazina, primidona, fenobarbital, triantereno), comumente presentes na polifarmácia do idoso.

A anemia megaloblástica é uma das manifestações clínicas mais importantes. Em casos de deficiência de B12, a reposição isolada de folato pode normalizar a macrocitose e a anemia sem prevenir ou reverter os danos neurológicos, podendo até agravar esses sintomas. O uso de suplementação com folato tem boa aceitação, apesar de o ácido fólico ser encontrado em dietas ricas em frutas e vegetais. Alguns autores creditam proteção cognitiva aos pacientes que fazem suplementação de folato, mas não é consenso.

Vitamina B12

A vitamina B12 é essencial para idosos e sua deficiência afeta os sistemas hematológico, neurológico e gastrointestinal (Figura 2). Estudo recente constatou que 10 a 15% dos idosos têm deficiência de vitamina B12, o que ocorre por diversos motivos. A absorção torna-se difícil por:

- Redução da liberação da B12 das proteínas carreadoras, agravada pela atrofia gástrica e hipocloridria em 40 a 50% de quem tem > 80 anos.

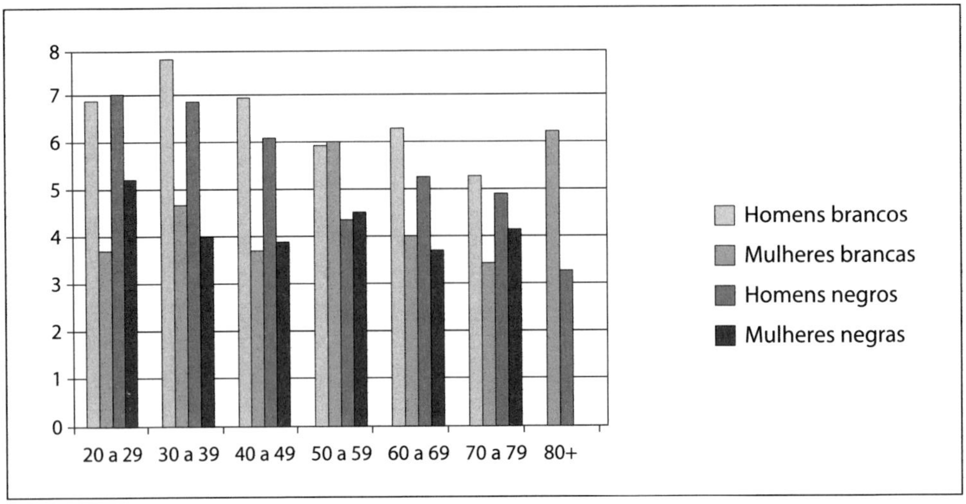

Figura 2 Necessidade média de vitamina B12 em microgramas, em indivíduos entre 20 e 80 anos de idade.

Fonte: NHANES III.

- Sobrecrescimento bacteriano intestinal, facilmente controlado com antibióticos.
- Uso de antagonistas do folato e da B12 (metotrexato, fenitoína, sulfassalazina, primidona, fenobarbital, triantereno).
- Rara causa autoimune: anemia perniciosa.
- Dificuldades na ingestão de fontes animais (mastigação, intolerância gástrica, custo e colesterol).

Clinicamente, a deficiência de vitamina B12 pode manifestar-se no sistema hematológico, como anemia megaloblástica, e no sistema neurológico, com parestesias, hipotensão ortostática e, de suma importância no idoso, alterações cognitivas. Como as manifestações clínicas são variadas e a suplementação precoce tem melhores resultados clínicos, o *screening* da deficiência de vitamina B12 em idosos tem sido cada vez mais indicado. Quando se encontra a deficiência, a suplementação está indicada.

Para auxiliar no diagnóstico, dosar homocisteína e ácido metilmalônico – ambos estarão elevados na deficiência de vitamina B12 – mesmo quando a B12 sérica está limítrofe.

Na presença de sintomas ou níveis baixos confirmados, inicie suplementação parenteral de 100 a 1.000 µg de B12 IM, diária ou semanal até normalização, seguida de manutenção oral mensal indefinidamente. Em casos assintomáticos com deficiência incidental, 1.000 µg/dia por via oral e monitoramento regular dos níveis séricos garantem absorção e adequação.

Vitamina D

A deficiência de vitamina D manifesta-se precocemente por dores musculares, fraqueza e, em casos mais avançados, fraturas por fragilidade óssea. Para avaliação laboratorial, dê preferência à dosagem de 25(OH) vitamina D e do paratormônio (PTH). Exames complementares que ajudam indiretamente no diagnóstico incluem fosfatase alcalina, cálcio iônico sérico, fósforo e $1{,}25(OH)_2$ vitamina D. A vitamina D é crucial para a função imunológica e, sobretudo, para o metabolismo do cálcio, influenciando diretamente a densidade e a resistência óssea.

As principais fontes de vitamina D são a síntese cutânea (mediada pela radiação UVB) e alimentos como peixes gordos e derivados do leite fortificados. No idoso, a capacidade de produzir o precursor dérmico cai significativamente, e muitos evitam o sol por receio de câncer de pele ou por limitações climáticas. Por isso, recomenda-se suplementar vitamina D em pacientes com osteopenia e osteoporose confirmadas. Embora haja debate sobre a dose ideal, doses entre 800 e 2.000 UI/dia costumam ser adotadas em protocolos geriátricos, sempre ajustadas ao nível sérico de 25(OH)D e às necessidades clínicas individuais.

Minerais

Cálcio

O cálcio é o mineral mais abundante do organismo, concentrado principalmente em ossos e dentes, e circula no sangue como cálcio iônico livre, ligado a proteínas (especialmente albumina) ou em complexos (fosfato e citrato de cálcio). Ele participa da formação óssea, regula a permeabilidade das membranas celulares, controla a contração muscular, modula a liberação de hormônios e a condução nervosa, e integra os mecanismos de coagulação e agregação plaquetária. Com o envelhecimento, aumentam as comorbidades relacionadas ao metabolismo do cálcio – como osteopenia, osteoporose e osteomalacia (esta última secundária à deficiência de vitamina D) – que elevam o risco de fraturas e perda de funcionalidade.

Embora idosos frequentemente consumam menos cálcio do que o recomendado, a regulação hormonal (via vitamina D, PTH e calcitonina) mantém os níveis séricos dentro da faixa normal por meio de ajustes na absorção intestinal, reabsorção óssea e excreção renal. A ingestão diária recomendada para adultos é de 1.200 mg, mas para mulheres pós-menopausa e indivíduos com mais de 65 anos, esse valor pode subir a 1 500 mg – muitas vezes exigindo suplementação não alimentar. Além de prevenir e reduzir o risco de osteoporose, a ingestão adequada de cálcio está associada à diminuição da incidência de câncer de cólon e ao controle da pressão arterial (Figura 3).

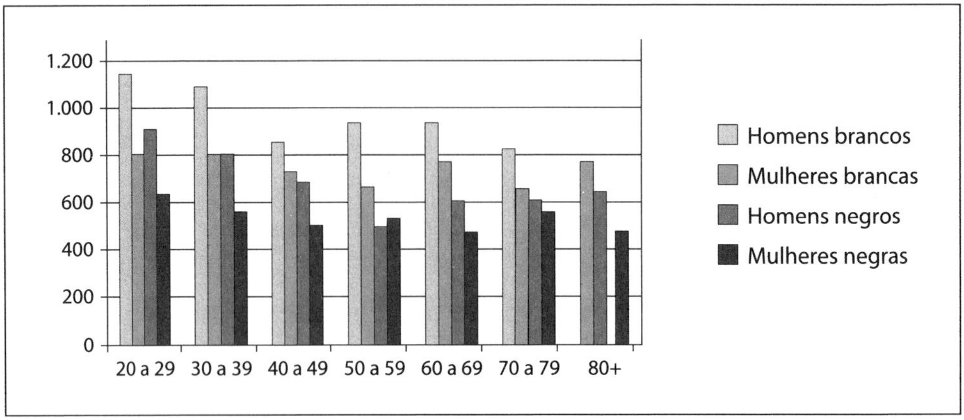

Figura 3 Necessidade média de cálcio em miligramas, em indivíduos entre 20 e 80 anos de idade.

Fonte: NHANES III.

Ferro

A deficiência de ferro é comum em idosos com múltiplas comorbidades, principalmente naqueles hospitalizados ou com doenças crônicas. Seus principais mecanismos incluem:

- Sangramentos crônicos do trato gastrointestinal.
- Ingestão insuficiente de ferro na dieta.
- Doenças inflamatórias que sequestram ferro.
- Hipocloridria e atrofia gástrica, que reduzem a absorção ferrosa.

Após a menopausa, as necessidades de ferro caem para aproximadamente 10 mg/dia, valor semelhante ao recomendado para adultos.

Para avaliar os estoques de ferro e orientar a reposição, solicite:

- Ferro sérico.
- Ferritina.
- Capacidade total de ligação do ferro.

Clinicamente, a manifestação mais frequente é a anemia ferropriva, mas a deficiência de ferro também pode causar sintomas como a síndrome das pernas inquietas. A suplementação pode ser feita por via oral – preferencialmente em doses divididas e, se necessário, com as refeições para reduzir desconfortos gastrointestinais – ou por via endovenosa em casos selecionados e de curta duração.

Elementos-traço

Alumínio

O alumínio não é um nutriente essencial e, em idosos, a exposição pode ocorrer por antiácidos, analgésicos tamponados, utensílios de cozinha de alumínio e, em pacientes renais, fluidos de diálise. Embora a absorção intestinal seja normalmente mínima, ela aumenta em casos de lesão da mucosa gastrointestinal e com o avanço da idade. Estudos sugerem uma possível associação entre acúmulo de alumínio e doença de Alzheimer, mas essa relação ainda não está completamente estabelecida. Por não haver indicação de benefício, a suplementação de alumínio não é recomendada.

Boro

Embora não existam recomendações oficiais para a ingestão de boro nem indicações estabelecidas para sua suplementação, estudos apontam que concentrações elevadas, especialmente em combinação com magnésio, podem aumentar a excreção urinária de cálcio. Isso sugere um possível papel do boro no metabolismo mineral – potencializando processos de absorção e retenção de cálcio e magnésio – e, por consequência, na mineralização óssea.

Cromo

O cromo é um oligoelemento que potencializa a ação da insulina e auxilia no metabolismo de glicose e lipídios. Baixos níveis de cromo podem favorecer hiperglicemia moderada e elevação dos lipídios plasmáticos. Sua concentração corporal depende da dieta, quando muito ricas em fibras ou açúcares simples aumentam sua excreção.

Magnésio

O magnésio é um mineral essencial ao metabolismo energético, à função muscular, à saúde óssea e ao sistema imune. A hipomagnesemia pode manifestar-se como atrofia muscular, osteopenia/osteoporose, hiperglicemia, dislipidemia e comprometimento imunológico, mas a absorção intestinal de magnésio não se altera significativamente no idoso, mesmo na presença de gastrite atrófica. A ingestão diária recomendada é de 280 mg para mulheres e 350 mg para homens, sem necessidade de ajuste por idade.

Selênio

A deficiência de selênio é rara, mas pode ocorrer em idosos institucionalizados com múltiplas comorbidades.

O selênio é um nutriente essencial, cuja principal função é atuar como cofator de enzimas antioxidantes, contribuindo para a defesa imunológica. Quando diagnosticada a carência, a reposição oral é simples e eficaz.

A toxicidade por selênio aparece em doses superiores a 400 μg/dia, manifestando-se por náuseas, vômitos, irritabilidade, fadiga, queda de cabelo e neuropatia periférica.

Zinco

O zinco é considerado um elemento-traço, relacionado a diversas funções fisiológicas, imunes, enzimas e expressões gênicas. Sua biodisponibilidade é maior em fontes animais (carnes, peixes, ovos) do que em cereais, grãos e leguminosas, nos quais fitatos podem inibir a absorção.

Má absorção intestinal, traumas extensos e perda de massa muscular contribuem para estoques insuficientes de zinco. Clinicamente, a deficiência manifesta-se por:

- Dermatite perioral e alopecia.
- Redução da função de linfócitos T e resposta imune comprometida.
- Hipogeusia (diminuição do paladar).
- Cicatrização lenta de feridas.

Em idosos, esses sintomas são comuns e respondem bem à reposição. A suplementação oral de zinco acelera a cicatrização e restaura a função imunológica, mas não traz benefício adicional em indivíduos com níveis séricos dentro da faixa normal.

ALTERAÇÕES DA COMPOSIÇÃO CORPORAL

Com o envelhecimento, ocorrem várias mudanças fisiológicas e metabólicas que alteram a composição corporal do idoso e complicam sua avaliação nutricional. Nas últimas duas décadas, as técnicas de mensuração de massa corporal vêm sendo refinadas, aumentando a precisão no acompanhamento dessas transformações. Observa-se, em especial, um acréscimo relativo da massa gorda concomitante à perda de massa magra, redução da densidade mineral óssea, mudança na proporção entre água intra e extracelular e variações nos parâmetros antropométricos tradicionais.

O acúmulo de gordura visceral no idoso ocorre principalmente pelo aumento de depósitos centrais e de tecido adiposo ao redor dos órgãos internos, elevando o risco de hipertensão arterial sistêmica, dislipidemias e doença coronariana isquêmica, além de contribuir para artropatias degenerativas e favorecer processos inflamatórios que podem estimular o desenvolvimento de neoplasias. Esse padrão de adiposidade central é especialmente prevalente em mulheres acima dos 60 anos, refletindo o impacto das alterações hormonais e metabólicas próprias do envelhecimento na redistribuição da gordura corporal.

A perda óssea pode ocorrer por causa de reabsorção óssea aumentada e formação óssea diminuída, alterando, assim, a DMO. Com o envelhecimento, ocorre perda gradual da massa óssea e alteração da microarquitetura óssea, que geram fragilidade esquelética, resultando no aumento do risco de fraturas. A alteração na massa óssea causa alterações na postura e, consequentemente, em outros parâmetros antropométricos nos idosos.

A partir dos 75 anos, observa-se redução progressiva da massa corporal, especialmente em indivíduos frágeis. A perda envolve não só o tecido adiposo, mas também a massa muscular esquelética e lisa, o conteúdo ósseo e a água corporal total. Essa atrofia multissistêmica resulta de fatores como sedentarismo, desequilíbrios nutricionais, estresse oxidativo e inflamação crônica, que variam em intensidade conforme o histórico clínico e o estilo de vida do idoso. Além disso, a avaliação precisa dessas mudanças esbarra em limitações práticas – por exemplo, a aferição de pregas cutâneas torna-se menos confiável devido às alterações na elasticidade da pele e na distribuição dos tecidos.

As mudanças na composição corporal do idoso alteram a confiabilidade das medidas antropométricas tradicionais, tornando complexo estabelecer pontos de corte precisos para essa faixa etária, exigindo ajustes nos valores de referência. Apesar de suas limitações metodológicas – incluindo amostras restritas e variações nos protocolos de coleta –, os dados do NHANES (EUA) e do Projeto SABE (Brasil) ainda servem como as principais referências para a população geriátrica em seus respectivos países (Tabelas 3 a 6).

Essas mudanças estruturais reforçam a necessidade de ajustar as técnicas antropométricas e de monitorar o acúmulo de gordura visceral, reconhecida hoje como fonte de citocinas pró-inflamatórias.

Sarcopenia

Inicialmente, o termo sarcopenia (do grego *sarc*, "carne", e *penia*, "perda") foi utilizado para descrever somente a perda muscular esquelética. Com o tempo, reconheceu-se seu impacto funcional – a perda de massa muscular contribui diretamente à debilidade e à restrição das atividades diárias em idosos.

A sarcopenia já foi quantificada pelo índice muscular esquelético – a massa muscular apendicular ajustada pela altura ao quadrado –, considerando-se diagnóstico quando esse valor fica 2 desvios-padrão (DP) abaixo da média de adultos jovens. Estudos associam a índices ≤ 5,75 kg/m^2 em mulheres e ≤ 8,5 kg/m^2 em homens de risco de incapacidade grave, enquanto faixas até 6,75 kg/m^2 e 10,75 kg/m^2, respectivamente, indicam prejuízo funcional moderado.

Atualmente, é definida como uma síndrome caracterizada pela perda progressiva e generalizada de massa muscular esquelética e força muscular, ocasionando deficiência física, piora na qualidade de vida e maior mortalidade. O Grupo de Trabalho Europeu

Tabela 3 IMC, CB, DCT e CMB de homens de 60 anos ou mais avaliados no NHANES IV

Variável e grupo etário	N.	Média ± DP	Percentis selecionados						
			P10	P15	P25	P50	P75	P85	P90
IMC									
60 a 69	1.175	27,3 ± 0,18	21,9	23,1	24,4	27,1	30	31,7	32,8
70 a 79	875	26,7 ± 0,21	21,5	22,3	23,8	26,1	29,3	30,7	31,7
80+	699	25 ± 0,22	19,8	21,1	22,4	25	27,1	28,7	29,5
CB									
60 a 69	1.126	32,8 ± 0,15	28,4	29,2	30,6	32,7	35,2	36,2	37
70 a 79	832	31,5 ± 0,17	27,5	28,2	29,3	31,3	33,4	35,1	36,1
80+	642	29,05 ± 0,19	25,5	26,2	27,3	29,5	31,5	32,6	33,3
DCT									
60 a 69	1.122	14,2 ± 0,2	7,7	8,5	10,1	12,7	17,1	20,2	23,1
70 a 79	825	13,4 ± 0,3	7,3	7,9	9	12,4	16	18,8	20,6
80+	641	12 ± 0,3	6,6	7,6	8,7	11,2	13,8	16,2	18
CMB									
60 a 69	1.119	28,3 ± 0,1	24,9	25,6	26,7	28,4	30	30,9	31,4
70 a 79	824	27,3 ± 0,1	24,4	24,8	25,6	27,2	28,9	30	30,5
80+	639	25,7 ± 0,2	22,6	23,2	24	25,7	27,5	28,2	28,8

IMC: índice de massa corporal; CB: circunferência do braço; DCT: dobra cutânea tricipital; CMB: circunferência muscular do braço.

Tabela 4 IMC, CB, DCT e CMB de homens de 60 anos ou mais avaliados no NHANES IV

Variável e grupo etário	N.	Média ± DP	Percentis selecionados						
			P10	P15	P25	P50	P75	P85	P90
IMC									
60 a 69	1.175	27,6 ± 0,27	20,9	21,8	23,5	26,6	30,8	33,6	35,7
70 a 79	985	26,9 ± 0,28	20,7	21,4	22,6	25,9	29,9	32,1	34,5
80+	788	25,2 ± 0,26	19,3	20,3	21,7	25	28,4	30	31,4
CB									
60 a 69	1.122	31,7 ± 0,21	26,2	26,9	28,3	31,2	34,3	36,5	38,3
70 a 79	914	30,5 ± 0,23	25,4	26,1	27,4	30,1	33,1	35,1	36,7
80+	712	28,5 ± 0,25	23	23,8	25,5	28,4	31,5	33,2	34
DCT									
60 a 69	1.090	24,2 ± 0,37	14,5	15,9	18,2	24,1	29,7	32,9	34,9
70 a 79	902	22,3 ± 0,39	12,5	14	16,4	21,8	27,7	30,6	32,1
80+	705	18,6 ± 0,42	9,3	11,1	13,1	18,1	23,3	26,4	28,9

(continua)

Tabela 4 *(Continuação)* IMC, CB, DCT e CMB de homens de 60 anos ou mais avaliados no NHANES IV

Variável e grupo etário	N.	Média ± DP	Percentis selecionados						
			P10	P15	P25	P50	P75	P85	P90
CMB									
60 a 69	1.090	23,8 ± 0,12	20,6	21,1	21,9	23,5	25,4	26,6	27,4
70 a 79	898	23,4 ± 0,14	20,3	20,8	21,6	23	24,8	26,3	27
80+	703	22,7 ± 0,16	19,3	20	20,9	22,6	24,5	25,4	26

IMC: índice de massa corporal; CB: circunferência do braço; DCT: dobra cutânea tricipital; CMB: circunferência muscular do braço.

Tabela 5 Variáveis, médias e percentis de mulheres avaliadas pelo Projeto SABE

Variável e grupo etário	N.	Média ± DP	Percentis selecionados		
			P25	P50	P75
Massa corporal (kg)	1.071	62,49 ± 13	54	61	70
Estatura (cm)	1.066	151,22 ± 6,85	147	151	155
IMC (kg/m²)	1.064	27,26 ± 5,2	23,74	26,63	30,36
CC (cm)	1.069	93,97 ± 13,65	85	94	103
CQ (cm)	1.068	103,73 ± 11,26	96	102	111
RCQ	1.068	0,91	0,85	0,9	0,97
CP	1.114	35,36 ± 4,22	33	35	38
DCT	1.101	25,22 ± 8,35	20	25	30,5
CB	1.124	31,02 ± 6,01	28	31	34
CMB	1.101	22,73 ± 2,62	20,92	22,64	24,42

IMC: índice de massa corporal; CC: circunferência da cintura; CQ: circunferência do quadril; RCQ: relação cintura-quadril; CP: circunferência da panturrilha; DCT: dobra cutânea tricipital; CB: circunferência do braço; CMB: circunferência muscular do braço.

Tabela 6 Variáveis, média e percentis de mulheres avaliadas pelo Projeto SABE

Variável e grupo etário	N.	Média ± DP	Percentis selecionados		
			P25	P50	P75
Massa corporal (kg)	734	67,74 ± 12,74	59	67	75
Estatura (cm)	733	164,4 ± 6,9	160	164	169
IMC (kg/m²)	732	25 ± 4,07	22,5	24,91	27,48
CC (cm)	732	95,2 ± 11,53	88	95,5	103
CQ (cm)	733	98,88 ± 8,38	94	99	103
RCQ	732	0,96	0,92	0,96	1,01
CP	766	35,15 ± 3,84	33	35	38

(continua)

Tabela 6 *(Continuação)* Variáveis, média e percentis de mulheres avaliadas pelo Projeto SABE

			Percentis selecionados		
Variável e grupo etário	N.	Média ± DP	P25	P50	P75
DCT	726	13,71 ± 5,75	9	13	17
CB	770	29,16 ± 3,64	27	29	31
CMB	727	24,71 ± 2,66	22,98	24,86	26,49

IMC: índice de massa corporal; CC: circunferência da cintura; CQ: circunferência do quadril; RCQ: relação cintura-quadril; CP: circunferência da panturrilha; DCT: dobra cutânea tricipital; CB: circunferência do braço; CMB: circunferência muscular do braço.

na Sarcopenia em Idosos recomenda a presença de perda de massa muscular e diminuição da função muscular (força ou desempenho) para o diagnóstico de sarcopenia. Dessa maneira, o diagnóstico requer documentação de perda de massa muscular e perda de força muscular ou de desempenho físico.

A sarcopenia afeta entre 13% e 24% de indivíduos de 65 a 70 anos e ultrapassa 50% após os 80 anos, com prevalência levemente maior em homens. Entre 25 e 75 anos, a massa muscular diminui em média 19% nos homens e 12% nas mulheres, e estudos anatômicos revelam perda de até 40% da área muscular ao longo da vida.

A sarcopenia é um dos maiores preditores de limitação funcional nos idosos e influencia os estados cognitivo, físico e nutricional, além de propiciar o aparecimento de comorbidades nessa faixa etária. As causas de sarcopenia incluem alterações endócrinas, ativação de citocinas pró-inflamatórias, redução de unidades alfamotoras na medula espinhal, diminuição da atividade física e baixo consumo de proteínas (Tabela 7). Pode ser considerada de causa primária, quando nenhuma outra causa é evidente além do envelhecimento em si, e secundária, quando uma ou mais causas são evidenciadas. Na maioria dos idosos, sua etiologia é multifatorial e não é possível classificar cada indivíduo como primário ou secundário, de modo que a sarcopenia é caracterizada como uma síndrome geriátrica multifatorial.

Tabela 7 Causas de sarcopenia

Sarcopenia primária	
Nenhuma outra causa evidente exceto envelhecimento	
Sarcopenia secundária	
Atividades	Repouso, sedentarismo, gravidade zero
Comorbidades	Insuficiências avançadas (cardíaca, pulmonar, hepática, renal, cerebral), doenças inflamatórias, neoplasia ou doenças endócrinas
Nutricionais	Ingestão inadequada de carboidratos e/ou proteínas, má absorção, doenças gastrointestinais ou uso de medicações que causam anorexia

A redução da ingestão alimentar pelo idoso – resultante de perda de apetite, alterações gustativas, problemas dentários, saciedade precoce e barreiras socioeconômicas ou iatrogênicas – favorece a sarcopenia, especialmente na presença de comorbidades. Soma-se a isso o aumento do catabolismo proteico e o sedentarismo, que agravam a perda de fibras musculares. Entre as estratégias de reversão, os exercícios de resistência comprovam-se a intervenção mais eficaz para preservar e recuperar a força e a massa muscular.

As consequências da sarcopenia incluem perda de mobilidade e equilíbrio, elevando o risco de quedas e fraturas. Esse evento inicia um ciclo vicioso – fratura, imobilização, desnutrição, inflamação e piora da massa muscular – que agrava ainda mais a fragilidade. Microscopicamente, observa-se atrofia das fibras rápidas (tipo II) e substituição por tecido adiposo e fibrose, comprometendo síntese proteica, força, eficiência muscular, controle neural fino e aferências sensoriais.

O declínio fisiológico de testosterona e estrógeno acelera o catabolismo muscular, em parte por estimular citocinas pró-inflamatórias como as interleucinas 1 e 6 (IL-1 e IL-6). Ensaios clínicos mostram ganho de massa muscular com reposição de testosterona, mas não com estrógeno, e permanecem dúvidas sobre a segurança de terapias hormonais prolongadas nesse contexto.

A terapia com hormônio do crescimento (GH) mostrou-se ineficaz para aumentar força ou desempenho em idosos e, como a testosterona, associa-se a efeitos adversos significativos – resistência à insulina, dores articulares e síndrome do túnel do carpo –, limitando seu uso clínico.

O sedentarismo intensifica a atrofia muscular e o acúmulo de gordura. Por essa razão, exercícios de resistência surgem como a medida mais eficaz tanto para prevenir quanto para tratar a sarcopenia. Em idosos de 87 anos, protocolos de alta intensidade elevaram a força muscular em mais de 100%, comprovando sua viabilidade e impacto funcional nessa faixa etária.

A utilização de suplementos nutricionais não demonstrou resultados positivos, independentemente da substância utilizada para reposição, como a creatina ou o picolinato de cromo. O consumo inadequado de proteínas também pode contribuir para a sarcopenia, sendo que o consumo de alimentos com substâncias com propriedades anti-inflamatórias (ácidos ômega-3) pode ser um fator de prevenção contra a sarcopenia.

A sarcopenia integra o conjunto de alterações que definem a síndrome de fragilidade, condição comum em idosos que eleva substancialmente os riscos de quedas, fraturas, hospitalizações repetidas e mortalidade. Essa síndrome reflete a perda de reserva fisiológica e capacidade adaptativa do organismo ao estresse. A síndrome da fragilidade pode ocorrer de forma isolada e secundária a alterações de eixos hormonais e por particularidades de alterações fisiológicas relacionadas ao envelhecimento.

Os critérios para fragilidade permanecem controversos, mas o modelo mais amplamente aceito (Johns Hopkins) a define como uma condição multifatorial caracterizada pela redução acumulativa das reservas energéticas e pela menor tolerância a estressores. Esse quadro resulta da desregulação endócrina, da disfunção imune e da sarcopenia, que juntos instauram um ciclo de baixa energia, dependência crescente e vulnerabilidade. Clinicamente, a fragilidade manifesta-se por lentidão, fraqueza, emagrecimento, sedentarismo e fadiga, e identifica idosos com maior risco de quedas, declínio funcional, hospitalizações repetidas e mortalidade em até três anos.

Obesidade sarcopênica

A obesidade pode ser definida como o aumento da gordura corporal em comparação com a massa magra. Tem origem multifatorial e ocasiona alterações metabólicas nas células adiposas. Está associada ao aumento da morbidade e da mortalidade na população em geral e, nos idosos, é um dos principais agravantes da incapacidade física.

Quantificar o impacto da obesidade na longevidade dos idosos é desafiador, pois nem o IMC nem a simples medida da distribuição de gordura refletem com precisão o risco, ainda que estudos já vinculem excesso de peso a maior mortalidade nessa faixa etária. A obesidade prejudica a função física por diversas vias: sobrecarga articular em articulações já degeneradas, maior prevalência de síndrome metabólica, tendência ao sedentarismo, redução da massa muscular e manutenção de um estado crônico pró-inflamatório.

Em idosos obesos, observa-se frequentemente maior massa magra e óssea absoluta do que em indivíduos eutróficos, como resultado da adaptação do corpo ao excesso de peso. Essa "sobrecarregada" estrutura muscular pode facilitar a realização de atividades diárias e exercícios físicos em comparação com obesos que apresentam menor massa magra. No entanto, o aumento da massa magra não garante necessariamente melhor qualidade muscular – definida como a força exercida por quilo de músculo. Ainda assim, idosos obesos com maior reserva muscular tendem a apresentar força absoluta superior, o que pode, por sua vez, favorecer a funcionalidade e a autonomia.

Em um estudo recente que avaliou a composição corporal, a força muscular e a capacidade funcional de idosas eutróficas e obesas, constatou-se que, apesar de as obesas apresentarem maior massa muscular, esse ganho não foi suficiente para assegurar desempenho físico adequado. Pelo contrário, o excesso de gordura corporal comprometeu significativamente sua mobilidade.

Os mecanismos responsáveis pela incapacidade física dos indivíduos obesos ainda não foram totalmente identificados, bem como a relação exata entre as modificações de massa magra e massa gorda para predizer algum prejuízo funcional em relação ao aumento de peso. Por isso, são necessários estudos que correlacionem composição corporal com desempenho físico e força muscular nessa população.

SUPLEMENTAÇÃO NUTROLÓGICA PARA IDOSOS

Com o envelhecimento, a ingestão calórica frequentemente diminui. Fatores como sedentarismo, menor renda, isolamento social, depressão e alterações dos centros de fome e saciedade podem levar à anorexia do idoso. Esse risco intensifica-se na presença de doenças agudas ou internações, tornando muitos idosos vulneráveis à desnutrição de macro e micronutrientes e justificando a avaliação e suplementação nutrológica individualizada.

Mesmo idosos saudáveis em comunidade podem ter ingestão inadequada de micronutrientes devido à baixa ingesta calórica e ao consumo seletivo de alimentos. Essa preocupação leva pacientes e familiares a recorrerem a suplementos nutricionais para corrigir eventuais deficiências. Contudo, muitos adultos mais velhos bem nutridos também usam essas substâncias na expectativa de promover a saúde e prevenir doenças.

Os suplementos nutricionais para idosos dividem-se em quatro categorias principais. A primeira engloba multivitamínicos e minerais (MVM), que fornecem doses recomendadas da maioria dos micronutrientes. A segunda inclui combinações específicas ou nutrientes isolados – por exemplo, antioxidantes ou cálcio com vitamina D voltados à saúde cardiovascular ou óssea. A terceira abrange suplementos que fornecem macronutrientes, sejam formulados para enriquecer alimentos ou oferecidos como fórmulas completas que atendem tanto às necessidades energéticas quanto vitamínicas do indivíduo. Por fim, existem produtos que combinam macro e micronutrientes de forma modular, permitindo ajustes precisos conforme as demandas clínicas de cada paciente.

Suplementos de multivitaminas e minerais

A prescrição de multivitamínicos e minerais (MVM) é comum em idosos, mas a evidência de benefício clínico é limitada. Apenas pacientes com deficiência comprovada devem receber suplementação após avaliação laboratorial. Ensaios controlados randomizados ainda não demonstraram efeito preventivo de MVM contra câncer ou doenças cardiovasculares, e a maioria das pesquisas disponíveis é observacional. Além disso, muitos idosos bem nutridos consomem MVM na expectativa de ganhos extras, o que, aliado à crescente oferta de alimentos enriquecidos, pode levar ao excesso de nutrientes e a efeitos adversos.

Suplementos com finalidades antioxidantes

As reações bioquímicas do metabolismo e fatores externos – como a fumaça – geram espécies reativas que causam estresse oxidativo. Esse processo está na base das principais doenças crônicas degenerativas dos idosos (aterosclerose, câncer, artrite, doenças oculares etc.), responsáveis por elevada morbidade e mortalidade nessa faixa etária. Por isso, há grande interesse em compostos com ação antioxidante capazes de neutralizar essas moléculas e contribuir para a prevenção dessas enfermidades.

Estudos observacionais e experimentais evidenciam o alto poder antioxidante das vitaminas E, C e A, incluindo retinol e betacaroteno, além do mineral selênio, e o poder dessas substâncias no combate ao estresse oxidativo.

Doenças cardiovasculares

Quatro metanálises de ensaios clínicos não encontraram benefício de vitaminas E, C, betacaroteno ou selênio na prevenção primária ou secundária de eventos cardiovasculares. Em alguns estudos, o uso de betacaroteno associou-se a aumento na mortalidade por doença cardíaca, e a vitamina E a maior risco de acidente vascular cerebral hemorrágico. Uma quinta metanálise avaliou a progressão da aterosclerose de qualquer origem e também não detectou efeitos protetores, resultados que foram confirmados por pesquisas subsequentes.

Câncer

Mesmo diante do papel do estresse oxidativo na carcinogênese, a maioria dos ensaios clínicos não comprovou efeito protetor de antioxidantes contra o câncer. Em fumantes, betacaroteno aumentou a incidência de tumores de pulmão e de cabeça e pescoço. Embora estudos iniciais tenham sugerido redução do risco de câncer de próstata com 200 μg/dia de selênio e com vitamina E, o grande ensaio SELECT não confirmou benefício isolado ou combinado desses suplementos.

Até o momento, ensaios clínicos não comprovaram benefício de vitaminas ou minerais com ação antioxidante na prevenção de doenças cardiovasculares ou de câncer. A interpretação desses estudos é dificultada pela heterogeneidade nos protocolos – seleção dos participantes, tipo e combinação de antioxidantes, doses aplicadas e tempo de uso variam amplamente. Em 2003, o US Preventive Services Task Force concluiu que não havia evidência suficiente para recomendar ou contraindicar seu uso como profilaxia. Assim, são necessários novos ensaios rigorosos, com populações bem definidas e protocolos padronizados, para esclarecer o papel desses suplementos na promoção da saúde.

Suplementos de cálcio e vitamina D

O leite e seus derivados são as fontes de cálcio mais biodisponíveis, mas muitos idosos os evitam devido a preferência pessoal, intolerância à lactose – cuja prevalência aumenta com a idade – ou à crença de que bebidas de soja contenham quantidades equivalentes de cálcio. Na prática, é fundamental confirmar o teor de cálcio em substitutos vegetais fortificados. Para manter a saúde óssea, a ingestão total recomendada de cálcio em idosos é de 1.200 mg/dia.

A vitamina D encontra-se em poucos alimentos – óleo de peixe, gema de ovo e produtos fortificados – e sua síntese na pele declina com o envelhecimento, agravada pela menor exposição solar. Além de prevenir osteomalacia, níveis adequados de vitamina D melhoram a força muscular e reduzem quedas. As recomendações atuais são 400 IU/dia para adultos de 51 a 70 anos e 600 IU/dia para quem tem 71 anos ou mais, embora evidências sugiram que doses ≥ 700 a 800 IU/dia sejam necessárias para otimizar a densidade mineral óssea e diminuir fraturas.

Os estudos sobre suplementação de cálcio e vitamina D na prevenção e no tratamento da osteoporose apresentam resultados variados. Enquanto a ingestão insuficiente de cálcio acelera a perda óssea e favorece a osteoporose, doses adequadas melhoram a densidade mineral óssea (DMO) mas nem sempre se traduzem em redução do número de fraturas.

Assim, as evidências são favoráveis à suplementação de cálcio e vitamina D para essa população. Idealmente, o cálcio deve ser suplementado de forma que a ingesta total (alimentos + suplemento) fique ao redor de 1.200 mg/dia. A vitamina D não tem a dose ideal estabelecida, porém a maioria dos estudos aponta para pelo menos 800 UI/dia, muitos indicando 1.000 UI ou mais. Deve-se destacar que é uma vitamina lipossolúvel e que não necessita de ingestão diária, o que pode ser vantajoso para idosos, que frequentemente tomam vários medicamentos. A dose diária pode ser somada e ministrada 1 vez/semana e mesmo 1 vez/mês. Além de menor número de tomadas, doses maiores parecem ser tão bem absorvidas em idosos quanto nos mais jovens.

Suplementos que fornecem macro e micronutrientes

Suplementos de macronutrientes e micronutrientes são usados para complementar a alimentação de idosos com ingesta insuficiente, garantindo aporte calórico e nutricional adequado. Entre eles, estão as bebidas e fórmulas enriquecidas – preparadas com leite, sucos ou água – que aumentam a densidade energética e fornecem, em um único volume, calorias, proteínas, vitaminas e minerais nas quantidades necessárias.

Suplementos completos – também chamados por alguns autores de "suplementos propriamente ditos" – são fórmulas prontas que, além de complementar a alimentação do idoso, podem suprir integralmente as necessidades de macronutrientes e micronutrientes, tanto em fases de manutenção quanto de recuperação nutricional. Por serem completos, não exigem diluição em leite ou suco e, quando diluídos em água, reduzem o risco de intolerâncias.

Esses suplementos devem ser administrados entre as refeições, respeitando um intervalo mínimo de uma hora antes e depois das principais ingestas. Estudo clínico mostra que esse hábito não reduz a ingestão habitual e pode até estimulá-la.

Recomenda-se o uso profilático em idosos frágeis, em risco de desnutrição ou com histórico de fratura de fêmur ou cirurgia ortopédica, visando manter ou melhorar o estado nutricional e prevenir complicações. Pacientes com úlceras de pressão ou desnutrição grave beneficiam-se de fórmulas concentradas (1,5 kcal/mL em vez de 1 kcal/mL), que elevam o aporte energético e proteico sem aumentar o volume ingerido.

Em casos de demência avançada ou câncer em estágio terminal, a recusa ou a incapacidade de ingerir alimentos e líquidos coloca questões éticas sérias, pois a omissão de suporte nutricional equivale a uma forma de inanição. Respeitando a autonomia do paciente e o envolvimento familiar, é imperativo assegurar hidratação e aporte calórico – seja por via oral suplementar ou por nutrição enteral – sempre que possível mantendo a alimentação oral parcial, a fim de preservar o prazer gustativo e a dignidade conforme as preferências prévias do indivíduo.

O uso de suplementos em idosos exige avaliação cuidadosa. A reposição de vitaminas e minerais deve ficar restrita a deficiências comprovadas, pois até hoje não há evidência sólida de que multivitamínicos e minerais (MVM) melhorem a saúde ou previnam doenças nessa população. Um grande ensaio clínico em andamento deve trazer mais clareza ao tema. Quanto aos antioxidantes, as metanálises disponíveis não mostram benefício claro, e as limitações metodológicas dos estudos atuais reforçam a necessidade de cautela antes de recomendá-los.

A combinação de cálcio e vitamina D em doses adequadas mantém a saúde óssea dos idosos e traz efeitos extras, como ganho de força muscular e melhoria em outras funções corporais. Já os suplementos que fornecem macro e micronutrientes – especialmente as fórmulas completas – são capazes de restaurar o estado nutricional em pacientes comprometidos ou de mantê-lo estável em situações de maior demanda, contribuindo para reduzir tanto a morbidade quanto a mortalidade nessa população.

CONSIDERAÇÕES FINAIS

A avaliação nutrológica do idoso exige uma abordagem ampla e interdisciplinar, que combine anamnese detalhada, exame físico, medidas antropométricas, parâmetros bioquímicos e instrumentos validados de triagem (como ASG e MAN). É fundamental reconhecer as alterações próprias do envelhecimento – perda de estatura, sarcopenia, osteopenia, redistribuição de água e aumento da gordura visceral – para ajustar pontos de corte e interpretar corretamente peso, circunferências e escores-z.

Nenhum método isolado oferece diagnóstico definitivo; a integração de dados clínicos, antropométricos e laboratoriais permite identificar precocemente riscos nutricionais – tanto de desnutrição quanto de excessos. A bioimpedância e os questionários de ingestão complementam a avaliação, mas dependem de condições ideais de hidratação e cooperação do paciente.

No plano terapêutico, a suplementação deve ser sempre guiada por necessidades comprovadas. Multivitamínicos e minerais (MVM) não têm respaldo robusto para prevenção de doenças crônicas em idosos sem deficiência documentada, e antioxidantes isolados podem apresentar riscos. Já as evidências para cálcio (1.200 mg/dia) e vitamina D (800 a 1.000 UI/dia) são sólidas: essa dupla melhora densidade mineral óssea, força muscular e reduz quedas e fraturas, além de permitir esquemas posológicos mais flexíveis (doses semanais ou mensais).

Suplementos de macro e micronutrientes – em especial as fórmulas completas – são recursos valiosos para idosos com ingesta insuficiente, recuperação pós-cirúrgica, fraturas ou desnutrição grave. Administrados entre refeições, respeitando intervalos de pelo menos 1 hora, eles restauram reservas nutricionais e podem diminuir morbidade e mortalidade.

Por fim, o suporte nutricional em fases avançadas de demência ou câncer terminal exige cuidados éticos: garantir hidratação e aporte calórico, via oral ou enteral, preservando ao máximo o conforto, o prazer gustativo e a dignidade do paciente. A nutrologia geriátrica, portanto, deve articular diagnóstico preciso, intervenções individualizadas e respeito à autonomia, promovendo qualidade de vida e prevenção de complicações ao longo do envelhecimento.

REFERÊNCIAS BIBLIOGRÁFICAS

1. Ahmed T, Haboubi N. Assessment and management of nutrition in older people and its importance to health. Clin Interv Aging 2010; 5:207-16.
2. Avenell A, Gillespie WJ, Gillespie LD, O'Connell D. Vitamin D and vitamin D analogues for preventing fractures associated with involutional and post-menopausal osteoporosis. Cochrane Database Syst Rev 2009; (2):CD000227.
3. Avenell A, Handoll HH. Nutritional supplementation for hip fracture aftercare in older people. Cochrane Database Syst Rev 2010; (1):CD001880.
4. Baumgartner RN, Wayne SJ, Waters DL, Janssen I, Gallagher D, Morley JE. Sarcopenic obesity predicts instrumental activities of daily living disability in the elderly. Obes Res 2004; 12(12):1995-2004.
5. Bialostosky K, Wright JD, Kennedy-Stephenson J, McDorwell M, Johnson CL. Dietary intake of macronutrients, micronutrients, and other dietary constituents. United States 1988; 94.

6. Bischoff-Ferrari HA, Willett WC, Wong JB, Stuck AE, Staehelin HB, Orav EJ et al. Prevention of nonvertebral fractures with oral vitamin D and dose dependency: a meta-analysis of randomized controlled trials. Arch Intern Med 2009; 169(6):551-61.
7. Buhr G, Bales CW. Nutritional supplements for older adults: review and recommendations – Part II. J Nutr Elder 2010; 29(1):42-71.
8. Buhr G, Bales CW. Nutritional supplements for older adults: review and recommendations – Part I. J Nutr Elder 2009; 28(1):5-29.
9. Chumlea RS. In: Danford M (ed.). Anthropometric approaches to the nutritional assessment of the elderly. New York: Nutrition, Aging and the Elderly, 1989.
10. Chumlea WC, Guo S, Roche AF, Steinbaugh ML. Prediction of body weight for the nonambulatory elderly from anthropometry. J Am Diet Assoc 1987; 88(5):564-8.
11. Chumlea WC, Roche AF, Mukherjee D. Nutritional assessment of the elderly through anthropometry. Ohio: Yellow Springs, 1987.
12. Constans T, Mondon K, Annweiler C, Hommet C. Vitamin D and cognition in the elderly. Psychol Neuropsychiatr Vieil 2010; 8(4):255-62.
13. Cruz-Jentoft AJ, Baeyens JP, Bauer JM, Boirie Y, Cederholm T, Sandi F et al. Sarcopenia: European consensus on definition and diagnosis: Report of the European Working Group on Sarcopenia in Older People. Age Ageing 2010; 39(4):412-23.
14. Curiati JAE, Garcia YM. Nutrição e envelhecimento. In: Carvalho Filho ET, Papaléo Neto M. Geriatria: fundamentos, clínica e terapêutica. 2.ed. São Paulo: Atheneu, 2006.
15. Delmonico MJ, Harris TB, Lee JS, Nevitt M, Kritchevsky SB, Tylavsky FA et al. Alternative definitions of sarcopenia, lower extremity performance, and functional impairment with aging in older men and women. J Am Geriatr Soc 2007; 55(5):769-74.
16. Dey DK, Bosaeus I, Lissner L, Steen B. Changes in body composition and its relation to muscle strength in 75-year-old men and women: a 5-year prospective follow-up study of the NORA cohort in Goteborg, Sweden. Nutrition 2009; 25(6):613-9.
17. Doherty TJ. Invited review: aging and sarcopenia. J Appl Physiol 2003; 95(4):1717-27.
18. Elia M. Obesity in the elderly. Obes Res 2001; 9(1):244-8.
19. Escribano A, Gómez-Tello V, Santana RS. Nutritional assessment of the severely ill patient . Nutr Hosp 2005; 20(Suppl.2):5-8.
20. Ferreira LS, Marruci MFN. Ações preventivas na terceira idade. In: Jacob Filho W, Gorzoni ML. Geriatria e gerontologia: o que todos devem saber. São Paulo: Roca, 2008.
21. Goodpaster BH, Park SW, Harris TB, Nevitt M, Schuwartz AV, Visser M et al. The loss of skeletal muscle strength, mass, and quality in older adults: the health, aging and body composition study. J Gerontol A Biol Sci Med Sci 2006; 61(10):1059-64.
22. Jagust W, Harvey D, Mungas D, Haan M. Central obesity and the aging brain. Arch Neurol 2005; 62(10):1545-8.
23. Janssen I, Baumgartner RV, Ross R, Rosenberg IH, Roubenoff R. Skeletal muscle cutpoints associated with elevated physical disability risk in older men and women. Am J Epidemiol 2004; 159(4):413-21.
24. Jeejeebhoy KN. Nutritional assessment. Nutrition 2000; 16(7-8):585-90.
25. Joseph C, Kenny AM, Taxel P, Lorenzo JA, Duque G, Kuchel GA. Role of endocrine-immune dysregulation in osteoporosis, sarcopenia, frailty and fracture risk. Mol Aspects Med 2005; 26(3):181-201.

26. Kalyani RR, Stein B, Valiyil R, Manno R, Maynard JW, Crews DC. Vitamin D treatment for the prevention of falls in older adults: systematic review and meta-analysis. J Am Geriatr Soc 2010; 58(7):1299-310.
27. Kanis JA, Melton LJ, Christiansen C, Johnston CC, Khaltaev N. The diagnosis of osteoporosis. J Bone Miner Res 1994; 9(8):1137-41.
28. Kaplan F. Prevenção e tratamento da osteoporose. Clin Symo 1995; 47:1-38.
29. Kelly TL, Berger N, Richardson TL. DXA body composition: theory and practice. Appl Radiat Isot 1998; 49(5-6):511-3.
30. Kenny AM, Dawson L, Kleppinger A, Iannuzzi-Sucich M, Judge JO. Prevalence of sarcopenia and predictors of skeletal muscle mass in nonobese women who are long-term users of estrogen-replacement therapy. J Gerontol A Biol Sci Med Sci 2003; 58(5):M436-40.
31. Kirshbaum MN. Does protein and energy supplementation benefit older people at risk of malnutrition? Nurs Times 2010; 106(39):22.
32. Krishnadev N, Meleth AD, Chew EY. Nutritional supplements for age-related macular degeneration. Curr Opin Ophthalmol 2010; 21(3):184-9.
33. Kuczmarski MF, Kuczmarski RJ, Najjar M. Descriptive anthropometric reference data for older Americans. J Am Diet Assoc 2000; 100(1):59-66.
34. Lee SY, Gallagher D. Assessment methods in human body composition. Curr Opin Clin Nutr Metab Care 2008; 11(5):566-72.
35. Levitt DG, Heynsfield SB, Pierson Jr RN, Shapses SA, Kral JG. Physiological models of body composition and human obesity. Nutr Metab 2007; 4:19.
36. Lippman SM, Klein EA, Goodman DJ, Lucia MS, Thompson IM, Ford LG, Parmes HL. Effect of selenium and vitamin E on risk of prostate cancer and other cancers: the Selenium and Vitamin E Cancer Prevention Trial (SELECT). JAMA 2009; 301:39-51.
37. Lips P, Bouillon R, van Schoor NM, Vanderschueren D, Verschueren S, Kuchuk N, et al. Reducing fracture risk with calcium and vitamin D. Clin Endocrinol, Oxford 2010; 73(3):277-85.
38. Lipschtz DA. Screening for nutritional status in the elderly. Primary Care 1994; 21(1):55-67.
39. Marian M, Sacks G. Micronutrients and older adults. Nutr Clin Pract 2009; 24(2):179-95.
40. Moraes EM, Moraes FL, Keller A, Ribeiro MTF. Avaliação clínico- funcional do idoso. In: Moraes EN. Princípios básicos de geriatria e gerontologia. Belo Horizonte: Coopmed, 2008.
41. Moreira RMM, Horie NCO. In: Jacob Filho W. Terapêutica do idoso. 2.ed. Rio de Janeiro: Rubio, 2008.
42. Morley JE. Calories and cachexia. Curr Opin Clin Nutr Metab Care 2009; 12(6):607-10.
43. Nicklas BJ, Pennix BW, Cesari M, Newman AB, Kanaya AM, Pahor M, Harris TB et al. Association of visceral adipose tissue with incident myocardial infarction in older men and women: the Health, Aging and Body Composition Study. Am J Epidemiol 2004; 160(8):741-9.
44. Nieuwenhuizen WF, Weenen H, Rigby P, Hetherington MM. Older adults and patients in need of nutritional support: review of current treatment options and factors influencing nutritional intake. Clin Nutr 2010; 29(2):160-9.
45. Rasmussen BB, Fujita S, Wolfe RR, Mittendorfer B, Roy M, Rowe VL et al. Insulin resistance of muscle protein metabolism in aging. Faseb J 2006; 20(6):768-9.
46. Roberts SB. Regulation of energy intake in relation to metabolic state and nutritional status. Eur J Clin Nutr 2000; 54(Suppl. 3):S64-9.

47. Robinson SM, Simmonds SJ, Jameson KA, Sydall HE, Dennison EM, Cooper C. Diet and its relationship with grip strength in community-dwelling older men and women: the Hertfordshire cohort study. J Am Geriatr Soc 2008; 56(1):84-90.
48. Rolland Y, Abellan van Kan G, Bénétos A, Blain H, Bonnefoy M, Chassagne P. Frailty, osteoporosis and hip fracture: causes, consequences and therapeutic perspectives. J Nutr Health Aging 2008; 12(5): 335-46.
49. Rolland Y, Lauwers-Cances V, Pahor M, Fillaux J, Grand Jean H, Vellas B. Muscle strength in obese elderly women: effect of recreational physical activity in a cross-sectional study. Am J Clin Nutr 2004; 79(4):552-7.
50. Santos DMS, Sichieri R. Índice de massa corporal e indicadores antropométricos de adiposidade em idosos. In: Tratado de Geriatria e Gerontologia. Rio de Janeiro: Guanabara Koogan, 2005. p.930.
51. Saremi A, Arora R. Vitamin E and cardiovascular disease. Am J Ther 2010; 17(3):e56-65.
52. Shepherd A. Nutrition through the life span. Part 3: adults aged 65 years and over. Br J Nurs 2009; 18(5):301-2, 304-7.
53. Silver HJ. Oral strategies to supplement older adults' dietary intakes: comparing the evidence. Nutr Rev 2009; 67(1):21-31.
54. Stover PJ. Vitamin B12 and older adults. Curr Opin Clin Nutr Metab Care 2010; 13(1):24-7.
55. Szejnfeld VL, Silva TAA, Junior AF, Pinheiro MM. Sarcopenia associada ao envelhecimento: aspectos etiológicos e opções terapêuticas. Revista Brasileira de Reumatologia 2006;46(6).
56. Szulc P, Duboy F, Marchand F, Delmas PD. Hormonal and lifestyle determinants of appendicular skeletal muscle mass in men: the MINOS study. Am J Clin Nutr 2004; 80(2):496-503.
57. Thacher TD, Clarke BL. Vitamin D insufficiency. Mayo Clin Proc 2011; 86(1):50-60.
58. Tucker KL. Osteoporosis prevention and nutrition. Curr Osteoporos Rep 2009; 7(4):111-7.
59. Vilaça KHC. Composição corporal, força muscular e capacidade funcional de idosas eutróficas e obesas. Ribeirão Preto: Departamento de Clínica Médica da Universidade de São Paulo, 2010.
60. Villamayor Blanco L, Limera Rausell G, Jorge Vidal V, González Pérez-Crespo C, Iniesta Navalón C, Mira Sirvent MC et al. Nutritional assessment at the time of hospital admission: study initiation among different methodologies. Nutr Hosp 2006; 21(2):163-72.
61. Villareal DT, Banks M, Siener C, Sinacore DR, Klein S. Physical frailty and body composition in obese elderly men and women. Obes Res 2004; 12(6):913-20.
62. Visvanathan R, Chapman IM. Undernutrition and anorexia in the older person. Gastroenterol Clin North Am 2009; 38(3):393-409.
63. Wang L, Manson JE, Song Y, Sesso HD. Systematic review: Vitamin D and calcium supplementation in prevention of cardiovascular events. Ann Intern Med 2010; 152(5):315-23.
64. World Health Organization. Obesity: preventing and managing the global epidemic: report of a WHO consultation on obesity. Genebra: WHO, 1998.

10

Nutrologia e longevidade

Aline Rodrigues Zanetta
Audie Nathaniel Momm
Durval Ribas-Filho
Kelva Oliveira de Holanda Cavalcanti Alfredo Guimarães
Ligiê Helena Moreira Brito
Luiz Luna Barbosa
Nelson Iucif Junior
Renan Canale Peres Montanter

INTRODUÇÃO

O envelhecimento populacional representa um fenômeno demográfico global de magnitude sem precedentes, caracterizando-se como uma das transformações sociais mais significativas do século XXI. Esse processo resulta em desafios complexos e multifacetados para os sistemas de saúde pública, ao mesmo tempo que oferece oportunidades únicas para o desenvolvimento de estratégias inovadoras de promoção da saúde. A longevidade saudável, definida como a extensão da vida com manutenção da qualidade de vida, autonomia funcional e bem-estar, depende fundamentalmente de múltiplos fatores interconectados, sendo a nutrologia reconhecida como um dos pilares centrais nesse processo[1-3].

A transição demográfica global tem resultado em um aumento substancial da expectativa de vida, culminando em uma proporção crescente de indivíduos idosos na população mundial. Esse fenômeno acarreta consequências diretas no aumento da incidência de doenças crônicas não transmissíveis e impõe desafios socioeconômicos significativos, incluindo o incremento da demanda por cuidados de saúde especializados e sistemas de suporte social mais robustos[4-6].

O paradigma contemporâneo do envelhecimento populacional exige o desenvolvimento e a implementação de estratégias científicas fundamentadas para prolongar o período de vida saudável, conceituado como *healthspan*, com o objetivo primordial de diminuir o tempo de morbidade, dependência funcional e perda de autonomia[3,6,7]. Essa abordagem representa uma mudança conceitual fundamental, transitando do foco exclusivo na extensão da vida cronológica para a otimização da qualidade de vida durante o processo de envelhecimento[3].

A nutrição adequada desempenha um papel fundamental e cientificamente comprovado na promoção da longevidade. Ela está associada de maneira consistente à redução significativa da mortalidade por todas as causas e à prevenção efetiva de doenças metabólicas e crônicas[1,2,7,8]. Evidências epidemiológicas robustas demonstram que padrões alimentares baseados predominantemente em alimentos de origem vegetal, caracterizados pelo baixo consumo de carnes processadas e açúcares refinados, como exemplificado pela dieta mediterrânea e pela dieta *dietary approaches to stop hypertension* (Dash), promovem significativamente a longevidade e reduzem substancialmente o risco de desenvolvimento de diversas doenças relacionadas à idade[2,7-9].

A suplementação nutricional estratégica, incluindo multivitamínicos, melatonina, coenzima Q10 e micronutrientes específicos, pode contribuir de forma significativa para a manutenção da função imunológica e metabólica em populações idosas. É fundamental destacar que a complexa interação entre nutrição, microbiota intestinal e fatores epigenéticos exerce uma influência positiva substancial e multidirecional no processo de envelhecimento saudável, modulando vias metabólicas e inflamatórias críticas[8-10].

O conceito contemporâneo de qualidade de vida na longevidade transcende significativamente a mera extensão da vida cronológica, abrangendo de forma holística a manutenção da autonomia funcional, da capacidade física, da saúde mental e do bem-estar social. Estudos longitudinais de larga escala demonstram que a adoção sistemática de práticas de vida saudáveis, incluindo atividade física regular, abstenção do tabagismo, consumo moderado de álcool e manutenção de uma alimentação balanceada e nutricionalmente adequada, está associada ao aumento significativo da expectativa de vida, mesmo em indivíduos idosos com predisposição genética elevada para diversos fatores de risco[9,10].

Ações preventivas baseadas em evidências científicas, além de intervenções precoces e personalizadas são reconhecidas como elementos essenciais para retardar efetivamente o declínio funcional relacionado à idade e promover a manutenção da independência e autonomia ao longo do processo de envelhecimento. A implementação de estratégias integradas que considerem os aspectos nutricionais, funcionais, psicológicos e sociais representa a abordagem mais eficaz para a promoção da longevidade com qualidade de vida[1-10].

ENVELHECIMENTO E ALTERAÇÕES FISIOMETABÓLICAS

O envelhecimento é um processo complexo que apresenta importantes alterações no metabolismo e na composição corporal, além de declínio funcional em diversas organelas. Vários fatores influenciam esse processo como anormalidades cromossômicas, alterações epigenéticas, encurtamento dos telômeros, estresse oxidativo e disfunção mitocondrial[11-13].

Mudanças na composição corporal e no metabolismo

O envelhecimento está associado a mudanças significativas na composição corporal[11,12]. Entre as idades de 40 e 66 anos, o peso aumenta em média de 0,3 a 0,5 kg por ano em ambos os sexos. Esse ganho de peso é frequentemente acompanhado de aumento da gordura corporal e perda de massa magra, especialmente em mulheres no período pós-menopausa[11,14,15]. Por volta dos 60 anos, os humanos perderão aproximadamente 0,7% a 0,8% da massa muscular por ano[12].

As mudanças na composição corporal resultam em alterações metabólicas, uma vez que a perda de massa magra influencia negativamente o gasto energético. O gasto energético em repouso (GER) diminui com a idade, sendo estimado que diminua em aproximadamente 4 kcal/ano. O efeito térmico dos alimentos (ETA) é reduzido em idosos em comparação com os jovens em aproximadamente 1%[16].

O aumento da gordura corporal não ocorre de maneira uniforme[11,17]. Pessoas mais velhas têm mais gordura "central" (visceral) em relação à gordura corporal total. Mulheres mais velhas têm 300% mais gordura visceral do que mulheres jovens[11]. O adipócito central expande por hipertrofia, determinando isquemia por compressão de microcirculação local, tornando-se altamente inflamatório e mais sensível à ação das catecolaminas endógenas[18-20].

As alterações nos hormônios sexuais que ocorrem no envelhecimento, como a deficiência estrogênica nas mulheres na menopausa e a redução dos níveis de testosterona nos homens, também contribuem para o aumento na gordura corporal, particularmente à custa de gordura visceral[21-23].

Dano mitocondrial e estresse oxidativo

A função mitocondrial, incluindo a síntese de ATP e a capacidade oxidativa, declina com o envelhecimento musculoesquelético[30,31]. O ácido desoxirribonucleico mitocondrial (mtDNA) acumula mutações com o envelhecimento, e o número de cópias do mtDNA diminui com o envelhecimento, independentemente de alterações na atividade física[32,33]. Mutações pontuais e de deleção no mtDNA foram observadas em vários tecidos humanos, incluindo cérebro, coração, cólon e musculoesquelético[33,34]. O dano cumulativo às mitocôndrias e o acúmulo de mutações no mtDNA causados por radicais livres de oxigênio (ROS) levam à deterioração das funções mitocondriais[35-37].

O sistema de transporte de elétrons mitocondrial produz quase 90% do total de ROS celulares. ROS são moléculas que podem levar à deterioração oxidativa de moléculas como proteínas, lipídios e ácido desoxirribonucleico (DNA). O estresse oxidativo resulta quando há um desequilíbrio entre a produção de ROS e a capacidade antioxidante celular[38-40].

A disfunção mitocondrial está intimamente relacionada ao processo de envelhecimento causado por múltiplos mecanismos[41,42]. A redução da biogênese mitocondrial, alterações na dinâmica mitocondrial (fusão e fissão) e comprometimento da autofagia mitocondrial (mitofagia) contribuem para o acúmulo de mitocôndrias disfuncionais. Esse processo resulta em redução da eficiência energética celular e aumento da produção de ROS, perpetuando um ciclo de dano oxidativo[43,44].

PILARES NUTRICIONAIS PARA O ENVELHECIMENTO SAUDÁVEL

Adequação calórica e densidade nutricional

Com o envelhecimento, ocorre redução do gasto energético total pela diminuição da massa magra e da atividade física. Isso exige ajuste na ingestão calórica para prevenir ganho de peso excessivo, especialmente de gordura visceral. A densidade nutricional torna-se crucial, priorizando alimentos ricos em nutrientes essenciais com menor densidade calórica[45,46].

A restrição calórica moderada (10 a 25% da ingestão habitual) tem demonstrado benefícios na longevidade em modelos animais e humanos, melhorando marcadores metabólicos e reduzindo o risco de doenças crônicas[45-47]. No entanto, deve ser cuidadosamente implementada em idosos para evitar desnutrição[48,49]. Estudos demonstram que a restrição calórica pode ativar vias de sinalização associadas à longevidade, incluindo sirtuínas e AMPK[47,48].

Qualidade proteica e preservação da massa magra

A perda de massa muscular relacionada à idade (sarcopenia) é um processo multifatorial que pode ser atenuado pela adequação proteica. A recomendação proteica para idosos é superior à de adultos jovens, variando de 1,0 a 1,6 g/kg/dia, dependendo do estado de saúde e nível de atividade física[50-52].

A qualidade proteica é fundamental, priorizando proteínas de alto valor biológico que forneçam aminoácidos essenciais, especialmente leucina, que estimula a síntese proteica muscular. A distribuição da ingestão proteica ao longo do dia também é importante, recomendando-se 25 a 30 g de proteína por refeição para otimizar a síntese proteica[52-54].

A resistência anabólica, característica do envelhecimento, requer estratégias nutricionais específicas para ser superada. Aminoácidos de cadeia ramificada, particularmente leucina, desempenham papel crucial na ativação da via mTOR e estimulação da síntese proteica muscular[54,55].

Micronutrientes críticos

Diversos micronutrientes são críticos no envelhecimento por causa da redução da absorção, alterações metabólicas e maior demanda[56-58]:

- Vitamina D: essencial para saúde óssea e função muscular. A deficiência é comum em idosos em decorrência da menor exposição solar e redução da síntese cutânea. Recomenda-se suplementação de 800 a 2.000 UI/dia. A vitamina D também desempenha papel importante na função imunológica e pode ter efeitos neuroprotetores[58,59].
- Vitamina B12: a absorção diminui com a idade pela redução da acidez gástrica e atrofia da mucosa. A deficiência pode causar anemia megaloblástica e neuropatias[60,61]. A suplementação é frequentemente necessária em idosos[61,62].
- Antioxidantes: vitaminas C e E, carotenoides e polifenóis são importantes para combater o estresse oxidativo aumentado no envelhecimento[38-40]. Frutas e vegetais coloridos são fontes importantes. Esses compostos atuam sinergicamente para neutralizar ROS e proteger estruturas celulares[63-65].
- Minerais: cálcio para saúde óssea, zinco para função imunológica, magnésio para função muscular e cardiovascular, ferro para prevenção de anemia. Deficiências minerais são comuns em idosos e podem comprometer múltiplas funções fisiológicas[66-71].

Hidratação e cognição

O envelhecimento está associado à redução da sensação de sede e da capacidade de concentração urinária, aumentando o risco de desidratação. A desidratação pode comprometer a função cognitiva, aumentar o risco de quedas e infecções urinárias[72-74].

A ingestão adequada de líquidos (30 a 35 mL/kg/dia) é fundamental para manutenção da função renal, regulação térmica e transporte de nutrientes. A água deve ser a principal fonte de hidratação, limitando bebidas açucaradas e com cafeína[74-76].

ESTRATÉGIAS NUTRICIONAIS COM POTENCIAL DE PROMOVER LONGEVIDADE

Dieta mediterrânea

A dieta mediterrânea é caracterizada pelo alto consumo de frutas, vegetais, leguminosas, cereais integrais, azeite de oliva, peixes e consumo moderado de vinho tinto.

Estudos epidemiológicos e ensaios clínicos demonstram seus benefícios na redução da mortalidade cardiovascular e total[45-48].

Os mecanismos incluem redução da inflamação, melhora do perfil lipídico, proteção endotelial e modulação da microbiota intestinal. O estudo Predimed demonstrou redução de 30% no risco cardiovascular em indivíduos de alto risco[45]. Componentes específicos, como polifenóis do azeite de oliva e ômega-3 dos peixes, contribuem para os efeitos cardioprotetores[49-51].

A dieta mediterrânea também demonstra benefícios cognitivos significativos. Estudos observacionais e ensaios clínicos indicam redução no risco de declínio cognitivo e demência. Os mecanismos neuroprotetores incluem redução da inflamação cerebral, melhora da função vascular cerebral e proteção contra estresse oxidativo[53-55].

Dieta *plant-based*

Dietas baseadas em plantas, ricas em frutas, vegetais, leguminosas e cereais integrais; e pobres em produtos animais, estão associadas à maior longevidade. Populações com alta ingestão de alimentos vegetais, como os adventistas do sétimo dia, apresentam expectativa de vida superior[56,57].

Os benefícios incluem menor risco de doenças cardiovasculares, diabetes tipo 2, alguns tipos de câncer e obesidade. Os mecanismos envolvem maior ingestão de fibras, antioxidantes, fitoquímicos e menor ingestão de gorduras saturadas e colesterol[58-60].

Estudos prospectivos demonstram que dietas *plant-based* estão associadas à redução de 10 a 15% na mortalidade por todas as causas. No entanto, atenção especial deve ser dada à adequação de vitamina B12, ferro, zinco e ômega-3 em dietas estritamente vegetarianas[60,61].

Jejum intermitente e restrição calórica

O jejum intermitente (JI) envolve períodos alternados de alimentação e jejum. Modalidades incluem jejum em dias alternados, jejum 5:2 (5 dias normais, 2 dias com restrição) e alimentação com restrição de tempo.

Estudos em animais demonstram benefícios na longevidade, melhora da sensibilidade à insulina, redução da inflamação e proteção contra doenças neurodegenerativas. Em humanos, os estudos são limitados, mas mostram benefícios metabólicos, como perda de peso e melhora da glicemia e perfil lipídico.

O jejum intermitente pode ativar vias de autofagia, promover biogênese mitocondrial e induzir adaptações metabólicas benéficas. No entanto, deve ser implementado com cautela em idosos, considerando possíveis riscos de desnutrição e interações medicamentosas[68-70].

Dietas anti-inflamatórias e antioxidantes

O envelhecimento está associado ao aumento da inflamação crônica de baixo grau (*inflammaging*). Dietas anti-inflamatórias, ricas em ômega-3, antioxidantes e polifenóis, podem atenuar esse processo[71-73].

Alimentos anti-inflamatórios incluem peixes gordos, nozes, frutas vermelhas, vegetais folhosos verdes, azeite de oliva e especiarias como cúrcuma. Esses alimentos modulam vias inflamatórias, reduzindo citocinas pró-inflamatórias e aumentando mediadores anti-inflamatórios[73-75].

Índices dietéticos anti-inflamatórios têm sido desenvolvidos para quantificar o potencial inflamatório da dieta. Dietas com menor potencial inflamatório estão associadas à redução do risco de doenças crônicas e mortalidade[75,76].

Crononutrição

A crononutrição considera o *timing* da alimentação em relação aos ritmos circadianos. O envelhecimento está associado à desregulação dos ritmos circadianos, que pode ser modulada pela alimentação[77-79].

Estratégias incluem concentrar a ingestão calórica nas primeiras horas do dia, evitar refeições tardias e manter regularidade nos horários das refeições. Isso pode melhorar o metabolismo da glicose, qualidade do sono e sincronização dos ritmos circadianos[79-81].

A desregulação circadiana está associada ao desenvolvimento de síndrome metabólica, diabetes e doenças cardiovasculares. A implementação de estratégias crononutricionais pode ser uma ferramenta valiosa para a prevenção dessas condições[81,82].

NUTRIÇÃO E PREVENÇÃO DE DOENÇAS RELACIONADAS À IDADE

Doença cardiovascular

As doenças cardiovasculares são a principal causa de morte em idosos. A nutrição desempenha papel fundamental na prevenção a partir da modulação de fatores de risco como hipertensão, dislipidemia e diabetes[83-85].

A dieta mediterrânea demonstrou redução significativa no risco cardiovascular[45-47]. Componentes específicos incluem ômega-3 (redução de arritmias e morte súbita)[85,86], fibras solúveis (redução do colesterol), antioxidantes (proteção endotelial)[87,88] e potássio (controle da pressão arterial)[88,89].

Padrões dietéticos específicos como a dieta Dash demonstram eficácia na redução da pressão arterial. A combinação de redução de sódio com aumento de potássio, magnésio e cálcio contribui para os efeitos anti-hipertensivos[89-91].

Diabetes tipo 2

O diabetes tipo 2 afeta aproximadamente 25% dos idosos. A prevenção nutricional envolve controle do peso, melhora da sensibilidade à insulina e modulação da glicemia pós-prandial[92-94].

Estratégias incluem dietas com baixo índice glicêmico, ricas em fibras, com adequação de carboidratos complexos e proteínas. O Diabetes Prevention Program demonstrou que mudanças no estilo de vida, incluindo dieta, foram mais eficazes que medicamentos na prevenção do diabetes[94,95].

A qualidade dos carboidratos é mais importante que a quantidade total. Carboidratos de baixo índice glicêmico, ricos em fibras, promovem melhor controle glicêmico e sensibilidade à insulina[96,97].

Osteoporose

A osteoporose afeta especialmente mulheres pós-menopáusicas, aumentando o risco de fraturas. A nutrição influencia a saúde óssea com fornecimento de cálcio, vitamina D, proteínas e outros micronutrientes[98-100].

Recomenda-se ingestão adequada de cálcio (1.200 mg/dia para mulheres com mais de 50 anos), vitamina D (800 a 2.000 UI/dia), proteínas (1,0 a 1,2 g/kg/dia) e limitação de fatores que prejudicam a absorção de cálcio, como excesso de sódio, cafeína e álcool[100,101].

Outros nutrientes importantes incluem vitamina K, magnésio, fósforo e vitamina C. Padrões alimentares alcalinizantes, ricos em frutas e vegetais, podem contribuir para a preservação da massa óssea[102,103].

Doenças neurodegenerativas

Doenças como Alzheimer e Parkinson têm componentes nutricionais importantes. Dietas ricas em antioxidantes, ômega-3 e com baixo potencial inflamatório podem ser neuroprotetoras[104-106].

A dieta Mind (*mediterranean-Dash intervention for neurodegenerative delay*) combina elementos da dieta mediterrânea e da Dash, enfatizando alimentos neuroprotetores como frutas vermelhas, vegetais folhosos, nozes e peixes[105-107].

Nutrientes específicos como DHA, vitaminas do complexo B, vitamina E e polifenóis demonstram efeitos neuroprotetores. A prevenção da resistência à insulina cerebral também é importante para a prevenção de doenças neurodegenerativas[107,108].

Síndrome metabólica e sarcopenia-obesidade

A síndrome metabólica é comum em idosos, caracterizada por obesidade abdominal, resistência à insulina, dislipidemia e hipertensão. A sarcopenia-obesidade combina perda de massa muscular com excesso de gordura[109-111].

O tratamento nutricional envolve restrição calórica moderada, adequação proteica, exercícios de resistência e controle de carboidratos refinados. A abordagem deve ser individualizada para preservar massa muscular durante a perda de peso[111-113].

A combinação de dieta hipocalórica rica em proteínas com exercício de resistência é a estratégia mais eficaz para tratar sarcopenia-obesidade[112-114].

SUPLEMENTAÇÃO NUTRICIONAL E LONGEVIDADE

Polifenóis e antioxidantes

Os polifenóis são compostos bioativos encontrados em frutas, vegetais, chás e vinho tinto. Possuem propriedades antioxidantes, anti-inflamatórias e moduladoras de vias de sinalização celular relacionadas ao envelhecimento[64,65,115].

Estudos demonstram que o resveratrol pode ativar sirtuínas, proteínas associadas à longevidade[115,116]. Outros polifenóis, como quercetina, catequinas e antocianinas, também apresentam benefícios potenciais. A suplementação deve ser considerada quando a ingestão dietética é inadequada[117,118].

A biodisponibilidade dos polifenóis varia significativamente entre diferentes compostos e pode ser influenciada pela matriz alimentar[118,119]. A suplementação isolada pode não reproduzir os benefícios observados com o consumo de alimentos ricos em polifenóis[119].

Coenzima Q10 e ômega-3

A coenzima Q10 (CoQ10) é essencial para a produção de energia mitocondrial e possui propriedades antioxidantes. Seus níveis diminuem com a idade, especialmente no coração e músculos. A suplementação pode beneficiar a função cardiovascular e muscular[120,121].

Os ácidos graxos ômega-3 (EPA e DHA) são anti-inflamatórios e neuroprotetores. A suplementação é recomendada quando o consumo de peixes é inadequado, especialmente em doses de 1 a 2 g/dia para benefícios cardiovasculares[85,86,121].

Estudos clínicos com CoQ10 demonstram benefícios na insuficiência cardíaca, função endotelial e *performance* muscular. A forma ubiquinol pode ter melhor biodisponibilidade que a ubiquinona[122].

Creatina e sarcopenia

A creatina é importante para o metabolismo energético muscular. A suplementação (3 a 5 g/dia) pode beneficiar a força muscular, especialmente quando combinada com exercícios de resistência. É particularmente útil em idosos com sarcopenia[123,124].

Estudos demonstram que a creatina pode aumentar a massa magra, força e potência muscular em idosos. Os efeitos são mais pronunciados quando combinados com treinamento de resistência[124,125].

A creatina também pode ter efeitos neuroprotetores, melhorando a função cognitiva e reduzindo a fadiga mental[125,126].

Probióticos e saúde intestinal

A microbiota intestinal modifica-se com o envelhecimento, com redução da diversidade e aumento das bactérias patogênicas. Os probióticos podem restaurar o equilíbrio microbiano, melhorar a função imunológica e reduzir a inflamação[127-129].

Cepas específicas como *Lactobacillus* e *Bifidobacterium* demonstraram benefícios em idosos. A suplementação deve ser personalizada com base na análise da microbiota individual[129].

Prebióticos, como fibras fermentáveis, também são importantes para manter a saúde intestinal e podem ser mais eficazes que probióticos isolados[129].

Segurança e individualização

A suplementação em idosos requer cuidados especiais por causa de possíveis interações medicamentosas, além de alterações na absorção e no metabolismo. A avaliação individual é fundamental, considerando estado nutricional, comorbidades e medicações em uso[57,58].

Recomenda-se monitoramento regular de biomarcadores e ajuste das doses conforme necessário. A suplementação deve complementar, não substituir, uma dieta equilibrada[56-58].

SARCOPENIA E NUTRIÇÃO NO ENVELHECIMENTO

A sarcopenia representa uma das alterações mais significativas e clinicamente relevantes do processo de envelhecimento, caracterizada pela perda progressiva de massa, força e função muscular. Essa condição não apenas compromete a qualidade de vida e independência funcional dos idosos, mas também está associada a maior risco de quedas, fraturas, hospitalização e mortalidade. A nutrição desempenha papel fundamental tanto na prevenção quanto no tratamento da sarcopenia, constituindo uma das principais estratégias terapêuticas não farmacológicas disponíveis.

Definição e diagnóstico

A sarcopenia foi inicialmente definida como a perda de massa muscular relacionada à idade, mas o conceito evoluiu para incluir não apenas a quantidade, mas também a qualidade e função muscular. O consenso europeu atual define sarcopenia como uma condição caracterizada pela perda de massa muscular esquelética associada à redução da força muscular e/ou desempenho físico[51,52].

O diagnóstico de sarcopenia requer a presença de baixa massa muscular associada a pelo menos um dos seguintes critérios: baixa força muscular ou baixo desempenho físico. A massa muscular pode ser avaliada por métodos como absorciometria de raios-X de dupla energia (DXA), bioimpedância elétrica ou tomografia computadorizada. A força muscular é tipicamente avaliada pela força de preensão manual, enquanto o desempenho físico pode ser mensurado com teste de velocidade de marcha ou de levantar-se e sentar[52,53].

A sarcopenia pode ser classificada como primária (relacionada apenas ao envelhecimento) ou secundária (associada a condições específicas como inatividade, doença ou desnutrição). Essa distinção é importante para o direcionamento das intervenções terapêuticas apropriadas[53,54].

Fisiopatologia da sarcopenia

A sarcopenia resulta de um desequilíbrio entre os processos de síntese e degradação proteica muscular, com predominância dos processos catabólicos. Múltiplos fatores contribuem para essa alteração, incluindo mudanças hormonais, inflamação crônica, estresse oxidativo, disfunção mitocondrial e resistência anabólica. As alterações hormonais do envelhecimento, incluindo declínio de hormônios anabólicos como testosterona, hormônio do crescimento e fator de crescimento semelhante à insulina tipo 1 (IGF-1), contribuem significativamente para a redução da síntese proteica muscular[54,55].

A inflamação crônica de baixo grau, característica do envelhecimento, ativa vias catabólicas que promovem a degradação proteica muscular[38-40].

A resistência anabólica, definida como a redução da sensibilidade do sistema musculoesquelético aos estímulos anabólicos, como aminoácidos e exercício, representa um mecanismo central na patogênese da sarcopenia. Essa resistência pode ser parcialmente superada por meio de estratégias nutricionais específicas, incluindo maior ingestão proteica e distribuição otimizada das proteínas ao longo do dia[55].

Nutrição na prevenção e tratamento

A intervenção nutrológica representa a base do tratamento da sarcopenia, com foco principalmente na otimização da ingestão proteica, mas também considerando outros nutrientes e padrões alimentares que podem influenciar a saúde muscular[50-52].

Proteínas

A adequação da ingestão proteica é fundamental para a prevenção e tratamento da sarcopenia. As recomendações atuais sugerem ingestão de 1,2 a 1,6 g/kg/dia de proteína para idosos, significativamente superior às recomendações para adultos jovens. Essa maior necessidade reflete a resistência anabólica característica do envelhecimento[53,54].

A qualidade proteica é igualmente importante, devendo-se priorizar proteínas de alto valor biológico, ricas em aminoácidos essenciais, particularmente leucina. A leucina atua como um sinal anabólico, estimulando a síntese proteica muscular pela ativação da via mTOR. Fontes proteicas de origem animal, como carnes magras, peixes, ovos e laticínios, são particularmente ricas em leucina e aminoácidos essenciais[54,555].

A distribuição das proteínas ao longo do dia também é relevante. Recomenda-se o consumo de 25 a 30 g de proteína de alta qualidade em cada refeição principal, garantindo estímulo anabólico adequado e otimizando a síntese proteica muscular ao longo do dia[55].

Outros nutrientes

Além das proteínas, outros nutrientes desempenham papéis importantes na saúde muscular. A vitamina D é essencial para a função muscular, e sua deficiência está associada à fraqueza muscular e maior risco de quedas[56,57]. A suplementação de vitamina D pode ser benéfica em idosos com deficiência documentada[57,58].

Os ácidos graxos ômega-3 podem contribuir para a redução da inflamação sistêmica e melhora da sensibilidade anabólica muscular[85,86]. Antioxidantes, como vitaminas C e E, podem ajudar a combater o estresse oxidativo que contribui para a degradação muscular[63-65].

Padrões alimentares

Padrões alimentares anti-inflamatórios, como a dieta mediterrânea, podem ser benéficos para a prevenção da sarcopenia. Esses padrões fornecem não apenas proteínas adequadas, mas também compostos bioativos com propriedades anti-inflamatórias e antioxidantes que podem contribuir para a preservação da massa muscular[47-49].

Suplementos com evidência

Diversos suplementos têm sido estudados para o tratamento da sarcopenia, com níveis variados de evidência científica[123-125].

Creatina

A creatina mono-hidratada é um dos suplementos com maior evidência científica para o tratamento da sarcopenia. A suplementação com 3 a 5 g/dia pode contribuir para o aumento da força muscular, potência e massa magra, especialmente quando combinada com treinamento de resistência[123-125].

Proteína do soro do leite (*whey protein*)

A suplementação com proteína do soro do leite pode ser útil para idosos com dificuldade em atingir as necessidades proteicas através da alimentação. A *whey protein* é rapidamente absorvida e rica em leucina, proporcionando estímulo anabólico eficaz[54,55].

Beta-hidroxi-beta-metilbutirato (HMB)

O HMB, um metabólito da leucina, pode contribuir para a redução da degradação proteica muscular e melhora da síntese proteica. A suplementação pode ser benéfica em situações de catabolismo aumentado ou inatividade[125,126].

Vitamina D

A suplementação de vitamina D é recomendada para idosos com deficiência documentada, podendo contribuir para a melhora da força muscular e redução do risco de quedas[56-58].

Exercício físico como coadjuvante

Embora a nutrição seja fundamental, o exercício físico, particularmente o treinamento de resistência, representa a intervenção mais eficaz para o tratamento da sarcopenia. A combinação de nutrição adequada com exercício físico regular produz efeitos sinérgicos na preservação e ganho de massa muscular[109-111].

O treinamento de resistência estimula a síntese proteica muscular e melhora a sensibilidade aos estímulos anabólicos. Quando combinado com ingestão proteica adequada, particularmente no período pós-exercício, os efeitos na massa e força muscular são potencializados[110,111].

Programas de exercício devem ser individualizados, considerando a capacidade funcional, presença de comorbidades e objetivos específicos. A progressão gradual da intensidade e volume é importante para maximizar os benefícios e minimizar o risco de lesões[111].

Sarcopenia-obesidade

A sarcopenia-obesidade, caracterizada pela coexistência de perda de massa muscular e excesso de adiposidade, representa uma condição particularmente desafiadora. Esta combinação está associada a maior risco de incapacidade funcional, comorbidades metabólicas e mortalidade[110-112].

O tratamento da sarcopenia-obesidade requer abordagem cuidadosa que promova a perda de gordura corporal preservando ou aumentando a massa muscular. Estratégias incluem restrição calórica moderada (déficit de 500 a 750 kcal/dia) combinada com alta ingestão proteica (1,6 a 2,2 g/kg/dia) e exercício físico regular[112-114].

A distribuição adequada das proteínas ao longo do dia é particularmente importante nessa condição, garantindo estímulo anabólico adequado mesmo em situação de restrição calórica. A suplementação com proteínas de alta qualidade pode ser necessária para atingir as necessidades proteicas elevadas[114].

REPOSIÇÃO HORMONAL E INTERAÇÕES NUTROLÓGICAS

O envelhecimento está associado a alterações significativas no sistema endócrino, caracterizadas pelo declínio progressivo na produção e eficácia de diversos hormônios fundamentais para a manutenção da homeostase metabólica, composição corporal e funcionalidade geral[14,15,21]. Essas alterações hormonais interagem de forma complexa com o estado nutricional, criando um ciclo em que deficiências hormonais podem comprometer o aproveitamento de nutrientes, enquanto inadequações nutricionais podem exacerbar o declínio hormonal[21-23].

Alterações hormonais com a idade

O envelhecimento é caracterizado por um declínio progressivo e multissistêmico na função endócrina, fenômeno que contribui significativamente para as alterações fisiológicas e metabólicas observadas nesse período da vida[14,15,21].

Hormônio do crescimento (GH) e fator de crescimento semelhante à insulina tipo 1 (IGF-1)

O eixo do hormônio do crescimento (GH) e IGF-1 sofre declínio significativo com o envelhecimento, condição conhecida como somatopausa. A secreção de GH reduz-se progressivamente após os 30 anos, com declínio de aproximadamente 14% por década, resultando em concentrações de IGF-1 substancialmente menores em idosos comparativamente a adultos jovens[23,24].

Esta redução tem implicações diretas na manutenção da massa magra, densidade óssea e metabolismo lipídico. O GH e IGF-1 desempenham papéis cruciais na síntese proteica muscular, mobilização de ácidos graxos e regulação da composição corporal. O declínio desses hormônios contribui para a sarcopenia, aumento da adiposidade visceral e redução da densidade mineral óssea observados no envelhecimento[25,26].

Hormônios sexuais

As alterações nos hormônios sexuais representam algumas das mudanças endócrinas mais pronunciadas do envelhecimento. Nas mulheres, a menopausa marca o fim da função ovariana, resultando em declínio acentuado dos estrogênios e progesterona. Nos homens, observa-se declínio gradual da testosterona, condição denominada andropausa ou hipogonadismo tardio, com redução de aproximadamente 1 a 2% ao ano após os 40 anos[22,23].

A deficiência estrogênica está associada ao aumento do risco cardiovascular, perda de densidade óssea, alterações na composição corporal com aumento da adiposidade central e modificações no perfil lipídico. O declínio da testosterona contribui para a redução da massa magra, força muscular e densidade óssea, além de alterações no humor e função cognitiva[22,23].

Impactos metabólicos

As alterações hormonais associadas ao envelhecimento exercem impactos profundos no metabolismo energético, composição corporal e homeostase metabólica, contribuindo significativamente para o desenvolvimento de doenças crônicas não transmissíveis[13-15].

Metabolismo energético e composição corporal

O declínio dos hormônios anabólicos, particularmente GH, IGF-1 e hormônios sexuais, contribui diretamente para a redução da taxa metabólica basal observada no envelhecimento. Essa redução está relacionada não apenas à perda de massa magra, mas também à diminuição da eficiência mitocondrial e alterações na termogênese[15,16].

A deficiência hormonal favorece o acúmulo de gordura visceral, particularmente pronunciado após a menopausa pela redução estrogênica. A adiposidade visceral está associada ao desenvolvimento de resistência insulínica e síndrome metabólica, além do aumento do risco cardiovascular[19-21].

Papel da terapia de reposição hormonal (TRH) na saúde corporal e funcional

A terapia de reposição hormonal (TRH) emerge como uma estratégia terapêutica potencialmente relevante para mitigar alguns dos impactos negativos das alterações hormonais associadas ao envelhecimento. No entanto, a implementação da TRH requer avaliação cuidadosa dos benefícios potenciais *versus* riscos[22,23].

Reposição estrogênica

A terapia de reposição estrogênica em mulheres pós-menopáusicas demonstra benefícios significativos na preservação da densidade óssea, redução do risco de fraturas e melhora dos sintomas vasomotores. Estudos indicam que a TRH pode contribuir para a manutenção da composição corporal, prevenindo o acúmulo excessivo de gordura visceral característico do período pós-menopausa[21,22].

Doses de reposição estrogênica:

- Estradiol transdérmico: 25 a 100 mcg/dia (*patches*) ou 0,5 a 1,5 mg/dia (gel e *spray*).
- Estradiol oral: 0,5 a 2 mg/dia, preferencialmente iniciando com doses menores.
- Estrogênios conjugados: 0,3 a 1,25 mg/dia por via oral.
- Progesterona micronizada: 100 a 200 mg/dia por 12 a 14 dias/mês (sequencial) ou 100 mg/dia contínuo.

Reposição de testosterona

A terapia de reposição de testosterona em homens com hipogonadismo documentado demonstra benefícios na melhora da composição corporal, aumento da massa magra, redução da adiposidade visceral e melhora da força muscular. Esses efeitos podem ser particularmente relevantes no contexto da prevenção e tratamento da sarcopenia[23].

Doses de reposição de testosterona:

- Cipionato/enantato de testosterona (IM): 75 a 100 mg/semana ou 150 a 200 mg a cada 2 semanas.
- Undecanoato de testosterona (IM): 750 a 1.000 mg a cada 10 a 14 semanas.
- Testosterona transdérmica (gel): 25 a 100 mg/dia.
- O objetivo terapêutico é manter níveis séricos de testosterona total entre 400 e 700 ng/dL.

Nutrição como moduladora hormonal

A nutrição desempenha papel fundamental na modulação do sistema endócrino, podendo influenciar positivamente a produção, metabolismo e ação de diversos hormônios. Estratégias nutricionais adequadas podem complementar ou, em alguns casos, constituir alternativa à TRH[57,58].

Nutrientes específicos para saúde hormonal

- Proteínas: a ingestão adequada de proteínas é essencial para a síntese de hormônios peptídicos e manutenção da massa magra[51-53]. Aminoácidos específicos como arginina e leucina podem estimular a secreção de GH e IGF-1[53-55].
- Gorduras essenciais: os ácidos graxos essenciais são precursores de hormônios esteroidais[85,86]. A ingestão adequada de ômega-3 pode contribuir para a modulação da inflamação e sensibilidade hormonal[85,86].
- Micronutrientes: zinco, magnésio, vitamina D e vitaminas do complexo B são cofatores essenciais para a síntese e metabolismo hormonal. Deficiências desses micronutrientes podem comprometer significativamente a função endócrina[57,58].

Cuidados clínicos

A implementação de intervenções hormonais requer consideração cuidadosa dos riscos e benefícios individuais. A TRH deve ser prescrita apenas quando há indicação clara e após avaliação abrangente dos fatores de risco[22,23].

Protocolos de monitorização

TRH estrogênica:

- Pré-tratamento: mamografia, ultrassonografia pélvica, densitometria óssea, perfil lipídico.

- Durante tratamento: avaliação clínica a cada 3 a 6 meses no primeiro ano.
- Contraindicações: câncer de mama/endométrio, tromboembolismo ativo, hepatopatia grave.

Reposição de testosterona:

- Pré-tratamento: PSA, toque retal, hemograma, função hepática.
- Durante tratamento: PSA e hematócrito a cada 3 a 6 meses.
- Contraindicações: câncer de próstata, policitemia, apneia do sono grave.

ESTILO DE VIDA E NUTRIÇÃO INTEGRATIVA

Relação entre nutrição, sono, exercício e saúde mental

Ao falar sobre o conceito saúde, que, segundo a Organização Mundial da Saúde (OMS), é um "estado de completo bem-estar físico, mental e social", é preciso fazer a conexão entre as variáveis nutrição, sono, exercícios e saúde mental[77-79].

Em relação à nutrição, destaca-se a relevância do papel dos ácidos graxos ômega-3, vitaminas do complexo B (em especial B6, B9 e B12) e minerais (p. ex., zinco e magnésio) como peças fundamentais na produção de neurotransmissores, entre eles a serotonina e a dopamina, que fazem o papel de regulamentação do humor[60,61,66]. Por outro lado, dietas ricas em açúcares, gorduras saturadas e conservantes podem estar relacionadas com níveis mais elevados de ansiedade[71-73].

É durante o sono que ocorrem as regulações emocionais e consolidações dos processos de memória e aprendizagem. A ciência aponta que pessoas com baixa qualidade de sono, assim como as que possuem insônia, são mais acometidas por depressão e ansiedade[78-80].

A prática de exercícios físicos é a mais eficaz no processo de melhora da saúde mental[108-110]. Durante a prática, há diversos neuroestímulos, como o aumento da liberação de endorfinas e serotoninas[109,110]. Assim, uma dieta equilibrada melhora a qualidade do sono e a efetividade na prática de exercícios físicos; enquanto o exercício regular melhora hábitos alimentares e a qualidade de sono[77-79].

Mindful eating

Trata-se de uma abordagem de alimentação que enfatiza a atenção plena durante o ato de se alimentar. Popularizado na década de 1990, o conceito já é algo conhecido e praticado pelos ancestrais, especialmente nas culturas budistas[115,116].

A alimentação consciente foca em estar presente durante as refeições, apreciando os sabores, texturas e aromas dos alimentos, além de dar mais atenção aos sinais de fome e saciedade[116,117].

O *mindful eating* tem sido uma importante ferramenta para o controle de episódios de compulsão alimentar e insatisfação com a imagem corporal. É utilizado por psicólogos, nutrólogos e nutricionistas[117-119].

Papel do suporte social e propósito de vida

Suporte social

O suporte social engloba três importantes frentes do conceito de saúde: saúde mental, saúde física e prática da resiliência[115,116].

- Saúde mental: trata-se do cultivo de relações interpessoais saudáveis, que amenizam o estresse, ansiedade e depressão. Com a escuta ativa, há o sentimento de alívio e proteção pela atenção alheia[115,116].
- Saúde física: ao praticar de forma regular exercícios físicos, as chances de desenvolver problemas de saúde crônicos é drasticamente reduzida, como a ocorrência de doenças cardiovasculares e diabetes[83,84,92,93]. Exercícios físicos melhoram a imunidade e aumentam a longevidade[7,9,10].
- Resiliência: atua na capacidade em lidar melhor com as adversidades[115,116].

Propósito de vida

Motivação e foco, ter um propósito claro e saber aonde se quer chegar, com planos futuros, ajuda a fornecer direção e motivação, diminuindo a ansiedade dos momentos em que as pessoas se encontram perdidas.

Um sentido de propósito está associado a níveis mais baixos de depressão e ansiedade[60,61,104,105].

Existe uma forte relação entre propósito de vida e longevidade[6,7,9,10]. Pessoas que se sentem realizadas e com um propósito tendem a cuidar melhor de si mesmas. Uma rede de apoio pode ajudar a reforçar e nutrir um propósito, atraindo pessoas que compartilham valores e objetivos semelhantes[115,116].

MICROBIOTA INTESTINAL E ENVELHECIMENTO

Alterações do microbioma com a idade

O microbioma humano representa uma vida em constante movimento, passando por inúmeras alterações ao longo da vida, modificadas especialmente pela dieta, estilo de vida, ambiente e idade[120-122].

A diversidade do microbioma tende a diminuir com a idade, sendo que na senescência essa redução da diversidade pode afetar significativamente a saúde geral. Essa perda de diversidade microbiana está associada ao conceito de *inflammaging*, no qual a inflamação crônica de baixo grau contribui para a aceleração do processo de envelhecimento[38-40].

Com o passar dos anos e o aumento de doenças crônicas de baixo grau inflamatório, observa-se um aumento de bactérias do filo *Firmicutes* e diminuição do filo *Bacteroidetes*[121-123]. Essa modificação do microbioma influencia diretamente o metabolismo, contribuindo para resistência à insulina e aumentando o risco de desenvolvimento de doenças metabólicas, como diabetes tipo 2 e obesidade[92,93,109,110].

Relação com inflamação e doenças crônicas

A disbiose associada ao envelhecimento contribui significativamente para o desenvolvimento e manutenção da inflamação sistêmica crônica. A microbiota alterada pode promover o aumento da permeabilidade intestinal, permitindo a translocação de lipopolissacarídeos (LPS) e outros produtos microbianos para a circulação sistêmica, desencadeando resposta inflamatória crônica[38-40].

Essa inflamação sistêmica está diretamente relacionada ao desenvolvimento de múltiplas condições associadas ao envelhecimento, incluindo doenças cardiovasculares, diabetes tipo 2, síndrome metabólica e declínio cognitivo[83,84,92,93,104,105].

Estratégias para modular a microbiota

A base principal para a modulação do microbioma é, sem dúvidas, o ajuste da dieta, alinhando-se com os padrões alimentares promotores de longevidade[45-47]. Os pontos mais relevantes incluem[120-122]:

- Alimentos ricos em fibras: o consumo de frutas (no mínimo três porções ao dia), vegetais e leguminosas (aproximadamente 400 g/dia) aumenta a diversidade do microbioma, já que essas fibras sofrerão fermentação por bactérias benéficas[120-122].
- Probióticos: alimentos como iogurte, kefir, chucrute e missô, que são compostos por organismos vivos, contribuem significativamente para a saúde intestinal[120,127,128].
- Prebióticos: são fibras não digeríveis, como alho, cebola, banana e vegetais verdes escuros, que têm função energética para os probióticos120,128.
- Fatores do estilo de vida:
  - Evitar o uso abusivo de antibióticos.
  - Prática de exercícios físicos com regularidade[108-110].
  - Gerenciamento do estresse com práticas como meditação, ioga ou respiração consciente[115,116].
  - Sono de qualidade: estabelecer uma rotina de sono entre 21 e 22 horas, em plena escuridão e com ausência de ruídos[77-79].
  - Ingestão adequada de água: 30 a 40 mL/kg/dia de água potável.
  - Evitar alimentos ultraprocessados, cessar consumo de tabaco e álcool.

Eixo intestino-cérebro

Trata-se de um sistema de comunicação bidirecional que conecta o trato gastrointestinal ao sistema nervoso central, envolvendo interações complexas entre componentes neurais, imunológicos e endócrinos, fortemente influenciado pela microbiota[123-125].

Essa comunicação se dá por várias vias, incluindo o nervo vago, que transmite sinais do intestino para o cérebro. Além disso, os metabólitos microbianos, como os ácidos graxos de cadeia curta (AGCC), podem modular a síntese da serotonina e a atividade vagal[124,125].

O desequilíbrio desse eixo tem sido associado a diversas patologias neurodegenerativas e psiquiátricas, como as doenças de Alzheimer e de Parkinson[125-127].

Os principais componentes desse importante eixo são:

- Sistema nervoso entérico: formado por uma complexa rede de neurônios ao longo do trato gastrointestinal. Tornou-se conhecido popularmente como "segundo cérebro", por sua autonomia em relação ao sistema nervoso central[123].
- Microbiota intestinal: composta por trilhões de microrganismos. Possui papel fundamental na digestão, no ajuste do sistema imunológico e na produção de metabólitos que podem afetar a função cerebral[120-122].
- Sistema imunológico: o intestino é um órgão imunológico, com 70% das células imunológicas, influenciando a resposta inflamatória e a homeostase imunológica[123,129].
- Vias neuroendócrinas: o eixo intestino-cérebro envolve a liberação de hormônios e neurotransmissores que podem percorrer todo o eixo[124,128].

Um exemplo é que, sob estresse, o aumento dos níveis plasmáticos de cortisol altera a composição da microbiota[128,129].

CONSIDERAÇÕES FINAIS

O envelhecimento saudável é um processo multifatorial que demanda estratégias integradas, sustentadas por sólida evidência científica. Ao longo desse capítulo, ficou evidente que a nutrologia desempenha papel essencial na promoção da longevidade com qualidade de vida, não apenas por garantir o aporte adequado de macro e micronutrientes, mas por atuar na modulação de vias metabólicas, inflamatórias e epigenéticas críticas ao envelhecimento.

A adequação calórica ajustada à redução do gasto energético basal, a manutenção da qualidade proteica para preservação da massa magra, o aporte de vitaminas e minerais essenciais – como vitamina D, B12, antioxidantes e minerais como magnésio e zinco –, além de estratégias dietéticas específicas, por exemplo, a dieta mediterrânea[45-47], dietas baseadas em vegetais, jejum intermitente ou crononutrição demonstram impacto significativo na prevenção de doenças crônicas não transmissíveis, manutenção da funcionalidade física e proteção cognitiva.

Além disso, destaca-se a importância da suplementação direcionada, quando indicada, para mitigar deficiências comuns nessa fase da vida, potencializando os benefícios das intervenções dietéticas. A compreensão de que a longevidade saudável vai além da extensão da vida cronológica, envolvendo autonomia funcional, saúde mental preservada e bem-estar social, reforça a necessidade de uma abordagem personalizada e interdisciplinar.

Diante da complexidade do processo de envelhecimento, é imprescindível que profissionais da nutrologia atuem de forma proativa, embasados em diretrizes atualizadas e na individualidade biológica de cada paciente. A integração entre alimentação adequada, prática de atividade física regular, manejo do estresse, sono de qualidade e suporte multiprofissional configura o caminho mais promissor para prolongar o período de vida ativa, reduzir a carga de doenças crônicas e garantir um envelhecimento digno, autônomo e saudável.

A microbiota intestinal emerge como um componente fundamental nesse processo, atuando como mediadora entre nutrição, inflamação e saúde sistêmica. A modulação da microbiota por meio de estratégias nutricionais específicas representa uma fronteira promissora na promoção da longevidade saudável.

Por fim, a abordagem integrativa que considera não apenas aspectos nutricionais, mas também fatores psicossociais, qualidade do sono, atividade física e propósito de vida, representa o paradigma contemporâneo para a promoção do envelhecimento saudável. Essa visão holística reconhece que a longevidade com qualidade de vida resulta da interação sinérgica entre múltiplos fatores, todos passíveis de modulação com intervenções baseadas em evidências científicas robustas.

REFERÊNCIAS BIBLIOGRÁFICAS

1. Fonseca A, Silva C, Ramos KA, Reis C, Telles L, Aparecida M, et al. Major evidence from The crosstalk between nutrology and lifestyle for healthy longevity: a systematic review. MedNEXT J Med Health Sci. 2025;6(S2).
2. Hu F. Diet strategies for promoting healthy aging and longevity: Na epidemiological Perspective. J Intern Med. 2023;295(4):508-31.
3. Seals D, Justice J, LaRocca T. Physiological geroscience: targeting function to increase Healthspan and achieve optimal longevity. J Physiol. 2016;594(8):2001-24.
4. Zhang W, Huang Q, Kang Y, Tan G. Which Factors Influence Healthy Aging? A Lesson From the Longevity Village of Bama in China. Aging Dis. 2023;14(3):825-39.
5. Wu X, Zhang T, Zhang Y, She Y, Wang L, Gao Y, et al. Natural population cohort study On long-lived adults: West China longevity and ageing procedure (WCLAP). BMJ Open. 2022;12(6):e055407.

6. Pignolo R. Exceptional Human Longevity. Mayo Clin Proc. 2019;94(1):110-24.
7. Junqueira RAC, Pinto AC. Healthy longevity: a systematic review of nutrological and Lifestyle aspects. IJN. 2023;16(3).
8. Nogueira MA, Lopes HM, Alves MC, De Oliveira Carvalho R, Cano ACS, Soares VC, et al. Major relationships among nutrology, gut microbiota and lifestyle change in healthy Longevity: a systematic review. IJN. 2024;17(S3).
9. Wang J, Chen C, Zhou J, Ye L, Li Y, Xu L, et al. Healthy lifestyle in late-life, longevity Genes, and life expectancy among older adults: a 20-year, population-based, prospective Cohort study. Lancet Healthy Longev. 2023;4(10):e535-e543.
10. Sleiman MB, Roy S, Gao A, Sadler M, Von Alvensleben G, Li H, et al. Sex- and agedependent genetics of longevity in a heterogeneous mouse population. Science. 2022;377(6614):eabo3191.
11. Kuk JL, Saunders TJ, Davidson LE, Ross R. Age-related changes in total and regional fat distribution. Ageing Res Rev. 2009;8(4):339-48.
12. Janssen I, Heymsfield SB, Wang ZM, Ross R. Skeletal muscle mass and distribution in 468 men and women aged 18-88 yr. J Appl Physiol. 2000;89(1):81-8.
13. Poehlman ET, Toth MJ, Webb GD. Sodium-potassium pump activity contributes to the age-related decline in resting metabolic rate. J Clin Endocrinol Metab. 1993;76(4):1054-7.
14. Poehlman ET, Toth MJ, Ades PA, Rosen CJ. Menopause-associated changes in plasma lipids, insulin-like growth factor I and blood pressure: a longitudinal study. Eur J Clin Invest. 1997;27(4):322-6.
15. Poehlman ET, Toth MJ, Gardner AW. Changes in energy balance and body composition at menopause: a controlled longitudinal study. Ann Intern Med. 1995;123(9):673-5.
16. Melanson EL, Donahoo WT, Dong F, Ida T, Zemel MB. Effect of low- and high-calcium dairy-based diets on macronutrient oxidation in humans. Obes Res. 2005;13(12):2102-12.
17. Toth MJ, Poehlman ET, Matthews DE, Tchernof A, MacCoss MJ. Effects of estradiol and progesterone on body composition, protein synthesis, and lipoprotein lipase in rats. Am J Physiol Endocrinol Metab. 2001;280(3):E496-E501.
18. Amati F, Dube JJ, Alvarez-Carnero E, Edreira MM, Chomentowski P, Coen PM, et al. Skeletal muscle triglycerides, diacylglycerols, and ceramides in insulin resistance: another paradox in endurance-trained athletes? Diabetes. 2011;60(10):2588-97.
19. Cartwright MJ, Tchkonia T, Kirkland JL. Aging in adipocytes: potential impact of inherent, depot-specific mechanisms. Exp Gerontol. 2007;42(6):463-71.
20. Tchkonia T, Morbeck DE, Von Zglinicki T, Van Deursen J, Lustgarten J, Scrable H, et al. Fat tissue, aging, and cellular senescence. Aging Cell. 2010;9(5):667-84.
21. Lovejoy JC, Champagne CM, de Jonge L, Xie H, Smith SR. Increased visceral fat and decreased energy expenditure during the menopausal transition. Int J Obes (Lond). 2008;32(6):949-58.
22. Tchernof A, Poehlman ET, Despres JP. Body fat distribution, the menopause transition, and hormone replacement therapy. Diabetes Metab. 2000;26(1):12-20.
23. Weiss EP, Shah K, Fontana L, Lambert CP, Holloszy JO, Villareal DT. Dehydroepiandrosterone replacement therapy in older adults: 1- and 2-y effects on bone. Am J Clin Nutr. 2009;89(5):1459-67.
24. Tchkonia T, Thomou T, Zhu Y, Karagiannides I, Pothoulakis C, Jensen MD, et al. Mechanisms and metabolic implications of regional differences among fat depots. Cell Metab. 2013;17(5):644-56.
25. Miard S, Favre G, Pinget M, Bouzakri K. Adipose tissue as an endocrine organ: update on pro-inflammatory and anti-inflammatory microenvironment. Prague Med Rep. 2009;110(4):278-87.

26. Xu M, Pirtskhalava T, Farr JN, Weigand BM, Palmer AK, Weivoda MM, et al. Senolytics improve physical function and increase lifespan in old age. Nat Med. 2018;24(8):1246-56.
27. Yamauchi T, Kamon J, Waki H, Terauchi Y, Kubota N, Hara K, et al. The fat-derived hormone adiponectin reverses insulin resistance associated with both lipoatrophy and obesity. Nat Med. 2001;7(8):941-6.
28. Iwabu M, Yamauchi T, Okada-Iwabu M, Sato K, Nakagawa T, Funata M, et al. Adiponectin and AdipoR1 regulate PGC-1alpha and mitochondria by Ca(2+) and AMPK/SIRT1. Nature. 2010;464(7293):1313-9.
29. Kizer JR, Benkeser D, Arnold AM, Mukamal KJ, Ix JH, Zieman SJ, et al. Associations of total and high-molecular-weight adiponectin with all-cause and cardiovascular mortality in older persons: the Cardiovascular Health Study. Circulation. 2012;126(25):2951-61.
30. Conley KE, Jubrias SA, Esselman PC. Oxidative capacity and ageing in human muscle. J Physiol. 2000;526(1):203-10.
31. Coggan AR, Spina RJ, King DS, Rogers MA, Brown M, Nemeth PM, et al. Skeletal muscle adaptations to endurance training in 60- to 70-yr-old men and women. J Appl Physiol. 1992;72(5):1780-6.
32. Welle S, Bhatt K, Shah B, Needler N, Delehanty JM, Thornton CA. Reduced amount of mitochondrial DNA in aged human muscle. J Appl Physiol. 2003;94(4):1479-84.
33. 33.Michikawa Y, Mazzucchelli F, Bresolin N, Scarlato G, Attardi G. Aging-dependent large accumulation of point mutations in the human mtDNA control region for replication. Science. 1999;286(5440):774-9.
34. Trifunovic A, Wredenberg A, Falkenberg M, Spelbrink JN, Rovio AT, Bruder CE, et al. Premature ageing in mice expressing defective mitochondrial DNA polymerase. Nature. 2004;429(6990):417-23.
35. Cedikova M, Pitule P, Kripnerova M, Markova M, Kuncova J. Multiple roles of mitochondria in aging processes. Physiol Res. 2016;65(Suppl 5):S519-31.
36. Trifunovic A, Wredenberg A, Falkenberg M, Spelbrink JN, Rovio AT, Bruder CE, et al. Premature ageing in mice expressing defective mitochondrial DNA polymerase. Nature. 2004;429(6990):417-23.
37. Shao Y, Sun L, Yang G, Wang W, Liu X, Du T, et al. Icariin protects vertebral endplate chondrocytes against apoptosis and degeneration via activating Nrf-2/HO-1 pathway. Front Pharmacol. 2022;13:937502.
38. Bowling AC, Beal MF. Bioenergetic and oxidative stress in neurodegenerative diseases. Life Sci. 1995;56(14):1151-71.
39. Chistiakov DA, Sobenin IA, Revin VV, Orekhov AN, Bobryshev YV. Mitochondrial aging and age-related dysfunction of mitochondria. Biomed Res Int. 2014;2014:238463.
40. Roy M, Reddy PH, Iijima M, Sesaki H. Mitochondrial division and fusion in metabolism. Curr Opin Cell Biol. 2015;33:111-8.
41. Silva Ramos E, Motori E, Brüser C, Kühl I, Yeroslaviz A, Ruzzenente B, et al. Mitochondrial fusion is required for regulation of mitochondrial DNA replication. PLoS Genet. 2019;15(6):e1008085.
42. Rubinsztein DC, Mariño G, Kroemer G. Autophagy and aging. Cell. 2011;146(5):682-95.
43. Terman A, Kurz T, Navratil M, Arriaga EA, Brunk UT. Mitochondrial turnover and aging of long-lived postmitotic cells: the mitochondrial–lysosomal axis theory of aging. Antioxid Redox Signal. 2010;12(4):503-35.
44. Burtscher J, Soltany A, Visavadiya NP, Burtscher M, Millet GP, Khoramipour K, et al. Mitochondrial stress and mitokines in aging. Aging Cell. 2023;22(2):e13770.
45. Estruch R, Ros E, Salas-Salvadó J, Covas MI, Corella D, Arós F, et al. Primary Prevention of Cardiovascular Disease with a Mediterranean Diet Supplemented with Extra-Virgin Olive Oil or Nuts. N Engl J Med. 2018;378(25):e34.

46. Trichopoulou A, Costacou T, Bamia C, Trichopoulos D. Adherence to a Mediterranean diet and survival in a Greek population. N Engl J Med. 2003;348(26):2599-608.
47. Sofi F, Cesari F, Abbate R, Gensini GF, Casini A. Adherence to Mediterranean diet and health status: meta-analysis. BMJ. 2008;337:a1344.
48. Martínez-González MÁ, Gea A, Ruiz-Canela M. The Mediterranean Diet and Cardiovascular Health. Circ Res. 2019;124(5):779-98.
49. Muscogiuri G, Verde L, Sulu C, Katsiki N, Hassapidou M, Frias-Toral E, et al. Mediterranean Diet and Obesity-related Disorders: What is the Evidence? Curr Obes Rep. 2022;11(4):287-304.
50. Jiang S, Liu H, Li C. Dietary regulation of oxidative stress in chronic metabolic diseases. Foods. 2021;10(8):1854.
51. Petersson SD, Philippou E. Mediterranean Diet, Cognitive Function, and Dementia: A Systematic Review of the Evidence. Adv Nutr. 2016;7(5):889-904.
52. Psaltopoulou T, Kyrozis A, Stathopoulos P, Trichopoulos D, Vassilopoulos D, Trichopoulou A. Diet, physical activity and cognitive impairment among elders: the EPICGreece cohort (European Prospective Investigation into Cancer and Nutrition). Public Health Nutr. 2008;11(10):1054-62.
53. Singh B, Parsaik AK, Mielke MM, Erwin PJ, Knopman DS, Petersen RC, et al. Association of mediterranean diet with mild cognitive impairment and Alzheimer's disease: a systematic review and meta-analysis. J Alzheimers Dis. 2014;39(2):271-82.
54. Papadopoulou SK, Detopoulou P, Voulgaridou G, Tsoumana D, Spanoudaki M, Sadikou F, et al. Mediterranean Diet and Sarcopenia Features in Apparently Healthy Adults over 65 Years: A Systematic Review. Nutrients. 2023;15(5):1104.
55. Féart C, Samieri C, Barberger-Gateau P. Mediterranean diet and cognitive function in older adults. Curr Opin Clin Nutr Metab Care. 2010;13(1):14-8.
56. Wright N, Wilson L, Smith M, Duncan B, McHugh P. The BROAD study: A randomised controlled trial using a whole food plant-based diet in the community for obesity, ischaemic heart disease or diabetes. Nutr Diabetes. 2017;7(3):e256.
57. Tong TYN, Appleby PN, Bradbury KE, Perez-Cornago A, Travis RC, Clarke R, et al. Risks of ischaemic heart disease and stroke in meat eaters, fish eaters, and vegetarians over 18 years of follow-up: results from the prospective EPIC-Oxford study. BMJ. 2019;366:l4897.
58. Key TJ, Papier K, Tong TYN. Plant-based diets and long-term health: findings from the EPIC-Oxford study. Proc Nutr Soc. 2022;81(2):190-8.
59. Crowe FL, Steur M, Allen NE, Appleby PN, Travis RC, Key TJ. Plasma concentrations of 25-hydroxyvitamin D in meat eaters, fish eaters, vegetarians and vegans: results from the EPIC-Oxford study. Public Health Nutr. 2011;14(2):340-6.
60. Haddad EH, Berk LS, Kettering JD, Hubbard RW, Peters WR. Dietary intake and biochemical, hematologic, and immune status of vegans compared with nonvegetarians. Am J Clin Nutr. 1999;70(3 Suppl):586S-593S.
61. Fehér A, Gazdecki M, Véha M, Szakály M, Szakály Z. A Comprehensive Review of the Benefits of and the Barriers to the Switch to a Plant-Based Diet. Sustainability. 2020;12:4136.
62. Mattson MP, Longo VD, Harvie M. Impact of intermittent fasting on health and disease processes. Ageing Res Rev. 2017;39:46-58.
63. Fontana L, Partridge L. Promoting health and longevity through diet: from model organisms to humans. Cell. 2015;161(1):106-18.

64. Ravussin E, Redman LM, Rochon J, Das SK, Fontana L, Kraus WE, et al. A 2-Year Randomized Controlled Trial of Human Caloric Restriction: Feasibility and Effects on Predictors of Health Span and Longevity. J Gerontol A Biol Sci Med Sci. 2015;70(9):1097-104.
65. Liu D, Huang Y, Huang C, Yang S, Wei X, Zhang P, et al. Calorie Restriction with or without Time-Restricted Eating in Weight Loss. N Engl J Med. 2022;386(16):1495-504.
66. de Cabo R, Mattson MP. Effects of intermittent fasting on health, aging, and disease. Nat Rev Endocrinol. 2019;15(8):489-98.
67. Longo VD, Panda S. Fasting, Circadian Rhythms, and Time-Restricted Feeding in Healthy Lifespan. Cell Metab. 2016;23(6):1048-59.
68. Cienfuegos S, Gabel K, Kalam F, Ezpeleta M, Wiseman E, Pavlou V, et al. Effects of 4- and 6-h Time-Restricted Feeding on Weight and Cardiometabolic Health: A Randomized Controlled Trial in Adults with Obesity. Cell Metab. 2020;32(3):366-378.e3.
69. Civitarese AE, Carling S, Heilbronn LK, Hulver MH, Ukropcova B, Deutsch WA, et al. Calorie restriction increases muscle mitochondrial biogenesis in healthy humans. PLoS Med. 2007;4(3):e76.
70. Mattson MP, Moehl K, Ghena N, Schmaedick M, Cheng A. Intermittent metabolic switching, neuroplasticity and brain health. Nat Rev Neurosci. 2018;19(2):63-80.
71. Longo VD, Panda S. Fasting, circadian rhythms, and time-restricted feeding in healthy lifespan. Cell Metab. 2016;23(6):1048-59.
72. Harris L, Hamilton S, Azevedo LB, Olajide J, De Brún C, Waller G, et al. Intermittent fasting interventions for treatment of overweight and obesity in adults: a systematic review and meta-analysis. JBI Database System Rev Implement Rep. 2018;16(2):507-547.
73. Lowe DA, Wu N, Rohdin-Bibby L, Moore AH, Kelly N, Liu YE, et al. Effects of Time-Restricted Eating on Weight Loss and Other Metabolic Parameters in Women and Men With Overweight and Obesity: The TREAT Randomized Clinical Trial. JAMA Intern Med. 2020;180(11):1491-9.
74. Gasmi M, Sellami M, Denham J, Padulo J, Kuvacic G, Selmi W, et al. Time-restricted feeding influences immune responses without compromising muscle performance in older men. Nutrition. 2018;51-52:29-37.
75. Anton SD, Lee SA, Donahoo WT, McLaren C, Manini T, Leeuwenburgh C, et al. The Effects of Time Restricted Feeding on Overweight, Older Adults: A Pilot Study. Nutrients. 2019;11(7):1500.
76. Redman LM, Ravussin E. Caloric restriction in humans: impact on physiological, psychological, and behavioral outcomes. Antioxid Redox Signal. 2011;14(2):275-87.
77. Franzago M, Alessandrelli E, Notarangelo S, Stuppia L, Vitacolonna E. Chrono-Nutrition: Circadian Rhythm and Personalized Nutrition. Int J Mol Sci. 2023;24(3):2571.
78. Asher G, Sassone-Corsi P. Time for Food: The Intimate Interplay between Nutrition, Metabolism, and the Circadian Clock. Cell. 2015;161:84-92.
79. Takahashi JS, Hong HK, Ko CH, McDearmon EL. The genetics of mammalian circadian order and disorder: implications for physiology and disease. Nat Rev Genet. 2008;9(10):764-75.
80. Nguyen KM, Busino L. The Biology of F-box Proteins: The SCF Family of E3 Ubiquitin Ligases. Adv Exp Med Biol. 2020;1217:111-22.
81. Sakamoto A, Terui Y, Uemura T, Igarashi K, Kashiwagi K. Translational Regulation of Clock Genes BMAL1 and REV-ERBα by Polyamines. Int J Mol Sci. 2021;22:1307.
82. Maury E. Off the Clock: From Circadian Disruption to Metabolic Disease. Int J Mol Sci. 2019;20:1597.
83. Chaput JP, Dutil C, Featherstone R, Ross R, Giangregorio L, Saunders TJ, et al. Sleep duration and health in adults: An overview of systematic reviews. Appl Physiol Nutr Metab. 2020;45(10 (Suppl. 2)):S218-S231.

84. Gangwisch JE. Epidemiological evidence for the links between sleep, circadian rhythms and metabolism. Obes Rev. 2009;10 Suppl 2(0 2):37-45.
85. Chaput JP, Després JP, Bouchard C, Tremblay A. Association of sleep duration with type 2 diabetes and impaired glucose tolerance. Diabetologia. 2007;50(11):2298-304.
86. Hutchison AT, Wittert GA, Heilbronn LK. Matching Meals to Body Clocks – Impact on Weight and Glucose Metabolism. Nutrients. 2017;9(3):222.
87. Beebe DW, Simon S, Summer S, Hemmer S, Strotman D, Dolan LM. Dietary Intake Following Experimentally Restricted Sleep in Adolescents. Sleep. 2013;36(6):827-34.
88. Klingenberg L, Chaput JP, Holmbäck U, Visby T, Jennum P, Nikolic M, et al. Acute Sleep Restriction Reduces Insulin Sensitivity in Adolescent Boys. Sleep. 2013;36(7):1085-90.
89. Sun M, Feng W, Wang F, Li P, Li Z, Li M, et al. Meta-analysis on shift work and risks of specific obesity types. Obes Rev. 2018;19(1):28-40.
90. Scheer FA, Hilton MF, Mantzoros CS, Shea SA. Adverse metabolic and cardiovascular consequences of circadian misalignment. Proc Natl Acad Sci USA. 2009;106(11):4453-8.
91. Parkar SG, Kalsbeek A, Cheeseman JF. Potential Role for the Gut Microbiota in Modulating Host Circadian Rhythms and Metabolic Health. Microorganisms. 2019;7(2):41.
92. Garaulet M, Sánchez-Moreno C, Smith CE, Lee YC, Nicolás F, Ordovás JM. Ghrelin, Sleep Reduction and Evening Preference: Relationships to CLOCK 3111 T/C SNP and Weight Loss. PLoS One. 2011;6(2):e17435.
93. Milagro FI, Gómez-Abellán P, Campión J, Martínez JA, Ordovás JM, Garaulet M. CLOCK, PER2 and BMAL1 DNA Methylation: Association with Obesity and Metabolic Syndrome Characteristics and Monounsaturated Fat Intake. Chronobiol Int. 2012;29(9):1180-94.
94. Virani SS, Newby LK, Arnold SV, Bittner V, Brewer LC, Demeter SH, et al. 2023 AHA/ACC/ACCP/ASPC/NLA/PCNA guideline for the management of patients with chronic coronary disease: a report of the American Heart Association/American College of Cardiology Joint Committee on Clinical Practice Guidelines. Circulation. 2023;148(9):e9-e119.
95. Rizzo G, Laganà AS, Rapisarda AM, La Ferrera GM, Buscema M, Rossetti P, et al. Vitamin B12 among vegetarians: Status, Assessment and Supplementation. Nutrients. 2016;8(12):767.
96. Linnell JC, Smith AD, Smith CL, Wilson J, Matthews DM. Effects of smoking on metabolism and excretion of vitamin B12. Br Med J. 1968;2(5599):215-6.
97. Misra UK, Kalita J, Singh SK, Rahi SK. Oxidative stress markers in vitamin B12 deficiency. Mol Neurobiol. 2017;54(2):1278-84.
98. GBD 2017 Diet Collaborators. Health effects of dietary risks in 195 countries, 1990–2017: a systematic analysis for the Global Burden of Disease Study 2017. Lancet. 2019;393(10184):1958-72.
99. Knowler WC, Barrett-Connor E, Fowler SE, Hamman RF, Lachin JM, Walker EA, et al. Reduction in the incidence of type 2 diabetes with lifestyle intervention or metformin. N Engl J Med. 2002;346(6):393-403.
100. Rizzoli R, Biver E, Brennan-Speranza TC. Nutritional intake and bone health. Lancet Diabetes Endocrinol. 2021;9(9):606-21.
101. Tang BM, Eslick GD, Nowson C, Smith C, Bensoussan A. Use of calcium or calcium in combination with vitamin D supplementation to prevent fractures and bone loss in people aged 50 years and older: a meta-analysis. Lancet. 2007;370(9588):657-66.
102. Valls-Pedret C, Sala-Vila A, Serra-Mir M, Corella D, de la Torre R, Martínez-González MÁ, et al. Mediterranean diet and age-related cognitive decline: a randomized clinical trial. JAMA Intern Med. 2015;175(7):1094-103.

103. Scarmeas N, Stern Y, Tang MX, Mayeux R, Luchsinger JA. Mediterranean diet and risk for Alzheimer's disease. Ann Neurol. 2006;59(6):912-21.
104. Salas-Salvadó J, Fernández-Ballart J, Ros E, Martínez-González MA, Fitó M, Estruch R, et al. Effect of a Mediterranean diet supplemented with nuts on metabolic syndrome status: one-year results of the PREDIMED randomized trial. Arch Intern Med. 2008;168(22):2449-58.
105. Villareal DT, Chode S, Parimi N, Sinacore DR, Hilton T, Armamento-Villareal R, et al. Weight loss, exercise, or both and physical function in obese older adults. N Engl J Med. 2011;364(13):1218-29.
106. Benz E, Pinel A, Guillet C, Capel F, Pereira B, De Antonio M, et al. Sarcopenia and sarcopenic obesity and mortality among older people. JAMA Netw Open. 2024;7(3):e243604.
107. Fekete M, Lehoczki A, Tarantini S, Fazekas-Pongor V, Csípő T, Szarvas Z, et al. The role of the Mediterranean diet in reducing the risk of cognitive impairment, dementia, and Alzheimer's disease: a meta-analysis. GeroScience. 2025;47(3):3111-30.
108. Dent E, Morley JE, Cruz-Jentoft AJ, Woodhouse L, Rodríguez-Mañas L, Fried LP, et al. International Clinical Practice Guidelines for Sarcopenia. J Frailty Aging. 2018;7(4):255-69.
109. Verlaan S, Ligthart-Melis GC, Wijers SLJ, Cederholm T, Maier AB, de van der Schueren MAE. Nutritional status, body composition and quality of life in communitydwelling sarcopenic and non-sarcopenic older adults. Clin Nutr. 2017;36(2):267-74.
110. Jimenez-Gutierrez GE, Martínez-Gómez LE, Martínez-Armenta C, Pineda C, Martínez-Nava GA, Lopez-Reyes A. Molecular Mechanisms of Inflammation in Sarcopenia: Diagnosis and Therapeutic Update. Cells. 2022;11(15):2359.
111. Lu L, Mao L, Feng Y, Ainsworth BE, Liu Y, Chen N. Effects of different exercise training modes on muscle strength and physical performance in older people with sarcopenia. BMC Geriatr. 2021;21:708.
112. Baracos VE, Arribas L. Sarcopenic obesity: hidden muscle wasting and its impact for survival and complications of cancer therapy. Ann Oncol. 2018;29(Suppl_2):ii1-ii9.
113. Sociedade Brasileira de Nutrição Parenteral e Enteral (BRASPEN), Associação Brasileira de Nutrologia (ABRAN). Recomendações para o tratamento da sarcopenia no Brasil. Brasília: BRASPEN/ABRAN; 2021.
114. Papadopoulou SK. Sarcopenia: A contemporary health problem among older adult populations. Nutrients. 2020;12(5):1293.
115. Masten AS. Ordinary magic: resilience processes in development. Am Psychol. 2001;56(3):227-38.
116. Bonanno GA. Loss, trauma, and human resilience: have we underestimated the human capacity to thrive after extremely aversive events? Am Psychol. 2004;59(1):20-8.
117. Paolassini-Guesnier P, Van Beekum M, Kesse-Guyot E, Andreeva VA, Castetbon K, Hercberg S, et al. Mindful eating is associated with better diet quality in the NutriNetSanté study. Appetite. 2025;206:107797.
118. Minari TP, Araújo-Filho GM, Tácito LHB, Ramos CD, Borges MC, de Oliveira MRM. Effects of mindful eating in patients with obesity and binge eating disorder. Nutrients. 2024;16(6):884.
119. Seguias L, Tapper K. A randomised controlled trial examining the effects of mindful eating and distraction-free eating on food intake. Nutrients. 2022;14(5):1043.
120. O'Toole PW, Jeffery IB. Gut microbiota and aging. Science. 2015;350(6265):1214-5.
121. Biagi E, Franceschi C, Rampelli S, Severgnini M, Ostan R, Turroni S, et al. Gut microbiota and extreme longevity. Curr Biol. 2016;26(11):1480-5.
122. Zhang Y, Chen C, Lu L, Knutson KL, Carnethon MR, Fly AD, et al. The association between sleep and the gastrointestinal microbiome in a cohort of older adults. Sleep. 2017;40(12):zsx147.

123. Dowling LR, Strazzari MR, Keely S, Kaiko GE. Enteric nervous system and epithelial regulation of the gut-brain axis. J Allergy Clin Immunol. 2022;150(3):513-22.
124. Ohara TE, Hsiao EY. Microbiota-neuroepithelial signaling through the gut-brain axis. Nat Rev Microbiol. 2025;23(6):371-84.
125. Zheng Y, Bonfili L, Wei T, Eleuteri AM. Understanding the gut-brain axis and its therapeutic implications for neurodegenerative disorders. Nutrients. 2023;15(21):4631.
126. Muhammad F, Fan B, Wang R, Liu H, Ren Q, Zhang Z, et al. The molecular gut-brain axis in early brain development. Int J Mol Sci. 2022;23(23):15389.
127. Wang X, Wen X, Yuan S, Zhang J. Gut-brain axis in the pathogenesis of sepsisassociated encephalopathy. Neurobiol Dis. 2024;195:106499.
128. Petrut SM, Bragaru AM, Munteanu AE, Luca AC, Ciobica A, Trifan A. Gut over mind: exploring the powerful gut-brain axis. Nutrients. 2025;17(5):842.
129. Günther C, Rothhammer V, Karow M, Neurath M, Winner B. The gut-brain axis in inflammatory bowel disease - current and future perspectives. Int J Mol Sci. 2021;22(16):8870.

Parte 3

Suporte nutrológico

11

Terapia nutrológica enteral no adulto

Selma Freire de Carvalho da Cunha
Maria Rosário Del Lama Unamuno
Fernando Bahdur Chueire
Letícia Bizari
Eline de Almeida Soriano
Vivian Marques Miguel Suen
Julio Sergio Marchini

INTRODUÇÃO

De acordo com a definição do Ministério da Saúde do Brasil[1], a nutrição enteral consiste em alimento para fins especiais, com ingestão controlada de nutrientes, na forma isolada ou combinada, de composição definida ou estimada, especialmente formulada e elaborada para uso por sondas ou via oral, industrializado ou não, utilizado exclusiva ou parcialmente para substituir ou complementar a alimentação oral em pacientes desnutridos ou não, conforme suas necessidades nutricionais, em regime hospitalar, ambulatorial ou domiciliar, visando à síntese ou à manutenção dos tecidos, órgãos ou sistemas. Na prática clínica, o termo terapia nutrológica enteral compreende o conjunto de procedimentos relacionados à administração da dieta enteral por meio de sondas posicionadas no estômago ou intestino em pacientes impossibilitados ou incapazes de atingirem suas necessidades nutricionais pela alimentação oral ou naqueles que necessitam de formulações enterais específicas.

No Brasil, o conjunto de regras ou normas para a execução da nutrição enteral foi feita pelo Ministério da Saúde e Agência de Vigilância Sanitária. O progresso em vários setores foi tão grande que é impossível para apenas um profissional dominar todas as técnicas em terapia nutrológica enteral. Por isso, a atuação é realizada por uma equipe multidisciplinar de terapia nutricional (EMTN), composta obrigatoriamente por pelo menos um profissional de cada área: médico, nutricionista, enfermeiro e farmacêutico. A equipe pode incluir ainda outros profissionais habilitados e treinados na prática da terapia nutricional. Esta equipe é responsável pela indicação, definição dos objetivos, prescrição, manipulação, conservação, transporte e administração das dietas enterais, além do controle clínico e laboratorial dos pacientes que recebem essa modalidade de terapia nutrológica. Além disso, cabe à equipe de terapia muldisciplinar de terapia nutricional a documentação normativa e o registro de todos os procedimentos envolvidos na nutrição enteral.

INDICAÇÕES E CONTRAINDICAÇÕES DA TERAPIA NUTROLÓGICA ENTERAL

O médico é responsável pela indicação da terapia nutrológica enteral, que deve ser precedida da avaliação clínica e nutrológica do paciente e discussão da conduta com todos os membros da equipe multiprofissional e com a família. Devem ser consideradas as limitações fisiológicas e as deficiências nutricionais do paciente, além do seu conforto, o bem-estar e as consequências psicossociais proporcionadas pelo uso da sonda.

De maneira geral, a nutrição enteral está indicada para pacientes com trato digestivo funcionante ou com capacidade absortiva pouco comprometida, que apresentem hiporexia ou anorexia, tornando-os incapazes de ingerir quantidades adequadas de alimentos por via oral[2-4]. Neste contexto, a terapia enteral pode ser indicada para pacientes com risco nutricional ou para aqueles com subnutrição definida que apresentem ingestão por via oral inferior a dois terços (67%) das necessidades nutricionais diárias durante os cinco dias que antecederam a indicação, sem expectativa de melhora espontânea da ingestão.

Tais indicações incluem:

- Neoplasias (orofaríngeas, gastrointestinais, pulmonares, esofágicas, cerebrais).
- Processos inflamatórios.
- Cirurgias gastrointestinais.
- Doenças psiquiátricas (depressão grave, anorexia nervosa).
- Esofagite grave.
- Caquexia cardíaca.
- Doença pulmonar obstrutiva crônica (DPOC).
- Queimaduras extensas.

Além disso, a oferta nutricional por via oral pode estar contraindicada em situações específicas, tornando necessária a terapia enteral. Entre elas:

- Rebaixamento do nível de consciência (encefalopatia hepática, estado crítico, trauma cranioencefálico, acidente vascular cerebral, demência).
- Disfagia grave secundária a afecções esofágicas.
- Cirurgias maxilofaciais.
- Fístula traqueoesofágica.

A nutrição enteral também pode ser necessária:

- Em casos de fístulas enterocutâneas de baixo débito.
- Durante a fase de adaptação intestinal após ressecção extensa do intestino delgado (síndrome do intestino curto).
- Em pancreatite aguda, desde que não haja íleo prolongado, fístula pancreática complexa ou síndrome compartimental abdominal.

As principais contraindicações relativas quanto ao uso da nutrição enteral[5,6] são mostradas na Tabela 1.

Tabela 1 Contraindicações de terapia nutrológica enteral

Situação	Exemplos clínicos
Obstrução intestinal	Aderências, volvos, estenose (doença de Crohn e neoplasias)
Íleo hipodinâmico	Distúrbios eletrolíticos graves, pós-operatório imediato, instabilidade hemodinâmica
Vômitos incoercíveis	Quando a inserção distal da sonda é impossibilitada na gastroparesia, obstrução do estômago ou do intestino delgado proximal
Instabilidade hemodinâmica	Pacientes críticos quando há necessidade de agentes inotrópicos positivos em altas doses
Isquemia gastrointestinal	Lesões vasculares agudas do intestino delgado ou mesentério, vasculites
Peritonite difusa	Perfuração do trato gastrointestinal (úlceras, diverticulite), apendicite, salpingite, colecistite gangrenosa, traumatismo abdominal, rotura de pseudocisto pancreático, lesões isquêmicas do intestino delgado, complicações pós-operatórias
Diarreia intratável	Infecções virais, bacterianas ou parasitárias (especialmente em pacientes imunocomprometidos e subnutridos), síndrome do intestino curto, doença inflamatória intestinal em atividade, doença celíaca, doença de Whipple

TIPOS DE SONDA E LOCALIZAÇÃO DA EXTREMIDADE DISTAL

As sondas para nutrição enteral são as transnasais e as ostomias. Habitualmente, as sondas transnasais são feitas de poliuretano, e as de ostomias são confeccionadas com poliuretano ou silicone. Importante ressaltar que as sondas nasais de polivinil não devem ser usadas para a infusão de dietas enterais, por serem rígidas e calibrosas, o que pode prejudicar o fechamento do esfíncter esofágico inferior, favorecendo o refluxo gastroesofágico da dieta e a aspiração brônquica. Além de não se prestarem ao posicionamento pós-pilórico[7], as sondas nasais de polivinil deterioram-se rapidamente em contato com o suco gástrico, necessitando de trocas a cada 7 dias.

A sonda transnasal é, em geral, introduzida pela cavidade nasal, podendo, em situações específicas, ser inserida pela cavidade oral. A maioria dessas sondas possui uma ogiva na extremidade distal, cuja função é: manter o posicionamento da sonda no trato gastrointestinal e diminuir a chance de deslocamento do local desejado na ocorrência de movimentação do paciente, presença de tosse, náuseas e vômitos. Com aproximadamente 105 cm de comprimento, sua extremidade distal pode ser posicionada tanto no estômago como em posição pós-pilórica, ou seja, no duodeno ou jejuno. A nomenclatura, portanto, depende do local de inserção e destino distal, como naso ou orogástrica, naso ou oroduodenal, naso ou orojejunal.

A inserção da sonda transnasal geralmente é feita à beira do leito, e os testes para confirmação do seu posicionamento incluem: a) ausculta do fluxo de ar no abdome superior; b) aspiração do suco gástrico; e c) medição do pH do líquido aspirado. Contudo, nenhum desses métodos é considerado totalmente seguro, sendo a radiografia abdominal o padrão-ouro para confirmar o posicionamento antes de iniciar a dieta. Durante a introdução da sonda, deve-se monitorar sinais como agitação, cianose e dispneia. Quando existe indicação de posicionamento pós-pilórico, a sonda deve ser inserida pelo endoscopista.

As sondas de ostomias podem ser instaladas por laparotomia, por endoscopia ou por laparoscopia. Sua inserção pode ser feita no esôfago (esofagostomia), no estômago (gastrostomia), no duodeno ou no jejuno (jejunostomia). Embora estas sondas possam ser inseridas no estômago, a extremidade distal pode estar posicionada em posição mais distal do trato digestório, como no duodeno ou no jejuno.

A seleção de tipos específicos de sondas depende das condições do paciente, devendo-se considerar a doença de base, as mudanças na anatomia decorrentes de cirurgias prévias ou más-formações em órgãos do trato digestório, a presença de lesões e anormalidade, a motilidade gástrica e intestinal, a capacidade funcional da absorção intestinal e a duração estimada da terapia nutrológica enteral. A Tabela 2 mostra as recomendações sobre o posicionamento da extremidade distal da sonda de acordo com indicações específicas[2-8].

Tabela 2 Tipos de sonda e local de inserção da extremidade distal de acordo com a indicação clínica da terapia nutrológica enteral

Tipo de sonda e local de inserção	Uso clínico
Transnasal/posicionamento gástrico	Indicação da nutrição enteral por curto período (até 8 semanas)
Transnasal/posicionamento pós-pilórico	Situações em que há retardo do esvaziamento gástrico ou suspeita de fístula proximal
Gastrostomia	Indicação da nutrição enteral quando há previsão de uso prolongado (maior que 8 semanas ou definitivo)
Jejunostomia	Indicação da nutrição enteral quando há previsão de uso prolongado na presença de distúrbios do esvaziamento gástrico

Em relação à localização da extremidade distal da sonda, a posição gástrica é indicada quando não existe gastroparesia, lesões, sangramento, obstrução ou fístulas. A localização pós-pilórica (posição da extremidade distal no intestino delgado) é indicada para pacientes com obstrução gástrica, gastroparesia, refluxo gastroesofágico, pancreatite aguda, fístula e sangramento gástrico, náuseas e vômitos persistentes. Nas fístulas digestivas altas, a extremidade distal da sonda deve ser posicionada abaixo do local da fístula, de forma a permitir sua cicatrização e fechamento espontâneo[2-8]. Nos pacientes que necessitam de descompressão gástrica e alimentação jejunal, as sondas de duplo lúmen podem ser utilizadas, considerando que estas têm a função simultânea de descompressão gástrica e infusão jejunal das dietas enterais.

Quando a terapia enteral tem previsão de uso prolongado (superior a 8 semanas), indica-se o acesso por via abdominal, gastro ou jejunostomia. As sondas de gastrostomia são vantajosas em razão de seu maior diâmetro, que facilita a administração de dietas mais viscosas e diminui o risco de obstrução da sonda.

ADMINISTRAÇÃO DA DIETA ENTERAL

A administração da dieta enteral pode ocorrer de três formas: contínua, intermitente ou em *bolus*[2]. A infusão contínua ocorre durante o período de 24 horas ou é cíclica em um determinado tempo, como diurna, noturna ou em outro período determinado. Na infusão intermitente, a dieta é administrada durante 30 a 60 minutos, com intervalos de cerca de 2 horas entre cada frasco de dieta. No ambiente hospitalar, a administração contínua e a intermitente devem ser feitas, preferencialmente, com o uso de bombas de infusão. O uso da bomba de infusão é obrigatório para pacientes críticos e para aqueles com a extremidade distal da sonda em posição pós-pilórica. A administração em *bolus* é realizada por meio de seringa de 50 a 60 mL com pressão positiva manual, de forma lenta, em aproximadamente 15 minutos. Seu uso não é recomendado para a maioria dos pacientes, pelo risco aumentado de diarreia, distensão abdominal ou outros sintomas digestivos.

SISTEMAS DE NUTRIÇÃO ENTERAL

De acordo com a Resolução n. 63 de 2001 do Ministério da Saúde, denomina-se sistema aberto aquele em que a nutrição enteral exige manipulação prévia à administração para uso imediato ou conforme recomendações do fabricante. A manipulação deve ocorrer em sala apropriada, atendendo às exigências da Vigilância Sanitária. Após a diluição das dietas em pó ou o fracionamento das dietas líquidas em frascos, sua conservação deve ser feita em geladeira apropriada. Quando encaminhadas aos postos de enfermagem, as dietas devem ser mantidas em geladeira exclusiva para medicamentos, com temperatura entre 2 e 8 °C, sob controle e registro diários. A higienização da geladeira deve obedecer aos procedimentos estabelecidos pela Comissão de Controle de Infecção Hospitalar (CCIH).

A Resolução n. 63 define o sistema fechado como uma dieta industrializada, estéril, hermeticamente lacrada, apropriada para conexão direta ao equipo de infusão. Esse sistema evita a manipulação da fórmula e é recomendado para instituições sem estrutura adequada para preparo de dietas em sistema aberto.

FÓRMULAS ENTERAIS

No ambiente hospitalar, exige-se o uso de dietas enterais industrializadas, denominadas fórmulas para nutrição enteral, a fim de garantir a qualidade microbiológica e nutricional[9]. Essas fórmulas podem estar na apresentação em pó (que necessita de diluição) ou na forma líquida, envasadas em recipientes de volume variável de acordo com a prescrição (sistema aberto) ou acondicionadas em frascos acoplados ao equipo de infusão (sistema fechado). Por serem estéreis e prontas para uso, essas dietas reduzem o risco de contaminação e são de fácil preparo.

De modo geral, a distribuição energética das fórmulas enterais industrializadas varia entre:

- 15 a 20% de proteínas.
- 23 a 41% de lipídios.
- o restante em carboidratos.

As fórmulas podem ser:

- padrão (com ou sem fibras), ou
- modificadas, contendo componentes específicos ou ajustes nos macro e micronutrientes, conforme a condição clínica.

Fórmulas modificadas distinguem-se pela adição, ausência, redução ou aumento de nutrientes em relação às fórmulas padrão. A escolha da fórmula deve considerar: capacidade absortiva, motilidade gástrica, presença de diarreia, insuficiência renal ou hepática, entre outras condições.

As formulações poliméricas são aquelas em que os macronutrientes encontram-se na forma intacta, necessitando do processo digestivo para a adequada absorção. O caseinato, a proteína isolada de soja e a lactoalbumina (ou a combinação destas) são as fontes proteicas nas fórmulas enterais industrializadas. Os lipídios são provenientes do óleo de soja, milho, canola e girassol, contendo triglicerídeos de cadeia longa associados ou não a triglicerídeos de cadeia média[9]. A fonte de carboidratos é a maltodextrina, e alguns produtos contêm quantidades pequenas e variáveis de sacarose. As fórmulas enterais podem conter entre 6 e 20 g/1.000 kcal de fibras solúveis (preferencialmente) associadas a menores quantidades de fibras insolúveis. A osmolaridade das fórmulas poliméricas varia entre 250 e 650 mOsm/L. Para reduzir o risco de diarreia em pacientes hospitalizados — frequentemente associada à doença de base ou ao uso de medicamentos – recomenda-se utilizar fórmulas com osmolaridade abaixo de 350 mOsm/L. Estão disponíveis no mercado nacional grande variedade de fórmulas poliméricas, com densidade energética apropriada, distribuição balanceada de macronutrientes, concentração de vitaminas e minerais de acordo com as recomendações nutricionais e isentas de lactose (Tabela 3).

Tabela 3 Fórmulas enterais "padrão" disponíveis no comércio nacional, de acordo com a presença de fibras

Nome comercial	Laboratório	Apresentação	Sistema	Densidade energética (kcal/mL)	Proteínas (g/100 mL)
Padrão sem fibras					
Osmolite Plus HN®	Abbott	Líquido	Aberto e fechado	1,2	5,6
Osmolite HN®	Abbott	Líquido	Aberto	1	4
Nutrison®	Danone	Líquido	Aberto e fechado	1	4
Nutrison Energy®	Danone	Líquido	Aberto e fechado	1,5	6
Nutrison Soya®	Danone	Pó	Aberto	1	3,7
Fresubin Original®	Fresenius Kabi	Líquido	Fechado	1	3,8
Fresubin Energy®	Fresenius Kabi	Líquido	Fechado	1,5	5,6
Isosource Soya®	Nestlé	Líquido	Aberto	1,2	4,4
Isosource Soya Fiber®	Nestlé	Líquido	Aberto	1,2	4,4
Isosource Standard®	Nestlé	Líquido	Aberto	1,2	4,4
Isosource Mix®	Nestlé	Líquido	Aberto e fechado	1,2	4,3
Isosource 1.5®	Nestlé	Líquido	Aberto e fechado	1,5	6,3
Novasource GI Control®	Nestlé	Líquido	Aberto e fechado	1,5	6
Novasource Ren®	Nestlé	Líquido	Aberto e fechado	2	7,4
Nutren 1.0®	Nestlé	Pó	Aberto	1	4

(continua)

Tabela 3 *(continuação)* Fórmulas enterais "padrão" disponíveis no comércio nacional, de acordo com a presença de fibras

Nome comercial	Laboratório	Apresentação	Sistema	Densidade energética (kcal/mL)	Proteínas (g/100 mL)
Padrão sem fibras					
Nutri Enteral®	Nutrimed/ Danone	Líquido	Aberto	1,2	5
Nutri Enteral 1.5®	Nutrimed/ Danone	Líquido	Aberto	1,5	6,4
Nutri Enteral Soya®	Nutrimed/ Danone	Líquido	Aberto	1,2	4,8
Nutri Enteral Soya Pó®	Nutrimed/ Danone	Pó	Aberto	1	3,7
Trophic Basic®	Prodiet	Líquido	Aberto	1,2	4,6
Trophic Basic®	Prodiet	Pó	Aberto	1	3,8
Trophic 1.5®	Prodiet	Líquido	Aberto	1,5	5,8
Trophic Soya®	Prodiet	Líquido	Aberto	1,2	4,6
Padrão com fibras					
Jevity Plus®	Abbott	Líquido	Aberto e fechado	1,2	5,6
Jevity HICAL®	Abbott	Líquido	Aberto e fechado	1,5	6,4
Jevity®	Abbott	Líquido	Aberto	1	4
Nutrison Soya Multi Fiber®	Danone	Pó	Aberto	1	3,7
Nutrison Energy Multi Fiber®	Danone	Líquido	Aberto e fechado	1,5	6
Nutrison Multi Fiber®	Danone	Líquido	Aberto e fechado	1	4
Fresubin Original Fibre®	Fresenius Kabi	Líquido	Fechado	1	3,8
Fresubin Soya Fibre®	Fresenius Kabi	Líquido	Fechado	1	3,8
Fresubin Energy Fibre®	Fresenius Kabi	Líquido	Fechado	1,5	5,6
Nutri Enteral Soya Fiber®	Nutrimed/ Danone	Líquido	Aberto	1,2	4,8
Nutri Enteral Soya Fiber Pó®	Nutrimed/ Danone	Pó	Aberto	1	3,7
Nutri Fiber 1.5®	Nutrimed/ Danone	Líquido	Aberto	1,5	6,2

(continua)

Tabela 3 *(continuação)* Fórmulas enterais "padrão" disponíveis no comércio nacional, de acordo com a presença de fibras

Nome comercial	Laboratório	Apresentação	Sistema	Densidade energética (kcal/mL)	Proteínas (g/100 mL)
Padrão com fibras					
Nutri Fiber®	Nutrimed/ Danone	Líquido	Aberto	1,2	5
Nutri Fiber Pó®	Nutrimed/ Danone	Pó	Aberto	1	3,7
Trophic Fiber®	Prodiet	Líquido	Aberto	1,2	4,5
Trophic Fiber®	Prodiet	Pó	Aberto	1	3,9

As fórmulas oligoméricas e elementares são compostas por mistura de oligopeptídeos e/ou L-aminoácidos cristalinos como fonte de nitrogênio, e mono, di ou oligossacarídeos como fonte de carboidratos, proporções variáveis de triglicerídeos de cadeia média, além de vitaminas e minerais. Teoricamente, esta dieta requer menor digestão intraluminal, exerce pouco estímulo sobre as secreções digestivas, não é antigênica e tem baixa viscosidade. Entretanto, sua osmolaridade é maior que aquela da fórmula polimérica, o que pode aumentar a motilidade intestinal e resultar em diarreia osmótica (Tabela 4).

Tabela 4 Fórmulas enterais "modificadas" disponíveis no comércio nacional, de acordo com a sua classificação

Nome comercial	Laboratório	Apresentação	Sistema	Densidade energética (kcal/mL)	Proteínas (g/100 mL)
Diabetes e hiperglicemia					
Glucerna RTH®	Abbott	Líquido	Fechado	1	4,2
Glucerna 1.5kcal®	Abbott	Líquido	Aberto e fechado	1,5	7,5
Glucerna®	Abbott	Líquido	Aberto	1	4,2
Nutrison Advanced Diason®	Danone	Líquido	Aberto e fechado	1	4,3
Nutrison Advanced Diason Energy HP®	Danone	Líquido	Fechado	1,5	7,7
Diben®	Fresenius Kabi	Líquido	Fechado	1	4,65
Novasource GC®	Nestlé	Líquido	Aberto e fechado	1,1	4,9

(continua)

Tabela 4 *(continuação)* Fórmulas enterais "modificadas" disponíveis no comércio nacional, de acordo com a sua classificação

Nome comercial	Laboratório	Apresentação	Sistema	Densidade energética (kcal/mL)	Proteínas (g/100 mL)
Oligomérica					
Novasource GC 1.5®	Nestlé	Líquido	Fechado	1,5	7,5
HDmax®	Prodiet	Líquido	Aberto	1,5	6,7
Nutri Diabetic®	Nutrimed/ Danone	Líquido	Aberto	1	3,9
Nutri Diabetic Pó®	Nutrimed/ Danone	Pó	Aberto	1	3,9
Diamax®	Prodiet	Líquido	Aberto	1	4,3
Doença renal					
Nutri Renal®	Nutrimed/ Danone	Líquido	Aberto	2	3,3
Nutri Renal D®	Nutrimed/ Danone	Líquido	Aberto	2	7,5
Novasource Ren®	Nestlé	Líquido	Aberto e fechado	2	7,4
Perative®	Abbott	Líquido	Aberto e fechado	1,3	6,7
Alitraq®	Abbott	Pó	Aberto	1	5,3
Nutrison Advanced Peptisorb®	Danone	Líquido	Fechado	1	4
Peptamen Intense®	Nestlé	Líquido	Fechado	1	9,3
Peptamen Prebio®	Nestlé	Líquido	Aberto e fechado	1	4
Peptamen 1.5®	Nestlé	Líquido	Aberto e fechado	1,5	6,8
Peptamen Pó®	Nestlé	Pó	Aberto	1	4,1
Peptamen AF®	Nestlé	Líquido	Fechado	1,2	7,6
Peptamen HN®	Nestlé	Líquido	Fechado	1,3	6,6
Peptimax®	Prodiet	Pó	Aberto	1	4,3
Insuficiência hepática					
Fresubin Hepa®	Fresenius Kabi	Líquido	Fechado	1,3	4
Nutri Liver®	Nutrimed/ Danone	Líquido	Aberto	1,4	3,8
Nutri Liver Pó®	Nutrimed/ Danone	Pó	Aberto	1,6	4,4

(continua)

Tabela 4 *(continuação)* Fórmulas enterais "modificadas" disponíveis no comércio nacional, de acordo com a sua classificação

Nome comercial	Laboratório	Apresentação	Sistema	Densidade energética (kcal/mL)	Proteínas (g/100 mL)
Hiperproteica					
Nutrison Protein Plus Energy®	Danone	Líquido	Fechado	1,5	7,5
Nutrison Protein Plus Multi Fiber®	Danone	Líquido	Fechado	1,25	6,3
Nutrison Advanced Protison®	Danone	Líquido	Fechado	1,28	7,5
Fresubin 1.2 HP Fibre®	Fresenius Kabi	Líquido	Fechado	1,2	6
Fresubin HP Energy®	Fresenius Kabi	Líquido	Fechado	1,5	7,5
Fresubin 2 Kcal HP®	Fresenius Kabi	Líquido	Fechado	2	10
Fresubin 2 Kcal HP Fibre®	Fresenius Kabi	Líquido	Fechado	2	10
Survimed OPD®	Fresenius Kabi	Líquido	Fechado	1	4,5
Fresubin Lipid®	Fresenius Kabi	Líquido	Fechado	1,5	10
Novasource Senior®	Nestlé	Líquido	Aberto e fechado	1,2	6,5
Novasource HI Protein®	Nestlé	Líquido	Fechado	1,5	7,7
Trophic EP®	Prodiet	Líquido	Aberto	1,5	6,7
IMmax®	Prodiet	Pó	Aberto	1	6,2
Com adição de nutrientes imunomoduladores					
Nutrison Advanced Cubison®	Danone	Líquido	Aberto e fechado	1	5
Reconvan®	Fresenius Kabi	Líquido	Fechado	1	5,5
Impact®	Nestlé	Líquido	Aberto e fechado	1	6,5
Impact Peptide 1.5®	Nestlé	Líquido	Fechado	1,5	9,4

Chama a atenção o fato de que pacientes com doença renal necessitam de fórmulas com diferentes quantidades de proteína, variando conforme a modalidade terapêutica adotada (tratamento conservador ou dialítico), além da necessidade de restrição no volume de água, sódio, potássio e fósforo (Tabela 4). As fórmulas ricas em aminoácidos essenciais são destinadas a pacientes com doença renal. Entre as limitações dessas fórmulas, destacam-se a alta osmolaridade e a baixa concentração de vitaminas e minerais, os quais frequentemente precisam ser suplementados.

Pacientes com insuficiência hepática necessitam de restrição de sódio e de volume. As fórmulas ricas em aminoácidos de cadeia ramificada contêm em torno de 40 a 50% dos aminoácidos na forma de leucina, isoleucina e valina e baixa concentração de aminoácidos aromáticos (triptofano, tirosina e fenilalanina). Estas fórmulas foram indicadas para pacientes com encefalopatia hepática durante a terapia nutrológica enteral (Tabela 4). Outros estudos sugerem que a suplementação em longo prazo (12 a 24 meses) com aminoácidos de cadeia ramificada retarda a progressão da falência hepática[11,12].

As informações contidas nas Tabelas 3 e 4 mostram algumas características de fórmulas enterais industrializadas disponíveis no mercado nacional em março de 2018. Dada a dinâmica do mercado, com possíveis mudanças nos nomes comerciais, introdução de novas fórmulas e descontinuação de produtos, recomenda-se atualização periódica dessas tabelas.

Para a escolha da fórmula enteral, devem ser considerados a capacidade digestiva e absortiva do paciente, a função renal e hepática, bem como a composição da fórmula enteral, incluindo o grau de hidrólise de proteínas, lipídios e carboidratos, além da presença ou não de fibras (Tabela 5).

Tabela 5 Categorias de formulações enterais e suas indicações

Categorias de fórmulas enterais	Indicação
Dieta padrão: contendo nutrientes intactos (polimérica), com densidade energética de 0,9 a 1,2 kcal/mL, concentração proteica entre 3,5 e 4,5 g/100 mL, sem lactose, com ou sem fibra	Maioria dos pacientes hospitalizados, sem comprometimento importante na digestão e absorção
Dieta hipercalórica e hiperproteica: contendo nutrientes intactos (polimérica), com densidade energética de: 1,2 a 2 kcal/mL, concentração proteica entre 5,5 e 7,5 g/100 mL, com ou sem fibra	Pacientes que necessitam de restrição hídrica (ICC, insuficiência hepática) ou com necessidade de > 1.800 kcal/dia (se oferta em 6 vezes/dia) ou > 2.400 kcal/dia (se oferta em 8 vezes/dia)
Dieta semielementar: contendo peptídeos ou aminoácidos livres, concentração proteica de 3,5 e 4,5 g/100 mL, oferta lipídica com 50 a 70% de TCM, com 1 a 1,5 kcal/mL, sem fibras	Pacientes com comprometimento da absorção intestinal (síndrome do intestino curto, AIDS com diarreia persistente etc.), pancreatite aguda
Dieta para diabético: contendo nutrientes intactos (polimérica), com densidade energética de 0,9 a 1,2 kcal/mL, concentração proteica entre 3,5 e 4,5 g/100 mL, contendo fibras solúveis	Para pacientes diabéticos
Dieta para IRC em tratamento conservador: com alta densidade energética (1,2 a 2 kcal/mL, restrição proteica (1,5 a 1,6 g de proteínas para 100 kcal), baixa concentração de sódio, potássio e fósforo	Pacientes com IRC em tratamento conservador

(continua)

Tabela 5 *(continuação)* Categorias de formulações enterais e suas indicações

Categorias de fórmulas enterais	Indicação
Dieta para IRC em tratamento dialítico: com alta densidade energética (1,2 a 2 kcal/mL), sem restrição proteica (3,5 a 4 g de proteínas para 100 kcal), baixa concentração de sódio, potássio e fósforo	Pacientes com IRC em tratamento dialítico
Dieta para pacientes críticos: com densidade energética em torno de 1 kcal/mL, concentração proteica entre 5 e 7,7 g/100 kcal	Pacientes críticos, quando há necessidade de ajustar o aporte energético de acordo com o GEB e a oferta proteica maior que 1,2 g/kg/dia
Dietas imunomoduladoras: acréscimo de nutrientes com efeitos potencialmente imunomoduladores (glutamina, arginina, ácido graxo ômega 3, nucleotídeos)	Pacientes com sepse (APACHE II < 15), em cirurgia eletiva do trato gastrointestinal superior ou de cabeça e pescoço, no pré-operatório por trauma grave (ISS > 18 ou ATI > 20). Úlcera de pressão. O emprego destas formulações deve considerar a eficácia e o benefício individual
Dieta individualizada ou modular: utiliza módulos comerciais contendo macro ou micronutrientes para acréscimo em formulações padronizadas	Pacientes com necessidades especiais específicas em que as formulações acima não são adequadas às suas necessidades individuais

ICC: insuficiência cardíaca congestiva; TCM: triglicerídeos de cadeia média; IRC: insuficiência renal crônica; GEB: gasto energético basal; ISS: *Injury Severity Score*; ATI: *Abdominal Trauma Index*.

As fórmulas modulares são constituídas por nutrientes isolados, que podem ser administrados puros ou misturados com as fórmulas enterais. Tais fórmulas visam a fornecer nutrientes em quantidades específicas, quando as fórmulas padronizadas não são adequadas às necessidades individuais. A Tabela 6 mostra exemplos de alguns módulos de fibras, proteínas, carboidratos e lipídios disponíveis no mercado nacional, a partir dos quais é possível suplementar as fórmulas enterais. Enfatiza-se que não foram incluídos todos os produtos comerciais que se classificam como módulos.

Tabela 6 Produtos comerciais contendo módulos que podem ser utilizados para adicionar às fórmulas enterais

Nome comercial	Laboratório	Base do módulo	Calorias (em 100 g)
		Módulo de fibra	
Stimulance Multi Fiber®	Danone	Fibras (polissacarídeo de soja, amido resistente, celulose, FOS, inulina e goma arábica)	67
Fiber Mais Flora®	Nestlé	Probióticos e fibras solúveis (*Lactobacillus reuteri*, goma guar e inulina)	0
Fibermais®	Nestlé	Fibras solúveis (goma guar e inulina)	0
Enter Fiber®	Prodiet	Fibras (65% fibras solúveis e 35% fibras insolúveis)	37
Fresubin Protein Powder®	Fresenius Kabi	Proteínas (soro do leite)	360

(continua)

Tabela 6 *(continuação)* Produtos comerciais contendo módulos que podem ser utilizados para adicionar às fórmulas enterais

Nome comercial	Laboratório	Base do módulo	Calorias (em 100 g)
Módulo de proteína ou aminoácidos			
Resource Protein®	Nestlé	Proteínas (caseinato de cálcio)	367
Nutri Protein®	Nutrimed/ Danone	Proteínas (caseinato de cálcio)	371
Nutri Protein HWP®	Nutrimed/ Danone	Proteínas (soro de leite hidrolisado)	386
Protein PT®	Prodiet	Proteínas (caseinato de cálcio)	370
Resource Glutamina®	Nestlé	L-glutamina	400
Nutri Glutamine®	Nutrimed/ Danone	L-glutamina	400
Módulo de carboidratos			
Nutri Dextrin®	Nutrimed/ Danone	Carboidratos (maltodextrina)	380
CarbochCH®	Prodiet	Carboidratos (maltodextrina)	380
Módulo de lipídios e triglicerídeos de cadeia média			
Calogen	Danone	91% de lipídios (ácidos graxos monoinsaturados: 30,4 g, poli-insaturados: 14,3 g, saturados: 5,3 g)	467
MCT	Vitafor	Triglicerídeos de cadeia média	900

FOS: fruto-oligossacarídeos.

CONSIDERAÇÕES SOBRE O CÁLCULO ENERGÉTICO E PROTEICO

A prescrição do tipo e da quantidade de dieta enteral para um paciente específico requer o conhecimento de vários aspectos, como o peso corporal, a capacidade absortiva ou a ocorrência de diarreia, a coexistência de doenças que exigem quantidades específicas de nutrientes, além da definição clara do objetivo da terapêutica.

Dependendo do objetivo da terapia nutrológica, os cálculos de necessidade energética utilizam o peso corporal atual ou desejado. Uma dúvida comum na prática clínica se refere ao uso do peso corpóreo atual quando não é possível obter sua medida (pela dificuldade de deambulação). Neste caso, sugere-se o emprego de fórmulas preditivas[2,7], conforme exemplificado a seguir[13,14]:

Peso corpóreo (kg) = 0,5759 x (circunferência braço, ponto médio, cm) + 0,52631 x (circunferência do abdome [ponto médio entre a última costela e a crista ilíaca]) + 1,2452 x (circunferência da panturrilha, maior diâmetro, cm) – 4,8689 x (sexo, homem = 1 e mulher = 2) – 32,9241

Inúmeras fórmulas são recomendadas para cálculo da oferta energética, que consideram o sexo (masculino ou feminino), o peso, a altura e a idade. A equação de Harris-Benedict é amplamente utilizada na prática clínica. No entanto, nem sempre os resultados encontrados com o emprego desta equação preditiva são compatíveis com aqueles obtidos pelas medidas de gasto energético de repouso. No Quadro 1, são mostradas algumas fórmulas empregadas para cálculo das necessidades energéticas, às quais devem ser acrescidos valores adicionais de energia para atender à demanda energética total.

Quadro 1 Fórmulas para estimativa das necessidades energéticas basais

Equação de Harris-Benedict: Homem: 66,5 + (13,7 x P) + (5 x A) – (6,8 x I) Mulher: 655 + (9,6 x P) + (1,8 x A) – (4,7 x I)
Equação de Quebbeman-Ausman: Homem = (12,3 x P) + 754 Mulher = (6,9 x P) + 874
Equação de Penn State (recomendada para pacientes em ventilação mecânica): 1,1 x (valor obtido na equação de Harris-Benedict) + (140 + $T_{máx}$) + (32 + VM) – 5,34
Quando somente o peso é disponível: Mulher > 60 anos = 20 kcal/kg/dia Mulher < 60 anos = 25 kcal/kg/dia Homem > 60 anos = 25 kcal/kg/dia Homem < 60 anos = 30 kcal/kg/dia Grandes queimados = 30–35 kcal/kg/dia

P = peso (kg); A = altura (cm); I = idade (anos); $T_{máx}$ = temperatura máxima (°C); VM = volume minuto (L/min).

Não há consenso quanto à relação quantitativa entre a oferta de proteína e a restauração do balanço nitrogenado em pacientes submetidos à terapia nutrológica enteral. Quando a oferta energética é adequada, muitos pacientes precisarão de 0,8 a 1,2 g/kg/dia. Pacientes com trauma grave podem precisar de 1,5 g/kg/dia. Em portadores de doenças graves, anormalidades no metabolismo, como aumento do *turnover* da proteína corporal, proteólise com diminuição da proteína muscular e perda urinária de nitrogênio, resultam em balanço nitrogenado negativo. Assim, pacientes obesos críticos podem necessitar de cerca de 2,5 g de proteínas/kg de peso ideal.

COMPLICAÇÕES DA TERAPIA NUTROLÓGICA ENTERAL

A terapia nutrológica enteral apresenta possíveis complicações que devem ser reconhecidas, prevenidas e tratadas precocemente. A seguir, são citadas as principais causas, estratégias de prevenção e abordagens terapêuticas das complicações mais comuns relacionadas à terapia nutrológica enteral.

Náuseas e vômitos

As náuseas e os vômitos podem ser causados por intolerância à fórmula enteral ou a algum de seus componentes (menos frequente na população adulta), volume excessivo e velocidade elevada na administração da dieta. Esses sintomas também podem ocorrer pelo deslocamento da sonda do duodeno para o estômago ou do estômago para o esôfago (por inserção inadequada ou migração), posicionamento incorreto do paciente durante a infusão ou efeitos adversos de medicamentos, como drogas antineoplásicas.

A etiologia pode não estar diretamente relacionada à terapia enteral, mas sim a disfunções gastrointestinais preexistentes, como esvaziamento gástrico retardado, refluxo gastroesofágico, úlcera péptica, suboclusão ou constipação intestinal grave, além de distúrbios hidreletrolíticos, estresse, ansiedade, tosse e infecções associadas.

Como forma de prevenção das náuseas e vômitos, é essencial a manutenção de mãos e equipamentos adequadamente higienizados, confirmação do posicionamento da sonda antes de cada administração de dieta, manutenção da cabeceira do leito elevada em ângulo de 30 graus durante a infusão da dieta e 30 a 60 minutos após o seu término. O médico deve estar atento para que o volume e a velocidade de infusão da dieta enteral sejam compatíveis com a tolerância do paciente, mesmo que essa prescrição esteja aquém dos cálculos de adequação. Em tais situações, o profissional deve aumentar o volume da dieta enteral gradativamente, adequando-o à tolerância individual do paciente, até atingir o volume considerado adequado. Dentre as condutas diante de náuseas e vômitos, deve-se: a) reduzir a velocidade de infusão da dieta até a melhora dos sintomas, com progressão gradual posterior até atingir o mais próximo do valor determinado como alvo; b) administrar antieméticos no mínimo 30 a 60 minutos antes do início da infusão da dieta enteral; c) corrigir eventuais distúrbios hidreletrolíticos; d) avaliar a necessidade de prescrever medicamentos com ação antirrefluxo e procinéticos.

Diarreia

A diarreia em pacientes submetidos à terapia nutrológica enteral pode levar à perda de peso corporal, comprometer a recuperação nutricional, causar distúrbios hidreletrolíticos e favorecer o aparecimento de lesões cutâneas perianais. A identificação da causa primária é essencial para uma abordagem eficaz, tanto terapêutica quanto preventiva.

As possíveis causas incluem:

- Intolerância ou alergia à composição da fórmula (ingredientes, osmolaridade).
- Velocidade excessiva de infusão da dieta.
- Contaminação da fórmula durante a diluição, fracionamento, transporte ou administração;

- Uso de medicamentos como laxativos (p.ex., sais de magnésio), antiácidos, sorbitol, antibióticos, anti-hipertensivos, antiarrítmicos e AINEs, que podem alterar a flora intestinal e a integridade da mucosa.
- Redução na produção de ácidos graxos de cadeia curta (pela ação dos antibióticos sobre as fibras alimentares).
- Condições clínicas associadas, como síndrome do intestino curto, doenças inflamatórias intestinais, colite pseudomembranosa, outras infecções intestinais.
- Deficiência de lactase (primária ou secundária), comum em dietas artesanais que utilizam leite.
- Má absorção de gorduras por insuficiência pancreática, obstrução biliar ou ressecção do íleo.
- Má absorção de sais biliares, especialmente em casos de ressecção do íleo terminal.

A prevenção da diarreia inclui evitar a prescrição de medicamentos com osmolaridade elevada, cuidado no preparo e manuseio das dietas, atentando para os sistemas padronizados de segurança no manuseio de alimentos (APCC – análise de perigo e pontos críticos de controle). A prescrição da dieta enteral deve respeitar as eventuais intolerâncias e alergias alimentares do paciente, além de garantir a velocidade de administração da dieta por meio de método controlado por bomba de infusão. O tratamento medicamentoso da diarreia pode incluir o uso de loperamida, desde que tenham sido descartadas as hipóteses de que ela seja manifestação do uso inadequado de laxativos, infecção, deficiência de lactase, esteatorreia ou ainda doença da mucosa intestinal. O uso de probióticos na prevenção e no tratamento da diarreia ainda é controverso, em função da grande variação de métodos utilizados em estudos e das diferentes características dos vários probióticos.

Obstrução da sonda

A obstrução das sondas de alimentação é uma complicação comum em pacientes hospitalizados e, especialmente, domiciliares. As causas de obstrução das sondas incluem administração imprópria de medicamentos (não adequadamente triturados e dissolvidos antes da infusão via sonda), limpeza inadequada do seu lúmen e velocidade de infusão da dieta enteral reduzida. Como medidas de prevenção, deve-se dar preferência por medicamentos sob a forma líquida (sempre que possível), trituração de comprimidos e dissolução em 20 a 30 mL de água para que possam ser administrados, não misturando diferentes medicamentos para serem infundidos e fazendo *flush* de 15 mL de água filtrada antes e depois da administração de medicamentos[7]. A infusão de água pela sonda é uma importante medida preventiva, que evita ou minimiza a formação de crostas na sua luz. É importante salientar que, em nenhuma circunstância, o fio-

-guia deve ser inserido na sonda depois que ela for instalada, em razão do risco de perfuração de mucosa do trato gastrointestinal.

Migração da sonda

Por serem confeccionadas com material maleável, pode ocorrer migração das sondas. Tal complicação ocorre quando não há boa fixação na pele, vômitos e tosse persistentes e desinsuflação do balão interno (em casos de gastrostomias). A conferência da medida externa da sonda, a partir da marcação feita com tinta indelével, antes de cada administração de dieta, é uma medida simples que indica se houve migração interna ou externa da sonda. Em casos de sonda transnasal, a retirada da oleosidade da pele da face com gaze e/ou algodão embebido em álcool a 70% e a fixação correta da sonda auxilia na prevenção da sua migração. Além disso, deve-se dar preferência às sondas com ogiva (peso) em extremidade distal. No caso das ostomias, o tracionamento suave e frequente permite verificar a funcionalidade do dispositivo de retenção.

Irritação da pele

A irritação da pele no local da inserção pode ser causada por sondas calibrosas tracionadas e fixadas inadequadamente e pelo uso de sondas de má qualidade. Esta complicação pode ser prevenida pela melhor escolha do calibre da sonda e seu modo de fixação. Para isso, é essencial evitar o tracionamento da narina para diminuir a pressão constante no mesmo local, evitando assim a formação de lesões nas asas nasais. No caso das ostomias, as lesões de pele devem ser prevenidas pela mobilização da sonda com movimentos circulares e não tracionamento do balão interno.

Constipação intestinal

As causas de constipação intestinal incluem os efeitos colaterais de medicamentos como narcóticos, cálcio e antiácidos contendo alumínio ou cálcio, sulfato ferroso, anticolinérgicos e anticonvulsivantes; imobilidade prolongada do paciente; hipomotilidade gastrointestinal, semioclusão intestinal; ingestão inadequada de água ou de fibras insolúveis. Como prevenção dessa complicação, cita-se a oferta adequada de líquidos e fibras, a não prescrição de medicamentos obstipantes e a estimulação da deambulação precoce sempre que possível. Importante salientar que a constipação pode não se relacionar com a terapia nutrológica enteral e sua abordagem é limitada em algumas situações em que há deficiência na propulsão do bolo fecal, com comprometimento da inervação intrínseca ou extrínseca, da musculatura lisa e/ou fatores que prejudicam o desempenho neuromuscular. Entre essas, estão incluídos os pacientes com doença do sistema nervoso central (acidente vascular cerebral, doença de Parkinson, esclerose múltipla, trauma raquimedular), do sistema nervoso autônomo (doença de Chagas, hipotireoidismo e neuropatia diabética) e as doenças neuromusculares (distrofia muscular, amiloidose, esclerodermia e dermatomiosite).

Broncoaspiração

A broncoaspiração pode ser decorrente da redução do reflexo de tosse, refluxo gastroesofágico, retardo do esvaziamento gástrico e deslocamento acidental da sonda. A prevenção se faz mantendo-se a cabeceira do leito elevada a 30 graus durante a infusão da dieta e permanecendo nesta posição até 30 minutos após o seu término. Em pacientes com queixas de plenitude ou distensão abdominal, é prudente considerar a necessidade de suspensão temporária da dieta enteral e reiniciar a sua administração lenta e contínua utilizando bomba de infusão, com a extremidade distal da sonda posicionada abaixo do ângulo de Treitz. Dentre as condutas preventivas para a broncoaspiração, está indicado usar procinéticos e evitar o uso de narcóticos.

Complicações metabólicas

A hiponatremia decorre da hiper-hidratação, pois muitos pacientes frequentemente recebem fluidos intravenosos. A hipernatremia pode ser consequência de excessiva perda de água ou diabetes insípido em pacientes com problemas neurológicos.

A síndrome da realimentação é uma complicação metabólica grave da terapia nutrológica enteral em pacientes subnutridos. Os fatores de risco para esta síndrome são: deficiências eletrolíticas prévias à realimentação, IMC<16 kg/m^2, perda ponderal não intencional maior que 10% nos últimos 6 meses, ingestão alimentar nula ou mínima por mais de 5 dias, história de etilismo e uso de fármacos como insulina, quimioterapia, antiácidos e diuréticos[15,16]. Em termos fisiopatológicos, o organismo previamente adaptado à subnutrição diminui as funções de bomba das membranas celulares com o objetivo de conservar energia. Isso leva à perda intracelular de potássio, cálcio, magnésio e fosfato, com depleção subsequente em todo o organismo. A oferta agressiva de nutrientes, principalmente carboidratos, para pacientes subnutridos estimula a liberação de insulina, provocando a passagem de fluidos, eletrólitos e minerais do extra para o intracelular[15,16]. Em consequência, pode haver hipofosfatemia, hipopotassemia e hipomagnesemia potencialmente fatais. Pode ocorrer também aumento do fluido extracelular decorrente da administração exógena, do movimento endógeno de sódio e água para fora da célula e da menor habilidade do rim subnutrido de excretar a carga de sódio e água. Pode ocorrer também deficiência de tiamina, levando à insuficiência cardíaca e respiratória, letargia, confusão, coma e até a morte.

A síndrome da realimentação pode ser evitada iniciando-se a terapia enteral com uma oferta de nutrientes abaixo das necessidades energéticas. É fundamental, portanto, que sejam dosados os eletrólitos antes do início da terapia nutrológica enteral e, se necessário, deve-se fazer a sua reposição. Sugere-se iniciar com 10 kcal/kg/dia e suplementar eletrólitos simultaneamente em pacientes de alto risco para realimentação. A tiamina e outras vitaminas do complexo B devem ser repostas antes e nos 3 primeiros dias da administração de dieta enteral.

REFERÊNCIAS BIBLIOGRÁFICAS

1. Brasil. Ministério da Saúde. RCD n. 63, de 6 de julho de 2000. Regulamento técnico para a terapia de nutrição enteral. Diário Oficial da União, Brasília, 7 de junho de 2000. Brasília: Ministério da Saúde, 2000.
2. Bistrian B, Driscoll DF. Enteral and parenteral nutrition therapy. In: Harrison's principles of internal medicine. 18.ed. New York: McGraw Hill, 2012.
3. Marchini JS, Vannucchi, Gomes ME, Santos JE, Dutra-de-Oliveira JE. Uso de nutrição enteral quimicamente definida em pacientes do Hospital das Clínicas de Ribeirão Preto. Rev Paul Med 1981; 97: 148-52.
4. Vannucchi H, Garcia LV, Unamuno MR, Marchini JS, Dutra-de-Oliveira JE. Nutrição enteral: algumas perguntas e resposta. Rev Soc Bra Nutr Paren 1984; 1(3):9-15.
5. ASPEN Board of Directors and the Clinical Guidelines Task Force. Guidelines for the use of parenteral and enteral nutrition in adult and pediatric patients. JPEN 2002; 26:1SA-138.
6. Pearce CB, Duncan HD. Enteral feeding. Nasogastric, nasojejunal, percutaneous endoscopic gastrostomy, or jejunostomy: its indications and limitations. Postgrad Med J 2002; 78:198-204.
7. Unamuno MRDL, Marchini JS. Sonda nasogástrica/nasoenteral: cuidados na instalação, na administração da dieta e prevenção de complicações. Medicina (Rib Preto) 2002; 35:95-101.
8. Shike M. Nutrição enteral. In: Shills M. Nutrição moderna na saúde e na doença. 10.ed. Barueri: Manole, 2006.
9. Cunha SFC, Ferreira CR, Braga CBM. Fórmulas enterais no mercado brasileiro: classificação e descrição da composição nutricional. International Journal of Nutrology 2011; 4:71-86.
10. Cano N, Fiaccadori E, Tesinsky P, Toigo G, Druml W. DGEM (German Society for Nutritional Medicine), ESPEN (European Society for Parenteral and Enteral Nutrition). ESPEN Guidelines on Enteral Nutrition: Adult renal failure. Clin Nutr 2006; 25: 295-310.
11. Marchesini G, Bianchi G, Merli M. The Italian BCAA Study Group. Nutritional supplementation with branched chain amino acids in advanced cirrhosis: a double-blind, randomized trial. Gastroenterology 2003; 124:1792-801.
12. Muto Y, Sato S, Watanabe A. Effects of oral branched chain amino acid granules on event free survival in patients with liver cirrhosis. Clin Gastroenterol Hepatol 2006; 3:705-13
13. Rabito EI, Vannucchi GB, Suen VMM, Castilho LL, Marchini JS. Estimativa de peso e altura de pacientes hospitalizados e imobilizados. Rev Nutr (Campinas) 2006; 19:655-61.
14. Rabito EI, Mialich MS, Martinez EZ, Garcia RWD, Jordao Jr AA, Marchini JS. Validation of predictive equations for weight and height using a metric tape. Nutr Hosp 2008; 23:614-8.
15. Mehanna HM, Moledina J, Travis J. Refeeding syndrome: what it is, and how to prevent and treat it. BMJ 2008; 336:1495-8.
16. Marinella MA. Refeeding syndrome in cancer patients. Int J Clin Pract 2008; 62:460-5.

12

Terapia nutrológica parenteral no adulto

Eline de Almeida Soriano
Fernando Bahdur Chueire
Sandra Lucia Fernandes
Vivian Marques Miguel Suen
Isolda Prado de Negreiros Nogueira Maduro

INTRODUÇÃO

O princípio básico da terapia nutrológica é usar o método menos invasivo e mais fisiológico possível para a alimentação. A nutrição parenteral é a administração intravenosa de uma solução contendo aminoácidos, glicose, lipídios, eletrólitos, elementos-traço e vitaminas. Historicamente, a primeira infusão de nutrição parenteral bem-sucedida foi realizada por Dudrick et al.[1], em 1968. Embora seja o método menos preferido, em determinadas situações a nutrição parenteral central ou periférica torna-se a única via possível para nutrir o paciente.

A terapia nutrológica parenteral (TNP) carrega riscos inerentes associados à colocação de cateter venoso central, como infecção e trombose. Portanto, a indicação deve ser cuidadosamente avaliada[2,3]. As indicações da nutrição parenteral são[4,5]:

- incapacidade de absorção de nutrientes pela via digestiva;
- ressecção maciça de intestino delgado, síndrome do intestino curto (pelo menos inicialmente);
- enterite por radiação;
- diarreia grave;
- obstrução completa do intestino;

- catabolismo grave com ou sem subnutrição, quando o intestino não pode ser usado por 5 a 7 dias;
- impossibilidade de acesso enteral;
- impossibilidade de fornecimento de todos os nutrientes por via enteral;
- pancreatite com dor abdominal que contraindique o uso de dieta jejunal;
- hemorragia do trato gastrointestinal persistente;
- abdome agudo, íleo;
- fístula entérica de alto débito (> 500 mL/dia) e impossibilidade de se passar sonda nasoentérica além da fístula;
- trauma com necessidade de vários procedimentos cirúrgicos;
- fístula enterocutânea;
- doença inflamatória intestinal não responsiva ao tratamento clínico;
- hiperêmese gravídica (náusea e vômitos persistentes por 5 a 7 dias sem possibilidade de uso de terapia nutrológica enteral);
- obstrução parcial de intestino delgado;
- quimioterapia/mucosite;
- cirurgia de grande porte na qual o tubo digestivo não pode ser usado por 5 a 7 dias;
- vômitos intratáveis quando a terapia enteral jejunal não é possível;
- ascite quilosa ou quilotórax quando a nutrição enteral com baixo teor de gordura não leva à diminuição do débito.

A principal contraindicação da TNP é a presença de trato gastrointestinal funcionante.

Antes de se iniciar a TNP, deve-se realizar uma avaliação nutrológica capaz de determinar as necessidades calórica e proteica e identificar as alterações metabólicas provocadas pela doença de base, pela condição clínica e pelo uso de medicações. A determinação dessas necessidades pode ser particularmente desafiadora em pacientes subnutridos, sob estresse metabólico ou ventilação mecânica. Em pacientes críticos, o fornecimento precoce das necessidades totais estimadas pode ser prejudicial. Assim, recomenda-se iniciar com aporte calórico inferior ao estimado[6,7]. A Tabela 1 apresenta os principais fatores a serem considerados antes da introdução da TNP.

TERAPIA NUTROLÓGICA PARENTERAL PERIFÉRICA

A terapia nutrológica parenteral periférica (TNPP) é usada para pacientes que necessitam de terapia nutrológica por período curto, geralmente inferior a duas semanas. Em razão do risco de tromboflebite, a osmolaridade dessas soluções deve ficar entre 600 e 850 mOsm/L, no máximo[8]. Mesmo dentro dessa faixa, as soluções permane-

Tabela 1 Fatores importantes a serem considerados no início da TNP

Dados antropométricos	
Alterações recentes de peso	Antes do início
Peso e estatura atuais	
Avaliação laboratorial	**Frequência**
Sódio	Diariamente até estabilização, depois 2 vezes/semana
Potássio	Diariamente até estabilização, depois 2 vezes/semana
Cálcio	2 vezes/semana
Magnésio	2 vezes/semana
Fósforo	2 vezes/semana
Ureia	Diariamente até estabilização, depois 2 vezes/semana
Glicemia	3 vezes/dia até estabilizar
Creatinina	2 vezes/semana
Fosfatase alcalina	1 vez/semana
Gama GT	1 vez/semana
AST ou TGO	1 vez/semana
ALT ou TGP	1 vez/semana
Triglicerídeos	Antes do início e 2 vezes/mês

AST: aspartato aminotransferase; ALT: alanina aminotransferase; gama GT: gamaglutamiltransferase.
Fonte: Bistrian e Driscoll, 2012[4]; Parrish et al., 2006[5].

cem hipertônicas, razão pela qual pacientes com difícil acesso venoso periférico não são bons candidatos à TNPP. Outro ponto importante na decisão pela TNPP é o tempo estimado até que a nutrição enteral possa ser introduzida, o que reforça seu caráter temporário.

Os cateteres utilizados para a infusão periférica devem ser trocados a cada 48 a 72 horas para minimizar o risco de infecção e tromboflebite[9]. A TNPP elimina os riscos associados ao acesso venoso central, porém deve ser indicada apenas em situações específicas, como:

- necessidade calórica inferior a 1.800 kcal/dia;
- previsão de uso por menos de 10 dias;
- paciente com bom acesso venoso periférico;
- ausência de necessidade de restrição hídrica.

Pacientes que não atendam a esses critérios e necessitem de suporte parenteral devem ser encaminhados para terapia nutrológica parenteral central (TNP central).

Existem formulações prontas para TNPP, compostas por glicose, aminoácidos, lipídios e pequenas quantidades de eletrólitos. Contudo, essas formulações não incluem vitaminas hidrossolúveis ou lipossolúveis, que devem ser administradas separadamente, conforme a necessidade individual.

A Tabela 2 apresenta exemplos de formulações disponíveis no mercado para uso periférico.

Tabela 2 Composição de algumas nutrições parenterais periféricas existentes no mercado

Nutriente	Fórmula A	Fórmula B	Fórmula C
Sódio (mg)	1.150	736	368
Potássio (mg)	1.170	1.248	468
Cálcio (mg)	120	80	–
Magnésio (mg)	72	96	26
Cloro (mg)	1.702	1.666	851
Fosfato (mg)	232	527	155
Zinco (mg)	2	–	–
Aminoácidos (g)	40	34	20
Glicose (g)	80	97	80
Lipídios (g)	50	51	20

TERAPIA NUTROLÓGICA PARENTERAL CENTRAL

Os cateteres venosos centrais permitem o acesso a veias com fluxo sanguíneo elevado, variando entre 2 e 6 L/min. Esse fluxo rápido possibilita a infusão de emulsões com osmolaridade superior a 900 mOsm/L, sendo que as soluções destinadas ao uso central apresentam osmolaridade entre 1.500 e 2.800 mOsm/L.

Há diversos tipos de cateteres disponíveis para esse fim, incluindo os modelos de múltiplos lúmens. Quando utilizado um cateter de múltiplos lúmens, recomenda-se que um dos lúmens seja reservado exclusivamente para a infusão da nutrição parenteral, a fim de reduzir o risco de contaminação e interação com outros medicamentos[10].

FORMULAÇÃO DA NUTRIÇÃO PARENTERAL

Glicídios

Os glicídios devem corresponder a, no máximo, 60% do valor calórico total da nutrição parenteral. No início da terapia, recomenda-se que a oferta de glicose não ultrapasse 7,2 g/kg/dia, o equivalente a 5 mg/kg/min, para diminuir os riscos de hiperglicemia e esteatose hepática. Em pacientes hospitalizados clinicamente estáveis, ou naqueles em uso de TNP domiciliar em regime cíclico, essa quantidade pode ser excedida, caso o paciente necessite de calorias adicionais para manutenção ou ganho de peso[5].

Protídios

A proteína (aminoácidos) é fornecida geralmente na faixa de 1,5 g/kg/dia, dependendo do estresse e do catabolismo de cada paciente. Pacientes críticos, queimados, no pós-trauma, no pós-operatório ou em diálise, podem necessitar de 1,2 a 2 g/kg/dia. Em situações de catabolismo grave, a necessidade proteica pode atingir até 2 a 2,5 g/kg/dia[11].

Na insuficiência renal aguda com necessidade de diálise, a oferta de proteína deve variar de 1 a 1,7 g/kg/dia[12]. No entanto, se a oferta calórica não for suficiente e não poupar a proteína como fonte calórica, ou se o paciente apresentar hiperglicemia, ocorrerá o catabolismo da proteína endógena. Outro ponto importante: a redução da oferta proteica de 1,3 para 1 g/kg/dia em um paciente de 75 kg representa apenas 22 g de proteína. Em contrapartida, situações como sangramento gastrointestinal, hiperglicemia, sepse ou trauma grave produzem uma quantidade de ureia desproporcionalmente maior do que essa diferença proteica.

No passado, recomendava-se a restrição de proteína em pacientes com doença hepática. No entanto, evidências mais recentes mostram que a restrição proteica pode agravar a condição hepática, além de não reduzir a ocorrência de encefalopatia hepática. A recomendação atual de oferta proteica para pacientes com esteato-hepatite é de cerca de 1,2 g/kg/dia na presença de subnutrição moderada, e 1,5 g/kg/dia em casos de subnutrição grave[13,14]. Para pacientes com cirrose compensada, a oferta deve ser de 1,2 g/kg/dia, enquanto em casos de cirrose descompensada com subnutrição grave, deve-se ofertar 1,5 g/kg/dia.

Em casos de encefalopatia hepática graus III e IV, pode ser considerada a utilização de soluções de aminoácidos com maior proporção de aminoácidos de cadeia ramificada e menor concentração de aminoácidos aromáticos, metionina e triptofano (Guidelines ESPEN Hepatology). Embora existam evidências de melhora do estado mental com essas soluções, não foi demonstrado benefício em sobrevida[7].

Lipídios

Os lipídios na nutrição parenteral representam uma fonte energética importante, além de fornecerem ácidos graxos essenciais. Sua presença reduz a necessidade de glicose como fonte primária de energia, contribuindo para a prevenção da hiperglicemia e da esteatose hepática.

Os lipídios utilizados são os triglicerídeos, glicerol esterificado com ácidos graxos. Os ácidos graxos essenciais são o ácido graxo poli-insaturado da série ômega 6 (ácido linoleico) e o ácido graxo poli-insaturado da série ômega 3 (ácido linolênico). As emulsões intravenosas de lipídios devem fornecer de 20 a 30% do valor calórico total, exceto em situações que contraindiquem sua utilização, como na hipertrigliceridemia ou quando o paciente está em uso de propofol. É importante destacar que 10% da formulação do propofol corresponde a emulsão lipídica, contribuindo com 1,1 kcal/mL, além de fornecer ácidos graxos essenciais e vitamina K. A Tabela 3 mostra a composição de algumas emulsões lipídicas disponíveis no mercado.

Tabela 3 Conteúdo de energia e vitamina K das emulsões de lipídios para uso intravenoso

Emulsão lipídica	kcal/mL	Óleo de soja (g/L)	Óleo de girassol (g/L)	Vitamina K (mcg/dL)
Intralipid 10%	1,1	100	100	30,8
Intralipid 20%	2	200	0	67,5
Liposyn II 10%	1,1	50	50	13,2
Liposyn II 20%	2	200	0	62

Estudos em pacientes críticos adultos evidenciaram que a oferta excessiva de glicose aumenta a lipogênese hepática, favorecendo a esteatose[15-17].

Em estudo conduzido por Reif et al.[18], avaliando a nutrição parenteral com e sem lipídios, foi demonstrado que a adição de lipídios preveniu o acúmulo hepático de gordura observado no grupo que recebeu glicose isoladamente. Nesse grupo, também foi observado aumento nas transaminases hepáticas, sem evidências de colestase. Em pacientes em nutrição parenteral prolongada, a colestase hepática tem sido associada à oferta calórica total, e não especificamente à proporção de lipídios[19].

A oxidação dos ácidos graxos ocorre principalmente no fígado, coração, músculo esquelético e outros tecidos. A infusão lipídica não deve exceder a taxa máxima de oxidação estimada entre 1,2 e 1,7 mg/kg/min em adultos.

A síndrome da oferta excessiva de gordura (*fat overload syndrome*) pode ocorrer quando a taxa de infusão é muito maior do que a taxa de utilização. As partículas de lipídios não utilizadas podem ser captadas pelo sistema fagocítico mononuclear e o sistema imunitário pode ter sua função deprimida como resultado da ativação crônica do sistema fagocítico mononuclear[20,21].

O quadro clínico dessa síndrome é similar ao da síndrome de resposta inflamatória sistêmica ou da sepse: febre, hepatoesplenomegalia, icterícia, síndrome de angústia respiratória do adulto, trombocitopenia, sangramento, coagulação intravascular disseminada, acidose metabólica e hipoalbuminemia. Em pacientes recebendo lipídios por via parenteral, a dosagem de triglicerídeos maior que 400 mg/dL deve levar à interrupção da infusão de lipídios.

Quanto ao tipo de lipídio, a combinação de ácidos graxos de cadeia longa (LCT) e média (MCT) tem demonstrado boa tolerância. Estudos indicam possíveis vantagens clínicas das emulsões com LCT/MCT[22-27], embora seja necessária confirmação por ensaios clínicos prospectivos (nível de evidência C)[14].

Os ácidos graxos monoinsaturados, conforme revisão de Sala-Vila et al.[28], são considerados seguros e bem tolerados, com benefícios demonstrados na função hepática de pacientes queimados. No entanto, não há evidência suficiente para recomendá-los em outras condições clínicas, como o choque séptico.

Os ácidos graxos poli-insaturados ômega-3 (EPA e DHA) têm sido estudados por seus efeitos anti-inflamatórios e possíveis benefícios na redução do tempo de internação em UTI (nível de evidência B). Ainda assim, não se observou impacto significativo na mortalidade[29].

A Tabela 4 resume as recomendações atuais de energia e proteína em diversas situações clínicas.

Tabela 4 Recomendações diárias de energia e proteína para nutrição parenteral no adulto*

	Cuidado agudo	Paciente crítico	
Nutriente	Aspen	Aspen	Espen
Energia	25 a 30 cal/kg/dia	25 kcal/kg/dia	25 cal/kg/dia
Realimentação	15 a 25 cal/kg/dia	15 a 25 cal/kg/dia	
Obesidade (peso > 130% peso ideal)	15 a 20 cal/kg/dia peso ajustado*	15 a 20 cal/kg/dia peso ajustado*	
Proteína	Manutenção: 0,8 g/kg/dia Catabolismo: 1,2 a 2 g/kg/dia	1,5 a 2,2 g/kg/dia	1,3 a 1,5 g/kg/dia
Dextrose	< 7 g/kg/dia	< 5 g/kg/dia	2 g/kg/dia
Lipídio	< 2,5 g/kg/dia	0,4 a 0,75 g/kg/dia	0,7 a 1,5 g/kg/dia

* Peso ajustado = (peso ideal) + [(peso atual – peso ideal) x 0,50].[4]

Fonte: Cano et al., 2009[12]; Parrish et al., 2006[5]; McClave, 2009.[31]

Eletrólitos

Os eletrólitos na nutrição parenteral são adicionados de acordo com as necessidades de cada paciente, considerando-se as medicações em uso e as recomendações de cada um deles.

As perdas excessivas de eletrólitos em feridas, fístulas gastrointestinais, drenos, febre, vômito e diarreia precisam ser repostas na nutrição parenteral ou em outra formulação endovenosa. A Tabela 5 mostra a composição e o volume de alguns fluidos corporais[4,30].

Tabela 5 Composição de eletrólitos de vários fluidos corporais*

Fonte	Volume (mL/dia)	Sódio	Potássio	HCO_3	Cloro
Saliva	500 a 2.000	2 a 10	20 a 30	30	8 a 18
Gástrico	2.000 a 2.500				
	pH < 4	60	10	–	90
	pH > 4	100	10	–	100
Pancreático	1.000	140	5	90	75
Bile	1.500	140	5	35	100
Intestino delgado	3.500	100	15	25	100
Cólon	–	60	30	–	75
Diarreia	1.000 a 4.000	60	30	45	45
Urina	1.500	40	0	–	20
Suor	1.500	50	5	–	55

* Todos em mEq/L.
Fonte: Parrish et al., 2006[5].

Os eletrólitos cálcio, fósforo e magnésio podem precipitar na formulação, devendo ser respeitadas as quantidades máximas permitidas por litro de nutrição parenteral, que são, respectivamente, 10 mEq de cálcio, 30 mEq de fósforo e 12 mEq de magnésio/L de nutrição parenteral. A Tabela 6 mostra as quantidades recomendadas de eletrólitos a ser adicionadas na nutrição parenteral[4,5,31].

Tabela 6 Quantidade de eletrólitos a ser adicionada na nutrição parenteral

	Aspen	AGA
Sódio	1 a 2 mEq/kg (ou 5 a 40 mEq/dia) + reposições	60 a 150 mEq/dia
Potássio	40 a 100 mEq/dia + reposição	40 a 100 mEq/dia
Cálcio	10 a 20 mEq/dia	5 a 15 mEq/dia
Magnésio	8 a 16 mEq/dia	8 a 24 mEq/dia
Fósforo	20 a 40 mmol/dia	10 a 30 mmol/dia

Fonte: Parrish et al., 2006.[5]

As vitaminas e os elementos-traço são disponíveis comercialmente na forma de coquetéis multivitamínicos e elementos-traço que atingem as recomendações diárias. A Tabela 7 mostra uma revisão das recomendações mais recentes do FDA para vitaminas e elementos-traço. No caso da nutrição parenteral de curta duração, não é necessária a administração de vitamina K. Quando a nutrição parenteral é de longa duração, por períodos de semanas ou meses, o paciente necessita de 2 a 4 mg/semana da vitamina K parenteral[5].

Tabela 7 Necessidades diárias de vitaminas e de micronutrientes na nutrição parenteral para pacientes adultos

	Aspen	AGA
Vitamina B1 (tiamina)	6 mg	6 mg
Vitamina B2 (riboflavina)	3,6 mg	3,6 mg
Vitamina B3 (niacina)	40 mg	40 mg
Vitamina B5 (ácido pantotênico)	15 mg	15 mg
Vitamina B6 (piridoxina)	6 mg	6 mg
Vitamina B7 (biotina)	60 mcg	60 mcg
Ácido fólico	600 mcg	600 mcg
Vitamina B12 (cobalamina)	5 mcg	5 mcg
Ácido ascórbico	200 mg	200 mg
Vitamina A	3.300 UI	3.300 UI
Vitamina D	5 mcg	200 UI
Vitamina E	10 UI	10 UI
Vitamina K	150 mcg	150 mcg
Zinco	-	2,5 a 4 mg
Cobre	-	0,3 a 1,2 mg
Cromo	-	10 a 20 mcg
Manganês	-	0,2 a 0,8 mg

Fonte: Parrish et al., 2006[5]; McClave, 2009[31].

A Tabela 8 mostra fórmulas para conversão dos eletrólitos em mg, mEq e mmol.

Tabela 8 Fórmulas para conversão de unidades

Miligramas = mmol x peso atômico		
Miligramas = mEq x peso atômico/valência		
mmol = mEq/valência		
mmol = mg/peso atômico		
	Peso atômico	Valência
Sódio	23	1
Potássio	39	1
Cálcio	40	2
Magnésio	24,3	2
Fósforo	31	2

COMPLICAÇÕES DA TERAPIA NUTROLÓGICA PARENTERAL

As complicações associadas à terapia nutrológica parenteral (TNP) podem ser classificadas em mecânicas, metabólicas e infecciosas. Entre as complicações metabólicas, destaca-se a síndrome da realimentação, condição potencialmente grave que exige vigilância rigorosa[4].

A monitorização clínica e laboratorial dos pacientes em uso de TNP deve ser sistemática, com avaliações diárias para parâmetros clínicos e metabólicos mais instáveis, e semanais para ajustes nutricionais e bioquímicos mais amplos[4,5].

Mecânicas

As complicações mecânicas mais comuns são pneumotórax e lesão ou punção arterial. A posição do cateter deve ser verificada por radiografia de tórax, sendo ideal que sua ponta esteja localizada na veia cava superior, distalmente à junção das veias jugular ou subclávia, evitando contato direto com a parede do vaso. A trombose associada ao cateter é uma complicação potencial, podendo ocorrer no local de inserção e se estender ao longo do trajeto do dispositivo. Cateteres temporários que apresentem trombose devem ser removidos prontamente.

O uso de anticoagulação deve ser avaliado conforme a apresentação clínica. Em cateteres de longa permanência, a anticoagulação profilática pode ser considerada, com dose diária de heparina de baixo peso molecular de 1 mg/kg/dia, dependendo do risco trombótico e sangramento.

É importante considerar a interferência da vitamina K presente nas formulações multivitamínicas parenterais (150 mcg/dia), que pode reduzir a eficácia da anticoagulação oral com varfarina, especialmente em doses baixas[4].

Metabólicas

As complicações metabólicas mais frequentes durante a TNP são sobrecarga hídrica e hiperglicemia.

A glicose hipertônica estimula a liberação de grande quantidade de insulina, que, por sua vez, promove retenção de água e sódio ao exercer efeitos antidiurético e antinatriurético. Na ausência de perdas gastrointestinais ou na insuficiência renal, se a oferta de fluidos exceder 2.000 mL/dia, a probabilidade de retenção hídrica é alta. Nesse caso, são essenciais a monitoração do peso do paciente e o balanço hídrico rigoroso. A oferta de sódio também não deve exceder 40 mEq/dia[5,30].

A hiperinsulinemia também favorece o transporte intracelular de potássio, magnésio e fósforo, predispondo à síndrome da realimentação, especialmente quando há aumento rápido da oferta de glicose em pacientes subnutridos. Recomenda-se iniciar a TNP com menos de 200 g/dia de glicose, monitorando a tolerância metabólica nas primeiras 48 a 72 horas.

Outra complicação frequente é a acidose metabólica. Apesar das fórmulas de aminoácidos serem tamponadas, os pacientes críticos são mais propensos a desenvolver a acidose metabólica por causa da alteração da função tubular renal.

Os distúrbios metabólicos mais comuns são[4,5]:

- hiponatremia;
- hipernatremia;
- hipopotassemia;
- hiperpotassemia;
- hipocalcemia;
- hipercalcemia;
- hipomagnesemia;
- hipofosfatemia;
- hiperfosfatemia;
- uremia.

Infecciosas

As infecções de cateter são uma complicação muito grave, com mortalidade de 12 a 25%. Deve-se suspeitar de infecção associada ao cateter quando ela se manifesta em um paciente que teve um cateter venoso central instalado nas últimas 48 horas. Se o quadro de infecção da corrente sanguínea se desenvolveu 48 horas após a instalação do cateter, há forte evidência de que a infecção esteja relacionada ao cateter[32].

A hipótese de infecção relacionada ao cateter deve ser levantada quando a infecção ocorre na vigência do uso do cateter e não existe outro foco aparente. A manifestação clínica mais sensível é a febre, porém é pouco específica. A presença de sinais inflamatórios ou secreção purulenta no local da inserção tem maior especificidade, porém pouca sensibilidade. Também podem ocorrer instabilidade hemodinâmica, alteração do estado mental e sinais de sepse, que aparecem de forma abrupta após a infusão pelo cateter[33].

Diante da suspeita clínica de infecção relacionada ao cateter, deve-se coletar cultura de sangue periférico e de sangue de cateter. A confirmação microbiológica da infecção relacionada ao cateter é baseada nos seguintes critérios[32]:

- o crescimento do mesmo micro-organismo na cultura de sangue de cateter e de sangue periférico;

- culturas quantitativas demonstrando contagem de colônias do sangue de cateter 3 vezes maior que a contagem de colônias do sangue periférico ou cultura semi-quantitativa demonstrando mais de 15 unidades formadoras de colônia do mesmo micro-organismo no cateter e no sangue periférico;
- crescimento do micro-organismo detectado no sangue do cateter pelo menos 2 horas antes do crescimento detectado no sangue periférico.

A taxa de infecção esperada em cateteres exclusivamente utilizados para nutrição parenteral deve ser inferior a 3 episódios por 1.000 cateteres-dias. O uso exclusivo da via é essencial para esse controle. Um estudo realizado na Universidade de São Paulo com pacientes em uso de cateter para TNP evidenciou os seguintes patógenos mais comuns: *Staphylococcus epidermidis*, *Staphylococcus aureus*, *Enterococcus faecalis* e *Candida parapsilosis*[34].

A incidência dessas infecções pode ser significativamente reduzida ao se garantir que o cateter seja utilizado exclusivamente para infusão da TNP, sem servir para coleta de exames laboratoriais ou infusão de medicamentos[4].

CONSIDERAÇÕES FINAIS

A terapia nutrológica parenteral é uma estratégia eficaz para pacientes que não podem ser nutridos pela via oral ou enteral. Deve ser indicada com critério, considerando os riscos e benefícios, e sempre que possível, substituída pela via mais fisiológica.

A escolha da via (periférica ou central) e da composição da fórmula depende das condições clínicas, metabólicas e nutricionais do paciente. O monitoramento rigoroso é essencial para prevenir complicações mecânicas, metabólicas e infecciosas.

Por fim, a TNP deve ser vista como uma medida temporária e segura, quando bem indicada e acompanhada por equipe multiprofissional capacitada.

REFERÊNCIAS BIBLIOGRÁFICAS

1. Dudrick SJ, Wilmore DW, Vars HM, Rhoads JE. Long-term total parenteral nutrition with growth, development, and positive nitrogen balance. Surgery 1968; 64(1):134-42.
2. Braunschweig CL, Levy P, Sheean PM, Wang X. Enteral compared with parenteral nutrition: a meta-analysis. Am J Clin Nutr 2001; 74:534-42.
3. Lipman TO. The chicken soup paradigm. J Parenter Enteral Nutr 2003; 27:93-9.
4. Bistrian B, Driscoll DF. Enteral and parenteral nutrition therapy. In Harrison's principles of internal medicine. 18.ed. Nova York: Mc Graw Hill, 2012.
5. Parrish CR, Madsen H, Frankel E. The Hitchhiker's guide to parenteral nutrition management for adult patients. Practical gastroenterology. 2006; 30:46-68.
6. The Veterans Affairs Total Parenteral Nutrition Cooperative Study Group. Perioperative total parenteral nutrition in surgical patients. N Engl J Med 1991; 325(8):525-32.

7. Heyland DK, Dhaliwal R, Drover JW, Gramlich L, Dodek P. Canadian Critical Care Clinical Practice Guidelines Committee. Canadian clinical practice guidelines for nutrition support in mechanically ventilated, critically ill adult patients. JPEN 2003; 27:355-73.
8. Singer P, Berger MM, Van den Berghe G, Biolo G, Calder P, Forbes A et al. ESPEN Guidelines on Parenteral Nutrition: intensive care. Clin Nutr 2009; 28:387-400.
9. O'Grady NP, Alexander M, Dellinger EP, Gerberding JL, Heard SO, Maki DG et al. Guidelines for the prevention of intravascular catheter-related infections. MMWR 2002; 51(RR-10):1-29.
10. Mirtallo J, Canada T, Johnson D, Kumpf V, Petersen C, Sacks G et al. Task Force for the Revision of Safe Practices for Parenteral Nutrition. Safe practices for parenteral nutrition. JPEN 2004; 28:S39-70.
11. Frankenfield D. Energy and macrosubstrate requirements. In: Gottschlich MM. The science and practice of nutritional support: a case based core-curriculum. Dubuque: Kendall/Hunt Publishing, 2001.
12. Cano NJ, Aparicio M, Brunori G, Carrero JJ, Cianciaruso B, Fiaccadori E et al. ESPEN Guidelines on Parenteral Nutrition: adult renal failure. Clin Nutr 2009; 28:401-14.
13. Plauth M, Schuetz T. Hepatology – Guidelines on Parenteral Nutrition. German Medical Science, 2009.
14. Plauth M, Cabré E, Campillo B, Kondrup J, Marchesini G, Schütz T et al. ESPEN Guidelines on Parenteral Nutrition: hepatology. Clin Nutr 2009; 28(4):436-44.
15. Jeejeebhoy KN, Anderson GH, Nakhooda AF, Greenberg GR, Sanderson I, Marliss EB. Metabolic studies in total parenteral nutrition with lipid in man; comparison with glucose. J Clin Invest 1976; 57: 125-36.
16. Baker AL, Rosenberg IH. Hepatic complications of total parenteral nutrition. Am J Med 1987; 82: 489-97.
17. Driscoll DF, Blackburn GL. Total parenteral nutrition 1990 – A review of its current status in hospitalised patients, and the need for patient-specific feeding. Drugs 1990; 40(3):346-63.
18. Reif S, Tano M, Oliverio R, Young C, Rossi T. Total parenteral nutrition-induced steatosis: reversal by parenteral lipid infusion. J Parent Ent Nutr 1991; 15:102-4.
19. Reimund JM, Duclos B, Arondel Y, Baumann R. Persistent inflammation and immune activation contribute to cholestasis in patients receiving home parenteral nutrition. Nutrition 2001; 17(4):300-4.
20. Kinsella JE, Lokesh B. Dietary lipids, eicosanoids, and the immune system. Crit Care Med 1990; 18(2 Suppl.):S94-113.
21. Palmblad J. Intravenous lipid emulsions and host defense – a critical review. Clin Nutr 1991; 10:303-8.
22. Ball MJ. Parenteral nutrition in the critically ill: use of a medium chain triglyceride emulsion. Intensive Care Med 1993; 19:89-95.
23. Masclans JR, Iglesia R, Bermejo B, Pico M, Rodriguez-Roisin R, Planas M. Gas exchange and pulmonary haemodynamic responses to fat emulsions in acute respiratory distress syndrome. Intensive Care Med 1998; 2418-23.
24. Garnacho-Montero J, Ortiz-Leyba C, Jiménez-Jiménez FJ, Garcia-Garmendia JL, Jiménez-Jiménez LM, Garnacho-Montero MC et al. Clinical and metabolic effects of two lipid emulsions on the parenteral nutrition of septic patients. Nutrition 2002; 18:134-8.
25. Grau T, Ruiz de Adana JC, Zubillaga S, Fuerte S, Giron C. Randomized study of two different fat emulsions in total parenteral nutrition of malnourished surgical patients; effect of infectious morbidity and mortality. Nutr Hosp 2003; 18:159-66.
26. Iovinelli G, Marinangeli F, Ciccone A, Ciccozzi A, Leonardis M, Paladini A et al. Parenteral nutrition in ventilated patients with chronic obstructive pulmonary disease: long chain vs medium chain triglycerides. Minerva Anestesiol 2007; 73:65-76.

27. Wanten GJA, Calder PC. Immune modulation by parenteral lipid emulsions. Am J Clin Nutr 2007; 85:1171-84.
28. Sala-Vila A, Barbosa VM, Calder PC. Olive oil in parenteral nutrition. Curr Opin Clin Nutr Metab Care 2007; 10:165-74.
29. Mayer K, Seeger W. Fish oil in critical illness. Curr Opin Clin Nutr Metab Care 2008; 11:121-7.
30. Biesalski HK, Bischoff SC, Boehles HJ, Muehlhoefer A. Water electrolytes, vitamins and trace elements – Guidelines on Parenteral Nutrition. GMS German Medical Science 2009.
31. McClave SA, Martindale RG, Vanek VW, McCarthy M, Roberts P, Taylor B et al. A.S.P.E.N. Board of Directors. American College of Critical Care Medicine; Society of Critical Care Medicine. JPEN J Parenter Enteral Nutr 2009; 33:277-316.
32. Brand J, Gaynes R. Prevention of intravascular catheter-related infections. In: Uptodate. Disponível em: http://www.uptodate.com/contents/prevention-of-intravascular-catheter-related-infections?-source=search_result&search=catheter+related+infecction+tpn&selectedTitle=2%7E150. Acessado em: 12/3/2012.
33. Maki, DG, Mermel, LA. Infections due to infusion therapy. In: Bennett JV, Brachman PS (eds.). Hospital infections. Filadélfia: Lippincott-Raven, 1998.
34. Machado J, Deh C, Suen VMM, Figueiredo JFC, Marchini JS. Biofilms, infection, and parenteral nutrition therapy. JPEN 2009; 33:397-403.

13

Terapia nutrológica parenteral em pediatria

Elza Daniel de Mello
Fabíola Isabel Suano de Souza
Roseli Oselka Saccardo Sarni

INTRODUÇÃO

A nutrição parenteral (NP) consiste na administração intravenosa de solução de glicose, lipídios, aminoácidos, eletrólitos, oligoelementos e vitaminas em indivíduos que não podem utilizar a via enteral de forma exclusiva para suprir suas necessidades nutricionais.

Além das indicações que são similares aos adultos, como síndrome do intestino curto e obstrução intestinal, existem indicações específicas na faixa etária pediátrica (Quadro 1).

Quadro 1 Indicações específicas de nutrição parenteral em pediatria conforme idade e peso de nascimento e tempo de jejum

RN pré-termo com PN < 1.000 g: nas primeiras 24 horas de vida
RN pré-termo com PN entre 1.000 g e 1.500 g: nas primeiras 24 a 48 horas de vida
RN pré-termo com PN > 1.500 g, lactentes e crianças desnutridas: se permanecerem mais de 3 dias em jejum enteral
Crianças com mais de 2 anos de idade: se permanecerem mais de 5 dias em jejum enteral

RN: recém-nascido; PN: peso de nascimento.

É importante destacar que, para o início da NP, o lactente ou a criança — especialmente em condição crítica — devem estar hemodinamicamente estáveis e com equilíbrio hidreletrolítico e ácido-básico restabelecido. Isso não significa que o uso de drogas vasoativas ou a correção de distúrbios hidreletrolíticos seja contraindicação para a prescrição de NP; o essencial é que o paciente esteja clinicamente estabilizado, independentemente das intervenções em curso. Nos estados de estresse metabólico acentuado e resposta inflamatória de fase aguda, o manejo clínico deve preceder a terapia nutrológica, uma vez que a eficácia da NP depende da estabilização do quadro clínico.

Em pediatria, utiliza-se majoritariamente a prescrição individualizada da NP no formato 3:1 (glicose, lipídio e proteína na mesma solução), o que facilita a administração, reduz o risco de infecção e exige maior rigor farmacotécnico para manter a estabilidade da solução.

LEGISLAÇÃO SOBRE O TEMA

A regulamentação sobre NP vigente no Brasil é a Portaria n. 272/MS/SNVS, de 8 de abril de 1998, que fixa os requisitos mínimos exigidos para a terapia de NP, normatizando a indicação, a prescrição, a preparação farmacêutica (avaliação farmacêutica, manipulação, controle de qualidade, conservação e transporte), a administração e o controle clínico e laboratorial.

Em 2005, o Ministério da Saúde publicou uma série de portarias que instituiu, no âmbito do Sistema Único de Saúde (SUS), a Alta Complexidade em Terapia Nutricional (unidades de assistência e centros de referência). Essas portarias abrangem diversos procedimentos de terapia nutricional para adultos e crianças, incluindo a nutrição enteral e parenteral neonatal, o que representou grande avanço da legislação em seu reconhecimento.

VIA DE ACESSO

Atenção especial deve ser dada ao planejamento da infusão da NP, para reduzir o risco de infecções, flebite, extravasamento e incompatibilidade (droga-nutriente). A Portaria n.º 272/MS/SNVS exige que a NP seja administrada por via exclusiva. No entanto, na prática clínica pediátrica, muitas vezes isso se mostra inviável, especialmente quando o acesso venoso não é iniciado por meio de um cateter central de inserção percutânea (PICC).

Em neonatos e crianças, o uso do PICC representou uma grande evolução para a infusão intravenosa, incluindo a de NP. De forma simples, uma veia periférica pode ser cateterizada, ficando a ponta do cateter localizada em veia central. Em caso de dissecção venosa ou passagem de cateter central por punção, os locais mais adequados são as veias jugulares e subclávias, de modo que o acesso femoral fique como segunda opção, devido ao risco de contaminação por presença de fezes e urina (fralda).

Mais importante que a concentração de glicose na solução de NP é a osmolaridade da solução, visto que aminoácidos e eletrólitos também contribuem para a concentração da solução. Recomenda-se a realização do cálculo da osmolaridade da solução. Entre as várias formas de se obter esse valor, sugere-se uma possibilidade simples para o cálculo (Quadro 2).

Quadro 2 Sugestão de cálculo de osmolaridade

Osmolaridade (mOsm/L): Osm = (A × 8) + (G × 7) + (Na × 2) + (P × 0,2) – 50

G: glicose (g/L); A: aminoácidos (g/L); Na: sódio (mEq/L); P: fósforo (mg/L).

As soluções com osmolaridade inferior a 600 mOsm/L podem ser infundidas por via periférica, com baixo risco de complicações locais, quando por curto período (de 7 a 10 dias), desde que se realize a troca do acesso a cada 48 horas. Quando a osmolaridade da solução estiver entre 600 e 900 mOs/L, a infusão periférica ainda é possível, porém há maior risco de complicações, como flebite e extravasamento. No caso da osmolaridade superior a 900 mOsm/L, não é permitida a infusão em via periférica, sendo necessário uso de acesso central. Na prática pediátrica, a perda de acessos venosos é frequente, devido à maior mobilidade de lactentes e crianças, o que contribui para a maior incidência de infusão periférica.

FORMULAÇÃO

Oferta hídrica

As necessidades hídricas dependem da idade da criança, da situação clínica e do balanço hídrico. Fatores que aumentam as necessidades hídricas incluem: diarreia, poliúria, vômitos, perdas por sondas ou drenos, febre, prematuridade e aumento das perdas insensíveis (habitual: criança: 50 mL/kg/dia; recém-nascido a termo: 40 mL/kg/dia). Por outro lado, algumas condições clínicas exigem restrição hídrica, como: insuficiência cardíaca, trauma encefálico, insuficiência renal, displasia broncopulmonar. É fundamental considerar também o volume utilizado na diluição de medicamentos, que deve ser incluído no cálculo do volume hídrico total permitido para a NP.

Existem várias fórmulas para o cálculo da ração hídrica diária em pediatria, sendo a mais universalmente aceita a de Holliday-Segar (1957), que estima a atividade metabólica diária a partir do peso corporal (Tabela 1).

Tabela 1 Necessidades hídricas para crianças e adolescentes

Peso corporal (kg)	Necessidades hídricas (mL/kg/dia)
Até 10 kg	100 mL/kg/dia
11 a 20 kg	1.000 mL + 50 mL/kg acima de 10 kg
Acima de 20 kg	1.500 mL + 20 mL acima de 20 kg

Para recém-nascidos, a estimativa da oferta hídrica deve considerar o dia de vida, o peso ao nascer e o ambiente em que o bebê se encontra — se está em incubadora, sob calor radiante ou em berço comum (Tabela 2).

Tabela 2 Necessidades hídricas para recém-nascidos

Idade	Recém-nascido pré-termo	Recém-nascido à termo
1 dia de vida	60 a 70 mL/kg	70 mL/kg
2 dias de vida	80 a 90 mL/kg	70 mL/kg
3 dias de vida	100 a 110 mL/kg	80 mL/kg
4 dias de vida	120 a 140 mL/kg	80 mL/kg
5 dias de vida	125 a 150 mL/kg	90 mL/kg
1ª semana a 30 dias de vida	150 mL/kg	120 mL/kg

Oferta energética

A energia fornecida pela solução de NP é proveniente de lipídios (1 g = 10 a 11 kcal – devido à adição de moléculas de glicose para estabilizar a solução), glicose (1 g = 3,4 kcal – utiliza-se a mono-hidratada) e proteína (1 g = 4 kcal). As necessidades energéticas aumentam em situações como trauma, cirurgia, sepse, queimaduras, câncer, convulsões, hipertonia e lesão medular. Já fatores como imobilidade, ventilação mecânica, oxigenação por membrana extracorpórea, uso de sedativos ou bloqueadores neuromusculares reduzem o gasto energético. Existem várias tabelas sugerindo o gasto energético do lactente ou da criança, muitas envolvendo peso e estatura. Cabe salientar que na grande maioria delas as calorias sugeridas são para lactentes e crianças saudáveis alimentando-se por via oral. No entanto, quando as necessidades nutricionais são oferecidas por via parenteral não se tem o gasto com a digestibilidade dos alimentos. Assim, quando não se utiliza tabelas específicas para NP, como a Tabela 3, pode-se diminuir em torno de 10 a 15% das necessidades energéticas sugeridas.

Tabela 3 Necessidades energéticas por via parenteral segundo a idade

Idade	Recomendação (kcal/kg/dia)
Recém-nascido pré-termo	110 a 120
0 a 1 ano	90 a 100
1 a 7 anos	75 a 90
7 a 12 anos	60 a 75
12 a 18 anos	30 a 60

Oferta de nutrientes

Glicose

A glicose é um nutriente essencial para o fornecimento de energia e para a manutenção do metabolismo cerebral. Na NP, sua oferta é calculada com base na taxa de infusão de glicose (TIG ou VIG), em mg/kg/min. O ideal é que se mantenha uma infusão de glicose que permita a manutenção de glicemia entre 80 e 120 mg/dL. A TIG geralmente varia entre 4 e 12 mg/kg/min. Cabe enfatizar que TIG menor de 3, não previne cetose.

Para calcular a TIG, utiliza-se a seguinte fórmula:

$$\text{Gramas de glicose} = \text{TIG} \times \text{peso (kg)} \times 1{,}44$$

Exemplo: Quantas gramas de glicose devo colocar na solução de NP se estou ofertando TIG de 8 para uma criança com 5 kg de peso?

$$\text{Gramas de glicose} = 8\ (\text{TIG}) \times 5\ (\text{peso}) \times 1{,}44 = 57{,}6\ \text{g.}$$

Depois de definida a quantidade em gramas de glicose, calcula-se, sabendo o volume da NP, a concentração em percentagem de glicose (g de glicose/volume total × 100%). Quando for maior de 12,5% a NP sempre deve ser infundida por via central.

Aminoácidos

Há várias soluções de aminoácidos disponíveis para uso em NP em pediatria. Para os recém-nascidos prematuros, opta-se pelas soluções enriquecidas com taurina, um aminoácido condicionalmente essencial para essa faixa etária. Para lactentes e crianças utilizam-se as soluções de aminoácidos pediátrica. Para crianças acima de 10 anos de idade, já se pode utilizar aquelas destinadas à adultos.

A quantidade de aminoácidos ofertada varia conforme a idade (Tabela 4). O controle da oferta de aminoácidos deveria ser feito com o cálculo do balanço nitrogenado, mas não é fácil de se executar em pediatria, pois a coleta de urina de 24 horas é de difícil aferição pelo não controle esfincteriano. Assim, baseia-se na dosagem de ureia e creatinina, na acidose metabólica e na proporção em relação à oferta de energia.

Tabela 4 Necessidades de aminoácidos por via parenteral segundo a idade

Idade	Recomendação (kcal/kg/dia) – peso real ou ideal
Recém-nascido pré-termo	1,5 a 4
Recém-nascido a termo	1,5 a 3
2 meses a 3 anos	1 a 2,5
3 a 18 anos	1 a 2

Lipídios

Os lipídios são componentes das membranas celulares e fornecem energia e ácidos graxos essenciais (linolênico e linoleico) para o adequado funcionamento do organismo. Existem emulsões lipídicas a 10% e 20%, sendo esta última a mais recomendada, pois proporciona melhor clareamento plasmático de triglicerídeos (melhor relação triglicerídeos/fosfolipídios) e permite a oferta de maior aporte calórico com menor volume.

Atualmente, há várias opções de emulsões lipídicas disponíveis no mercado, como as de cadeia longa (TCL – predomínio de ácidos graxos da família n-6), cadeia média (TCM – gordura de coco, saturada), óleo de peixe (predomínio de ácidos graxos da família n-3), óleo de oliva (predomínio de ácidos graxos da família n-9) e lipídios estruturados (estrutura terciária complexa com ácidos graxos de cadeia média n-9, n-3 e n-6).

Para pacientes pediátricos, recomenda-se o uso de emulsões com proporção 50% TCL e 50% TCM, pois demonstram melhor depuração de triglicerídeos. A quantidade a ser ofertada em gramas varia conforme a idade do lactente ou da criança (Tabela 5).

Tabela 5 Necessidades de lipídios por via parenteral segundo a idade

Idade	Recomendação (kcal/kg/dia) – peso real ou ideal
Lactentes	2 a 4
Crianças > 2 anos	1 a 3

Para o monitoramento da tolerância à oferta de lipídios, é fundamental a dosagem sérica de triglicerídeos. A coleta deve ser realizada após, no mínimo, 4 horas do início da infusão da NP. Em crianças menores de 2 anos, recomenda-se que os níveis de triglicerídeos permaneçam abaixo de 250 mg/dL.[2] Caso os valores ultrapassem esse limite, orienta-se a suspensão da infusão lipídica na NP por 24 a 48 horas, com posterior reinício em doses entre 0,5 e 1 g/kg/dia (Tabela 6). Para crianças acima de 2 anos, os pontos de corte ainda não estão bem definidos.

Tabela 6 Monitoração dos níveis séricos de triglicerídeos para lactentes em uso de NP

Hipertrigliceridemia	Valores	Conduta
Discreta	175 a 200 mg/dL	Aumentos gradativos da taxa de infusão
Moderadamente elevada	200 a 250 mg/dL	Reavaliar a taxa de infusão sem aumentar até que os níveis estejam normalizados
Elevada	> 250 mg/dL	Interromper por 24 a 48 horas e reiniciar com 0,5 g/kg/dia

Relação nitrogênico-calorias não proteicas

Além do aporte energético da NP, é essencial considerar a relação entre gramas de nitrogênio e calorias não proteicas (Figura 1). Em situações de estresse metabólico, independentemente da oferta calórica total, deve-se priorizar um maior percentual de proteína,

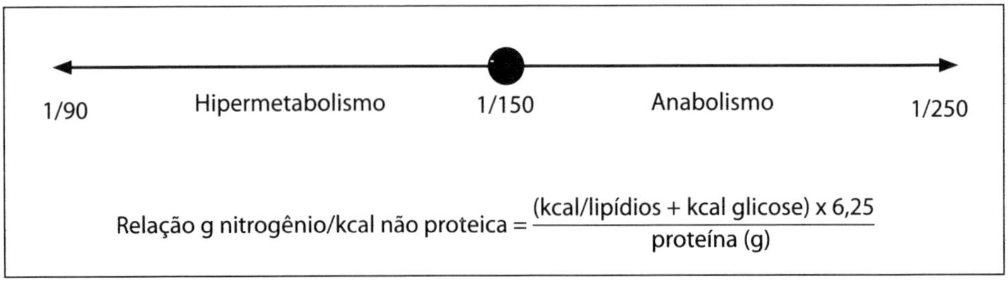

Figura 1 Cálculo da relação entre gramas de nitrogênio e calorias não proteicas.

correspondendo a 15 a 20% do valor energético total ou uma relação de 1:90. Já em estados anabólicos, essa proporção tende a ser menor, situando-se entre 10 e 15% do VET ou uma relação de 1:250. Para fins de cálculo, considere que 6,25 g de aminoácidos correspondem a 1 g de nitrogênio, ou que 0,16 g de nitrogênio é igual a 1 g de aminoácido.

Oferta de minerais e eletrólitos

Por via parenteral, podem ser administrados sódio, potássio, cálcio, fósforo, magnésio e cloreto, cujas recomendações variam conforme a faixa etária, condição clínica, níveis plasmáticos (Tabela 8) e perdas adicionais por secreções gastrointestinais (Tabela 7).

Tabela 7 Necessidades diárias de eletrólitos (peso calórico ou metabólico e dose diária)

Eletrólito	Neonatos	Lactentes/crianças	Adolescentes
Sódio	2 a 5 mEq/kg	2 a 6 mEq/p cal	2 a 6 mEq/p cal
Cloro	1 a 5 mEq/kg	2 a 5 mEq/p cal	2 a 5 mEq/p cal
Potássio	1 a 4 mEq/kg	2 a 3 mEq/p cal	2 a 3 mEq/p cal
Cálcio	3 a 4 mEq/kg	1 a 2,5 mEq/p cal	10 a 20 mEq/dia
Fósforo	1 a 2 mmol/kg	0,5 a 1 mmol/p cal	10 a 40 mmol/dia
Magnésio	0,3 a 0,5 mEq/kg	0,3 a 0,5 mEq/p cal	10 a 30 mEq/dia

A maior chance de instabilidade da solução de NP ocorre com o uso de doses elevadas de cátions bivalentes ou trivalentes, como cálcio e magnésio, que interagem com os lipídios, carregados negativamente. Uma grande particularidade em pediatria, especialmente em neonatos, é a maior propensão à precipitação da solução devido à elevada oferta de cálcio e fósforo — situação que pode ser minimizada pelo uso de fósforo orgânico. Recomenda-se uma relação entre cálcio e fósforo entre 1,3:1 e 2:1 para a mineralização óssea adequada.

Assim, é essencial determinar:

a. a concentração de cálcio na NP (em mEq/L) – valores superiores a 10 mEq/L aumentam o risco de precipitação;

Tabela 8 Composição da solução de eletrólitos

Produto	Cátion (mEq/mL)	mg/mL	Ânion (mEq/mL)	mg/mL
Acetato de sódio (10%)	0,7	16,9	0,7	43,4
Acetato de sódio (2 mEq/mL)	2	46	2	118,1
Acetato de potássio (2 mEq/mL)	2	78,2	2	117,9
Bicarbonato de sódio (10%)	1,2	27,4	1,2	72,6
Cloreto de sódio (3%)	0,5	13,1	0,5	20,2
Cloreto de sódio (10%)	1,7	39,3	1,7	60,7
Cloreto de sódio (20%)	3,4	78,6	3,4	121,4
Cloreto de sódio (4 mEq/mL)	4	92	4	141,8
Cloreto de potássio (19,1%)	2,6	100,1	2,6	90,9
Cloreto de potássio (2 mEq/mL)	2	78,2	2	70,9
Fosfato diácido de potássio (25%)	1,8	71,8	1,8	57
Fosfato monoácido de potássio (25%)	2,9	112,3	1,9	44,5
Fosfato de sódio (2 mEq/mL)	2	46	1,1*	34,2
Fosfato de potássio (2 mEq/mL)	2	96	1,1*	34,2
Glicerofosfato de sódio (1 mmol/mL)	2* (Na)	46	1*	31
Glicerofosfato de sódio (0,33 mmol/mL)	0,66* (Na)	15,3	0,33*	10,2
Gluconato de cálcio (10%)	0,5	8,9	0,5	87
Sulfato de magnésio (10%)	0,8	9,9	0,8	39
Sulfato de magnésio (20%)	1,6	19,8	1,6	78
Sulfato de magnésio (50%)	4	49,5	4	195
Sulfato de magnésio (1 mEq/mL)	1	12,2	1	48,1

* mmol/L

b. o somatório dos cátions cálcio e magnésio (em mEq/L) – valores acima de 16 mEq/L também elevam esse risco.

A NP não deve ser utilizada como veículo para altas doses de eletrólitos ou para correções de distúrbios hidreletrolíticos.

Oferta de micronutrientes

A inclusão de micronutrientes na NP é feita por meio da adição de ampolas contendo quantidades específicas de oligoelementos e vitaminas, visando a atender às recomendações para cada faixa etária (Tabelas 9 e 10). Crianças em uso prolongado de NP (mais de 1 mês), sem utilizar dieta por via enteral, devem ser consideradas em risco de carência de selênio. Em situações como essa, um planejamento individualizado e rigoroso é necessário e, às vezes, é preciso utilizar suplementos vitamínicos endovenosos específicos, não incluídos nas soluções.

Tabela 9 Necessidade de oligoelementos por via parenteral em diferentes idades

Elemento	Pré-termo	Termo (até 3 meses)	Crianças abaixo de 5 anos (mcg/kg)	Adolescentes (dias)
Zinco	400	300	100	2 a 5 mg
Cobre	20	20	20	200 a 500 mcg
Selênio	2	2	2 a 3	30 a 40 mcg
Cromo	0,2	0,2	0,14 a 0,2	5 a 15 mcg
Manganês	1	1	2 a 10	50 a 150 mcg
Iodo	1	1	1	

Tabela 10 Necessidade de vitaminas por via parenteral em diferentes idades

Vitamina	RNPT (dose/kg)	Crianças e RNT (dose total)	Crianças maiores e adolescentes
A (UI)	1.640	2.300	3.300
E (mg)	2,8	7	10
D (UI)	160	400	200
C (mg)	25	80	100
Tiamina – B1 (mg)	0,35	1,2	3
Riboflavina – B2 (mg)	0,15	1,4	3,6
Niacina – B3 (mg)	0,18	1	4
Pantotenato – B5 (mg)	6,8	17	40
Piridoxina – B6 (mg)	2	5	15
Biotina – B7 (mg)	6	20	60
Folato – B9 (mg)	56	140	400
Cianocobalamina – B12 (mcg)	0,3	1	5
K (mg)	0,08	0,2	5 mg/semana

RNPT: recém-nascido pré-termo; RNT: recém-nascido a termo.

MONITORAÇÃO E ACOMPANHAMENTO

A NP bem planejada oferece riscos mínimos e traz muitos benefícios na manutenção ou recuperação nutricional de lactente e crianças que dela necessitam por períodos mais ou menos prolongados. O acompanhamento da condição nutricional é o primeiro passo a ser adotado dentro desse planejamento. Para isso, controles clínicos, laboratoriais e infecciosos são fundamentais para prevenir e detectar precocemente as complicações (Tabela 11). Outra particularidade em pediatria é que, para evitar a retirada excessiva de sangue que pode significar a necessidade de transfusão, não se consegue fazer o controle laboratorial como preconizado nas tabelas.

Tabela 11 Monitorização clínica e metabólica da nutrição parenteral em pediatria

Parâmetros	Período inicial	Período estável
Clínicos (atividade, diurese, pressão arterial, frequência cardíaca, frequência respiratória, temperatura e balanço hídrico, quando possível)	Diariamente	Diariamente
Eletrólitos e pH (Na, K, Ca, P, Mg)	3 a 4 vezes/semana	Semanal
Ureia e creatinina	2 a 3 vezes/semana	Semanal
Glicemia	Diariamente (3 vezes)	Diariamente (1 vez)
Albumina	Semanal	Semanal
AST, ALT, Gama-GT	Semanal	Semanal
Hb e Ht	Semanal	Semanal
Glicosúria	Diariamente	Diariamente
Densidade urinária	Diariamente	Diariamente
Leucograma	Quando indicado	Quando indicado
Culturas	Quando indicado	Quando indicado
Triglicerídeos (não são necessários colesterol total e frações)	4 horas após (infusão de lipídios)	Semanal

Na: sódio; K: potássio; Ca: cálcio; P: fósforo; Mg: magnésio; AST: aspartase aminotransferase; ALT: alanina aminotransferase; gama-GT: gama glutamil transpeptidase; Hb: hemoglobina; Ht: hematócrito.

Nas primeiras semanas, os monitoramentos — especialmente laboratoriais — devem ser mais frequentes, e os cuidados com infecções relacionadas ao cateter devem ser responsabilidade compartilhada por toda a equipe assistencial, uma vez que se trata de uma complicação recorrente.

É fundamental atenção contínua à adequação da oferta de nutrientes, a fim de prevenir tanto a superalimentação quanto a subalimentação, além de deficiências ou excessos de micronutrientes.

Por fim, sempre que possível, a via enteral deve ser introduzida, mesmo que sob a forma de nutrição enteral mínima, pois está associada a menor risco de colestase hepática, atrofia de vilosidades intestinais e translocação bacteriana.

REFERÊNCIAS BIBLIOGRÁFICAS

1. ASPEN Board of Directors and the Clinical Guidelines Task Force. Guidelines for the use of parenteral and enteral nutrition in adult and pediatric patients. JPEN J Parenter Enteral Nutr 2002;26:1SA-138SA.
2. Baker RD, Baker SS, Davis AM (eds). Pediatric Parenteral Nutrition. Gaithersburg: Aspen, 2001.

3. Bishay M, Pichler J, Horn V, Macdonald S, Ellmer M, Eaton S et al. Intestinal failure-associated liver disease in surgical infants requiring long-term parenteral nutrition. J Pediatr Surg 2012; 47:359-62.
4. Brasil. Ministério da Saúde. Média e Alta Complexidade. Aprova o Regulamento Técnico para fixar os requisitos mínimos exigidos para a Terapia de Nutrição Parenteral. Portaria n. 272/MS/SNVS, 1998.
5. Brasil. Ministério da Saúde. Média e Alta Complexidade. Define Unidades de Assistência de Alta Complexidade em Terapia Nutricional e Centros de Referência de Alta Complexidade em Terapia Nutricional e suas aptidões e qualidades. Portaria n. 131/MS/SNVS, 2005.
6. Holliday MA, Segar WE. The maintenance need for water in parenteral fluid therapy. Pediatrics 1957; 19:823-6.
7. Koletzko B, Goulet O, Hunt J, Krohn K, Shamir R. Parenteral Nutrition Guidelines Working Group. Guidelines on paediatric parenteral nutrition of the European Society of Paediatric Gastroenterology, Hepatology and Nutrition (ESPGHAN) and the European Society for Clinical Nutrition and Metabolism (ESPEN), supported by the European Society of Paediatric Research (ESPR). J Pediatr Gastroenterol Nutr 2005; 41(Suppl.2):S1-87.
8. Meyers RS. Pediatric fluid and electrolyte therapy. Pediatr Pharmacol Ther 2009; 14:204-10.
9. Rayan M, Devlieger H, Jochum F, Allegaert K. Short-term use of parenteral nutrition with a lipid emulsion containing a mixture of soybean oil, olive oil, medium-chain triglycerides and fish oil. A randomized double-blindstudy in preterm infants. J Parenter Enteral Nutr 2012; 36:81S-96S.
10. Souza FI, Teske M, Sarni RO. Nutrição parenteral no recém-nascido pré-termo: proposta de protocolo prático. Rev Paul Pediatr 2008; 26(3):278-89.

14

Terapia nutrológica enteral pediátrica

Elza Daniel de Mello
Carlos Alberto Nogueira-de-Almeida

DEFINIÇÃO E INDICAÇÕES

A nutrologia enteral (NE) é definida como o alimento para fins especiais, com oferta controlada de nutrientes, em forma isolada ou combinada, de composição definida ou estimada, especialmente formulada e elaborada para uso por sondas ou via oral, industrializados ou não, utilizada de maneira exclusiva ou parcial para substituir ou complementar a alimentação oral em pacientes desnutridos ou não, conforme suas necessidades nutricionais em regime hospitalar, ambulatorial ou domiciliar, visando à manutenção ou síntese de tecidos, órgãos ou sistemas. A terapia nutrológica enteral (TNE) é definida como o conjunto de procedimentos terapêuticos destinados à manutenção ou recuperação do estado nutricional do paciente por meio de NE. Pacientes hospitalizados frequentemente utilizam NE como um método alternativo de alimentação.

A NE é administrada através de uma sonda de alimentação, sendo o método preferido de apoio nutrológico para pacientes com funcionamento do trato gastrointestinal. Ela oferece diversas vantagens teóricas em relação à nutrologia parenteral, incluindo menor custo, maior comodidade e diminuição das complicações infecciosas. Outra vantagem das sondas de alimentação enteral é que elas fornecem um acesso conveniente para o trato gastrointestinal, sendo também utilizadas para a administração de medicamentos em pacientes com deglutição comprometida.

A TNE é indicada quando o trato gastrointestinal estiver total ou parcialmente funcionante e houver risco de desnutrição, ou seja, quando a ingestão oral for inadequada para prover as necessidades diárias nutricionais. De forma geral, as seguintes indicações de TNE podem ser citadas:

- consumo por via oral inferior a 80% das necessidades energéticas;
- crescimento ou ganho de peso inadequado por mais de 1 mês para crianças com idade inferior ou igual a 2 anos;
- perda ou peso estacionado por 3 meses, para as crianças com idade superior a 2 anos;
- mudança de canal na curva de crescimento nos índices peso/idade (PI) ou peso/estatura (PE);
- dobra cutânea tricipital (DCT) abaixo do percentil 5 para a idade;
- jejum oral prolongado superior a 4 horas diárias.

As contraindicações à TNE, em geral, são relativas ou temporárias, mais do que definitivamente absolutas:

- disfunção gastroesofágica e/ou trato gastrointestinal ou condições que requerem repouso intestinal;
- obstrução mecânica do trato gastrointestinal;
- refluxo gastroesofágico;
- íleo paralítico;
- hemorragia gastrointestinal grave;
- vômitos e diarreia graves;
- fístula do trato gastroesofágico de alto débito;
- enterocolite grave;
- pancreatite aguda grave;
- doença terminal;
- expectativa de utilizar via oral em período superior a 2 dias em desnutridos e em 5 dias em nutridos.

Os principais parâmetros que devem ser analisados para o planejamento da NE incluem:

- determinação do estado nutricional;
- escolha da via de acesso;

- escolha do local de infusão da dieta;
- escolha da modalidade de administração da dieta:
  - infusão contínua com bomba de infusão;
  - infusão intermitente: por gotejamento ou em bolo;
- escolha da dieta: fonte de carboidratos, lipídios, proteínas, minerais, vitaminas, osmolaridade, densidade calórica, distribuição calórica percentual e relação kcal/gN;
- determinação de condições clínicas;
- necessidades nutricionais do paciente.

DETERMINAÇÃO DO ESTADO NUTROLÓGICO

A avaliação do estado nutrológico tem como objetivo identificar os distúrbios nutricionais, permitindo uma intervenção adequada que auxilie na manutenção e/ou recuperação da saúde do paciente. O diagnóstico precoce da desnutrição intra-hospitalar é necessário para impedir agravos, assim como o diagnóstico de risco nutricional na admissão hospitalar.

Diversos métodos podem ser utilizados na avaliação nutrológica (AN), cada um com sua importância e limitações. Nenhum deles é considerado padrão-ouro isoladamente, portanto, a combinação de métodos é recomendada para melhor acurácia diagnóstica.

A antropometria apresenta a vantagem de ser aplicável a todos os ciclos de vida. É um método não invasivo que utiliza equipamentos de baixo custo, necessita de pequeno espaço físico e permite coleta de dados fácil e rápida. Tem como desvantagens o fato de, isoladamente, não detectar deficiências específicas de micronutrientes, necessitando de exames complementares. Compreende a determinação de peso, estatura, circunferência do braço (CB) e DCT, podendo com esses dados determinar o índice de massa corporal (IMC) e a circunferência muscular do braço (CMB).

Peso

Para determinar o peso, é essencial que a balança esteja previamente regulada e tarada (idealmente, antes de cada medida). Em crianças de até 24 meses, utiliza-se balança pediátrica, com o bebê sem roupas, registrando-se o peso indicado. Após os 2 anos de idade, utiliza-se a balança de plataforma, colocando a criança na balança, com avental apropriado para idade e os pés descalços, registra-se o peso e, depois, desconta-se o peso do avental.

Estatura

O comprimento/altura medido no indivíduo deitado ou em pé, respectivamente, é a distância do ponto vértice à região plantar. Para crianças de até 2 anos, utiliza-se régua antropométrica ou antropômetro horizontal. Deita-se a criança de costas sobre uma superfície lisa, segurando-lhe a cabeça na posição vertical, as pernas esticadas e os joelhos estendidos. A haste fixa toca o topo do crânio e o cursor móvel desloca-se até a base do pé. Para crianças maiores e adolescentes, usa-se o mesmo método adotado para indivíduos adultos. Nesse caso, a altura do paciente deve ser verificada em balança com antropômetro ou fita métrica, afixados a uma parede plana. O paciente deve estar sem calçados, sem boné e sem adornos no alto da cabeça e permanecer em pé sobre a plataforma da balança, com os calcanhares juntos para trás e o corpo o mais reto possível. Calcanhares, panturrilha, nádegas, costas e cabeça devem tocar a parede de superfície vertical do dispositivo de medida.

Classificação

0 a 5 anos de idade

A AN baseia-se nos índices PI, PE e estatura/idade (EI), recomendados pela Organização Mundial da Saúde (OMS), que podem ser calculados pelo programa Anthro, disponível no *site*: http://www.who.int/childgrowth/software/en/.

5 anos e 1 mês a 19 anos

Utilizam-se os critérios da OMS de EI e IMC, que podem ser calculados no programa AnthroPlus, disponível no site: http://www.who.int/growthref/tools/en/.

Essas classificações podem ser determinadas em percentil e escore z por meio dos gráficos da OMS, pelo programa ou por percentual de adequação. As classificações dos índices do estado nutricional para crianças de 0 a menos de 5 anos de idade, de 5 a 10 anos e de adolescentes de 10 a 19 anos estão representados, respectivamente, nas Tabelas 1, 2 e 3.

Circunferência do braço

Indicador antropométrico recomendado pela OMS, a CB representa a soma das áreas óssea, muscular e adiposa do braço. A aferição deve ser feita no braço não dominante, marcando o ponto médio entre acrômio e olécrano, com fita métrica inextensível. Os valores devem ser interpretados de acordo com percentis da tabela adaptada de Frisancho (1981).

Dobra cutânea tricipital

A da DCT reflete a espessura da pele e do tecido adiposo subcutâneo, sendo o método mais utilizado na prática clínica para monitoramento do estado nutrológico. Deve-se manter o paciente em pé ou sentado, com o braço estendido livremente ao lado

Tabela 1 Índices do estado nutricional para crianças de 0 a menos de 5 anos de idade

Estatura para a idade	Valores críticos		Diagnóstico nutricional
	< percentil 0,1	< escore z 3	Muito baixa estatura para a idade
	≥ percentil 0,1 e < percentil 3	≥ escore z -3 e < escore z -2	Baixa estatura para a idade
	≥ percentil 3	≥ escore z -2	Estatura adequada para a idade
Peso para a idade	< percentil 0,1	< escore z -3	Muito baixo peso para a idade
	≥ percentil 0,1 e < percentil 3	≥ escore z -3 e < escore z -2	Baixo peso para a idade
	≥ percentil 3 e ≤ percentil 97	≥ escore z -2 e ≤ escore z +2	Peso adequado para a idade
	> percentil 97	> escore z +2	Peso elevado para a idade*
Peso para a estatura	< percentil 0,1	< escore z -3	Magreza acentuada
	≥ percentil 0,1 e < percentil 3	≥ escore z -3 e < escore z -2	Magreza
	≥ percentil 3 e ≤ percentil 85	≥ escore z -2 e ≤ escore z +1	Eutrofia
	> percentil 85 e ≤ percentil 97	≥ escore z +1 e ≤ escore z +2	Risco de sobrepeso
	> percentil 97 e ≤ percentil 99,9	≥ escore z +2 e ≤ escore z +3	Sobrepeso
	> percentil 99,9	> escore z +3	Obesidade
IMC para a idade	< percentil 0,1	< escore z -3	Magreza acentuada
	≥ percentil 0,1 e < percentil 3	≥ escore z -3 e < escore z -2	Magreza
	≥ percentil 3 e ≤ percentil 85	≥ escore z -2 e ≤ escore z +1	Eutrofia
	> percentil 85 e ≤ percentil 97	≥ escore z +1 e ≤ escore z +2	Risco de sobrepeso
	> percentil 97 e ≤ percentil 99,9	≥ escore z +2 e ≤ escore z +3	Sobrepeso
	> percentil 99,9	> escore z +3	Obesidade

* Este não é o índice antropométrico mais recomendado para a avaliação do excesso de peso entre crianças. Essa situação deve ser avaliada pela interpretação dos índices de peso para estatura ou IMC para idade.

Fonte: OMS (WHO), 1995.[24]

Tabela 2 Índices do estado nutricional para crianças de 5 a 10 anos de idade

	Valores críticos		Diagnóstico nutricional
Estatura para a idade	< percentil 0,1	< escore z-3	Muito baixa estatura para a idade
	≥ percentil 0,1 e < percentil 3	≥ escore z -3 e < escore z -2	Baixa estatura para a idade
	≥ percentil 3	≥ escore z -2	Estatura adequada para a idade
Peso para a idade	< percentil 0,1	< escore z -3	Muito baixo peso para a idade
	≥ percentil 0,1 e < percentil 3	≥ escore z -3 e < escore z -2	Baixo peso para a idade
	≥ percentil 3 e ≤ percentil 97	≥ escore z -2 e ≤ escore z +2	Peso adequado para a idade
	> percentil 97	> escore z +2	Peso elevado para a idade*

* Este não é o índice antropométrico mais recomendado para a avaliação do excesso de peso entre crianças. Essa situação deve ser avaliada pela interpretação dos índices de peso para estatura ou IMC para idade.

Fonte: OMS (WHO), 1995.[24]

Tabela 3 Índices do estado nutricional para adolescentes de 10 a 19 anos de idade

	Valores críticos		Diagnóstico nutricional
Estatura para a idade	< percentil 0,1	< escore z-3	Muito baixa estatura para a idade
	≥ percentil 0,1 e < percentil 3	≥ escore z -3 e < escore z -2	Baixa estatura para a idade
	≥ percentil 3	≥ escore z -2	Estatura adequada para a idade
IMC para a idade	< percentil 0,1	< escore z -3	Magreza acentuada
	≥ percentil 0,1 e < percentil 3	≥ escore z -3 e < escore z -2	Magreza
	≥ percentil 3 e ≤ percentil 85	≥ escore z -2 e ≤ escore z +1	Eutrofia
	> percentil 85 e ≤ percentil 97	≥ escore z +1 e ≤ escore z +2	Sobrepeso
	> percentil 97 e ≤ percentil 99,9	≥ escore z +2 e ≤ escore z +3	Obesidade
	> percentil 99,9	> escore z +3	Obesidade grave

Fonte: OMS (WHO), 1995.[24]

do corpo. A dobra é pinçada na face posterior do braço, no ponto médio entre acrômio e olécrano. Mede-se com plicômetro, verticalmente, após 4 segundos da pressão aplicada, em três aferições, calculando-se a média. Os valores são classificados conforme os percentis de Frisancho.

A compressibilidade da pele e do tecido adiposo varia com o estado de hidratação, a idade e entre indivíduos. Indivíduos jovens tendem a ter maior compressibilidade, mas o excesso de hidratação (como no edema) pode interferir na acurácia da medição.

Circunferência muscular do braço

A CMB é obtida a partir de uma relação matemática entre a DCT e a CB. O valor obtido oferece uma medida indireta da massa muscular esquelética, sendo um importante indicador da composição corporal. Esse método tem como limitação a execução da técnica utilizada. A principal limitação do método é a dependência da correta execução técnica. A experiência do profissional responsável pela aferição pode influenciar diretamente os resultados, podendo gerar variações que não refletem com precisão as alterações no estado nutrológico, sobretudo quando realizadas por profissionais não treinados. Os valores de referência são classificados de acordo com a tabela adaptada de Frisancho (1981), distribuídos em percentis a partir de 1 ano de idade.

$$\text{CMB (cm)} = \text{CB} - [0{,}314 \times \text{DCT (mm)}]$$

Exames bioquímicos

A utilização de exames bioquímicos na avaliação nutrológica (AN) apresenta como principal limitação o fato de não serem específicos, sendo influenciados por diversos fatores clínicos de confusão.

Apesar disso, os marcadores mais utilizados na prática clínica são a albumina, a transferrina e a pré-albumina, por serem indicadores da reserva proteica visceral (Tabela 4). Concentrações séricas reduzidas desses parâmetros estão frequentemente associadas à desnutrição; no entanto, condições como processos inflamatórios, doenças renais ou hepáticas podem alterar esses valores independentemente do estado nutricional.

Tabela 4 Valores normais e interpretação para albumina, transferrina e pré-albumina na desnutrição

Marcador	Valor normal	Depleção leve/moderada	Depleção grave
Albumina	3,5 a 5 g%	3,49 a 2,4 g%	< 2,40 g%
Transferrina	212 a 360 mg%	100 a 150 mg%	< 150 mg%
Pré-albumina	18 a 45 mg%	5 a 9,9 mg%	< 5 mg%

TIPOS DE FÓRMULAS PARA USO ENTERAL

Fórmulas enterais

As fórmulas enterais pediátricas variam conforme a idade e o tamanho da criança. Para crianças com menos de 10 anos, estão disponíveis fórmulas especializadas que diferem daquelas destinadas a adultos. Crianças requerem menor carga de soluto renal e maior concentração de vitaminas e minerais, a fim de promover crescimento e desenvolvimento adequados.

A recomendação de proteínas nas dietas enterais pediátricas deve estar entre 7 e 18% do valor energético total (VET), enquanto os lipídios devem representar de 30 até, no máximo, 60% do VET. A concentração de triglicerídeos de cadeia média não deve exceder 50% do total de lipídios, uma vez que não possuem ácidos graxos essenciais.

Para crianças com menos de 1 ano de idade, utilizam-se fórmulas pediátricas indicadas para uso oral, com densidade calórica (DC) em torno de 0,7 kcal/mL. Há ainda fórmulas com DC de 1 kcal/mL, contendo proteína íntegra e lactose, apropriadas para essa faixa etária.

A partir de 1 ano, estão disponíveis fórmulas com 1 kcal/mL e versões hipercalóricas com 1,5 kcal/mL. Crianças acima de 10 anos ou com peso superior a 50 kg podem utilizar fórmulas destinadas a adultos.

Fórmulas especializadas estão disponíveis para várias condições clínicas; em geral, elas fornecem 1 kcal/mL e podem ser diluídas. As dietas são comercializadas nas formas em pó, para reconstituição, ou líquida, pronta para uso.

Escolha da dieta

A escolha da dieta a ser fornecida ao paciente requer avaliação dos seguintes critérios:

- idade (adequação da fórmula à faixa etária da criança);
- estado nutricional;
- necessidades metabólicas e clínicas;
- capacidade digestiva e absortiva do trato gastrointestinal;
- necessidade hídrica;
- localização e diâmetro da sonda;
- osmolaridade da dieta;
- densidade calórica (cal/mL);
- carga de soluto renal (considerando a quantidade de proteína e sódio);
- concentração de vitaminas e minerais.

As fórmulas utilizadas na TNE podem ser industrializadas ou artesanais. No entanto, há poucas opções de fórmulas líquidas industrializadas prontas para uso na faixa pediátrica, sem necessidade de manipulação prévia. Além disso, as crianças variam muito em seu estado nutrológico e em enfermidades, sendo frequentemente necessário adaptar ou modular a dieta.

As fórmulas podem ser classificadas como poliméricas, oligoméricas ou monoméricas:

- Fórmulas poliméricas: compostas por proteínas, carboidratos e lipídios intactos, exigindo trato gastrointestinal funcionante. Apresentam maior peso molecular e menor osmolaridade.
- Fórmulas oligoméricas: constituídas por proteínas extensamente hidrolisadas (dipeptídeos, peptídeos ou aminoácidos livres). São de mais fácil absorção, porém possuem osmolaridade elevada, o que pode favorecer diarreia osmótica.
- Fórmulas monoméricas (ou à base de aminoácidos): contêm proteínas exclusivamente na forma de aminoácidos, sendo indicadas em casos de absorção altamente comprometida.

Para adequação das fórmulas às necessidades individuais, é comum o uso de módulos que fornecem somente um tipo de nutriente (carboidrato, proteína ou lipídio) e são nutricionalmente incompletos.

Densidade calórica

A densidade calórica de uma dieta corresponde à quantidade de calorias totais fornecidas por mililitro de dieta pronta. Para crianças no primeiro ano de vida, essa densidade pode variar entre 0,67 e 0,8 cal/mL; já para aquelas com mais de 1 ano, valores entre 0,8 e 1,2 cal/mL costumam ser bem tolerados.

Densidades calóricas mais elevadas, porém, requerem monitoramento rigoroso quanto a sinais de intolerância, como diarreia osmótica, alterações hidreletrolíticas, dificuldade em tolerar sobrecarga de solutos e retardo de esvaziamento gástrico.

Osmolaridade

A osmolaridade é uma medida da pressão osmótica exercida por uma fórmula quando em contato com as membranas semipermeáveis do trato gastrointestinal. Trata-se da concentração de partículas osmoticamente ativas em uma solução. Quanto menores forem as partículas presentes, maior será a osmolaridade da fórmula.

No estômago, fórmulas com alta osmolaridade tendem a reduzir os movimentos de propulsão, dificultando o esvaziamento gástrico. Já mais distalmente, no duodeno e no jejuno, soluções hiperosmolares aumentam o peristaltismo e aceleram o trânsito intestinal, podendo levar à diarreia osmótica.

Carboidratos, eletrólitos e aminoácidos são os principais determinantes da carga osmótica gastrointestinal de uma fórmula. Fórmulas compostas por partículas menores — como aminoácidos livres e monossacarídeos — apresentam osmolaridade mais elevada do que aquelas contendo proteínas intactas.

COMO PRESCREVER A TERAPIA NUTROLÓGICA ENTERAL

O médico é responsável pela prescrição médica da TNE e o nutricionista é responsável pela prescrição dietética da NE. A prescrição dietética deve contemplar o tipo e a quantidade dos nutrientes requeridos pelo paciente, considerando seu estado mórbido e nutrológico, suas necessidades nutricionais e as condições do trato digestivo.

1º passo: definir a indicação da terapia nutrológica enteral

A TNE deve atender aos objetivos de curto e longo prazos. Entende-se como objetivos de curto prazo a interrupção ou redução da progressão da doença, a cicatrização de lesões, a transição para a alimentação oral e a recuperação do estado nutricional. A TNE de longo prazo tem como finalidade a manutenção do estado nutricional adequado e a reabilitação do paciente, abrangendo a recuperação física e social. Em casos excepcionais, a TNE pode substituir permanentemente a alimentação oral.

No período neonatal, a alimentação por sonda é frequentemente necessária em decorrência da prematuridade, da ausência de reflexo de deglutição e sucção, e das altas demandas metabólicas associadas à imaturidade gastrointestinal e à restrição hídrica.

2º passo: avaliar o estado clínico do paciente

É importante avaliar o estado clínico do paciente e a fase de sua doença (características metabólicas) para determinar a melhor abordagem da TN. Também é necessário verificar se o paciente apresenta estabilidade clínica e metabólica adequada para iniciar a nutrição enteral (por exemplo, ausência de hipoxemia ou acidose metabólica significativa).

3º passo: avaliar o gasto energético diário e as necessidades calóricas

As necessidades energéticas variam de acordo com o estado nutrológico do paciente e sua idade. Para as crianças, recomenda-se a utilização de equações ou de tabelas de referência segundo a idade e o gênero, como a da FAO/OMS, ou as *Dietary Reference Intakes* (DRI – ingestão dietética de referência). É essencial atenção à oferta energética, pois tanto o déficit quanto o excesso podem ser prejudiciais à criança.

Determinar o gasto energético diário (GED) estimado é crucial para saber quantas calorias devem ser fornecidas para manter as funções orgânicas, considerando a faixa etária e o estado clínico do paciente (Tabela 5).

Também devem ser avaliados o estado clínico geral, o grau de atividade física, o uso de sedativos ou relaxantes musculares, o trabalho respiratório (como o uso de ventilação mecânica) e o tipo de doença, pois esses fatores podem impactar significativamente o GED estimado.

Tabela 5 Valores previstos do GED de acordo com a faixa etária

Faixa etária	GED
RN prematuro extremo	3º dia de vida: 50 a 55 cal/kg/dia 4º dia de vida: 65 a 75 cal/kg/dia 7º dia de vida: 85 a 90 cal/kg/dia
RN prematuro	90 a 125 cal/kg/dia
RN a termo	75 a 125 cal/kg/dia
Lactente até 10 kg	90 a 100 cal/kg/dia
Criança (11 a 20 kg)	1.000 cal + 50 cal/kg de peso acima de 10 kg ou 80 cal/kg/dia
Criança (20 a 40 kg)	1.500 cal + 20 cal/kg de peso acima de 20 kg ou 55 cal/kg/dia
Adolescente	2.000 a 2.500 cal/dia

GED: gasto energético diário; RN: recém-nascido.

O volume hídrico prescrito na nutrição enteral também deve ser cuidadosamente calculado, uma vez que o excesso pode causar sobrecarga hídrica e o déficit pode limitar o aporte calórico adequado. A Tabela 6 apresenta as recomendações de necessidades hídricas para pacientes pediátricos.

Tabela 6 Necessidade hídrica diária de manutenção

Estado clínico	Volume hídrico por dia
RN doente, dia 1	40 a 80 mL/kg
RN doente, 1 semana	100 a 150 mL/kg
Anúria, oligoanúria	45 mL/kg
1 a 10 kg	100 mL/kg
11 a 20 kg	1.000 mL + 50 mL/kg, acima de 10 kg
Peso > 20 kg	1.500 mL + 20 mL/kg, acima de 20 kg
Área de superfície corporal	1.500 a 1.800 mL/m^2

RN: recém-nascido.

Outro ponto importante é a relação entre calorias não proteicas (CNP) e gramas de nitrogênio (gN). Para calculá-la, soma-se o valor calórico proveniente dos carboidratos e lipídios, e divide-se pelos gramas de nitrogênio – obtidos dividindo os gramas de proteína por 6,25. A seguir, calcula-se a proporção de calorias não proteicas por grama de nitrogênio.

Recomenda-se uma relação de 1 g de nitrogênio para:

- ≤ 100 kcal não proteicas, em situações de estresse grave;
- 100 a 150 kcal, em situações de estresse moderado;
- > 150 kcal, em condições sem estresse.

TIPOS DE SONDA PARA A TERAPIA NUTROLÓGICA ENTERAL

Os materiais utilizados para a confecção das sondas são borracha, látex e polietileno. No entanto, há evidências de que esses materiais apresentam alterações em sua complacência e tolerância biológica ao longo do tempo. O polietileno, por exemplo, no meio ácido do estômago, torna-se rígido e friável, o que contraindica seu uso por períodos prolongados.

Materiais como o silicone e o poliuretano, mais resistentes à ação da secreção gástrica, são amplamente utilizados na fabricação das sondas enterais.

O poliuretano, por ser menos flexível, é mais resistente a colabamento e tem excelente biocompatibilidade, sendo material de primeira escolha, embora as sondas de silicone ofereçam maior conforto e leveza.

As sondas utilizadas em ostomias para terapia enteral de longa duração são feitas de silicone ou poliuretano, com paredes finas, flexíveis e resistentes. A substituição dessas sondas é indicada em casos de obstrução, mau funcionamento ou ruptura. Elas são numeradas e apresentam duas vias, o que facilita a administração da nutrição enteral. Na extremidade distal, esses dispositivos possuem balões insufláveis ou estruturas do tipo "estrela", que auxiliam na fixação no estômago e evitam o extravasamento de secreções gástricas que poderiam causar lesões cutâneas. Na prática clínica, observa-se o uso de cateter do tipo Folley® ou Petzzer® para a TNE em ostomias.

As sondas possuem marcações numéricas ao longo de seu corpo, que orientam a profundidade adequada para atingir a localização pós-pilórica. Alguns modelos incluem pesos de 2 a 3 g na extremidade distal, geralmente feitos de tungstênio, para facilitar o posicionamento. As sondas atuais são radiopacas, permitindo que sua localização seja confirmada por meio de exame radiológico. Como são muito maleáveis, o uso de um fio-guia metálico é necessário para facilitar a inserção pela via nasal.

O comprimento e o diâmetro das sondas variam dependendo da faixa etária dos pacientes (Tabela 7).

O local de inserção e a localização da ponta distal da sonda no paciente caracterizam a sonda (Tabela 8).

Tabela 7 Comprimento e diâmetro de sondas enterais de acordo com a faixa etária

Características	Faixa etária neonatal ou pediátrica
Comprimento	50 a 91 cm
Diâmetro médio interno	6 a 8 Fr
Diâmetro médio externo	4 mm

1 French: 0,33 mm.

Tabela 8 Caracterização dos tipos de sonda

Tipos de sonda	Caracterização
SNG	Inserção através da narina e localização da ponta distal da sonda no estômago
SNE	Inserção através da narina e localização da ponta distal da sonda no intestino
SOG	Inserção através da boca e localização da ponta distal da sonda no estômago
SOE	Inserção através da boca e localização da ponta distal da sonda no intestino
Gastrostomia	Inserção através de ostomia no estômago e localização da ponta distal da sonda no estômago
Jejunostomia	Inserção através de ostomia (que pode ser no estômago ou no jejuno) e localização da ponta distal da sonda no jejuno

SNG: sonda nasogástrica; SNE: sonda nasoentérica; SOG: sonda orogástrica; SOE: sonda oroentérica.

Embora a sonda nasogástrica (SNG) e a sonda nasoentérica (SNE) estejam indicadas para TNE de curto prazo (até 4 a 6 semanas), na prática clínica nacional observa-se a permanência dessas sondas por períodos prolongados, muitas vezes por meses.

ADMINISTRAÇÃO DA TERAPIA NUTROLÓGICA ENTERAL

O controle rigoroso da velocidade de infusão da dieta enteral é fundamental, pois a administração de dieta em velocidade maior do que a programada pode causar a síndrome de *dumping*, caracterizada por sintomas gastrointestinais como plenitude e distensão gástrica, dor abdominal, diarreia, sudorese e taquicardia, em decorrência da presença de grandes quantidades de alimentos sólidos ou líquidos na porção proximal do intestino delgado.

A administração da dieta enteral por sonda em pacientes pediátricos deve iniciar-se com uma taxa de infusão de 1 a 2 mL/kg/h para crianças menores e de 1 mL/kg/h para aquelas com mais de 35 a 40 kg. A progressão da taxa deve respeitar a tolerância individual, com o objetivo de fornecer cerca de 25% das calorias totais necessárias no primeiro dia.

Quando o regime alimentar adotado for em bolo, recomenda-se iniciar com volumes de 2,5 a 5 mL/kg, divididos em 5 a 8 refeições diárias, com aumentos progressivos no volume para permitir a redução do número de administrações ao longo do tempo.

Recém-nascidos, pacientes criticamente enfermos ou desnutridos, especialmente aqueles que estiveram longos períodos sem alimentação enteral, devem iniciar com volumes menores, entre 0,5 e 1 mL/kg/h. O uso de bomba de infusão é indicado em pacientes críticos, recém-nascidos e em casos de nutrição por sondas em jejunostomia.

A dieta pode ser administrada de forma contínua, intermitente ou em bolo. A dieta intermitente consiste na oferta de dieta por 4 a 8 vezes/dia, durante um período de aproximadamente 2 horas, por meio de gravidade ou bombas de infusão.

A administração em bolo é feita com o uso de seringas ou frascos de dieta, por gravidade ou infusão rápida, com duração de 5 a 15 minutos. Essa via não é recomendada para pacientes com reflexo de tosse abolido, devido ao risco de refluxo e broncoaspiração provocado pela rápida sobrecarga gástrica.

Nos pacientes que ainda se alimentam por via oral, a dieta em bolo pode ser utilizada como suplemento, preferencialmente em horários distintos das refeições. Já a administração contínua durante o período noturno é uma estratégia que permite a deambulação e a alimentação oral durante o dia, favorecendo o convívio familiar nos horários tradicionais de refeição.

COMPLICAÇÕES DA TERAPIA NUTROLÓGICA ENTERAL

As complicações da terapia nutrológica enteral (TNE) podem ser classificadas em categorias mecânicas, gastrointestinais, metabólicas, respiratórias e psicológicas. As complicações mecânicas estão geralmente relacionadas ao tipo e à posição da sonda utilizada, e incluem: obstrução da sonda, saída ou migração acidental, erosões nasais, necrose e abscesso septonasal, sinusite aguda, rouquidão, otite média, esofagite, ulceração esofágica, estenose e fístula traqueoesofágica. As complicações gastrointestinais são extremamente comuns na TNE, salientando-se diarreia, náuseas e vômitos, que podem ocorrer em até 30% dos pacientes. As complicações metabólicas são menos frequentes na TNE do que na nutrição parenteral, especialmente quando se utilizam fórmulas poliméricas. No entanto, o uso exclusivo de dietas elementares, particularmente em pacientes com jejum oral, pode determinar distúrbios do metabolismo glicêmico e eletrolítico.

A síndrome da realimentação pode ser descrita como uma condição potencialmente letal, quando ocorre um distúrbio grave de eletrólitos, minerais, fluidos corporais e vitaminas, associado a anormalidades metabólicas em pacientes predispostos, quando realimentados, seja por via oral, enteral ou parenteral, de forma exagerada, com aporte calórico demasiado. As alterações mais comuns envolvem consumo intracelular exacerbado de potássio, magnésio e, principalmente, fósforo, com destaque para a hipofosfatemia grave e potencialmente letal. Isso se deve ao aumento da secreção de insulina em resposta ao excesso de carboidratos, o que favorece o transporte desses eletrólitos para o meio intracelular. Pacientes em risco incluem aqueles submetidos à privação alimentar prolongada ou jejum superior a 7 a 10 dias associados a estresse metabólico.

A aspiração pulmonar de dieta enteral ou de secreções gastrointestinais é uma das complicações mais graves da TNE e pode ser fatal. Para prevenir essa complicação, é essencial aspirar a sonda antes de cada administração de dieta, controlar a velocidade da infusão e manter a cabeceira do leito elevada em torno de 30°.

INTERAÇÃO MEDICAMENTOSA E TERAPIA NUTROLÓGICA ENTERAL

Diversas questões devem ser consideradas na administração concomitante de medicamentos orais e dietas enterais, pois a utilização inadequada da via enteral pode resultar em obstrução da sonda, redução da eficácia do fármaco, aumento de efeitos adversos ou interações indesejadas entre a fórmula e o medicamento. Um aspecto importante a ser avaliado é o local de absorção do fármaco. A maioria dos medicamentos orais é absorvida no intestino delgado, mas, para alguns, o estômago é alvo de ação da droga e absorção. Portanto, se a sonda é colocada no intestino delgado, certos medicamentos podem ter benefício mínimo, uma vez que a absorção estomacal é ignorada. Exemplos incluem antiácidos, sucralfato e bismuto, que atuam diretamente na mucosa gástrica e têm eficácia reduzida se não atingirem o estômago. Além disso, quando certos medicamentos, caracterizados por extenso metabolismo de primeira passagem hepática (p. ex., opioides, antidepressivos tricíclicos, betabloqueadores, nitratos), são administrados no jejuno, apresentam maior absorção e risco de efeitos adversos sistêmicos. A biodisponibilidade de antifúngicos como cetoconazol e itraconazol também pode ser prejudicada pela administração enteral, pois esses fármacos requerem pH ácido gástrico para absorção ideal.

O manejo ideal para administração medicamentosa via sonda consiste, sempre que possível, na prescrição de formulações líquidas (suspensões orais) adaptadas para uso enteral. É essencial revisar as possíveis interações e garantir que a absorção do medicamento não seja prejudicada pela via de administração utilizada.

As Tabelas 9 a 11 apresentam recomendações específicas sobre medicamentos e administração por sonda.

Tabela 9 Medicamentos que apresentam risco de obstrução iminente quando administrados via sonda*

Apresentação	Medicamentos
Cápsula	Cefalexina Ciclosporina Didanosina Omeprazol Rifampicina
Cápsula de liberação prolongada	Teofilina
Comprimido	Cefuroxima Dexclorfeniramina Metronidazol Sulfametozaxol/trimetoprim
Drágea	Cloreto de potássio Nitrofurantoína Ranitidina Sulfato ferroso

* Considerar as opções em suspensão/soluções orais.

Tabela 10 Medicamentos que podem apresentar diminuição na eficácia quando administrados com dietas enterais (pela diminuição no nível sérico dos medicamentos)

Apresentação	Medicamentos
Sonda enteral	Amiodarona Ampicilina Atenolol Captopril Carbamazepina Cefalexina Cefuroxima Ciprofloxacino Clorpromazina Didanosina Doxicilina Eritromicina Fenitoína Hidralazina Indinavir Isoniazida Isoniazida + rifampicina

(continua)

Tabela 10 Medicamentos que podem apresentar diminuição na eficácia quando administrados com dietas enterais (pela diminuição no nível sérico dos medicamentos) *(continuação)*

Apresentação	Medicamentos
Sonda enteral	Levodopa + carbidopa Levofloxacino Levomepromazina Levotiroxina (tiroxina) Micofenolato mofetil Norfloxacino Sulfato ferroso Tacrolimo Varfarina

Tabela 11 Medicamentos não recomendados para administração via sonda, pelo risco de diminuição na eficácia do fármaco*

Apresentação	Medicamento
Cápsula gelatinosa	Calcitriol Ritonavir
Comprimido	Doxazosina
Cápsula de liberação prolongada	Isossorbida Nifedipino Teofilina Verapamil
Comprimido de liberação prolongada	Metoprolol succinato
Comprimido revestido	Micofenolato sódico

* Ocasionada pela perda de princípio ativo durante a trituração do comprimido ou modificação em suas propriedades farmacêuticas, no caso das cápsulas e comprimidos de liberação prolongada.

CONSIDERAÇÕES FINAIS

A terapia nutrológica enteral pediátrica é um recurso fundamental na promoção, manutenção e recuperação do estado nutricional de crianças em situações clínicas que comprometam a alimentação oral. A escolha criteriosa da fórmula, da via de acesso, do tipo de sonda e da modalidade de administração deve considerar as peculiaridades do paciente pediátrico, como faixa etária, estágio de desenvolvimento, condição clínica e capacidade digestiva.

A avaliação nutrológica inicial e o monitoramento contínuo são imprescindíveis para o sucesso da intervenção, permitindo ajustes precoces e prevenindo complicações, sejam elas mecânicas, metabólicas, gastrointestinais ou respiratórias. A escolha entre fórmulas poliméricas, oligoméricas ou monoméricas deve ser individualizada, assim como a prescrição de módulos, quando necessária.

A segurança da TNE depende também de um planejamento cuidadoso da prescrição medicamentosa, considerando as possíveis interações com a dieta enteral e as características farmacocinéticas dos fármacos administrados por sonda.

Por fim, a condução da TNE deve ser multiprofissional, integrada e tecnicamente qualificada, priorizando o conforto, a individualização e a adequação das estratégias nutricionais para cada criança, com o objetivo de garantir não apenas a recuperação do estado nutricional, mas também o crescimento e o desenvolvimento saudáveis.

REFERÊNCIAS BIBLIOGRÁFICAS

1. American Academy of Pediatrics. Pediatric Nutrition Handbook. 6. ed. AAP:2009.
2. American Society for Parenteral and Enteral Nutrition. Enteral nutrition practice recommendations. J Parenter Enteral Nutr 2009; 33(2):122-67.
3. Brasil. Agência Nacional de Vigilância Sanitária (ANVISA). Glossário de Definições Legais: Resolução RDC n. 140/2003. Disponível em: http://www.anvisa.gov.br/medicamentos/glossario/glossario_i.htm. Acessado em: 5/11/2010.
4. Brasil. Agência Nacional de Vigilância Sanitária (ANVISA). Resolução RCD n. 63 – Regulamento Técnico para a Terapia de Nutrição Enteral – de 6 de julho de 2000. Disponível em: http://www.anvisa.gov.br/legis/resol/200/63_00rcd.htm.
5. Boullata J. Drug administration through an enteral feeding tube. Am J Nursing 2009; 109(10):34-42.
6. Boullata JI, Carrera AL, Harvey L, Escuro AA, Hudson L, Mays A et al. ASPEN Safe Practices for Enteral Nutrition Therapy. JPEN J Parenter Enteral Nutr 2016. Disponível em: DOI: 10.1177/0148607116673053.
7. Corkins MR, Andris D, Krzywda EA, Ash J. The A.S.P.E.N. Nutrition Support Pediatric Education Manual. ASPEN:2008.
8. Cunill JLP, Martínez Ortega AJ, Gallego Casado C, García Luna PP. La medición del resíduo gástrico em nutrición enteral. Nutr Clin Med 2016. Disponível em: DOI: 10.7400/NCM.2016.10.2.5041.
9. ESPEN Guidelines on Enteral Nutrition. Surgery including organ transplantation. Clinical Nutrition 2006; 25:224-44.
10. ESPHGHAN. Guideline of enteral nutrition. Journal of Pediatric Gastroenterology and Nutrition 2005; 1(1-8):5-11.
11. Frisancho AR. New norms of upper limb fat and muscle areas for assessment of nutritional status. Am J Clin Nutr 1981; 34:2540.
12. Goodman LS, Gilman A. As bases farmacológicas da terapêutica. 9.ed. Rio de Janeiro: McGraw-Hill, 1996.
13. Guerra PP. Protocolos de suporte nutricional parenteral e enteral. 2.ed. Rio de Janeiro: Águia Dourada, 2002.
14. Human energy requirements – Report of a joint FAO/WHO/UNU Expert Consultation. Roma, 17-24 out. 2001. p.27 (table 4.3). Disponível em: http://www.fao.org/docrep/007/y5686e/y5686e00.htm.
15. Mahan LK, Escott-Stump S. Krause. Alimentos, nutrição e dietoterapia. 9.ed. São Paulo: Roca, 1998.

16. Matarase LE, Gottschlich MM. Enteral feeding. In: Ross AC, Caballero B, Cousins RJ, Tucker KL, Ziegler TR (eds.). Modern nutrition in health and disease. 11.ed. Philadelphia: Lippincott Williams & Wilkins, 2012.
17. National advisory group on standards and practice guidelines for parenteral nutrition: safe practices for parenteral nutrition formulations. JPEN 1998; 22:49.
18. Nogueira de Almeida C, Mello ED. Nutrologia pediátrica: baseada em evidências. Barueri: Manole, 2016.
19. Solomon SM, Kirbs DF. The refeeding syndrome: a review. JPEN 1989; 14:90-7.
20. Stanga Z, Brunner A, Leuenberger M, Grimble RF, Shenkin A, Allison SP et al. Nutrition in clinical practice – the refeeding syndrome: illustrative cases and guidelines for prevention and treatment. Eur J Clin Nutr 2008; 62:687-94.
21. Támer GL, Pérez de la Cruz AJ, Fernández Soto ML. Dietas específicas em nutrición enteral. Análisis de la evidencia. Nutr Clin Med 2016. Disponível em: DOI: 10.7400/NCM.2016.10.3.5042.
22. Unamuno MRDL, Marchini JS. Sonda nasogástrica/nasoenterica: cuidados na instalação, na administração da dieta e prevenção de complicações. Medicina, Ribeirão Preto 2002; 35:95-101.
23. Wilmore DW. Nutrition and metabolic support in the 21st century. J Parenter Enteral Nutr 2008; 24(1):1.
24. World Health Organization. Physical status: the use and interpretation of anthropometry. Technical Report Wold Health Organization. Genebra: WHO, 1995.
25. World Health Organization. Report of a WHO consultation on obesity preventy and manging the global epidemic. Genebra: WHO, 1998.

15

Terapia nutrológica no paciente crítico

Maria Auxiliadora Martins
Mayra Gonçalves Menegueti
Vivian Marques Miguel Suen
Anibal Basile Filho

INTRODUÇÃO

A terapia nutrológica tem demonstrado impacto significativo na evolução clínica do paciente crítico. Tais pacientes, geralmente acometidos por trauma, sepse ou outras agressões agudas, desenvolvem um estado de estresse catabólico acentuado, associado à resposta inflamatória sistêmica. Essa condição pode evoluir para disfunção de múltiplos órgãos, hospitalização prolongada, aumento da morbidade, da mortalidade e dos custos hospitalares. O paciente em terapia intensiva encontra-se, com frequência, em um estado hipermetabólico. A imobilidade prolongada e a restrição alimentar agravam o catabolismo e aumentam o risco de déficit nutricional. Além disso, fatores como idade avançada e desnutrição prévia agravam ainda mais o comprometimento do estado nutricional, condição comum entre pacientes críticos[1]. O suporte nutrológico para esses pacientes pode ser decisivo em sua evolução.

Tradicionalmente, a terapia nutrológica no paciente crítico foi considerada uma terapia adjuvante, voltada ao fornecimento de substratos energéticos com o intuito de manter o estado eumetabólico durante o estresse. Seus três objetivos principais eram: preservar a massa magra, manter a função imune e evitar complicações metabólicas. Mais recentemente, esses objetivos passaram a incluir também a atenuação da resposta metabólica ao estresse, a prevenção do dano oxidativo celular e a modulação favorável da resposta imunológica[2]. No entanto, sua escolha e manuseio ainda geram dúvidas e são frequentemente alvos de condutas inadequadas. A seleção da terapia nutricional e a definição da via de administração devem considerar o diagnóstico e as condições clínicas do paciente. A via enteral é a forma mais fisiológica de nutrição e deve ser sempre a primeira escolha, desde que o trato gastrointestinal (TGI) esteja funcionante[3]. Quando o uso do TGI não for possível, está indicada a via parenteral — seja como complemento da via enteral, seja como único meio de suprir as demandas nutricionais do paciente[4].

A adoção de protocolos institucionais contribui para uma abordagem mais padronizada e segura da terapia nutricional no paciente crítico. De maneira geral, a oferta calórica deve atender às necessidades basais do paciente e, a proteica, fornecer material plástico para síntese proteica. Minerais, vitaminas e água devem ser ajustados às necessidades e ao quadro clínico de cada paciente.

A introdução precoce da nutrição enteral, o fornecimento adequado de macro e micronutrientes, bem como o controle glicêmico rigoroso, estão associados à redução de complicações e à menor permanência na unidade de terapia intensiva.[5]

ALTERAÇÕES METABÓLICAS NO PACIENTE CRÍTICO

A resposta metabólica ao estresse caracteriza-se por três fases: fase do refluxo (*ebb phase*), fase catabólica e fase anabólica[6-8]. Cada uma dessas fases induz alterações distintas que exigem intervenções específicas. A fase do refluxo apresenta alterações circulatórias agudas que demandam manobras de ressuscitação com fluidos, sangue e hemoderivados. Essa fase tem duração de 8 a 24 horas. A seguir, instala-se a fase catabólica, que geralmente persiste por 3 a 10 dias, podendo se estender, conforme a gravidade clínica. Essa fase é desencadeada por citocinas inflamatórias liberadas por linfócitos e macrófagos, como interleucina-1, interleucina-6 e fator de necrose tumoral alfa (TNF-α)[9]. Tal resposta é conhecida como fase aguda da inflamação e se caracteriza por aumento significativo das proteínas de fase aguda positivas e redução das proteínas negativas de fase aguda[10].

Em relação ao metabolismo proteico, ocorre perda de massa muscular, balanço nitrogenado negativo, aumento da necessidade proteica e redistribuição dos aminoácidos dos tecidos periféricos para os órgãos esplâncnicos. Os aminoácidos são mobilizados do músculo esquelético, tecido conjuntivo e intestino para promover a cicatrização das feridas e para a síntese hepática de proteínas de fase aguda, além de se tornarem substrato para a gliconeogênese.

A síntese de albumina diminui, compensando a maior síntese de substâncias nitrogenadas, denominadas proteínas de fase aguda, entre elas, proteína C-reativa, mucoproteínas, fibrinogênio, transferrina, ceruloplasmina e fatores do complemento. Acredita-se que o papel desses elementos seja amenizar as repercussões da invasão bacteriana, do choque e das lesões teciduais. Ocorrem também mobilização e aumento da utilização de nutrientes como ácidos graxos, aminoácidos e glicose[11].

A fase anabólica inicia-se com a regressão do catabolismo e princípio do anabolismo, quando começam os processos de síntese e reparação[8].

AVALIAÇÃO DO ESTADO NUTRICIONAL

A identificação da desnutrição proteico-calórica é feita por meio de história clínica, exame físico, perda ponderal, medidas antropométricas (peso, altura, comprimento do braço, circunferência média do braço e prega tricipital), índice de massa corporal (IMC), circunferência muscular do braço, reserva de gordura do braço, concentrações séricas de albumina, pré-albumina, proteína carreadora de retinol, transferrina e índice nutricional de risco. Entretanto, no paciente crítico, a aplicação da antropometria apresenta limitações devido à presença frequente de edema e à dificuldade de mobilização no leito.

As ferramentas tradicionais de avaliação do estado nutricional não são plenamente validadas para pacientes críticos, pois, nesse contexto, marcadores de síntese proteica como albumina e pré-albumina refletem a resposta inflamatória de fase aguda, e não o estado nutricional real[1,2]. As diretrizes mais recentes da ASPEN (American Society of Parenteral and Enteral Nutrition) recomendam a avaliação do risco nutricional por meio das ferramentas NRS-2002 ou NUTRIC para todos os pacientes internados na unidade de terapia intensiva. Essas escalas são úteis para identificar o risco nutricional em pacientes críticos. Considera-se risco nutricional quando o NRS for maior que 3, sendo classificado como alto risco com NRS > 5, ou quando o NUTRIC for maior que 5 (quando inclui a interleucina-6) ou maior que 6 (quando não inclui a interleucina-6)[5]. Dois estudos prospectivos não randomizados demonstraram que pacientes classificados como de alto risco nutricional se beneficiaram da terapia nutrológica enteral precoce, com redução da incidência de infecções hospitalares e da mortalidade[11,12].

INDICAÇÃO DA TERAPIA NUTROLÓGICA

A terapia nutrológica no paciente crítico deve ser iniciada o mais precocemente possível, assim que os parâmetros hemodinâmicos estiverem adequados, sendo contraindicada nas seguintes situações: pressão arterial média (PAM) < 50 mmHg, com evidências de hipoperfusão tecidual, necessidade de início ou de aumento da dose de drogas vasoativas. A oferta de substratos energéticos e proteicos deve ser realizada em quantidade e qualidade adequadas, sem criar ou acentuar distúrbios metabólicos.

A calorimetria indireta é o padrão-ouro para a estimativa das necessidades energéticas no paciente crítico[13]. Trata-se de um método não invasivo, derivado da calorimetria direta, baseado no princípio de que a energia necessária para o corpo humano provém da oxidação de nutrientes. Nesse processo, há consumo de oxigênio

(O_2) e produção de dióxido de carbono (CO_2), água e energia. A calorimetria indireta mede a produção de energia a partir da quantidade de oxigênio consumido e gás carbônico produzido[14].

O calorímetro é um aparelho dotado de um circuito inspiratório conectado à via inspiratória do ventilador, realizando as medidas das frações inspiradas de oxigênio e gás carbônico, e de um circuito expiratório acoplado à via expiratória do ventilador para fazer a leitura das frações expiradas de oxigênio e gás carbônico. No entanto, as equações preditivas podem ser utilizadas quando a calorimetria indireta não estiver disponível. Existem atualmente mais de 200 equações preditivas. Dentre elas, a equação de Harris-Benedict[15] é a mais utilizada na prática clínica. Esta equação utiliza peso, altura e sexo, como descrito a seguir:

Homens: GEB = 66,4730 + (13,7516 x Peso) + (5,0033 x Altura) – (6,7550 x Idade)
Mulheres: GEB = 655,0955 + (9,5634 x Peso) + (1,8496 x Altura) – (4,6756 x Idade)

Muitos estudos têm detectado diferença significativa entre o gasto energético calculado e o medido com a calorimetria indireta[13,16]. Essas equações podem subestimar ou superestimar o gasto energético em 10 a 50%, dependendo da condição geral do doente, bem como do tipo de base doença[17-22].

Nutroterapia enteral

A resposta metabólica ao estresse pode ser atenuada ou modulada com a introdução precoce da dieta enteral, oferta adequada de macro e micronutrientes e controle glicêmico meticuloso.

O início precoce da nutroterapia enteral tem demonstrado efeito terapêutico, reduzindo a gravidade da doença, as complicações e o tempo de internação hospitalar. Dessa forma, a nutrição enteral precoce impacta positivamente o desfecho clínico do paciente crítico. A nutrição enteral contribui para a manutenção da integridade das junções intraepiteliais, estimula o fluxo sanguíneo intestinal e induz a liberação de fatores endógenos tróficos, como colecistocinina, gastrina, bombesina e sais biliares[23]. Além disso, a dieta enteral ajuda a preservar a altura das vilosidades intestinais e a sustentar a massa de células produtoras de IgA, que compõem o tecido linfoide associado ao intestino (GALT – em inglês, *gut associated lymphoid tissue*).

O GALT, por sua vez, contribui com o tecido linfoide associado à mucosa intestinal (MALT – *mucosal associated lymphoid tissue*), presente também em locais distantes, como pulmões, fígado e rins[22-24]. As alterações na permeabilidade intestinal decorrentes da perda de integridade funcional são fenômenos dinâmicos e tempo-dependentes, com os canais se abrindo em poucas horas após o insulto ou trauma. O aumento da permeabilidade leva a maior exposição do GALT às bactérias, risco de infecção sistêmica e maior probabilidade de disfunção de múltiplos órgãos[24-26]. Dessa forma, o uso da via enteral tem impacto positivo na evolução do quadro infeccioso, na prevenção da falência de múltiplos órgãos e na redução do tempo de internação hospitalar, quando comparado à via parenteral[27].

Embora poucos estudos demonstrem impacto direto na mortalidade, os benefícios mais consistentes da nutrição enteral incluem menores taxas de infecção (como pneumonia e infecção associada a cateter venoso central), menor tempo de internação e menor custo com terapia nutrológica[28-31].

Apesar disso, é comum que pacientes em unidade de terapia intensiva (UTI) recebam menos nutrientes do que o necessário. Isso pode ser explicado por fatores como intolerância à dieta (vômitos, diarreia, aumento do resíduo gástrico, distensão abdominal), bem como por interrupções associadas às rotinas hospitalares (exames, procedimentos, administração de medicamentos)[32]. A administração da dieta enteral deve ser cuidadosamente monitorada, já que podem ocorrer complicações mecânicas, gastrointestinais e infecciosas.

A avaliação do volume residual gástrico é uma medida importante durante a nutroterapia enteral, embora não exista consenso sobre qual valor define risco aumentado. Crooks e Clochesy sugerem que volumes acima de 100 a 150 mL são excessivos[33]; já Carvalho et al. consideram excessivo quando o resíduo excede 50% da última dieta administrada[34]. Nos casos de infusão intermitente, se o volume residual for igual ou inferior a 150 mL, recomenda-se a devolução do conteúdo e continuidade da dieta. Se o resíduo for superior a 150 mL, o conteúdo deve ser desprezado e a dieta temporariamente suspensa até nova avaliação[35]. Quando a dieta é administrada de forma contínua, a devolução do resíduo não é consenso. Recomenda-se o uso de medicação procinética se o resíduo for superior a 150 mL em duas verificações consecutivas. Segundo as diretrizes ASPEN 2016/SCCM 2009, a suspensão da infusão da dieta só é indicada quando o volume residual for superior a 500 mL ou houver outros sinais de intolerância. A verificação do resíduo gástrico deve ser feita a cada 4 horas do 1º ao 5º dia de terapia; a partir do 6º dia, pode ser realizada a cada 12 horas[36].

A obstrução da sonda nasoenteral é uma complicação relativamente comum, podendo ser causada pelo acúmulo de resíduos da fórmula enteral ou de medicamentos mal diluídos, o que atrapalha o tempo de infusão da dieta e pode exigir a substituição da sonda. Outro cuidado importante é manter a cabeceira elevada entre 30 e 45 graus, evitando a ocorrência de broncoaspiração e o desenvolvimento de pneumonia hospitalar[37]. Segundo as diretrizes da ASPEN 2016, recomenda-se também a higienização da cavidade oral com clorexidina duas vezes/dia. A incidência de pneumonia associada à aspiração pode variar de 21 a 95%, sendo geralmente relacionada ao refluxo gástrico.

Os pacientes de maior risco são aqueles com histórico prévio de aspiração, esvaziamento gástrico lento, refluxo gastroesofágico, gastroparesia, reflexo diminuído de tosse e deglutição e em ventilação mecânica[38].

Em unidades de terapia intensiva, a nutrição enteral é geralmente administrada de forma contínua, preferencialmente por bomba de infusão. Esse método tende a ser melhor tolerado, com menor incidência de aspiração, diarreia, náuseas e vômitos, além de possibilitar um aporte energético mais estável e adequado[40].

Nutroterapia parenteral

A nutrição parenteral no paciente crítico deve ser criteriosamente indicada. Para pacientes com alto risco nutricional, determinado por NRS 2002 ≥ 5 ou NUTRIC ≥ 5, ou muito subnutridos, quando a nutrição enteral não é possível, a ASPEN sugere iniciar a terapia nutrológica parenteral o mais rápido possível após admissão na UTI. Duas metanálises compararam o uso de nutrição parenteral com a não prescrição de suporte nutricional nos pacientes críticos na ausência de subnutrição prévia. Braunschweig et al. analisaram os resultados de 7 estudos e mostraram que a não prescrição da terapia nutrológica foi associada com menor incidência de infecções e tendência à redução de outras complicações[41]. Outro estudo, agregando quatro ensaios clínicos, mostrou um aumento significativo na mortalidade com o uso da terapia parenteral em pacientes críticos sem desnutrição prévia. Sandstrom et al. mostraram que, após os primeiros 14 dias de hospitalização, o não fornecimento de suporte nutricional foi associado a maior mortalidade[42].

A nutrição parenteral pode ser infundida por acesso venoso periférico ou central. No entanto, a utilização da via periférica é limitada em pacientes graves, uma vez que o edema frequentemente presente nesses quadros compromete a manutenção do acesso periférico. Além disso, as fórmulas destinadas à infusão periférica geralmente não suprem as demandas energéticas e proteicas aumentadas desses pacientes.

As dietas para infusão em acesso venoso central são mais frequentemente utilizadas, por se tratar de uma veia calibrosa, podendo-se infundir soluções hipertônicas, o que facilita a adequada oferta de macronutrientes. No entanto, o uso de cateter venoso central tem algumas complicações:

- relacionadas ao procedimento de punção venosa central: hemo/pneumotórax, punção arterial, lesão de ducto torácico/quilotórax, entre outras;
- relacionadas ao cateter: incluem infecção da corrente sanguínea, oclusão, trombose da veia central, embolia pulmonar e sepse. Entre essas, a mais comum é a infecção causada pelo cateter. Frequentemente, essas infecções são decorrentes de falhas na antissepsia do sítio de inserção antes da instalação do cateter e nas técnicas de ma-

nipulação tanto do cateter como dos acessórios utilizados e da pele ao redor da inserção do cateter, o que pode causar a migração de micro-organismos ao longo dele. As oclusões também são frequentes, podendo ser causadas pela precipitação de algum componente da dieta, da medicação ou de sangue e ocasionar trombose ou até sepse. Por isso, é fundamental a existência de protocolos rigorosos de cuidados[43];

- relacionados ao TGI: colecistite alitiásica, esteatose hepática, atrofia da mucosa intestinal com comprometimento da barreira intestinal, translocação bacteriana.

OFERTA CALÓRICA E PROTEICA

A oferta calórica no paciente crítico deve ser a mais próxima possível da necessidade real. Quando a calorimetria indireta não estiver disponível, recomenda-se uma prescrição entre 20 e 25 kcal/kg/dia[23,43,44]. A dose de aminoácidos (proteína) deve ser de 1,2 a 2 g/kg/dia para a maioria dos pacientes com função hepática e renal normais. Na cirrose hepática, atualmente a oferta proteica é a mesma dos outros pacientes críticos, entre 1,2 e 2 g/kg/dia. A oferta de soluções ricas em aminoácidos de cadeia ramificada e pobres em aminoácidos aromáticos, metionina e triptofano em pacientes cirróticos críticos não levou à melhora dos desfechos, não existindo, portanto, evidências do benefício da utilização dessas formulações. Uma metanálise de vários estudos mostrou melhora do estado mental com o uso dessas soluções, porém, não houve aumento da sobrevida. Desta maneira, essas soluções são recomendadas na encefalopatia mais grave, graus III e IV[44].

As ofertas energética e proteica para pacientes com insuficiência renal aguda e crônica estão descritas na Tabela 1. As necessidades dos minerais incluem 800 a 1.000 mg de fosfato, 2 a 2,5 g de potássio e 1,8 a 2,5 g de sódio/dia. Em razão das perdas pela diálise, as vitaminas hidrossolúveis devem ser suplementadas: 1 mg/dia de ácido fólico, 10 a 20 mg/dia de piridoxina e 30 a 60 mg/dia de vitamina C. Deve-se considerar também a reposição de zinco (15 mg/dia) e de selênio (50 a 70 mcg/dia) em pacientes muito depletados (Tabela 2)[45]. A oferta de lipídios, em geral, deve ficar em torno de 1 a 1,3 g/kg/dia.

Tabela 1 Sugestão de recomendações de energia e proteína para pacientes críticos

	Paciente crítico	Insuficiência renal aguda em HD
Energia	25 kcal/kg/dia	20 a 30 kcal/kg/dia
Glicose	60 a 70% calorias não proteicas	3 a 5 g/kg/dia
Lipídio	30 a 40% calorias proteicas	0,8 a 1,2 g/kg/dia
Aminoácidos (g/kg/dia)	1,2 a 2 g/kg/dia	1,2 a 1,5 g/kg/dia

HD: hipótese diagnóstica.

Fonte: McClave et al., 2016[5]; Ziegler, 2009[43]; Cano et al., 2009[45].

Tabela 2 Alterações das necessidades de micronutrientes em pacientes críticos

Nutrientes	Necessidade
Zinco	Aumentada
Cobre	Diminuída*
Cromo	Aumentada
Manganês	Diminuída
Selênio	Aumentada
Ferro	Diminuída

* Exceto no paciente grande queimado, no qual está muito aumentada.
Fonte: Cano et al., 2009[45].

As vitaminas e os elementos-traço devem fazer parte da terapia nutrológica parenteral (Tabela 3)[45]. É importante destacar que as formulações prontas para uso não contêm esses nutrientes em sua composição, devido a questões de estabilidade. Por esse motivo, recomenda-se que vitaminas e elementos-traço sejam administrados separadamente, diluídos em soro, de forma complementar à nutrição parenteral.

Tabela 3 Características clínicas na deficiência de algumas vitaminas e elementos-traço em pacientes críticos

Nutriente	Deficiência
Tiamina (B1)	Insuficiência cardíaca congestiva, acidose lática
Ácido ascórbico	Escorbuto
Zinco	Infecção, retardo na cicatrização, feridas
Selênio	Cardiomiopatia aguda
Cobre	Arritmias, alteração da imunidade
Vitamina K	Sangramento, elevação do tempo de protrombina

Fonte: Cano et al., 2009[45].

CONSIDERAÇÕES FINAIS

A terapia nutrológica no paciente crítico é um componente essencial do cuidado intensivo e deve ser conduzida de forma precoce, individualizada e monitorada. Sempre que possível, a via enteral deve ser priorizada por ser mais fisiológica e trazer benefícios à integridade intestinal, resposta imune e prognóstico clínico. A nutrição parenteral deve ser reservada para casos em que a via enteral esteja contraindicada ou seja insuficiente. A adequação da oferta calórica e proteica, bem como o controle rigoroso das complicações, são determinantes para melhores desfechos clínicos. Protocolos institucionais bem definidos e equipes multidisciplinares treinadas são fundamentais para garantir a segurança e a eficácia da terapia nutrológica em pacientes criticamente enfermos.

REFERÊNCIAS BIBLIOGRÁFICAS

1. Lavery GG, Glover P. The metabolic and nutritional response to critical illness. Curr Opin Crit Care 2000; 6:233-8.
2. Miller KR, Kiraly LN, Lowen CC, Martindale RG, McClave SA. CAN WE FEED?. A mnemonic to merge nutrition and intensive care assessment of the critically ill patient. JPEN J Parenter Enteral Nutr 2011; 35:643-59.
3. Kudsk KA. Current aspects of mucosal immunology and its influence by nutrition. Am J Surg 2002; 183:390-8.
4. Kreymann KG, Berger MM, Deutz NE, Hiesmayr M, Jolliet P, Kazandjiev G et al. DGEM (German Society for Nutritional Medicine); ESPEN (European Society for Parenteral and Enteral Nutrition). ESPEN Guidelines on Enteral Nutrition: intensive care. Clin Nutr 2006; 25:210-2.
5. McClave SA, Taylor BE, Martindale RG, Warren MM, Johnson DR, Braunschweig C et al. Guidelines for the provision and assessment of nutrition support therapy in the adult critically ill patient: Society of Critical Care Medicine (SCCM) and American Society for Parenteral and Enteral Nutrition (A.S.P.E.N.). JPEN J Parenter Enteral Nutr, 2016; 40(2):159-211. Disponível em: DOI: 10.1177/0148607115621863.
6. Cuthbertson DP. Observations on the disturbance of metabolism produced by injury to the limbs. Q J Med 1932; 1:233-46.
7. Hill AG, Hill GL. Metabolic response to severe injury. Br J Surg 1998; 85:884-90.
8. Ingenblek Y, Berstein L. The stressful condition as a nutritional adaptive dichotomy. Nutrition 1999; 15(4):305-20.
9. Castell JV, Gomez-Lechon MJ, David M, Fabra R, Trullenque R, Heinrich PC. Acute-phase response of human hepatocytes: regulation of acute-phase protein synthesis by interleukin-6. Hepatology 1990; 12:1179-86.
10. Azimuddin K, Latifi R, Ivatury R. Acute phase proteins in critically ill patients. In: Latifi R, Dudrick SJ (eds.). The biology and practice of current nutritional support. 2.ed. Georgetown: Landes Bioscience, 2003.
11. Heyland DK, Dhaliwal R, Jiang X, Day AG. Identifying critically ill patients who benefit the most from nutrition therapy: the development and initial validation of a novel risk assessment tool. Crit Care 2011; 15(6):R268
12. Jie B, Jiang ZM, Nolan MT, Zhu SN, Yu K, Kondrup J. Impact of preoperative nutritional support on clinical outcome in abdominal surgical patients at nutritional risk. Nutrition 2012; 28(10):1022-7.
13. Souba WW, Wilmore DW. Postoperative alteration of arteriovenous exchange of amino acids across the gastrointestinal tract. Surgery 1983; 94:342-50.
14. Auxiliadora Martins M, Menegueti MG, Nicolini EA, Picolo MF, Lago AF, Martins Filho OA et al. Energy expenditure in critically ill surgical patients. Comparative analysis of predictive equation and indirect calorimetry. Acta Cir Bras 2011; 26 (Suppl 2):51-6.
15. Harris JA, Benedict FG. A biometric study of basal metabolism in man. Carnegie Institute of Washington, 1919; nº 297.
16. Ferrannini E. The theoretical bases of indirect calorimetry: a review. Metabolism 1988; 37(3):287-301. Review.
17. Alexander E, Susla GM, Burstein AH, Brown DT, Ognibene FP. Retrospective evaluation of commonly used equations to predict energy expenditure in mechanically ventilated, critically ill patients. Pharmacotherapy 2004; 24:1659-67.

18. Daly JM, Heymsfield SB, Head CA, Harvey LP, Nixon DW, Katzeff H et al. Human energy requirements: overestimation by widely used prediction equation. Am J Clin Nutr 1985; 42:1170-4.
19. Phillips R, Ott L, Young B. Nutritional support and measured energy expenditure of the child and adolescent with head injury. J Neurosurg 1987; 67: 846-851.
20. Tilden SJ, Watkins S, Tong TK. Measured energy expenditure in pediatric intensive care patients. Am J Dis Child 1989; 2:143-50.
21. Swinamer DL, Grace MG, Hamilton SM, Jones RL, Roberts P, King EG. Predictive equation for assessing energy metabolism in mechanically ventilated critically ill patients. Crit Care Med 1990; 18:657.
22. Sunderland PM, Heilbrun MP. Estimating energy expenditure in traumatic brain injury: comparison of indirect calorimetry with predictive formulas. Neurosurgery 1992; 31:246-53.
23. McClave SA, Martindale RG, Vanek VW, McCarthy M, Roberts P, Taylor B et al. Guidelines for the provision and assessment of nutrition support therapy in the adult critically ill patient: Society of Critical Care Medicine (SCCM) and American Society for Parenteral and Enteral Nutrition (A.S.P.E.N.). JPEN J Parenter Enteral Nutr 2009; 33(3):277-316.
24. Jabbar A, Chang WK, Dryden GW, McClave SA. Gut immunology and the differential response to feeding and starvation. Nutr Clin Pract 2003; 18:461-82.
25. Kang W, Kudsk KA. Is there evidence that the gut contributes to mucosal immunity in humans? JPEN J Parenter Enteral Nutr 2007; 31:246-58.
26. Kang W, Gomez FE, Lan J, Sano Y, Ueno C, Kudsk KA. Parenteral nutrition impairs gut-associated lymphoid tissue and mucosal immunity by reducing lymphotoxin beta receptor expression. Ann Surg 2006; 244:392-9.
27. Windsor AC, Kanwar S, Li AG, Barnes E, Guthrie JA, Spark JI et al. Compared with parenteral nutrition, enteral feeding attenuates the acute phase response and improves disease severity in acute pancreatitis. Gut 1998; 42:431-5.
28. Kudsk KA, Croce MA, Fabian TC, Minard G, Tolly EA, Poret HA et al. Enteral versus parenteral feeding: effects on septic morbidity after blunt and penetrating abdominal trauma. Ann Surg 1992; 215: 503-13.
29. Kalfarentzos F, Kehagias J, Mead N, Kokkinis K, Gogos CA. Enteral nutrition is superior to parenteral nutrition in severe acute pancreatitis: results of a randomized prospective trial. Br J Surg 1997; 84: 1665-9.
30. Taylor SJ, Fettes SB, Jewkes C, Nelson RJ. Prospective, randomized, controlled trial to determine the effect of early enhanced enteral nutrition on clinical outcome in mechanically ventilated patients suffering head injury. Crit Care Med 1999; 27:2525-31.
31. Heyland DK, Dhaliwal R, Drover JW, Gramlich L, Dodek P. Canadian Critical Care Clinical Practice Guidelines Committee. Canadian clinical practice guidelines for nutrition support in mechanically ventilated, critically ill adult patients. JPEN J Parenter Enteral Nutr 2003; 27:355-73.
32. Jonghe B, Appere-de-Vechi C, Fournier M, Iran B, Merrer J, Melchior JC et al. A prospective survey of nutritional support practices in intensive care unit patients: what is prescribed? What is delivered? Crit Care Med 2001; 29:8-12.
33. Crooks E, Clochesy J. Special needs. Am J Nurs 2001; 101(Suppl. 5):21-4.
34. Carvalho EB, Couto CMF, Sales TRA. Nutrição enteral: estratégias e limitações. In: Carvalho EB. Manual de suporte nutricional. Rio de Janeiro: MEDSI, 1992.

35. Cataldi-Betcher EL, Seltzer MH, Slocum BA, Jones KW. Complication occurring during enteral nutrition support: a prospective study. JPEN: Journal of Parenteral and Enteral Nutrition 1993; 7(6): 546-52.
36. McClave SA. Use of residual volume as a marker for enteral feeding intolerance: prospective blinded comparison with physiology examination and radiographic findings. JPEN 1992; 16(2):99-105.
37. Bankhead R, Boullata J, Brantley S, Corkins M, Guenter P, Krenitsky J et al. A.S.P.E.N. Board of Directors. Enteral nutrition practice recommendations. JPEN J Parenter Enteral Nutr 2009; 33:122-67.
38. Buzzo CA, Silva ALND, Caruso L. O refluxo na terapia nutricional por via enteral de pacientes graves. Rev Bras Nutr Clín 2004; 19(4):216-23.
39. David MC. Terapia nutricional no paciente grave. Rio de Janeiro: Revinter, 2001.
40. Bengmark S. Progress in perioperative enteral tube feeding. Clin Nutr 1998; 17(4):145-52.
41. Braunschweig CL, Levy P, Sheean PM, Wang X. Enteral compared with parenteral nutrition: a meta--analysis. Am J Clin Nutr 2001; 74:534-42.
42. Sandstrom R, Drott C, Hyltander A, Arfvidsson B, Scherstén T, Wickström I et al. The effect of postoperative intravenous feeding (TPN) on outcome following major surgery evaluated in a randomized study. Ann Surg 1993; 217:185-95.
43. Ziegler TR. Parenteral nutrition in the critically ill patient. New Engl J Med 2009; 361:1088-97.
44. Singer P, Berger MM, Van den Berghe G, Biolo G, Calder P, Forbes A et al. ESPEN Guidelines on Parenteral Nutrition: intensive care. Clin Nutr 2009; 28(4):387-400.
45. Cano NJ, Aparicio M, Brunori G, Carrero JJ, Cianciaruso B, Fiaccadori E et al. ESPEN Guidelines on Parenteral Nutrition: adult renal failure. Clin Nutr 2009; 28:401-14.
46. Unamuno MRDL, Carneiro JJ, Chueire FB, Marchini JS, Suen VMM. Long-term central venous catheter for total parenteral nutrition: catheter care, permanence period, and incidence of infections. Rev Nutr 2005; 18(2):261-9.

Parte 4

Nutrologia, metabolismo e obesidade

16

Jejum intermitente e abordagens nutrológicas

Alexandre Nogueira de Matos
Aline Rodrigues Zanetta
Daniela Mendes Latrechia
Durval Ribas-Filho
Guilherme Teixeira de Araújo
Isolda Prado de Negreiros Nogueira Maduro
Lisandro Alberto García
Nelson Iucif Junior
Renan Canale Peres Montanher

INTRODUÇÃO

O jejum tem sido praticado há milênios, mas apenas recentemente os estudos revelaram seu papel nas respostas celulares adaptativas que reduzem o dano oxidativo e a inflamação, otimizam o metabolismo energético e reforçam a proteção celular. Em eucariotos inferiores, o jejum crônico prolonga a longevidade, em parte, por meio da reprogramação de vias metabólicas e de resistência ao estresse. Em roedores, o jejum intermitente (JI) ou periódico oferece proteção contra diabetes, câncer, doenças cardíacas e neurodegenerativas. Em humanos, contribui para a redução da obesidade, hipertensão, asma e artrite reumatoide. Assim, o jejum tem potencial para retardar o envelhecimento e auxiliar na prevenção e tratamento de doenças, minimizando os efeitos colaterais causados por intervenções dietéticas crônicas[1].

Em uma referência clássica, Weindruch e Sohal descreveram em um artigo publicado em 1997 no *New England Journal of Medicine* que a restrição calórica ao longo da vida produz efeitos notáveis no envelhecimento e na longevidade de animais[2]. Os autores propuseram que os benefícios à saúde advinham de uma redução passiva na produção de radicais livres de oxigênio. Na época, não era amplamente reconhecido que roedores submetidos à restrição calórica geralmente consomem toda sua porção diária de alimento em poucas horas, permanecendo em jejum por até 20 horas, período no qual ocorre cetogênese e aumento de radicais livres – compensado fisiologicamente por um processo adaptativo chamado mito-hormese[3].

Desde então, centenas de estudos em animais e diversos ensaios clínicos com protocolos controlados de JI têm sido conduzidos, nos quais a transição metabólica do uso da glicose hepática para corpos cetônicos derivados da gordura ocorre diariamente ou em dias alternados. Embora a magnitude do efeito do JI sobre a longevidade varie conforme o sexo, dieta e fatores genéticos, os estudos em camundongos e primatas não humanos demonstram efeitos consistentes da restrição calórica na extensão da vida[1].

Estudos em humanos e animais demonstram que muitos dos benefícios do JI não se devem apenas à redução de radicais livres ou à perda de peso[2-7]. O jejum desencadeia respostas celulares adaptativas conservadas evolutivamente, que se integram entre os órgãos e dentro deles, promovendo melhor regulação da glicose, maior resistência ao estresse e supressão de processos inflamatórios. Durante o jejum, as células ativam vias que fortalecem defesas contra estresse oxidativo e metabólico, além de eliminar ou reparar moléculas danificadas[6]. No período de alimentação, ocorrem processos de crescimento e plasticidade tecidual. No entanto, a maioria das pessoas consome três refeições por dia, além de lanches, o que impede que o JI ocorra[2-7].

Estudos pré-clínicos demonstram consistentemente o forte potencial do JI em modificar o curso de doenças crônicas, como obesidade, diabetes, doenças cardiovasculares, cânceres e doenças neurodegenerativas[6-12]. A ativação periódica do "interruptor metabólico" – jejum, lipólise, betaoxidação e produção de corpos cetônicos (reguladores da expressão e atividade de moléculas como PGC-1α, sirtuínas, fatores neurotróficos, FCF, NAD+, CD38, PARP) – não só fornece energia alternativa às células, mas também induz respostas celulares e sistêmicas orquestradas que otimizam o desempenho físico e mental e aumentam a resistência a doenças[13,14].

As dietas de JI têm ganhado popularidade nos últimos anos por resultarem em perda de peso clinicamente significativa (> 5% do peso inicial) em muitos indivíduos, sendo consideradas mais simples do que dietas tradicionais baseadas em restrição calórica. O JI envolve a abstenção de alimentos por um período mínimo (geralmente 12 horas), seguido de um período de alimentação *ad libitum*. Um dos motivos de sua popularidade é a simplicidade: ao contrário de dietas que exigem contagem rigorosa de calorias ou carboidratos, o JI não impõe restrições específicas de alimentos nem requer controle calórico diário. Além disso, alguns protocolos permitem alimentação livre em janelas específicas do dia, o que também atrai muitos adeptos.

Resumidamente, desde que a pessoa consiga determinar a janela alimentar, a maioria pode praticar o JI. Apesar de sua crescente popularidade, ainda são escassos os estudos que investigam de forma robusta os benefícios e os riscos dessas estratégias em humanos.

Torna-se, portanto, fundamental aprofundar a investigação científica sobre os potenciais efeitos benéficos e adversos do JI, para que, ao confirmar sua segurança, seja possível adotá-lo como ferramenta definitiva no cuidado nutricional dos pacientes.

JEJUM INTERMITENTE: CONCEITO E CLASSIFICAÇÃO

Definição de jejum intermitente

O JI é um padrão alimentar que alterna períodos de ingestão de alimentos com períodos de jejum, sem especificar quais alimentos devem ser consumidos, e sim quando devem ser ingeridos. De uma maneira geral, essa abordagem tem sido estudada por seus potenciais benefícios na perda de peso, melhora da saúde metabólica e promoção da longevidade[15].

Principais protocolos de jejum intermitente

Protocolo 16:8 (alimentação com restrição de tempo)

Nesse método, os indivíduos jejuam por 16 horas consecutivas e consomem todas as calorias diárias durante uma janela de 8 horas. É uma forma de alimentação com restrição de tempo que pode alinhar a ingestão alimentar com os ritmos circadianos, potencialmente melhorando a saúde metabólica[16]. Nesse cenário, um estudo randomizado controlado investigou os efeitos de 12 semanas de JI 16:8 em pacientes portadores de obesidade e diabetes tipo 2 (DM2), demonstrando reduções significativas no peso corporal e melhoras nos perfis glicêmico e lipídico, em comparação com o grupo controle[17].

Dieta 5:2

A dieta 5:2 envolve a ingestão normal de alimentos por cinco dias da semana, enquanto nos dois dias restantes, não consecutivos, a ingestão calórica é reduzida a aproximadamente 500 a 600 calorias por dia. Esse método tem sido associado à perda de peso e melhoras nos marcadores metabólicos[18]. Nesse contexto, um estudo clínico randomizado avaliou os efeitos desse protocolo em adultos chineses com sobrepeso ou obesidade e diabetes tipo 2 inicial, encontrando melhoras significativas no controle glicêmico e na perda de peso em comparação com metformina ou empagliflozina[19].

One meal a day

O método de uma refeição por dia (do inglês, *one meal a day* – OMAD) é uma forma extrema de JI, na qual o indivíduo consome todas as calorias diárias em uma única refeição, jejuando nas 23 horas restantes. Embora possa levar à perda de peso, este método pode ser difícil de manter e observa-se não ser adequado para todos[20].

Jejum em dias alternados

O jejum em dias alternados (do inglês, *alternate-day fasting* – ADF) alterna dias de jejum (consumo de cerca de 25% das necessidades calóricas) com dias de alimentação *ad libitum*. Estudos sugerem que o ADF pode ser eficaz para a perda de peso e adequação do metabolismo, embora a adesão a longo prazo possa ser desafiadora[21,22].

MECANISMOS METABÓLICOS E HORMONAIS

Regulação da insulina e glicose

O motivo pelo qual o JI leva ao controle da insulinemia[23] e da sensibilidade à insulina, além de redução da gliconeogênese[24], correlaciona-se com a janela de alimentação e possível restrição calórica. A perda de peso, o controle glicêmico[23,24] e do apetite[25], assim como as modificações no tecido adiposo, são consequências de um conjunto de alterações metabólicas do JI e podem levar também a uma melhor utilização de substratos energéticos e aumento da proliferação das células beta pancreáticas[26].

A melhora da sensibilidade à insulina (SI) ocorre nos músculos, tecido adiposo e fígado[24] e é multifatorial, o que inclui sua ação no metabolismo lipídico[24], inclusive por redução da oxidação do LDL e por um aumento da translocação de GLUT4 nos miócitos[23].

Alguns estudos não mostraram ação do JI na glicemia de jejum, porém sim na insulinemia durante o jejum e na hemoglobina glicada, em obesos e pré-diabéticos[27]. Diabéticos tipo 2 tiveram um melhor controle glicêmico com diferentes estratégias de JI.

Yang et al.[26] concluem que estudos ainda são necessários para falar em remissão de DM2 com a estratégia do JI[26] e o critério de remissão utilizado foi a manutenção da hemoglobina glicada (HbA1c) de 6,5% por 3 meses após a retirada das medicações.

Alterações do JI, como a redução da insulina, IGF-1 e glicemia, com consequente aumento dos corpos cetônicos e da proteína ligadora de IGF-1, protege o ácido desoxirribonucleico (DNA) celular de lesões neoplásicas, com estudos em cobaias mostrando redução da inflamação e do IGF-1, modulando a apoptose e levando à citoproteção[28]; mas, ao avaliar pacientes com DM2, resultados são contraditórios quanto a alterações em marcadores inflamatórios[24,27], mesmo que com melhora no estresse oxidativo[27].

Autofagia e metabolismo celular

O JI dispara respostas neuroendócrinas e adaptações com redução dos níveis séricos de aminoácidos, glicose e insulina[1]. Esse mecanismo age regulando o IGF-1 e a redução dos aminoácidos suprime a ativação do mTOR, inibindo a síntese proteica e estimulando a autofagia[1]. No jejum, o aumento na relação AMP/ATP aumenta mecanismos de reparo e inibe o anabolismo[1]. Isso leva a uma melhor resistência ao estresse, reciclando moléculas lesadas, estimulando a biogênese mitocondrial e a sobrevivência celular[1].

A autofagia pode ser estimulada no JI[1,24] e é um mecanismo natural de homeostase por meio do reaproveitamento de proteínas. Ela também reduz o acúmulo de gordura e sua lipotoxicidade[24].

Em situações de jejum há um aumento de corpos cetônicos (CC), com melhora do coeficiente respiratório (a relação entre gás carbônico – CO_2 – produzido e do oxigênio consumido), indicando melhor flexibilidade metabólica e adaptação ao uso de lipídios[1], além de melhorar a respiração mitocondrial[24]. Esses CC têm amplas funções no metabolismo sistêmico.

A realização periódica dessas estratégias também influencia na reprogramação metabólica[29] e pode levar ao *browning* do tecido adiposo branco (TAB) (*beiging*)[29]. Em relação aos compartimentos corporais, o JI pode ajudar a remodelar o tecido adiposo branco (TAB)[29].

Adaptações hormonais

Há estudos que mostram que os efeitos benéficos do JI independem de haver perda de peso[1] e podem ser potencializados pelo exercício[1] e por estratégias para melhora do sono[25].

O JI pode reduzir os níveis de leptina e insulina[24,29] e, ao mesmo tempo, aumentar o tônus adrenérgico no tecido adiposo branco e marrom[29]. Essas oscilações hormonais, sobretudo quando o JI está associado à restrição calórica (RC), são importantes para o remodelamento do tecido adiposo branco (TAB). Além disso, há participação de mecanismos imunológicos nesse processo, envolvendo principalmente as células linfoides inatas do tipo 2 (ILC2s)[29].

O jejum ainda aumenta a sensibilidade a hormônios como a norepinefrina, que leva à quebra de gordura[24] e pode aumentar o nível de GH. Caso haja restrição calórica contínua, com o intuito de conservar energia, pode haver queda de hormônios tireoidianos[24].

Outros hormônios que oscilam no JI são os que respondem à disponibilidade de nutrientes, como a grelina e o glucagon, os quais podem contribuir para o remodelamento do TAB[29].

Estudos sugerem que, quando há restrição calórica, pode haver redução dos níveis de grelina[24], apesar de achados controversos em estudos com pacientes praticando o Ramadan, com aumento dos seus níveis, sem alterações significativas nos níveis de gastrina[25].

O horário da janela de alimentação pode interferir no nível hormonal, a exemplo da leptina, que mostra um maior aumento em pacientes que se alimentam mais à tarde do que pela manhã, correlacionando a estratégia de jejum com padrões de pulsos hormonais diários de leptina e insulina[25].

O impacto do JI nos níveis hormonais vai além do controle de apetite e nutrientes. Estudos com síndrome dos ovários policísticos (SOP) mostraram melhora da regulação de hormônios reprodutivos, com possibilidade de redução no FSH e LH; redução de androgênios e testosterona total e livre; redução de estradiol e prolactina; e redução de de-hidroepiandrosterona (DHEA-S)[30].

EFEITOS METABÓLICOS E CLÍNICOS

Os efeitos metabólicos e clínicos do JI têm sido extensivamente documentados em estudos clínicos randomizados e observacionais, demonstrando benefícios significativos em múltiplos parâmetros de saúde[1,16]. A evidência científica acumulada revela que diferentes protocolos de JI podem promover alterações favoráveis na composição corporal, metabolismo da glicose, perfil lipídico e marcadores inflamatórios, constituindo uma estratégia terapêutica promissora para diversas condições metabólicas[21].

Composição corporal e peso

O JI demonstra eficácia consistente na promoção da perda de peso e melhora da composição corporal, representando uma das aplicações clínicas mais bem estabelecidas dessa estratégia nutricional[21]. A magnitude dos efeitos varia conforme o protocolo utilizado, duração da intervenção e características da população estudada[16,21].

Perda de peso e redução da massa gorda

Estudos clínicos randomizados demonstram que o JI promove reduções significativas no peso corporal, com perdas que variam de 3 a 8% do peso inicial em períodos de 8 a 12 semanas[16,21]. Uma metanálise abrangente de ensaios clínicos controlados revelou que aproximadamente 79% dos estudos observaram perda de peso clinicamente significativa após protocolos de JI, com reduções médias de 0,8 a 13% do peso corporal inicial[21].

O protocolo de ADF tem demonstrado particular eficácia na promoção da perda de peso. Em um estudo controlado randomizado com 32 participantes de peso normal e com sobrepeso, o ADF resultou em perda de peso média de 2,5 ± 0,5 kg em 12 semanas, acompanhada de reduções significativas na massa gorda e circunferência da cintura[22]. Estes resultados foram observados mesmo sem restrições específicas na ingestão calórica durante os dias de alimentação.

O JI 16:8 também demonstra eficácia na redução do peso corporal. Um estudo randomizado controlado que comparou os protocolos 16:8 e 14:10 com um grupo controle em pacientes obesos com DM2 observou reduções significativas no peso corporal em ambos os grupos de JI, com perdas de 3,2 ± 1,8 kg no grupo 16:8 e 2,9 ± 1,6 kg no grupo 14:10 após 12 semanas de intervenção[17].

Preservação da massa magra

Um aspecto crucial na avaliação da eficácia de qualquer regime dietético é a capacidade de minimizar perdas de massa isenta de gordura (MIG) enquanto maximiza a perda de massa gorda. A preservação da massa magra é essencial para manter a taxa metabólica basal e a funcionalidade física, e também para prevenir o efeito rebote na recuperação do peso[18].

Evidências sugerem que o JI pode ser superior à restrição calórica contínua na preservação da massa magra. Estudos demonstram que aproximadamente 75% da perda de peso com JI corresponde à redução de massa gorda, enquanto apenas 25% representam perda de massa magra[21]. Esta proporção é favorável quando comparada a outras estratégias de perda de peso, que frequentemente resultam em perdas mais significativas de massa muscular.

A preservação da massa magra durante o JI é atribuída a múltiplos fatores, incluindo o aumento da secreção do hormônio do crescimento durante os períodos de jejum, a manutenção da síntese proteica muscular e a ativação de vias de sinalização que promovem a preservação muscular[13]. O hormônio do crescimento, que pode aumentar 2 a 5 vezes durante o jejum, exerce efeitos anabólicos no tecido muscular e lipolíticos no tecido adiposo, contribuindo para a melhora da composição corporal[1].

Redução da gordura visceral

O JI demonstra particular eficácia na redução da gordura visceral, tipo de tecido adiposo associado a maior risco cardiometabólico. Estudos utilizando métodos de imagem avançados, como tomografia computadorizada e ressonância magnética, documentam reduções significativas na gordura abdominal visceral após protocolos de JI[1,16].

A redução preferencial da gordura visceral é atribuída à maior sensibilidade desse tecido aos efeitos lipolíticos dos hormônios mobilizados durante o jejum, incluindo catecolaminas e hormônio do crescimento[1]. Além disso, a melhora na sensibilidade à insulina promovida pelo JI contribui para a redução do acúmulo de gordura visceral, criando um ciclo virtuoso de melhora metabólica[24].

Sensibilidade à insulina e glicemia

O JI exerce efeitos profundos na regulação glicêmica e sensibilidade à insulina, constituindo uma das principais aplicações terapêuticas dessa estratégia nutricional[23,24]. Os mecanismos subjacentes incluem a melhora da função das células beta pancreáticas, o aumento da captação de glicose pelos tecidos periféricos e a redução da resistência insulínica[2,13].

Melhora da sensibilidade à insulina

A melhora na sensibilidade à insulina constitui um dos benefícios mais consistentemente observados do JI em estudos clínicos[23,24]. Esta melhora é quantificada a partir de diversos índices, incluindo o *Homeostatic Model Assessment for Insulin Resistance* (HOMA-IR), o índice de Matsuda e testes de tolerância à glicose[16,17].

Um estudo randomizado controlado em pacientes obesos com DM2 demonstrou reduções significativas no HOMA-IR após 12 semanas de JI 16:8, com diminuições de 2,8 ± 1,2 para 2,1 ± 0,9 ($p<0,05$)[17]. Essas melhoras foram acompanhadas de reduções nos níveis de insulina de jejum, indicando menor demanda insulínica para manutenção da homeostase glicêmica[23].

O protocolo 5:2 também demonstra eficácia na melhora da sensibilidade à insulina. O estudo EARLY, um ensaio clínico randomizado que avaliou os efeitos do JI 5:2 com substituição de refeições em adultos com diabetes, observou melhoras significativas no controle glicêmico e redução da resistência insulínica após 12 semanas de intervenção[19].

Controle glicêmico

O JI promove melhoras significativas no controle glicêmico, evidenciadas por reduções na glicemia de jejum, glicemia pós-prandial e HbA1c[17,19,26,27]. Esses efeitos são particularmente relevantes em pacientes com pré-diabetes e DM2[17,19].

Estudos clínicos demonstram reduções na glicemia de jejum de 10 a 25 mg/dL após protocolos de JI, com melhora mais pronunciada em indivíduos com níveis glicêmicos basais elevados[16,27]. A HbA1c, marcador do controle glicêmico de longo prazo, apresenta reduções de 0,3 a 0,8%, representando melhoras clinicamente significativas no manejo do diabetes[26].

O mecanismo subjacente às melhoras no controle glicêmico inclui a redução da gliconeogênese hepática, o aumento da captação de glicose pelos músculos esqueléticos e a melhora da função das células beta pancreáticas[24]. Durante os períodos de jejum, a redução nos níveis de insulina promove a utilização de ácidos graxos como substrato energético, poupando a glicose e melhorando a sensibilidade insulínica[13].

Efeitos na função pancreática

O JI pode exercer efeitos benéficos na função pancreática, particularmente na preservação e melhora da função das células beta produtoras de insulina[26]. Estudos experimentais sugerem que o JI pode promover a regeneração das células beta e melhorar sua capacidade de resposta à glicose[2].

A redução da demanda insulínica durante os períodos de jejum permite o "descanso" das células beta, potencialmente contribuindo para a preservação de sua função a longo prazo[1]. Este efeito é particularmente relevante em indivíduos com DM2, em que a disfunção progressiva das células beta constitui um componente central da fisiopatologia da doença[26].

Perfil lipídico

O JI exerce efeitos benéficos significativos no perfil lipídico, contribuindo para a redução do risco cardiovascular[1,16,21,23]. As alterações lipídicas observadas incluem reduções no colesterol total, LDL-colesterol e triglicerídeos, frequentemente acompanhadas de aumentos no HDL-colesterol[21,23].

Redução do colesterol total e LDL-colesterol

Estudos clínicos demonstram reduções consistentes no colesterol total após protocolos de JI, com diminuições que variam de 5 a 20%, dependendo do protocolo utilizado e das características da população[16,21]. O LDL-colesterol, frequentemente denominado "colesterol ruim" por sua associação com aterosclerose, apresenta reduções particularmente significativas[23].

Uma metanálise de estudos controlados randomizados revelou reduções médias de 10 a 15 mg/dL no LDL-colesterol após protocolos de JI, com alguns estudos documentando diminuições de até 25%[21]. Estas reduções são clinicamente relevantes e comparáveis às observadas com terapias farmacológicas de primeira linha para dislipidemia[31].

O mecanismo subjacente às reduções no colesterol inclui a diminuição da síntese hepática de colesterol, o aumento da excreção biliar e a melhora do metabolismo lipídico[1]. Durante os períodos de jejum, a redução na ingestão de colesterol dietético e a mobilização de ácidos graxos do tecido adiposo contribuem para a melhora do perfil lipídico[24].

Redução dos triglicerídeos

Os triglicerídeos apresentam reduções particularmente pronunciadas com o JI, com estudos documentando diminuições de 15 a 30% após protocolos de 8 a 12 semanas[16,17,24]. Estas reduções são atribuídas à melhora da sensibilidade à insulina e à redução da lipogênese hepática[23,24].

O JI promove a utilização de triglicerídeos como substrato energético durante os períodos de privação alimentar, contribuindo para a redução dos níveis circulantes[1]. Além disso, a melhora na sensibilidade à insulina reduz a conversão de carboidratos em triglicerídeos no fígado, um processo conhecido como lipogênese *de novo*[24].

Aumento do HDL-colesterol

Embora nem todos os estudos demonstrem aumentos significativos no HDL-colesterol, algumas investigações documentam elevações de 5 a 15% após protocolos de JI[21,23]. O HDL-colesterol, conhecido como "colesterol bom" por suas propriedades antiaterogênicas, exerce efeitos protetores contra doenças cardiovasculares[32].

O aumento do HDL-colesterol pode ser atribuído à perda de peso, à melhora da sensibilidade à insulina e a alterações no metabolismo lipídico promovidas pelo JI[21]. Além disso, a redução da inflamação sistêmica pode contribuir para a melhora da funcionalidade do HDL-colesterol[27].

Inflamação e marcadores metabólicos

O JI exerce efeitos anti-inflamatórios potentes, contribuindo para a redução da inflamação sistêmica crônica associada a múltiplas doenças metabólicas e cardiovasculares[1,2,13,27]. Esses efeitos são mediados por diversos mecanismos, incluindo a redução do estresse oxidativo, a modulação da resposta imune e a melhora da função mitocondrial[1,28].

Redução de citocinas pró-inflamatórias

Estudos clínicos demonstram reduções significativas em citocinas pró-inflamatórias após protocolos de JI[16,27]. A interleucina-6 (IL-6), marcador importante de inflamação sistêmica, apresenta reduções de 15 a 30% em estudos controlados[16,27]. O fator de necrose tumoral alfa (TNF-α), outra citocina pró-inflamatória central, também demonstra reduções consistentes após JI[28].

A interleucina-1 beta (IL-1β), componente do complexo inflamassoma NLRP3, apresenta reduções significativas após JI[28]. Esta redução é atribuída à modulação da ativação do inflamassoma, complexo proteico envolvido na resposta inflamatória inata[1]. A inibição desse complexo resulta na redução da produção de citocinas pró-inflamatórias, contribuindo para a diminuição da inflamação sistêmica[27].

Redução da proteína C-reativa

A proteína C-reativa (PCR), marcador de fase aguda amplamente utilizado na avaliação da inflamação sistêmica, apresenta reduções consistentes após protocolos de JI[16,21,27]. Estudos documentam reduções de 25 a 40% nos níveis de PCR, indicando diminuição significativa da inflamação sistêmica[27].

A PCR é produzida pelo fígado em resposta a citocinas pró-inflamatórias, particularmente IL-6[33]. A redução nos níveis de PCR após JI reflete a diminuição da produção de citocinas inflamatórias e a melhora do estado inflamatório sistêmico[27]. Níveis elevados de PCR estão associados a maior risco cardiovascular, tornando sua redução clinicamente relevante[33].

Melhora do estresse oxidativo

O JI promove melhoras significativas nos marcadores de estresse oxidativo, incluindo a redução da produção de espécies reativas de oxigênio (ROS) e o aumento da atividade de enzimas antioxidantes[2,13,27]. Durante os períodos de jejum, a redução na ingestão alimentar diminui a produção de ROS associada ao metabolismo pós-prandial[1].

Estudos demonstram aumentos na atividade de enzimas antioxidantes, incluindo superóxido dismutase, catalase e glutationa peroxidase, após protocolos de JI[27,28]. Essas enzimas são responsáveis pela neutralização de ROS e proteção contra danos oxidativos celulares[4]. A melhora do sistema antioxidante endógeno contribui para a redução do estresse oxidativo e proteção contra doenças relacionadas ao envelhecimento[3,4].

Modulação de adipocinas

O JI modula a produção de adipocinas, hormônios produzidos pelo tecido adiposo que exercem efeitos significativos no metabolismo e inflamação[29]. A adiponectina, adipocina com propriedades anti-inflamatórias e sensibilizadoras à insulina, frequentemente apresenta aumento após protocolos de JI[16,29].

A leptina, hormônio que sinaliza saciedade e regula o gasto energético, pode apresentar reduções durante protocolos de JI, especialmente quando há perda de peso significativa[25,29]. No entanto, a sensibilidade à leptina frequentemente melhora, resultando em melhor regulação do apetite e do peso corporal a longo prazo[25].

A resistina, adipocina associada à resistência insulínica e inflamação, demonstra reduções após JI[34]. Esta redução contribui para a melhora da sensibilidade à insulina e redução da inflamação sistêmica, criando um ciclo virtuoso de melhora metabólica[24,34].

Efeitos na função endotelial

O JI pode exercer efeitos benéficos na função endotelial, componente crucial da saúde cardiovascular[35]. A disfunção endotelial, caracterizada pela redução da vasodilatação dependente do endotélio, constitui um marcador precoce de aterosclerose e risco cardiovascular[35].

Estudos sugerem que o JI pode melhorar a função endotelial a partir da redução da inflamação, melhora do perfil lipídico e redução do estresse oxidativo[1,27]. A produção de óxido nítrico, vasodilatador endógeno crucial para a função vascular, pode ser aumentada após protocolos de JI, contribuindo para a melhora da saúde cardiovascular[35].

Considerações clínicas e aplicações terapêuticas

Os efeitos metabólicos e clínicos documentados do JI suportam sua aplicação como estratégia terapêutica adjuvante em diversas condições clínicas[1,21]. A magnitude dos benefícios varia conforme o protocolo utilizado, a duração da intervenção e as características individuais dos pacientes[16,21].

Para pacientes com sobrepeso e obesidade, o JI oferece uma alternativa eficaz às estratégias convencionais de perda de peso, com a vantagem adicional de melhorar múltiplos marcadores metabólicos simultaneamente[21]. A preservação relativa da massa magra representa uma vantagem significativa sobre outras abordagens dietéticas[18].

Em pacientes com DM2 e síndrome metabólica, os efeitos na sensibilidade à insulina e controle glicêmico podem permitir reduções na medicação antidiabética, sempre sob supervisão médica adequada[17,19,26]. A melhora do perfil lipídico e redução da inflamação contribuem para a redução do risco cardiovascular nesta população de alto risco[23,27].

A implementação clínica do JI deve considerar as características individuais dos pacientes, incluindo comorbidades, medicações em uso e preferências pessoais[21]. O monitoramento regular dos parâmetros metabólicos é essencial para avaliar a eficácia e segurança da intervenção, permitindo ajustes conforme necessário para otimizar os resultados terapêuticos[21].

COMPARAÇÃO COM OUTRAS ESTRATÉGIAS NUTRICIONAIS

A escolha da estratégia nutricional mais adequada requer análise comparativa entre diferentes abordagens terapêuticas disponíveis para o manejo de obesidade, DM2 e síndrome metabólica[36]. O JI, embora eficaz, deve ser comparado sistematicamente com outras intervenções estabelecidas para permitir tomada de decisão clínica fundamentada[37].

Jejum *versus* dieta cetogênica

A dieta cetogênica e o JI compartilham mecanismos metabólicos fundamentais, particularmente a indução da cetogênese e a mudança do substrato energético da glicose para corpos cetônicos[1,38]. Ambas promovem o interruptor metabólico caracterizado pela maior eficiência energética e resistência ao estresse oxidativo[13].

A principal diferença reside na temporalidade: a dieta cetogênica mantém cetose contínua a partir da restrição severa de carboidratos (< 50 g/dia), enquanto o JI induz cetose intermitente durante os períodos de jejum[38]. Estudos comparativos demonstram eficácia similar na perda de peso (7 a 10% em 12 semanas), mas o JI apresenta maior sustentabilidade a longo prazo por sua maior flexibilidade alimentar[39].

A dieta cetogênica pode induzir resistência insulínica fisiológica transitória em alguns indivíduos, enquanto o JI demonstra efeitos mais consistentes na melhora da função das células beta pancreáticas[26]. Quanto à tolerabilidade, a dieta cetogênica apresenta mais efeitos colaterais iniciais (gripe cetogênica), enquanto o JI tem melhor aceitação inicial[40].

Jejum *versus low carb*

As dietas *low carb* abrangem um espectro de restrição de carboidratos (50 a 150 g/dia) sem necessariamente induzir cetose[41]. Enquanto o JI atua com a modulação temporal da ingestão, as dietas *low carb* focam na composição macronutriente[42].

Ambas as estratégias melhoram a sensibilidade à insulina, mas por mecanismos distintos: o JI, a partir da redução da exposição à insulina e estímulo da autofagia[24]; enquanto as dietas *low carb* reduzem a demanda insulínica pela menor ingestão de carboidratos[43].

Estudos *head-to-head* demonstram eficácia similar na perda de peso (5 a 8% em 6 meses), mas o JI apresenta vantagens na preservação da massa magra[21]. A sustentabilidade favorece o JI pela maior flexibilidade alimentar e adaptabilidade a diferentes contextos sociais[44].

Jejum *versus* restrição calórica contínua

A restrição calórica contínua (RCC) representa o padrão-ouro tradicional, baseada na redução diária de 20 a 25% das necessidades energéticas[45]. Metanálises demonstram eficácia equivalente entre JI e RCC na perda de peso a curto e médio prazo[46].

No entanto, o JI demonstra vantagens significativas: maior preservação da massa magra (75 a 80% da perda corresponde à massa gorda *versus* 60 a 70% com RCC), menor redução da taxa metabólica basal e padrões hormonais mais favoráveis[21,47]. A RCC frequentemente induz adaptações metabólicas compensatórias que favorecem a recuperação do peso, enquanto o JI parece causar adaptações menos pronunciadas[48].

Aspectos psicológicos também favorecem o JI, com menor preocupação com alimentos, maior satisfação e menor sensação de privação comparado à RCC[50].

Considerações práticas na escolha da abordagem

A seleção da estratégia deve considerar fatores individuais, incluindo idade, estado metabólico, comorbidades, preferências pessoais e objetivos terapêuticos[51].

Fatores determinantes

- Idade: idosos podem se beneficiar mais do JI pela preservação da massa magra.
- Estado metabólico: resistência insulínica grave pode responder melhor ao JI ou dieta cetogênica.
- Comorbidades: diabetes tipo 1 ou transtornos alimentares requerem cuidados especiais.
- Estilo de vida: horários irregulares favorecem a realização de JI; paciente com vida social ativa pode preferir *low carb*.

Objetivos específicos

- Perda de peso rápida: dieta cetogênica oferece vantagens iniciais.
- Sustentabilidade: JI demonstra melhor adesão a longo prazo.
- Composição corporal: JI favorece preservação da massa magra.
- Controle glicêmico: JI e *low carb* mostram eficácia similar.

Implementação clínica

A implementação deve ser gradual e monitorada. O JI pode iniciar com protocolos menos restritivos (14:10) progredindo para 16:8, conforme tolerância[51]. Em casos selecionados, a combinação de estratégias (JI com princípios *low carb*) pode oferecer vantagens sinérgicas[53].

O monitoramento regular de parâmetros metabólicos, composição corporal e qualidade de vida é essencial, independentemente da estratégia escolhida, permitindo ajustes baseados na resposta individual[53].

EVIDÊNCIAS CIENTÍFICAS ATUAIS

Estudos clínicos randomizados e revisões sistemáticas publicados entre 2020 e 2025 confirmam que o JI é eficaz na redução de peso e na melhora de marcadores cardiometabólicos em diferentes populações. Uma revisão de Chen et al.[54], publicada em 2024, que agrupou 153 ensaios com aproximadamente 9.800 participantes, comparou três protocolos principais de JI – ADF, TRE e método 5:2 – a dietas sem restrição ou à restrição contínua de energia (CER). Todos os protocolos de JI produziram queda de peso significativamente maior ($p<0{,}001$) e melhoras em resistência insulínica (HOMA-IR), perfil lipídico (queda de LDL-colesterol e triglicerídeos; aumento de HDL-colesterol) e pressão arterial, quando comparados à CER. O ADF se destacou em 64,3% das comparações de desfechos metabólicos, com maiores reduções de gordura visceral e LDL[54].

Outra metanálise de dezesseis trabalhos (n = 1.228) realizada por Ma et al.[55], também publicada em 2024, constatou que a dieta 5:2 promoveu maior redução de IMC que a CER, enquanto o ADF foi o protocolo mais eficaz para diminuir circunferência abdominal. Perdas de gordura foram semelhantes entre ADF, 5:2 e TRE, e as taxas de adesão não diferiram, mas o ADF mostrou perda de peso total maior em análises de sensibilidade[55]. Ainda, ensaios randomizados isolados evidenciam que JI ocasionalmente reduz 3 a 8% do peso corporal inicial em 8 a 12 semanas, melhorando glicemia de jejum e sensibilidade à insulina[56].

Contrariando o mito de que o JI "desliga" o metabolismo, a queda transitória de insulina e o aumento do hormônio do crescimento (GH) durante o jejum estimulam lipólise e cetogênese, direcionando o organismo a usar lipídios como principal substrato energético sem reduzir significativamente o gasto basal[55,57]. Quanto à cognição, revisões indicam que o JI eleva fatores neurotróficos (BDNF) e reduz marcadores inflamatórios (PCR, IL-6), com possível efeito neuroprotetor, em vez de deteriorar funções executivas ou de memória[57].

Aplicações em populações específicas

Sobrepeso e obesidade

O JI promove perda de 1 a 6% do peso corporal em 2 a 12 semanas de TRE, com redução de massa gorda e circunferência da cintura, mesmo sem aumento de massa magra[56]. Em comparação à dieta hipocalórica, TRE (8 horas) produziu perda de aproximadamente 6,4 kg em 12 semanas, contra 5,1 kg do controle, diminuindo triglicerídeos em até 24% e pressão arterial sistólica em 8 mmHg[58]. ADF resulta em perdas de 5 a 8 kg em 6 meses; e 5:2, em cerca de 5 kg[55].

Benefícios:

- Perda significativa de peso e de gordura visceral.
- Melhora rápida de marcadores metabólicos (HOMA-IR, perfil lipídico, pressão arterial).
- Maior flexibilidade para adesão comparada a dietas hipocalóricas rígidas.

Cuidados:

- Manter ingestão proteica de ao menos 1,2 a 1,5 g/kg/dia e exercícios resistidos para preservar massa magra[59].
- Ajustar restrições gradualmente para evitar tonturas, fadiga ou episódios de compulsão.
- Adaptar escolha do protocolo (ADF, TRE, 5:2) à rotina e preferências individuais para melhorar a adesão.

Pré-diabetes e diabetes tipo 2

Em pré-diabéticos, TRE reduz a glicemia de jejum e o estresse oxidativo durante 8 semanas[60]. Em diabéticos tipo 2, ADF reduziu HbA1c em 0,7 p.p. (*versus* 0,4 p.p. na CER; $p<0,05$), gerou perda de peso média de 7,1 kg (*versus* 5,0 kg; $p<0,05$) e diminuiu HOMA-IR em 0,5 unidade ($p=0,02$) em 16 semanas[56]. TRE (14:10 ou 16:8) apresentou efeitos similares em HOMA-IR e glicemia de jejum, mas com menor risco de hipoglicemia[54,55].

Benefícios:

- Melhora de sensibilidade à insulina e controle glicêmico, favorecendo redução de HbA1c.

- Redução rápida de peso, auxiliando na reversão da resistência à insulina.
- Diminuição de marcadores inflamatórios e de estresse oxidativo.

Cuidados:

- Ajustar doses de hipoglicemiantes (insulina, sulfonilureias) para evitar hipoglicemia, especialmente no início do protocolo.
- Monitorar glicemia capilar (ou usar monitor contínuo) diariamente nas primeiras semanas de adaptação.
- Evitar protocolos muito restritivos em pacientes com histórico de hipoglicemias recorrentes ou múltiplas comorbidades.

Mulheres: fase reprodutiva e menopausa

Mulheres com síndrome dos ovários policísticos (SOP) submetidas a TRE (8 horas) experimentaram redução de 9% na testosterona e de 26% no índice androgênico livre, além de regularização de ciclos em 30 a 40% sem alterações adversas de estradiol ou progesterona[61]. Na menopausa, fase em que há queda de estrogênio e elevação de FSH, TRE mostrou potencial para reduzir gordura visceral e melhorar sensibilidade insulínica, embora efeitos diretos sobre hormônios sexuais permaneçam inconsistentes[62].

Benefícios:

- Em SOP, modulação positiva de andrógenos, favorecendo o equilíbrio hormonal.
- Na menopausa, redução de gordura abdominal, melhora de perfil glicolipídico e atenuação da síndrome metabólica.

Cuidados:

- Avaliar densidade mineral óssea semestralmente para prevenir osteopenia/osteoporose.
- Monitorar hormônios (FSH, LH, estradiol, progesterona) a cada 6 a 12 meses para detectar desequilíbrios.
- Incluir suplementação (cálcio, vitamina D, ferro) e atenção à ingestão proteica para minimizar perdas ósseas e musculares.

Gestantes e lactantes

JI não é recomendado durante a gravidez ou lactação. Na gestação, as necessidades calóricas e nutricionais aumentam para suportar crescimento fetal e adaptações maternas, e a restrição pode comprometer ganho de peso adequado, tamanho fetal e desenvolvimento neurológico[63]. Na lactação, a produção de leite exige reserva energética extra; qualquer privação pode diminuir oferta e qualidade do leite, além de prejudicar a nutrição materna[64].

Cuidados:

- Manter alimentação contínua e balanceada, garantindo adequação de macro e micronutrientes.
- Monitorar ganho de peso materno conforme diretrizes obstétricas, evitando restrições energéticas.
- Priorizar densidade nutricional das refeições para atender às demandas gestacionais e lactacionais.

Idosos

Protocolos de TRE (12:12 ou 14:10) têm se mostrado seguros e eficazes em idosos, promovendo perda de gordura visceral e preservação de massa magra. Em um ensaio de 20 semanas, idosos com 65 anos ou mais perderam apenas 0,2 kg de massa magra (*versus* 1,4 kg em dieta convencional), reduziram 1,1 L de gordura visceral, melhoraram HOMA-IR e diminuíram 6 mmHg na pressão arterial sistólica, ao mesmo tempo em que aumentaram força de preensão e mobilidade[65].

Benefícios:

- Preservação de massa magra quando combinado com ingestão proteica adequada (≥ 1,2 g/kg/dia).
- Melhora de marcadores metabólicos (HOMA-IR, perfil lipídico, pressão arterial).
- Aumento de funcionalidade física, reduzindo risco de quedas e dependência.

Cuidados:

- Idosos frágeis (IMC < 20 kg/m^2 ou albumina < 3,0 g/dL) devem usar TRE moderado (12:12, 14:10) e ter avaliação nutricional contínua.
- Realizar monitoramento laboratorial (proteínas séricas, eletrólitos, função renal e marcadores inflamatórios) a cada 3 a 6 meses.
- Introduzir protocolos gradualmente, adequando duração do jejum à tolerância individual.

Pacientes oncológicos

Protocolos de jejum breve (24 a 48 h) periquimioterapia podem ativar autofagia em células normais, protegendo-as do estresse oxidativo, enquanto mantêm o tumor vulnerável ao tratamento[67]. Revisões concluem que o jejum periquimioterapia reduz náuseas, fadiga e supressão da medula óssea, além de potencialmente melhorar a eficácia antitumoral[67].

Benefícios:

- Protege células normais por meio de mecanismos autofágicos.
- Atenua efeitos adversos da quimioterapia, como mucosite e neutropenia.
- Pode ampliar resposta tumoral, embora mais ECR sejam necessários para confirmação.

Cuidados:

- Avaliação rigorosa do estado nutricional (PG-SGA, bioimpedância) para evitar caquexia.
- Monitorar peso semanalmente (evitando perda > 5% em um mês) e manter aporte proteico mínimo (1,5 g/kg/dia).
- Utilizar TRE leve (14:10) em dias sem quimioterapia e jejuns cíclicos (5:2 modificado) nos dias de tratamento, sempre com supervisão multiprofissional (nutricionistas e oncologistas).

INDICAÇÕES, PRECAUÇÕES E CONTRAINDICAÇÕES

O JI tem crescido em popularidade nos últimos anos, pois pode produzir perda de peso clinicamente significativa e é frequentemente considerado menos complicado do que as formas tradicionais de dieta, como a restrição calórica contínua, contagem de calorias ou Atkins. O JI requer jejum por um período, normalmente um mínimo de 12 horas, seguido por um período de alimentação à vontade. Uma das razões para o aumento repentino da popularidade do JI é o fato dele ser simples. Entretanto, deve-se tomar cuidado com algumas restrições de indicação e riscos associados ao seu uso[1,68].

Embora o JI seja geralmente considerado seguro para adultos saudáveis e pessoas com diabetes tipo 1 ou 2 (sob rigoroso monitoramento médico), ele possui contraindicações e potenciais riscos que devem ser levados em consideração. O JI é contraindicado para pessoas com transtornos alimentares ativos ou históricos, baixo peso, gestantes, lactantes, crianças, adolescentes, idosos frágeis e indivíduos com doenças crônicas avançadas em que a restrição calórica possa ser prejudicial ou agravar condições pré-existentes, como doença hepática ou renal avançada (Quadro 1)[21].

O JI em pacientes com diabetes apresenta risco de hipoglicemia. O ajuste da medicação em pacientes com DM2 que tomam insulina ou secretagogos de insulina (p. ex., sulfonilureias), deve ser realizado; sugere-se suspender o uso da insulina nos dias

Quadro 1 Indicações e contraindicações para jejum intermitente

Contraindicações	Indicações
Crianças menores de 12 anos Adolescentes com peso normal Mulheres grávidas ou lactantes Indivíduos com histórico de transtorno alimentar Indivíduos com IMC abaixo de 18,5 kg/m^2 Indivíduos com mais de 70 anos Portadores de sarcopenia	Adolescentes com obesidade grave (> 95º percentil do IMC) Adultos com peso normal, sobrepeso ou obesidade Adultos com hipertensão e/ou dislipidemia Pacientes com resistência à insulina ou pré-diabetes Pacientes com diabetes *mellitus* tipo 1 ou diabetes *mellitus* tipo 2 (sob supervisão médica)

em jejum. Outros agentes hipoglicemiantes, como metformina, análogo do GLP-1, inibidores da dipeptidil peptidase 4 e inibidores da alfaglicosidase, são considerados menos propensos a causar hipoglicemia. Assim sendo, o paciente com diabetes *mellitus*, especialmente do tipo 1, deve ter um seguimento médico rigoroso. Além disso, o JI deve ser evitado em pessoas com histórico de síncope ou outras condições nas quais o jejum prolongado represente risco[69-71].

Estudos que avaliam a composição corporal em pacientes que apresentam perda ponderal decorrente do JI demonstram que a perda se dá em torno de 75% de massa gorda e 25% em massa magra, não sendo atenuada a perda de massa magra com a prática de atividade física. Sendo assim, não deve ser recomendado em pacientes com sarcopenia[72-74].

Efeitos adversos temporários como fome, irritabilidade, dor de cabeça e dificuldade de concentração são comuns no início, mas tendem a diminuir com o tempo[51].

Atualmente, não existem evidências suficientes que garantam a segurança e eficácia do JI a longo prazo, especialmente em populações específicas, como pacientes em tratamento ativo contra o câncer, nas quais o uso do JI fora de ensaios clínicos não é recomendado.

CONSIDERAÇÕES FINAIS

O JI demonstra benefícios consistentes na redução de peso corporal (em média, 3 a 8% do peso inicial), melhora da sensibilidade à insulina e diminuição de marcadores inflamatórios. Esses efeitos vão além da simples restrição calórica, envolvendo mecanismos como autofagia, cetogênese e modulação hormonal, o que favorece a preservação da massa magra em comparação a dietas tradicionais.

Entre os protocolos, o jejum em dias alternados destaca-se pela redução de gordura visceral, enquanto a alimentação com restrição de tempo (como o 16:8) oferece maior praticidade e adesão, favorecendo sua sustentabilidade a longo prazo. Ainda assim, as evidências de longo prazo permanecem limitadas e alguns efeitos adversos, como sintomas na fase de adaptação e perda parcial de massa magra, devem ser considerados.

No contexto clínico, a prescrição deve ser individualizada, considerando perfil metabólico, comorbidades e objetivos do paciente. Protocolos de 14:10 ou 16:8 são opções seguras para adultos com sobrepeso, mas exigem ajustes específicos em casos como DM2. Gestação, lactação, transtornos alimentares ativos e sarcopenia configuram contraindicações absolutas.

Quando aplicado com critério, monitoramento e embasamento científico, o JI representa uma estratégia eficaz, flexível e alinhada à prática nutrológica contemporânea, oferecendo uma alternativa viável às abordagens tradicionais de restrição calórica.

REFERÊNCIAS BIBLIOGRÁFICAS

1. de Cabo R, Mattson MP. Effects of Intermittent Fasting on Health, Aging, and Disease. N Engl J Med. 2019 Dec 26;381(26):2541-51.
2. Longo VD, Mattson MP. Fasting: molecular mechanisms and clinical applications. Cell Metab. 2014 Feb 4;19(2):181-92.
3. Weindruch R, Sohal RS. Seminars in medicine of the Beth Israel Deaconess Medical Center. Caloric intake and aging. N Engl J Med. 1997 Oct 2;337(14):986-94.
4. Yun J, Finkel T. Mitohormesis. Cell Metab. 2014 May 6;19(5):757-66.
5. Panda S. Circadian physiology of metabolism. Science. 2016 Nov 25;354(6315):1008-15.
6. Di Francesco A, Di Germanio C, Bernier M, de Cabo R. A time to fast. Science. 2018 Nov 16;362(6416):770-5.
7. Mattson MP, Moehl K, Ghena N, Schmaedick M, Cheng A. Intermittent metabolic switching, neuroplasticity and brain health. Nat Rev Neurosci. 2018 Feb;19(2):63-80.
8. Mattson MP. An Evolutionary Perspective on Why Food Overconsumption Impairs Cognition. Trends Cogn Sci. 2019 Mar;23(3):200-12.
9. Mattison JA, Colman RJ, Beasley TM, Allison DB, Kemnitz JW, Roth GS, et al. Caloric restriction improves health and survival of rhesus monkeys. Nat Commun. 2017 Jan 17;8:14063.
10. Meynet O, Ricci JE. Caloric restriction and cancer: molecular mechanisms and clinical implications. Trends Mol Med. 2014 Aug;20(8):419-27.
11. Nencioni A, Caffa I, Cortellino S, Longo VD. Fasting and cancer: molecular mechanisms and clinical application. Nat Rev Cancer. 2018 Nov;18(11):707-719.
12. Speakman JR, Mitchell SE. Caloric restriction. Mol Aspects Med. 2011 Jun;32(3):159-221.
13. Anton SD, Moehl K, Donahoo WT, Marosi K, Lee SA, Mainous AG 3rd, et al. Flipping the Metabolic Switch: Understanding and Applying the Health Benefits of Fasting. Obesity (Silver Spring). 2018 Feb;26(2):254-68.
14. Mattson MP, Arumugam TV. Hallmarks of Brain Aging: Adaptive and Pathological Modification by Metabolic States. Cell Metab. 2018 Jun 5;27(6):1176-99.
15. Shalabi H, Hassan AS 4th, Al-Zahrani FA, Alarbeidi AH, Mesawa M, Rizk H, et al. Intermittent Fasting: Benefits, Side Effects, Quality of Life, and Knowledge of the Saudi Population. Cureus. 2023 Feb 7;15(2):e34722.
16. Patterson RE, Sears DD. Metabolic Effects of Intermittent Fasting. Annu Rev Nutr. 2017 Aug 21;37:371-93.
17. Sukkriang N, Buranapin S. Effect of intermittent fasting 16:8 and 14:10 compared with control-group on weight reduction and metabolic outcomes in obesity with type 2 diabetes patients: A randomized controlled trial. J Diabetes Investig. 2024 Sep;15(9):1297-305.

18. Harvie M, Howell A. Potential Benefits and Harms of Intermittent Energy Restriction and Intermittent Fasting Amongst Obese, Overweight and Normal Weight Subjects-A Narrative Review of Human and Animal Evidence. Behav Sci (Basel). 2017 Jan 19;7(1):4.
19. Guo L, Xi Y, Jin W, Yuan H, Qin G, Chen S, et al. A 5:2 Intermittent Fasting Meal Replacement Diet and Glycemic Control for Adults with Diabetes: The EARLY Randomized Clinical Trial. JAMA Netw Open. 2024 Jun 3;7(6):e2416786.
20. Memel ZN, Wang J, Corey KE. Intermittent Fasting as a Treatment for Nonalcoholic Fatty Liver Disease: What Is the Evidence? Clin Liver Dis (Hoboken). 2022 Feb 3;19(3):101-5.
21. Varady KA, Cienfuegos S, Ezpeleta M, Gabel K. Clinical application of intermittent fasting for weight loss: progress and future directions. Nat Rev Endocrinol. 2022 May;18(5):309-21.
22. Varady KA, Bhutani S, Klempel MC, Kroeger CM, Trepanowski JF, Haus JM, et al. Alternate day fasting for weight loss in normal weight and overweight subjects: a randomized controlled trial. Nutr J. 2013 Nov 12;12(1):146.
23. Pammer A, Obermayer A, Stadler JT, Pferschy PN, Tripolt NJ, Habisch H, et al. Effects of dietary interventions and intermittent fasting on HDL function in obese individuals with T2DM: a randomized controlled trial. Cardiovasc Diabetol. 2024 Sep 12;23(1):339.
24. Lakhani HA, Biswas D, Kuruvila M, Chava MS, Raj K, Varghese JT, et al. Intermittent fasting versus continuous caloric restriction for glycemic control and weight loss in type 2 diabetes: A traditional review. Prim Care Diabetes. 2025 Jun;19(3):203-13.
25. Alogaiel DM, Alsuwaylihi A, Alotaibi MS, Macdonald IA, Lobo DN. Effects of Ramadan intermittent fasting on hormones regulating appetite in healthy individuals: A systematic review and meta-analysis. Clin Nutr. 2025 Feb;45:250-61.
26. Yang X, Zhou J, Shao H, Huang B, Kang X, Wu R, et al. Effect of an Intermittent Calorie-restricted Diet on Type 2 Diabetes Remission: A Randomized Controlled Trial. J Clin Endocrinol Metab. 2023 May 17;108(6):1415-24.
27. Varady KA, Cienfuegos S, Ezpeleta M, Gabel K. Cardiometabolic Benefits of Intermittent Fasting. Annu Rev Nutr. 2021 Oct 11;41:333-61.
28. Kessler CS, Stange R, Schlenkermann M, Jeitler M, Michalsen A, Selle A, et al. A nonrandomized controlled clinical pilot trial on 8 wk of intermittent fasting (24 h/wk). Nutrition. 2018 Feb;46:143-52.e2.
29. Mattar P, Reginato A, Lavados C, Das D, Kalyani M, Martinez-Lopez N, et al. Insulin and leptin oscillations license food-entrained browning and metabolic flexibility. Cell Rep. 2024 Jul 23;43(7):114390.
30. Velissariou M, Athanasiadou CR, Diamanti A, Lykeridou A, Sarantaki A. The impact of intermittent fasting on fertility: A focus on polycystic ovary syndrome and reproductive outcomes in Women-A systematic review. Metabol Open. 2025 Jan 6;25:100341.
31. LaRosa JC, Grundy SM, Waters DD, Shear C, Barter P, Fruchart JC, et al. Intensive lipid lowering with atorvastatin in patients with stable coronary disease. N Engl J Med. 2005 Apr 7;352(14):1425-35.
32. Barter PJ, Nicholls S, Rye KA, Anantharamaiah GM, Navab M, Fogelman AM. Antiinflammatory properties of HDL. Circ Res. 2004 Oct 15;95(8):764-72.
33. Ridker PM, Hennekens CH, Buring JE, Rifai N. C-reactive protein and other markers of inflammation in the prediction of cardiovascular disease in women. N Engl J Med. 2000 Mar 23;342(12):836-43.
34. Steppan CM, Bailey ST, Bhat S, Brown EJ, Banerjee RR, Wright CM, et al. The hormone resistin links obesity to diabetes. Nature. 2001 Jan 18;409(6818):307-12.
35. Alexander Y, Osto E, Schmidt-Trucksäss A, Shechter M, Trifunovic D, Duncker DJ, et al. Endothelial function in cardiovascular medicine: a consensus paper of the European Society of Cardiology Working

Groups on Atherosclerosis and Vascular Biology, Aorta and Peripheral Vascular Diseases, Coronary Pathophysiology and Microcirculation, and Thrombosis. Cardiovasc Res. 2021 Jan 1;117(1):29-42.
36. Johnstone A. Fasting for weight loss: an effective strategy or latest dieting trend? Int J Obes (Lond). 2015 May;39(5):727-33.
37. Seimon RV, Roekenes JA, Zibellini J, Zhu B, Gibson AA, Hills AP, et al. Do intermittent diets provide physiological benefits over continuous diets for weight loss? A systematic review of clinical trials. Mol Cell Endocrinol. 2015 Dec 15;418 Pt 2:153-72.
38. Paoli A, Rubini A, Volek JS, Grimaldi KA. Beyond weight loss: a review of the therapeutic uses of very--low-carbohydrate (ketogenic) diets. Eur J Clin Nutr. 2013 Aug;67(8):789-96.
39. Cioffi I, Evangelista A, Ponzo V, Ciccone G, Soldati L, Santarpia L, et al. Intermittent versus continuous energy restriction on weight loss and cardiometabolic outcomes: a systematic review and meta-analysis of randomized controlled trials. J Transl Med. 2018 Dec 24;16(1):371.
40. Gibson AA, Seimon RV, Lee CM, Ayre J, Franklin J, Markovic TP, et al. Do ketogenic diets really suppress appetite? A systematic review and meta-analysis. Obes Rev. 2015 Jan;16(1):64-76.
41. Mansoor N, Vinknes KJ, Veierød MB, Retterstøl K. Effects of low-carbohydrate diets v. low-fat diets on body weight and cardiovascular risk factors: a meta-analysis of randomised controlled trials. Br J Nutr. 2016 Feb 14;115(3):466-79.
42. Sainsbury E, Kizirian NV, Partridge SR, Gill T, Colagiuri S, Gibson AA. Effect of dietary carbohydrate restriction on glycemic control in adults with diabetes: A systematic review and meta-analysis. Diabetes Res Clin Pract. 2018 May;139:239-52.
43. Nordmann AJ, Nordmann A, Briel M, Keller U, Yancy WS Jr, Brehm BJ, et al. Effects of low-carbohydrate vs low-fat diets on weight loss and cardiovascular risk factors: a meta-analysis of randomized controlled trials. Arch Intern Med. 2006 Feb 13;166(3):285-93.
44. Trepanowski JF, Kroeger CM, Barnosky A, Klempel MC, Bhutani S, Hoddy KK, et al. Effect of Alternate--Day Fasting on Weight Loss, Weight Maintenance, and Cardioprotection Among Metabolically Healthy Obese Adults: A Randomized Clinical Trial. JAMA Intern Med. 2017 Jul 1;177(7):930-8.
45. Redman LM, Heilbronn LK, Martin CK, de Jonge L, Williamson DA, Delany JP, et al. Metabolic and behavioral compensations in response to caloric restriction: implications for the maintenance of weight loss. PLoS One. 2009;4(2):e4377.
46. Harris L, Hamilton S, Azevedo LB, Olajide J, De Brún C, Waller G, et al. Intermittent fasting interventions for treatment of overweight and obesity in adults: a systematic review and meta-analysis. JBI Database System Rev Implement Rep. 2018 Feb;16(2):507-47.
47. Rosenbaum M, Hirsch J, Gallagher DA, Leibel RL. Long-term persistence of adaptive thermogenesis in subjects who have maintained a reduced body weight. Am J Clin Nutr. 2008 Oct;88(4):906-12.
48. Sumithran P, Prendergast LA, Delbridge E, Purcell K, Shulkes A, Kriketos A, et al. Long-term persistence of hormonal adaptations to weight loss. N Engl J Med. 2011 Oct 27;365(17):1597-604.
49. Schaumberg K, Anderson DA, Anderson LM, Reilly EE, Gorrell S. Dietary restraint: what's the harm? A review of the relationship between dietary restraint, weight trajectory and the development of eating pathology. Clin Obes. 2016 Apr;6(2):89-95.
50. Rynders CA, Thomas EA, Zaman A, Pan Z, Catenacci VA, Melanson EL. Effectiveness of Intermittent Fasting and Time-Restricted Feeding Compared to Continuous Energy Restriction for Weight Loss. Nutrients. 2019 Oct 14;11(10):2442.
51. Welton S, Minty R, O'Driscoll T, Willms H, Poirier D, Madden S, et al. Intermittent fasting and weight loss: Systematic review. Can Fam Physician. 2020 Feb;66(2):117-25.

52. Keogh JB, Pedersen E, Petersen KS, Clifton PM. Effects of intermittent compared to continuous energy restriction on short-term weight loss and long-term weight loss maintenance. Clin Obes. 2014 Dec;4(6):150-6.
53. Headland M, Clifton PM, Carter S, Keogh JB. Weight-loss outcomes: a systematic review and meta-analysis of intermittent energy restriction trials lasting a minimum of 6 months. Nutrients. 2016 Jun 22;8(6):354.
54. Chen YE, Tsai HL, Tu YK, Chen LW. Effects of different types of intermittent fasting on metabolic outcomes: an umbrella review and network meta-analysis. BMC Med. 2024 Nov 13;22(1):529.
55. Ma Y, Sun L, Mu Z. Network meta-analysis of three different forms of intermittent energy restrictions for overweight or obese adults. Int J Obes (Lond). 2024 Jan;48(1):55-64.
56. Harris L, Hamilton S, Azevedo LB, Olajide J, De Brún C, Waller G, et al. Intermittent fasting interventions for treatment of overweight and obesity in adults: a systematic review and meta-analysis. JBI Database System Rev Implement Rep. 2018 Feb;16(2):507-47.
57. Beveridge J, Montgomery A, Grossberg G. Intermittent fasting and neurocognitive disorders: What the evidence shows. J Nutr Health Aging. 2025 Apr;29(4):100480.
58. Schroder JD, Falqueto H, Mânica A, Zanini D, de Oliveira T, de Sá CA, et al. Effects of time-restricted feeding in weight loss, metabolic syndrome and cardiovascular risk in obese women. J Transl Med. 2021 Jan 6;19(1):3.
59. Moro T, Tinsley G, Bianco A, Marcolin G, Pacelli QF, Battaglia G, et al. Effects of eight weeks of time-restricted feeding (16/8) on basal metabolism, maximal strength, body composition, inflammation, and cardiovascular risk factors in resistance-trained males. J Transl Med. 2016 Oct 13;14(1):290.
60. Sutton EF, Beyl R, Early KS, Cefalu WT, Ravussin E, Peterson CM. Early Time-Restricted Feeding Improves Insulin Sensitivity, Blood Pressure, and Oxidative Stress Even without Weight Loss in Men with Prediabetes. Cell Metab. 2018 Jun 5;27(6):1212-21.e3.
61. Singh S, Pal N, Shubham S, Sarma DK, Verma V, Marotta F, et al. Polycystic Ovary Syndrome: Etiology, Current Management, and Future Therapeutics. J Clin Med. 2023 Feb 11;12(4):1454.
62. Garg R, Chetan R, Jyothi GS, Agrawal P, Gupta P. Intermittent Fasting and Weight Management at Menopause. J Midlife Health. 2025 Jan-Mar;16(1):14-8.
63. Physical Activity and Exercise During Pregnancy and the Postpartum Period: ACOG Committee Opinion, Number 804. Obstet Gynecol. 2020 Apr;135(4):e178-e188.
64. Fields-Gardner C, Campa A; American Dietetics Association. Position of the American Dietetic Association: Nutrition Intervention and Human Immunodeficiency Virus Infection. J Am Diet Assoc. 2010 Jul;110(7):1105-19.
65. Anton SD, Lee SA, Donahoo WT, McLaren C, Manini T, Leeuwenburgh C, et al. The Effects of Time Restricted Feeding on Overweight, Older Adults: A Pilot Study. Nutrients. 2019 Jun 30;11(7):1500.
66. Brandhorst S, Longo VD. Protein Quantity and Source, Fasting-Mimicking Diets, and Longevity. Adv Nutr. 2019 Nov 1;10(Suppl_4):S340-S350.
67. Caccialanza R, Cereda E, De Lorenzo F, Farina G, Pedrazzoli P; AIOM-SINPE-FAVO Working Group. To fast, or not to fast before chemotherapy, that is the question. BMC Cancer. 2018 Mar 27;18(1):337.
68. Chen S, Han R, Liu H. A Bibliometric and Visualization Analysis of Intermittent Fasting. Front Public Health. 2022 Jul 6;10:946795.
69. Gabel K, Hoddy KK, Varady KA. Safety of 8-h time restricted feeding in adults with obesity. Appl Physiol Nutr Metab. 2019 Jan;44(1):107-9.

70. Harvie MN, Pegington M, Mattson MP, Frystyk J, Dillon B, Evans G, et al. The effects of intermittent or continuous energy restriction on weight loss and metabolic disease risk markers: a randomized trial in young overweight women. Int J Obes (Lond). 2011 May;35(5):714-27.
71. Olansky L. Strategies for management of intermittent fasting in patients with diabetes. Cleve Clin J Med. 2017 May;84(5):357-8.
72. Willoughby D, Hewlings S, Kalman D. Body Composition Changes in Weight Loss: Strategies and Supplementation for Maintaining Lean Body Mass, a Brief Review. Nutrients. 2018 Dec 3;10(12):1876.
73. Heymsfield SB, Gonzalez MC, Shen W, Redman L, Thomas D. Weight loss composition is one-fourth fat-free mass: a critical review and critique of this widely cited rule. Obes Rev. 2014 Apr;15(4):310-21.
74. Bhutani S, Klempel MC, Kroeger CM, Trepanowski JF, Varady KA. Alternate day fasting and endurance exercise combine to reduce body weight and favorably alter plasma lipids in obese humans. Obesity (Silver Spring). 2013 Jul;21(7):1370-9.

17

Obesidade: abordagem farmacológica

Aline Rodrigues Zanetta
Durval Ribas-Filho

INTRODUÇÃO

A obesidade é uma condição crônica multifatorial que representa um dos maiores desafios de saúde pública global. Reconhecida como uma síndrome complexa e de evolução crônica, demanda uma abordagem terapêutica contínua e, frequentemente, vitalícia. O tratamento da obesidade envolve estratégias multidisciplinares, incluindo mudanças no estilo de vida, intervenções nutricionais, atividade física e, em casos específicos, o uso de tratamento farmacológico[1,2].

A utilização de medicamentos para o tratamento da obesidade deve ocorrer sob estrita supervisão médica, com a escolha e adaptação individualizada do esquema terapêutico para cada paciente. A decisão de iniciar e manter a farmacoterapia deve ser precedida por uma avaliação criteriosa dos riscos associados ao uso do fármaco em contraponto aos riscos inerentes à persistência da obesidade e suas comorbidades[3].

É importante ressaltar que a eficácia dos medicamentos antiobesidade, assim como em qualquer intervenção médica, depende da adesão do paciente ao tratamento prescrito. De maneira semelhante a outras doenças crônicas, a interrupção do tratamento da obesidade geralmente resulta na recidiva da condição, com a recuperação do peso perdido[1,2].

Este capítulo abordará os principais fármacos utilizados no manejo da obesidade, suas indicações, mecanismos de ação, eficácia clínica, efeitos adversos e contraindicações, fornecendo uma visão atualizada e baseada em evidências para orientar a prática clínica.

EPIDEMIOLOGIA DA OBESIDADE

A obesidade tem se tornado uma pandemia global, afetando milhões de pessoas em todo o mundo. Segundo a Organização Mundial da Saúde (OMS), mais de 650 milhões de adultos eram obesos em 2016, e essa prevalência continua a crescer. A condição é definida e classificada por um índice de massa corporal (IMC) igual ou superior a 30 kg/m^2 (Tabela 1)[1,4].

Tabela 1 Classificação de obesidade

Classificação	IMC (kg/m^2)
Obesidade grau I	30-34,9
Obesidade grau II	35-39,9
Obesidade grau III	≥ 40

Fonte: adaptada de Apovian CM, et al.[1]

Fatores genéticos, ambientais, comportamentais e metabólicos contribuem para o desenvolvimento da obesidade. O aumento do consumo de alimentos ultraprocessados, ricos em calorias e pobres em nutrientes, associado ao estilo de vida sedentário, tem sido apontado como um dos principais impulsionadores dessa epidemia[5,6]. A obesidade está associada a um aumento significativo do risco de diversas comorbidades, incluindo diabetes tipo 2, hipertensão arterial, dislipidemia, doenças cardiovasculares, apneia obstrutiva do sono, esteatose hepática não alcoólica, alguns tipos de câncer, problemas osteoarticulares e distúrbios psicológicos. Essas complicações não apenas comprometem a qualidade de vida, mas também aumentam a morbimortalidade[5,6].

O impacto econômico da obesidade é igualmente expressivo, com custos diretos relacionados ao tratamento das comorbidades e custos indiretos associados à perda de produtividade, absenteísmo e aposentadoria precoce. Estima-se que os custos globais da obesidade representem uma parcela significativa dos gastos em saúde em muitos países[7,8].

INDICAÇÕES DO TRATAMENTO FARMACOLÓGICO

O tratamento farmacológico da obesidade é indicado em pacientes com:

- IMC ≥ 30 kg/m^2: obesidade grau I, II ou III.
- IMC ≥ 27 kg/m^2: sobrepeso com comorbidades associadas (diabetes tipo 2, hipertensão arterial, dislipidemia).
- Pacientes que não obtiveram sucesso com mudanças no estilo de vida isoladas[1,3,4].

De acordo com as diretrizes da International Obesity Task Force (IOTF) e os Consensos Latino-Americanos de Obesidade, o tratamento farmacológico está indicado quando intervenções não farmacológicas, como dieta, modificações do estilo de vida (incluindo terapia cognitivo-comportamental) e aumento da atividade física, foram implementadas e não resultaram em perda de peso suficiente ou manutenção da perda de peso[1,4].

O objetivo primário do tratamento da obesidade não se restringe à perda de peso, mas alcança um estado ponderal que minimize ou reverta as condições metabólicas e clínicas associadas. Existe um consenso na literatura médica e entre especialistas de que uma perda de 5 a 10% do peso corporal inicial é, frequentemente, suficiente para alcançar melhorias significativas nesses parâmetros de saúde[5,6].

A avaliação da eficácia do tratamento farmacológico da obesidade se baseia na capacidade de atingir e manter uma perda de peso clinicamente relevante. Os critérios mais utilizados internacionalmente são os estabelecidos pela Food and Drug Administration (FDA) dos Estados Unidos e pelo Committee for Medicinal Products for Human Use (CHMP) da European Medicines Agency (EMA). A FDA considera eficaz uma perda de peso superior a 5% em relação ao placebo, com significância estatística, enquanto o CHMP preconiza uma perda superior a 10% em relação ao placebo[1,7].

É fundamental que a abordagem farmacológica seja sempre integrada a um plano de tratamento abrangente, que inclua modificações dietéticas e de atividade física, além de suporte comportamental, visando otimizar os resultados e promover a saúde global do paciente[3,8].

MECANISMOS DE AÇÃO DOS FÁRMACOS ANTIOBESIDADE

A farmacoterapia da obesidade evoluiu significativamente com a melhor compreensão dos complexos mecanismos neuroendócrinos que regulam o balanço energético e o peso corporal. Os medicamentos antiobesidade atualmente disponíveis e em desenvolvimento atuam por meio de diferentes mecanismos, visando modular o apetite, aumentar a saciedade, reduzir a absorção de nutrientes ou aumentar o gasto energético[3,8,9].

Os principais mecanismos de ação incluem:

1. Anorexígenos (ação central): atuam no sistema nervoso central para reduzir o apetite.
   - Moduladores de neurotransmissores: muitos fármacos atuam no hipotálamo, uma região-chave do cérebro para a regulação da fome e da saciedade, e em outras áreas cerebrais envolvidas no sistema de recompensa alimentar. Esses

medicamentos podem modular neurotransmissores como serotonina, norepinefrina e dopamina[9,10].

- Inibidores da recaptação de norepinefrina e dopamina: a combinação de bupropiona (um inibidor da recaptação de dopamina e norepinefrina) e naltrexona (um antagonista opioide) atua sinergicamente no hipotálamo e no sistema de recompensa mesolímbico para reduzir a fome e controlar os desejos alimentares[3,10].
- Simpatomiméticos: fármacos como a fentermina estimulam a liberação de norepinefrina, suprimindo o apetite[3,11].
- Inibidores da recaptação de serotonina, norepinefrina e dopamina: a sibutramina atua inibindo a recaptação desses três neurotransmissores, aumentando sua disponibilidade na fenda sináptica. Isso resulta em aumento da saciedade e redução do apetite, além de um discreto aumento do gasto energético. Seu mecanismo de ação é semelhante ao de alguns antidepressivos, mas com efeitos específicos no controle da ingestão alimentar[12].

2. Moduladores hormonais: influenciam hormônios relacionados ao controle do apetite e saciedade.
   - Agonistas dos receptores de GLP-1: fármacos como a liraglutida, semaglutida e tirzepatida mimetizam a ação do GLP-1 endógeno. Esse hormônio, secretado pelas células L do intestino em resposta à ingestão de alimentos, promove a saciedade por meio de ações diretas no hipotálamo e no tronco cerebral, além de retardar o esvaziamento gástrico[13-15].
   - Agonistas multi-hormonais: a tirzepatida (agonista duplo GLP-1/GIP) e a retatrutida (agonista triplo GLP-1/GIP/glucagon) representam uma evolução nessa abordagem, combinando a ação de múltiplos hormônios para potencializar os efeitos na perda de peso[15,16].

3. Inibidores de absorção: reduzem a absorção de nutrientes.
   - Inibidores da lipase gastrointestinal: o orlistate é o principal representante dessa classe. Ele inibe as lipases gástrica e pancreática, reduzindo a hidrólise dos triglicerídeos da dieta e, consequentemente, diminuindo a absorção de gordura em aproximadamente 30%. A gordura não digerida é eliminada nas fezes[3,17].

4. Moduladores do gasto energético: embora menos comuns atualmente, algumas estratégias terapêuticas visam aumentar o gasto energético ou modular o metabolismo do tecido adiposo.
   - Agentes termogênicos: no passado, combinações como efedrina e cafeína foram utilizadas para aumentar a termogênese, mas foram descontinuadas devido a preocupações com a segurança. A pesquisa continua explorando alvos que

possam aumentar o gasto energético de forma segura, como a ativação do tecido adiposo marrom[3,9].

A compreensão desses mecanismos é fundamental para o desenvolvimento de novas terapias e para a combinação racional de fármacos, visando otimizar a eficácia e minimizar os efeitos adversos no tratamento da obesidade[8,15].

PRINCIPAIS FÁRMACOS UTILIZADOS

A farmacoterapia da obesidade dispõe de um arsenal crescente de medicamentos, com diferentes mecanismos de ação, perfis de eficácia e segurança. A escolha do fármaco deve ser individualizada, considerando as características do paciente, suas comorbidades, o potencial de perda de peso e os possíveis efeitos adversos[3,8,9].

Agonistas de receptores GLP-1

1. Liraglutida:
   - Mecanismo de ação: análogo do GLP-1, atuando centralmente para aumentar a saciedade e retardar o esvaziamento gástrico[13].
   - Posologia: injeção subcutânea diária, iniciando com 0,6 mg e titulando semanalmente até a dose de manutenção de 3 mg[10].
   - Eficácia: demonstrou perdas de peso significativamente maiores que o placebo, com média de 5 a 8% do peso corporal inicial após 1 ano de tratamento[3,10].
2. Semaglutida:
   - Mecanismo de ação: análogo do GLP-1 de ação prolongada, com maior potência e meia-vida mais longa que a liraglutida[14].
   - Posologia: injeção subcutânea semanal, iniciando com 0,25 mg e titulando a cada 4 semanas até a dose de manutenção de 2,4 mg[14].
   - Eficácia: considerada uma das terapias farmacológicas mais eficazes para a obesidade até o momento, com estudos demonstrando perdas de peso médias de 12 a 17% do peso corporal inicial em 1 ano[14,18].
3. Tirzepatida:
   - Mecanismo de ação: agonista duplo dos receptores de GLP-1 e GIP (polipeptídeo insulinotrópico dependente de glicose), também conhecido como "twincretina"[15].
   - Posologia: injeção subcutânea semanal, iniciando com 2,5 mg e titulando a cada 4 semanas até a dose de 15 mg[15].
   - Eficácia: demonstrou perdas de peso ainda mais expressivas que os agonistas seletivos de GLP-1, com estudos mostrando perdas médias de até 20 a 22% do peso corporal inicial em doses mais altas[15,19].

Inibidores da lipase

1. Orlistate:
   - Mecanismo de ação: inibidor das lipases gástrica e pancreática, reduzindo a absorção de gordura da dieta em aproximadamente 30%[17].
   - Posologia: 120 mg, três vezes ao dia, durante ou até 1 hora após as principais refeições[20].
   - Eficácia: promove uma perda de peso modesta, geralmente na ordem de 2 a 3 kg a mais que o placebo ao longo de 1 ano. Seus principais benefícios residem na melhora do perfil lipídico e no controle glicêmico em pacientes com diabetes tipo 2[3,20].

Inibidores da recaptação de neurotransmissores

1. Sibutramina:
   - Mecanismo de ação: inibidor da recaptação de serotonina, norepinefrina e dopamina, atuando centralmente para reduzir o apetite e aumentar a saciedade. Também promove um discreto aumento do gasto energético[12].
   - Posologia: geralmente iniciada com 10 mg, uma vez ao dia, podendo ser aumentada para 15 mg após 4 semanas se a resposta for inadequada. Administrada pela manhã, com ou sem alimentos[12].
   - Eficácia: estudos clínicos demonstraram perdas de peso médias de 4 a 6% além do placebo após 1 ano de tratamento, com melhora em diversos parâmetros metabólicos, incluindo perfil lipídico e controle glicêmico[12].
   - Situação regulatória: embora tenha sido retirada do mercado em diversos países, incluindo Estados Unidos e União Europeia, após o estudo *Scout* demonstrar aumento do risco cardiovascular, a sibutramina permanece disponível no Brasil sob prescrição médica controlada (receita B2 – azul). Seu uso requer monitoramento rigoroso, especialmente da pressão arterial e frequência cardíaca[12].

Combinações farmacológicas

1. Naltrexona/bupropiona:
   - Mecanismo de ação: a naltrexona é um antagonista opioide e a bupropiona é um inibidor da recaptação de dopamina e norepinefrina. A combinação atua no hipotálamo para reduzir a fome e no sistema de recompensa mesolímbico para controlar os desejos alimentares[10].
   - Posologia: liberação prolongada, com titulação gradual até a dose de manutenção de 2 comprimidos (8 mg naltrexona/90 mg bupropiona cada), duas vezes ao dia[10].
   - Eficácia: promove perdas de peso médias de 4 a 5% a mais que o placebo[3,10].

2. Fentermina/topiramato:
   - Mecanismo de ação: a fentermina é um simpatomimético que estimula a liberação de norepinefrina, suprimindo o apetite. O topiramato é um anticonvulsivante com múltiplos mecanismos propostos para a perda de peso, incluindo aumento da saciedade e alteração do paladar[3,11].
   - Posologia: liberação prolongada, com diferentes doses e titulação gradual[11].
   - Eficácia: a combinação é uma das mais eficazes entre os fármacos orais, com perdas de peso médias de 7 a 9% a mais que o placebo[3,11].

Fármacos emergentes

1. Retatrutida:
   - Mecanismo de ação: agonista triplo dos receptores de GLP-1, GIP e glucagon[16].
   - Eficácia: resultados preliminares de estudos de fase II são altamente promissores, sugerindo perdas de peso que podem ultrapassar 24% do peso corporal inicial em 48 semanas[16].
2. Setmelanotida:
   - Mecanismo de ação: agonista do receptor de melanocortina 4 (MC4R), aprovado para formas raras de obesidade genética (deficiência de POMC, PCSK1 ou LEPR)[3,21].
   - Eficácia: altamente eficaz nessas populações específicas. Sua utilidade na obesidade comum ainda está sendo explorada[20].
3. Cagrilintida (em combinação com semaglutida – CagriSema):
   - Mecanismo de ação: análogo da amilina, um hormônio que atua em conjunto com a insulina para regular a glicose e promover a saciedade[22].
   - Eficácia: estudos iniciais da combinação com semaglutida mostram resultados promissores, com potencial sinérgico[22].

EFICÁCIA CLÍNICA DOS FÁRMACOS

A eficácia dos fármacos antiobesidade varia consideravelmente, refletindo seus diferentes mecanismos de ação e potência farmacológica. Os resultados dos principais estudos clínicos mostram redução média de peso variando de 5 a 22% dependendo do fármaco e do perfil do paciente[3,8,9].

Comparação de eficácia

Em termos de perda de peso média em relação ao placebo após 1 ano de tratamento, os fármacos podem ser classificados aproximadamente na ordem de eficácia (do menos ao mais eficaz) apresentada na Tabela 2.

Tabela 2 Eficácia das medicações

Medicamento	Perda de peso além do placebo
Orlistate	2-3%[3,20]
Sibutramina	4-6%[12]
Naltrexona/bupropiona	4-5%[3,10]
Fentermina/topiramato	7-9%[3,11]
Liraglutida 3 mg	5-8%[3,10]
Semaglutida 2,4 mg	12-17%[14,18]
Tirzepatida	15-22%[15,19]
Retatrutida (dados preliminares)	Potencial para perdas superiores a 24% do peso inicial[16]

Fonte: elaborada pelos autores.

Benefícios adicionais

Além da perda de peso, muitos desses fármacos oferecem benefícios adicionais importantes:

- Agonistas de GLP-1 e tirzepatida: melhora significativa no controle glicêmico, redução da pressão arterial, melhora do perfil lipídico e potencial redução de eventos cardiovasculares. O estudo *Select* com semaglutida 2,4 mg demonstrou redução de 20% no risco de eventos cardiovasculares adversos maiores em indivíduos com sobrepeso/obesidade e doença cardiovascular estabelecida, mesmo sem diabetes[14,15,18].
- Orlistate: melhora do perfil lipídico, redução da incidência de diabetes tipo 2 em indivíduos com pré-diabetes (estudo *Xendos*)[17,20].
- Sibutramina: melhora do perfil lipídico, com aumento do HDL-colesterol e redução dos triglicerídeos. Também demonstrou benefícios no controle glicêmico em pacientes com diabetes tipo 2 ou pré-diabetes[12].
- Naltrexona/bupropiona: pode ser particularmente útil em pacientes com compulsão alimentar ou desejos alimentares intensos[10].
- Fentermina/topiramato: além da perda de peso, pode oferecer benefícios para pacientes com enxaqueca (devido ao topiramato)[11].

Fatores que influenciam a resposta

A resposta aos fármacos antiobesidade pode ser influenciada por diversos fatores:

- Genética: variações genéticas podem afetar a resposta a determinados medicamentos, embora ainda não existam biomarcadores validados para guiar a escolha terapêutica na prática clínica[9,23].
- Comorbidades: pacientes com diabetes tipo 2 podem se beneficiar particularmente dos agonistas de GLP-1 e da tirzepatida, que têm efeitos diretos no controle glicêmico[14,15].
- Adesão ao tratamento: a eficácia real dos medicamentos depende fortemente da adesão do paciente, tanto à farmacoterapia quanto às modificações no estilo de vida[1,2].
- Tempo de tratamento: a perda de peso máxima geralmente ocorre após 6 a 12 meses de tratamento, seguida por um platô. A manutenção da terapia é crucial para evitar a recuperação do peso[3,4].

SEGURANÇA E EFEITOS ADVERSOS

Cada classe de medicamentos antiobesidade apresenta um perfil específico de efeitos adversos que deve ser considerado na escolha terapêutica e no monitoramento dos pacientes[3,8].

- Agonistas de GLP-1 (liraglutida, semaglutida, tirzepatida):
  - Efeitos gastrointestinais: náuseas, vômitos, diarreia e constipação são os mais comuns, geralmente de intensidade leve a moderada e transitórios. A titulação gradual da dose ajuda a minimizar esses efeitos[10,13-15].
  - Pancreatite: há um risco aumentado, embora raro. Pacientes devem ser orientados sobre os sintomas de pancreatite aguda[3,10,14].
  - Tumores de células C da tireoide: observado em roedores, mas a relevância clínica em humanos é incerta. Contraindicado em pacientes com história pessoal ou familiar de carcinoma medular da tireoide ou síndrome de neoplasia endócrina múltipla tipo 2 (MEN 2)[13-15].
  - Hipoglicemia: risco baixo quando usado isoladamente para obesidade, mas aumentado quando combinado com insulina ou secretagogos de insulina em pacientes com diabetes[3,10,14].
- Orlistate:
  - Efeitos gastrointestinais: esteatorreia, flatulência, urgência fecal, incontinência fecal, especialmente com dietas ricas em gordura[3,17,20].
  - Deficiência de vitaminas lipossolúveis: pode interferir na absorção das vitaminas A, D, E e K. Suplementação pode ser necessária[3,17].
  - Interações medicamentosas: pode reduzir a absorção de alguns medicamentos, como ciclosporina, levotiroxina e anticonvulsivantes[3,17].

- Sibutramina:
  - Efeitos cardiovasculares: aumento da pressão arterial (média de 1 a 3 mmHg) e da frequência cardíaca (média de 4 a 6 batimentos por minuto). Esses efeitos são dose-dependentes e exigem monitoramento regular, especialmente no início do tratamento e após ajustes de dose[12].
  - Efeitos adversos comuns: boca seca (ocorre em até 20% dos pacientes), insônia, constipação, cefaleia, rinite, faringite, tontura, náuseas e sudorese. A maioria desses efeitos é de intensidade leve a moderada e tende a diminuir com o tempo de uso[12].
  - Contraindicações: doença cardiovascular estabelecida (doença arterial coronariana, insuficiência cardíaca, arritmias), acidente vascular cerebral prévio, hipertensão não controlada (> 145/90 mmHg), uso concomitante de inibidores da monoamina oxidase (IMAO) ou outros medicamentos serotoninérgicos (risco de síndrome serotoninérgica), transtornos alimentares (anorexia nervosa, bulimia), transtornos psiquiátricos graves, glaucoma de ângulo fechado, insuficiência hepática ou renal grave, e durante a gravidez ou amamentação[12].
- Naltrexona/bupropiona:
  - Efeitos neuropsiquiátricos: náuseas, cefaleia, insônia, tontura, boca seca. Apresenta um alerta (*black box warning*) para pensamentos e comportamentos suicidas (associado à bupropiona)[3,10].
  - Efeitos cardiovasculares: pode aumentar a pressão arterial e a frequência cardíaca; requer monitoramento[3,10].
  - Contraindicações: hipertensão não controlada, transtornos convulsivos, uso crônico de opioides, anorexia nervosa ou bulimia, uso de IMAO[10].
- Fentermina/topiramato:
  - Efeitos neurológicos: parestesias, tontura, disgeusia, insônia, comprometimento cognitivo[3,11].
  - Efeitos cardiovasculares: a fentermina pode aumentar a frequência cardíaca e a pressão arterial[3,13].
  - Teratogenicidade: o topiramato está associado a risco de defeitos de fenda oral em recém-nascidos se usado durante a gestação. Contraindicado na gravidez e requer contracepção eficaz em mulheres em idade fértil[11].
  - Outros: acidose metabólica, aumento do risco de nefrolitíase, boca seca[3,11].

MONITORAMENTO

O monitoramento regular dos pacientes em uso de farmacoterapia para obesidade é crucial para garantir a segurança e a eficácia do tratamento:

- Avaliação inicial: histórico médico completo, exame físico, avaliação de comorbidades, exames laboratoriais (função hepática, renal, glicemia, perfil lipídico), pressão arterial, frequência cardíaca[3,8].
- Monitoramento contínuo: avaliação da perda de peso, tolerabilidade, efeitos adversos, pressão arterial, frequência cardíaca, exames laboratoriais periódicos conforme o medicamento utilizado[3,8].
- Monitoramento específico para sibutramina: medição da pressão arterial e frequência cardíaca a cada 2 semanas nos primeiros 3 meses, mensalmente nos próximos 3 meses e periodicamente depois disso. O tratamento deve ser interrompido se houver aumento sustentado da pressão arterial ou da frequência cardíaca[12].
- Regra de interrupção: considerar a descontinuação do tratamento se não houver perda de pelo menos 5% do peso inicial após 3 meses na dose máxima tolerada (regra da FDA), ou se surgirem efeitos adversos significativos[1,3].

CONSIDERAÇÕES PRÁTICAS

O manejo farmacológico da obesidade requer uma abordagem individualizada e multidisciplinar para otimizar os resultados e minimizar os riscos[3,8].

Individualização do tratamento

A escolha do fármaco deve ser baseada em diversos fatores:

- Perfil do paciente: idade, sexo, IMC, distribuição da gordura corporal, comorbidades[3,8].
- Comorbidades: pacientes com diabetes tipo 2 podem se beneficiar particularmente dos agonistas de GLP-1 ou tirzepatida; aqueles com hipertensão não controlada devem evitar sibutramina, naltrexona/bupropiona, fentermina/topiramato[3,12,14,15].
- Preferências do paciente: via de administração (oral *vs.* injetável), frequência de dosagem, custo, cobertura pelo plano de saúde[3,8].
- Contraindicações: cada medicamento tem contraindicações específicas que devem ser rigorosamente observadas[3,8,12].
- Histórico de tratamentos prévios: resposta a tentativas anteriores de perda de peso, incluindo outros medicamentos[3,8].

Avaliação periódica

O acompanhamento regular é essencial para:

- Avaliar a eficácia: monitorar a perda de peso e o impacto nas comorbidades[3,8].
- Monitorar a segurança: identificar e manejar precocemente os efeitos adversos[3,8].

- Ajustar o tratamento: modificar a dose, considerar a troca de medicamento ou a combinação de terapias conforme necessário[3,8,12].
- Reforçar mudanças no estilo de vida: a farmacoterapia deve ser sempre acompanhada de orientações nutricionais, atividade física e suporte comportamental[3,8].

Abordagem multidisciplinar

O tratamento ideal da obesidade envolve uma equipe multidisciplinar:

- Médico: responsável pela avaliação clínica, prescrição e monitoramento da farmacoterapia[3,8].
- Nutricionista: fornece orientação nutricional personalizada e acompanhamento dietético[3,8].
- Educador físico: orienta e supervisiona a prática de atividade física adequada[3,8].
- Psicólogo: oferece suporte comportamental e aborda aspectos psicológicos relacionados à alimentação e ao peso[3,8].
- Outros especialistas: conforme necessário para manejar comorbidades específicas (endocrinologista, cardiologista, pneumologista etc.)[3,8].

Expectativas realistas

É importante estabelecer expectativas realistas com os pacientes:

- Perda de peso gradual: a perda de peso saudável e sustentável é geralmente gradual (0,5 a 1 kg por semana)[3,4].
- Platôs: são comuns durante o processo de perda de peso e não indicam necessariamente falha do tratamento[3,4,24].
- Manutenção a longo prazo: o tratamento da obesidade é geralmente de longo prazo, possivelmente vitalício para muitos pacientes[1,3,4,24].
- Benefícios além do peso: enfatizar os benefícios metabólicos e de saúde geral, mesmo com perdas de peso modestas (5 a 10%)[5,6].

CONCLUSÃO

O tratamento farmacológico da obesidade representa uma ferramenta importante dentro da abordagem terapêutica dessa complexa doença crônica. A evolução no entendimento da fisiopatologia da regulação do peso corporal tem impulsionado o desenvolvimento de uma nova geração de medicamentos que oferecem perdas de peso substanciais e benefícios metabólicos significativos, superando as limitações de terapias mais antigas.

Fármacos como os agonistas dos receptores de GLP-1 (liraglutida, semaglutida) e, mais recentemente, os agonistas duplos como a tirzepatida demonstraram eficácia sem precedentes, transformando as expectativas em relação ao tratamento medicamentoso da obesidade. Outras opções, como orlistate, naltrexona/bupropiona e fentermina/topiramato, continuam a ter seu papel em perfis específicos de pacientes, sempre considerando a relação risco-benefício individualizada.

No Brasil, a disponibilidade da sibutramina, apesar das restrições internacionais, oferece uma opção terapêutica adicional, desde que utilizada com critério e monitoramento adequado. A decisão de prescrever qualquer medicamento para obesidade deve sempre considerar o perfil de risco individual do paciente, especialmente em relação a comorbidades cardiovasculares[12].

É fundamental reiterar que a farmacoterapia não deve ser vista como uma solução isolada, mas sim como parte integrante de uma estratégia terapêutica abrangente que inclua modificações sustentadas no estilo de vida, como reeducação alimentar, prática regular de atividade física e suporte comportamental. A seleção do fármaco, a monitorização da eficácia e o manejo dos efeitos adversos devem ser conduzidos por profissionais de saúde qualificados, com uma abordagem centrada no paciente[24].

As perspectivas futuras são animadoras, com a investigação contínua de novas moléculas, agonistas multi-hormonais e terapias combinadas que prometem resultados ainda mais expressivos e seguros. A medicina de precisão e a farmacogenômica poderão, em breve, refinar ainda mais a escolha terapêutica, otimizando os desfechos para cada indivíduo.

Resumindo, a farmacoterapia da obesidade, quando criteriosamente indicada e manejada, oferece uma ferramenta valiosa para auxiliar os pacientes a alcançarem e manterem uma perda de peso clinicamente significativa, melhorando as comorbidades associadas, a qualidade de vida e, potencialmente, reduzindo a morbimortalidade relacionada à obesidade. O compromisso com a pesquisa e a educação continuada são essenciais para que os profissionais de saúde possam utilizar essas terapias de forma ética e eficaz, contribuindo para o enfrentamento desse importante desafio de saúde pública.

CONSIDERAÇÕES ADICIONAIS

Sibutramina: uma análise crítica do estudo *Scout*

A sibutramina é um medicamento que merece destaque especial no tratamento da obesidade devido a sua eficácia comprovada quando utilizada de forma adequada e em pacientes corretamente selecionados[25]. Embora tenha sido alvo de controvérsias regulatórias em alguns países, uma análise mais aprofundada dos dados científicos revela que muitas das preocupações foram baseadas em interpretações que merecem contextualização, particularmente do estudo *Scout* (*Sibutramine cardiovascular outcomes*)[26]. O estudo *Scout*, publicado no *New England Journal of Medicine* em 2010, avaliou 10.744 pacientes com sobrepeso ou obesidade, com 55 anos ou mais, que apresentavam doença cardiovascular preexistente, diabetes tipo 2 ou ambos[26]. É fundamental ressaltar que o estudo foi conduzido em uma população para a qual a sibutramina já era contraindicada, especialmente pacientes idosos (acima de 65 anos) com histórico de doenças cardiovasculares. Os resultados mostraram que aproximadamente 16% dos pacientes nesse grupo específico apresentaram problemas cardiovasculares, o que levou à retirada do medicamento em diversos mercados internacionais[26,27].

No entanto, uma análise mais criteriosa dos dados revela que o estudo *Scout* foi realizado justamente com pacientes que não deveriam utilizar o medicamento conforme as próprias contraindicações já estabelecidas em bula[27,28]. Isso representa um viés metodológico significativo, que compromete a generalização dos resultados para a população geral de pacientes com obesidade sem comorbidades cardiovasculares graves ou idade avançada[28].

É importante destacar que, após a perda da patente da sibutramina, observou-se um fenômeno comum no mercado farmacêutico, onde o interesse comercial e científico tende a se deslocar para novas moléculas patenteadas[29]. Esse fenômeno pode influenciar a percepção sobre medicamentos mais antigos, apesar de sua eficácia clínica comprovada. A sibutramina, quando prescrita corretamente e para pacientes adequadamente selecionados, continua sendo uma excelente opção terapêutica para o tratamento da obesidade[25,28].

Fentermina: seis décadas de eficácia comprovada

A fentermina merece reconhecimento como um dos medicamentos mais antigos e mais prescritos no mundo para o tratamento da obesidade. Disponível no mercado desde a década de 1960, a fentermina recebeu sua primeira aprovação pela FDA em 1959 como supressor de apetite e, notavelmente, nunca foi retirada ou suspensa por essa agência reguladora em mais de seis décadas de uso clínico. Esse histórico excepcional de longevidade no mercado farmacêutico atesta sua eficácia e perfil de segurança quando utilizada adequadamente.

Nos Estados Unidos, a fentermina continua sendo o medicamento antiobesidade mais prescrito, com mais de 7 milhões de prescrições anuais. Assim como ocorre com outros medicamentos após a expiração de suas patentes, a fentermina recebe menos atenção em pesquisas e publicações científicas recentes, apesar de seu uso contínuo e expressivo na prática clínica[30]. Esse fenômeno é comum no campo farmacêutico, no qual o foco de investimentos em pesquisa e *marketing* tende a se concentrar em moléculas mais novas e ainda protegidas por patentes[30]. No entanto, sua persistência no mercado e o contínuo alto volume de prescrições por médicos experientes ao redor do mundo demonstram sua importância como ferramenta terapêutica no manejo da obesidade.

REFERÊNCIAS BIBLIOGRÁFICAS

1. Apovian CM, Aronne LJ, Bessesen DH, McDonnell ME, Murad MH, Pagotto U, et al. Pharmacological management of obesity: an endocrine society clinical practice guideline. J Clin Endocrinol Metab. 2015;100(2):342-62.
2. Jensen MD, Ryan DH, Apovian CM, Ard JD, Comuzzie AG, Donato KA, et al. 2013 AHA/ACC/TOS guideline for the management of overweight and obesity in adults: a report of the American College of Cardiology / American Heart Association Task Force on Practice guidelines and The Obesity Society. Circulation. 2014;129(25 Suppl 2):S102-S138.
3. Wharton S, Lau DCW, Vallis M, Sharma AM, Biertho L, Campbell-Scherer D, et al. Obesity in adults: a clinical practice guideline. CMAJ. 2020;192(31):E875-E891.
4. Yumuk V, Tsigos C, Fried M, Schindler K, Busetto L, Micic D, et al. European guidelines for obesity management in adults. Obes Facts. 2015;8(6):402-24.
5. Pi-Sunyer X. The medical management of obesity. Postgrad Med J. 2009;85(1005):357-69.
6. Ryan DH, Kahan S. Guideline-recommended medical and surgical obesity treatment. Am J Med. 2018;131(2):114-22.
7. Clinical evaluation of medicinal products used in weight control: scientific guideline – European Medicines Agency (EMA). European Medicines Agency (EMA). 2017.
8. Khera R, Murad MH, Chandar AK, et al. Association of pharmacological treatments for obesity with weight loss and cardiovascular outcomes: a systematic review and meta-analysis. JAMA. 2016;315(22):2424-34.
9. Müller TD, Blüher M, Tschöp M, DiMarchi R. Anti-obesity drug discovery: advances and challenges. Nat Rev Drug Discov. 2022;21(3):201-23.
10. Greenway FL, Fujioka K, Plodkowski RA, Mudaliar S, Guttadauria M, Erickson J, et al. Effect of naltrexone plus bupropion on weight loss in overweight and obese adults (COR-I): a multicentre, randomised, double-blind, placebo-controlled trial. Lancet. 2010;376(9741):595-605.
11. Allison DB, Gadde KM, Garvey WT, Peterson CA, Schwiers ML, Najarian T, et al. A controlled, randomized trial of the efficacy and safety of topiramate in the treatment of obese subjects. Am J Clin Nutr. 2012;95(2):297-308.
12. James WPT, Caterson ID, Coutinho W, Finer N, Van Gaal LF, Maggioni AP, et al. Effect of sibutramine on cardiovascular outcomes in overweight and obese subjects. N Engl J Med. 2010;363(10):905-17.
13. Astrup A, Carraro R, Finer N, et al. Safety and efficacy of liraglutide 3.0 mg once daily in overweight/obese adults: the Scale Obesity and Prediabetes trial. N Engl J Med. 2009;361(16):1594-5.
14. Wilding JPH, Batterham RL, Calanna S, Davies M, Van Gaal LF, Lingvay I, et al. Once-weekly semaglutide in adults with overweight or obesity. N Engl J Med. 2021;384(11):e39.
15. 15. Jastreboff AM, Aronne LJ, Ahmad NN, Wharfon S, Connery L, Alves B, et al. Tirzepatide once weekly for the treatment of obesity. N Engl J Med. 2022;387(3):205-16.
16. Jastreboff AM, Rosenstock J, Frias JP, Wu Q, Du Y, Gurbuz S, et al. Retatrutide for weight loss in adults with obesity. N Engl J Med. 2023;389(22):2063-75.
17. Torgerson JS, Hauptman J, Boldrin MN, Sjostrom L. Xenical in the prevention of diabetes in obese subjects (Xendos) study: a randomized study of orlistat as an adjunct to lifestyle changes for the prevention of type 2 diabetes in obese patients. Diabetes Care. 2004;27(1):155-61.

18. Ryan DH, Lingvay I, Colhoun HM, Deanfiled J, Emerson SS, Kahn SE, et al. Semaglutide effects on cardiovascular outcomes in people with overweight or obesity (Select) trial: rationale and design. Am Heart J. 2021;239:91-100.
19. Frias JP, Davies MJ, Rosenstock J, Manghi FCP, Landó LF, Bergman BK, et al. Tirzepatide versus semaglutide once weekly in patients with type 2 diabetes. N Engl J Med. 2021;385(6):503-15.
20. Hauptman J, Lucas C, Boldrin MN, Collins H, Segal KR. Orlistat in the long-term treatment of obesity in primary care: the Xenlos study. Int J Obes Relat Metab Disord. 2005;29(S1):S34-S35.
21. Clément K, van den Akker E, Argente J, Bahm A, Chung WK, Connors H, et al. Efficacy and safety of setmelanotide in patients with proopiomelanocortin (POMC) or leptin receptor (LEPR) deficiency. Nat Med. 2018;24(11):1732-7.
22. Enebo LB, Berthelsen KK, Kankam M, Lund MT, Rubino DM, Satylganova A, et al. Safety, tolerability, pharmacokinetics, and pharmacodynamics of concomitant administration of multiple doses of cagrilintide with semaglutide 2·4 mg for weight management: a randomised, controlled, phase 1b trial. Lancet. 2021;397(10286):1736-48.

18

Obesidade: abordagem cirúrgica

Aline Rodrigues Zanetta
Durval Ribas-Filho

INTRODUÇÃO

A obesidade representa um dos maiores desafios de saúde pública da atualidade, com caráter epidêmico e prevalência crescente, especialmente nos países industrializados. Essa condição crônica multifatorial impacta negativamente a qualidade de vida dos pacientes, reduz a expectativa de vida e gera sobrecarga econômica significativa para os sistemas de saúde[1]. O tratamento cirúrgico surge como uma alternativa eficaz quando as abordagens conservadoras não alcançam resultados satisfatórios, especialmente nos casos de obesidade grave com comorbidades associadas[2].

A cirurgia bariátrica e metabólica tem evoluído significativamente nas últimas décadas, com técnicas cada vez mais seguras e eficazes. Atualmente, representa uma das intervenções mais bem-sucedidas no tratamento da obesidade mórbida e suas complicações metabólicas[3]. Este capítulo abordará os aspectos fundamentais do tratamento cirúrgico da obesidade, desde suas indicações e contraindicações até as técnicas mais utilizadas e seus resultados.

EPIDEMIOLOGIA DA OBESIDADE

A obesidade atingiu proporções epidêmicas globalmente, afetando tanto países desenvolvidos quanto em desenvolvimento. Segundo dados recentes da Organização Mundial da Saúde (OMS), mais de 650 milhões de adultos em todo o mundo são obesos, com projeções indicando crescimento contínuo desses números nas próximas décadas[1,4].

No Brasil, a situação é igualmente preocupante. De acordo com a Sociedade Brasileira de Cirurgia Bariátrica e Metabólica (SBCBM), aproximadamente 12,1% da população brasileira entre 18 e 65 anos apresenta obesidade, sendo 2% dos homens e 4% das mulheres classificados como obesos mórbidos[4]. Estudos recentes projetam que, até 2044, quase metade dos brasileiros adultos (48%) terá obesidade e mais 27% terão sobrepeso, o que representa um alarmante cenário futuro no qual aproximadamente 75% da população adulta estará acima do peso ideal[4,5].

O aumento da prevalência da obesidade nas últimas décadas pode ser atribuído principalmente às condições ambientais da modernidade, que desencorajam a atividade física e estimulam o consumo de alimentos hipercalóricos[1,5]. Ela aumenta consideravelmente dos 20 aos 60 anos, atingindo seu valor máximo nesta faixa etária, com posterior decréscimo, possivelmente relacionado ao aumento da mortalidade parcialmente decorrente da própria obesidade e suas complicações[5].

Preocupante também é o aumento da obesidade infantil, que tem crescido em ritmo mais acelerado que a obesidade em adultos. A obesidade na infância frequentemente se perpetua na idade adulta e aumenta significativamente o risco de desenvolvimento precoce de comorbidades[1,5].

DEFINIÇÃO E CLASSIFICAÇÃO DA OBESIDADE

A obesidade é uma doença metabólica crônica de origem multifatorial, com determinantes genéticos e ambientais, caracterizada pelo excesso relativo ou absoluto das reservas corporais de gordura[1]. Em nível celular, o adipócito representa a unidade básica do tecido adiposo, cujo desenvolvimento é um processo contínuo que se inicia antes do nascimento e continua durante toda a vida[1,6].

O aumento do tecido adiposo envolve dois processos principais:

- Hipertrofia: aumento no tamanho dos adipócitos em decorrência do acúmulo de triglicerídeos.
- Hiperplasia: aumento no número de adipócitos.

A hipertrofia geralmente precede a hiperplasia, e ambos os processos resultam de um balanço energético positivo, tanto na fase de crescimento normal quanto no desenvolvimento da obesidade[1,6].

A classificação da obesidade é realizada por meio do índice de massa corporal (IMC), obtido pela divisão do peso corporal (kg) pelo quadrado da altura (m^2), de acordo com a Tabela 1.

Tabela 1 Classificação do IMC de acordo com a OMS[1]

Classificação	IMC (kg/m²)	Grau de obesidade	Risco de doenças
Baixo peso	< 18,5	–	Elevado
Normal	18,5 a 24,9	–	Normal
Sobrepeso	25 a 29,9	–	Elevado
Obesidade	30 a 34,9	I	Muito elevado
Obesidade grave	35 a 39,9	II	Muito elevado
Obesidade mórbida	≥ 40	III	Muitíssimo elevado

IMC: índice de massa corporal; OMS: Organização Mundial da Saúde.
Fonte: ABESO (2016).

A obesidade grau III (IMC ≥ 40 kg/m²) frequentemente cursa com doenças associadas que comprometem significativamente a qualidade e expectativa de vida[1,5]. No entanto, é importante ressaltar que pacientes com obesidade graus I e II, ou mesmo com sobrepeso e distribuição central de gordura, também podem apresentar comorbidades significativas[5,6].

O conceito de obesidade mórbida ou clinicamente grave não se restringe apenas ao grau III, mas inclui também pacientes com IMC ≥ 35 kg/m² que apresentam comorbidades. Esses pacientes têm taxa de mortalidade até 12 vezes maior que a população geral, o que, associado à limitada eficácia do tratamento conservador nessas situações, justifica a indicação da terapêutica cirúrgica em casos selecionados[2,3].

COMORBIDADES ASSOCIADAS À OBESIDADE

A obesidade predispõe a uma série de problemas de saúde, incluindo as listadas no Quadro 1[1,5].

Quadro 1 Comorbidades associadas à obesidade

Hipertensão arterial sistêmica (HAS)
Diabetes *mellitus* tipo 2 (DM2)
Doenças cardiovasculares
Síndrome da apneia e hipopneia obstrutiva do sono (SAHOS)
Dislipidemia
Doença do refluxo gastroesofágico (DRGE)
Colelitíase
Doença articular degenerativa
Varizes de membros inferiores
Transtornos psiquiátricos
Aumento da prevalência de certos tipos de câncer
Desajustes psicossociais e discriminação

A distribuição da gordura corporal tem papel mais importante que sua quantidade total no desenvolvimento de complicações metabólicas[5,6]. O acúmulo de gordura visceral está intimamente relacionado aos componentes da síndrome metabólica, em decorrência da maior atividade lipolítica e do consequente aumento dos ácidos graxos livres na circulação, afetando o metabolismo lipídico e glicêmico[5,7].

A obesidade abdominal ou central, caracterizada pelo aumento da circunferência abdominal (CA), ≥ 102 cm em homens e ≥ 88 cm em mulheres, é mais comum em homens e está mais frequentemente associada à síndrome metabólica e maior risco cardiovascular[5,7]. Já a obesidade com distribuição periférica da gordura (ginecoide), mais comum em mulheres, associa-se menos à síndrome metabólica e mais a artropatias e estase venosa dos membros inferiores[5].

INDICAÇÕES DO TRATAMENTO CIRÚRGICO

O tratamento cirúrgico da obesidade visa, primordialmente, à resolução ou melhora das comorbidades associadas[3,6]. As indicações cirúrgicas gerais incluem[3,6]:

- Pacientes com obesidade grau III (IMC ≥ 40 kg/m^2), mesmo sem comorbidades, que não responderam ao tratamento conservador (dieta, exercícios físicos, psicoterapia, farmacoterapia) durante pelo menos 2 anos sob orientação adequada.
- Pacientes com obesidade grau II (IMC entre 35 e 39,9 kg/m^2) com comorbidades (doenças crônicas desencadeadas ou agravadas pela obesidade) que não responderam ao tratamento conservador realizado por pelo menos 2 anos sob orientação adequada.

Adicionalmente, sugere-se o tratamento cirúrgico para[3,4]:

- Pacientes com IMC > 50 kg/m^2, mesmo sem tratamento clínico prévio (superobesidade).
- Pacientes com obesidade grau I (IMC entre 30 e 34,9 kg/m^2) com comorbidade grave e intratabilidade clínica, desde que haja consenso entre equipe multidisciplinar e paciente.

São características adicionais obrigatórias a todos os candidatos à cirurgia[3,6]:

- Idade entre 18 e 65 anos (evita-se tratamento cirúrgico antes da consolidação das epífises de crescimento em jovens).
- Capacidade intelectual para compreender todos os aspectos do tratamento.
- Compromisso de seguir as orientações da equipe e submeter-se aos controles pré e pós-operatórios.

CONTRAINDICAÇÕES CIRÚRGICAS

A avaliação individualizada prevê contraindicações absolutas[3,6]:

- Causas secundárias da obesidade (como síndrome de Cushing).
- Transtornos graves do comportamento alimentar.
- Transtornos psicóticos graves.
- Dependência química (álcool e/ou drogas).
- Tentativa de suicídio nos últimos 2 anos.
- Insuficiência orgânica grave.

São situações de alerta e, em princípio, contraindicações relativas[3,6]:

- Doenças infecciosas ativas.
- Doenças inflamatórias crônicas em atividade.
- Hipertensão portal com varizes esofagogástricas.
- Insuficiência cardíaca descompensada.
- Insuficiência pulmonar grave.
- Insuficiência hepática.
- Insuficiência renal.

EQUIPE MULTIDISCIPLINAR

A assistência ao paciente obeso, em função das particularidades da apresentação clínica da obesidade e suas comorbidades, exige o trabalho conjunto de equipe multiprofissional[3,8], composta por:

- Cirurgião bariátrico.
- Nutrólogo.
- Endocrinologista.
- Fisioterapeuta.
- Psiquiatra.
- Assistente social.

Essa abordagem multidisciplinar é fundamental tanto no período pré-operatório, para adequada seleção e preparação dos pacientes, quanto no seguimento pós-operatório, para garantir resultados satisfatórios a longo prazo[3,8].

TÉCNICAS CIRÚRGICAS

São aprovadas no Brasil quatro modalidades diferentes de cirurgia bariátrica e metabólica (além do balão intragástrico, que não é considerado procedimento cirúrgico)[3,4].

As técnicas cirúrgicas podem ser classificadas de acordo com seu mecanismo de ação em restritivas ou mistas.

Técnicas restritivas

Reduzem a capacidade gástrica, limitando a ingestão de alimentos[6,9].

Gastrectomia vertical (*sleeve* gástrico)

Consiste na remoção de aproximadamente 70 a 80% do estômago, deixando uma estrutura tubular com capacidade reduzida (150 a 200 mL)[9]. Preserva o piloro e a anatomia intestinal[9]. Além do efeito restritivo, promove alterações hormonais favoráveis, como redução da grelina (hormônio da fome)[7,9].

Apresenta como vantagens o fato de ser uma técnica mais simples, sem anastomoses, com menor risco de deficiências nutricionais e possibilidade de conversão para outras técnicas, se necessário[9]. As desvantagens são irreversibilidade, possibilidade de refluxo gastroesofágico e menor perda de peso a longo prazo em comparação com técnicas mistas[9,10].

Banda gástrica ajustável

Consiste na colocação de um anel de silicone inflável ao redor da porção superior do estômago[6]. Cria uma pequena bolsa gástrica com esvaziamento lento[6] e permite ajustes pós-operatórios do diâmetro do anel[6]. Atualmente representa menos de 1% dos procedimentos realizados no Brasil[4].

Suas vantagens são a reversibilidade e menor risco de deficiências nutricionais, além do fato de ser um procedimento menos invasivo[6]. Tem como desvantagens a eficácia limitada a longo prazo, necessidade de ajustes frequentes e complicações relacionadas à prótese (erosão, deslizamento, infecção)[6,10].

Técnicas mistas (restritivas e disabsortivas)

Combinam restrição gástrica com algum grau de má absorção intestinal[6,10].

Bypass gástrico em Y de Roux

É a técnica mais realizada no Brasil (aproximadamente 75% dos procedimentos)[4]. Consiste na criação de uma pequena bolsa gástrica (30 a 50 mL) e desvio do intestino delgado proximal[6,7]. O alimento passa da bolsa gástrica diretamente para uma porção do jejuno, excluindo o duodeno e parte do jejuno proximal do trânsito alimentar[6,7]. Promove perda de 70 a 80% do excesso de peso[7].

Seus mecanismos de ação são a restrição gástrica, má absorção moderada e alterações hormonais (aumento de GLP-1 e PYY, hormônios que promovem saciedade)[7,10].

As vantagens são excelentes resultados em termos de perda de peso e resolução de comorbidades, especialmente diabetes tipo 2[7,10]. Já as desvantagens são maior complexidade técnica, risco de deficiências nutricionais e síndrome de *dumping*[7,10].

Derivação biliopancreática com *duodenal switch*

Combina gastrectomia vertical com desvio intestinal mais extenso[6,10]. Preserva o piloro e o duodeno proximal[6,10] e cria uma alça alimentar longa e uma alça comum curta (50 a 100 cm)[6,10]. Promove maior disabsorção de nutrientes, especialmente gorduras[6,10]. Pacientes com IMC > 50 kg/m^2 são os que costumam receber indicação para esse procedimento[3,6].

Suas vantagens são maior perda de peso entre todas as técnicas e excelentes resultados metabólicos[6,10]. As desvantagens, por sua vez, são maior risco de deficiências nutricionais e complicações, necessidade de suplementação vitamínica rigorosa, maior número de evacuações diárias[6,10].

ABORDAGEM CIRÚRGICA: VIDEOLAPAROSCOPIA

A videolaparoscopia representa uma das maiores evoluções tecnológicas na cirurgia bariátrica[11]. Nessa técnica minimamente invasiva, o procedimento é realizado através de pequenos orifícios (4 a 7 incisões de 0,5 a 1,2 cm) por onde são introduzidas pinças cirúrgicas e uma câmera, permitindo a visualização em monitor[4,11].

Vantagens em comparação com a cirurgia aberta (laparotomia)[11]:

- Menor dor pós-operatória.
- Menor índice de infecção.
- Recuperação mais rápida e retorno precoce às atividades.
- Menor incidência de hérnias incisionais.
- Resultado estético superior.
- Menor taxa de mortalidade (0,23% *versus* 0,8 a 1% na cirurgia aberta).

Atualmente, mais de 95% das cirurgias bariátricas no Brasil são realizadas por videolaparoscopia, com tendência crescente para técnicas ainda menos invasivas, como a cirurgia robótica e procedimentos endoscópicos[4,11].

EFICÁCIA E RESULTADOS

A cirurgia bariátrica é considerada o tratamento mais eficaz para obesidade grave a longo prazo[2,5]. Os resultados variam de acordo com a técnica utilizada, conforme o Quadro 2.

Quadro 2 Resultados dos diferentes tipos de cirurgia bariátrica

Perda de peso
Bypass gástrico: 70 a 80% do excesso de peso[7,10]
Gastrectomia vertical: 60 a 70% do excesso de peso[9,10]
Derivação biliopancreática: 70 a 90% do excesso de peso[6,10]
Banda gástrica ajustável: 50 a 60% do excesso de peso[6,10]
Resolução de comorbidades
Diabetes tipo 2: remissão em 60 a 80% dos casos após *bypass* gástrico [2,7]
Hipertensão arterial: melhora em 70% dos casos, com resolução completa em 40%[2,5]
Apneia do sono: resolução ou melhora significativa em mais de 85% dos casos[2,5]
Dislipidemia: melhora em 70% dos pacientes[2,5]
Esteatose hepática: melhora em mais de 90% dos casos[2,5]

Estudos de longo prazo demonstram que a cirurgia bariátrica não apenas promove perda de peso sustentada, mas também reduz significativamente a mortalidade por todas as causas em pacientes obesos, especialmente por causas cardiovasculares e câncer[2,5].

COMPLICAÇÕES E MANEJO PÓS-OPERATÓRIO

Como qualquer procedimento cirúrgico, a cirurgia bariátrica apresenta riscos de complicações, que variam de acordo com a técnica utilizada e as condições clínicas do paciente[8,12].

Complicações precoces

Fístulas e deiscências de anastomoses (1 a 5%)[12,13]

Ocorrem principalmente nas linhas de grampeamento ou anastomoses, sendo mais frequentes após gastrectomia vertical e *bypass* gástrico.

- Sinais e sintomas: taquicardia, febre, dor abdominal, náuseas, vômitos, derrame pleural e leucocitose.
- Diagnóstico: tomografia computadorizada com contraste oral ou endovenoso, radiografia contrastada e endoscopia digestiva alta.
- Manejo:
  - Casos leves: antibioticoterapia de amplo espectro, jejum oral, nutrição parenteral e drenagem percutânea guiada por imagem.
  - Casos graves: reabordagem cirúrgica, lavagem da cavidade, drenagem e sutura da fístula quando possível.
  - Terapias endoscópicas: selantes de fibrina, clipes e *stents* endoscópicos.
  - Suporte nutricional adequado durante todo o tratamento.

Hemorragias (1 a 4%)[12,14]

Podem ocorrer na linha de grampeamento, anastomoses ou parede abdominal.

- Sinais e sintomas: queda de hemoglobina, taquicardia, hipotensão, melena e hematêmese.
- Diagnóstico: exame físico, hemograma seriado e endoscopia digestiva alta[15].
- Manejo:
  - Casos leves: observação clínica, reposição volêmica e correção de coagulopatias.
  - Casos moderados: endoscopia terapêutica com injeção de adrenalina e coagulação com plasma de argônio.
  - Casos graves: reabordagem cirúrgica, identificação e controle do foco hemorrágico.
  - Embolização arterial seletiva em casos selecionados.

Tromboembolismo venoso (0,4 a 2%)[12,16]

Inclui trombose venosa profunda e embolia pulmonar. É uma das principais causas de mortalidade pós-operatória.

- Fatores de risco: obesidade, idade avançada, imobilização prolongada e histórico prévio de tromboembolismo.
- Prevenção:
  - Deambulação precoce.
  - Compressão pneumática intermitente.
  - Anticoagulação profilática (heparina de baixo peso molecular).
  - Filtro de veia cava em casos selecionados.
- Manejo:
  - Anticoagulação terapêutica.
  - Suporte ventilatório e hemodinâmico, quando necessário.
  - Trombolíticos em casos selecionados de embolia pulmonar maciça.

Infecções (1 a 3%)[17-19]

As infecções são complicações frequentes após cirurgia bariátrica, com incidência variando de acordo com a técnica cirúrgica, via de acesso e fatores de risco do paciente.

- Tipos mais comuns:
  - Infecção de sítio cirúrgico superficial: acomete pele e tecido subcutâneo.
  - Infecção de sítio cirúrgico profunda: envolve fáscia e/ou músculo.

- Infecção de órgão/espaço: abscesso intra-abdominal e peritonite.
- Infecções respiratórias: pneumonia, principalmente em pacientes com apneia do sono.
- Infecções do trato urinário: mais comuns em mulheres e pacientes com cateterização prolongada.

- Fatores de risco: IMC > 50 kg/m^2, diabetes descompensado, tempo cirúrgico prolongado, cirurgia aberta (*versus* laparoscópica), uso prolongado de drenos, imunossupressão e tabagismo.
- Manifestações clínicas:
  - Febre (geralmente após 48 h da cirurgia).
  - Dor ou sensibilidade local aumentada.
  - Eritema, edema ou calor na ferida operatória.
  - Secreção purulenta.
  - Deiscência de ferida.
  - Leucocitose.
  - Taquicardia persistente.
- Diagnóstico: exame físico detalhado, exames laboratoriais (hemograma, proteína C-reativa e procalcitonina), culturas de secreções e exames de imagem (ultrassonografia e tomografia computadorizada para abscesso intra-abdominal).
- Manejo:
  - Infecção de sítio cirúrgico superficial:
    - » Abertura parcial da ferida.
    - » Drenagem de secreções.
    - » Curativos diários.
    - » Antibioticoterapia (apenas em casos selecionados).
  - Infecção de sítio cirúrgico profunda:
    - » Abertura ampla da ferida.
    - » Desbridamento de tecidos desvitalizados.
    - » Antibioticoterapia de amplo espectro.
    - » Curativos especializados.
  - Abscesso intra-abdominal:
    - » Drenagem percutânea guiada por imagem.
    - » Antibioticoterapia de amplo espectro.
    - » Reabordagem cirúrgica em casos selecionados.
  - Pneumonia:
    - » Antibioticoterapia específica.
    - » Fisioterapia respiratória.
    - » Suporte ventilatório, quando necessário.

- Prevenção:
  - Antibioticoprofilaxia adequada [cefazolina 2 g via intravenosa (IV) na indução anestésica].
  - Controle glicêmico perioperatório rigoroso.
  - Tricotomia imediatamente antes da cirurgia (se necessária).
  - Antissepsia adequada da pele.
  - Técnica cirúrgica meticulosa.
  - Minimização do tempo cirúrgico.
  - Remoção precoce de cateteres e drenos.
  - Mobilização precoce do paciente.

Obstruções intestinais (1 a 2%)[8,12]

Podem ocorrer por edema na anastomose, hematoma, estenose ou hérnia interna.

- Sinais e sintomas: dor abdominal, náuseas, vômitos, distensão abdominal e parada de eliminação de gases e fezes.
- Diagnóstico: tomografia computadorizada e radiografia simples de abdome.
- Manejo:
  - Casos leves (edema): tratamento conservador e descompressão nasogástrica.
  - Casos graves: exploração cirúrgica, identificação e correção da causa.

Complicações tardias

Estenoses e obstruções (1 a 5%)[12,20]

Podem ocorrer em anastomoses, principalmente na gastrojejunostomia após *bypass* gástrico.

- Sinais e sintomas: disfagia, vômitos, intolerância alimentar, desidratação e perda de peso excessiva.
- Diagnóstico: endoscopia digestiva alta e radiografia contrastada.
- Manejo:
  - Dilatação endoscópica com balão (tratamento de escolha).
  - Revisão cirúrgica em casos refratários.

Deficiências nutricionais[8,21]

Mais frequentes após técnicas disabsortivas, mas podem ocorrer em todas as técnicas.

- Principais deficiências: ferro, vitamina B12, folato, cálcio, vitamina D, proteínas e zinco.

- Manifestações clínicas: anemia (deficiência de ferro, B12, folato), osteoporose (deficiência de cálcio e vitamina D), neuropatia periférica (deficiência de vitaminas do complexo B) e desnutrição proteico-calórica (técnicas disabsortivas).
- Prevenção e manejo:
  - Suplementação vitamínico-mineral profilática.
  - Monitoramento laboratorial regular.
  - Reposição específica das deficiências identificadas.
  - Ajuste nutricional e dietético.

Úlceras marginais (1 a 16%)[12,22]

Ocorrem principalmente na anastomose gastrojejunal após *bypass* gástrico.

- Fatores de risco: tabagismo, uso de anti-inflamatórios não esteroidais e *Helicobacter pylori*.
- Sinais e sintomas: dor epigástrica, náuseas, vômitos, hemorragia digestiva.
- Manejo:
  - Inibidores de bomba de prótons.
  - Sucralfato.
  - Erradicação de *H. pylori*, quando presente.
  - Suspensão de tabagismo e anti-inflamatórios.
  - Revisão cirúrgica em casos refratários ou complicados.

Hérnias internas (1 a 5%)[12,23]

Mais frequentes após *bypass* gástrico laparoscópico.

- Sinais e sintomas: dor abdominal recorrente, náuseas, vômitos, distensão abdominal.
- Diagnóstico: tomografia computadorizada, laparoscopia diagnóstica.
- Manejo: tratamento cirúrgico com redução da hérnia e fechamento do defeito.

Colelitíase (30 a 50%)[12,24]

Associada à rápida perda de peso após cirurgia bariátrica.

- Prevenção: ácido ursodesoxicólico durante os primeiros 6 meses pós-operatórios.
- Manejo: colecistectomia em casos sintomáticos.

Reganho de peso (10 a 20% após 5 anos)[12,25]

- Fatores associados: dilatação da bolsa gástrica, fístula gastrogástrica, não adesão às recomendações dietéticas e sedentarismo.

- Manejo:
  - Revisão dos hábitos alimentares e atividade física.
  - Suporte psicológico.
  - Procedimentos endoscópicos (escleroterapia, sutura endoscópica).
  - Revisão cirúrgica em casos selecionados.

Manejo pós-operatório

O acompanhamento pós-operatório é fundamental para o sucesso a longo prazo da cirurgia bariátrica e deve ser realizado por equipe multidisciplinar[8,15].

Fase hospitalar[15,26]

- Duração média de internação: 2 a 3 dias.
- Mobilização precoce (primeiras 6 horas).
- Analgesia multimodal.
- Profilaxia de tromboembolismo.
- Antibioticoprofilaxia.
- Início da dieta líquida após avaliação da equipe.

Reintrodução alimentar[15,26,27]

A progressão da dieta deve ser gradual, respeitando a capacidade gástrica reduzida e a tolerância individual, de acordo com as fases descritas a seguir.

Fase 1: dieta líquida clara (1 a 2 semanas)

- Alimentos permitidos: água, chás claros sem açúcar, caldos coados, gelatina *diet*, água de coco.
- Volume: 30 a 50 mL por vez, a cada 30 minutos.
- Objetivo: hidratação e início da adaptação gástrica.
- Recomendações: evitar canudos (prevenir entrada de ar), ingerir líquidos lentamente.

Fase 2: dieta líquida completa (2 a 4 semanas)

- Alimentos permitidos: leite desnatado, iogurte natural sem açúcar, sopas liquidificadas e coadas e sucos naturais coados sem açúcar.
- Volume: 50 a 100 mL por vez, a cada 1 hora.
- Objetivo: introdução gradual de proteínas e nutrientes.
- Recomendações: priorizar fontes proteicas e evitar bebidas gaseificadas e açucaradas.

Fase 3: dieta pastosa (4 a 6 semanas)

- Alimentos permitidos: purês, cremes, ovos mexidos, carnes moídas ou desfiadas úmidas, legumes bem cozidos e amassados.

- Volume: 100 a 150 mL por vez, a cada 2 a 3 horas.
- Objetivo: adaptação à consistência mais sólida, aumento da ingestão proteica.
- Recomendações: mastigar muito bem, priorizar proteínas, evitar alimentos fibrosos.

Fase 4: dieta branda (6 a 8 semanas)
- Alimentos permitidos: alimentos macios, bem cozidos, em pequenos pedaços, frutas macias sem casca.
- Volume: 150 a 200 mL por vez, 5 a 6 refeições por dia.
- Objetivo: transição para alimentação regular.
- Recomendações: introduzir um alimento novo por vez, observar tolerância.

Fase 5: dieta regular adaptada (após 8 semanas)
- Alimentos permitidos: alimentação normal com adaptações de volume e consistência.
- Volume: 200 a 250 mL por vez, 5 a 6 refeições por dia.
- Objetivo: estabelecimento de padrão alimentar definitivo.
- Recomendações: manter fracionamento, mastigação adequada, priorização de proteínas.

PRINCÍPIOS DA ALIMENTAÇÃO PÓS-BARIÁTRICA[26]

Os procedimentos para a alimentação após a realização da cirurgia bariátrica estão listados no Quadro 3.

Quadro 3 Princípios da alimentação pós-bariátrica

1. Fracionamento
• 5 a 6 refeições pequenas ao longo do dia
• Intervalos regulares de 3 a 4 horas entre as refeições
• Evitar longos períodos de jejum
2. Mastigação
• 20 a 30 mastigações por porção
• Alimentos cortados em pedaços pequenos
• Tempo mínimo de 20 a 30 minutos por refeição
3. Hidratação
• 1,5 a 2 litros de água por dia
• Ingestão entre as refeições (30 minutos antes ou após)
• Evitar bebidas durante as refeições

(*continua*)

Quadro 3 (*continuação*) Princípios da alimentação pós-bariátrica

4. Priorização de proteínas
• Meta: 60 a 80 g de proteína por dia
• Consumir proteínas no início das refeições
• Fontes recomendadas: carnes magras, ovos, laticínios com baixo teor de gordura, leguminosas
5. Controle de carboidratos
• Preferência por carboidratos complexos
• Evitar carboidratos simples (prevenção de síndrome de *dumping*)
• Introdução gradual de fibras para prevenir constipação

SUPLEMENTAÇÃO NUTRICIONAL[8,21,26]

A suplementação nutricional é obrigatória após cirurgia bariátrica, por causa da redução da ingestão e absorção de nutrientes. As recomendações variam conforme a técnica cirúrgica.

Polivitamínico-mineral[21]

- *Bypass* gástrico: 2 comprimidos/dia.
- Gastrectomia vertical: 1 a 2 comprimidos/dia.
- Derivações biliopancreáticas: 2 comprimidos/dia.
- Composição recomendada: zinco (15 mg), ácido fólico (400 mcg), biotina (30 mcg), vitamina K (120 mcg), selênio (34 mcg), ferro (18 mg) e cobre (2 mg).

Vitamina B12[21]

- Dose: 1.000 a 5.000 mcg/mês (intramuscular) ou 350 a 500 mcg/dia (sublingual).
- Indicação: todas as técnicas, especialmente *bypass* gástrico e gastrectomia vertical.
- Monitoramento: níveis séricos a cada 3 a 6 meses no primeiro ano; depois, anualmente.

Cálcio[21]

- Dose: 1.200 a 1.500 mg/dia (citrato de cálcio, dividido em 2 a 3 tomadas).
- Indicação: todas as técnicas, especialmente *bypass* gástrico e derivações biliopancreáticas.
- Citrato de cálcio é preferível ao carbonato por não depender do ácido gástrico para absorção.

Vitamina D[21]

- Dose: 3.000 a 5.000 UI/dia (ajustada conforme níveis séricos).

- Indicação: todas as técnicas.
- A meta é manter os níveis séricos de 25-OH-vitamina D acima de 30 ng/mL.

Ferro[21]

- Dose: 40 a 100 mg/dia de ferro elementar.
- Indicação: todas as técnicas, especialmente em mulheres em idade fértil.
- Administrar separadamente do cálcio (intervalo mínimo de 2 horas).

Proteínas[21]

- Suplementação proteica (*whey protein*, colágeno) pode ser necessária para atingir a meta de 60 a 80 g/dia.
- Indicação: pacientes com dificuldade para atingir a meta proteica por meio da alimentação.

Vitaminas lipossolúveis adicionais (A, E, K)[21]

- Indicação: principalmente para derivações biliopancreáticas.
- Monitoramento: níveis séricos a cada 6 a 12 meses.

MONITORAMENTO E AJUSTES

A suplementação deve ser ajustada conforme resultados laboratoriais e sintomas clínicos[21]. Deficiências específicas requerem correção intensiva, indicadas nos tópicos a seguir.

Deficiência de ferro[21]

- Leve a moderada: ferro oral 100 a 200 mg/dia.
- Grave: ferro intravenoso (carboximaltose férrica ou sacarato de hidróxido férrico).
- Monitoramento: hemograma, ferritina, saturação de transferrina.

Deficiência de vitamina B12[21]

- Correção: cianocobalamina intramuscular 1.000 mcg/semana até normalização, depois mensal.
- Monitoramento: níveis séricos de B12, homocisteína, ácido metilmalônico.

Deficiência de vitamina D[21]

- Doses de ataque: 7.000 UI/dia por 8 semanas.
- Manutenção: 3.000 a 5.000 UI/dia.
- Monitoramento: 25-OH-vitamina D, cálcio e paratormônio.

Deficiência de cálcio[21]

- Aumento da dose de citrato de cálcio para 1.800 a 2.000 mg/dia.
- Monitoramento: cálcio sérico, cálcio urinário, densitometria óssea.

Frequência de acompanhamento nutrológico[26]

- 1º mês: quinzenal.
- 2º ao 6º mês: mensal.
- 7º ao 12º mês: trimestral.
- 2º ano em diante: semestral ou anual.

Exames laboratoriais recomendados[26]

- 1º ano: trimestral.
- 2º ano em diante: semestral ou anual.
- Painel básico[21]: hemograma completo, glicemia de jejum e hemoglobina glicada, perfil lipídico, função renal e hepática, eletrólitos, vitaminas (B12, D, folato), minerais (ferro, ferritina, cálcio, zinco), proteínas totais e frações, paratormônio (PTH).

CONSIDERAÇÕES ESPECIAIS

Cirurgia bariátrica em adolescentes

- Indicada em casos selecionados de obesidade grave com comorbidades[3,13].
- Requer avaliação multidisciplinar rigorosa[3,13].
- Deve-se considerar a maturidade física e psicológica[3,13].
- Necessidade de acompanhamento especializado a longo prazo[3,13].

Cirurgia bariátrica em idosos

- Pacientes acima de 65 anos podem ser candidatos se apresentarem boas condições clínicas[3,13].
- Avaliação individualizada do risco-benefício[3,13].
- Maior ênfase na melhora das comorbidades que na perda de peso[3,13].
- Preferência por técnicas menos agressivas[3,13].

Cirurgia metabólica

- Conceito que enfatiza os benefícios metabólicos da cirurgia, além da perda de peso[3,5].
- Pode ser indicada para pacientes com IMC entre 30 e 35 kg/m^2 com diabetes tipo 2 de difícil controle[3,5].
- Resultados promissores no tratamento do diabetes, independentemente da perda de peso[3,5,7].

Gestação após cirurgia bariátrica

- Recomenda-se aguardar 12 e 18 meses após a cirurgia para engravidar[24,28].
- Suplementação intensificada: ácido fólico (5 mg/dia), ferro, cálcio, vitaminas D e B12[24,28].
- Monitoramento laboratorial trimestral[24,28].
- Acompanhamento nutricional e obstétrico especializado[24,28].
- Maior risco de prematuridade e baixo peso ao nascer, porém menor risco de diabetes gestacional e pré-eclâmpsia em comparação com gestantes obesas não operadas[24,28].

Cirurgia plástica reparadora

- Indicada após estabilização do peso (geralmente 18 a 24 meses após cirurgia bariátrica)[29].
- Principais procedimentos: abdominoplastia, mamoplastia, braquioplastia e cruroplastia[29].
- Pode ser coberta pelo sistema de saúde suplementar, conforme regulamentação da Agência Nacional de Saúde Suplementar (ANS)[29].
- Melhora significativa da qualidade de vida e autoestima[29].

CONCLUSÃO

A cirurgia bariátrica representa uma ferramenta terapêutica eficaz no tratamento da obesidade grave e suas comorbidades, proporcionando não apenas perda de peso significativa e sustentada, mas também melhora expressiva na qualidade de vida e redução da mortalidade[2,5,30].

O sucesso do tratamento depende da seleção adequada dos pacientes, da escolha da técnica cirúrgica mais apropriada para cada caso e, fundamentalmente, do acompanhamento multidisciplinar a longo prazo[3,8,30]. A cirurgia não deve ser vista como um fim em si mesma, mas como parte de um processo terapêutico que inclui mudanças permanentes no estilo de vida[8,30].

Os avanços tecnológicos, como a cirurgia minimamente invasiva e novas técnicas endoscópicas, têm contribuído para aumentar a segurança e reduzir a morbidade dos procedimentos[11,12,31]. Paralelamente, a melhor compreensão dos mecanismos fisiopatológicos envolvidos na obesidade e suas complicações têm permitido o desenvolvimento de abordagens cada vez mais eficazes e personalizadas[5,7,30].

O tratamento cirúrgico da obesidade deve ser considerado dentro de um contexto amplo de saúde pública, que inclui também estratégias de prevenção e educação, visando enfrentar de forma abrangente esta epidemia global[1,4,30].

REFERÊNCIAS BIBLIOGRÁFICAS

1. Associação Brasileira para o Estudo da Obesidade e da Síndrome Metabólica. Diretrizes brasileiras de obesidade. 4. ed. São Paulo: ABESO; 2016.
2. Cummings DE, Rubino F. Metabolic surgery for the treatment of type 2 diabetes in obese individuals. Diabetologia. 2018;61(2):257-64.
3. Sociedade Brasileira de Cirurgia Bariátrica e Metabólica. Consenso Brasileiro Multissocietário em Cirurgia da Obesidade. 2021. Disponível em: https://sbcbm.org.br/consenso-bariatrico-brasileiro/
4. Sociedade Brasileira de Cirurgia Bariátrica e Metabólica. Cirurgia bariátrica foi disponibilizada no ano de 2023 para 0,097% dos brasileiros com obesidade grave [Internet]. 2024 [cited 2025 maio 18]. Available at: https://sbcbm.org.br/cirurgia-bariatrica-foi-disponibilizada-no-ano-de-2023-para-0097-dos-brasileiros-com-obesidade-grave/
5. Novaes VR, Santos MH, Barbosa LF, Salvador JMM, Bastos IT, Santos FR, et al. Eficácia da cirurgia bariátrica como tratamento da síndrome metabólica: Uma revisão narrativa. Braz J One Health. 2025;2(1):225-38.
6. Magalhães IR, Borges MF, Veiga LDA, Abreu SA, Maroubo LM, Damascena TSL, et al. Cirurgia Bariátrica: Indicações e Técnicas Cirúrgicas. Braz J Implantol Health Sci. 2024;6(2):469-83.
7. Soares AFN, Martins AIL, Santos BC, Paiva CT, Melo MM. Bypass ou sleeve gástrico no controle do diabetes mellitus tipo 2 em pacientes com obesidade. Rev Ibero-Am Humanid Ciênc Educ. 2024;10(8):3227-42.
8. Heber D, Greenway FL, Kaplan LM, Livingston E, Salvador J, Still C; Endocrine Society. Endocrine and nutritional management of the post-bariatric surgery patient: an Endocrine Society Clinical Practice Guideline. J Clin Endocrinol Metab. 2010;95(11):4823-43
9. Felsenreich DM, Langer FB, Kefurt R, Panhofer P, Schermann M, Beckerhinn P, et al. Weight loss, weight regain, and conversions to Roux-en-Y gastric bypass: 10-year results of laparoscopic sleeve gastrectomy. Surg Obes Relat Dis. 2019;15(9):1551-7.
10. Helmer MHG, Pontes JABS, Melo MM, Santana MTR. Inovações na cirurgia bariátrica: comparação entre técnicas restritivas e malabsortivas em pacientes com obesidade mórbida. Rev Ibero-Am Humanid Ciênc Educ. 2024;10(8):2814-23.
11. Lino LA, Mendes LMC, Gomes CVC, Souza GT, Moraes RS, Coelho ML, et al. Técnicas minimamente invasivas em cirurgia bariátrica: uma revisão de literatura. Pesqui Soc Desenvolv. 2024;8:e7613846574.
12. Gambardella C, Docimo L. Editorial: Clinical Updates on Bariatric Surgery. J Clin Med. 2023;12:894.
13. Csendes A, Braghetto I, León P, Burgos AM. Management of leaks after laparoscopic sleeve gastrectomy in patients with obesity. J Gastrointest Surg. 2010;14(9):1343-8.
14. Fernández-Esparrach G, Bordas JM, Pellisé M, Gimeno-García AZ, Lacy A, Delgado S, et al. Endoscopic management of early GI hemorrhage after laparoscopic gastric bypass. Gastrointest Endosc. 2008;67(3):552-5.
15. Freitas SP. Intervenção cirúrgica no tratamento da obesidade [dissertação]. Lisboa: Universidade de Lisboa; 2024.
16. Steele KE, Schweitzer MA, Prokopowicz G, Shore AD, Eaton LC, Lidor AO, et al. The long-term risk of venous thromboembolism following bariatric surgery. Obes Surg. 2011;21(9):1371-6.
17. Berger ER, Huffman KM, Fraker T, Petrick AT, Brethauer SA, Hall BL, et al. Prevalence and Risk Factors for Bariatric Surgery Readmissions: Findings From 130,007 Admissions in the Metabolic and Bariatric Surgery Accreditation and Quality Improvement Program. Ann Surg. 2018;267(1):122-31.
18. Husain F, Jeong IH, Spight D, Wolfe B, Mattar SG. Risk factors for early postoperative complications after bariatric surgery. Ann Surg Treat Res. 2018;95(2):100-10.

19. Berríos-Torres SI, Umscheid CA, Bratzler DW, Leas B, Stone EC, Kelz RR, et al. Centers for Disease Control and Prevention Guideline for the Prevention of Surgical Site Infection, 2017. JAMA Surg. 2017;152(8):784-91.
20. Higa K, Ho T, Tercero F, Yunus T, Boone KB. Laparoscopic Roux-en-Y gastric bypass: 10-year follow-up. Surg Obes Relat Dis. 2011;7(4):516-25.
21. Parrott J, Frank L, Rabena R, Craggs-Dino L, Isom KA, Greiman L. American Society for Metabolic and Bariatric Surgery Integrated Health Nutritional Guidelines for the Surgical Weight Loss Patient 2016 Update: Micronutrients. Surg Obes Relat Dis. 2017;13(5):727-41.
22. Coblijn UK, Goucham AB, Lagarde SM, Kuiken SD, van Wagensveld BA. Development of ulcer disease after Roux-en-Y gastric bypass, incidence, risk factors, and patient presentation: a systematic review. Obes Surg. 2014;24(2):299-309.
23. Higa KD, Ho T, Boone KB. Internal hernias after laparoscopic Roux-en-Y gastric bypass: incidence, treatment and prevention. Obes Surg. 2003;13(3):350-4.
24. Shiffman ML, Sugerman HJ, Kellum JM, Brewer WH, Moore EW. Gallstone formation after rapid weight loss: a prospective study in patients undergoing gastric bypass surgery for treatment of morbid obesity. Am J Gastroenterol. 1991;86(8):1000-5.
25. Karmali S, Brar B, Shi X, Sharma AM, de Gara C, Birch DW. Weight recidivism post-bariatric surgery: a systematic review. Obes Surg. 2013;23(11):1922-33.
26. Mechanick JI, Apovian C, Brethauer S, Garvey WT, Joffe AM, Kim J, et al. Clinical practice guidelines for the perioperative nutrition, metabolic, and nonsurgical support of patients undergoing bariatric procedures - 2019 update. Endocr Pract. 2019;25(12):1346-59.
27. Sociedade Brasileira de Cirurgia Bariátrica e Metabólica, Associação Brasileira para o Estudo da Obesidade e da Síndrome Metabólica. O pós-operatório da cirurgia bariátrica: Um guia para resolver as principais dúvidas dos pacientes. São Paulo: ABESO/SBCBM; 2024.
28. Shawe J, Ceulemans D, Akhter Z, Neff K, Hart K, Heslehurst N, et al. Pregnancy after bariatric surgery: Consensus recommendations for periconception, antenatal and postnatal care. Obes Rev. 2019;20(11):1507-22.
29. Azin A, Zhou C, Jackson T, Cassin S, Sockalingam S, Hawa R. Body contouring surgery after bariatric surgery: a study of cost as a barrier and impact on psychological well-being. Plast Reconstr Surg. 2014;133(6):776e-782e.
30. Arterburn DE, Telem DA, Kushner RF, Courcoulas AP. Benefits and risks of bariatric surgery in adults: a review. JAMA. 2020;324(9):879-87.
31. Poghosyan T, Baratte C. Techniques de chirurgie bariatrique [Bariatric surgery techniques]. Rev Prat. 2022;72(2):160-3.

19

Nutrologia e cirurgia bariátrica: pré e pós-operatório

Reginaldo Ceneviva
Camila Scalassara Campos-Rodrigues
Daniel Martone
João Almiro Ferreira Filho
Aline Rodrigues Zanetta

INTRODUÇÃO

A obesidade é uma doença crônica e universal que alcançou proporções epidêmicas globais. Dados atualizados de 2024 revelam que no mínimo 2,8 milhões de pessoas no mundo morrem a cada ano por complicações de sobrepeso e de obesidade[1]. A ocorrência de obesidade mostrou aumento exponencial nos últimos anos universalmente. No mundo todo, a proporção de adultos com índice de massa corporal (IMC) de 25 kg/m^2 ou maior aumentou entre 1980 e 2013 de 28,8% para 36,9% nos homens e de 29,8% para 38,0% nas mulheres[2].

No Brasil, a situação epidemiológica da obesidade apresentou mudanças significativas. Dados atualizados de 2024 do Sistema de Vigilância Alimentar e Nutricional (Sisvan) revelam que a obesidade atingiu a marca de 9 milhões de pessoas no país, representando 34,66% da população com algum nível de obesidade[3]. O levantamento, que avaliou 26.248.805 pessoas, demonstra uma evolução preocupante da condição.

A distribuição por graus de obesidade no Brasil em 2024 mostra que 5.348.439 pessoas apresentam obesidade grau I (21,31% da população), 2.176.071 pessoas têm obesidade grau II (8,67% da população) e 1.161.831 pessoas apresentam obesidade grau III (4,63% da população)[3]. Esses números representam um aumento significativo em relação aos dados anteriores e demonstram a urgência de intervenções eficazes.

A obesidade grau III, também chamada obesidade grave ou mórbida, caracterizada por índice de massa corporal (IMC) maior que 40 kg/m^2, é uma doença que se associa com frequência a doenças que reduzem a qualidade e a expectativa de vida[4]. O Atlas Mundial da Obesidade 2024 projeta que, até 2035, o número de brasileiros obesos pode chegar a 140 milhões, evidenciando a magnitude do desafio de saúde pública[5].

A obesidade predispõe a uma série grande de problemas que incluem hipertensão arterial sistêmica (HAS), diabetes *mellitus* tipo 2 (DM2), doença cardiovascular, síndrome da apneia/hipopneia obstrutiva do sono (SAHOS), dislipidemia, doença do refluxo gastroesofágico (DRGE), colelitíase, doença articular degenerativa, varizes dos membros inferiores, doenças psiquiátricas, aumento da prevalência de certos tipos de câncer, desajustes psicológicos, isolamento social e discriminação, além de maior risco cirúrgico[6].

O tratamento conservador dos pacientes com obesidade grau III, que envolve dieta, exercícios físicos, medicamentos e psicoterapia, resulta em perda de peso limitada e com alta taxa de reganho de peso[7]. O prejuízo à saúde, a redução da qualidade de vida e da perspectiva de duração da vida, associados à falha de tratamentos conservadores para obesidade grave, favorecem a indicação da terapêutica cirúrgica em casos selecionados.

A cirurgia bariátrica é o tratamento mais eficaz para a redução e manutenção da perda de peso a longo prazo, promovendo melhora das comorbidades e da qualidade de vida e aumento da sobrevida[8]. Estudos recentes de 2024 confirmam que a cirurgia bariátrica demonstra eficácia sustentada, com benefícios cardiovasculares significativos e redução da mortalidade a longo prazo[9,10].

PANORAMA ATUAL DA CIRURGIA BARIÁTRICA NO BRASIL

O número de cirurgias bariátricas realizadas no Brasil apresentou crescimento significativo nos últimos anos. Dados atualizados da Sociedade Brasileira de Cirurgia Bariátrica e Metabólica (SBCBM) revelam que foram realizadas 291.731 cirurgias bariátricas entre 2020 e 2024, representando um crescimento de 42,4% no período[11]. Esse aumento reflete tanto a maior conscientização sobre a eficácia do tratamento quanto a ampliação do acesso aos procedimentos.

A distribuição das técnicas cirúrgicas no Brasil em 2024 mostra que o *bypass* gástrico em Y de Roux continua sendo o procedimento mais realizado, representando aproximadamente 75% das cirurgias. A gastrectomia vertical (*sleeve* gástrico) ocupa a segunda posição, enquanto a banda gástrica ajustável representa menos de 1% dos procedimentos, refletindo a tendência mundial de abandono dessa técnica por causa dos resultados limitados a longo prazo[11].

Apesar do crescimento no número de procedimentos, estima-se que menos de 1% dos pacientes com indicação para cirurgia bariátrica tiveram acesso ao procedimento no Brasil entre 2020 e 2024[11]. Essa disparidade entre necessidade e acesso evidencia a importância de políticas públicas que ampliem o acesso ao tratamento cirúrgico da obesidade.

As novas diretrizes do Conselho Federal de Medicina (CFM), atualizadas em maio de 2025, representam um avanço significativo na ampliação do acesso ao tratamento. As principais mudanças incluem a possibilidade de indicação cirúrgica para pacientes com IMC entre 30 e 35 kg/m^2 com comorbidades graves e intratabilidade clínica, desde que haja consenso entre equipe multidisciplinar e paciente[12].

INDICAÇÕES ATUALIZADAS PARA CIRURGIA BARIÁTRICA

As indicações para cirurgia bariátrica foram recentemente atualizadas pelo CFM em 2025, ampliando significativamente o acesso ao tratamento[12,13]. As novas diretrizes estabelecem as indicações principais para:

1. Pacientes com IMC ≥ 50 kg/m^2 (superobesidade), mesmo sem tratamento clínico prévio, pela gravidade da condição e limitada eficácia do tratamento conservador nesses casos.
2. Pacientes com obesidade grau III (IMC ≥ 40 kg/m^2) com ou sem comorbidades, sem sucesso no tratamento conservador longitudinal realizado na atenção básica e/ou na atenção ambulatorial especializada, durante pelo menos 2 anos sob orientação adequada.
3. Pacientes com obesidade grau II (IMC entre 35 e 39,9 kg/m^2) com comorbidades (doenças crônicas desencadeadas ou agravadas pela obesidade), sem sucesso no tratamento conservador longitudinal durante pelo menos 2 anos.
4. Pacientes com obesidade grau I (IMC entre 30 e 34,9 kg/m^2) com comorbidades graves e intratabilidade clínica, desde que haja consenso entre equipe multidisciplinar e paciente. Essa é uma das principais novidades das diretrizes de 2025[12].

Comorbidades que justificam a indicação

A relação das doenças e problemas associados à obesidade que podem favorecer as indicações cirúrgicas é extensa e inclui[12,13]:

- Comorbidades cardiovasculares: HAS, DM2, doença cardiovascular (doença arterial coronariana, infarto do miocárdio, angina, insuficiência cardíaca congestiva, acidente vascular cerebral, hipertensão arterial, fibrilação atrial, cardiopatia com dilatação cardíaca, *cor pulmonale* e síndrome de hipoventilação).
- Comorbidades respiratórias: SAHOS, asma grave não controlada.

- Comorbidades musculoesqueléticas: osteoartrose, hérnias discais, doença articular degenerativa.
- Comorbidades gastroenterológicas: DRGE com indicação cirúrgica, colelitíase, pancreatite aguda de repetição, esteatose hepática.
- Outras comorbidades: incontinência urinária de esforço na mulher, infertilidade (masculina e feminina), disfunção erétil, síndrome dos ovários policísticos, varizes de membros inferiores, doença hemorroidária, hipertensão intracraniana idiopática, aumento da prevalência de certos tipos de câncer, estigmatização social e desajustes psicológicos.

Critérios adicionais obrigatórios

São características adicionais obrigatórias a todos os candidatos à cirurgia[12,13]:

- Idade: os limites clínicos de acordo com a idade devem ser respeitados. Nos jovens entre 16 e 18 anos, poderá ser indicado o tratamento cirúrgico nos que apresentarem o escore-z maior que +4 na análise do IMC por idade, porém o tratamento cirúrgico não deve ser realizado antes da consolidação das epífises de crescimento. Nos adultos com idade acima de 65 anos, deve ser realizada avaliação individual por equipe multiprofissional.
- Capacidade intelectual para compreender todos os aspectos do tratamento.
- Compromisso consciente do paciente em participar de todas as etapas da programação, com avaliação pré-operatória rigorosa.
- Compreensão e compromisso com o seguimento pós-operatório, que deve ser mantido por tempo a ser determinado pela equipe.

O tratamento clínico longitudinal deve incluir orientação e apoio para mudança de hábitos, dieta, atenção psicológica, atividade física e, se necessário, farmacoterapia[12]. A avaliação clínica do jovem precisa constar em prontuário e deve incluir a análise da idade óssea e avaliação criteriosa do risco-benefício, realizada por equipe multiprofissional com participação de dois profissionais médicos especialistas na área[13].

CONTRAINDICAÇÕES

A avaliação individualizada prevê contraindicações absolutas e relativas que devem ser cuidadosamente consideradas antes da indicação cirúrgica[12,13].

Contraindicações absolutas

- Limitação da capacidade intelectual, sem condições de compreender todos os aspectos do tratamento, sobretudo se não tiver suporte familiar adequado.

- Transtorno psiquiátrico não controlado, incluindo uso de álcool ou de drogas ilícitas, ou histórico recente de tentativa de suicídio (nos últimos 2 anos).
- Causas secundárias da obesidade (como síndrome de Cushing não tratada).
- Transtornos graves do comportamento alimentar não controlados.
- Transtornos psicóticos graves não estabilizados.
- Dependência química (álcool e/ou drogas) ativa.
- Insuficiência orgânica grave (cardíaca, pulmonar, renal ou hepática descompensada).
- Doença neoplásica, infecciosa e inflamatória em atividade.
- Síndrome de Cushing decorrente de hiperplasia da suprarrenal não tratada e tumores endócrinos.

Contraindicações relativas

São situações de alerta que requerem avaliação criteriosa do risco-benefício[12,13]:

- Doenças infecciosas ativas.
- Doenças inflamatórias crônicas em atividade.
- Hipertensão portal com varizes esofagogástricas.
- Insuficiência cardíaca descompensada.
- Insuficiência pulmonar grave.
- Insuficiência hepática.
- Insuficiência renal.
- Doenças imunológicas ou inflamatórias do trato digestivo superior que predisponham o paciente a sangramento digestivo.

É importante ressaltar que quadros psiquiátricos graves sob controle adequado não são contraindicações obrigatórias da cirurgia, e devem ser avaliados individualmente pela equipe multidisciplinar[12].

EQUIPE MULTIDISCIPLINAR

A assistência ao paciente obeso, em função das particularidades da apresentação clínica da obesidade e suas comorbidades, exige o trabalho conjunto de equipe multiprofissional e transdisciplinar[14]. Essa abordagem multidisciplinar é fundamental tanto no período pré-operatório, para adequada seleção e preparação dos pacientes, quanto no seguimento pós-operatório, para garantir resultados satisfatórios a longo prazo.

Composição da equipe

A equipe deve ser composta por especialistas de diferentes áreas[14,15]:

- Cirurgião bariátrico (coordenador da equipe).
- Nutrólogo.
- Endocrinologista.
- Psiquiatra.
- Nutricionista.
- Psicólogo.
- Fisioterapeuta.
- Assistente social.
- Enfermeiros especializados.

Especialistas de apoio

Quando necessário, devem estar disponíveis[14]:

- Cardiologista.
- Pneumologista.
- Cirurgião vascular.
- Anestesiologista.
- Outros profissionais, conforme necessidades específicas.

Os Centros de Assistência de Alta Complexidade ao Paciente Portador de Obesidade Grave, credenciados pelo Ministério da Saúde, devem contar com equipe coordenada por cirurgião bariátrico e composta pelos demais especialistas citados, garantindo atendimento integral e multidisciplinar aos pacientes[14].

Importância da abordagem multidisciplinar

Estudos recentes de 2024 demonstram que o acompanhamento multidisciplinar adequado está associado a melhores resultados a longo prazo, incluindo maior perda de peso sustentada, melhor resolução de comorbidades e menor taxa de complicações[16]. A abordagem integrada permite identificação precoce de problemas, ajustes no tratamento e suporte contínuo ao paciente em todas as fases do processo.

A educação continuada da equipe multidisciplinar é fundamental para manter-se atualizada com as evidências científicas mais recentes e as melhores práticas no manejo de pacientes bariátricos[17]. Protocolos padronizados de atendimento, baseados em evidências atuais, contribuem para a qualidade e segurança do cuidado prestado[18].

ATUAÇÃO DO NUTRÓLOGO NA CIRURGIA BARIÁTRICA

O nutrólogo desempenha papel central no cuidado dos pacientes submetidos à cirurgia bariátrica, atuando de forma complementar à equipe multidisciplinar. Sua formação médica o capacita a realizar avaliação clínica abrangente, diagnóstico e conduta terapêutica frente a comorbidades nutricionais e metabólicas[14,15].

Entre suas principais atribuições, estão:

- Realizar avaliação clínica e metabólica pré-operatória, com investigação de deficiências nutricionais e risco sarcopênico[14].
- Prescrever estratégias de otimização do estado nutricional antes do procedimento, visando reduzir morbimortalidade cirúrgica.
- Indicar e ajustar suplementação medicamentosa individualizada, incluindo vitaminas, minerais, proteínas e compostos bioativos[14].
- Avaliar e tratar complicações nutricionais pós-operatórias, como anemia ferropriva, deficiência de vitamina B12, hipovitaminoses e distúrbios metabólicos[15].
- Coordenar com o nutricionista as estratégias de reeducação alimentar e prevenção de reganho ponderal.
- Atuar na educação do paciente sobre a adesão às mudanças de estilo de vida e vigilância de parâmetros laboratoriais[15].

Sua atuação contínua contribui de forma decisiva para a segurança, eficácia e sustentabilidade dos resultados da cirurgia bariátrica.

AVALIAÇÃO E PREPARO PRÉ-OPERATÓRIO

Nos obesos, a maior incidência de doenças associadas, abrangendo diversos aparelhos e sistemas, favorece situação clínica que, se não for bem controlada, determina maior taxa de mortalidade e morbidade pela cirurgia bariátrica[19]. Os portadores de comorbidades, sobretudo os com obesidade grave, necessitam de bom preparo para a cirurgia, sob os cuidados da equipe multiprofissional.

Avaliação clínica global

A avaliação global do paciente, abrangendo saúde física, hábitos de vida (história alimentar, condição social e suporte familiar) e estrutura psicológica, é fundamental[19,20]. Um dos objetivos principais da avaliação pré-operatória é identificar fatores de risco, incluindo o operatório, que possam interferir no curso da evolução intra e pós-operatória.

Na avaliação inicial, de preferência feita por cirurgião e/ou nutrólogo, faz-se a observação clínica completa, com anamnese e exame físico adequados. De maneira específica e pormenorizada, registram-se o histórico da obesidade, incluindo tempo de obesidade, tratamentos conservadores prévios e resultados obtidos, preferências e hábitos alimentares, prática de atividades físicas ou sedentarismo, tabagismo, alcoolismo ou outras dependências químicas, além da existência de comorbidades orgânicas e psicológicas[19].

Avaliação da composição corporal

O exame físico geral e específico permite quantificar o grau da obesidade, suas consequências orgânicas e gravidade. O exame físico deve incluir a antropometria e, além da tomada de medidas como peso corporal, estatura, circunferência abdominal, do quadril e do pescoço, é interessante a avaliação pré-operatória da composição corporal, mediante impedância bioelétrica, importante também como controle no seguimento pós-operatório[19].

Estudos recentes de 2024 demonstram que a avaliação da composição corporal por impedância bioelétrica ou absorciometria de dupla energia (Dexa), quando disponível, fornece informações valiosas sobre a distribuição das massas magra e gorda, permitindo melhor planejamento nutricional pré e pós-operatório[21]. A sarcopenia pré-operatória, identificada a partir desses métodos, está associada a piores resultados cirúrgicos e maior risco de complicações[22].

Avaliações mandatórias específicas

São avaliações mandatórias que complementam a avaliação clínica, atualizadas conforme as diretrizes mais recentes[19,20,23].

Avaliação e preparo psicológicos

Transtornos do humor e do comportamento alimentar, além de outros relevantes para o tratamento cirúrgico da obesidade devem ser abordados e tratados, se presentes. A avaliação psicológica deve incluir investigação de transtornos alimentares, depressão, ansiedade, histórico de abuso de substâncias e suporte social disponível[23].

Protocolos atualizados de 2024 recomendam o uso de instrumentos validados para avaliação psicológica, incluindo escalas específicas para transtornos alimentares e qualidade de vida[24]. O acompanhamento psicológico deve ser mantido no pós-operatório, especialmente nos primeiros dois anos, período crítico para adaptação às mudanças comportamentais necessárias[25].

Avaliação odontológica

Pode definir a necessidade de tratamento de problemas dentários no pré-operatório para eliminar eventuais focos de infecção e/ou garantir condições de boa mastigação dos alimentos. Estudos recentes demonstram que a saúde bucal inadequada está associada a maior risco de complicações pós-operatórias e deficiências nutricionais[26].

Avaliação cardiológica

Eletrocardiograma como exame de rotina e, quando houver necessidade, ecocardiograma e/ou outros exames devem ser solicitados. Diretrizes atualizadas de 2024 recomendam avaliação cardiológica mais rigorosa, incluindo teste ergométrico ou ecocardiograma de estresse em pacientes com fatores de risco cardiovascular[27].

A estratificação de risco cardiovascular deve seguir protocolos atualizados, considerando que pacientes obesos têm maior prevalência de doença arterial coronariana silenciosa[28]. Em casos selecionados, pode ser necessária investigação com cintilografia miocárdica ou angiotomografia coronariana[27].

Avaliação respiratória

Deve ser feita por meio de radiografia simples de tórax e prova de função respiratória. Nos pacientes com apneia do sono grave, recomenda-se a polissonografia para avaliação objetiva da gravidade, orientação do tratamento e como auxílio na indicação do uso de suporte respiratório[19].

Protocolos atualizados de 2024 recomendam investigação sistemática de SAHOS em todos os candidatos à cirurgia bariátrica, utilizando questionários validados como o STOP-BANG, seguido de polissonografia, quando indicado[29]. O tratamento adequado da SAHOS no pré-operatório está associado a menor risco de complicações respiratórias pós-operatórias[30].

Pacientes fumantes exigem atenção especial: devem receber orientação de abolição do fumo pelo menos dois meses antes do procedimento cirúrgico, preferencialmente com acompanhamento especializado para cessação do tabagismo[19].

Avaliação endoscópica

A endoscopia digestiva alta é indispensável para o diagnóstico de doenças esofagogastroduodenais e para a pesquisa de infecção por *Helicobacter pylori* que, se diagnosticada, deve ser erradicada no pré-operatório[19].

Diretrizes atualizadas de 2024 recomendam que a endoscopia seja realizada por endoscopista experiente em pacientes obesos, com atenção especial para identificação de hérnia hiatal, esofagite de refluxo e lesões pré-neoplásicas[31]. A presença de *H. pylori* deve ser investigada por métodos diretos (biópsia) e indiretos (teste da urease), com erradicação obrigatória antes da cirurgia[32].

Avaliação ultrassonográfica

Indicada sobretudo para a investigação de colelitíase e esteatose hepática, ambas frequentes nos obesos, e para o exame de órgãos pélvicos nas mulheres. Se houver antecedentes de trombose venosa profunda, tromboembolismo pulmonar ou insuficiência venosa grave, está indicada ultrassonografia com Doppler dos membros inferiores[19].

Estudos recentes demonstram que a elastografia hepática pode ser útil na avaliação da fibrose hepática em pacientes com esteatose, fornecendo informações prognósticas importantes[33]. A presença de fibrose avançada pode influenciar a escolha da técnica cirúrgica e o manejo pós-operatório[34].

Avaliação laboratorial

A avaliação laboratorial envolve exames para investigação funcional renal, hepática e tireoidiana, gasometria arterial, pesquisa de doenças infecciosas como hepatites B e C, sífilis, síndrome da imunodeficiência adquirida, avaliação metabólica e nutricional, envolvendo dosagem de vitaminas, eletrólitos e minerais[19,35]. O teste de gravidez (beta-hCG sanguíneo) deve ser realizado em todas as mulheres em idade fértil.

Protocolos laboratoriais incluem os exames listados no Quadro 1[35,36].

Quadro 1 Exames pré-operatórios

Categoria	Exames recomendados
Hemograma e coagulação	Hemograma completo, TP/INR, TTPA, D-dímero
Função renal	Ureia, creatinina, ácido úrico, eletrólitos (Na+, K+, Cl-), *clearance* de creatinina
Função hepática	ALT, AST, fosfatase alcalina, gama-GT, bilirrubinas, proteínas totais e frações, albumina
Função tireoidiana	TSH, T4 livre (T3, se necessário)
Metabolismo glicídico	Glicose de jejum, hemoglobina glicada, peptídeo C, insulina
Perfil lipídico	Colesterol total e frações, triglicerídeos, apolipoproteínas A1 e B
Vitaminas hidrossolúveis	Ácido fólico, vitamina B12, tiamina (B1), vitamina C
Vitaminas lipossolúveis	Vitaminas A, D (25-OH), E, K
Minerais	Ferro sérico, ferritina, transferrina, UIBC, zinco, cobre, selênio
Metabolismo ósseo	Cálcio total e iônico, fósforo, magnésio, PTH, calciúria 24 horas
Marcadores inflamatórios	Proteína C-reativa ultrassensível, VHS
Sorologias	Hepatites B e C, HIV, sífilis, Chagas (se indicado)
Outros	Urina tipo I, parasitológico de fezes, gasometria arterial

A densitometria óssea deve ser realizada preferencialmente no antebraço, caso o paciente não caiba no equipamento convencional, pois é importante para avaliação basal da saúde óssea[35]. Estudos recentes de 2024 demonstram que a deficiência de vitamina D é encontrada em mais de 80% dos candidatos à cirurgia bariátrica, devendo ser corrigida no pré-operatório[37].

TÉCNICAS CIRÚRGICAS

As técnicas cirúrgicas bariátricas podem ser classificadas em três categorias principais: restritivas, disabsortivas e mistas (restritivas e disabsortivas)[38]. A escolha da técnica mais adequada deve considerar fatores como índice de massa corporal (IMC), comorbidades presentes, idade do paciente, expectativas de perda de peso e experiência da equipe cirúrgica[39]. A distribuição atual das técnicas no Brasil em 2024 é:

- *Bypass* gástrico em Y de Roux: 75% dos procedimentos.
- Gastrectomia vertical (*sleeve*): segunda técnica mais realizada.
- Derivação biliopancreática: casos selecionados (IMC > 50 kg/m^2).
- Banda gástrica ajustável: < 1% dos procedimentos[11].

Técnicas restritivas

As técnicas restritivas baseiam-se na redução da capacidade gástrica, limitando a quantidade de alimento que pode ser ingerida em uma refeição, preservando a anatomia e fisiologia intestinal normal[41].

Gastrectomia vertical (*sleeve* gástrico)

A gastrectomia vertical (Figura 1) representa atualmente uma das técnicas mais realizadas mundialmente, consistindo na ressecção de aproximadamente 75 a 80% do estômago ao longo da grande curvatura, criando um reservatório gástrico tubular com capacidade de 100 a 150 mL[42].

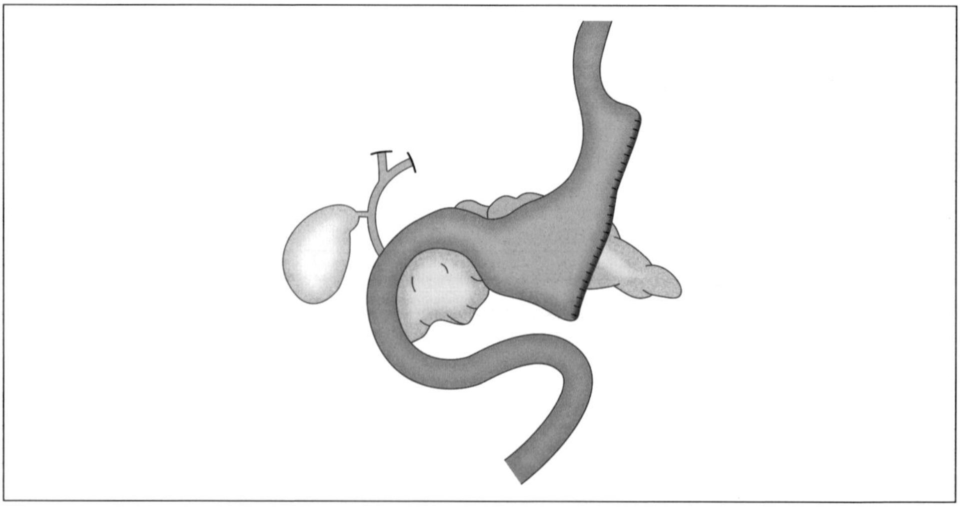

Figura 1 Gastrectomia vertical (*sleeve* gástrico).

Fonte: adaptada de Ceneviva et al. (2022).

Em relação à técnica cirúrgica, o procedimento é realizado por videolaparoscopia através de cinco a seis portais. A ressecção gástrica é iniciada a aproximadamente 4 a 6 cm do piloro, utilizando grampeadores lineares com diferentes alturas de grampos. A linha de grampeamento segue paralela à pequena curvatura, utilizando como guia uma sonda orogástrica de 32-40 French para calibrar o reservatório gástrico[43].

Atua através de restrição gástrica e redução significativa dos níveis de grelina (hormônio da fome). Promove alterações hormonais favoráveis, incluindo aumento dos níveis de GLP-1 e PYY, contribuindo para os efeitos metabólicos benéficos[44].

Resultados:

- Perda de peso: 60 a 70% do excesso de peso.
- Remissão do DM2: 50 a 60% dos casos.
- Taxa de refluxo gastroesofágico: 15 a 30% dos casos.
- Necessidade de cirurgia revisional: até 60% em 10 anos.
- Mortalidade perioperatória: 0,1 a 0,3%[45,46].

Complicações incluem fístula da linha de grampeamento (0,5 a 3%), sangramento (1 a 2%), estenose (1 a 5%) e desenvolvimento de doença do refluxo gastroesofágico em 15 a 30% dos pacientes[47].

Banda gástrica ajustável

Consiste na colocação de um anel de silicone inflável ao redor da porção superior do estômago, criando uma pequena bolsa gástrica com esvaziamento lento (Figura 2). Atualmente representa menos de 1% dos procedimentos realizados no Brasil em decorrência dos resultados limitados a longo prazo[11].

Os resultados incluem perda de 40 a 60% do excesso de peso com alta taxa de reganho a longo prazo. Estudos de seguimento de 10 anos demonstram que até 60% dos pacientes necessitam de remoção da banda por causa de complicações[48].

Técnicas mistas (restritivas e disabsortivas)

Bypass gástrico em Y de Roux

O *bypass* gástrico (Figura 3) representa o padrão-ouro da cirurgia bariátrica, combinando restrição gástrica moderada com má-absorção seletiva[49].

Realizado por videolaparoscopia, envolve três etapas principais: geração de uma pequena bolsa gástrica de 15 a 30 mL, criação da alça alimentar por meio da divisão do jejuno a 30 a 50 cm do ligamento de Treitz e anastomose jejuno-jejunal a 100 a 150 cm da gastrojejunostomia[50].

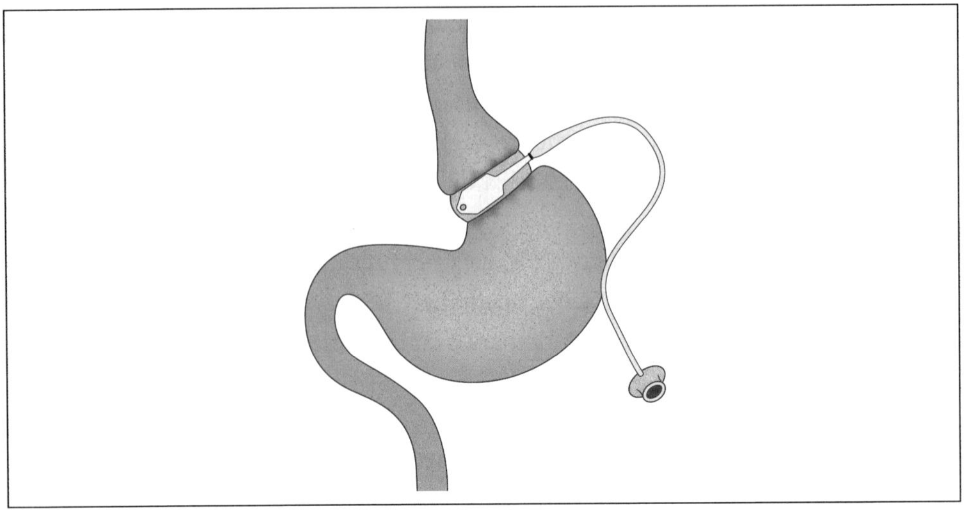

Figura 2 Banda gástrica.

Fonte: adaptada de Ceneviva et al. (2022).

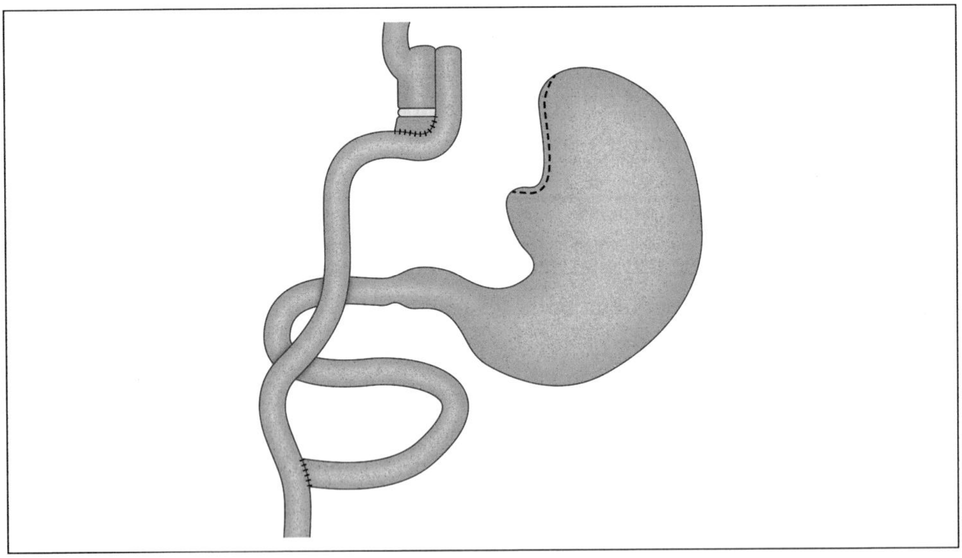

Figura 3 Derivação gástrica em Y de Roux.

Fonte: adaptada de Ceneviva et al. (2022).

Combina restrição gástrica com má-absorção seletiva e alterações hormonais profundas. O desvio do alimento diretamente para o jejuno distal resulta em estimulação precoce das células L intestinais, promovendo aumento dos níveis de GLP-1 e PYY. O "efeito incretínico" é particularmente pronunciado, explicando a remissão rápida do DM2[51].

Resultados:

- Perda de peso: 70 a 80% do excesso de peso mantida em 10 anos.
- Remissão do DM2: 80 a 95% dos casos.
- Resolução da hipertensão: 70 a 80% dos casos.
- Melhora do perfil lipídico: > 90% dos pacientes.
- Mortalidade perioperatória: 0,03 a 0,2%.

Estudos recentes de 2025 demonstram que o *bypass* gástrico está associado a menor risco de eventos cardiovasculares adversos maiores comparado ao *sleeve* gástrico, principalmente devido à redução das taxas de infarto do miocárdio[52].

Complicações incluem fístula anastomótica (1 a 3%), sangramento (1 a 2%), obstrução intestinal (1 a 2%), síndrome de *dumping* (10 a 30%) e deficiências nutricionais que requerem suplementação vitalícia[53].

Derivação biliopancreática

As derivações biliopancreáticas representam as técnicas com maior componente disabsortivo, sendo reservadas para casos de obesidade extrema (IMC > 50 kg/m^2) ou pacientes com DM2 de difícil controle[54].

Variantes principais:

1. Derivação biliopancreática de Scopinaro: envolve gastrectomia distal com anastomose gastroileal. O íleo é dividido a 250 cm da válvula ileocecal, criando uma alça comum muito curta (50 cm)[55].
2. Derivação biliopancreática com *duodenal switch*: combina gastrectomia vertical com derivação biliopancreática modificada, preservando o piloro e uma pequena porção do duodeno. A reconstrução intestinal envolve uma alça alimentar longa (200 a 300 cm) e uma alça comum de 75 a 100 cm (Figura 4)[56].

Resultados:

- Perda de peso: 70 a 90% do excesso de peso.
- Excelente controle metabólico: remissão do diabetes em > 95% dos casos.
- Mortalidade perioperatória: 0,5 a 2%.
- Maior risco de deficiências nutricionais: requer suplementação rigorosa e seguimento intensivo[57].

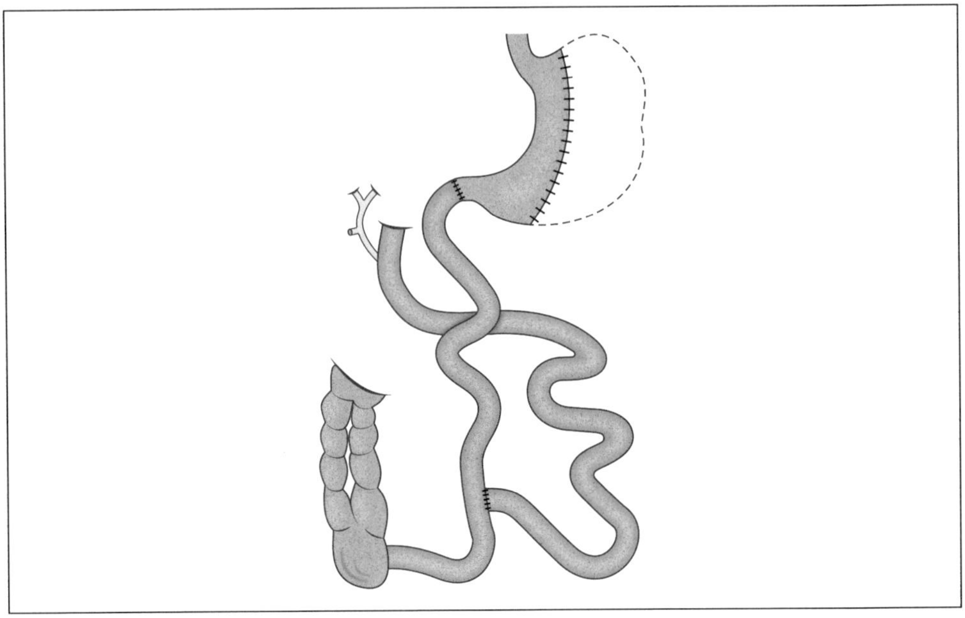

Figura 4 Derivação biliopancreática com gastrectomia vertical e *duodenal switch*.

Fonte: adaptada de Ceneviva et al. (2022).

Abordagem minimamente invasiva

Videolaparoscopia

Mais de 95% das cirurgias bariátricas no Brasil são realizadas por videolaparoscopia, representando uma das maiores evoluções tecnológicas na área[11].

Vantagens da abordagem laparoscópica:

- Menor dor pós-operatória.
- Recuperação mais rápida.
- Menor risco de infecção.
- Redução da incidência de hérnias incisionais.
- Melhor resultado estético.
- Menor taxa de mortalidade (0,03 a 0,2% *versus* 0,8 a 1% na cirurgia aberta)[58].

Cirurgia robótica

Representa a evolução mais recente da cirurgia bariátrica minimamente invasiva. Estudos de 2024 demonstram que a cirurgia robótica pode reduzir a morbidade em cirurgias revisionais complexas quando comparada à laparoscopia convencional[59].

Suas vantagens são melhor visualização tridimensional, maior precisão nos movimentos, redução do tremor e maior facilidade para suturas complexas. Limitações incluem custo elevado e curva de aprendizado prolongada[60].

Tendências futuras

As tendências emergentes incluem:

- Técnicas de portal único (SILS): em desenvolvimento para reduzir ainda mais a invasividade.
- Cirurgia endoscópica: gastroplastia endoscópica por sutura (ESG) como alternativa para obesidade moderada.
- Inteligência artificial: auxílio na seleção de pacientes e predição de resultados.
- Dispositivos implantáveis: estimulação gástrica e duodenal para modulação do apetite[61,62].

SELEÇÃO DA TÉCNICA CIRÚRGICA

A escolha da técnica mais adequada deve considerar múltiplos fatores[63], reunidos no Quadro 2.

Quadro 2 Critérios para a seleção da técnica cirúrgica

Fator	*Sleeve* gástrico	*Bypass* gástrico	Derivação biliopancreática
IMC ideal	35 a 50 kg/m²	35 a 60 kg/m²	> 50 kg/m²
Diabetes tipo 2	Bom controle	Excelente controle	Controle superior
DRGE	Contraindicação relativa	Indicado	Indicado
Deficiências nutricionais	Baixo risco	Risco moderado	Alto risco
Complexidade técnica	Baixa	Moderada	Alta
Reversibilidade	Irreversível	Tecnicamente reversível	Irreversível

IMC: índice de massa corporal.

A decisão final deve sempre envolver discussão detalhada entre equipe multidisciplinar e paciente, considerando expectativas, riscos individuais e capacidade de aderência ao seguimento pós-operatório[64].

- Redução de eventos cardiovasculares maiores: especialmente com *bypass* gástrico.
- Melhora do perfil lipídico: redução significativa do colesterol LDL.
- Redução da mortalidade cardiovascular: estudos de longo prazo demonstram redução de 40 a 50%.

RESULTADOS EM POPULAÇÕES ESPECIAIS

Adolescentes

Estudos de 10 anos publicados em 2024 demonstram[48]:

- Redução média de 20% do IMC mantida por 10 anos.
- 55% de redução do DM2.
- 57% de redução da hipertensão.
- Melhora significativa da qualidade de vida.

Idosos

Dados de 2024 confirmam que pacientes acima de 65 anos, adequadamente selecionados, apresentam benefícios significativos com menor ênfase na perda de peso e maior foco na melhora das comorbidades[49].

MORTALIDADE E SEGURANÇA

Dados atualizados de segurança[50,51]:

- Mortalidade perioperatória (30 dias): 0,03 a 0,2%.
- Taxa de complicações maiores: 0,4 a 1%.
- Mortalidade cumulativa em 10 anos: 4,38%.
- Redução da mortalidade por todas as causas: 40 a 50% em pacientes operados *versus* controles.

COMPARAÇÃO COM TRATAMENTOS FARMACOLÓGICOS

Estudos de 2024 comparando cirurgia bariátrica com agonistas do receptor GLP-1[51,52]:

- Perda de peso: cirurgia bariátrica 5 vezes superior à semaglutida.
- Custo-efetividade: cirurgia mais custo-efetiva a longo prazo.
- Resolução de comorbidades: cirurgia superior na resolução do DM2.

MANEJO PÓS-OPERATÓRIO ATUALIZADO

O seguimento pós-operatório é fundamental para o sucesso a longo prazo da cirurgia bariátrica. Protocolos atualizados de 2024 enfatizam a importância do acompanhamento multidisciplinar estruturado[53,54].

Cronograma de seguimento recomendado

O Quadro 3 traz uma sugestão de cronograma para o seguimento.

Quadro 3 Cronograma de seguimento recomendado

Primeiros 30 dias
Consultas semanais nas primeiras 2 semanas
Avaliação quinzenal até completar 30 dias
Foco na adaptação alimentar e identificação precoce de complicações
Primeiro ano
Consultas mensais nos primeiros 6 meses
Consultas bimestrais de 6 a 12 meses
Avaliação laboratorial aos 3, 6 e 12 meses
Seguimento de longo prazo
Consultas semestrais após o primeiro ano
Avaliação laboratorial anual
Acompanhamento vitalício recomendado[53]

Suplementação nutricional atualizada

Protocolos de suplementação baseados em evidências estão disponíveis no Quadro 4[55].

Quadro 4 Protocolos de suplementação baseados em evidências

Suplementação universal (todos os pacientes)
Complexo B: tiamina 100 mg/dia, outras vitaminas do complexo B
Vitamina B12: 1.000 a 2.000 mcg/dia (sublingual ou intramuscular)
Ácido fólico: 400 a 800 mcg/dia
Vitamina D: 3.000 a 6.000 UI/dia (ajustar conforme níveis séricos)
Cálcio: 1.200 a 1.500 mg/dia (citrato de cálcio)
Ferro: 45 a 60 mg/dia (especialmente mulheres em idade fértil)
Suplementação específica por técnica
Bypass gástrico
Suplementação mais rigorosa por causa da má-absorção
Vitamina B12 intramuscular mensal pode ser necessária
Monitorização rigorosa de ferro e vitaminas lipossolúveis
Sleeve gástrico
Menor risco de deficiências, mas suplementação ainda necessária
Atenção especial para vitamina B12 e ferro
Derivação biliopancreática
Suplementação intensiva de vitaminas lipossolúveis
Proteína adicional pode ser necessária
Monitorização frequente de albumina e proteínas totais[55]

Monitorização laboratorial

Protocolos atualizados recomendam monitorização regular[56], de acordo com o Quadro 5.

Quadro 5 Protocolo de monitorização laboratorial

Anualmente
Hemograma completo
Perfil metabólico básico
Vitaminas B12, ácido fólico, tiamina
Vitamina D, PTH
Ferro, ferritina, transferrina
Proteínas totais, albumina
Conforme indicação clínica
Vitaminas A, E, K
Zinco, cobre, selênio
Densitometria óssea (a cada 2 a 3 anos)

Complicações tardias e manejo

O Quadro 6 traz exemplos de complicações que podem ocorrer tardiamente e seu manejo.

Quadro 6 Complicações tardias e manejo

Deficiências nutricionais: prevalência de deficiências[57]
Vitamina B12: 20 a 30% dos pacientes
Ferro: 15 a 25% (maior em mulheres)
Vitamina D: 50 a 80% dos pacientes
Tiamina: 5 a 10% dos pacientes
Reganho de peso: fatores associados ao reganho de peso identificados em estudos recentes[58]
Falta de acompanhamento multidisciplinar
Transtornos alimentares não tratados
Fatores psicossociais
Dilatação da bolsa gástrica (*bypass*)

Qualidade de vida

Estudos confirmam melhora sustentada da qualidade de vida[59]:

- Saúde física: melhora significativa mantida por 10 anos ou mais.
- Bem-estar mental: redução de sintomas depressivos.

- Funcionamento social: melhora das relações interpessoais.
- Capacidade laboral: aumento da produtividade.

PERSPECTIVAS

Exemplos de tendências emergentes em 2024 e 2025[60,61] em relação às inovações tecnológicas são:

- Cirurgia robótica: expansão para procedimentos primários.
- Inteligência artificial: auxílio na seleção de pacientes e predição de resultados.
- Telemedicina: acompanhamento remoto estruturado.
- Dispositivos implantáveis: estimulação gástrica e duodenal.

Avanços em medicina personalizada incluem[62]:

- Farmacogenômica: personalização da farmacoterapia adjuvante.
- Microbioma intestinal: modulação para otimizar resultados.
- Biomarcadores: predição de resposta ao tratamento.

CONSIDERAÇÕES FINAIS

A cirurgia bariátrica representa uma ferramenta terapêutica eficaz e segura no tratamento da obesidade grave e suas comorbidades. Dados atualizados de 2024 e 2025 confirmam que a cirurgia bariátrica continua sendo o tratamento mais eficaz para obesidade grave a longo prazo, proporcionando não apenas perda de peso significativa e sustentada, mas também melhora expressiva na qualidade de vida e redução da mortalidade.

As novas diretrizes do CFM de 2025, que ampliaram as indicações para cirurgia bariátrica, representam um avanço importante no acesso ao tratamento. A expansão das indicações para pacientes com IMC entre 30 e 35 kg/m^2 com comorbidades graves reflete o reconhecimento crescente dos benefícios metabólicos da cirurgia, além da perda de peso.

O sucesso do tratamento depende fundamentalmente da seleção adequada dos pacientes, da escolha da técnica cirúrgica mais apropriada para cada caso e, especialmente, do acompanhamento multidisciplinar estruturado a longo prazo. A cirurgia não deve ser vista como um fim em si mesma, mas como parte de um processo terapêutico que inclui mudanças permanentes no estilo de vida.

Os avanços tecnológicos, incluindo técnicas minimamente invasivas, cirurgia robótica e novas abordagens endoscópicas, têm contribuído para aumentar a segurança e reduzir a morbidade dos procedimentos. Paralelamente, a melhor compreensão dos mecanismos fisiopatológicos envolvidos na obesidade e suas complicações têm permitido o desenvolvimento de abordagens cada vez mais eficazes e personalizadas.

O tratamento cirúrgico da obesidade deve ser considerado dentro de um contexto amplo de saúde pública, que inclui também estratégias de prevenção e educação, visando enfrentar de forma abrangente essa epidemia global que já afeta 9 milhões de brasileiros.

REFERÊNCIAS BIBLIOGRÁFICAS

1. World Health Organization. Obesity and overweight. Geneva: WHO; 2024 [cited 2025 Aug 6]. Available from: https://www.who.int/news-room/fact-sheets/detail/obesity-and-overweight.
2. Ng M, Fleming T, Robinson M, Thomson B, Graetz N, Margono C, et al. Global, regional, and national prevalence of overweight and obesity in children and adults during 1980-2013: a systematic analysis for the Global Burden of Disease Study 2013. Lancet. 2014 Aug 30;384(9945):766-81.
3. Brasil. Ministério da Saúde (MS). Sistema de Vigilância Alimentar e Nutricional (SISVAN). Relatório de Obesidade no Brasil 2024. Brasília: MS; 2024.
4. Associação Brasileira para o Estudo da Obesidade e da Síndrome Metabólica. Diretrizes brasileiras de obesidade. 4th ed. São Paulo: Abeso; 2016.
5. World Obesity Federation. World Obesity Atlas 2024. London: WOF; 2024 [cited 2025 Aug 6]. Available from: https://www.worldobesity.org/resources/resource-library/world-obesity-atlas-2024.
6. Guh DP, Zhang W, Bansback N, Amarsi Z, Birmingham CL, Anis AH. The incidence of co-morbidities related to obesity and overweight: a systematic review and meta-analysis. BMC Public Health. 2009;9:88.
7. Wing RR, Phelan S. Long-term weight loss maintenance. Am J Clin Nutr. 2005;82(1 Suppl):222S-225S.
8. Sjöström L, Narbro K, Sjöström CD, Karason K, Larsson B, Wedel H, et al. Effects of bariatric surgery on mortality in Swedish obese subjects. N Engl J Med. 2007;357(8):741-52.
9. Sohan PR, Mahakalkar C, Kshirsagar S, Bikkumalla S, Reddy S, Hatewar A, et al. Long-Term Effectiveness and Outcomes of Bariatric Surgery: A Comprehensive Review of Current Evidence and Emerging Trends. Cureus. 2024 Aug 9;16(8):e66500.
10. Sonaiya S, Zevallos A, Adrales G. Long-Term Cardiovascular Disease Outcomes Following Bariatric Surgery. J Surg Res. 2024 Dec;304:225-31.
11. Sociedade Brasileira de Cirurgia Bariátrica e Metabólica. Relatório Anual de Cirurgias Bariátricas no Brasil 2024. São Paulo: SBCBM; 2024.
12. Conselho Federal de Medicina. Resolução CFM n. 2.131/2015. Normas para realização de cirurgia bariátrica e metabólica – Atualização 2025. Brasília: CFM; 2025.
13. Sociedade Brasileira de Cirurgia Bariátrica e Metabólica. Consenso Brasileiro Multissocietário em Cirurgia da Obesidade – Atualização 2025. São Paulo: SBCBM; 2025.
14. Mechanick JI, Apovian C, Brethauer S, Garvey WT, Joffe AM, Kim J, et al. Clinical practice guidelines for the perioperative nutrition, metabolic, and nonsurgical support of patients undergoing bariatric procedures - 2019 update. Endocr Pract. 2019;25(12):1346-59.
15. Heber D, Greenway FL, Kaplan LM, Livingston E, Salvador J, Still C, et al. Endocrine and nutritional management of the post-bariatric surgery patient: an Endocrine Society Clinical Practice Guideline. J Clin Endocrinol Metab. 2010;95(11):4823-43.
16. Budny A, Janczy A, Szymanski M, Mika A. Long-Term Follow-Up After Bariatric Surgery: Key to Successful Outcomes in Obesity Management. Nutrients. 2024 Dec 21;16(24):4399.
17. Xie J, Wang Y. Multidisciplinary combined treatment based on bariatric surgery for metabolic syndrome: a review article. Int J Surg. 2024 Jun 1;110(6):3666-79.

18. Abi Mosleh K, Corbett J, Salameh Y, Jawhar N, Puvvadi S, Davis SS Jr, Clapp B. Evaluating the incidence, risk factors and postoperative complications associated with leaks following duodenal switch procedures: an analysis of the MBSAQIP. Surg Obes Relat Dis. 2024 Sep;20(9):804-12.
19. Ceneviva R, Campos-Rodrigues CS, Martone D, Ferreira Filho JA. Nutrologia e cirurgia bariátrica: pré e pós-operatório. In: Ribas Filho D, Suen VM, coordenadores. Tratado de Nutrologia. 3.ed. São Paulo: Manole; 2022. p. 491-517.
20. Freire-Moreira I, Sanchez-Conde MP, Barreira-de Sousa G, Garrido-Gallego MI, Rodriguez-Lopez J, Juarez-Vela R, et al. Systematic preoperative approach for bariatric surgery, perioperative results, and economic impact. Front Public Health. 2024 Oct 9;12:1439948.
21. de Paris FGC, Padoin AV, Mottin CC, de Paris MF. Assessment of Changes in Body Composition During the First Postoperative Year After Bariatric Surgery. Obes Surg. 2019 Sep;29(9):3054-61.
22. Rodrigues PS, Mendonça FM, Neves JS, Luís C, Rodrigues I, Moreno T, et al. Effects of Bariatric Surgery on Sarcopenic Obesity Outcomes: A One-Year Prospective Study in Middle-Aged Women. Obes Surg. 2024 May;34(5):1674-83.
23. Marek RJ, Heinberg LJ. Should presurgical psychological evaluations still be a mandated requirement for metabolic and bariatric surgery? A critique of the literature and thoughts on future directions. Surg Obes Relat Dis. 2024 Dec;20(12):1360-9.
24. Sogg S, Lauretti J, West-Smith L. Recommendations for the presurgical psychosocial evaluation of bariatric surgery patients. Surg Obes Relat Dis. 2016 May;12(4):731-49.
25. Trooboff S, Pohl A, Spaulding AC, White LJ, Edwards MA. County health ranking: untangling social determinants of health and other factors associated with short-term bariatric surgery outcomes. Surg Obes Relat Dis. 2024 Oct;20(10):935-46.
26. da Silva Azevedo ML, Silva NR, da Costa Cunha Mafra CA, Lins RDAU, Dantas EM, de Vasconcelos Gurgel BC, et al. Oral Health Implications of Bariatric Surgery in Morbidly Obese Patients: An Integrative Review. Obes Surg. 2020 Apr;30(4):1574-9.
27. Schiavon CA, Cavalcanti AB, Oliveira JD, Machado RHV, Santucci EV, Santos RN, et al. Randomized Trial of Effect of Bariatric Surgery on Blood Pressure After 5 Years. J Am Coll Cardiol. 2024 Feb 13;83(6):637-48.
28. Powell-Wiley TM, Poirier P, Burke LE, Després JP, Gordon-Larsen P, Lavie CJ, et al. Obesity and Cardiovascular Disease: A Scientific Statement from the American Heart Association. Circulation. 2021 May 25;143(21):e984-e1010.
29. Kreitinger KY, Lui MMS, Owens RL, Schmickl CN, Grunvald E, Horgan S, et al. Screening for Obstructive Sleep Apnea in a Diverse Bariatric Surgery Population. Obesity (Silver Spring). 2020 Nov;28(11):2028-34.
30. Katasani T, Holt G, Al-Khyatt W, Idris I. Peri- and Postoperative Outcomes for Obstructive Sleep Apnoea Patients after Bariatric Surgery – a Systematic Review and Meta-analysis. Obes Surg. 2023 Jul;33(7):2016-24.
31. Jirapinyo P. Top tips on endoscopy in post-bariatric surgery patients. Gastrointest Endosc. 2024 May;99(5):809-13.
32. Pintar T, Kaliterna N, Carli T. The need for a patient-tailored Helicobacter pylori eradication protocol prior to bariatric surgery. J Int Med Res. 2018 Jul;46(7):2696-707.
33. Naveau S, Lamouri K, Pourcher G, Njiké-Nakseu M, Ferretti S, Courie R, et al. The diagnostic accuracy of transient elastography for the diagnosis of liver fibrosis in bariatric surgery candidates with suspected NAFLD. Obes Surg. 2014 Oct;24(10):1693-701.

34. Barum G, Paladini LA, de Oliveira PGS, Moreira TR, Tovo CV, Mattos ÂZ. Assessment of Metabolic and Bariatric Surgery Safety in Patients with Advanced Liver Fibrosis. Obes Surg. 2024 Sep;34(9):3173-80.
35. Sall AR, Jones MW. Bariatric Surgery Preoperative Assessment. [Updated 2023 Jul 8]. In: StatPearls [Internet]. Treasure Island (FL): StatPearls Publishing; 2025 Jan [cited 2025 Aug 6]. Available from: https://www.ncbi.nlm.nih.gov/books/NBK594256/.
36. Simancas-Racines D, Frias-Toral E, Campuzano-Donoso M, Ramos-Sarmiento D, Zambrano-Villacres R, Reytor-González C, et al. Preoperative nutrition in bariatric surgery: a narrative review on enhancing surgical success and patient outcomes [Internet]. Nutrients. 2025 Feb;17(3):566 [cited 2025 Jul 19]. Available from: https://www.mdpi.com/2072-6643/17/3/566.
37. Giustina A, di Filippo L, Facciorusso A, Adler RA, Binkley N, Bollerslev J, et al. Vitamin D status and supplementation before and after Bariatric Surgery: Recommendations based on a systematic review and meta-analysis. Rev Endocr Metab Disord. 2023 Dec;24(6):1011-29.
38. Velardi AM, Anoldo P, Nigro S, Navarra G. Advancements in bariatric surgery: A comparative review of laparoscopic and robotic techniques. J Pers Med. 2024 Feb 23;14(2):151.
39. Jawhar N, Abi Mosleh K, Bartosiak KZ, Hage K, Kennel KA, Mundi MS, et al. Comprehensive outcomes after Roux-en-Y gastric bypass with a near-complete 15-year follow-up. Surgery. 2024 Sep;176(3):586-94.
40. Brockmeyer JR, Coffin EM. Gastric bypass: evolution toward mini-invasive techniques and long-term results. Mini-invasive Surg. 2025;9:17.
41. Wildisen S, Laager R, Struja T, Wildisen A, Mueller B, Schuetz P, et al. Major Adverse Cardiac Events After Gastric Bypass vs Sleeve Gastrectomy. JAMA Surg. 2025 Jun 1;160(6):690-700.
42. Biter LU, 't Hart JWH, Noordman BJ, Smulders JF, Nienhuijs S, Dunkelgrün M, et al. Long-term effect of sleeve gastrectomy vs Roux-en-Y gastric bypass in people living with severe obesity: a phase III multicentre randomised controlled trial (SleeveBypass). Lancet Reg Health Eur. 2024 Mar;38:100836.
43. Kapała J, Maroszczuk T, Lewandowska J, Lech P, Dowgiałło-Gornowicz N. Weight Regain in the Second Year after Sleeve Gastrectomy Could Be a Predictor of Long-Term Outcomes? Medicina (Kaunas). 2023 Apr 15;59(4):766.
44. Harris LA, Kayser BD, Cefalo C, Marini L, Watrous JD, Ding J, et al. Biliopancreatic Diversion Induces Greater Metabolic Improvement Than Roux-en-Y Gastric Bypass. Cell Metab. 2019 Nov 5;30(5):855-64.e3.
45. Spurzem GJ, Broderick RC, Kunkel EK, Hollandsworth HM, Sandler BJ, Jacobsen GR, et al. Robotic bariatric surgery reduces morbidity for revisional gastric bypass when compared to laparoscopic: outcome of 8-year MBSAQIP analysis of over 40,000 cases. Surg Endosc. 2024 Nov;38(11):6294-304.
46. Reja D, Zhang C, Sarkar A. Endoscopic bariatrics: current therapies and future directions. Transl Gastroenterol Hepatol. 2022 Apr 25;7:21.
47. Lee GK, Cha YM. Cardiovascular benefits of bariatric surgery. Trends Cardiovasc Med. 2016 Apr;26(3):280-9.
48. Ryder JR, Jenkins TM, Xie C, Courcoulas AP, Harmon CM, Helmrath MA, et al. Ten-Year Outcomes after Bariatric Surgery in Adolescents. N Engl J Med. 2024 Oct 31;391(17):1656-8.
49. Vinan-Vega M, Diaz Vico T, Elli EF. Bariatric Surgery in the Elderly Patient: Safety and Short-time Outcome. A Case Match Analysis. Obes Surg. 2019 Mar;29(3):1007-11.
50. Rookes N, Al-Asadi O, Yeluri S, Vasas P, Samuel N, Balchandra S, et al. Causes of Death After Bariatric Surgery: Long-Term Study of 10 Years. Obes Surg. 2025 Jan;35(1):47-58.
51. Dicker D, Wolff Sagy Y, Ramot N, Battat E, Greenland P, Arbel R, et al. Bariatric Metabolic Surgery vs Glucagon-Like Peptide-1 Receptor Agonists and Mortality. JAMA Netw Open. 2024 Jun 3;7(6):e2415392.
52. Docimo S Jr, Shah J, Warren G, Ganam S, Sujka J, DuCoin C. A cost comparison of GLP-1 receptor agonists and bariatric surgery: what is the break even point? Surg Endosc. 2024 Nov;38(11):6560-5.

53. Edwards MA, Powers K, Vosburg RW, Zhou R, Stroud A, Obeid NR, et al. American Society for Metabolic and Bariatric Surgery: postoperative care pathway guidelines for Roux-en-Y gastric bypass. Surg Obes Relat Dis. 2025 May;21(5):523-36.
54. Budny A, Janczy A, Szymanski M, Mika A. Longterm followup after bariatric surgery: Key to successful outcomes in obesity management. Nutrients. 2024 Dec 21;16(24):4399.
55. Benson-Davies S, Frederiksen K, Patel R. Bariatric nutrition and evaluation of the metabolic surgical patient: Update to the 2022 Obesity Medicine Association (OMA) bariatric surgery, gastrointestinal hormones, and the microbiome clinical practice statement (CPS). Obes Pillars. 2024 Dec 5;13:100154.
56. Shankar P, Boylan M, Sriram K. Micronutrient deficiencies after bariatric surgery. Nutrition. 2010 Nov-Dec;26(11-12):1031-7.
57. Lupoli R, Lembo E, Saldalamacchia G, Avola CK, Angrisani L, Capaldo B. Bariatric surgery and long--term nutritional issues. World J Diabetes. 2017 Nov 15;8(11):464-74.
58. El Ansari W, Elhag W. Weight Regain and Insufficient Weight Loss After Bariatric Surgery: Definitions, Prevalence, Mechanisms, Predictors, Prevention and Management Strategies, and Knowledge Gaps-a Scoping Review. Obes Surg. 2021 Apr;31(4):1755-66.
59. Sierżantowicz R, Ładny JR, Lewko J. Quality of Life after Bariatric Surgery-A Systematic Review. Int J Environ Res Public Health. 2022 Jul 26;19(15):9078.
60. Aderinto N, Olatunji G, Kokori E, Olaniyi P, Isarinade T, Yusuf IA. Recent advances in bariatric surgery: a narrative review of weight loss procedures. Ann Med Surg (Lond). 2023 Nov 1;85(12):6091-104.
61. Bektaş M, Reiber BMM, Pereira JC, Burchell GL, van der Peet DL. Artificial Intelligence in Bariatric Surgery: Current Status and Future Perspectives. Obes Surg. 2022 Aug;32(8):2772-83.
62. Pereira SS, Guimarães M, Monteiro MP. Towards precision medicine in bariatric surgery prescription. Rev Endocr Metab Disord. 2023 May 2;24(5):961-77.
63. Eisenberg D, Shikora SA, Aarts E, Aminian A, Angrisani L, Cohen RV, et al. 2022 American Society for Metabolic and Bariatric Surgery (ASMBS) and International Federation for the Surgery of Obesity and Metabolic Disorders (IFSO): Indications for Metabolic and Bariatric Surgery. Surg Obes Relat Dis. 2022 Dec;18(12):1345-56.
64. Fried M, Yumuk V, Oppert JM, Scopinaro N, Torres A, Weiner R, et al. Interdisciplinary European guidelines on metabolic and bariatric surgery. Obes Surg. 2014 Jan;24(1):42-55.

20

Cirurgia metabólica

Aline Rodrigues Zanetta
Danielle Bezerra Rodrigues
Durval Ribas-Filho

INTRODUÇÃO

A cirurgia metabólica representa um paradigma revolucionário no tratamento de distúrbios metabólicos, especialmente o *diabetes mellitus* tipo 2 (DM2). Diferente da abordagem tradicional da cirurgia bariátrica, cujo foco principal é a redução ponderal, a cirurgia metabólica fundamenta-se na compreensão de que as alterações anatômicas do trato gastrointestinal geram modificações fisiológicas e bioquímicas que vão além da simples perda de peso[1].

Historicamente, a observação de que pacientes submetidos a procedimentos bariátricos apresentavam remissão do DM2 antes mesmo de perda ponderal significativa levou à investigação dos mecanismos metabólicos subjacentes. Estudos recentes demonstram que até 30% dos efeitos benéficos sobre o metabolismo glicêmico ocorrem independentemente da perda de peso, por meio de alterações hormonais, neurais e microbiológicas que redefinem a homeostase energética do organismo[2].

Essa mudança conceitual é fundamental para o nutrólogo, pois amplia sua atuação: ele ocupa um papel estratégico na abordagem integrativa dos distúrbios metabólicos, atuando na avaliação e modulação de eixos hormonais, inflamatórios, mitocondriais e nutricionais. Sua participação é determinante na identificação de riscos, otimização pré-operatória e sustentação metabólica dos resultados cirúrgicos a longo prazo[3].

REMISSÃO DO DIABETES TIPO 2

A capacidade da cirurgia metabólica em promover remissão do DM2 representa um dos avanços mais significativos no tratamento dessa condição nas últimas décadas (Quadro 1). Estudos de longo prazo demonstram taxas de remissão sustentada do diabetes em 60 a 80% dos pacientes após 5 anos, resultados superiores a qualquer intervenção farmacológica disponível atualmente[4].

Quadro 1 Critérios de remissão do DM2 após cirurgia metabólica

Critérios clínicos
▪ Hemoglobina glicada (HbA1c) < 6,5% sem uso de medicações antidiabéticas
▪ Glicemia de jejum < 100 mg/dL
▪ Ausência de hipoglicemias significativas
▪ Melhora dos parâmetros de resistência insulínica (HOMA-IR)

DM2: diabetes *mellitus* tipo 2; HOMA-IR: *Homeostatic Model Assessment for Insulin Resistance.*

A presença sustentada desses parâmetros configura remissão clínica segundo os principais consensos internacionais. Além da remissão glicêmica, a cirurgia metabólica promove uma série de alterações fisiológicas que impactam positivamente o metabolismo lipídico, a inflamação crônica e a função hepática. Esses efeitos sistêmicos contribuem para a redução do risco cardiovascular e para a melhora da saúde metabólica global, conforme sumarizado no Quadro 2[5].

Quadro 2 Efeitos metabólicos adicionais da cirurgia metabólica

Alterações metabólicas observadas
▪ Redução de triglicerídeos e aumento de HDL-colesterol
▪ Diminuição de marcadores inflamatórios (PCR, IL-6, TNF-alfa)
▪ Normalização da pressão arterial
▪ Melhora da esteatose hepática não alcoólica
▪ Redução de marcadores de estresse oxidativo[5]

IL: interleucina; PCR: proteína C-reativa; TNF-alfa: fator de necrose tumoral alfa.

O nutrólogo tem formação que integra conhecimentos de endocrinologia, gastroenterologia, imunologia e nutrição, o que lhe confere uma visão ampliada e sistêmica dos mecanismos envolvidos na cirurgia metabólica. Essa formação permite compreender e atuar de forma mais precisa nas complexas interações entre alterações anatômicas, sinalização hormonal, microbiota intestinal e metabolismo energético[6].

A nutrologia moderna propõe uma abordagem voltada à identificação e ao tratamento das causas dos distúrbios metabólicos, indo além do controle de sintomas isolados. Nesse contexto, a cirurgia metabólica, ao modificar de forma profunda os mecanismos fisiopatológicos do DM2 e da síndrome metabólica, alinha-se plenamente com essa filosofia de cuidado[7]. A atuação do nutrólogo também se estende à prevenção, por meio da redução de riscos associados a intervenções excessivas, da identificação precoce de candidatos ideais, da otimização pré-operatória e do manejo de possíveis complicações metabólicas e nutricionais no pós-operatório[8].

A atuação do nutrólogo no contexto da cirurgia metabólica envolve a avaliação precisa do metabolismo energético, da composição corporal e do estado nutricional, elementos determinantes para a durabilidade dos resultados clínicos. Ao longo do seguimento, seu papel torna-se ainda mais relevante na prevenção de complicações como sarcopenia, deficiências micronutricionais e recuperação indesejada do peso, favorecendo uma recuperação funcional plena e metabolicamente estável[9,10].

Dessa forma, a cirurgia metabólica deve ser compreendida como parte de um cuidado ampliado, que se inicia muito antes do ato cirúrgico e se estende indefinidamente. A nutrologia clínica oferece o suporte técnico e metabólico necessário para que as adaptações fisiológicas induzidas pela cirurgia se traduzam em benefícios sustentáveis e integrados à trajetória de saúde do paciente.

CRITÉRIOS CLÍNICO-METABÓLICOS PARA INDICAÇÃO CIRÚRGICA

O índice de massa corporal (IMC) tem sido o principal parâmetro para indicação de cirurgia metabólica, com os critérios tradicionais estabelecendo limites de IMC ≥ 40 kg/m^2 ou ≥ 35 kg/m^2 na presença de comorbidades. No entanto, a experiência clínica e a pesquisa científica revelam as profundas limitações desse parâmetro isolado[11].

Por isso, é fundamental que a decisão cirúrgica considere critérios clínico-metabólicos mais abrangentes, que identifiquem precocemente pacientes com alto risco cardiometabólico, mesmo na ausência de obesidade grave.

O IMC apresenta importantes limitações quando utilizado como critério único para indicação cirúrgica[11]. Entre os principais pontos críticos, destacam-se:

1. Incapacidade de diferenciar composição corporal: o IMC não distingue entre massa muscular, massa óssea e massa adiposa, o que leva à classificação errônea de indivíduos com alta massa muscular como obesos, e à subestimação de adiposidade em pessoas com sarcopenia[12].
2. Desconsideração da distribuição de gordura: a localização do tecido adiposo (visceral *vs.* subcutâneo) tem maior impacto metabólico do que a quantidade total de gordura corporal, o que não é refletido no cálculo do IMC[13].
3. Falta de sensibilidade a variações étnicas e etárias: populações distintas apresentam diferentes relações entre IMC e risco metabólico. Por exemplo, indivíduos

asiáticos podem desenvolver complicações metabólicas com valores de IMC significativamente menores que os de populações caucasianas[14].

4. Ausência de correlação com alterações metabólicas centrais: o IMC não identifica disfunções críticas como resistência insulínica, inflamação crônica de baixo grau ou dislipidemia, que são fundamentais na determinação do risco cardiovascular e na progressão do diabetes[5].

As novas diretrizes internacionais (2022-2023) reconhecem essas limitações e propõem uma abordagem mais abrangente, considerando o IMC apenas como um entre diversos fatores relevantes na tomada de decisão terapêutica[15].

A avaliação nutrológica para indicação de cirurgia metabólica deve incluir parâmetros que refletem a fisiopatologia subjacente aos distúrbios metabólicos.

Resistência insulínica

A resistência insulínica representa um mecanismo central na fisiopatologia do DM2 e da síndrome metabólica, podendo antecipar o diagnóstico clínico por anos ou até décadas. Sua avaliação deve incluir:

- HOMA-IR (*Homeostatic Model Assessment for Insulin Resistance*): valores > 2,5 indicam resistência insulínica significativa[16].
- Relação triglicerídeos/HDL: valores superiores a 3,5 correlacionam-se fortemente com resistência insulínica.
- Curva glicêmica e insulinêmica: avaliação da resposta insulínica a uma sobrecarga de glicose, identificando hiperinsulinemia compensatória.
- Hemoglobina glicada (HbA1c): valores entre 5,7 e 6,4% indicam pré-diabetes e risco aumentado de progressão para diabetes[3].

A presença de resistência insulínica grave, mesmo em pacientes com IMC entre 30 e 35 kg/m^2, pode justificar a indicação de cirurgia metabólica, especialmente quando associada a outras alterações metabólicas[16].

Disfunção mitocondrial

A disfunção mitocondrial tem sido reconhecida como um componente fundamental na fisiopatologia da obesidade e do DM2. Sua avaliação pode incluir:

- Lactato sérico em repouso e após exercício: elevações desproporcionais sugerem comprometimento da função mitocondrial[17].

- Relação piruvato/lactato: alterações nessa razão indicam disfunção na cadeia respiratória mitocondrial[17].
- Capacidade aeróbica (VO_2máx): redução significativa da capacidade aeróbica, quando não explicada por descondicionamento físico, pode refletir ineficiência mitocondrial[17].
- Biomarcadores de estresse oxidativo: elevação de 8-isoprostanos, malondialdeído e outros indicadores de peroxidação lipídica sugerem disfunção mitocondrial associada à inflamação e à alteração metabólica[18].

A presença de disfunção mitocondrial significativa pode estar relacionada à refratariedade a intervenções convencionais, justificando abordagens mais intensivas, incluindo a cirurgia metabólica.

Perfil inflamatório

A inflamação crônica de baixo grau constitui um elemento central na fisiopatologia da obesidade e de suas complicações metabólicas. Sua avaliação pode incluir:

- Proteína C-reativa ultrassensível (PCR-us): valores > 3 mg/L indicam inflamação sistêmica significativa.
- Relação neutrófilos/linfócitos: elevações dessa razão associam-se à presença de inflamação crônica.
- Citocinas pró-inflamatórias: aumento de interleucina 6 (IL-6), fator de necrose tumoral alfa (TNF-alfa) e outras citocinas inflamatórias refletem ativação imune persistente.
- Ferritina: elevações não justificadas por sobrecarga de ferro podem indicar inflamação sistêmica subjacente[19].

O perfil inflamatório elevado, especialmente quando refratário às intervenções clínicas convencionais, pode constituir critério adicional para indicação de cirurgia metabólica inclusive em pacientes com IMC entre 30 e 35 kg/m^2.

Microbiota intestinal

A disbiose intestinal surge como fator patogênico relevante na fisiopatologia da obesidade e do DM2. Sua avaliação pode incluir:

- Análise da composição da microbiota: redução da diversidade bacteriana e alteração na proporção *Firmicutes/Bacteroidetes*.

- Marcadores de permeabilidade intestinal: dosagem de zonulina sérica, lipopolissacarídeos (LPS) e anticorpos anti-LPS.
- Ácidos graxos de cadeia curta (AGCC): redução de butirato, acetato e propionato nas fezes.
- Metabólitos bacterianos séricos: elevação de trimetilamina N-óxido (TMAO) e outros metabólitos pró-inflamatórios[20].

A presença de disbiose grave, especialmente quando associada a marcadores de translocação bacteriana e endotoxemia metabólica, pode constituir fator adicional na indicação de cirurgia metabólica[21].

A perspectiva nutrológica amplia significativamente o número de pacientes que podem se beneficiar da cirurgia metabólica, incluindo perfis que não seriam contemplados pelos critérios tradicionais baseados exclusivamente no IMC.

Além dos critérios clínico-metabólicos já discutidos, alguns quadros clínicos característicos e recorrentes na prática do nutrólogo merecem atenção especial.

Diabetes *mellitus* 2 de difícil controle

Pacientes com DM2 que apresentam:

- HbA1c persistentemente > 7,5% apesar de adesão a múltiplas medicações.
- Necessidade de insulinoterapia em doses crescentes.
- Variabilidade glicêmica significativa.
- Hipoglicemias frequentes ou graves.
- Complicações microvasculares precoces (retinopatia, nefropatia, neuropatia)[10].

Esses pacientes, mesmo com IMC entre 30 e 35 kg/m^2, podem apresentar taxas de remissão do diabetes de 50 a 70% após cirurgia metabólica, justificando a indicação cirúrgica[4].

Polifarmácia metabólica

Pacientes que necessitam de múltiplas medicações para controle de condições metabólicas:

- Três ou mais classes de antidiabéticos.
- Associação de anti-hipertensivos.
- Hipolipemiantes em doses elevadas.
- Medicações para esteatose hepática[8].

A necessidade de polifarmácia não apenas reduz a qualidade de vida do paciente como aumenta o risco de efeitos adversos, além de ser um sinal da progressão da doença metabólica, justificando intervenções mais intensivas.

Adiposidade visceral desproporcional

Pacientes com:

- Relação cintura/quadril > 1 em homens ou > 0,85 em mulheres.
- Circunferência abdominal > 102 cm em homens ou > 88 cm em mulheres.
- Gordura visceral elevada em exames de imagem (TC ou RM).
- Esteatose hepática moderada a grave[22].

A adiposidade visceral excessiva, mesmo em pacientes com IMC < 35 kg/m^2, associa-se a risco cardiovascular elevado e resistência a intervenções convencionais, podendo justificar a indicação cirúrgica.

Inflamação crônica refratária

Pacientes com:

- PCR-us persistentemente > 5 mg/L, mesmo após intervenções dietéticas, farmacológicas e comportamentais.
- Marcadores de estresse oxidativo elevados.
- Doenças inflamatórias associadas, como psoríase, artrite reumatoide ou doença inflamatória intestinal.
- Síndrome metabólica completa (três ou mais critérios)[2,19].

A inflamação crônica não controlada acelera a progressão de complicações micro e macrovasculares, podendo justificar intervenções cirúrgicas mais intensivas em pacientes criteriosamente selecionados.

Sarcopenia associada à obesidade

Pacientes com:

- Redução significativa de massa muscular apesar de IMC elevado.
- Força de preensão manual reduzida.
- Desempenho físico comprometido.
- Resistência anabólica (resposta inadequada a estímulos anabólicos)[9].

A sarcopenia associada à obesidade constitui um fenótipo de alto risco, com prognóstico desfavorável e resposta limitada a intervenções convencionais, podendo beneficiar-se da abordagem cirúrgica[23].

MECANISMOS METABÓLICOS DA CIRURGIA

Redução de resistência insulínica: papel do intestino delgado na regulação glicêmica

A resistência insulínica representa o mecanismo fisiopatológico central no desenvolvimento e progressão do DM2. Tradicionalmente, a melhora da sensibilidade à insulina após cirurgia metabólica era atribuída exclusivamente à perda de peso. No entanto, evidências científicas recentes revelam que o intestino delgado desempenha papel fundamental na homeostase glicêmica, independentemente das alterações ponderais[2].

O intestino delgado surge como um sofisticado regulador endócrino e metabólico. Estudos demonstram que as alterações na anatomia intestinal promovidas pela cirurgia metabólica resultam em profundas modificações na sinalização enteroinsulínica através de múltiplos mecanismos, conforme descrito a seguir[6].

Exclusão do duodeno e jejuno proximal

A exclusão do duodeno e jejuno proximal do trânsito alimentar, como ocorre no *bypass* gástrico em Y de Roux (BGYR), resulta na chamada "hipótese do intestino proximal". Esta teoria propõe que a ausência de nutrientes nesses segmentos elimina sinais anti-incretínicos ou "diabetogênicos" que normalmente contribuem para a resistência insulínica.

Evidências recentes sugerem que o duodeno de pacientes com DM2 apresenta alterações na expressão de fatores que prejudicam a sinalização insulínica, incluindo:

- Aumento na produção de Rubicam-1 (proteína associada à resistência insulínica).
- Elevação de citocinas pró-inflamatórias locais.
- Alteração na expressão de transportadores de glicose.
- Modificação na sinalização de ácidos biliares[24].

A exclusão desses segmentos elimina esses sinais negativos, contribuindo para a rápida melhora da sensibilidade insulínica observada já nos primeiros dias após a cirurgia, antes de qualquer perda de peso significativa.

Estimulação do intestino distal

A chegada precoce de nutrientes parcialmente digeridos ao íleo e cólon proximal, conhecida como "hipótese do intestino distal", estimula células L enteroendócrinas, resultando em:

- Aumento na secreção de GLP-1 (peptídeo semelhante ao glucagon-1).
- Elevação de PYY (peptídeo YY).
- Estímulo à produção de oxintomodulina.
- Aumento de ácidos biliares secundários[25].

Essas alterações promovem melhora da sensibilidade insulínica hepática e periférica, independentemente da perda de peso. Estudos com *clamp* euglicêmico-hiperinsulinêmico demonstram aumento de 25 a 35% na sensibilidade insulínica já na primeira semana pós-operatória[16].

Alterações na sinalização de ácidos biliares

A cirurgia metabólica, especialmente o BGYR, modifica profundamente o metabolismo dos ácidos biliares, que emergem como importantes reguladores metabólicos. Alterações incluem:

- Aumento dos níveis circulantes de ácidos biliares totais.
- Modificação na proporção entre ácidos biliares primários e secundários.
- Alteração na sinalização via receptores nucleares FxR (Farnesoid x receptor).
- Ativação de receptores TGR5 (*G protein-coupled bile acid receptor*)[26].

A ativação de TGR5 por ácidos biliares secundários estimula a secreção de GLP-1 e aumenta o gasto energético em tecidos periféricos, contribuindo para a melhora da sensibilidade insulínica e do metabolismo energético global.

Alterações hormonais

A cirurgia metabólica promove profunda alteração do perfil hormonal gastrointestinal, com impacto direto na homeostase glicêmica, na saciedade e no metabolismo energético. Essas alterações hormonais constituem mecanismos centrais na remissão do DM2 e na manutenção do controle metabólico a longo prazo[6].

GLP-1 (peptídeo semelhante ao glucagon-1)

O GLP-1, produzido pelas células L do íleo e cólon, representa um dos principais mediadores dos efeitos metabólicos da cirurgia. Após procedimentos como o BGYR e a gastrectomia vertical (*sleeve*), observa-se:

- Aumento de 5 a 10 vezes nos níveis pós-prandiais de GLP-1.
- Resposta mais precoce e sustentada após refeições.
- Restauração do efeito incretínico (potencialização da secreção insulínica glicose-dependente).
- Melhora da função das células beta pancreáticas.

- Redução da apoptose de células beta e estímulo à neogênese.
- Aumento da sensibilidade insulínica hepática e periférica.
- Redução da produção hepática de glicose.
- Efeitos centrais na saciedade e na regulação do apetite[6].

Estudos recentes demonstram que o bloqueio farmacológico do receptor de GLP-1 atenua significativamente os efeitos metabólicos da cirurgia, confirmando seu papel central na remissão do diabetes.

PYY (peptídeo YY)

O PYY, cossecretado com GLP-1 pelas células L intestinais, apresenta alterações significativas após cirurgia metabólica:

- Elevação de 3 a 5 vezes nos níveis pós-prandiais.
- Resposta mais rápida e prolongada após refeições.
- Aumento da saciedade e redução da ingestão alimentar.
- Melhora do metabolismo lipídico.
- Redução da lipogênese hepática.
- Aumento da termogênese em tecido adiposo marrom[19].

A elevação de PYY contribui para a manutenção da perda de peso a longo prazo e para a melhora do perfil lipídico observada após a cirurgia

GIP (peptídeo insulinotrópico dependente de glicose)

O GIP, produzido pelas células K do duodeno e jejuno proximal, apresenta alterações complexas após cirurgia metabólica:

- Redução dos níveis em jejum após BGYR (devido à exclusão do duodeno).
- Manutenção ou aumento após gastrectomia vertical.
- Restauração da sensibilidade ao GIP em células beta (prejudicada no DM2).
- Melhora do efeito incretínico.
- Redução dos efeitos lipogênicos do GIP em tecido adiposo[4].

A modulação do eixo GIP representa um mecanismo diferencial entre as diversas técnicas cirúrgicas, contribuindo para seus efeitos metabólicos específicos.

Grelina

A grelina, produzida principalmente pelo fundo gástrico, é o único hormônio gastrointestinal orexígeno conhecido. Após cirurgia metabólica, observam-se alterações significativas:

- Redução importante após gastrectomia vertical (devido à ressecção do fundo gástrico).
- Redução moderada ou variável após BGYR.
- Diminuição da amplitude das oscilações circadianas.
- Redução do apetite e da fome hedônica[27].

A supressão da grelina contribui para a redução da ingestão calórica e para a melhora do metabolismo hepático, especialmente após gastrectomia vertical.

Remodelação hepática e intestinal após o *bypass*

A cirurgia metabólica promove profunda remodelação estrutural e funcional do fígado e do intestino, com impacto direto na fisiopatologia do DM2 e da síndrome metabólica[28].

Remodelação hepática

O fígado, órgão central na homeostase metabólica, apresenta alterações significativas após cirurgia metabólica:

- Redução rápida (1 a 2 semanas) do conteúdo de gordura hepática (30 a 50%).
- Diminuição da inflamação lobular e portal.
- Redução da fibrose hepática em estágios iniciais.
- Normalização das enzimas hepáticas.
- Melhora da sensibilidade insulínica hepática.
- Redução da produção hepática de glicose.
- Restauração da sinalização insulínica hepatocitária.
- Modificação do perfil de ácidos biliares.
- Alteração na expressão de genes relacionados ao metabolismo lipídico[5].

Essas alterações contribuem significativamente para a melhora do controle glicêmico e do perfil lipídico, independentemente da perda de peso. Estudos recentes demonstram que a redução da esteatose hepática ocorre antes e de forma mais acentuada do que a redução da gordura visceral ou subcutânea.

Remodelação intestinal

O intestino sofre profundas alterações morfológicas e funcionais após cirurgia metabólica:

- Hipertrofia da mucosa intestinal, especialmente no intestino remanescente.
- Aumento da altura das vilosidades e da profundidade das criptas.

- Expansão das populações de células enteroendócrinas.
- Modificação na expressão de transportadores de nutrientes.
- Alteração na permeabilidade intestinal.
- Redução da endotoxemia metabólica.
- Modificação na expressão de enzimas digestivas.
- Alteração na absorção e metabolismo de ácidos biliares[20].

Essa remodelação intestinal contribui para a alteração do perfil hormonal, para a melhora da sensibilidade insulínica e para a redução da inflamação sistêmica observada após a cirurgia.

Remissão do diabetes *mellitus* tipo 2: peso-independente *vs.* peso-dependente

A remissão do DM2 após cirurgia metabólica ocorre através de mecanismos tanto independentes quanto dependentes da perda de peso[1].

Mecanismos peso-independentes (precoces)

Estudos clínicos demonstram normalização da glicemia em 24 a 48 horas após BGYR em até 30% dos pacientes, antes de qualquer perda de peso significativa. Esse fenômeno é mais pronunciado em pacientes com diabetes de curta duração e com maior reserva funcional de células beta.

Mecanismos peso-dependentes (tardios)

Os mecanismos dependentes da perda de peso manifestam-se gradualmente, ao longo de semanas a meses.

Quadro 3 Mecanismos precoces de remissão do DM2 (peso-independentes)*

▪ Alterações hormonais intestinais (aumento de GLP-1, PYY, redução de grelina)
▪ Modificação na sinalização de ácidos biliares
▪ Exclusão do duodeno e jejuno proximal (eliminação de sinais diabetogênicos)
▪ Alterações na sinalização neuronal intestino-cérebro-fígado
▪ Redução rápida da gliconeogênese hepática
▪ Melhora da função das células beta pancreáticas
▪ Redução da lipotoxicidade pancreática aguda
▪ Alterações na microbiota intestinal

*Principais mecanismos fisiológicos que explicam a normalização glicêmica precoce após a cirurgia metabólica, mesmo antes da perda ponderal significativa.

DM2: diabetes *mellitus* tipo 2.

Fonte: Tremaroli et al.[20].

Quadro 4 Mecanismos tardios de remissão do DM2 (peso-dependentes)*

Mecanismos
▪ Redução da gordura visceral e ectópica (pâncreas, fígado, músculo)
▪ Redução da inflamação sistêmica de baixo grau
▪ Melhora da sensibilidade insulínica periférica (principalmente muscular)
▪ Redução do estresse oxidativo
▪ Melhora da função mitocondrial
▪ Alterações na composição e função do tecido adiposo
▪ Modificações epigenéticas

* Mecanismos metabólicos mediados pela perda ponderal que atuam na manutenção da remissão do DM2 ao longo do tempo.

DM2: diabetes *mellitus* tipo 2.

Fonte: Carneiro et al.[22].

Esses mecanismos contribuem para a consolidação e manutenção da remissão do diabetes a longo prazo, especialmente em pacientes com doença mais avançada ou de longa duração.

INTERAÇÃO TEMPORAL E INDIVIDUALIZAÇÃO

A eficácia da cirurgia metabólica não é uniforme entre todos os pacientes. A contribuição relativa dos mecanismos precoces (peso-independentes) e tardios (peso-dependentes) varia conforme o tempo de diagnóstico do diabetes, a reserva funcional das células beta pancreáticas, o tipo de técnica cirúrgica e fatores genéticos individuais.

- Pacientes com diabetes de curta duração (< 5 anos) e boa reserva funcional de células beta apresentam maior contribuição de mecanismos peso-independentes.
- Pacientes com diabetes de longa duração (> 10 anos) e comprometimento significativo da função das células beta dependem mais dos mecanismos associados à perda de peso.
- Procedimentos como BGYR e derivação biliopancreática apresentam maior contribuição de mecanismos peso-independentes comparados à gastrectomia vertical.

A presença de variantes genéticas associadas à função das células beta pode influenciar a contribuição relativa destes mecanismos[10].

Essa interação temporal complexa e a ampla variabilidade entre pacientes justificam a necessidade de personalização da abordagem nutrológica, tanto na fase pré-operatória quanto no acompanhamento a longo prazo.

O QUE MUDA NO METABOLISMO DE LIPÍDIOS, GLICOSE, INFLAMAÇÃO

A cirurgia metabólica promove alterações profundas e abrangentes no metabolismo energético global, transcendendo o simples controle glicêmico e impactando múltiplas vias metabólicas[8].

Metabolismo lipídico

As alterações no metabolismo lipídico após cirurgia metabólica incluem:

- Redução de 30 a 40% nos níveis de triglicerídeos.
- Aumento de 15 a 25% nos níveis de HDL-colesterol.
- Redução modesta (5 a 15%) nos níveis de LDL-colesterol.
- Melhora qualitativa das partículas de LDL (redução de partículas pequenas e densas).
- Diminuição da lipogênese hepática.
- Aumento da beta-oxidação de ácidos graxos.
- Redução da lipotoxicidade em tecidos não adiposos.
- Melhora da função do tecido adiposo (redução da hipertrofia adipocitária).
- Alteração na secreção de adipocinas (aumento de adiponectina, redução de leptina).
- Modificação no metabolismo de quilomícrons e lipoproteínas ricas em triglicerídeos[29].

Essas alterações contribuem para a redução do risco cardiovascular e para a melhora da sensibilidade insulínica sistêmica, uma vez que a dislipidemia aterogênica e a lipotoxicidade representam elementos centrais na fisiopatologia da síndrome metabólica.

Metabolismo da glicose

Além da melhora da glicemia de jejum e pós-prandial, a cirurgia metabólica promove alterações fundamentais no metabolismo da glicose:

- Redução da produção hepática de glicose.
- Aumento da captação periférica de glicose (principalmente muscular).
- Melhora da sinalização insulínica em tecidos-alvo.
- Redução da glicotoxicidade pancreática.
- Restauração da primeira fase de secreção insulínica.
- Melhora da sincronização entre secreção de insulina e glucagon.
- Alteração no metabolismo de glicogênio hepático e muscular.
- Modificação nas vias de utilização não oxidativa da glicose.
- Redução da glicação proteica e da formação de produtos de glicação avançada (AGE)[3].

Essas alterações resultam não apenas em normalização dos parâmetros glicêmicos, mas em profunda reorganização do metabolismo energético celular, com impacto na função mitocondrial e na homeostase redox.

Inflamação sistêmica

A inflamação crônica de baixo grau representa um componente central na fisiopatologia da obesidade e do DM2. A cirurgia metabólica promove significativa modulação inflamatória:

- Redução de 50 a 70% nos níveis de proteína C-reativa ultrassensível.
- Diminuição de citocinas pró-inflamatórias (IL-6, TNF-alfa, IL-1-beta).
- Aumento de citocinas anti-inflamatórias (IL-10, TGF-beta).
- Redução da ativação de macrófagos em tecido adiposo.
- Diminuição da infiltração de células imunes em tecidos metabólicos.
- Redução da endotoxemia metabólica.
- Melhora da integridade da barreira intestinal.
- Diminuição do estresse oxidativo sistêmico.
- Redução da ativação de vias inflamatórias intracelulares (NFκB, JNK, inflamassoma)[29].

A modulação inflamatória contribui significativamente para a melhora da sensibilidade insulínica e para a redução do risco cardiovascular, representando um mecanismo fundamental na remissão das comorbidades metabólicas.

CONCLUSÃO

A cirurgia metabólica representa uma intervenção fisiológica profunda, com efeitos que ultrapassam a perda ponderal. Ao modular eixos hormonais, glicêmicos, lipídicos e inflamatórios, sua eficácia está diretamente relacionada ao momento da indicação cirúrgica e ao perfil metabólico do paciente.

Ao compreender os mecanismos precoces e tardios, sua interação com a individualidade metabólica e os fatores que modulam a resposta clínica, o nutrólogo assume papel de destaque. Sua atuação se estende da triagem à sustentação dos resultados, por meio de estratégias como avaliação funcional, suporte nutrológico, modulação da microbiota, preservação da massa muscular e vigilância metabólica.

Incorporar esse olhar ampliado, funcional e personalizado transforma a cirurgia em uma ferramenta verdadeiramente terapêutica. Quando bem indicada, bem acompanhada e metabolicamente sustentada, ela deixa de ser apenas uma técnica e passa a ser uma intervenção de precisão com potencial para alterar trajetórias clínicas de forma sustentável.

REFERÊNCIAS BIBLIOGRÁFICAS

1. Rubino F, Nathan DM, Eckel RH, Schauer PR, Alberti KGMM, Zimmet PZ, et al. Metabolic surgery in the treatment algorithm for type 2 diabetes: a joint statement by International Diabetes Organizations. Diabetes Care. 2016;39(6):861-77.
2. Batterham RL, Cummings DE. Mechanisms of diabetes improvement following bariatric/metabolic surgery. Diabetes Care. 2016;39(6):893-901.
3. Sociedade Brasileira de Diabetes (SBD). Diretrizes da Sociedade Brasileira de Diabetes 2023-2024. São Paulo: Clannad; 2023
4. Mingrone G, Panunzi S, De Gaetano A, Guidone C, Iaconelli A, Capristo E, et al. Metabolic surgery versus conventional medical therapy in patients with type 2 diabetes: 10-year follow-up of an open-label, single-centre, randomised controlled trial. Lancet. 2021;397(10271):293-304.
5. Aminian A, Zajichek A, Arterburn DE, Wolsky KE, Brethauer SA, Schauer PR, et al. Association of metabolic surgery with major adverse cardiovascular outcomes in patients with type 2 diabetes and obesity. JAMA. 2019;322(13):1271-82.
6. Holst JJ, Madsbad S, Bojsen-Møller KN, Svane MS, Jorgensen NB, Dirksen C, et al. Mechanisms in bariatric surgery: gut hormones, diabetes resolution, and weight loss. Surg Obes Relat Dis. 2018;14(5):708-14.
7. Castagneto-Gissey L, Casella-Mariolo J, Mingrone G. Bariatric/metabolic surgery. Handb Exp Pharmacol. 2022;274:371-86.
8. Mechanick JI, Apovian C, Brethauer S, Garvey WT, Joffe AM, Kim J, et al. Clinical practice guidelines for the perioperative nutrition, metabolic, and nonsurgical support of patients undergoing bariatric procedures – 2019 update: cosponsored by American Association Of Clinical Endocrinologists/American College of Endocrinology, the Obesity Society, American Society for Metabolic & Bariatric Surgery, Obesity Medicine Association, and American Society of Anesthesiologists – executive summary. Endocr Pract. 2019;25(12):1346-59.
9. Barazzoni R, Bischoff SC, Boirie Y, Busetto Y, Cederholm T, Dicker D, et al. Sarcopenic obesity: time to meet the challenge. Clin Nutr. 2018;37(6 Pt A):1787-93.
10. ElSayed NA, Aleppo G, Aroda VR, Bannuru RR, Brown FM, Bruemmer D, et al. Obesity and weight management for the prevention and treatment of type 2 diabetes: standards of care in diabetes-2023. Diabetes Care. 2023;46(Suppl 1):S128-S139.
11. Rubino F, Puhl RM, Cummings DE, Eckel RH, Ryan DH, Mechanick JI, et al. Joint international consensus statement for ending stigma of obesity. Nat Med. 2020;26(4):485-97.
12. Gonzalez MC, Correia MITD, Heymsfield SB. A requiem for BMI in the clinical setting. Curr Opin Clin Nutr Metab Care. 2017;20(5):314-21.
13. Wharton S, Lau DCW, Vallis M, Sharma AM, Biertho L, Campbell-Scherer D, et al. Obesity in adults: a clinical practice guideline. CMAJ. 2020;192(31):E875-E891.
14. Crawford A, Cote C, Couto J, Daskiran M, Gunnarsson C, Haas K, et al. Prevalência de obesidade, diabetes mellitus tipo II, hiperlipidemia e hipertensão nos Estados Unidos: descobertas do banco de dados GE Centricity Electronic Medical Record. Gestão da Saúde da População. 2010;13(3).
15. Brasil. Ministério da Saúde. Protocolo Clínico e Diretrizes Terapêuticas de Diabete Melito Tipo 2. Brasília, 2024.
16. Schauer PR, Bhatt DL, Kirwan JP, Wolski K, Aminian A, Brethauer SA, et al. Bariatric surgery versus intensive medical therapy for diabetes: 5-year outcomes. N Engl J Med. 2017;376(7):641-51.

17. Ritov V, Menshikova E, He J, Ferrell R, Goodpaster B, Kelley D. Deficiência de mitocôndrias subsarcolemais na obesidade e diabetes tipo 2. Diabetes. 2005;54(1).
18. Lahera V, De Las Heras N, López-Farré A, Manucha W, Ferder L. Papel da disfunção mitocondrial na hipertensão e obesidade. Relatórios Atuais de Hipertensão. 2017;19.
19. Frikke-Schmidt H, O'Rourke RW, Lumeng CN, Sandoval DA, Seeley RJ. Does bariatric surgery improve adipose tissue function? Obes Rev. 2016;17(9):795-809.
20. Tremaroli V, Karlsson F, Werling M, Stahlman M, Kovatcheva-Datchary P, Olbers T, et al. Roux-en-Y gastric bypass and vertical banded gastroplasty induce long-term changes on the human gut microbiome contributing to fat mass regulation. Cell Metab. 2015;22(2):228-38.
21. Aron-Wisnewsky J, Doré J, Clement K. The importance of the gut microbiota after bariatric surgery. Nat Rev Gastroenterol Hepatol. 2012;9(10):590-8.
22. Carneiro IP, Elliott SA, Siervo M, Padwal R, Bertoli S, Battezzati A, et al. Is obesity associated with altered energy expenditure? Adv Nutr. 2016;7(3):476-87.
23. Zamboni M, Rubele S, Rossi AP. Sarcopenia and obesity. Curr Opin Clin Nutr Metab Care. 2019;22(1):13-9.
24. Fändriks L. Roles of the gut in the metabolic syndrome: an overview. J Intern Med. 2017;281(4):319-36.
25. Mulla CM, Middelbeek RJW, Patti ME. Mechanisms of weight loss and improved metabolism following bariatric surgery. Ann N Y Acad Sci. 2018;1411(1):53-64.
26. Albaugh VL, Banan B, Ajouz H, Abumrad NN, Flynn CR. Bile acids and bariatric surgery. Mol Aspects Med. 2017;56:75-89.
27. Peterli R, Wölnerhanssen BK, Peters T, et al. Effect of laparoscopic sleeve gastrectomy vs laparoscopic roux-en-Y gastric bypass on weight loss in patients with morbid obesity: the SM-Boss randomized clinical trial. JAMA. 2018;319(3):255-65.
28. Salminen P, Helmiö M, Ovaska J, et al. Effect of laparoscopic sleeve gastrectomy vs laparoscopic roux-en-Y gastric bypass on weight loss at 5 years among patients with morbid obesity: the Sleevepass randomized clinical trial. JAMA. 2018;319(3):241-54.
29. Anhê FF, Varin TV, Schertzer JD, Marette A. The gut microbiota as a mediator of metabolic benefits after bariatric surgery. Can J Diabetes. 2017;41(4):439-47.

21

Cirurgia metabólica nos obesos mórbidos: avanços e perspectivas atuais

Aline Rodrigues Zanetta
Durval Ribas-Filho

INTRODUÇÃO

A obesidade é uma doença crônica multifatorial caracterizada pelo acúmulo excessivo de gordura corporal, resultante do desequilíbrio entre consumo e gasto energético, agravado por fatores genéticos, ambientais e sociais. Além de impactar de forma significativa a qualidade de vida, a obesidade sobrecarrega os sistemas de saúde devido às comorbidades associadas, como diabetes *mellitus* tipo 2 (DM2), hipertensão arterial (HAS), dislipidemia e apneia obstrutiva do sono[1].

A cirurgia metabólica surge como uma abordagem eficaz no tratamento da obesidade mórbida e suas complicações metabólicas. Define-se atualmente a cirurgia metabólica como qualquer procedimento cirúrgico em que há modificação anatômica do trato gastrointestinal, promovendo um desvio da passagem do alimento, e que resulta em melhor controle metabólico dos pacientes portadores de DM2 e outras comorbidades[2].

Nos últimos anos, avanços significativos foram observados nas técnicas cirúrgicas, nas indicações e nos resultados da cirurgia metabólica, ampliando seu papel no tratamento da obesidade mórbida e das doenças metabólicas associadas. Este capítulo aborda os desenvolvimentos recentes nesse campo, com foco nas novas diretrizes, técnicas cirúrgicas e resultados metabólicos.

ATUALIZAÇÕES NAS INDICAÇÕES CIRÚRGICAS

As indicações para cirurgia metabólica têm evoluído significativamente nos últimos anos, refletindo uma compreensão mais profunda dos mecanismos fisiopatológicos envolvidos na obesidade e nas doenças metabólicas. Em 2025, o Conselho Federal de Medicina (CFM) publicou a Resolução n. 2.429/25, que estabelece novos parâmetros para o tratamento cirúrgico da obesidade e da doença metabólica.[3]

De acordo com essa resolução, as indicações atuais para cirurgia metabólica incluem:

- Pacientes com índice de massa corporal (IMC) acima de 40 kg/m^2, tendo ou não comorbidades.
- Pacientes com IMC acima de 35 e inferior a 40 kg/m^2 com doenças associadas.
- Pacientes com IMC entre 30 e 35 kg/m^2 que apresentem:
  - DM2.
  - Doença cardiovascular grave com lesão em órgão-alvo.
  - Doença renal crônica precoce em decorrência do DM2.
  - Apneia do sono grave.
  - Doença gordurosa hepática não alcoólica com fibrose.
  - Afecções com indicação de transplante.
  - Refluxo gastroesofágico com indicação cirúrgica.
  - Osteoartrose grave.

Uma mudança significativa nas novas diretrizes é a ausência de restrição quanto à idade ou tempo de convivência com a doença. Anteriormente, apenas pacientes com até 10 anos de diagnóstico de diabetes, idade entre 30 e 70 anos e acompanhamento por endocrinologista por mais de 2 anos eram elegíveis para o procedimento[3].

Outra atualização importante refere-se à indicação cirúrgica em adolescentes. O CFM passou a reconhecer a realização da cirurgia em pacientes a partir dos 14 anos de idade nos casos de obesidade grave (IMC maior que 40 kg/m^2) associada a complicações clínicas, desde que com a devida avaliação da equipe multidisciplinar e consentimento dos responsáveis. Adolescentes entre 16 e 18 anos que estejam enquadrados nos critérios estabelecidos para os adultos também passam a ter acesso à cirurgia[3].

Essas mudanças refletem evidências científicas recentes que demonstram a segurança e eficácia da cirurgia metabólica em populações anteriormente não contempladas, ampliando o acesso a um tratamento potencialmente transformador para pacientes com obesidade mórbida e doenças metabólicas associadas.

TÉCNICAS CIRÚRGICAS RECOMENDADAS E SEUS RESULTADOS

As técnicas cirúrgicas para tratamento da obesidade mórbida e doenças metabólicas têm evoluído constantemente, com algumas modalidades demonstrando superioridade em termos de eficácia e segurança. A nova resolução do CFM estabelece uma nova classificação das técnicas cirúrgicas, dividindo-as em altamente recomendadas, alternativas e não recomendadas[3].

Técnicas altamente recomendadas

Atualmente, duas técnicas são consideradas altamente recomendadas devido a seu embasamento científico robusto, segurança e eficácia:

- *Bypass* gástrico em Y de Roux (BGYR): continua sendo o procedimento mais realizado no Brasil e no mundo, com resultados consistentes e reprodutíveis. Estudos de longo prazo, como o *Swedish obese subjects* (*SOS*), demonstraram perda de peso sustentada de aproximadamente 25% após 10 anos, além de melhora significativa de parâmetros metabólicos como hiperglicemia, hiperinsulinemia, hipertrigliceridemia e hipertensão arterial[4].
- Gastrectomia vertical (*sleeve* gástrico): inicialmente desenvolvida como primeiro tempo de uma derivação biliopancreática com *switch* duodenal em superobesos, ganhou popularidade como procedimento único devido aos bons resultados. Estudos recentes demonstram taxas de remissão do DM2 em torno de 50% após 12 meses, embora inferiores às observadas com o BGYR quando comparadas com a mesma perda ponderal[5].

Ambas as técnicas apresentam perfis de segurança favoráveis e eficácia comprovada na redução de peso e controle de comorbidades metabólicas, sendo consideradas opções de primeira linha para a maioria dos pacientes.

Técnicas alternativas

A resolução também reconhece técnicas alternativas, com indicação primordial para procedimentos revisionais[3]:

- *Duodenal switch* com gastrectomia vertical.
- *Bypass* gástrico com anastomose única.
- Gastrectomia vertical com anastomose duodeno-ileal.
- Gastrectomia vertical com bipartição do trânsito intestinal.

Essas técnicas, embora não tenham evidência científica tão robusta quanto as altamente recomendadas, são reconhecidas como opções válidas, especialmente em casos de falha ou complicações de procedimentos anteriores.

Técnicas não recomendadas

Algumas técnicas anteriormente permitidas não são mais recomendadas devido a resultados insatisfatórios e alto percentual de complicações graves pós-operatórias[3]:

- Banda gástrica ajustável: apesar de estudos iniciais promissores, como o de Dixon et al. (2008), que demonstrou 73% de remissão do DM2 após 24 meses[6], estudos mais recentes evidenciaram alta taxa de reoperação e resultados inferiores a longo prazo.
- Cirurgia de Scopinaro (derivação biliopancreática clássica): embora eficaz na perda de peso e controle metabólico, apresenta alto índice de complicações nutricionais graves a longo prazo.

A decisão de não recomendar essas técnicas baseia-se em evidências científicas atuais que demonstram relação risco-benefício desfavorável quando comparadas às técnicas altamente recomendadas.

MECANISMOS DE AÇÃO E RESULTADOS METABÓLICOS

Os mecanismos pelos quais a cirurgia metabólica promove melhora ou remissão das doenças metabólicas, especialmente o DM2, vão além da simples perda de peso. Estudos recentes têm elucidado diversos mecanismos neuroendócrinos, alterações na microbiota intestinal e modificações no metabolismo dos sais biliares que contribuem para os efeitos metabólicos observados após esses procedimentos[7].

Efeitos sobre o diabetes *mellitus* tipo 2

A remissão do DM2 após cirurgia metabólica é um dos resultados mais impressionantes desse tratamento. Estudos recentes demonstram taxas de remissão entre 70 e 90% dos casos, dependendo da técnica utilizada e das características do paciente[8]. Os procedimentos que envolvem desvio do trato gastrointestinal (*bypass*) apresentam resultados superiores quando comparados às técnicas puramente restritivas.

Um estudo comparou a derivação biliopancreática (DBP) à Scopinaro, o *bypass* gástrico em Y de Roux (BGYR) e o tratamento clínico em pacientes diabéticos com IMC ≥ 35 kg/m^2. Após 5 anos de seguimento, a remissão do DM2 (HbA1c menor que 6,5% e glicemia de jejum inferior a 100 mg/dL, sem uso de antidiabéticos durante 1 ano) foi observada em 37% dos pacientes no grupo submetido ao BGYR e em 63% no grupo DBP, sem remissão no grupo clínico[9].

A melhora do controle glicêmico ocorre frequentemente dias ou semanas após o procedimento cirúrgico, muito antes de uma perda de peso significativa, sugerindo mecanismos independentes da redução ponderal.

Entre esses mecanismos, destacam-se:

- Alterações hormonais: aumento dos níveis de GLP-1 e PYY, hormônios intestinais que estimulam a secreção de insulina e promovem saciedade.
- Melhora da sensibilidade à insulina: redução da resistência à insulina hepática e periférica, independentemente da perda de peso.
- Alterações na microbiota intestinal: modificações na composição da flora intestinal que favorecem o metabolismo energético e a sensibilidade à insulina.
- Metabolismo dos sais biliares: alterações no fluxo e composição dos sais biliares, que atuam como moléculas sinalizadoras no metabolismo energético.

Efeitos sobre a síndrome metabólica

A síndrome metabólica (SM) é uma condição de risco para o desenvolvimento de doença aterosclerótica sistêmica, caracterizada pela presença de obesidade abdominal, hipertensão arterial, dislipidemia e alterações no metabolismo da glicose. A cirurgia metabólica tem demonstrado resultados expressivos na reversão da SM e suas manifestações.

Em casos graves de obesidade, a SM pode ser considerada uma "condição cirúrgica", dada a eficácia da cirurgia metabólica em reverter seus componentes e reduzir a mortalidade cardiovascular associada[10]. A reversão da SM após cirurgia bariátrica está associada à redução significativa do risco cardiovascular, com diminuição da mortalidade por causas cardiovasculares em estudos de longo prazo.

INOVAÇÕES TECNOLÓGICAS E ABORDAGENS MINIMAMENTE INVASIVAS

Os avanços tecnológicos têm permitido o desenvolvimento de abordagens cada vez menos invasivas para o tratamento da obesidade mórbida e doenças metabólicas. Essas inovações visam reduzir o trauma cirúrgico, acelerar a recuperação e minimizar complicações, mantendo a eficácia terapêutica.

Cirurgia laparoscópica e robótica

A cirurgia laparoscópica já é o padrão ouro para a realização de procedimentos bariátricos e metabólicos, oferecendo vantagens como menor dor pós-operatória, recuperação mais rápida e menor taxa de complicações de parede abdominal. Mais recentemente, a cirurgia robótica tem ganhado espaço, oferecendo maior precisão e ergonomia ao cirurgião, especialmente em casos tecnicamente desafiadores, como pacientes superobesos ou com cirurgias abdominais prévias[11].

Procedimentos endoscópicos

Procedimentos endoscópicos como o balão intragástrico e a gastroplastia endoscópica são reconhecidos pelo CFM como opções terapêuticas para casos selecionados[3]. Essas abordagens podem ser utilizadas como tratamento primário em pacientes com obesidade menos grave ou como ponte para cirurgia em pacientes de alto risco.

A gastroplastia endoscópica, em particular, tem mostrado resultados promissores quando associada ao tratamento medicamentoso, representando uma alternativa menos invasiva para pacientes que não desejam ou não podem se submeter à cirurgia convencional.

CUIDADOS PERIOPERATÓRIOS E SEGUIMENTO MULTIDISCIPLINAR

O sucesso da cirurgia metabólica depende não apenas da técnica cirúrgica empregada, mas também de cuidados perioperatórios adequados e seguimento multidisciplinar a longo prazo. A Resolução CFM n. 2.429/2025 estabelece critérios mais específicos para o local de realização da cirurgia, definindo que deve ser realizada em hospital de grande porte, com capacidade para cirurgias de alta complexidade, unidade de terapia intensiva (UTI) e plantonista 24 horas[3].

Para pacientes com IMC superior a 60 kg/m^2, são necessários hospitais com capacidade física (camas, macas, mesa cirúrgica, cadeira de rodas e outros equipamentos) e equipe multidisciplinar preparados para atendimento a esses pacientes, que são mais propensos a eventos adversos devido à maior complexidade de sua doença.

O seguimento multidisciplinar a longo prazo é fundamental para garantir a manutenção dos resultados e prevenir complicações nutricionais e psicológicas. A equipe deve incluir, além do cirurgião, endocrinologista, nutrólogo, cardiologista, psiquiatra e, quando necessário, outras especialidades, e profissionais de outras áreas como nutricionista, psicólogo e outros, a depender da necessidade do paciente.

CONSIDERAÇÕES FINAIS

A cirurgia metabólica representa uma abordagem eficaz e duradoura para o tratamento da obesidade mórbida e suas complicações metabólicas. Os avanços recentes nas indicações, técnicas cirúrgicas e compreensão dos mecanismos de ação têm ampliado o acesso a esse tratamento e melhorado seus resultados.

As novas diretrizes do CFM, baseadas em evidências científicas atuais, oferecem maior clareza quanto às indicações e técnicas recomendadas, priorizando a segurança e eficácia do tratamento. O reconhecimento de que a cirurgia metabólica atua por mecanismos que vão além da perda de peso tem revolucionado a compreensão desses procedimentos e expandido suas aplicações.

No entanto, é importante ressaltar que a cirurgia metabólica não é uma solução isolada, mas parte de um tratamento multidisciplinar que inclui mudanças no estilo de vida, acompanhamento nutricional e psicológico e, em alguns casos, terapia medicamentosa. A seleção adequada dos pacientes, a escolha da técnica cirúrgica mais apropriada para cada caso e o seguimento a longo prazo são fundamentais para garantir resultados satisfatórios e duradouros.

O futuro da cirurgia metabólica aponta para abordagens cada vez mais personalizadas, baseadas no perfil metabólico e genético de cada paciente, e para o desenvolvimento de técnicas menos invasivas que mantenham a eficácia dos procedimentos convencionais. A integração entre cirurgia, terapias medicamentosas e intervenções no estilo de vida promete otimizar ainda mais os resultados desse tratamento revolucionário.

REFERÊNCIAS BIBLIOGRÁFICAS

1. Santos SSS, Sousa MKR, Oliveira JFL, Veloso Junior JFL, Santos RAR, Venâncio TA, et al. Atualizações na cirurgia bariátrica e metabólica: indicações e resultados. Brazilian Journal of Implantology and Health Sciences. 2025 Feb 27;7(2):2562-74.
2. Ribas Filho D, Suen VMM. Cirurgia metabólica nos obesos mórbidos. In: Tratado de nutrologia. 3.ed. 2022. p.345-52.
3. Conselho Federal de Medicina (CFM). Resolução CFM n. 2.429/25. Estabelece novos parâmetros para o tratamento cirúrgico da obesidade e da doença metabólica. Brasília, 2025.
4. Sjöström L, Lindroos AK, Peltonen M, Torgerson J, Bouchard C, Carlsson B, et al. Lifestyle, diabetes, and cardiovascular risk factors 10 years after bariatric surgery. N Engl J Med. 2004;351(26):2683-93.
5. Lee WJ, Chong K, Ser KH, Lee YC, Chen SC, Chen JC, et al. Gastric bypass vs sleeve gastrectomy for type 2 diabetes mellitus: a randomized controlled trial. Arch Surg. 2011;146(2):143-8.
6. Dixon JB, O'Brien PE, Playfair J, Chapman L, Schachter LM, Skinner S, et al. Adjustable gastric banding and conventional therapy for type 2 diabetes: a randomized controlled trial. JAMA. 2008;299(3):316-23.
7. Novaes VR, Silva MB, Carvalho LM, Ferreira DC, Oliveira JL. Eficácia da cirurgia bariátrica como tratamento da síndrome metabólica: Uma revisão narrativa. Brazilian Journal of One Health. 2025;2(1):225-38.
8. Soares AFN, Martins AIL, Santos BCM, Paiva CTC, Santos TM, Santos SCM, et al. Bypass ou sleeve gástrico no controle do diabetes mellitus tipo 2 em pacientes com obesidade. Rev Ibero-Am Humanid Ciênc Educ. 2024;10(8):3227-42.
9. Mingrone G, Panunzi S, De Gaetano A, Guidone C, Iaconelli A, Nanni G, et al. Bariatric-metabolic surgery versus conventional medical treatment in obese patients with type 2 diabetes: 5-year follow-up of an open-label, single-centre, randomised controlled trial. Lancet. 2015;386(9997):964-73.
10. Geloneze B, Pareja JC. Cirurgia bariátrica cura a síndrome metabólica? Arq Bras Endocrinol Metab. 2006;50(2):400-7.
11. Lino LA, Mendes LMC, Gomes CVC, Souza GT, Moraes RS, Coelho ML, et al. Técnicas minimamente invasivas na cirurgia bariátrica: uma revisão de literatura. Research, Society and Development. 2024;13(8):e7613846574.

22

Nutrologia e microbioma

Rômulo Bagano Meneses

INTRODUÇÃO

O termo microbioma designa o conjunto de microrganismos presentes em todos os ecossistemas do corpo humano e seus genes, que podem interagir com nosso próprio genoma. Diversas comunidades de microrganismos estão localizadas ao longo do corpo, como no intestino, pulmões, tratos vaginal e urinário e pele. E a microbiota é composta por vários microrganismos, como bactérias, arqueobactérias, vírus, protozoários, leveduras e fungos.[1] Os seres humanos coevoluíram constantemente na presença desses microrganismos, estabelecendo assim relações simbióticas. Inúmeras evidências científicas sugerem que esses microrganismos têm interações importantes com o ser humano em que residem, usualmente referido como anfitrião.

O corpo humano carrega aproximadamente 3,9 × 10^{13} células bacterianas, com a maior quantidade residindo no intestino grosso: 10^{11} bactérias células/g^{-1} de fezes úmidas.[2] Na estimativa mais recente, quase 10 milhões de genes microbianos foram identificados em um intestino humano. Esse número é 150 vezes maior do que o número de genes no genoma humano.[3] Portanto, a capacidade metabólica da microbiota intestinal excede muito a capacidade metabólica das células humanas.

FORMAÇÃO E DESENVOLVIMENTO DO MICROBIOMA

A microbiota no indivíduo começa a se formar no ato da concepção até os dois primeiros anos de idade: o bebê passa por grandes mudanças no desenvolvimento de seus órgãos, principalmente no trato gastrointestinal. As bactérias colonizadoras e seus metabólitos interagem com o desenvolvimento das vias do sistema imunológico, endócrino e metabólico como uma forma de *imprinting* do microbioma – podendo ter efeitos a longo prazo sobre como a criança e o adulto respondem a estímulos ambientais.[4] Ademais, estudos recentes indicam inclusive que via do parto, forma de alimentação (leite materno ou fórmula infantil) e exposição a medicamentos podem alterar a microbiota intestinal e favorecer o aparecimento de alguns tipos de doenças. A exposição a antibióticos pode ter forte influência no estabelecimento da microbiota intestinal. Nesse sentido, um estudo demonstrou que ciclos repetidos de antibióticos utilizados durante os primeiros anos de vida afetam a microbiota intestinal das crianças aumentando o risco de inúmeras comorbidades, como asma, alergias, obesidade ou até mesmo diabetes tipo 2. Todas as comorbidades supracitadas possuem em comum um perfil de inflamação de baixo grau por diversas vezes associado a um perfil microbiano pró-inflamatório, inclusive na vigência de disbiose (inflamação intestinal de baixo grau).[5]

Ainda nesse contexto, após o nascimento, o tipo de alimentação será o grande responsável pela diversidade e composição da microbiota intestinal, sendo o leite materno uma excelente fonte de agentes probióticos e prebióticos. O leite materno contém carboidratos complexos (oligossacarídeos sintetizados nas glândulas mamárias) que atuam como prebióticos para as bactérias comensais inibindo a aderência de patógenos no epitélio intestinal modulando a resposta imunológica do órgão.[6] O leite materno também é fonte de inúmeros probióticos que compõem um microbioma saudável. Em recente estudo, pesquisadores encontraram a relação entre a composição da microbiota intestinal de bebês saudáveis e amamentação: o leite materno foi responsável por 67,7% das bactérias presentes na microbiota dos bebês nos primeiros seis dias após o parto. A colonização do intestino em neonatos é caracterizada por alta dominância de *Lactobacillus* spp., *Bifidobacterium* spp., *Enterobacteriaceae, Bacteroides* spp. e outras bactérias que podem ser transmitidas ao lactente de maneira direta pela amamentação, contribuindo para adequada formação do microbioma, além de poder prevenir infecções, alergias, cólicas e distúrbios metabólicos tardios.[7]

O desenvolvimento de um microbioma saudável ao longo dos anos ainda é algo desafiador a ser estudado pela comunidade científica. Por definição de estudos anteriores, a estabilidade da microbiota intestinal é obtida a partir dos três anos de idade. Entretanto, um estudo sueco observou que a diversidade da microbiota intestinal aumenta significativamente com a idade, com ganho médio de 4 unidades/mês. A composição do microbioma de crianças com 5 anos ainda foi significativamente diferente em comparação com a das mães e adultos saudáveis[8] (Figura 1).

Durante a vida adulta, o microbioma se diferencia e se mantém distinto, podendo sofrer alterações, porém em um ritmo mais lento que na primeira infância. Já na senescência as comunidades intestinais ficam substancialmente diferentes e menores do que em adultos mais jovens (Figura 1). Diante do exposto, evidencia-se que existe uma "janela de oportunidade" no início da vida, durante a qual intervenções que modulam o microbioma podem induzir benefícios a longo prazo. Isto porque, ao longo dos primeiros cinco anos de vida, o microbioma evolui de maneira simples, aumentando progressivamente em diversidade, para atingir no estado adulto uma condição mais complexa e estável.

O PAPEL DA MICROBIOTA INTESTINAL

A microbiota intestinal tem a capacidade de fermentação de substratos não digeríveis como fibras dietéticas e muco intestinal endógeno. Os produtos dessa fermentação são os ácidos graxos de cadeia curta (AGCC) e gases. Os principais AGCC são acetato, propionato e butirato. O butirato é a principal fonte de energia para colonócitos humanos; pode induzir apoptose de células neoplásicas de cólon, ativar gliconeogênese intestinal e criar efeitos benéficos sobre a glicose e a homeostase energética. Além disso, é essencial para células epiteliais para consumir grandes quantidades de oxigênio por meio da betaoxidação, gerando um estado de hipóxia que mantém o equilíbrio de oxigênio no intestino, impedindo a disbiose intestinal. O propionato é transferido para o fígado, onde regula a gliconeogênese e faz a sinalização de saciedade pela interação com os receptores

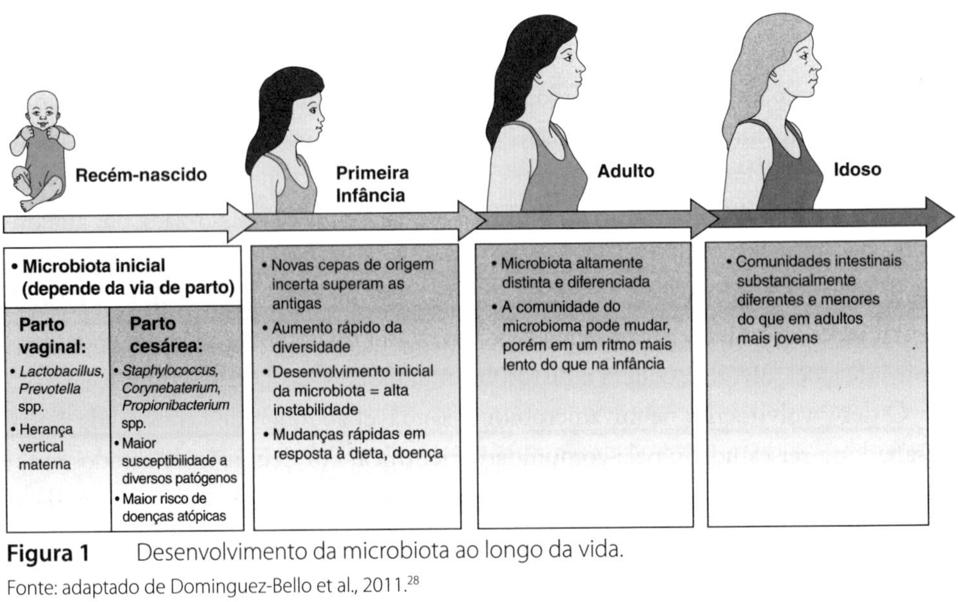

Figura 1 Desenvolvimento da microbiota ao longo da vida.

Fonte: adaptado de Dominguez-Bello et al., 2011.[28]

de ácidos graxos intestinais. E o acetato é o aminoácido de cadeia curta mais abundante e um metabólito essencial para o crescimento de outras espécies de bactérias – atinge a periferia dos tecidos, onde é usado para o metabolismo da lipogênese, desempenhando também um papel na regulação central do apetite. Ensaios controlados randomizados mostraram que a maior produção de AGCC se correlaciona inversamente com obesidade induzida por dieta e positivamente com redução da resistência à insulina.[9]

Enzimas microbianas intestinais contribuem para o metabolismo dos ácidos biliares, gerando ácidos biliares não conjugados que atuam como moléculas sinalizadoras e reguladores do metabolismo de diferentes vias metabólicas. Outros produtos específicos da microbiota intestinal têm sido implicados diretamente na saúde humana, como, trimetilamina e ácido indolpropiônico. A produção de trimetilamina a partir de fosfatidilcolina dietética e carnitina (de carne e laticínios) depende do microbioma individual e, portanto, sua quantidade sérica varia entre as pessoas. A trimetilamina é oxidada no fígado em trimetilamina oxidada (TMAO), que está positivamente associada com risco aumentado de aterosclerose, doenças cardiovasculares e eventos cardiovasculares adversos maiores.[10] O ácido indolpropiônico é altamente correlacionado com a ingestão de fibra alimentar e tem potente atividade de eliminação de radicais livres *in vitro*, o que parece reduzir o risco de incidência de diabetes tipo 2.[11] Nesse contexto, ainda se cita o lipopolissacarídeo (LPS), um componente da membrana externa de bactérias Gram-negativas do microbioma que, quando se desprendem, são capazes de gerar um processo inflamatório subclínico, com endotoxemia metabólica – sendo um componente muito importante na gênese da disbiose intestinal.

A disbiose muito provavelmente promove a obesidade induzida pela dieta e complicações metabólicas por uma variedade de mecanismos, incluindo desregulação imunológica, energética e hormonal. Todo esse contexto fisiopatológico se dá em razão de mecanismos pró-inflamatórios, como cruzamento de endotoxinas de LPS pela barreira intestinal e entrando na circulação portal[12] (Figura 2).

O microbioma é fundamental para muitos aspectos da saúde humana, incluindo sistema imune, características metabólicas e neurocomportamentais. Diferentes níveis de evidência apoiam o papel da microbiota intestinal na saúde humana, desde modelos animais a estudos humanos.

NUTRIÇÃO E MICROBIOMA

A dieta contribui para a modulação do microbioma desde o início da vida, pois oligossacarídeos do leite materno contribuem para a maturação da microbiota. Desde então ocorre enriquecimento desse ecossistema associado à introdução de alimentos. Em contrapartida, no envelhecimento acontece redução da riqueza desse microbioma, em virtude da inflamação e provável diminuição da variedade alimentar.[13]

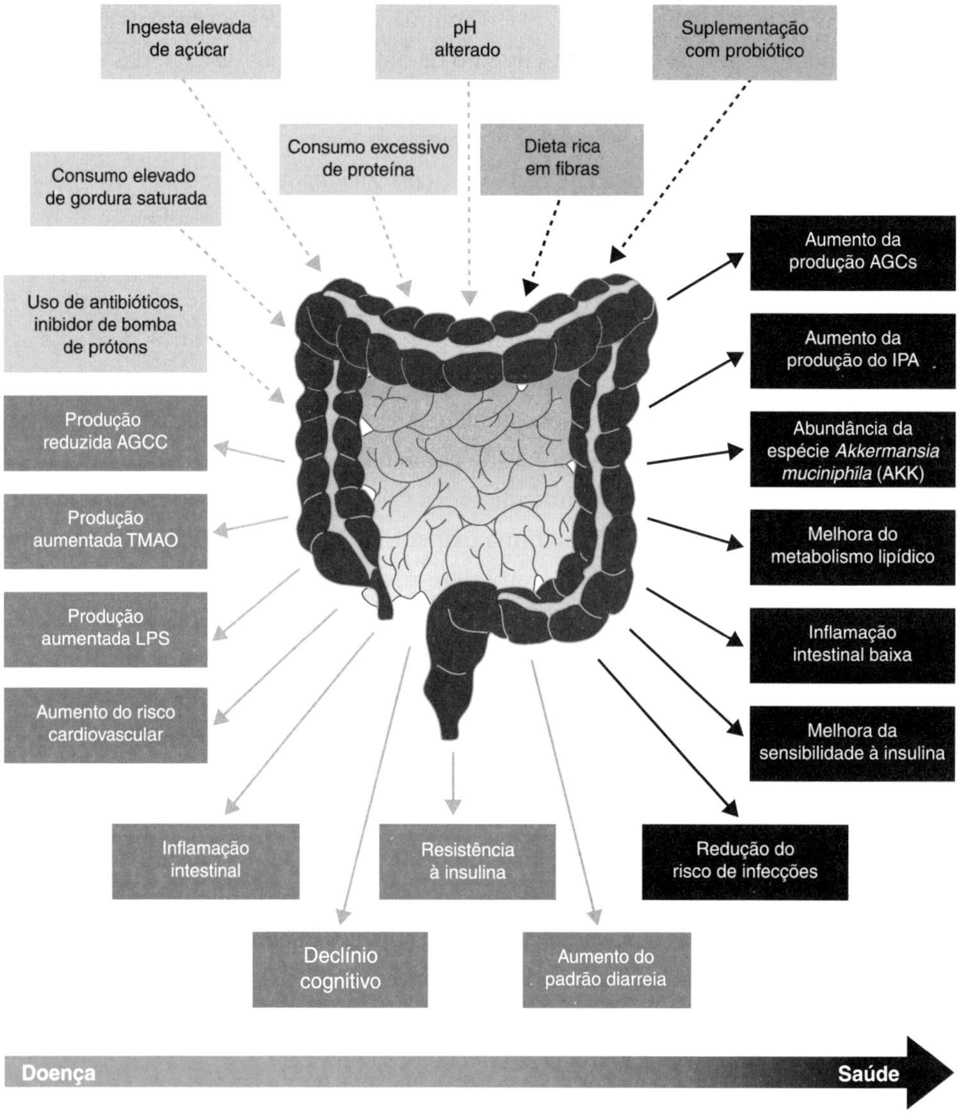

Figura 2 Representação esquemática do papel da microbiota intestinal na saúde e no surgimento de doenças. Alguns exemplos de fatores positivos e negativos.

AGCC: ácidos graxos de cadeia curta; DCV: doença cardiovascular; IPA: ácido indolepropiônico; LPS: lipopolissacarídeo; TMAO: trimetilamina oxidada.

Fonte: adaptado de Valdes et al., 2018.[29]

Existem estudos que correlacionam a microbiota intestinal com o padrão de alimentação de determinadas populações, o que pode auxiliar na análise sobre a riqueza e a diversidade do microbioma, pois são os inquéritos alimentares que representam mais de perto a ingestão alimentar habitual de longo prazo de um indivíduo.

Estudo americano com 517 idosos comparando a microbiota intestinal em grupos divididos por padrão alimentar ocidental ou um padrão "prudente" (composto por porções maiores de frutas, vegetais, nozes, peixe, frango e peru sem pele) não demonstrou mudanças na relação de cepas de *Bacteroidetes* e *Firmicutes*, entretanto houve uma melhora no padrão da microbiota nas cepas secundárias.[14] Estudo irlandês com 178 idosos fragmentou a dieta de quatro grupos quanto à quantidade de fibras e gorduras, e demonstrou que o grupo com "baixo teor de gordura e alto teor de fibra" apresentou uma diversidade alimentar com perfil microbiano mais diversificado.[15]

Ao contrário, a exclusão de um nutriente essencial por meio de escolhas alimentares baseadas em dietas da moda ou uso prolongado inapropriado de estratégias dietéticas terapêuticas, como dieta pobre em oligossacarídeos, dissacarídeos, monossacarídeos e polióis fermentáveis (FODMAP) ou uma dieta sem glúten podem reduzir a diversidade microbiana.[16] Na fibrose cística, as bactérias geralmente consideradas marcadores de um perfil microbiano intestinal saudável, como *Faecalibacterium, Roseburia, Akkermansia e Bifidobacterium*, mostraram-se diminuídas em um estudo unicêntrico em 43 indivíduos com fibrose cística[17], sendo a dieta um dos fatores precipitantes para perda de parte dessa microbiota saudável. A recomendação na fibrose cística é de uma dieta rica em proteínas e gorduras com tendência *low-carb*, o que por si só já reduz a presença de fibras na dieta. Embora a dieta tenha demonstrado facilitar mudanças na composição microbiana em menos de três dias, a eliminação a longo prazo ou redução excessiva de nutrientes, como fibras fermentáveis, produz perdas microbianas difíceis de serem revertidas. Por exemplo, em outro estudo foi verificado que a restrição da fibra foi observada indiretamente pela investigação sobre o efeito de uma dieta sem glúten no microbioma de dez indivíduos ao longo de 30 dias.[18] Eles descobriram que quantidades de bactérias benéficas diminuíram, em paralelo com um aumento de *E. coli e Enterobacteriaceae* total – bactérias tipicamente associadas a problemas de saúde – alteração essa atribuível à ingestão reduzida de polissacarídeos (de 117 g para 63 g em média).[18] Da mesma forma, uma dieta ocidentalizada é caracterizada pela diversidade dietética limitada, associada a uma baixa ingestão de fibras e tem sido muito associada a disbiose e alteração da microbiota intestinal. A dieta ocidental tem sido fortemente associada à obesidade e a doenças crônicas não transmissíveis (DCNT), podendo ser resultado do aumento dos níveis de bactérias produtoras de endotoxinas e citocinas pró-inflamatórias, levando à endotoxemia metabólica. Esse estado pró-inflamatório, anteriormente muito correlacionado apenas a uma dieta rica em gordura, tem sido cada vez mais correlacionado à falta de fibra fermentável em detrimento do teor de gordura da dieta.

A dieta rica em açúcar acarreta prejuízos mediados em parte pela microbiota intestinal. A composição, funcionalidade e produtos metabólicos finais da microbiota intestinal respondem às mudanças dietéticas. Por exemplo, a alta ingestão de açúcares aumenta a abundância relativa de *Proteobacteria* no intestino, ao mesmo tempo que diminui a abundância de *bacteroidetes*, podendo promover endotoxemia metabólica, inflamação sistêmica de baixo grau e o desenvolvimento de desregulação metabólica, por meio da modulação da microbiota intestinal.[19] Adoçantes também podem inibir seletivamente ou aumentar o crescimento de algumas bactérias, alterando assim o equilíbrio da microbiota intestinal, além de afetar a quebra de polissacarídeos e sua atuação em processos que facilitam a absorção de nutrientes.[20]

O elevado consumo de carne vermelha é frequentemente associado ao risco cardiovascular. Além de a carne vermelha ser rica em gordura saturada, a ingestão desse grupo alimentar favorece o aumento de TMAO no sangue, molécula produzida pelas bactérias intestinais da microbiota. Modular a dieta, ao reduzir o consumo de carne vermelha, pode ser uma maneira simples de preservar o microbioma e evitar risco cardiovascular.[21]

Quanto ao estilo de vida e microbiota, estudos experimentais em humanos apontam o consumo crônico de álcool associado a alterações não desejáveis em comunidades microbianas e supercrescimento bacteriano no intestino delgado (SIBO). Dentre os principais desequilíbrios microbianos do consumo de álcool, destaca-se a redução do filo *Firmicutes* – em especial bactérias produtoras de butirato – e do gênero *Lactobacillus*, com aumento dos gêneros *Enterococcus* e *Corynebacterium*. Além de mudanças quantitativas na microbiota, o consumo de álcool também afeta a saúde intestinal ao reduzir acentuadamente o metabolismo de aminoácidos, reduzir os níveis intestinais de AGCC e perturbar o metabolismo de esteroides, lipídios, carnitina e ácido biliar. Diversos estudos também apontam baixos níveis de beta-hidroxibutirato no plasma de alcoolistas, associados a níveis mais elevados de ansiedade social, depressão e desejo por álcool.[22]

Diante do exposto, a ingestão dietética habitual deve ser levada em consideração em intervenções dietéticas agudas, considerando o papel duradouro do microbioma; simples hábitos podem moldar positivamente a microbiota e proteger a saúde do indivíduo.

PREBIÓTICOS, PROBIÓTICOS, SIMBIÓTICOS E PÓS-BIÓTICOS

Probióticos por definição são microrganismos vivos que, quando administrados em quantidades adequadas, conferem benefícios à saúde do hospedeiro. Precisam estar vivos para exercer sua função. Conforme supracitado, muitos probióticos vêm do leite e têm o papel de colonizar nosso intestino agindo favoravelmente no microbioma e depois podem morrer; não necessariamente continuam no intestino após o consumo.[23]

No lúmen do intestino existem os *Lactobacillus* endógenos, que não são bactérias probióticas, já que probiótico, por definição, deve ser administrado. Existem também outras bactérias benéficas que habitam o intestino além dos *Lactobacillus*, chamadas de bactérias comensais.[23]

A maior parte dos probióticos comerciais são cepas específicas de bactérias ou fungos dos gêneros *Lactobacillus, Bifidobacterium e Saccharomyces*, e os menos comuns são os *Bacillus, Propionibacterium, Enterococcus, Pesicocus, Streptococcus e Escherichia* (Figura 3).

Uma exceção à regra citada anteriormente são os probióticos de segunda geração como a *Akkermansia muciniphila* (AKK), uma bactéria Gram-negativa comensal responsável por 1 a 5% do total de bactérias. Paradoxalmente por ser Gram-negativa, contém LPS em sua membrana plasmática e ainda assim é extremamente benéfica à saúde do hospedeiro. Isso acontece porque a AKK degrada constantemente a camada mucoide do intestino. Essa degradação constante estimula a produção de mucina, aumentando a espessura da camada de muco e protegendo a integridade da barreira intestinal. A presença de AKK sinaliza positivamente a expressão do gene GLP, aumentando a saciedade e lentificando o esvaziamento gástrico, além de estimular a síntese de peptídeo YY (PYY) inibindo o apetite e estimulando o gasto energético. A abundância de AKK é inversamente proporcional à presença de obesidade, diabetes e inflamação.[24] A AKK já está disponível para suplementação.

Nesse contexto ainda existem algumas variações do termo probiótico:

- psicobióticos: microrganismos que, quando administrados em quantidades adequadas conferem benefícios, à saúde mental de pacientes com doenças psiquiátricas ou neurodegenerativas;
- paraprobióticos: não são considerados probióticos, pois são fragmentos de parede celular de bactérias ou bactérias mortas que são ingeridos logo, sua função não é colonizar, tampouco se multiplicar no intestino. A principal função dos paraprobióticos é modular a inflamação via estímulo de receptores específicos no intestino, como TLR5, ou acelerar a resposta anti-inflamatória com o material genético proveniente dos paraprobióticos – responsável por efeitos anti-inflamatórios ao aumentar a síntese da citocina anti-inflamatória IL-10, em uma clara modulação da imunidade inata;
- simbióticos: junção dos probióticos com prébioticos em um único produto, é uma mistura que compreende microrganismos vivos e substratos utilizados seletivamente por microrganismos hospedeiros, que confere um benefício à saúde do hospedeiro;
- pós-bióticos derivados dos AGCC: são resultado do processo de fermentação dos probióticos no intestino. À medida que os probióticos se alimentam das fibras fermentativas (prebióticos), os pós-bióticos são produzidos. Logo, os pós-bióticos

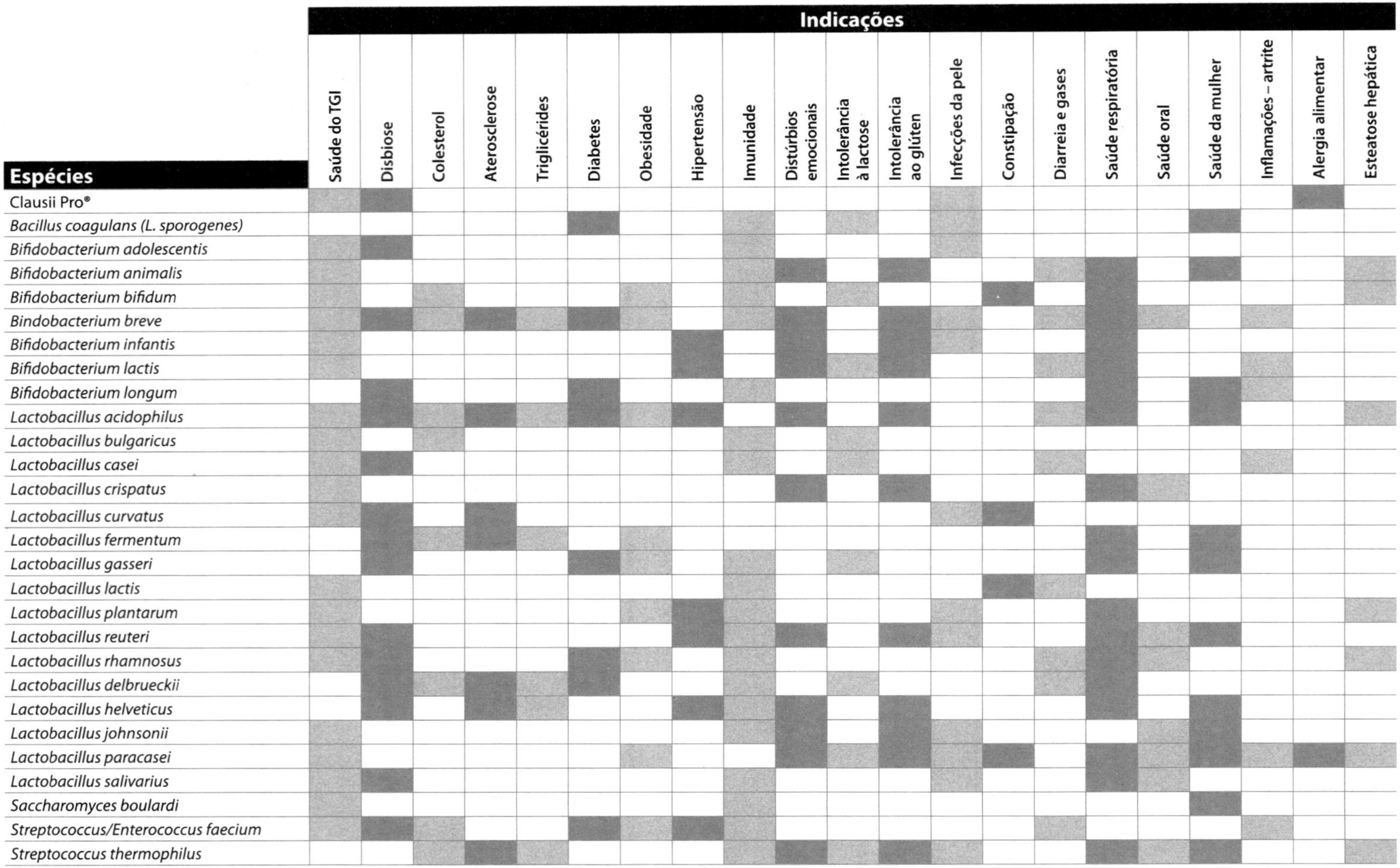

Figura 3 Tabela de correlação entre cepas de probióticos e doenças em que cada cepa tem ação terapêutica.

TGI: trato gastrointestinal.

são os produtos da fermentação das bactérias. Estudos recentes mostram que parte dos efeitos positivos atribuídos aos probióticos devem-se, na verdade, aos pós-bióticos. Isso porque eles contribuem para o equilíbrio do ambiente adequado para ter uma microbiota intestinal equilibrada, exercendo assim muitos efeitos positivos sobre a saúde dos humanos. Dentre esses efeitos, citam-se: redução da glicemia; prevenção de obesidade induzida por dieta;[9] suporte aos probióticos; propriedades antimicrobianas; tratamento de diarreia; modulação da imunidade inata e redução da inflamação.[25]

Prebióticos são fibras solúveis fermentadas seletivamente pela microbiota. Promovem benefícios para a saúde, por meio da modulação seletiva de composição ou função do microbioma. São encontrados naturalmente em determinados alimentos ou podem ser acrescidos a suplementos alimentares ou até mesmo alimentos. A maior parte dos prebióticos são fibras alimentares, mas nem toda fibra é um prebiótico. Ademais, consumo em excesso dos prebióticos pode gerar desconforto intestinal e flatulência. Os prebióticos comerciais têm na composição dos rótulos algumas fibras, como galacto-oligossacarídeo (GOS), fruto-oligossacarídeo (FOS), oligofrutose (FO), fibra de chicória e inulina.[26]

De forma simples, os prebióticos são as fibras fermentáveis ingeridas pelos probióticos, e no produto dessa fermentação são produzidos os pós-bióticos (derivados dos AGCC).

CONCLUSÃO

Ainda que existam muitas associações verificadas entre microbiota intestinal, dietoterapia e saúde, e as evidências sinalizem que intervenções dietéticas modulam positivamente o microbioma, ainda não estão bem estabelecidas as vias fisiopatológicas e de relação causa-efeito e do microbioma em um contexto geral (arqueobactérias, vírus, protozoários, leveduras e fungos). Esses esclarecimentos muito provavelmente serão alvo de novas pesquisas, pois a ciência tem avançado muito nas pesquisas com comunidades bacterianas.

Padrão dietético ocidental, dieta pobre em FODMAPS, consumo de açúcar e alcoolismo contribuem para a redução da diversidade microbiana intestinal e a disbiose, o que facilita a translocação de LPS aumenta a inflamação periférica, gerando neuroinflamação e alterações no sistema nervoso central. Esse quadro tem relação íntima com a obesidade e inúmeras doenças crônicas não transmissíveis, o que sugere a possibilidade de restabelecimento da composição corporal adequada e da saúde por meio da modulação intestinal.

O primeiro e mais importante passo das etapas da modulação intestinal é o manejo dietético, facilitado pelo uso dos suplementos. A maior lição é ingerir alimentos naturais e inúmeros vegetais, preferencialmente crus. Cada caso deve ser avaliado individualmente para formular um planejamento personalizado de suplementação com prebióticos, probióticos, simbióticos e pós-bióticos, seguido pelo acompanhamento periódico.[27]

REFERÊNCIAS BIBLIOGRÁFICAS

1. Cani PD. Human gut microbiome: hopes, threats and promises. Gut. 2018;67:1716-25.
2. Sender R, Fuchs S, Milo R. Are we really vastly outnumbered? Revisiting the ratio of bacterial to host cells in humans. Cell. 2016;164:337-40.
3. Qin J, Li R, Raes J, Arumugam M, Burgdorf KS, Manichanh C, et al. A human gut microbial gene catalogue established by metagenomic sequencing. Nature. 2010;464:59-65.
4. Van der Beek E. Nutritional programming and later life: the role of macronutrient quality during the first 1,000 days. Sight & Life E-magazine. 2018;32(1):46-52.
5. Cho I, Yamanishi S, Cox L, Methé BA, Zavadil J, Li K, et al. Antibiotics in early life alter the murine colonic microbiome and adiposity. Nature. 2012;488:621-6.
6. Doare KL, Holder B, Bassett A, Pannaraj PS. Mother's milk: a purposeful contribution to the development of the infant microbiota and immunity. Front Immunol. 2018;28;9:361.
7. Layuk N, Sinrang AW, Asad S. Early initiation of breastfeeding and gut microbiota of neonates: a literature review. Medicina Clínica Práctica. 2021;4(1).
8. Roswall J, Olsson LM, Kovatcheva-Datchary P, Nilsson S, Tremaroli V, Simon MC, et al. Developmental trajectory of the healthy human gut microbiota during the first 5 years of life. Cell Host Microbe. 2021;23:S1931-3128(21)00100-1.
9. Lin HV, Frassetto A, Kowalik EJ Jr, Nawrocki AR, Lu MM, Kosinski JR, et al. Butyrate and propionate protect against diet-induced obesity and regulate gut hormones via free fatty acid receptor 3-independent mechanisms. PLoS One. 2012;7:e35240.
10. Tang WH, Wang Z, Levison BS, Koeth RA, Britt EB, Fu X, et al. Intestinal microbial metabolism of phosphatidylcholine and cardiovascular risk. N Engl J Med. 2013;368:1575-84.
11. de Mello VD, Paananen J, Lindström J, Lankinen MA, Shi L, Kuusisto J, et al. Indolepropionic acid and novel lipid metabolites are associated with a lower risk of type 2 diabetes in the Finnish Diabetes Prevention Study. Sci Rep. 2017;7:46337.
12. Baothman OA, Zamzami MA, Taher I, Abubaker J, Abu-Farha M. The role of gut microbiota in the development of obesity and diabetes. Lipids Health Dis. 2016;15:108.
13. Kolodziejczyk AA, Zheng D, Elinav E. Diet-microbiota interactions and personalized nutrition. Nat Rev Microbiol. 2019;17(12):742-53.
14. Shikany JM, Demmer RT, Johnson AJ, Fino NF, Meyer K, Ensrud KE, et al. Association of dietary patterns with the gut microbiota in older, community-dwelling men. Am J Clin Nutr. 2019;110:1003-14.
15. Claesson MJ, Jeery IB, Conde S, Power SE, O'Connor EM, Cusack S, et al. Gut microbiota composition correlates with diet and health in the elderly. Nature. 2012;488:178-84.
16. Reddel S, Putignani L, Del Chierico F. The impact of low-FODMAPs, gluten-free, and ketogenic diets on gut microbiota modulation in pathological conditions. Nutrients. 2019;11:373.
17. Burke DG, Fouhy F, Harrison MJ, Rea MC, Cotter PD, O'Sullivan O, et al. The altered gut microbiota in adults with cystic fibrosis. BMC Microbiol. 2017;17:58.

18. Sanz Y. Efects of a gluten-free diet on gut microbiota and immune function in healthy adult humans. Gut Microbes. 2010;1:135-7.
19. Satokari R. High intake of sugar and the balance between pro- and anti-inflammatory gut bacteria. Nutrients. 2020;12(5):1348.
20. Sanyaolu A, Okorie C, Abbasi AF, Marinkovic A, Prakash S, Patidar R, et al. Effect of artificial sweeteners on the gut microbiome. SCIOL Biomed. 2021;4:179-83.
21. Wang Z, Bergeron N, Levison BS, Li XS, Chiu S, Jia X, et al. Impact of chronic dietary red meat, white meat, or non-meat protein on trimethylamine N-oxide metabolism and renal excretion in healthy men and women. Eur Heart J. 2019;40(7):583-94.
22. Leclercq S, Le Roy T, Furgiuele S, Coste V, Bindels LB, Leyrolle Q, et al. Gut microbiota-induced changes in β-hydroxybutyrate metabolism are linked to altered sociability and depression in alcohol use disorder. Cell Rep. 2020;33(2):108238.
23. Suez J, Zmora N, Segal E, Elinav E. The pros, cons, and many unknowns of probiotics. Nat Med. 2019;25(5):716-29.
24. Zou Y, Chen T. Engineered Akkermansia muciniphila: a promising agent against diseases (review). Exp Ther Med. 2020;20(6):285.
25. Żółkiewicz J, Marzec A, Ruszczyński M, Feleszko W. Postbiotics – a step beyond pre-and probiotics. Nutrients. 2020;12(8):2189.
26. Davani-Davari D, Negahdaripour M, Karimzadeh I, Seifan M, Mohkam M, Masoumi SJ, et al. Prebiotics: definition, types, sources, mechanisms, and clinical applications. Foods. 2019;8(3):92.
27. Ribas-Filho D, Nogueira CAA. Livro-texto de obesidade. Barueri: Manole; 2021.
28. Dominguez-Bello MG, Blaser MJ, Ley RE, Knight R. Development of the human gastrointestinal microbiota and insights from high-throughput sequencing. Gastroenterology. 2011 May;140(6):1713-9. doi: 10.1053/j.gastro.2011.02.011. PMID: 21530737.
29. Valdes AM, Walter J, Segal E, Spector TD. Role of the gut microbiota in nutrition and health *BMJ* 2018; 361:k2179 doi:10.1136/bmj.k2179.

23

Modulação intestinal

Aline Rodrigues Zanetta
Danielle Bezerra Rodrigues
Durval Ribas-Filho
Idiberto José Zotarelli Filho

INTRODUÇÃO

A modulação intestinal surge como um conceito central na nutrologia contemporânea, transcendendo a simples digestão e absorção de nutrientes para abranger a complexa interação entre a dieta, o microbioma intestinal e a saúde sistêmica do hospedeiro. A microbiota intestinal, um ecossistema dinâmico composto por trilhões de microrganismos, desempenha papéis cruciais na fisiologia humana, incluindo a síntese de vitaminas, a maturação do sistema imunológico, a proteção contra patógenos e o metabolismo de componentes da dieta não digeríveis[1,2].

O desequilíbrio dessa comunidade microbiana, conhecido como disbiose, tem sido associado a diversas condições patológicas, desde distúrbios gastrointestinais, como a síndrome do intestino irritável (SII) e a doença inflamatória intestinal (DII), até doenças metabólicas, como obesidade e diabetes tipo 2, além de transtornos neuropsiquiátricos[3,4]. Nesse contexto, a modulação intestinal visa restaurar e manter a simbiose entre o hospedeiro e sua microbiota, utilizando abordagens nutrológicas, suplementação com probióticos, prebióticos, simbióticos e, mais recentemente, pós-bióticos[5].

A relevância clínica da modulação intestinal reside na sua capacidade de influenciar positivamente a saúde do indivíduo a partir da otimização da função de barreira intestinal, da redução da inflamação sistêmica de baixo grau e da modulação da resposta imune[6]. Intervenções focadas na modulação intestinal não se limitam ao tratamento de patologias instaladas, mas também se apresentam como estratégias promissoras para a prevenção de doenças e promoção da longevidade saudável.

AVALIAÇÃO DO ESTADO DA MICROBIOTA INTESTINAL

A avaliação do estado da microbiota intestinal é fundamental para o diagnóstico preciso e a implementação de estratégias eficazes de modulação intestinal. Assim como a avaliação do estado nutricional é essencial para estabelecer o diagnóstico nutrológico do paciente, a análise da microbiota intestinal fornece informações cruciais sobre o equilíbrio do ecossistema intestinal e sua potencial contribuição para o estado de saúde ou doença do indivíduo[7].

Métodos clínicos de avaliação

A avaliação clínica da saúde intestinal inicia-se com uma anamnese detalhada, que deve incluir informações sobre hábitos intestinais, características das fezes, sintomas gastrointestinais, padrão alimentar, uso de medicamentos, histórico de doenças e cirurgias gastrointestinais, além de fatores de estilo de vida que possam influenciar a microbiota intestinal[8].

A escala de Bristol para consistência das fezes é uma ferramenta clínica útil para avaliar a função intestinal, classificando as fezes em sete tipos diferentes. Os tipos 3 e 4 são considerados indicativos de função intestinal normal, enquanto os tipos 1 e 2 sugerem constipação e os tipos 5 a 7 indicam tendência à diarreia[9]. Essa escala, embora simples, pode fornecer indícios importantes sobre alterações na microbiota intestinal, uma vez que a consistência das fezes está diretamente relacionada ao tempo de trânsito intestinal e à composição da microbiota.

Biomarcadores de disbiose e inflamação intestinal

Os biomarcadores são ferramentas valiosas para a avaliação objetiva da saúde intestinal e da presença de disbiose ou inflamação. A calprotectina fecal é um dos biomarcadores mais utilizados na prática clínica, sendo uma proteína derivada de neutrófilos cujos níveis elevados nas fezes indicam inflamação intestinal. Esse marcador é particularmente útil na diferenciação entre DII e SII[10].

A zonulina sérica tem emergido como um biomarcador promissor da integridade da barreira intestinal. Níveis elevados de zonulina estão associados ao aumento da permeabilidade intestinal, condição frequentemente observada em estados de disbiose e que pode contribuir para inflamação sistêmica e desenvolvimento de doenças autoimunes[11].

Metabólitos bacterianos, como ácidos graxos de cadeia curta (AGCC) fecais, podem ser quantificados como indicadores da atividade metabólica da microbiota. Níveis reduzidos de butirato, acetato e propionato nas fezes têm sido associados a estados de disbiose e a diversas condições patológicas[12].

Testes diagnósticos disponíveis

Técnicas moleculares baseadas em DNA, como o sequenciamento do gene 16S rRNA e a metagenômica *shotgun*, revolucionaram a análise da microbiota intestinal, permitindo a identificação e quantificação de uma ampla gama de microrganismos, incluindo aqueles não cultiváveis[13]. O sequenciamento do gene 16S rRNA fornece informações sobre a composição taxonômica da microbiota em nível de gênero, enquanto a metagenômica *shotgun* oferece uma caracterização mais detalhada, incluindo a identificação em nível de espécie e a análise do potencial funcional do microbioma.

Os testes respiratórios são métodos não invasivos utilizados para avaliar funções específicas da microbiota intestinal. O teste respiratório de hidrogênio e metano após sobrecarga com lactulose ou glicose é amplamente utilizado para diagnosticar o supercrescimento bacteriano no intestino delgado (SIBO), condição caracterizada pelo aumento anormal de bactérias no intestino delgado, frequentemente associada a sintomas como distensão abdominal, flatulência e diarreia[14].

Interpretação de resultados e correlação clínica

A interpretação dos resultados dos testes diagnósticos deve sempre ser realizada no contexto clínico do paciente. A variabilidade interindividual na composição da microbiota intestinal é considerável, e ainda não existe um consenso sobre o que constitui uma microbiota "saudável"[15].

A diversidade alfa (número e distribuição de espécies dentro de uma amostra) é geralmente considerada um marcador de saúde intestinal, com mais diversidade associada a maior resiliência e estabilidade do ecossistema microbiano[16]. Reduções significativas na diversidade alfa têm sido observadas em diversas condições patológicas, incluindo DII, SII, obesidade e diabetes tipo 2.

A abundância relativa de filos bacterianos específicos também pode fornecer informações relevantes. A redução na abundância de bactérias produtoras de butirato, como *Faecalibacterium prausnitzii* e espécies do gênero *Roseburia*, tem sido observada em pacientes com DII e outras condições inflamatórias[17].

ESTRATÉGIAS DIETÉTICAS PARA MODULAÇÃO INTESTINAL

A dieta representa um dos fatores mais influentes na composição e funcionalidade da microbiota intestinal, constituindo uma ferramenta terapêutica fundamental para a modulação intestinal. Diferentemente de intervenções farmacológicas, as estratégias dietéticas oferecem a vantagem de atuar de forma abrangente no ecossistema intestinal, promovendo alterações sustentáveis e fisiológicas que favorecem o equilíbrio da microbiota[18].

Dietas específicas e seu impacto na microbiota

Dieta mediterrânea

A dieta mediterrânea, caracterizada pelo consumo abundante de alimentos de origem vegetal, azeite de oliva como principal fonte de gordura, consumo moderado de peixes e baixo consumo de carnes vermelhas e alimentos ultraprocessados, tem sido consistentemente associada a um perfil de microbiota intestinal favorável[19].

Estudos demonstram que a adesão à dieta mediterrânea se correlaciona positivamente com maior diversidade microbiana e abundância de bactérias produtoras de AGCC, como *Faecalibacterium prausnitzii*, *Roseburia* spp. e *Bifidobacterium* spp.[20]. Os benefícios dessa dieta na modulação intestinal são atribuídos à combinação de diversos componentes bioativos, incluindo fibras dietéticas, polifenóis, ácidos graxos monoinsaturados e ômega-3, que coletivamente promovem um ambiente intestinal anti-inflamatório e metabolicamente favorável.

Dieta baixa em FODMAP

A dieta baixa em FODMAP (sigla do inglês, *fermentable oligosaccharides, disaccharides, monosaccharides and polyols*) foi desenvolvida inicialmente para o manejo de sintomas gastrointestinais na SII e consiste na restrição temporária de carboidratos fermentáveis de cadeia curta que são pobremente absorvidos no intestino delgado e rapidamente fermentados pela microbiota intestinal[21].

Essa abordagem dietética tem demonstrado eficácia significativa na redução de sintomas como distensão abdominal, flatulência, dor abdominal e alterações do hábito intestinal em pacientes com SII, com taxas de resposta de 50 a 80% em ensaios clínicos controlados. No entanto, seu impacto na microbiota intestinal suscita preocupações, uma vez que muitos dos carboidratos restritos na dieta são prebióticos que estimulam o crescimento de bactérias benéficas.

A abordagem atual recomenda a implementação da dieta em três fases: restrição inicial (2 a 6 semanas), reintrodução sistemática para identificação de limiares de tolerância individuais, e personalização a longo prazo, mantendo apenas as restrições necessárias para o controle sintomático[22].

Jejum intermitente e microbiota

O jejum intermitente, caracterizado por períodos cíclicos de restrição alimentar e alimentação normal, tem emergido como uma estratégia dietética com potenciais benefícios metabólicos e anti-inflamatórios[23]. Diversos protocolos de jejum intermitente têm sido estudados, incluindo o jejum em dias alternados, a restrição alimentar 5:2 e a alimentação com restrição de tempo (janela alimentar de 8 a 10 horas).

Evidências crescentes sugerem que o jejum intermitente pode exercer efeitos significativos na modulação da microbiota intestinal, promovendo alterações na composição e funcionalidade microbiana que podem contribuir para seus benefícios sistêmicos. Estudos em modelos animais demonstram que o jejum intermitente aumenta a diversidade microbiana, a produção de AGCC e a abundância de *Lactobacillus* e *Bifidobacterium*, além de reduzir a permeabilidade intestinal e a endotoxemia metabólica[24].

Alimentos funcionais para saúde intestinal

Alimentos fermentados

Os alimentos fermentados, produzidos pela ação de microrganismos benéficos em substratos alimentares, representam uma categoria importante de alimentos funcionais para a saúde intestinal[25]. Estes alimentos não apenas contêm microrganismos vivos com potencial probiótico, mas também metabólitos bioativos resultantes do processo fermentativo, como ácidos orgânicos, peptídeos bioativos e exopolissacarídeos.

Iogurte, kefir, kombucha, chucrute, *kimchi*, missô e *tempeh* são exemplos de alimentos fermentados tradicionalmente consumidos em diversas culturas e associados a benefícios para a saúde intestinal. Estudos observacionais e intervencionais sugerem que o consumo regular desses alimentos está associado à maior diversidade microbiana, redução de marcadores inflamatórios e melhora de sintomas gastrointestinais[26].

Alimentos ricos em compostos bioativos

Frutas e vegetais coloridos são fontes ricas em polifenóis, compostos com propriedades antioxidantes e anti-inflamatórias que podem modular positivamente a microbiota intestinal[27]. Bagas (mirtilos, framboesas, morangos), romã, uvas vermelhas, maçãs, chá verde, cacau e café são particularmente ricos em diferentes classes de polifenóis com efeitos benéficos documentados na saúde intestinal.

Alimentos ricos em fibras prebióticas específicas também merecem destaque. A chicória, alcachofra de Jerusalém e dente-de-leão são fontes naturais de inulina e fruto-oligossacarídeos (FOS); leguminosas contêm galacto-oligossacarídeos (GOS); bananas verdes, batatas cozidas e resfriadas e arroz parboilizado são fontes de amido resistente; e aveia e cevada contêm betaglucanas[28]. Cada um desses tipos de fibras prebióticas estimula seletivamente o crescimento de populações bacterianas específicas, contribuindo para a diversidade e funcionalidade da microbiota intestinal.

Personalização das intervenções dietéticas

A variabilidade interindividual na composição da microbiota intestinal e na resposta às intervenções dietéticas tem impulsionado o desenvolvimento de abordagens personalizadas para a modulação intestinal[29]. A nutrição personalizada baseada no perfil microbiano representa uma fronteira promissora na nutrologia, permitindo a elaboração de estratégias dietéticas específicas para otimizar a saúde intestinal de cada indivíduo.

Estudos recentes demonstram que a resposta glicêmica pós-prandial a alimentos idênticos pode variar significativamente entre indivíduos, e que essa variabilidade é parcialmente explicada por diferenças na composição da microbiota intestinal[30]. Algoritmos integrando dados do microbioma, histórico dietético, parâmetros metabólicos e outros fatores individuais têm sido desenvolvidos para prever respostas glicêmicas personalizadas e orientar recomendações dietéticas individualizadas.

SUPLEMENTAÇÃO PARA MODULAÇÃO INTESTINAL

A suplementação representa uma estratégia complementar às intervenções dietéticas na modulação intestinal, oferecendo uma abordagem direcionada para corrigir desequilíbrios específicos da microbiota e promover a saúde intestinal.

Prebióticos: tipos, dosagens e aplicações clínicas

Os prebióticos são definidos como "substratos seletivamente utilizados por microrganismos do hospedeiro, conferindo benefícios à saúde"[31]. Essa definição, atualizada em 2017 pela International Scientific Association for Probiotics and Prebiotics (ISAPP), amplia o conceito para incluir não apenas carboidratos não digeríveis, mas também outros compostos, como polifenóis e ácidos graxos poli-insaturados, desde que demonstrem efeitos prebióticos.

Os principais tipos de prebióticos incluem:

- FOS: oligossacarídeos de cadeia curta compostos por unidades de frutose ligadas a uma molécula terminal de glicose. Encontrados naturalmente em alimentos como chicória, cebola, alho, banana e aspargo, os FOS são rapidamente fermentados no cólon proximal, estimulando seletivamente o crescimento de *Bifidobacterium* spp. A dosagem típica varia de 2,5 a 10 g/dia[32].
- Inulina: polímero de frutose de cadeia longa extraído principalmente da raiz de chicória. Além de seus efeitos prebióticos, a inulina contribui para o aumento do volume fecal e melhora da consistência das fezes. A dosagem recomendada varia de 5 a 15 g/dia, com introdução gradual para minimizar efeitos colaterais gastrointestinais[33].

- GOS: oligossacarídeos derivados da lactose, presentes naturalmente no leite humano e produzidos comercialmente a partir da lactose por ação enzimática. Promovem o crescimento de *Bifidobacterium* e *Lactobacillus* e demonstram efeitos significativos na redução da permeabilidade intestinal. A dosagem típica varia de 2 a 10 g/dia[34].
- Amido resistente: fração do amido que resiste à digestão no intestino delgado e é fermentada no cólon. Existem cinco tipos de amido resistente (RS1 a RS5), com diferentes propriedades físico-químicas e efeitos na microbiota. Particularmente eficaz em estimular bactérias produtoras de butirato, como *Faecalibacterium prausnitzii* e *Eubacterium rectale*. A dosagem eficaz varia de 10 a 30 g/dia[35].
- As aplicações clínicas dos prebióticos são diversas e incluem:
- SII: prebióticos específicos, especialmente GOS em baixas doses (3,5 g/dia), têm demonstrado eficácia na redução de sintomas em subgrupos de pacientes com SII, particularmente aqueles com constipação predominante[36].
- DII: a suplementação com prebióticos, especialmente FOS e inulina, pode reduzir a inflamação intestinal e melhorar a composição da microbiota em pacientes com DII em remissão, embora seu uso durante fases ativas da doença deva ser cauteloso pelo potencial de exacerbação de sintomas[37].
- Síndrome metabólica e diabetes tipo 2: a suplementação com prebióticos tem demonstrado benefícios metabólicos, incluindo melhora da sensibilidade à insulina, redução da glicemia pós-prandial e diminuição de marcadores inflamatórios, possivelmente mediados por alterações na microbiota intestinal e pelo aumento na produção de AGCC[38].

Probióticos: seleção de cepas e protocolos

Os probióticos são definidos como microrganismos vivos que, quando administrados em quantidades adequadas, conferem benefícios à saúde do hospedeiro[5]. Um aspecto fundamental na suplementação com probióticos é a seleção de cepas específicas para condições clínicas particulares, uma vez que os efeitos dos probióticos são cepa-específicos e não podem ser generalizados para todas as cepas de uma mesma espécie ou gênero.

Para a SII, as cepas a seguir têm demonstrado eficácia na redução de sintomas globais e específicos:

- *Lactobacillus plantarum* 299v: eficaz na redução de dor abdominal e flatulência em SII[39].
- *Bifidobacterium infantis* 35624: demonstrou redução significativa de dor, distensão e normalização do hábito intestinal em SII[40].

- *Saccharomyces boulardii* CNCM I-745: eficaz na redução de diarreia e frequência evacuatória em SII com diarreia predominante[41].

Para DII, a evidência é mais robusta para a manutenção da remissão em colite ulcerativa (CU):

- VSL#3 (combinação de oito cepas): eficaz na indução e manutenção da remissão em CU leve a moderada[42].
- *Escherichia coli* Nissle 1917: demonstrou eficácia equivalente à mesalazina na manutenção da remissão em CU[43].

Para prevenção e tratamento de diarreia associada a antibióticos:

- *Saccharomyces boulardii* CNCM I-745: reduz significativamente o risco de diarreia associada a antibióticos e infecção por *Clostridioides difficile*[44].
- *Lactobacillus rhamnosus* GG: Eficaz na prevenção de diarreia associada a antibióticos em adultos e crianças[45].

A eficácia dos probióticos é dependente não apenas da seleção da cepa apropriada, mas também da dosagem adequada e da duração do tratamento. Para a maioria das aplicações clínicas, dosagens entre 10^8 e 10^{10} UFC por dia têm demonstrado eficácia, embora algumas condições possam requerer dosagens mais elevadas[46].

Simbióticos e pós-bióticos

Os simbióticos são definidos como produtos que contêm probióticos e prebióticos, nos quais o componente prebiótico favorece seletivamente o componente probiótico e/ou outras bactérias benéficas endógenas[47]. Essa definição foi atualizada em 2019 pela ISAPP para incluir dois tipos de simbióticos: complementares (combinação de probiótico e prebiótico que atuam de maneira independente para beneficiar a saúde) e sinérgicos (prebiótico selecionado especificamente para estimular o crescimento do probiótico acompanhante).

Os pós-bióticos, por sua vez, são definidos como "preparações de microrganismos inativados e/ou componentes celulares que, quando administrados em quantidades adequadas, conferem benefícios à saúde do hospedeiro"[48]. Esse conceito relativamente novo engloba uma variedade de compostos bioativos derivados de microrganismos, incluindo ácidos graxos de cadeia curta, proteínas, peptídeos, polissacarídeos, ácidos teicoicos, peptidoglicanos e outros metabólitos microbianos.

As vantagens potenciais dos pós-bióticos incluem maior estabilidade durante o armazenamento, eliminação de riscos associados à administração de microrganismos vivos (especialmente em populações imunocomprometidas) e possibilidade de padronização mais precisa da composição e dosagem[49].

MODULAÇÃO DA BARREIRA INTESTINAL

A barreira intestinal representa a interface entre o conteúdo luminal e o meio interno do organismo, desempenhando um papel crucial na manutenção da homeostase intestinal e sistêmica. Essa barreira é composta por elementos físicos (epitélio intestinal e junções intercelulares), químicos (muco, peptídeos antimicrobianos, IgA secretória) e biológicos (microbiota comensal), que coletivamente regulam a absorção de nutrientes e a exclusão de antígenos potencialmente nocivos e microrganismos patogênicos[50].

Fisiopatologia da hiperpermeabilidade intestinal

A hiperpermeabilidade intestinal, também conhecida como "intestino permeável" ou "*leaky gut*", refere-se ao aumento anormal da permeabilidade da barreira intestinal, permitindo a passagem paracelular de moléculas que normalmente seriam excluídas, como antígenos alimentares, toxinas e componentes bacterianos[51]. Esse fenômeno tem sido implicado na patogênese de diversas condições, incluindo DII, SII, doença celíaca, alergias alimentares, doenças autoimunes e distúrbios metabólicos.

Os mecanismos subjacentes à hiperpermeabilidade intestinal incluem:

1. Disfunção das junções intercelulares: as proteínas de junção estreita (*tight junctions*), como ocludina, claudinas e proteínas da zona de oclusão (ZO), são responsáveis pela regulação da permeabilidade paracelular. Alterações na expressão ou distribuição dessas proteínas podem comprometer a integridade da barreira[52].
2. Inflamação intestinal: citocinas pró-inflamatórias, como TNF-α, IFN-γ e IL-13, podem induzir reorganização do citoesqueleto e alterações nas proteínas de junção estreita, aumentando a permeabilidade paracelular[53].
3. Disbiose microbiana: alterações na composição e funcionalidade da microbiota intestinal podem comprometer a barreira intestinal por meio de múltiplos mecanismos, incluindo redução na produção de AGCC (especialmente butirato), aumento na produção de toxinas bacterianas e ativação de vias inflamatórias[54].
4. Estresse oxidativo: o desequilíbrio entre a produção de espécies reativas de oxigênio (ERO) e a capacidade antioxidante celular pode resultar em dano oxidativo às proteínas de junção estreita e aos lipídios de membrana, comprometendo a integridade da barreira[55].

5. Fatores dietéticos: certos componentes da dieta, como gliadina (em indivíduos suscetíveis), álcool, emulsificantes alimentares e dietas ricas em gorduras saturadas e açúcares refinados, têm sido associados ao aumento da permeabilidade intestinal[56].

Estratégias nutricionais para restauração da barreira

A modulação nutricional da barreira intestinal representa uma abordagem terapêutica promissora para diversas condições associadas à hiperpermeabilidade intestinal. As estratégias nutricionais para restauração da barreira incluem:

1. Suplementação com L-glutamina: a glutamina é o aminoácido mais abundante no plasma e tecidos, e serve como principal fonte de energia para os enterócitos. Estudos demonstram que a suplementação com L-glutamina (5 a 30 g/dia) pode melhorar a função de barreira intestinal em diversas condições, incluindo DII, síndrome do intestino curto e lesão intestinal induzida por quimioterapia ou radiação[57].
2. AGCC: o butirato, produzido pela fermentação bacteriana de fibras dietéticas, é a principal fonte de energia para os colonócitos e exerce múltiplos efeitos benéficos na barreira intestinal, incluindo fortalecimento das junções intercelulares, redução da inflamação e promoção da produção de muco. Estratégias para aumentar a produção endógena de butirato incluem consumo de fibras fermentáveis, especialmente amido resistente, e suplementação direta com butirato (300 a 600 mg, 2 a 3 x/dia)[12].
3. Zinco: esse oligoelemento é essencial para a manutenção da integridade da barreira intestinal, atuando como cofator para enzimas envolvidas na síntese proteica, reparo tecidual e função imune. A deficiência de zinco está associada ao aumento da permeabilidade intestinal e maior suscetibilidade a infecções entéricas. A suplementação com zinco (15 a 50 mg/dia) pode melhorar a função de barreira em pacientes com deficiência ou em condições específicas, como diarreia infecciosa e doença de Crohn (DC)[58].
4. Vitamina D: receptores de vitamina D são expressos em células epiteliais intestinais e células imunes da mucosa, e a deficiência de vitamina D tem sido associada ao aumento da permeabilidade intestinal e maior risco de DII. A suplementação com vitamina D (2.000 a 5.000 UI/dia) pode melhorar a função de barreira a partir da regulação positiva de proteínas de junção estreita e modulação da resposta imune[59].
5. Polifenóis: compostos polifenólicos presentes em frutas, vegetais, chás e especiarias exercem efeitos benéficos na barreira intestinal por múltiplos mecanismos, incluindo atividade antioxidante, anti-inflamatória e modulação da microbiota. A quercetina, presente em cebolas, maçãs e frutas vermelhas, tem demonstrado ca-

pacidade de fortalecer as junções intercelulares e reduzir a permeabilidade intestinal em modelos experimentais[60].

6. Ácidos graxos ômega-3: EPA e DHA, encontrados principalmente em peixes gordurosos e suplementos de óleo de peixe, exercem efeitos anti-inflamatórios que podem beneficiar a barreira intestinal. A suplementação com ômega-3 (1 a 4 g/dia) tem demonstrado redução da permeabilidade intestinal em pacientes com DII e síndrome metabólica[61].

MODULAÇÃO INTESTINAL EM CONDIÇÕES CLÍNICAS ESPECÍFICAS

Síndrome do intestino irritável (SII)

A SII é um distúrbio funcional gastrointestinal caracterizado por dor ou desconforto abdominal recorrente associado a alterações no hábito intestinal, na ausência de anormalidades estruturais ou bioquímicas detectáveis por exames convencionais[62]. Evidências crescentes sugerem que alterações na microbiota intestinal, aumento da permeabilidade intestinal, inflamação de baixo grau e hipersensibilidade visceral desempenham papéis importantes na fisiopatologia da SII.

Estratégias de modulação intestinal para SII incluem:

1. Dieta baixa em FODMAP: como discutido anteriormente, essa abordagem dietética tem demonstrado eficácia significativa na redução de sintomas em pacientes com SII, com taxas de resposta de 50 a 80% em ensaios clínicos controlados. A implementação deve seguir as três fases: restrição, reintrodução e personalização[21].
2. Probióticos específicos: cepas como *Bifidobacterium infantis* 35624, *Lactobacillus plantarum* 299v e *Saccharomyces boulardii* têm demonstrado eficácia na redução de sintomas específicos em subgrupos de pacientes com SII. A seleção da cepa deve ser baseada no subtipo predominante de SII (constipação, diarreia ou misto) e nos sintomas predominantes[63].
3. Modulação da permeabilidade intestinal: a suplementação com L-glutamina (5 a 10g/dia) tem demonstrado benefícios em pacientes com SII com diarreia predominante, possivelmente pela melhora da função de barreira intestinal[64].
4. Manejo do estresse: intervenções mente-corpo, como hipnoterapia direcionada ao intestino, terapia cognitivo-comportamental e *mindfulness*, têm demonstrado eficácia na redução de sintomas de SII, possivelmente com a modulação do eixo intestino-cérebro[65].

Doenças inflamatórias intestinais

As DII, incluindo DC e CU, são caracterizadas por inflamação crônica do trato gastrointestinal resultante de uma resposta imune aberrante à microbiota intestinal em indivíduos geneticamente suscetíveis, sob influência de fatores ambientais[66].

Abordagens de modulação intestinal para DII incluem:

1. Dietas terapêuticas: a dieta de exclusão de Crohn (CED) e a dieta anti-inflamatória para DII têm demonstrado eficácia na indução de remissão em pacientes com DC, especialmente em populações pediátricas. Estas dietas visam reduzir a exposição a antígenos alimentares potencialmente pró-inflamatórios e modular a microbiota intestinal[67].
2. Probióticos específicos: VSL#3 (combinação de oito cepas) e *Escherichia coli* Nissle 1917 têm demonstrado eficácia na indução e manutenção da remissão em CU leve a moderada, com evidências sugerindo eficácia equivalente à mesalazina em alguns casos[68].
3. Transplante de microbiota fecal (TMF): essa abordagem tem demonstrado resultados promissores em pacientes com CU, com taxas de remissão clínica de 24 a 32% em ensaios clínicos randomizados. No entanto, a eficácia em DC é menos consistente, e questões relacionadas à padronização de protocolos, seleção de doadores e segurança a longo prazo ainda precisam ser adequadamente abordadas[69].
4. Suplementação com AGCC: O butirato, em particular, exerce efeitos anti-inflamatórios e fortalece a barreira intestinal, sendo potencialmente benéfico em pacientes com DII. A suplementação pode ser realizada diretamente (enemas de butirato para CU distal) ou indiretamente por meio do consumo de fibras fermentáveis que estimulam a produção endógena de butirato[70].

Distúrbios funcionais gastrointestinais em pediatria

Os distúrbios funcionais gastrointestinais (DFGI) pediátricos, incluindo cólica infantil, constipação funcional e dor abdominal funcional, são condições comuns que afetam significativamente a qualidade de vida das crianças e suas famílias[71]. Evidências crescentes sugerem que alterações na microbiota intestinal durante períodos críticos do desenvolvimento podem contribuir para a patogênese desses distúrbios.

Estratégias de modulação intestinal para DFGI pediátricos incluem:

1. Probióticos específicos: *Lactobacillus reuteri* DSM 17938 tem demonstrado eficácia na redução do tempo de choro em lactentes com cólica, enquanto *Lactobacillus rhamnosus* GG e *Bifidobacterium lactis* têm mostrado benefícios em crianças com constipação funcional e dor abdominal funcional, respectivamente[72].
2. Prebióticos: a suplementação com GOS e FOS em fórmulas infantis tem demonstrado efeitos positivos na frequência e consistência das fezes, aproximando-as do padrão observado em lactentes amamentados[73].

3. Fibras dietéticas: o aumento da ingestão de fibras solúveis e insolúveis, por meio de frutas, vegetais, grãos integrais e leguminosas, é recomendado para o manejo da constipação funcional em crianças, embora a evidência de ensaios clínicos seja limitada[74].

Condições neuropsiquiátricas

O conceito de eixo intestino-cérebro refere-se à comunicação bidirecional entre o sistema nervoso central e o trato gastrointestinal, mediada por vias neurais, imunes, endócrinas e metabólicas[75]. Evidências crescentes sugerem que alterações na microbiota intestinal e na permeabilidade intestinal podem contribuir para a patogênese de diversas condições neuropsiquiátricas, incluindo depressão, ansiedade, transtorno do espectro autista (TEA) e doença de Parkinson.

Abordagens de modulação intestinal para condições neuropsiquiátricas incluem:

1. Psicobióticos: esse termo refere-se a probióticos que, quando ingeridos em quantidades adequadas, produzem benefícios para a saúde mental. Cepas como *Lactobacillus acidophilus*, *Lactobacillus casei* e *Bifidobacterium bifidum* têm demonstrado efeitos positivos na redução de sintomas de depressão e ansiedade em ensaios clínicos preliminares[76].
2. Dieta mediterrânea: essa dieta, rica em frutas, vegetais, grãos integrais, azeite de oliva e peixes, tem sido associada a menor risco de depressão e declínio cognitivo, possivelmente por seus efeitos anti-inflamatórios e pela modulação da microbiota intestinal[77].
3. Prebióticos: GOS têm demonstrado efeitos ansiolíticos em estudos pré-clínicos e clínicos preliminares, possivelmente a partir da modulação da produção de neurotransmissores e redução da inflamação[78].
4. Exclusão de glúten e caseína: essa abordagem tem sido investigada no manejo de sintomas comportamentais em subgrupos de crianças com TEA, embora a evidência de ensaios clínicos controlados seja limitada e inconsistente[79].

ABORDAGEM INTEGRATIVA PARA MODULAÇÃO INTESTINAL

A modulação intestinal eficaz requer uma abordagem integrativa que considere a complexa interação entre dieta, microbiota, barreira intestinal, sistema imunológico e fatores de estilo de vida. Esta seção discute a integração de diferentes estratégias terapêuticas e a importância de uma abordagem personalizada.

Integração de estratégias terapêuticas

A combinação de múltiplas estratégias de modulação intestinal pode oferecer benefícios sinérgicos, abordando diferentes aspectos da saúde intestinal simultaneamente. Exemplos de abordagens integradas incluem:

1. Dieta + probióticos: a implementação de padrões alimentares favoráveis à saúde intestinal, como a dieta mediterrânea, juntamente com a suplementação de probióticos específicos, pode promover alterações mais significativas e sustentáveis na microbiota intestinal do que qualquer intervenção isolada[19].
2. Prebióticos + probióticos (simbióticos): como discutido, a combinação de prebióticos e probióticos pode oferecer benefícios superiores à administração isolada destes componentes, a partir de efeitos aditivos ou sinérgicos[40].
3. Modulação da barreira + microbiota: intervenções direcionadas à restauração da barreira intestinal (p. ex.: L-glutamina, zinco) combinadas com estratégias para modular a composição da microbiota (p. ex.: prebióticos, probióticos) podem ser particularmente eficazes em condições caracterizadas por aumento da permeabilidade intestinal e disbiose, como SII e DII[53].
4. Abordagem mente-corpo + nutrição: a integração de técnicas mente-corpo, como *mindfulness* e hipnoterapia direcionada ao intestino, com intervenções nutricionais pode potencializar os benefícios terapêuticos em condições influenciadas pelo eixo intestino-cérebro, como SII e transtornos de ansiedade[65].

Modulação intestinal – células T reguladoras e microRNA

Mais de 30% da população mundial (mais de dois bilhões de pessoas) está acima do peso ou com obesidade, e a microbiota intestinal carrega o fardo da disbiose em pacientes com obesidade. Estima-se que até 2030 mais de 60% da população mundial apresentará essas condições[80]. A maioria dos pacientes com obesidade, que têm IMC acima de 30 kg/m^2, apresenta um desequilíbrio nos mediadores inflamatórios induzidos pelo excesso de nutrientes, sendo a base da metainflamação na obesidade, que pode ser mediada por células T reguladoras (Tregs) e microRNA. A metainflamação na obesidade pode causar disfunção de múltiplos órgãos[81,82].

Nesse aspecto, é imperativo determinar e compreender como o comportamento e as alterações que ocorrem nas Tregs e microRNAs interferem nos mecanismos fisiopatológicos da obesidade por meio da ação dos probióticos na microbiota intestinal, avaliar a possibilidade de restabelecimento da função metabólica normal ("regeneração metabólica") e, assim, determinar a existência de um potencial terapêutico ou mesmo preventivo. Os resultados da literatura sugerem que os probióticos se ligam às células dendríticas (DC) para estimular as células Treg, juntamente com os microRNA, a aumentar a concentração de interleucinas (interleucina 10 – IL-10 – e interleucina 35 – IL-35), TGF-β e regular positivamente a classe II do MHC[83,84].

No cenário global, a nutrição de precisão ajuda a desenvolver planos e intervenções alimentares personalizadas e engloba fatores nutricionais genômicos (interações gene-nutriente por meio de microRNA), epigenéticos, microbiota intestinal e ambientais, além de buscar equilíbrio energético e adiposidade[85]. Como exemplo, *Faecalibacterium prausnitzii* é uma das espécies bacterianas intestinais mais prevalentes em adultos saudáveis, sendo considerada uma bactéria benéfica e produtora de butirato. O corpo cetônico beta-hidroxibutirato inibe as histonas desacetilases de classe I para aumentar a ativação transcricional da sinalização Notch e manter a autorrenovação das células-tronco, e as vitaminas B e os ácidos graxos de cadeia curta interagem com os microRNA para influenciar os fenótipos das células-tronco da obesidade[86].

Nesse contexto, todas as células do corpo humano secretam microRNAs e exossomos, sendo que os maiores produtores são o tecido adiposo e as células-tronco mesenquimais. Mais de 60% dos genes codificadores de proteínas humanas são modulados por microRNA. Os microRNA também são mediadores entre a microbiota intestinal e o tecido adiposo, impactando a regulação do metabolismo e da homeostase energética, além de regular as vias de sinalização da adipogênese no tecido adiposo branco, bege e marrom, e atuar na transcrição e diferenciação de adipócitos (células-tronco mesenquimais)[87].

Os probióticos estão intimamente relacionados à modulação da microbiota intestinal e microRNA, além de melhorar a barreira da mucosa intestinal e impedir a passagem de antígenos para a corrente sanguínea. A modulação direta do sistema imunológico pode ser secundária à indução de citocinas anti-inflamatórias ou ao aumento da produção de IgA secretora[81,82]. A presença de mecanismos imunorregulatórios, como microRNA ou exossomos, células T reguladoras (Tregs), IL-10 e apoptose, entre outros, ajudam a controlar processos patológicos associados à reatividade excessiva[87].

Além disso, a IL-35 foi identificada como uma citocina com possíveis implicações na função reguladora das Tregs, atuando na regulação de células T efetoras, bem como na expansão de Tregs por meio da indução de Foxp3. Eles também podem levar ao desenvolvimento de Foxp3-Tregs cuja função reguladora depende de IL-35. Estudos demonstram que o tratamento de células T *naïve* com IL-35 é capaz de induzir a formação de uma nova população de células T reguladoras que não expressam Foxp3 e cuja atividade supressora é dependente de IL-35[88]. Outro estudo também mostrou a regulação positiva da classe II do MHC de superfície e B7-2 (CD86) por *Lactobacilli* sp., que é indicativo de maturação de células dendríticas (DC)[89].

Importância da abordagem personalizada

A variabilidade interindividual na composição da microbiota intestinal, na resposta às intervenções dietéticas e na suscetibilidade a diferentes condições patológicas ressalta a importância de uma abordagem personalizada na modulação intestinal[29]. Fatores que influenciam essa variabilidade incluem:

1. Genética: polimorfismos em genes relacionados à imunidade, metabolismo e função de barreira intestinal podem influenciar a resposta a intervenções específicas[30].
2. Composição basal da microbiota: o perfil microbiano preexistente pode determinar a resposta a prebióticos, probióticos e intervenções dietéticas. Por exemplo, indivíduos com baixa abundância basal de *Bifidobacterium* podem responder mais pronunciadamente à suplementação com FOS ou GOS[32].
3. Fatores ambientais: exposição a antibióticos, padrão alimentar habitual, nível de atividade física, estresse psicológico e qualidade do sono podem modular a resposta às intervenções[18].
4. Condições clínicas subjacentes: a presença de comorbidades, como diabetes, obesidade, doenças autoimunes ou distúrbios neuropsiquiátricos, pode influenciar a eficácia e segurança de diferentes estratégias de modulação intestinal[4].

A implementação de uma abordagem personalizada requer:

1. Avaliação abrangente: histórico médico detalhado, avaliação de sintomas, análise da dieta habitual, testes diagnósticos apropriados (p. ex.: análise da microbiota, marcadores de permeabilidade intestinal) e consideração de fatores de estilo de vida[7].
2. Estabelecimento de objetivos terapêuticos específicos: definição clara dos alvos da intervenção, como redução de sintomas específicos, normalização de biomarcadores ou modificação de parâmetros da microbiota[15].
3. Seleção de intervenções baseadas em evidências: escolha de estratégias terapêuticas com eficácia demonstrada para a condição específica e o perfil individual do paciente[20].
4. Monitoramento e ajuste contínuos: avaliação regular da resposta às intervenções e modificação do plano terapêutico conforme necessário, baseada em parâmetros objetivos e subjetivos[8].

PROTOCOLOS CLÍNICOS DE MODULAÇÃO INTESTINAL

Esta seção apresenta protocolos clínicos práticos para a modulação intestinal em diferentes condições, baseados nas evidências discutidas anteriormente e na experiência clínica acumulada. Estes protocolos devem ser adaptados às necessidades individuais de cada paciente e implementados sob supervisão profissional adequada.

Protocolo para síndrome do intestino irritável

Fase 1: avaliação e diagnóstico (2-4 semanas):

- História clínica detalhada e exames para exclusão de condições orgânicas.

- Avaliação de sintomas por meio de diário alimentar e de sintomas.
- Análise da microbiota intestinal (opcional).
- Avaliação de marcadores de permeabilidade intestinal (opcional).

Fase 2: intervenção inicial (4 a 8 semanas):

- Implementação de dieta baixa em FODMAP (fase de restrição: 4 a 6 semanas).
- Suplementação com probiótico específico baseado no subtipo de SII:
  - SII-D: *Saccharomyces boulardii* (5 bilhões UFC, 2 x/dia).
  - SII-C: *Bifidobacterium lactis* HN019 (10 bilhões UFC, 1 x/dia).
  - SII-M: *Lactobacillus plantarum* 299v (10 bilhões UFC, 1 x/dia).
- Suplementação com L-glutamina (5 g, 2 x/dia) para casos com suspeita de hiperpermeabilidade intestinal.
- Técnicas de manejo de estresse (*mindfulness*, respiração diafragmática).

Fase 3: reintrodução e personalização (4 a 8 semanas):

- Reintrodução sistemática de FODMAP para identificação de limiares de tolerância individuais.
- Ajuste da suplementação com probióticos baseado na resposta inicial.
- Introdução gradual de alimentos fermentados tolerados.
- Continuação do suporte psicológico conforme necessário.

Fase 4: manutenção e monitoramento (contínuo):

- Dieta personalizada baseada nos resultados da fase de reintrodução.
- Suplementação com probióticos em ciclos (p. ex., 2 meses *on*, 1 mês *off*) ou continuamente, dependendo da resposta.
- Reavaliação periódica de sintomas e ajuste do protocolo conforme necessário.

Protocolo para disbiose e SIBO

Fase 1: avaliação e diagnóstico (2 a 4 semanas):

- História clínica detalhada com foco em fatores predisponentes (uso de antibióticos, IBP, cirurgias prévias).
- Teste respiratório para SIBO (lactulose ou glicose).
- Análise da microbiota intestinal (opcional).
- Avaliação de marcadores inflamatórios e de permeabilidade intestinal (opcional).

Fase 2: tratamento antimicrobiano (2 a 4 semanas):

- Para SIBO confirmado: antibiótico não absorvível (rifaximina 550 mg, 3 x/dia por 14 dias) ou abordagem herbal (óleo de orégano, berberina, alho).
- Dieta baixa em FODMAP ou dieta específica para SIBO durante o tratamento antimicrobiano.
- Agentes procinéticos para casos com dismotilidade (p. ex., trimebutina 200 mg, 3 x/dia).

Fase 3: restauração e recolonização (4 a 8 semanas):

- Introdução gradual de prebióticos (começando com doses baixas de GOS ou FOS, 1 a 2 g/dia).
- Suplementação com probióticos multicepa (25 a 50 bilhões UFC/dia).
- Suplementação com AGCC (butirato 300 mg, 2 x/dia) ou precursores (amido resistente 10 a 20 g/dia).
- Suporte à barreira intestinal (L-glutamina 5 g, 2 x/dia; zinco 15 a 30 mg/dia).

Fase 4: prevenção de recorrência e manutenção (contínuo).

- Dieta rica em fibras fermentáveis diversificadas e polifenóis.
- Inclusão regular de alimentos fermentados.
- Atenção à motilidade intestinal (refeições regulares, hidratação adequada, atividade física).
- Monitoramento de sintomas e teste respiratório de controle em caso de recorrência.

Protocolo para suporte à barreira intestinal

Fase 1: avaliação da integridade da barreira (2 a 4 semanas):

- História clínica com foco em sintomas sugestivos de hiperpermeabilidade intestinal.
- Avaliação de marcadores de permeabilidade (zonulina sérica, LPS, teste de lactulose/manitol).
- Identificação de fatores contribuintes (estresse, disbiose, inflamação, deficiências nutricionais).

Fase 2: eliminação de fatores agravantes (4 a 8 semanas):

- Dieta de eliminação temporária de potenciais gatilhos (glúten, laticínios, álcool, alimentos ultraprocessados).

- Manejo do estresse (técnicas de relaxamento, sono adequado).
- Tratamento de disbiose ou SIBO concomitante, se presentes.

Fase 3: suporte nutricional à barreira (8 a 12 semanas):

- Suplementação com L-glutamina (5 a 10 g, 2 x/dia).
- Zinco (15 a 30 mg/dia).
- Vitamina D (2.000 a 5.000 UI/dia, ajustada conforme níveis séricos).
- Ômega-3 (1 a 2 g EPA + DHA/dia).
- Polifenóis (quercetina 500 mg, 2 x/dia; curcumina 500 a 1.000 mg/dia com piperina).

Fase 4: manutenção da integridade da barreira (contínuo):

- Dieta anti-inflamatória rica em fibras, polifenóis e ácidos graxos ômega-3.
- Inclusão regular de alimentos fermentados.
- Suplementação cíclica ou contínua com nutrientes de suporte, conforme necessidade individual.
- Reavaliação periódica de marcadores de permeabilidade e ajuste do protocolo.

CONSIDERAÇÕES FINAIS

A modulação intestinal representa uma abordagem terapêutica promissora para uma ampla gama de condições clínicas, desde distúrbios gastrointestinais funcionais até doenças metabólicas, autoimunes e neuropsiquiátricas. A crescente compreensão das complexas interações entre dieta, microbiota, barreira intestinal e sistema imunológico tem impulsionado o desenvolvimento de estratégias terapêuticas inovadoras e personalizadas.

As evidências científicas atuais apoiam a eficácia de diversas intervenções, incluindo modificações dietéticas específicas, suplementação com prebióticos, probióticos e nutrientes de suporte à barreira intestinal, e abordagens integrativas que consideram a influência do eixo intestino-cérebro. No entanto, a variabilidade interindividual na composição da microbiota e na resposta às intervenções ressalta a importância de uma abordagem personalizada, baseada em avaliação abrangente e monitoramento contínuo.

Os protocolos clínicos apresentados neste capítulo oferecem diretrizes práticas para a implementação de estratégias de modulação intestinal em diferentes condições, mas devem ser adaptados às necessidades específicas de cada paciente. A integração de múltiplas modalidades terapêuticas, considerando aspectos nutricionais, microbiológicos, imunológicos e psicológicos, maximiza o potencial de benefícios clínicos.

À medida que a pesquisa nesse campo continua a avançar, espera-se o desenvolvimento de ferramentas diagnósticas mais precisas, intervenções mais direcionadas e abordagens verdadeiramente personalizadas, baseadas no perfil genético, microbiano e metabólico individual. A modulação intestinal, como parte de uma abordagem integrativa à saúde, promete contribuir significativamente para a prevenção e o tratamento de diversas condições crônicas, melhorando a qualidade de vida e o bem-estar geral dos pacientes.

REFERÊNCIAS BIBLIOGRÁFICAS

1. Thursby E, Juge N. Introduction to the human gut microbiota. Biochem J. 2017 May 16;474(11):1823-36.
2. Valdes AM, Walter J, Segal E, Spector TD. Role of the gut microbiota in nutrition and health. BMJ. 2018 Jun 13;361:k2179.
3. Cryan JF, O'Riordan KJ, Cowan CSM, Sandhu KV, Bastiaanssen TFS, Boehme M, et al. The Microbiota--Gut-Brain Axis. Physiol Rev. 2019 Oct 1;99(4):1877-2013.
4. Lynch SV, Pedersen O. The Human Intestinal Microbiome in Health and Disease. N Engl J Med. 2016 Dec 15;375(24):2369-79.
5. Hill C, Guarner F, Reid G, Gibson GR, Merenstein DJ, Pot B, et al. Expert consensus document. The International Scientific Association for Probiotics and Prebiotics consensus statement on the scope and appropriate use of the term probiotic. Nat Rev Gastroenterol Hepatol. 2014 Aug;11(8):506-14.
6. Belkaid Y, Hand TW. Role of the microbiota in immunity and inflammation. Cell. 2014 Mar 27;157(1):121-41.
7. Moreira Peterle L, de Almeida Bayerl S, Zambon Silveira S, Bueno Fonseca G, Oliveira Lirio AJ, Tinoco Viana MV, et al. A Interligação entre Microbiota Intestinal Alterada e Transtornos do Espectro Autista: Uma Revisão Sistemática. Braz J Implantol Health Sci. 2025;7(1):1631-47.
8. Minayo M de S, Miranda I, Telhado RS. Revisão sistemática sobre os efeitos dos probióticos na depressão e ansiedade: terapêutica alternativa? Ciênc Saúde Coletiva [Internet]. 2021Sep;26(9):4087-99.
9. Lewis SJ, Heaton KW. Stool form scale as a useful guide to intestinal transit time. Scand J Gastroenterol. 1997 Sep;32(9):920-4.
10. Mosli MH, Zou G, Garg SK, Feagan SG, MacDonald JK, Chande N, et al. C-Reactive Protein, Fecal Calprotectin, and Stool Lactoferrin for Detection of Endoscopic Activity in Symptomatic Inflammatory Bowel Disease Patients: A Systematic Review and Meta-Analysis. Am J Gastroenterol. 2015 Jun;110(6):802-19; quiz 820.
11. Fasano A. Zonulin and its regulation of intestinal barrier function: the biological door to inflammation, autoimmunity, and cancer. Physiol Rev. 2011 Jan;91(1):151-75.
12. Canani RB, Costanzo MD, Leone L, Pedata M, Meli R, Calignano A. Potential beneficial effects of butyrate in intestinal and extraintestinal diseases. World J Gastroenterol. 2011 Mar 28;17(12):1519-28.
13. Knight R, Vrbanac A, Taylor BC, Aksenov A, Callewaert C, et al. Best practices for analysing microbiomes. Nat Rev Microbiol. 2018 Jul;16(7):410-22.
14. Pimentel M, Saad RJ, Long MD, Rao SSC. ACG Clinical Guideline: Small Intestinal Bacterial Overgrowth. Am J Gastroenterol. 2020 Feb;115(2):165-78.
15. Lloyd-Price J, Abu-Ali G, Huttenhower C. The healthy human microbiome. Genome Med. 2016 Apr 27;8(1):51.

16. Lozupone CA, Stombaugh JI, Gordon JI, Jansson JK, Knight R. Diversity, stability and resilience of the human gut microbiota. Nature. 2012 Sep 13;489(7415):220-30.
17. Sokol H, Pigneur B, Watterlot L, Lakhdari O, Bermúdez-Humarán LG, Gratadoux J-J, et al. Faecalibacterium prausnitzii is an anti-inflammatory commensal bacterium identified by gut microbiota analysis of Crohn disease patients. Proc Natl Acad Sci U S A. 2008 Oct 28;105(43):16731-6.
18. David LA, Maurice CF, Carmody RN, Gootenberg DB, Button JE, et al. Diet rapidly and reproducibly alters the human gut microbiome. Nature. 2014 Jan 23;505(7484):559-63.
19. Trichopoulou A, Martínez-González MA, Tong TY, Forouhi NG, Khandelwal S, Prabhakaran D, et al. Definitions and potential health benefits of the Mediterranean diet: views from experts around the world. BMC Med. 2014 Jul 24;12:112.
20. Ghosh TS, Rampelli S, Jeffery IB, Santoro A, Neto M, Capri M, et al. Mediterranean diet intervention alters the gut microbiome in older people reducing frailty and improving health status: the NU-AGE 1-year dietary intervention across five European countries. Gut. 2020 Jul;69(7):1218-28.
21. Staudacher HM, Whelan K. The low FODMAP diet: recent advances in understanding its mechanisms and efficacy in IBS. Gut. 2017 Aug;66(8):1517-27.
22. Whelan K, Martin LD, Staudacher HM, Lomer MCE. The low FODMAP diet in the management of irritable bowel syndrome: an evidence-based review of FODMAP restriction, reintroduction and personalisation in clinical practice. J Hum Nutr Diet. 2018 Apr;31(2):239-55.
23. Paoli A, Tinsley G, Bianco A, Moro T. The Influence of Meal Frequency and Timing on Health in Humans: The Role of Fasting. Nutrients. 2019 Mar 28;11(4):719.
24. Paukkonen I, Törrönen EN, Lok J, Schwab U, El-Nezami H. The impact of intermittent fasting on gut microbiota: a systematic review of human studies. Front Nutr. 2024 Feb 12;11:1342787.
25. Marco ML, Heeney D, Binda S, Cifelli CJ, Cotter PD, Foligné B, et al. Health benefits of fermented foods: microbiota and beyond. Curr Opin Biotechnol. 2017 Apr;44:94-102.
26. Dimidi E, Cox SR, Rossi M, Whelan K. Fermented Foods: Definitions and Characteristics, Impact on the Gut Microbiota and Effects on Gastrointestinal Health and Disease. Nutrients. 2019 Aug 5;11(8):1806.
27. Cardona F, Andrés-Lacueva C, Tulipani S, Tinahones FJ, Queipo-Ortuño MI. Benefits of polyphenols on gut microbiota and implications in human health. J Nutr Biochem. 2013 Aug;24(8):1415-22.
28. Holscher HD. Dietary fiber and prebiotics and the gastrointestinal microbiota. Gut Microbes. 2017 Mar 4;8(2):172-84.
29. Zmora N, Suez J, Elinav E. You are what you eat: diet, health and the gut microbiota. Nat Rev Gastroenterol Hepatol. 2019 Jan;16(1):35-56.
30. Zeevi D, Korem T, Zmora N, Israeli D, Rothschild D, Weinberger A, et al. Personalized Nutrition by Prediction of Glycemic Responses. Cell. 2015 Nov 19;163(5):1079-94.
31. Gibson GR, Hutkins R, Sanders ME, Prescott SL, Reimer RA, Salminen SJ, et al. Expert consensus document: The International Scientific Association for Probiotics and Prebiotics (ISAPP) consensus statement on the definition and scope of prebiotics. Nat Rev Gastroenterol Hepatol. 2017 Aug;14(8):491-502.
32. Davani-Davari D, Negahdaripour M, Karimzadeh I, Seifan M, Mohkam M, Masoumi SJ, et al. Prebiotics: Definition, Types, Sources, Mechanisms, and Clinical Applications. Foods. 2019 Mar 9;8(3):92.
33. Wilson B, Whelan K. Prebiotic inulin-type fructans and galacto-oligosaccharides: definition, specificity, function, and application in gastrointestinal disorders. J Gastroenterol Hepatol. 2017 Mar;32 Suppl 1:64-8.
34. Azcarate-Peril MA, Ritter AJ, Savaiano D, Monteagudo-Mera A, Anderson C, Magness ST, et al. Impact of short-chain galactooligosaccharides on the gut microbiome of lactose-intolerant individuals. Proc Natl Acad Sci U S A. 2017 Jan 17;114(3):E367-E375.

35. García-Vázquez C, Ble-Castillo JL, Arias-Córdova Y, Córdova-Uscanga R, Tovilla-Zárate CA, Juárez-Rojop IE, et al. Effects of Resistant Starch Ingestion on Postprandial Lipemia and Subjective Appetite in Overweight or Obese Subjects. Int J Environ Res Public Health. 2019 Oct 11;16(20):3827.
36. Wilson B, Rossi M, Dimidi E, Whelan K. Prebiotics in irritable bowel syndrome and other functional bowel disorders in adults: a systematic review and meta-analysis of randomized controlled trials. Am J Clin Nutr. 2019 Apr 1;109(4):1098-111.
37. Valcheva R, Dieleman LA. Prebiotics: Definition and protective mechanisms. Best Pract Res Clin Gastroenterol. 2016 Feb;30(1):27-37.
38. Kellow NJ, Coughlan MT, Reid CM. Metabolic benefits of dietary prebiotics in human subjects: a systematic review of randomised controlled trials. Br J Nutr. 2014 Apr 14;111(7):1147-61.
39. Ducrotté P, Sawant P, Jayanthi V. Clinical trial: Lactobacillus plantarum 299v (DSM 9843) improves symptoms of irritable bowel syndrome. World J Gastroenterol. 2012 Aug 14;18(30):4012-8.
40. O'Mahony L, McCarthy J, Kelly P, Hurley G, Luo F, Chen K, et al. Lactobacillus and bifidobacterium in irritable bowel syndrome: symptom responses and relationship to cytokine profiles. Gastroenterology. 2005 Mar;128(3):541-51.
41. Choi CH, Jo SY, Park HJ, Chang SK, Byeon JS, Myung SJ. A randomized, double-blind, placebo-controlled multicenter trial of saccharomyces boulardii in irritable bowel syndrome: effect on quality of life. J Clin Gastroenterol. 2011 Sep;45(8):679-83.
42. Shen J, Zuo ZX, Mao AP. Effect of probiotics on inducing remission and maintaining therapy in ulcerative colitis, Crohn's disease, and pouchitis: meta-analysis of randomized controlled trials. Inflamm Bowel Dis. 2014 Jan;20(1):21-35.
43. Kruis W, Fric P, Pokrotnieks J, Lukás M, Fixa B, Kascák M, et al. Maintaining remission of ulcerative colitis with the probiotic Escherichia coli Nissle 1917 is as effective as with standard mesalazine. Gut. 2004 Nov;53(11):1617-23.
44. Szajewska H, Kołodziej M. Systematic review with meta-analysis: Saccharomyces boulardii in the prevention of antibiotic-associated diarrhoea. Aliment Pharmacol Ther. 2015 Oct;42(7):793-801.
45. Szajewska H, Kołodziej M. Systematic review with meta-analysis: Lactobacillus rhamnosus GG in the prevention of antibiotic-associated diarrhoea in children and adults. Aliment Pharmacol Ther. 2015 Nov;42(10):1149-57.
46. Ouwehand AC. A review of dose-responses of probiotics in human studies. Benef Microbes. 2017 Apr 26;8(2):143-51.
47. Swanson KS, Gibson GR, Hutkins R, Reimer RA, Raid G, Verbeke K, et al. The International Scientific Association for Probiotics and Prebiotics (ISAPP) consensus statement on the definition and scope of synbiotics. Nat Rev Gastroenterol Hepatol. 2020 Nov;17(11):687-701.
48. Salminen S, Collado MC, Endo A, Hill C, Lebeer S, Quigley EMM, et al. The International Scientific Association of Probiotics and Prebiotics (ISAPP) consensus statement on the definition and scope of postbiotics. Nat Rev Gastroenterol Hepatol. 2021 Sep;18(9):649-67.
49. Aguilar-Toalá JE, García-Varela R, García HS, Mata-Haro V, González-Córdoba AF, Vallejo-Córdoba B, et al. Postbiotics: An evolving term within the functional foods field. Trends Food Sci Technol. 2018 Mar;75:105-114.
50. Bischoff SC, Barbara G, Buurman W, Ockhuizen T, Schulzke JD, Serino M, et al. Intestinal permeability--a new target for disease prevention and therapy. BMC Gastroenterol. 2014 Nov 18;14:189.
51. Camilleri M. Leaky gut: mechanisms, measurement and clinical implications in humans. Gut. 2019 Aug;68(8):1516-26.

52. Suzuki T. Regulation of intestinal epithelial permeability by tight junctions. Cell Mol Life Sci. 2013 Feb;70(4):631-59.
53. Al-Sadi R, Boivin M, Ma T. Mechanism of cytokine modulation of epithelial tight junction barrier. Front Biosci (Landmark Ed). 2009 Jan 1;14(7):2765-78.
54. Carding S, Verbeke K, Vipond DT, Corfe BM, Owen LJ. Dysbiosis of the gut microbiota in disease. Microb Ecol Health Dis. 2015 Feb 2;26:26191.
55. Bhattacharyya A, Chattopadhyay R, Mitra S, Crowe SE. Oxidative stress: an essential factor in the pathogenesis of gastrointestinal mucosal diseases. Physiol Rev. 2014 Apr;94(2):329-54.
56. Lerner A, Matthias T. Changes in intestinal tight junction permeability associated with industrial food additives explain the rising incidence of autoimmune disease. Autoimmun Rev. 2015 Jun;14(6):479-89.
57. Kim MH, Kim H. The Roles of Glutamine in the Intestine and Its Implication in Intestinal Diseases. Int J Mol Sci. 2017 May 12;18(5):1051.
58. Skrovanek S, DiGuilio K, Bailey R, Huntington W, Urbas R, Mayilvaganan B, et al. Zinc and gastrointestinal disease. World J Gastrointest Pathophysiol. 2014 Nov 15;5(4):496-513.
59. Gubatan J, Moss AC. Vitamin D in inflammatory bowel disease: more than just a supplement. Curr Opin Gastroenterol. 2018 Jul;34(4):217-25.
60. Suzuki T, Hara H. Role of flavonoids in intestinal tight junction regulation. J Nutr Biochem. 2011 May;22(5):401-8.
61. Costantini L, Molinari R, Farinon B, Merendino N. Impact of Omega-3 Fatty Acids on the Gut Microbiota. Int J Mol Sci. 2017 Dec 7;18(12):2645.
62. Ford AC, Lacy BE, Talley NJ. Irritable Bowel Syndrome. N Engl J Med. 2017 Jun 29;376(26):2566-78.
63. Ford AC, Harris LA, Lacy BE, Quigley EMM, Moayyedi P. Systematic review with meta-analysis: the efficacy of prebiotics, probiotics, synbiotics and antibiotics in irritable bowel syndrome. Aliment Pharmacol Ther. 2018 Nov;48(10):1044-60.
64. Zhou Q, Verne ML, Fields JZ, Lefante JJ, Basra S, Salameh H, et al. Randomised placebo-controlled trial of dietary glutamine supplements for postinfectious irritable bowel syndrome. Gut. 2019 Jun;68(6):996-1002.
65. Black CJ, Thakur ER, Houghton LA, Quigley EMM, Moayyedi P, Ford AC. Efficacy of psychological therapies for irritable bowel syndrome: systematic review and network meta-analysis. Gut. 2020 Aug;69(8):1441-51.
66. Ungaro R, Mehandru S, Allen PB, Peyrin-Biroulet L, Colombel JF. Ulcerative colitis. Lancet. 2017 Apr 29;389(10080):1756-70.
67. Levine A, Rhodes JM, Lindsay JO, Abreu MT, Kamm MA, Gibson PR, et al. Dietary Guidance From the International Organization for the Study of Inflammatory Bowel Diseases. Clin Gastroenterol Hepatol. 2020 May;18(6):1381-92.
68. Derwa Y, Gracie DJ, Hamlin PJ, Ford AC. Systematic review with meta-analysis: the efficacy of probiotics in inflammatory bowel disease. Aliment Pharmacol Ther. 2017 Aug;46(4):389-400.
69. Allegretti JR, Mullish BH, Kelly C, Fischer M. The evolution of the use of faecal microbiota transplantation and emerging therapeutic indications. Lancet. 2019 Aug 3;394(10196):420-31.
70. Hamer HM, Jonkers D, Venema K, Vanhoutvin S, Troost FJ, Brummer RJ. Review article: the role of butyrate on colonic function. Aliment Pharmacol Ther. 2008 Jan 15;27(2):104-19.
71. Hyams JS, Di Lorenzo C, Saps M, Shulman RJ, Staiano A, van Tilburg M. Functional Disorders: Children and Adolescents. Gastroenterology. 2016 Feb 15:S0016-5085(16)00181-5.

72. Indrio F, Di Mauro A, Riezzo G, Civardi E, Intini C, Corvaglia L, et al. Prophylactic use of a probiotic in the prevention of colic, regurgitation, and functional constipation: a randomized clinical trial. JAMA Pediatr. 2014 Mar;168(3):228-33.
73. Vandenplas Y, Zakharova I, Dmitrieva Y. Oligosaccharides in infant formula: more evidence to validate the role of prebiotics. Br J Nutr. 2015 May 14;113(9):1339-44.
74. Tabbers MM, DiLorenzo C, Berger MY, Faure C, Langendam MW, Nurko S, et al. Evaluation and treatment of functional constipation in infants and children: evidence-based recommendations from ESPGHAN and NASPGHAN. J Pediatr Gastroenterol Nutr. 2014 Feb;58(2):258-74.
75. Cryan JF, O'Riordan KJ, Cowan CSM, Sandhu KV, Bastiaanssen TFS, Boehme M, et al. The Microbiota--Gut-Brain Axis. Physiol Rev. 2019 Oct 1;99(4):1877-2013.
76. Dinan TG, Stanton C, Cryan JF. Psychobiotics: a novel class of psychotropic. Biol Psychiatry. 2013 Nov 15;74(10):720-6.
77. Lassale C, Batty GD, Baghdadli A, Jacka F, Sánchez-Villegas A, Kivimäki M, et al. Healthy dietary indices and risk of depressive outcomes: a systematic review and meta-analysis of observational studies. Mol Psychiatry. 2019 Jul;24(7):965-86.
78. Liu RT, Walsh RFL, Sheehan AE. Prebiotics and probiotics for depression and anxiety: A systematic review and meta-analysis of controlled clinical trials. Neurosci Biobehav Rev. 2019 Jul;102:13-23.
79. Piwowarczyk A, Horvath A, Łukasik J, Pisula E, Szajewska H. Gluten- and casein-free diet and autism spectrum disorders in children: a systematic review. Eur J Nutr. 2018 Mar;57(2):433-40.
80. Dickerson RN, Andromalos L, Brown JC, Correia MITD, Pritts W, Ridley EJ, et al. Obesity and critical care nutrition: current practice gaps and directivos for futuro resecar. Cric Care. 2022 Sep 20;26(1):283.
81. Merloto RF, Soares BR. Major microRNAs and regulation of gut microbiota in patients with obesity: a systematic review. MedNEXT J Med Health Sci [Internet]. 2024 Jan. 27 [cited 2025 Jun. 24];5(1). Available from: https://mednext.zotarellifilhoscientificworks.com/index.php/mednext/article/view/349.
82. Alves RT, Lima DCG de, Garcia JMT, Souto IS, Ricatto KVC, Oliveira LP de, et al. Action of probiotics and nutrients in the management of tregs cells in patients with obesity and cancer: a systematic review. IJN [Internet]. 2025 Jan. 30 [cited 2025 Jun. 24];18(1). Available from: https://ijn.zotarellifilhoscientificworks.com/index.php/ijn/article/view/404.
83. Bieber K, Hundt JE, Yu X, Ehlers M, Petersen F, Karsten CM, et al. Autoimmune pre-disease. Autoimmun Rev. 2023 Feb;22(2):103236.
84. Assmann TS, Cuevas-Sierra A, Riezu-Boj JI, Milagro FI, Martínez JA. Comprehensive Analysis Reveals Novel Interactions between Circulating MicroRNAs and Gut Microbiota Composition in Human Obesity. Int J Mol Sci. 2020 Dec 14;21(24):9509.
85. Voruganti VS. Precision Nutrition: Recent Advances in Obesity. Physiology (Bethesda). 2023 Jan 1;38(1):0.
86. Cheng CW, Biton M, Haber AL, Gunduz N, Eng G, Gaynor LT, et al. Ketone Body Signaling Mediates Intestinal Stem Cell Homeostasis and Adaptation to Diet. Cell. 2019 Aug 22;178(5):1115-31.e15.
87. Gharanei S, Shabir K, Brown JE, Weickert MO, Barber TM, Kyrou I, et al. Regulatory microRNAs in Brown, Brite and White Adipose Tissue. Cells. 2020 Nov 16;9(11):2489.
88. Collison LW, Chaturvedi V, Henderson AL, Giacomin PR, Guy C, Bankoti J, et al. IL-35-mediated induction of a potent regulatory T cell population. Nat Immunol. 2010 Dec;11(12):1093-101.
89. Christensen HR, Frøkiaer H, Pestka JJ. Lactobacilli differentially modulate expression of cytokines and maturation surface markers in murine dendritic cells. J Immunol. 2002 Jan 1;168(1):171-8.

24

Nutrologia avançada e microbiota intestinal no tratamento da obesidade e comorbidades: exossomos, microRNA e Treg

Idiberto José Zotarelli Filho
Durval Ribas-Filho
Aline Rodrigues Zanetta

INTRODUÇÃO

Mais de 30% da população mundial (mais de 2 bilhões de pessoas) estão acima do peso ou com obesidade. Estima-se que até 2030 mais de 60% da população mundial apresentarão essas condições[1]. A maioria dos pacientes com obesidade, que têm índice de massa corpórea (IMC) acima de 30 kg/m^2, apresenta um desequilíbrio nos mediadores inflamatórios induzidos pelo excesso de nutrientes, sendo a base da metainflamação na obesidade, que pode ser mediada por células T reguladoras (Treg) e microRNA. A metainflamação na obesidade pode causar disfunção de múltiplos órgãos[2,3].

A obesidade representa uma pandemia representada como um desequilíbrio crônico de longo prazo entre a ingestão de calorias e o gasto energético, que ocasiona graves comorbidades[1-3]. Essa doença é o resultado de processos patológicos complexos e não completamente compreendidos, decorrentes de uma conversa cruzada entre fatores ambientais, suscetibilidade genética e mecanismos epigenéticos[1].

Nesse cenário, destacam-se os microácidos ribonucleicos (microRNA – miRNA), que são uma classe de pequenos RNA (nucleopeptídeos) não codificantes que regulam a expressão gênica[4-6]. Essas moléculas têm papéis reconhecidos na regulação de vários processos biológicos, pois regulam a expressão de mais de 70% dos genes codificadores de proteínas. As alterações em suas expressões e funções têm sido associadas a muitas doenças, incluindo distúrbios metabólicos e obesidade[7,8].

Os miRNA hospedeiros também contribuem para a regulação da microbiota intestinal, ou a microbiota intestinal afeta o hospedeiro por meio da indução da expressão de miRNA[9]. As evidências sugerem que os miRNA produzidos pelas células epiteliais intestinais (IEC) do hospedeiro participam na formação da microbiota intestinal e afetam o crescimento bacteriano. Esses miRNA têm como alvo o mRNA bacteriano e, em seguida, o hospedeiro controla a microbiota intestinal por meio da degradação do mRNA bacteriano ou da inibição da tradução[10].

Além disso, a microbiota intestinal regula a expressão de miRNA nos subtipos de IEC, e essa regulação pode alterar a homeostase intestinal[11]. Nesse sentido, demonstrou-se que a expressão de alguns miRNA é diferente entre os subtipos de IEC e a diferença depende de padrões microbianos[12]. Assim, estudos fornecem sinais de que a microbiota intestinal regula a expressão do gene do hospedeiro por meio da modulação da assinatura do miRNA do hospedeiro e que o metabolismo do hospedeiro pode ser influenciado por essa interação.

Diante disso, os miRNA parecem desempenhar um papel importante na interação hospedeiro-microbiota e podem ser considerados como alvos moleculares para o desenvolvimento de novas terapias antimicrobianas. No entanto, pouco se sabe sobre as interações entre os miRNA e o microbioma hospedeiro no contexto da obesidade[3].

Nesse contexto, os distúrbios metabólicos são caracterizados pela incapacidade de utilizar e/ou armazenar energia adequadamente. Há uma preocupação crescente com a desregulação dos miRNA nas doenças metabólicas. Dados recentes mostram o potencial envolvimento dos miRNA em doenças metabólicas, particularmente obesidade e diabetes tipo 2[13].

Somado a isso, a obesidade está associada à inflamação crônica de baixo grau no tecido adiposo. O microambiente imunológico residente não apenas é responsável pela manutenção da homeostase no tecido adiposo, mas também desempenha um papel crucial no combate à obesidade e suas comorbidades. Evidências crescentes sugerem que a obesidade promove a ativação de células Treg e macrófagos. Os miRNA contribuem para a manutenção da resposta imunológica e da obesidade no tecido adiposo. As células T residentes, macrófagos e adipócitos secretam vários miRNA e se comunicam com outras células para criar um efeito potencial no *crosstalk* de órgãos metabólicos. Os macrófagos residentes e os miRNA associados às células T têm um papel proeminente na regulação da obesidade, visando diversas vias de sinalização[14].

Em relação a esse aspecto, é imperativo determinar e compreender como o comportamento e as alterações que ocorrem nas Treg e miRNA interferem nos mecanismos fisiopatológicos da obesidade por meio da ação dos probióticos na microbiota intestinal, bem como avaliar a possibilidade de restabelecimento da função metabólica normal ("regeneração metabólica") e, assim, determinar a existência de um potencial terapêutico ou até mesmo preventivo. Os resultados da literatura sugerem que os probióticos se ligam às células dendríticas (DC) para estimular as células Treg, juntamente com os miRNA, a aumentar a concentração de interleucinas (IL-10 e IL-35), fator de crescimento tumoral beta (TGF-β) e regular positivamente a classe II do MHC[3,5], conforme apresentado na Figura 1.

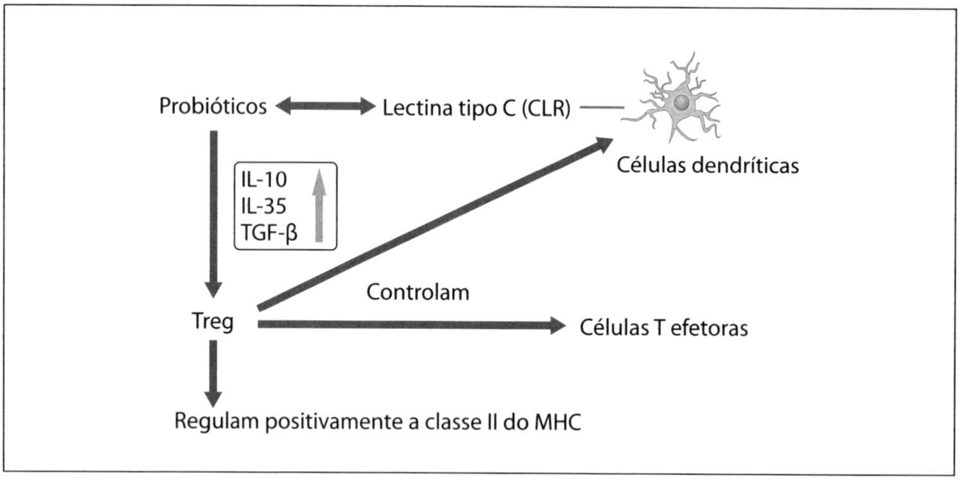

Figura 1 Representação esquemática do efeito da secreção de citocinas inibitórias pelas Treg: As células T reguladoras libertam citocinas, como IL-10, TGF-β e IL-35, que inibem as células dendríticas e as células T efetoras.

IL-10: interleucina 10; IL-35: interleucina 35; TGF-β: fator de crescimento tumoral beta; CD: célula dendrítica.

NUTROLOGIA AVANÇADA, MICROBIOTA INTESTINAL E microRNA/EXOSSOMOS

No cenário global, a nutrição de precisão ajuda a desenvolver planos e intervenções alimentares personalizadas e engloba fatores nutricionais genômicos (interações gene-nutriente por meio de miRNA), epigenéticos, microbiota intestinal e ambientais, além de buscar equilíbrio energético e adiposidade[6]. Como exemplo, *Faecalibacterium prausnitzii* é uma das espécies bacterianas intestinais mais prevalentes em adultos saudáveis, sendo considerada uma bactéria benéfica e produtora de butirato. O corpo cetônico beta-hidroxibutirato inibe as histonas desacetilases de classe I para aumentar a ativação transcricional da sinalização Notch e manter a autorrenovação das células-tronco, e as vitaminas B e os ácidos graxos de cadeia curta interagem com os miRNA para influenciar os fenótipos das células-tronco da obesidade[7].

Nesse contexto, destacam-se os exossomos, pequenas vesículas produzidas pelo sistema endocítico na superfície celular, responsáveis pela comunicação intercelular e intertecidos. Além disso, os miRNA são nucleotídeos não codificantes. Todas as células do corpo humano secretam miRNA, sendo o tecido adiposo e as células-tronco mesenquimais os maiores produtores. Mais de 60% dos genes codificadores de proteínas humanas são modulados por miRNA[4]. Os miRNA também são mediadores entre a microbiota intestinal e o tecido adiposo[5], impactando na regulação do metabolismo e da homeostase energética, além de regularem as vias de sinalização da adipogênese nos tecidos adiposo branco, bege e marrom, e atuarem na transcrição e diferenciação de adipócitos (células-tronco mesenquimais)[8].

Nesse sentido, os probióticos estão intimamente relacionados à modulação dos GM e dos miRNA, melhoram a barreira da mucosa intestinal e impedem a passagem de antígenos para a corrente sanguínea. A modulação direta do sistema imunológico pode ser secundária à indução de citocinas anti-inflamatórias ou ao aumento da produção de IgA secretora. A presença de mecanismos imunorreguladores, como miRNA ou exossomos, Treg, IL-10 e apoptose, entre outros, auxiliam no controle de processos patológicos associados à reatividade excessiva[3,9].

Além disso, a IL-35 foi identificada como uma citocina com possíveis implicações na função reguladora das Treg, atuando na regulação de células T efetoras, bem como na expansão de Treg por meio da indução de Foxp3. Elas também podem levar ao desenvolvimento de Foxp3-Treg, cuja função reguladora depende de IL-35. Estudos demonstram que o tratamento de contato de células T *naïve* com IL-35 é capaz de induzir a formação de uma nova população de células T reguladoras que não expressam Foxp3 e cuja atividade supressora é dependente de IL-35[9]. Outro estudo também demonstrou a regulação positiva da superfície do MHC classe II e B7-2 (CD86) por *Lactobacilli* sp., o que é indicativo da maturação das células dendríticas (DC)[10].

Embora a literatura esteja acumulando evidências do uso de probióticos no tratamento de processos inflamatórios em pacientes com obesidade, ainda existem lacunas nas informações sobre como determinar e compreender como o comportamento e as alterações que ocorrem em Treg e miRNA interferem nos mecanismos fisiopatológicos da obesidade por meio da ação dos probióticos na microbiota intestinal, para avaliar a possibilidade de restaurar a função metabólica normal[11-13].

É necessário direcionar o uso de probióticos como terapia dietética em pacientes não apenas com obesidade, mas também naqueles que apresentam acúmulo de gordura com IMC menor ou igual a 25 kg/m^2, para prevenir a progressão dos processos inflamatórios e distúrbios metabólicos.

OBESIDADE, MICROBIOTA INTESTINAL E microRNA

Os miRNA hibridizam com sequências complementares em mRNA e silenciam genes, desestabilizando o mRNA ou impedindo a tradução do mRNA. Evidências sugerem que os miRNA não são apenas sintetizados endogenamente, mas também podem ser obtidos a partir de fontes dietéticas, e que os compostos alimentares (p. ex., alimentos vegetais e leite de vaca) alteram a expressão dos genes miRNA endógenos. A nutrição altera a expressão dos genes miRNA endógenos, agravando assim os efeitos das interações nutrição-miRNA na regulação gênica e no diagnóstico de doenças. Os miRNA derivados da dieta e da síntese endógena têm sido implicados em condições fisiológicas e patológicas, incluindo aquelas ligadas à nutrição e ao metabolismo[4].

Nesse sentido, um estudo mostrou que os miRNA regulam a expressão gênica no tecido adiposo, impactam a regulação do metabolismo e homeostase energética, regulam as vias de sinalização da adipogênese em tecido adiposo branco, bege e marrom (Quadro 1), e agem na transcrição e diferenciação dos adipócitos (células-tronco mesenquimais)[8]. Em 2023, identificou-se que o microRNA (miR-143) também promove a termogênese do tecido adiposo marrom e inibe a adipogênese do tecido adiposo branco[15].

Quadro 1 Principais microRNAs responsáveis pela mudança do fenótipo do tecido adiposo em humanos

Tipos de tecido adiposo	MicroRNA
Promotores de tecido adiposo marrom e bege	MiR-365, MiR-193b, MiR-182, MiR-203, MiR- 328, MiR-129, MiR-378, MiR-30b/c, MiR-32, MiR-455, MiR-196a, MiR-26, MiR-Let-7
Tecido adiposo branco	Adipogênico MiR-30a, MiR-143 e MiR-17
	Antiadipogênico MiR-107, MiR-103, MiR-27a, MiR- 130, MiR-33 e MiR-369
Inibidores do tecido adiposo marrom	MiR-106b, MiR-93b, MiR-34a, MiR-155, MiR-133, MiR-27b, MiR-125 e MiR-378

Fonte: adaptado de Gharanei et al. (2020).

Um estudo encontrou 26 miRNA expressos diferencialmente no plasma de indivíduos com obesidade em comparação com indivíduos com peso normal. Além disso, a expressão de 14 miRNA (miR-107, miR-103a-3p, miR-142-5p, miR-222-3p, miR-221-3p, miR-183-5p, miR-183-5p, miR-130b-3p, miR-15a-5p, miR-33a-5p, miR-210-3p, miR-144-3p, miR-185-5p, miR-130a-3p e miR-21-5p) foi vinculado à abundância relativa de quatro espécies bacterianas que também diferiram significativamente entre casos e controles (*D. longicatena*, *B. intestinihominis*, *B. eggerthii* e *H. parainfluenzae*)[5].

Esses miRNA que interagem com bactérias associadas à obesidade regulam a expressão de genes que participam de diversas vias metabólicas e relacionadas à obesidade, como metabolismo de carboidratos e lipídios, vias de sinalização endócrina e inflamatória. A maioria dos miRNA não regulam um gene alvo específico ou individual, mas sim modulam a expressão de muitos genes, demonstrando a sua importância na regulação de vários processos metabólicos[16].

Além disso, estudos acumulam evidências que os miRNA circulantes estão associados à obesidade[17-20]. Alguns miRNA têm sido implicados no controle do ganho de peso corporal, na homeostase da glicose, na resistência à insulina e no metabolismo lipídico[21-23]. Os miR-21-5p, miR-103a e miR-221-3p foram encontrados regulados negativamente em amostras de sangue de indivíduos com obesidade em um estudo de metanálise[23]. Além disso, os miRNA que foram desregulados na obesidade estão associados à vários processos metabólicos, como intolerância à glicose, manutenção da massa de células beta pancreáticas, desenvolvimento de adipócitos e fisiologia do tecido adiposo, vias de inflamação e sobrevivência de cardiomiócitos[24,25].

Observou-se ainda uma interação entre os níveis de IMC, a abundância de *B. eggerthii* e a expressão de três miRNA (miR-130b-3p, miR-185-5p e miR-21-5p). A *B. eggerthii* é uma das bactérias intestinais que metaboliza os ácidos fenólicos, considerados benéficos para a saúde humana[26]. Em um estudo recente, a abundância de *B. eggerthii* foi significativamente maior em crianças com obesidade e correlacionou-se positivamente com o percentual de gordura corporal, mas negativamente com a ingestão de fibras insolúveis em crianças mexicanas. Por outro lado, descobriu-se que essa bactéria estava sub-representada após a cirurgia de gastrectomia vertical[27].

Observa-se ainda que, dos três miRNA associados à abundância de *B. eggerthii* e aos níveis de IMC, o miR-185-5p e o miR-21-5p também foram correlacionados com a abundância de *D. longicatena*. Além disso, o miR-185-5p foi descrito como envolvido no estresse oxidativo, obesidade e diabetes *mellitus* (DM) em muitos estudos[28]. O miR-185-5p foi identificado como um regulador da biossíntese de novo do colesterol e da captação de lipoproteínas de baixa densidade[21].

Verifica-se também uma associação entre abundância de *B. eggerthi,* expressão de miR-183-5p e níveis de adiponectina. Descobertas anteriores demonstraram que o miR-183 pode contribuir para a diferenciação de adipócitos, adipogênese e desenvolvimento de células adiposas[22]. Ambos os ensaios de ganho e de perda de função mostraram que o miR-183 promoveu diferenciação de adipócitos 3T3-L1, acúmulo de lipídios e adipogênese, aumentando as expressões do receptor gama ativado por proliferador de peroxissoma (PPARγ), proteína alfa de ligação ao intensificador CCAAT (C/EBPα), adiponectina e ácido graxo sintase (FAS)[28].

A expressão de miR-15a-5p foi encontrada associada à abundância de *H. parainfluenzae* e aos níveis de insulina. O miR-15a regula positivamente a biossíntese de insulina, inibindo a expressão do gene da proteína desacopladora endógena 2 (UCP2), levando a níveis mais elevados de ATP nas ilhotas e melhorando a secreção de insulina estimulada pela glicose. Além disso, os níveis circulantes de miR-15a foram encontrados regulados negativamente antes do início do DM tipo 2 (DM2) e também em indivíduos com DM2 incidente, em comparação com controles[3,4].

Embora tenha sido realizada uma abordagem baseada em hipóteses, a seleção apenas de miRNA previamente associados à obesidade ou ao metabolismo torna possíveis erros do tipo I ou tipo II por causa de comparações múltiplas. Embora existam limitações nos dados atuais, os padrões já descobertos são importantes para a compreensão da contribuição dos miRNA e da microbiota intestinal na obesidade[3].

CONSIDERAÇÕES FINAIS

Concluiu-se que os miRNA são sintetizados endogenamente e podem ser obtidos a partir de fontes dietéticas. Os compostos alimentares como alimentos vegetais e leite de vaca alteram a expressão dos genes miRNA endógenos, favorecendo os efeitos das interações nutrição-miRNA na regulação gênica e no diagnóstico de doenças.

A microbiota intestinal regula a expressão de miRNA nos subtipos de células epiteliais intestinais, alterarando a homeostase intestinal. Dados recentes mostram o potencial envolvimento dos miRNA em doenças metabólicas, particularmente obesidade e diabetes tipo 2. Os probióticos se ligam às DC para estimular as células Treg, juntamente com os miRNA, a aumentar a concentração de interleucinas (IL-10 e IL-35), TGF-β e regular positivamente a classe II do MHC.

Os miRNA regulam a expressão gênica no tecido adiposo, impactam a regulação do metabolismo e homeostase energética, regulam as vias de sinalização da adipogênese em tecido adiposo branco, bege e marrom. Por exemplo, o microRNA (miR-143) promove a termogênese do tecido adiposo marrom e inibe a adipogênese do tecido adiposo branco. Alguns miRNA têm sido implicados no controle do ganho de peso corporal, na homeostase da glicose, na resistência à insulina e no metabolismo lipídico, com *crosstalk* com a microbiota intestinal. Encontrou-se uma associação entre abundância de *B. eggerthi*, expressão de miR-183-5p e níveis de adiponectina. A expressão de miR-15a-5p foi encontrada associada à abundância de *H. parainfluenzae* e aos níveis de insulina.

REFERÊNCIAS BIBLIOGRÁFICAS

1. Dickerson RN, Andromalos L, Brown JC, Correia MITD, Pritts W, Ridley EJ, et al. Obesity and critical care nutrition: current practice gaps and directivos for futuro resecar. Cric Care. 2022 Sep 20;26(1):283.
2. Flegal KM, Carroll MD, Ogden CL, Curtin LR. Prevalence and trends in obesity among US adults, 1999-2008. JAMA. 2010 Jan 10;303(3):235-41.
3. Bieber K, Hundt JE, Yu X, Ehlers M, Petersen F, Karsten CM, et al. Autoimmune pre-disease. Autoimmun Rev. 2023 Feb;22(2):103236.
4. Cui J, Zhou B, Ross SA, Zempleni J. Nutrition, microRNAs, and Human Health. Adv Nutr. 2017 Jan 17;8(1):105-12.
5. Assmann TS, Cuevas-Sierra A, Riezu-Boj JI, Milagro FI, Martínez JA. Comprehensive Analysis Reveals Novel Interactions between Circulating MicroRNAs and Gut Microbiota Composition in Human Obesity. Int J Mol Sci. 2020 Dec 14;21(24):9509.
6. Voruganti VS. Precision Nutrition: Recent Advances in Obesity. Physiology (Bethesda). 2023 Jan 1;38(1):0.
7. Cheng CW, Biton M, Haber AL, Gunduz N, Eng G, Gaynor LT, et al. Ketone body signaling mediates intestinal stem cell homeostasis and adaptation to diet. Cell. 2019;178(5):1115-31.e15.
8. Gharanei S, Shabir K, Brown JE, Weickert MO, Barber TM, Kyrou I, et al. Regulatory microRNAs in Brown, Brite and White Adipose Tissue. Cells. 2020 Nov 16;9(11):2489.
9. Collison LW, Chaturvedi V, Henderson AL, Giacomin PR, Guy C, Bankoti J, et al. Interleukin-35-mediated induction of a novel regulatory T cell population. Nat Immunol. 2010;11(12):1093-101.
10. Christensen HR, Frokiaer H, Pestka JJ. Lactobacilli differentially modulate expression of cytokines and maturation surface markers in murine dendritic cells. J Immunol. 2002 Jan 1;168(1):171-8.
11. Danilova NA, Abdulkhakov SR, Grigoryeva TV, Markelova MI, Vasilyev IY, Boulygina EA, et al. Markers of dysbiosis in patients with ulcerative colitis and Crohn's disease. Ter Arkh. 2019 May 15;91(4):17-24.
12. Dwivedi M, Kumar P, Laddha NC, Kemp EH. Induction of regulatory T cells: A role for probiotics and prebiotics to suppress autoimmunity. Autoimmun Rev. 2016 Apr;15(4):379-92.
13. Cuevas-Sierra A, Ramos-Lopez O, Riezu-Boj JI, Milagro FI, Martinez JA. Diet, Gut Microbiota, and Obesity: Links with Host Genetics and Epigenetics and Potential Applications. Adv Nutr. 2019 Jan 1;10(suppl_1):S17-S30.
14. Junqueira DR, Zorzela L, Golder S, Loke Y, Gagnier JJ, Julious SA, et al. CONSORT Harms 2022 statement, explanation, and elaboration: updated guideline for the reporting of harms in randomized trials. J Clin Epidemiol. 2023 Jun;158:149-65.
15. Liu J, Wang H, Zeng D, Xiong J, Luo J, Chen X, et al. The novel importance of miR-143 in obesity regulation. Int J Obes (Lond). 2023 Feb;47(2):100-8.
16. Virtue AT, McCright SJ, Wright JM, Jimenez MT, Mowel WK, Kotzin J, et al. The gut microbiota regulates white adipose tissue inflammation and obesity via a family of microRNAs. Sci Transl Med. 2019;11(496):eaav1892.
17. Ortega FJ, Mercader JM, Catalán V, Moreno-Navarrete JM, Pueyo N, Sabater M, et al. Targeting the circulating microRNA signature of obesity. Clin Chem. 2013;59:781-92.
18. Cui X, You L, Zhu L, Wang X, Zhou Y, Li Y, et al. Change in circulating microRNA profile of obese children indicates future risk of adult diabetes. Metabolism. 2018 Jan;78:95-105.

19. Parr EB, Camera DM, Burke LM, Phillips SM, Coffey VG, Hawley JA. Circulating MicroRNA Responses between 'High' and 'Low' Responders to a 16-Wk Diet and Exercise Weight Loss Intervention. PLoS ONE. 2016 Apr 21;11(4):e0152545.
20. Zhao H, Shen J, Daniel-MacDougall C, Wu X, Chow WH. Plasma MicroRNA signature predicting weight gain among Mexican-American women. Obesity (Silver Spring). 2017 May;25(5):958-64.
21. Yang M, Liu W, Pellicane C, Sahyoun C, Joseph BK, Gallo-Ebert C, et al. Identification of miR-185 as a regulator of de novo cholesterol biosynthesis and low density lipoprotein uptake. J Lipid Res. 2014 Feb;55(2):226-38.
22. Sedgeman LR, Michell DL, Vickers KC. Integrative roles of microRNAs in lipid metabolism and dyslipidemia. Curr Opin Lipidol. 2019 Jun;30(3):165-71.
23. Villard A, Marchand L, Thivolet C, Rome S. Diagnostic Value of Cell- free Circulating MicroRNAs for Obesity and Type 2 Diabetes: A Meta-analysis. J Mol Biomark Diagn. 2015 Nov;6(6):251.
24. Vienberg S, Geiger J, Madsen S, Dalgaard LT. MicroRNAs in metabolism. Acta Physiol (Oxf). 2017 Feb;219(2):346-61.
25. Duijvis NW, Moerland PD, Kunne C, Slaman MMW, van Dooren FH, Vogels EW, et al. Inhibition of miR--142-5P ameliorates disease in mouse models of experimental colitis. PLoS ONE. 2017 Oct 23;12(10):e0185097.
26. Lopez-Legarrea P, de la Iglesia R, Abete I, Bondia-Pons I, Navas-Carretero S, Forga L, et al. Short-term role of the dietary total antioxidant capacity in two hypocaloric regimes on obese with metabolic syndrome symptoms: The RESMENA randomized controlled trial. Nutr Metab (Lond). 2013 Feb 13;10(1):22.
27. Medina DA, Pedreros JP, Turiel D, Quezada N, Pimentel F, Escalona A, et al. Distinct patterns in the gut microbiota after surgical or medical therapy in obese patients. PeerJ. 2017 Jun 20;5:e3443.
28. Matoušková P, Hanousková B, Skálová L. MicroRNAs as Potential Regulators of Glutathione Peroxidases Expression and Their Role in Obesity and Related Pathologies. Int J Mol Sci. 2018 Apr 14;19(4):1199.

Parte 5

Nutrologia especializada

25

Nutrologia na atividade física e no esporte

Carlos Alberto Werutsky
Milton Mizumoto
Guilherme de Vieira Giorelli

INTRODUÇÃO

A nutrição é a fonte dos elementos essenciais, biorreguladores, energéticos e construtores necessários para se preservar a massa magra corporal, sintetizar novos tecidos, reparar as células já existentes, otimizar a estrutura musculoesquelética, maximizar o transporte de oxigênio, regular os processos metabólicos e manter o equilíbrio hidreletrolítico.

Desde as antigas Olimpíadas (776 a.C.), diversas práticas dietéticas vêm sendo adotadas com o objetivo de melhorar o desempenho físico.

Entretanto, para alcançar resultados eficazes, é fundamental compreender o processo de ingestão, digestão, absorção, transporte e armazenamento dos nutrientes, sempre à luz da fisiologia dos sistemas digestivo e cardiovascular, além do metabolismo dos substratos energéticos.

Assim, o foco não é apenas buscar uma "dieta ideal", mas integrar os conhecimentos da medicina, da nutrição e das ciências do exercício físico para aprimorar o desempenho esportivo de maneira segura e sustentável.

A nutrologia aplicada à atividade física e ao esporte torna-se, dessa forma, uma disciplina apaixonante, por sua abordagem multidisciplinar e pela capacidade de esclarecer questões fundamentais para a saúde e a performance de atletas e praticantes de exercícios.

DEFINIÇÃO

Energia, força, trabalho e potência

Energia

Toda atividade humana necessita do fornecimento de energia em bases contínuas para que o organismo se mantenha vivo e funcionante. Essa energia é fornecida por meio da degradação metabólica, principalmente dos carboidratos e dos lipídios – os carboidratos pelas vias aeróbia (ciclo de Krebs) e anaeróbia (via Embden-Meyerhof) e os lipídios, inicialmente, pela betaoxidação e, a seguir, pelo ciclo de Krebs. Na conotação científica, energia é definida como a "capacidade de realizar trabalho"[1].

A energia pode ser originária das seguintes fontes: luminosa, térmica, química, elétrica, mecânica e nuclear. No ciclo biológico energético, o sol fornece energia luminosa para as plantas, que, pela fotossíntese, unem as moléculas de gás carbônico (CO_2) e de água (H_2O) e armazenam essa energia nas ligações químicas dos carbonos para elaborar carboidratos, lipídios e proteínas. Esses elementos são ingeridos pelo homem para fornecer energia por meio da respiração celular, utilizando a energia armazenada nas ligações químicas dos átomos de carbono.

Força

É definida como o produto da massa (m) e da aceleração (a). O sistema internacional (SI) utiliza como unidade para a força o newton (N), que é igual à força que acelera 1 kg de massa na velocidade de 1 m/s. Força muscular é a tensão que um músculo consegue exercer contra uma resistência durante sua contração. Existem quatro tipos de contração muscular, mostrados na Tabela 1.

Tabela 1 Tipos de contração muscular

Tipos de contração muscular	Definição
Isotônica ou dinâmica: concêntrica	O músculo encurta-se desenvolvendo tensão variável; ao deslocar uma carga constante, ocorre alteração da amplitude angular articular
Isotônica ou dinâmica: excêntrica	O músculo alonga-se apesar de desenvolver tensão, opondo-se à alteração da amplitude articular exercida por outra força antagônica
Isométrica ou estática	O músculo desenvolve tensão, porém não existe mudança em seu comprimento nem alteração da amplitude angular articular
Isocinética	A tensão desenvolvida pelo músculo, ao encurtar-se com velocidade constante, é máxima em toda a amplitude de movimento

Fonte: modificada de Fox et al., 1991[2]; Powers e Howley, 2000[3].

Trabalho

Define-se como o produto da força (F) aplicada em um objeto durante a distância linear (d) do objeto que se move como resultado da força aplicada. A unidade de medida no SI é o Joule (J), equivalente à quantidade de trabalho executado quando um objeto é deslocado em uma distância de 1 m contra uma força oponente de 1 N.

Potência

Trata-se da quantidade de trabalho executada por unidade de tempo (t). A unidade de medida da potência no SI é o watt (W), sendo 1 watt (W) igual à velocidade de trabalho de 1 J/s (Tabela 2).

Tabela 2 Unidades utilizadas para expressar a quantidade de trabalho realizado ou a energia despendida

Termo	Abreviatura	Tabela de conversão
Quilograma-metro	kgm	1 kgm = 9,81 joules
		1 kgm = 2,34 x 10^{-3} kcal
Quilocaloria	kcal ou Cal	1 kcal = 4,186 joules
Joule	J	1 J = 2,38 x 10^{-4} kcal
		1 J = 0,101 kgm
Pé-libras	Ft-lbs	1 ft-lbs = 0,1383 kgm

Fonte: modificada de Powers e Howley, 2000[3].

Atividade física, exercício e esporte

Entende-se por atividade física qualquer movimento corporal produzido por músculos esqueléticos que resulta em gasto energético[4]. Por sua vez, o exercício é uma sequência planejada de movimentos repetida sistematicamente com o objetivo de elevar o rendimento[5], que poderá ser manifestado de três formas:

- exercícios gerais: são os que não contêm nenhum componente dos movimentos característicos de uma competição, um jogo ou movimento específico;
- exercícios específicos: são os que possuem estrutura parcial ou total semelhante à estrutura do movimento de competição, jogo ou movimento específico;
- exercícios de competição ou de jogo: são os que coincidem completamente com a estrutura do movimento de competição ou jogo.

O esporte, por sua vez, representa a manifestação mais organizada e competitiva do exercício físico[6], que poderá ser representado de quatro formas:

- esporte popular ou de massa: são relevantes do ponto de vista do lazer, acessível a uma grande parte da população;
- esporte para a saúde: são os que contêm exercícios corporais dirigidos à estabilidade da saúde;
- esporte competitivo ou de rendimento: são os que possuem como objetivo o melhor desempenho pessoal;
- esporte competitivo de alto nível, alto rendimento ou elite: são esportes competitivos praticado em nível regional, nacional ou internacional, com o objetivo de desempenho máximo absoluto; os critérios são os recordes e o sucesso internacional.

DESCRIÇÃO

Músculo: unidade contrátil

A célula muscular é uma célula multinucleada que contém elementos contráteis, chamados de miofilamentos, constituídos por actina e miosina (Figura 1a). Os miofilamentos estão organizados como miofibrilas no interior das fibras. Grupos de fibras musculares estão organizados em fascículos musculares, os quais, por sua vez, são agrupados para formar o músculo (Figura 1b).

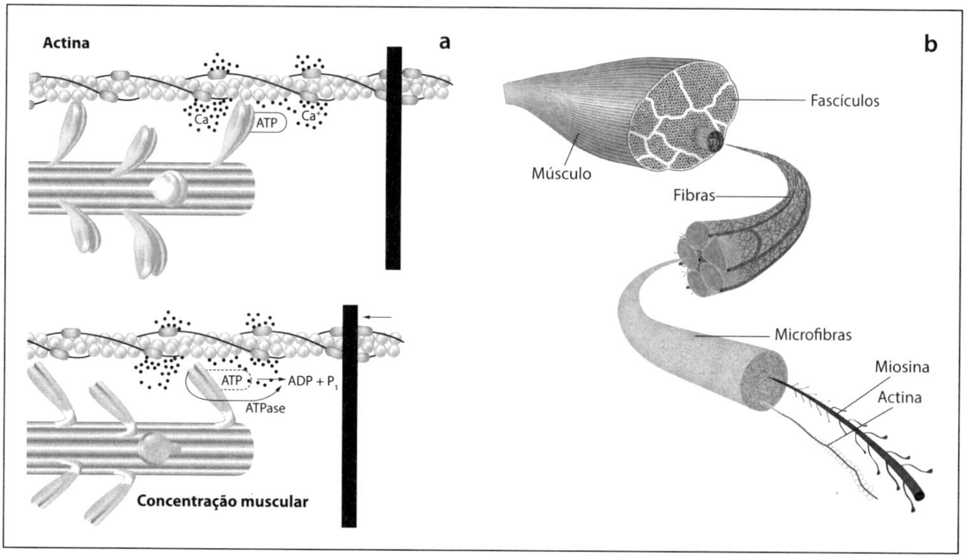

Figura 1 Estrutura muscular.

Fisiologia da junção neuromuscular e da contração muscular

A Figura 2 demonstra a fisiologia do impulso elétrico e da contração muscular. O impulso elétrico propagado pelo axônio (1), abre o canal de Ca^{2+} na membrana pré-sináptica, permitindo a entrada do Ca^{2+} que se liga ao sítio na zona ativa da membrana (2), liberando a acetilcolina contida nas vesículas sinápticas (3), que se liga aos receptores da membrana pós-sináptica causando o influxo de Na^{+} e o efluxo de K^{+} (4). Isso resulta na despolarização e no início do potencial de ação do sarcolema (5). O impulso elétrico atravessa o sarcolema para os túbulos transversos, onde causa liberação de Ca^{2+} do retículo sarcoplasmático (6), iniciando, assim, a contração muscular, pois o Ca^{2+} se prende à troponina (7). Isso faz a tropomiosina se deslocar e expor o sítio de fixação da miosina na molécula de actina, o que forma a ponte cruzada e o início do encurtamento da unidade contrátil (8).

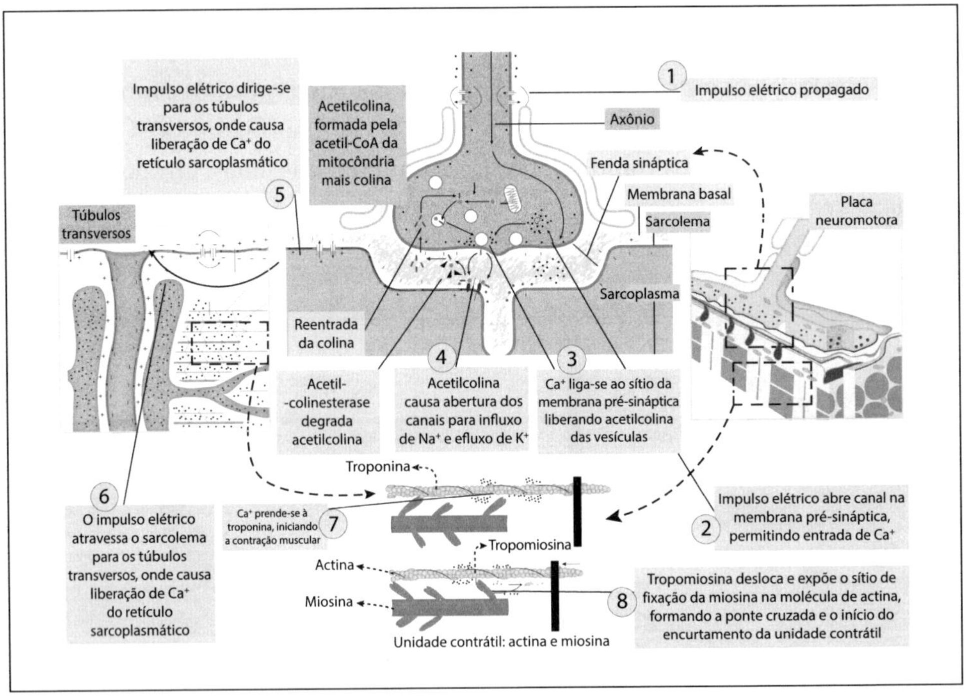

Figura 2 Fisiologia da junção neuromuscular e da contração muscular.
Fonte: modificada de Raffa et al., 2006[7].

CLASSIFICAÇÃO

Tipos de fibra muscular

A proporcionalidade das fibras musculares define em qual intensidade de exercício o atleta terá seu melhor desempenho. Como as fibras vermelhas (tipo I) são mais lentas que as fibras brancas (tipo IIb), atletas que necessitam imprimir velocidade ou potência são portadores de maior quantidade de fibras brancas. A Tabela 3 apresenta as características bioquímicas de cada fibra.

Tabela 3 Características bioquímicas dos tipos de fibras musculares. Os valores das fibras do tipo II estão apresentados em relação aos do tipo I

Nomenclatura	Tipo I Lenta, vermelha, resistente à fadiga, oxidativa	Tipo IIa Rápida, vermelha, resistente à fadiga, oxidativa/glicolítica	Tipo IIb Rápida, branca, fatigável, glicolítica
Densidade de capilarização	1	0,8	0,6
Densidade de mitocôndrias	1	0,7	0,4
Conteúdo de mioglobinas	1	0,6	0,3
Atividade da glicogênio-fosforilase (citosol-glicogenólise)	1	2,1	3,1
Atividade da fosfofrutoquinase (citosol – via glicolítica)	1	1,8	2,3
Atividade da citrato-sintetase	1	0,8	0,6
Atividade da succinato desidrogenase (ciclo de Krebs – mitocôndrias)	1	0,7	0,4
Conteúdo de glicogênio	1	1,3	1,5
Conteúdo de triacilglicerol	1	0,4	0,2
Conteúdo de fosfocreatina	1	1,2	1,2
Atividade da miosina ATPase	1	> 2	> 2

Fonte: modificada de Gleeson, 2011[8].

As fibras brancas apresentam características bioquímicas adaptadas para contrações musculares rápidas e possuem:

- maior quantidade de glicogênio-fosforilase, responsável pela degradação do glicogênio muscular;
- maior quantidade de fosfofrutoquinase, uma das enzimas limitantes da via glicolítica;
- maior quantidade de glicogênio muscular, principal fonte energética na atividade física anaeróbia láctica;
- maior quantidade de fosfocreatina, responsável pelo fornecimento de energia de liberação imediata, por meio da adenosina trifosfato fosfocreatina (ATP-PCr);
- maior quantidade da miosina ATPase, responsável pela rápida degradação do ATP para o fornecimento de energia para a contração muscular.

Tipos de atividade física

No meio esportivo, tem-se considerado potência anaeróbia a medida de contribuição do sistema ATP-PCr na produção de energia em atividades intensas de curta duração.

Capacidade anaeróbia, por sua vez, é considerada a medida da glicólise anaeróbia nessa mesma situação de demanda física, ou seja, o trabalho total anaeróbio. Para exigências físicas mais prolongadas, a contribuição energética aeróbia torna-se mais preponderante, tanto na potência aeróbia como na capacidade aeróbia, embora os processos anaeróbios e aeróbios de produção de energia para a realização do exercício físico não ocorram isoladamente. O fluxograma de energia, apresentado na Tabela 4, exemplifica as características de cada atividade física e, assim, ajuda na compreensão sobre quais são as principais fontes energéticas para cada atividade física, de acordo com a intensidade de esforço físico.

Esses modelos de fluxo de energia permitem entender quais são as principais fontes energéticas utilizadas em competições de corrida envolvendo diferentes distâncias, desde corridas explosivas (100 m) até corridas de *endurance* ou resistência (ultramaratona e 24 horas), tornando clara a contribuição percentual de cada via metabólica (Tabela 5).

Modalidades de atividade física

O nutrólogo do esporte deve identificar qual modalidade de atividade física ou esportiva o atleta pratica. Dessa forma, a classificação dos esportes nas diversas modalidades de alto rendimento permite especializar o trabalho muscular, considerando o tipo de reserva energética predominante e a forma de recuperação necessária. Por exemplo:

- força rápida e velocidade: halterofilismo, áreas de lançamento, velocidade e saltos de campo e pista;
- esporte de coordenação e artes competitivas: ginástica artística e rítmica, salto de trampolim ou saltos ornamentais, nado sincronizado, tiro esportivo e tiro com arco e flecha;
- esportes de combate: judô, caratê, boxe, luta livre, luta greco-romana, esgrima e taekwondo;
- jogos com bola e de equipe: futebol, voleibol, basquete, handebol, beisebol, polo aquático, hóquei e tênis de mesa;
- modalidades de resistência: natação, atletismo de fundo e semifundo, canoagem, remo, ciclismo, triatlo e esqui de fundo[9].

FISIOLOGIA

Definidos os conceitos de energia, força, trabalho e potência, e classificados os tipos de fibra muscular e de atividade física é importante abordar como cada substrato energético participa do fornecimento de energia.

Tabela 4 Fluxograma de energia*

<table>
<tr><th>Exemplos de potência e capacidade anaeróbia e aeróbia</th><th>Modelos de contribuições do fluxo de energia</th><th>Fontes e contribuições energéticas – exemplos de modalidades</th></tr>
<tr>
<td>
<table>
<tr><th>Modalidade esportiva</th><th>Anaeróbia</th><th>Aeróbia</th></tr>
<tr><td>Potência</td><td>100 m rasos</td><td>5.000 m</td></tr>
<tr><td>Capacidade</td><td>1.500 m</td><td>Maratona</td></tr>
</table>
</td>
<td>
A
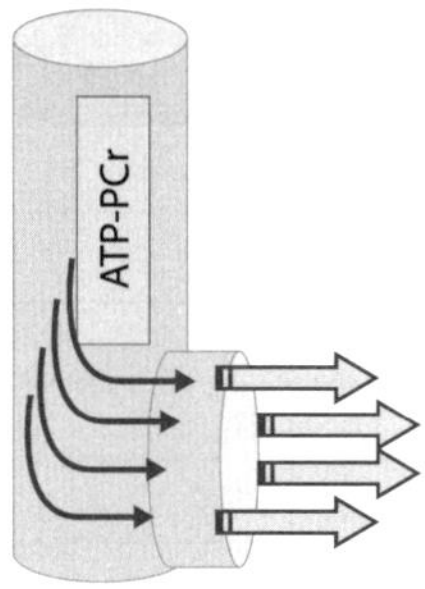

Fonte energética para exercícios de altíssima intensidade e duração de até 20 segundos
</td>
<td>
ATP – CP
Armazenada no músculo
Depende da massa muscular
Potência anaeróbia
Anaeróbio aláctico
Altíssimo fluxo
Baixíssima capacidade
Energia imediata e inicial
Modalidade esportiva
Corrida 100 m rasos, salto, lançamento de dardo
</td>
</tr>
<tr>
<td>
<table>
<tr><th>Modalidade esportiva</th><th>Anaeróbia</th><th>Aeróbia</th></tr>
<tr><td>Potência</td><td>100 m rasos</td><td>5.000 m</td></tr>
<tr><td>Capacidade</td><td>1.500 m</td><td>Maratona</td></tr>
</table>
</td>
<td>
B
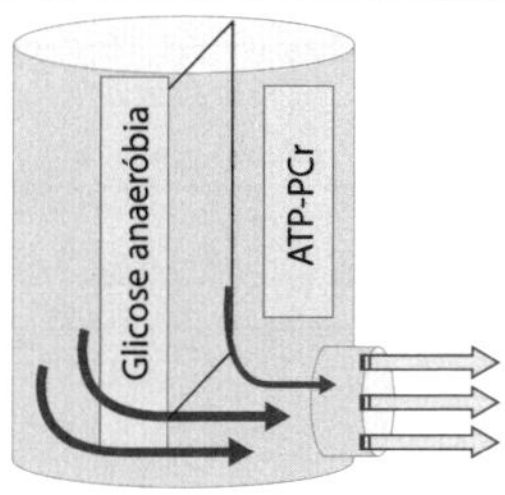

Fonte energética para exercícios de alta intensidade e duração de até 5 minutos
</td>
<td>
Glicose anaeróbia
Armazenada no músculo, plasma e fígado
Depende da fibra muscular glicolítica
Capacidade anaeróbia
Anaeróbio láctico (Embden-Meyerhof)
Alto fluxo
Baixa capacidade
Energia imediata
Modalidade esportiva
Corrida 1.500 m, natação 100 m, lutas
</td>
</tr>
<tr>
<td>
<table>
<tr><th>Modalidade esportiva</th><th>Anaeróbia</th><th>Aeróbia</th></tr>
<tr><td>Potência</td><td>100 m rasos</td><td>5.000 m</td></tr>
<tr><td>Capacidade</td><td>1.500 m</td><td>Maratona</td></tr>
</table>
</td>
<td>
C
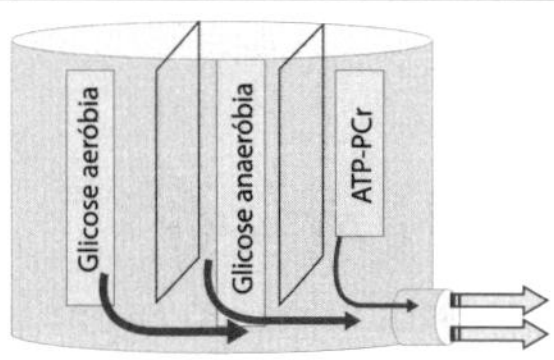

Fonte energética para exercícios de média intensidade e duração entre 30 e 60 minutos
</td>
<td>
Glicose aeróbia
Armazenada no músculo, plasma e fígado
Depende da fibra muscular: oxidativa
Capacidade aeróbia
Aeróbio oxidativo (ciclo de Krebs)
Fluxo médio
Baixa capacidade
Energia intermediária
Modalidade esportiva
Corrida 5.000 m, natação 1.000 m
</td>
</tr>
<tr>
<td>
<table>
<tr><th>Modalidade esportiva</th><th>Anaeróbia</th><th>Aeróbia</th></tr>
<tr><td>Potência</td><td>100 m rasos</td><td>5.000 m</td></tr>
<tr><td>Capacidade</td><td>1.500 m</td><td>Maratona</td></tr>
</table>
</td>
<td>
D
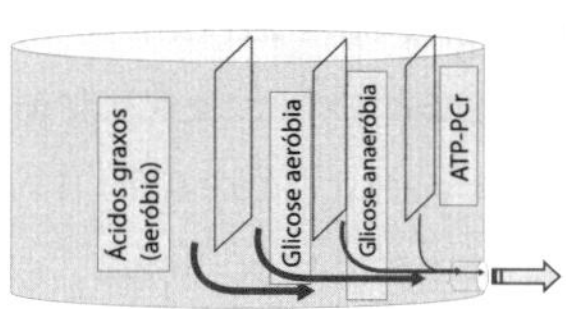

Fonte energética para exercícios de baixa intensidade e longa duração, acima de 120 minutos
</td>
<td>
Glicose aeróbia
Armazenada no músculo, plasma e fígado
Depende da fibra muscular: oxidativa
Ácidos graxos
Armazenamento no músculo, plasma e adipócito
Depende da fibra muscular: oxidativa
Capacidade aeróbia
Aeróbio oxidativo (ciclo de Krebs)
Fluxo lento
Alta capacidade
Energia tardia
Modalidade esportiva
Corrida: maratona; natação: travessia
</td>
</tr>
</table>

* Notar que as contribuições energéticas não ocorrem de forma isolada ou exclusiva.

Tabela 5 Estimativa da contribuição percentual de diferentes combustíveis para gerar ATP em vários eventos de corrida

Evento	ATP e fosfocreatina	Glicogênio anaeróbio	Glicogênio aeróbio	Glicose sanguínea e glicogênio hepático	Triglicerídeos (ácidos graxos)
100 m	50	50	–	–	–
200 m	25	65	10	–	–
400 m	12,5	62,5	25	–	–
800 m	6	50	44	–	–
1.500 m	Utiliza pouco	25	75	–	–
5.000 m	Utiliza pouco	12,5	87,5	–	–
10.000 m	Utiliza pouco	3	97	–	–
Maratona (42,195 km)	–	–	75	5	20
Ultramaratona (80 km)	–	–	35	5	60
Corrida de 24 horas	–	–	10	2	88

Fonte: modificada de McArdle et al., 2001[10].

O fluxo energético deve ser contínuo, independentemente das transições entre as vias metabólicas durante as diferentes etapas do exercício físico, as quais não ocorrem de forma sequencial, mas com predominância variável conforme a intensidade e a duração da atividade.

Contribuição energética por ATP e ATP-PCr

Como cerca de 85 g de ATP são estocados no organismo, e essa concentração não pode diminuir a menos de 30%, o ATP deve ser constantemente ressintetizado, a fim de fornecer a energia exigida para o trabalho biológico.

Parte dessa energia é obtida de maneira direta e rápida por meio da fosfocreatina (PCr), um composto rico em energia, cuja atividade da creatinoquinase supera a velocidade de hidrólise do ATP no músculo em exercício.

A regeneração da PCr ocorre a partir da reação da creatina com o ATP produzido no ciclo de Krebs durante a fase de recuperação.

Creatinoquinase

Creatina + ATP ←——— Fosfocreatina + ADP + H^+

Local da reação: proteínas contráteis ———→ Local da reação: mitocôndria (ciclo de Krebs)

Contudo, como os estoques de ATP são baixos nas fibras musculares, esse tecido possui basicamente três processos responsáveis pela ressíntese do ATP:

- hidrólise de PCr pela creatinoquinase, processo denominado metabolismo anaeróbio aláctico;
- glicólise anaeróbia, que envolve o catabolismo de glicose-6-fosfato (glicose-6-P), a piruvato e, posteriormente, a lactato, a partir do glicogênio muscular;
- glicólise aeróbia, betaoxidação, ciclo de Krebs, cadeia respiratória e fosforilação oxidativa, que é abastecida pelo poder redutor do NADH e FADH (na falta de O_2, essa etapa não funciona adequadamente)[11].

As fibras rápidas (glicolíticas) possuem maiores quantidades de PCr e ATP em relação às fibras lentas (oxidativas), característica que favorece seu desempenho em exercícios de alta potência (Tabela 6).

Tabela 6 Quantidade de metabólitos de fosfato e pH no músculo esquelético de mamíferos[11]

Parâmetro	pH	PCr (mcmol/g)	Cr (mcmol/g)	Pi (mcmol/g)	ATP (mcmol/g)
Fibras lentas oxidativas	7 a 7,1	15 a 20	5 a 10	3 a 10	3,5 a 5
	ADP (mcmol/g)	AMP (mcmol/g)	[ADP] (mcM)	[AMP] (mcM)	delta-G_{ATP} (kJ/mol)
	0,4 a 0,6	0,05 a 0,1	7 a 34	0,01 a 0,18	-56 a -64
Parâmetro	pH	PCr (mcmol/g)	Cr (mcmol/g)	Pi (mcmol/g)	ATP (mcmol/g)
Fibras rápidas glicolíticas	7 a 7,1	24 a 30	3 a 12	1 a 3	6 a 8
	ADP mcmol/g	AMP (mcmol/g)	[ADP] (mcM)	[AMP] (mcM)	delta-G_{ATP} (kJ/mol)
	0,4 a 0,6	0,05 a 0,1	5 a 41	0,003 a 0,16	-60 a -69

Fonte: modificada de Meyer e Foley,1996[12].

Contribuição energética pelas glicoses anaeróbia e aeróbia

O fato de os músculos esqueléticos funcionarem em diferentes estados de exigência física, desde o repouso absoluto até o exercício físico vigoroso, impõe a necessidade da presença de mecanismos regulatórios eficientes na estrutura muscular esquelética, associados aos processos de estoque de energia que possam ser utilizados no ritmo, na intensidade e na quantidade adequados às necessidades do organismo.

Durante os exercícios de alta intensidade ou longa duração, o fornecimento de energia deve ser contínuo, exigindo mecanismos regulatórios eficientes associados aos processos de estoque e liberação energética no tecido muscular esquelético.

A ressíntese do ATP dependerá da via metabólica predominante recrutada: enquanto a potência anaeróbia se sustenta em processos rápidos de produção de energia, a potência aeróbia baseia-se em processos mais lentos e contínuos (Tabela 7).

Tabela 7 Velocidade máxima na ressíntese de ATP a partir dos metabolismos anaeróbio e aeróbio e o tempo aproximado para se atingir a velocidade máxima após iniciar o exercício

Via metabólica	Substrato energético	Mmol ATP/ kg/segundo	Tempo de retardo
Anaeróbio	Catabolismo de PCr	9	Instantânea
Anaeróbio	Glicólise	4,5	5 a 10 segundos
Aeróbio	Oxidação do glicogênio	2,8	Alguns minutos
Aeróbio	Oxidação da glicose sanguínea	1	Aproximadamente 90 minutos
Aeróbio	Oxidação lipídica	1	> 2 horas

Fonte: modificada de Gleeson, 2011.[8]

A degradação do glicogênio é inicialmente anaeróbia, pois a reserva muscular de oxigênio (mioglobina) é pequena e a oferta de oxigênio pela circulação sanguínea não aumenta de forma imediata e proporcional à demanda muscular. Da degradação anaeróbia do glicogênio (glicogenólise) origina-se glicose-1-fosfato, que acarreta na síntese de lactato, o qual alcança o valor máximo 40 a 50 segundos após o início do esforço muscular. O suprimento de energia imediata, fornecido pela degradação do glicogênio muscular, é estimulado pela liberação de cálcio, que desencadeia a contração muscular, ou pela ação do hormônio adrenalina. No músculo em repouso, menos de 5% da enzima glicogênio fosforilase está em sua forma ativa, porém, 0,7 segundos após o início da contração muscular, a forma ativa da enzima atinge cerca de 50%[13].

Embora a glicogênio-fosforilase possua moduladores alostéricos ativadores (AMP, IMP e Pi – fosfato inorgânico) e inibidores (ADP, ATP e glicose-6-P), a fonte predominante de moléculas de glicose-6-P é representada pelo glicogênio muscular, pois a taxa de captação da glicose exógena é menor do que o fluxo pela via glicogenolítica durante o exercício máximo. Portanto, durante o exercício máximo, a glicogenólise pela glicogênio-fosforilase produz glicose-1-P e esta é convertida em glicose-6-P pela enzima fosfoglicomutase, e não pela hexoquinase, como ocorre na glicose proveniente da circulação sanguínea.

Altas concentrações de glicose-6-P inibem a hexoquinase; por consequência, a glicose sanguínea não é convertida em glicose-6-P. Como a glicose-6-P difere osmoticamente de glicose, haverá uma queda no transporte da glicose do meio extracelular para o intracelular, visto que o transporte passivo desta pelos transportadores G4 e G1 dependem da diferença de concentração intracelular menor que a concentração extracelular da glicose[11].

Nas atividades físicas de alta intensidade, com duração inferior a 5 minutos, as principais fontes energéticas são provenientes de ATP-CP e glicose anaeróbia (via de Embden-Meyerhof), principalmente a glicose-6-P, proveniente da degradação do glicogênio muscular. Por isso, no início do exercício, o glicogênio muscular declina rapidamente. Após 5 a 20 minutos de exercício, o uso do glicogênio muscular torna-se mais lento, conforme as reservas se tornam parcialmente depletadas. Esse declínio no uso do glicogênio muscular está associado ao aumento da utilização da glicose sanguínea, pois, como não há acúmulo de glicose-6-P, esta deixa de inibir a enzima hexoquinase que fosforila a glicose muscular em glicose-6-P.

Há uma relação inversa entre a captação da glicose pelo músculo esquelético e a taxa de utilização do glicogênio, que pode ser mediada pela glicose-6-P (Figura 3).

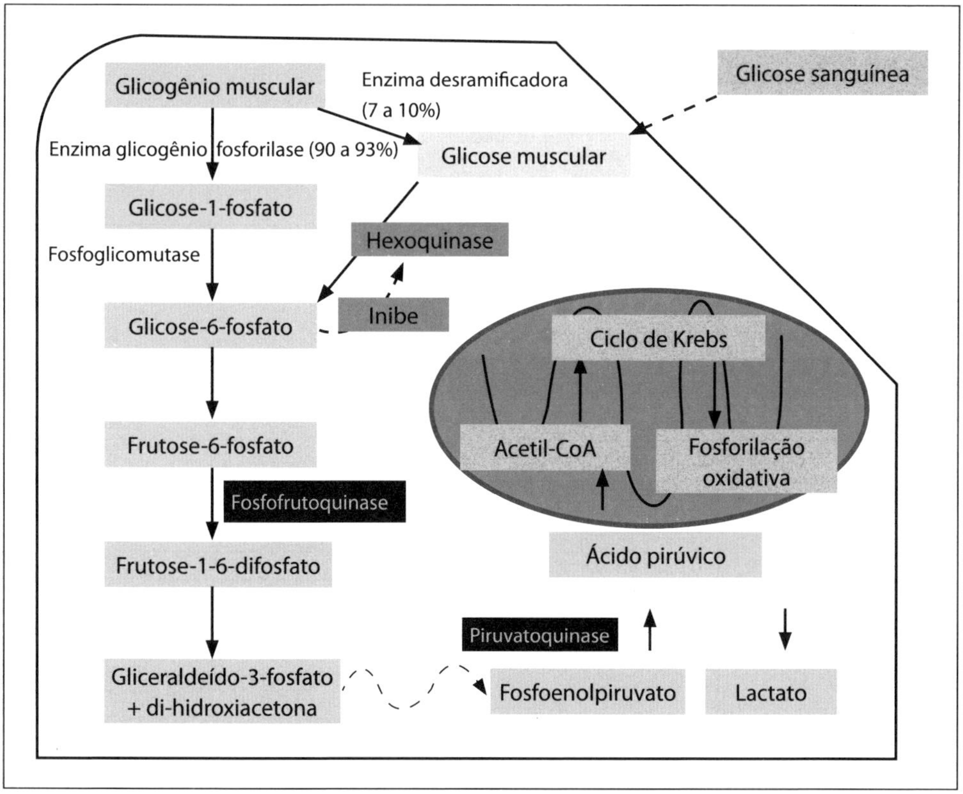

Figura 3 Inibição da hexoquinase pela glicose-6-P.

Digestão e absorção dos carboidratos

A ingestão de carboidratos geralmente ocorre na forma de amidos, dissacarídeos (sacarose e lactose) e monossacarídeos (glicose e frutose). Contudo, uma forma especial de composto de carboidrato, como os polímeros de glicose (maltodextrina), tem sido utilizada em atletas. A digestão é o processo pelo qual o alimento é fracionado no trato digestivo, tanto de modo mecânico quanto químico, e convertido em forma absorvível. As enzimas-chave, sua origem, sua ação e seus produtos finais são apresentados na Tabela 8. Após a ação das enzimas digestivas (amilase, sacarase, maltase e lactase), os carboidratos são absorvidos no intestino delgado por difusão ou transporte ativo.

Outros nutrientes (água, minerais, vitaminas, aminoácidos e ácidos graxos) são absorvidos em diferentes locais do trato digestivo, por osmose, difusão ou transporte ativo (Tabela 9 e Figura 4).

Tabela 8 Local de origem das enzimas digestivas e ação sobre os carboidratos

Principais enzimas digestivas envolvidas na digestão dos carboidratos		
Enzima	Origem	Efeito
Amilase salivar	Glândula salivar	Inicia a conversão do amido em dissacarídeos na boca
Amilase pancreática	Pâncreas	Converte o amido em dissacarídeos no intestino delgado
Sacarase	Células intestinais	Converte a sacarose em glicose e frutose no intestino delgado
Maltase	Células intestinais	Converte a maltose em duas moléculas de glicose no intestino delgado
Lactase	Células intestinais	Converte a lactose em glicose e galactose no intestino delgado

Tabela 9 Locais de absorção dos energéticos e biorreguladores*

	Absorção	Substância absorvida
Esôfago	Esôfago	Água e álcool
Estômago	Estômago	Água e álcool
Intestino delgado	Duodeno	Água, monossacarídeos, cálcio, magnésio e ferro
	Jejuno	Água, monossacarídeos, ácidos graxos, peptídeos, aminoácidos e vitaminas hidrossolúveis
	Íleo	Água, peptídeos, aminoácidos, sais biliares e vitamina B12
Intestino grosso	Cólon	Água, cloreto de sódio e ácidos graxos de cadeia curta

* Notar que os monossacarídeos são absorvidos no duodeno e no jejuno.

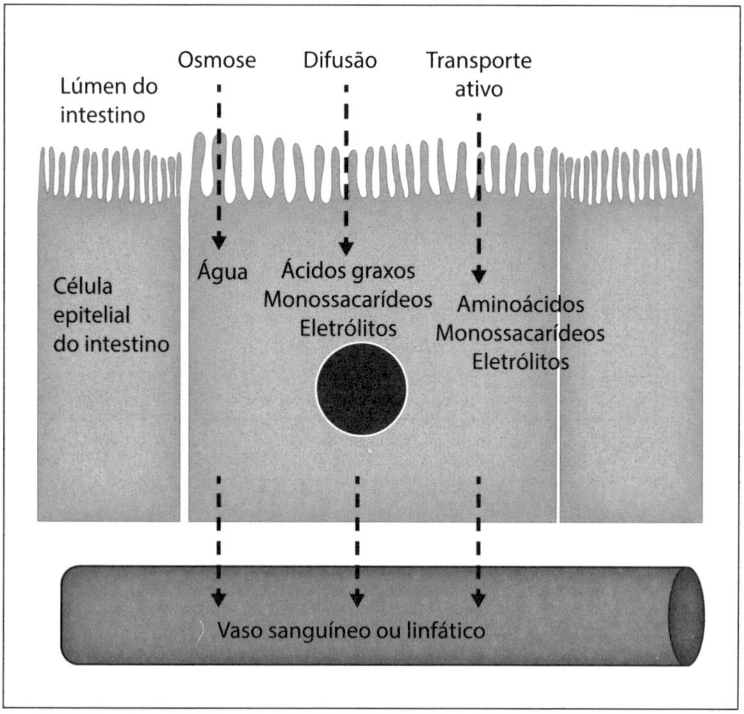

Figura 4 Enterócitos: monossacarídeos e eletrólitos podem usar as duas vias – difusão ou transporte ativo.

Fonte: modificada de Williams, 1995[1].

Carboidratos como fonte energética

No início da atividade física

O trabalho muscular faz com que se recrutem fontes energéticas imediatas estocadas na massa muscular na forma de ATP e PCr (a ressíntese da PCr ocorre por meio do ATP produzido no interior das mitocôndrias pela oxidação da glicose no ciclo de Krebs durante a fase de recuperação). Entre 20 segundos e 5 minutos durante a atividade física de alta intensidade, a fonte energética passa a ser a glicose anaeróbia (via de Embden-Meyerhof), principalmente a glicose-6-P proveniente da degradação do glicogênio muscular. Após 5 a 20 minutos de exercício, o uso do glicogênio muscular torna-se mais lento, conforme as reservas se tornam parcialmente depletadas. Esse decréscimo no uso do glicogênio muscular está associado ao aumento da utilização da glicose sanguínea (Figura 5).

Na continuidade da atividade física

Com a continuidade da atividade física, o trabalho muscular provoca um aumento progressivo na utilização da glicose plasmática.

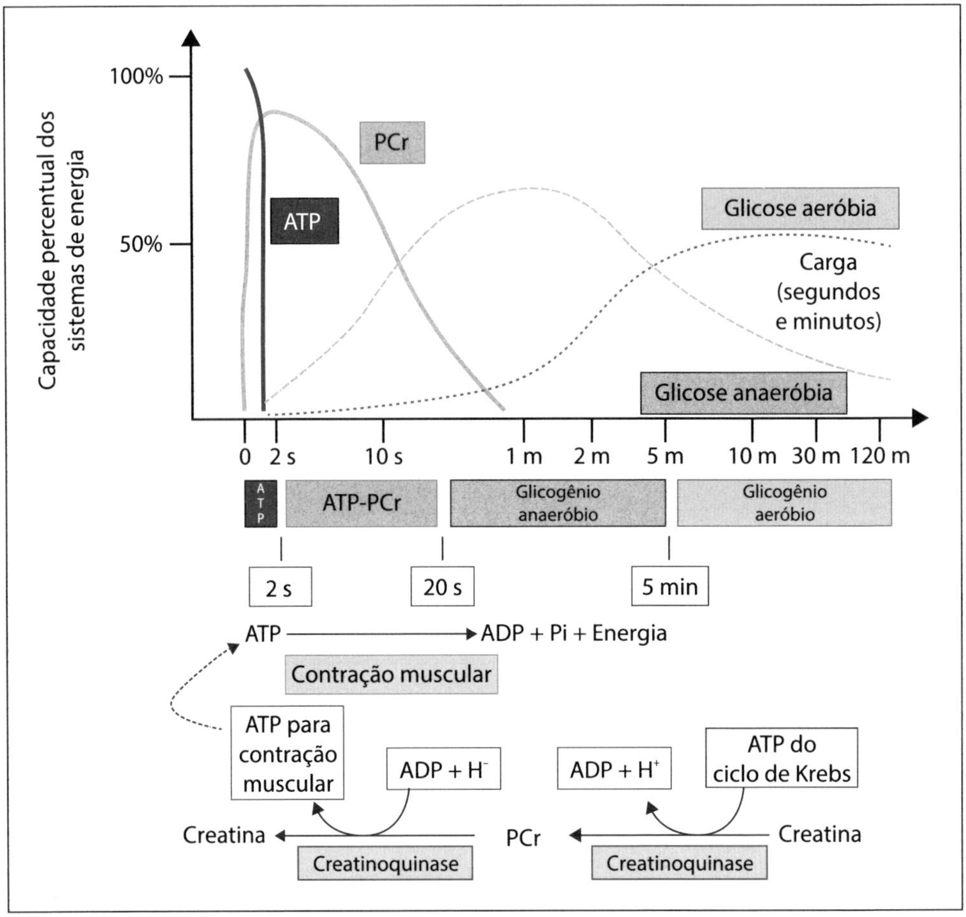

Figura 5 Contribuição energética no início da atividade física.

Enquanto isso, a oxidação total de carboidratos pode se manter constante ou até diminuir. Ainda assim, a glicose plasmática passa a representar uma proporção cada vez maior do gasto energético total, podendo corresponder a 70 a 100% da oxidação de carboidratos após 2 a 3 horas de exercício (Figura 6).

Na intensidade da atividade física

Na medida em que aumenta a intensidade do trabalho muscular, a contribuição energética passa a ocorrer predominantemente pela oferta do glicogênio muscular, pois, como visto, altas concentrações de glicose-6-fosfato inibem a hexoquinase, diminuindo o consumo da glicose plasmática.

Além disso, a oxidação dos ácidos graxos, pela via da betaoxidação, é um processo mais lento e incapaz de atender à demanda energética imediata (Figura 7).

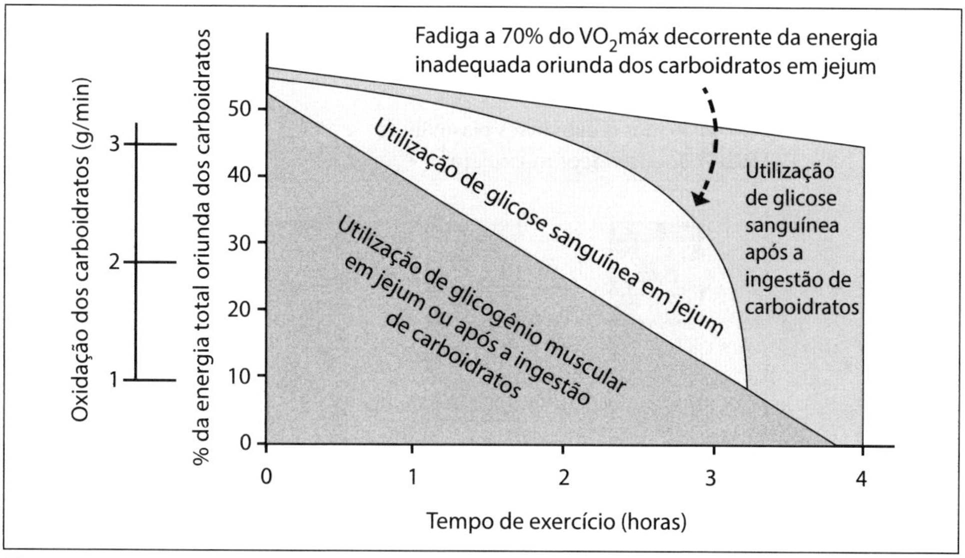

Figura 6 Na continuidade da atividade física, há utilização da glicose sanguínea e do glicogênio muscular em jejum ou quando são ingeridos carboidratos durante o exercício prolongado.

Fonte: Coogan e Coyle, 1987[13].

Produção de glicose hepática

O fígado provê virtualmente toda a glicose que entra na circulação durante o exercício, seja por meio da glicogenólise ou da gliconeogênese. Durante a fase inicial do exercício de intensidade moderada (35 a 50 min), a produção de glicose decorre predominantemente da glicogenólise, e essa dominância aumenta com a maior intensidade do exercício (até 50 a 60% do VO_2máx, há um aumento linear; em intensidades superiores, a produção aumenta de forma exponencial, apesar da diminuição do fluxo sanguíneo hepatoesplâncnico). O glucagon plasmático não é alterado durante o exercício leve a moderado e aumenta durante o exercício prolongado ou pesado. A insulina e o glucagon parecem ser regulados mais pela atividade simpática durante o exercício do que pela glicose plasmática, porque a concentração da glicose sanguínea não se altera ou pode até aumentar na primeira hora de exercício. A adrenalina e, principalmente, a noradrenalina parecem simular o débito do glucagon pancreático enquanto inibem a liberação de insulina. As catecolaminas parecem desempenhar um papel regulatório mais importante na produção da glicose hepática que a reciprocidade estimulação-inibição pelo glucagon e pela insulina.

A captação de precursores gliconeogênicos, como lactato, piruvato e alanina, intensifica-se a partir de 40 minutos de exercício. A extração fracional do glicerol, outro precursor gliconeogênico, é muito alta durante o repouso e sofre pequena altera-

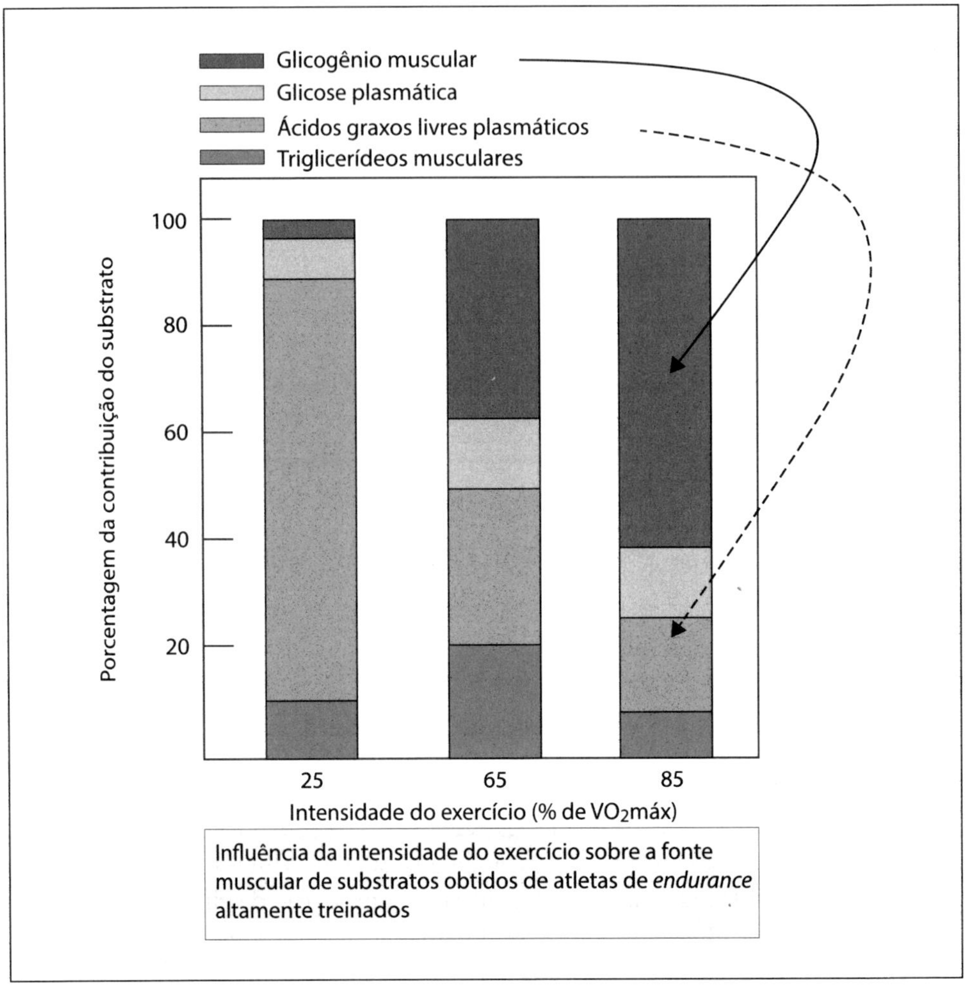

Figura 7 Contribuições energéticas em diferentes intensidades do exercício.
Fonte: modificada de Powers e Howley, 2000[3].

ção com o exercício. Ainda assim, a contribuição do glicerol para a gliconeogênese aumenta durante o exercício de resistência devido ao aumento da concentração do glicerol arterial no equilíbrio.

A gliconeogênese hepática torna-se progressivamente mais importante à medida que o exercício de resistência progride além de 1 hora (no início, contribui com 10 a 20% da glicose hepática). Mesmo com o exercício durante 4 horas, a contribuição da gliconeogênese hepática aumenta apenas para 45% do débito geral da glicose hepática. A produção da glicose hepática é estimulada por glucagon, catecolaminas e cortisol e é inibida pela insulina. Contudo, o consumo de glicose pelo músculo no exercício de resistência é maior que a taxa de gliconeogênese hepática (Figura 8).

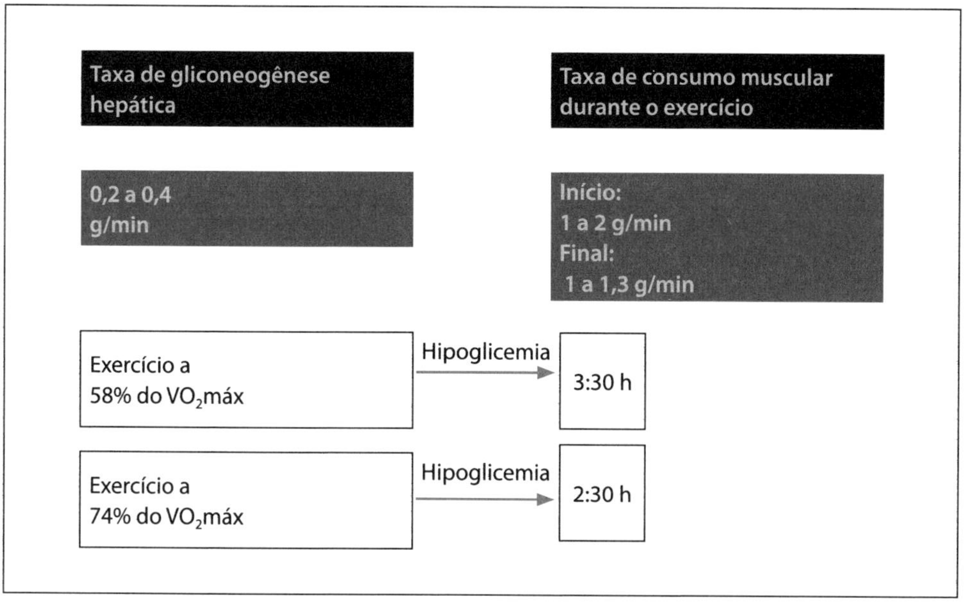

Figura 8 Hipoglicemia decorrente de gliconeogênese hepática menor que o consumo muscular.
Fonte: Powers e Howley, 2000[3].

Captação de glicose pelo músculo esquelético

As fibras de músculo oxidativas exibem maior capacidade de captação de glicose no repouso, em comparação às glicolíticas, decorrente da maior responsividade à insulina em fibras oxidativas. Tais diferenças são aparentes durante o exercício e devem-se à ligação diferencial com a insulina, à disponibilidade do transportador de glicose, ao fluxo sanguíneo, às fibras individuais e às alterações induzidas pela contração na permeabilidade para o sarcolema.

Durante o exercício

A glicose oriunda do sangue pode prover entre 20 e 50% do substrato utilizado pelo músculo esquelético durante o exercício aeróbio submáximo. A glicose é transportada pela membrana celular por gradiente de concentração e por difusão facilitada mediada por por transportadores específicos: Glut-1, que opera de forma insulinoindependente, e Glut-4, cuja translocação é estimulada tanto pela insulina quanto pela contração muscular (Figura 9).

Após o exercício

Após o exercício, o destino da glicose captada pelo músculo se modifica. Enquanto durante o exercício moderado a glicose é majoritariamente oxidada para a produção

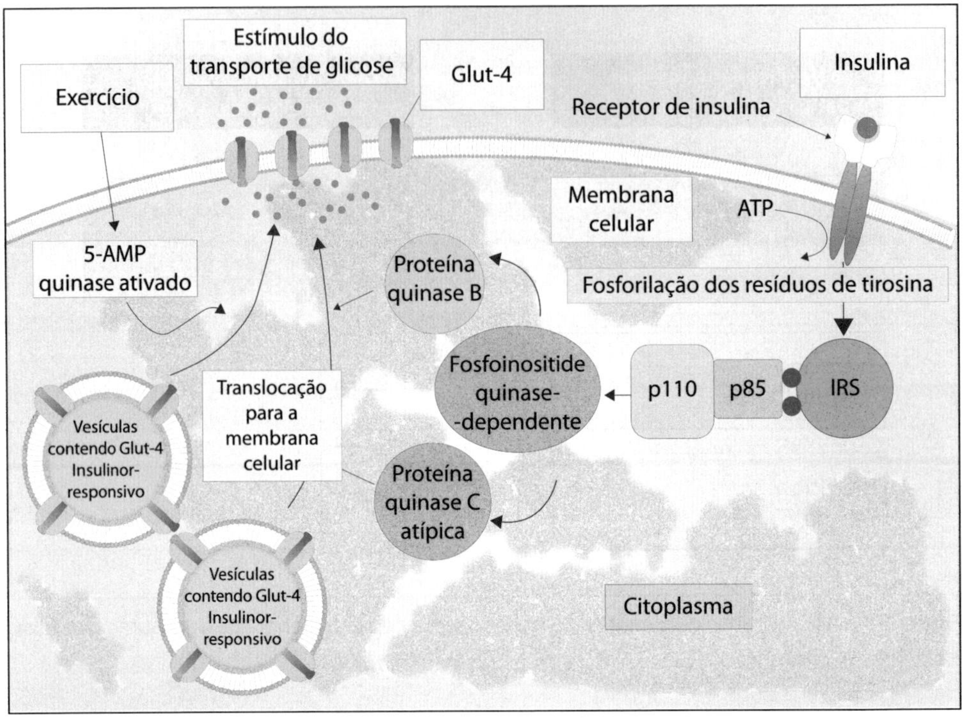

Figura 9 Além da insulina, o exercício a partir do 5-AMP-quinase ativado também aumenta a translocação do Glut-4 em direção à membrana do músculo esquelético, permitindo a entrada da glicose.

imediata de energia, no período pós-exercício ela é desviada para a ressíntese de glicogênio. Esse processo de recuperação das reservas de glicogênio ocorre em duas fases distintas: uma fase rápida e uma fase lenta.

Primeira fase

Corresponde aos 45 a 60 minutos pós-exercício. Tanto a permeabilidade sarcolemal à glicose quanto a atividade da enzima glicogênio-sintetase se apresentam elevadas e, por consequência, a ressíntese do glicogênio ocorre rapidamente (12 a 30 mmol/L/h). A reposição de glicogênio deve ser iniciada logo após o término do exercício, principalmente por quatro motivos:

- o fluxo sanguíneo para os músculos nessa condição é maior, facilitando a chegada de nutrientes para a célula muscular;
- nesse período, os receptores celulares de insulina estão mais sensíveis, promovendo maior influxo de glicose e síntese de glicogênio;

- o número de Glut-4 que foi translocado para a membrana devido ao estímulo do exercício permanece elevado por cerca de 4 horas após o término do exercício, promovendo maior captação de glicose pela célula;
- a glicogênio-sintetase (enzima-chave da síntese de glicogênio a partir da glicose) está com sua atividade maximizada por um período de 2 horas após o fim do exercício, levando essa maior entrada de glicose na célula a ser direcionada para a repleção de glicogênio[14].

Segunda fase

A captação é muito mais lenta (cerca de 3 mmol/L/h), é dependente da insulina e prossegue até que a concentração de glicogênio muscular esteja próxima dos valores normais (em aproximadamente 24 horas). Portanto, como a captação de glicose não é tão elevada na ausência de insulina, essa fase é caracterizada pelo significativo aumento da ação da insulina. A repleção dos estoques de glicogênio muscular pós-exercício ocorre por volta de 24 horas em indivíduos submetidos a dietas ricas em carboidratos. Na ausência de carboidratos na dieta, essa repleção pode durar por até 8 a 10 dias[14].

Lipídios como fonte energética

Cada 100 g de músculo contém aproximadamente 1,7 g de glicogênio, de modo que uma dieta de supercompensação acarreta o acúmulo de 4 a 5 g de glicogênio[10]. Além disso, os carboidratos são estocados com H_2O (2,7 g de H_2O/g de glicogênio). Dessa forma, o armazenamento com glicogênio acarretaria peso extra; então o reino animal adaptou-se a armazenar energia em pequenas quantidades de carboidratos e grandes quantidades de lipídios, pois as necessidades de ambos restringem-se a situações diferentes. O total de energia estocada na forma de substrato no organismo de um homem mediano e o tempo de duração de cada um deles, se forem utilizados isoladamente durante uma maratona, em que o gasto energético é de 80 kJ/min, está na Tabela 10.

Embora a velocidade de produção de ATP pela via de Embden-Meyerhof seja 6 vezes maior que a via oxidativa do ácido graxo no ciclo de Krebs, a produção de ATP via anaeróbia é limitada pela quantidade de glicogênio muscular estocado e pela velocidade de produção de lactado. No caso da contribuição energética pelos lipídios, a atividade física pode ser sustentada por muito tempo, desde que haja oxigênio suficiente nas mitocôndrias (Figura 10).

Nos exercícios de baixa intensidade, o principal substrato são os triglicerídeos do tecido adiposo. À medida que aumenta a intensidade do esforço físico, os triglicerídeos do músculo são mais recrutados e, acima dos exercícios submáximos, o substra-

Tabela 10 Estoques de energia (capacidade energética) em um homem de 70 kg com conteúdo lipídico corporal de 15% da massa corporal total

Substrato	Massa (kg)	Energia (kJ)	Tempo de exercício (min)
Glicogênio hepático	0,08	1.280	16
Glicogênio muscular	0,40	6.400	80
Glicose sanguínea	0,01	160	2
Lipídios	10,5	388.500	4.856
Proteína	12	204.000	2.550

Fonte: modificada de Gleeson, 2011[8].

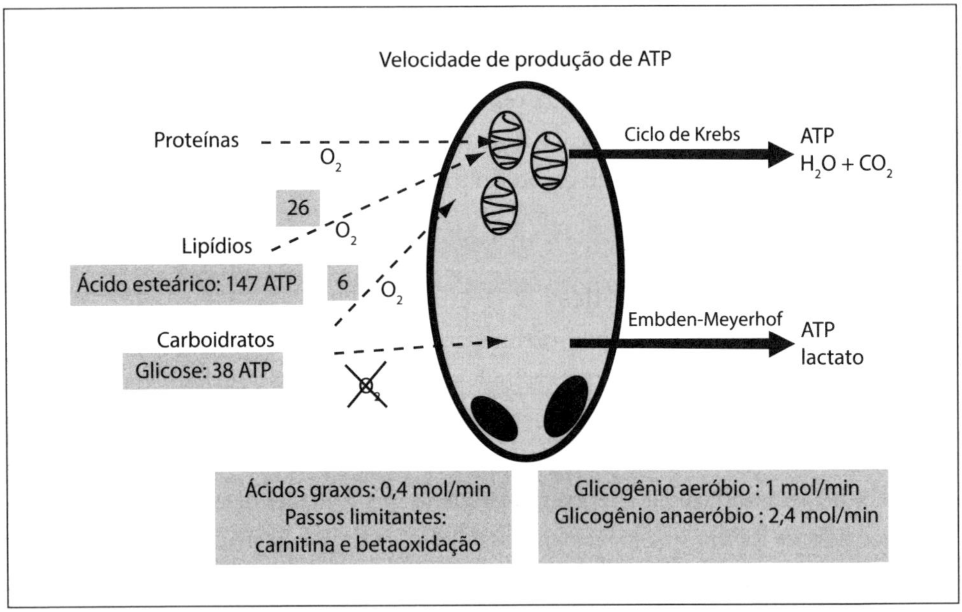

Figura 10 A produção de ATP pelos lipídios é maior do que pelos carboidratos, porém, sua velocidade é limitada pela carnitina e pela betaoxidação.

to principal é o glicogênio muscular pela via anaeróbia, pois a velocidade de produção de ATP é maior que a degradação do ácido graxo. Nota-se que entre 50 e 70% do VO_2máx é a zona de treino para doença isquêmica sem infarto do miocárdio (IM) (Figura 11)[15].

À medida que os sistemas respiratório e circulatório são ativados, a contribuição da glicose anaeróbia para o fornecimento de energia para a contração muscular sofre uma queda e é gradualmente substituída pela oxidação aeróbia da molécula de glicose. Concomitantemente, a ação da adrenalina, da noradrenalina e do glucagon sobre o

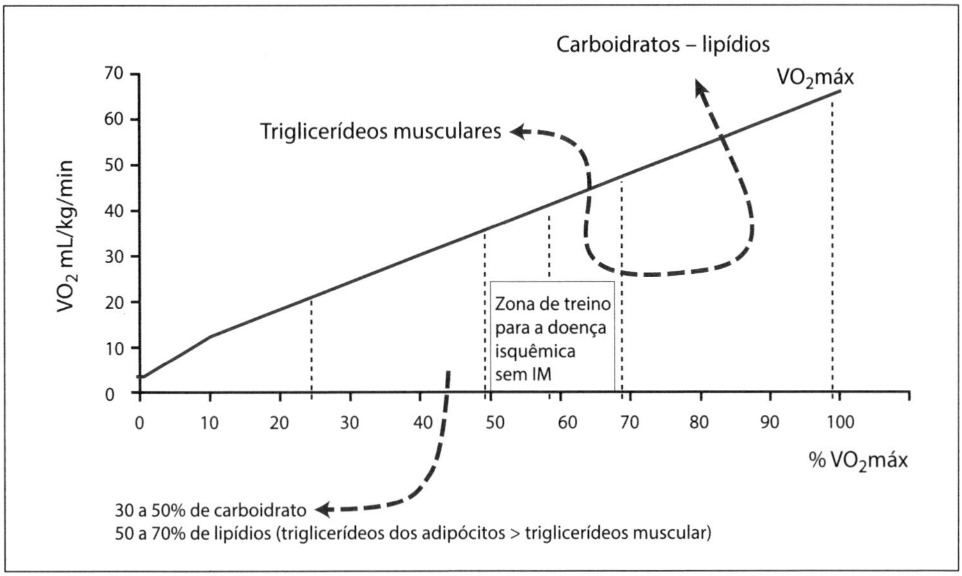

Figura 11 Contribuição de substratos de acordo com a intensidade do exercício.
Fonte: adaptada de Powers e Howley, 2000[3]; LeMura e von Duvillard, 2006.[15]

AMP-cíclico, e deste sobre o hormônio sensitivo triglicerídeo lipase no tecido adiposo aumenta o fornecimento de ácidos graxos pela circulação. Assim, a oxidação de ácidos graxos nos exercícios de longa duração assume seu papel de modo gradativo, conforme os estoques de glicogênio diminuem (Figuras 12 e 13).

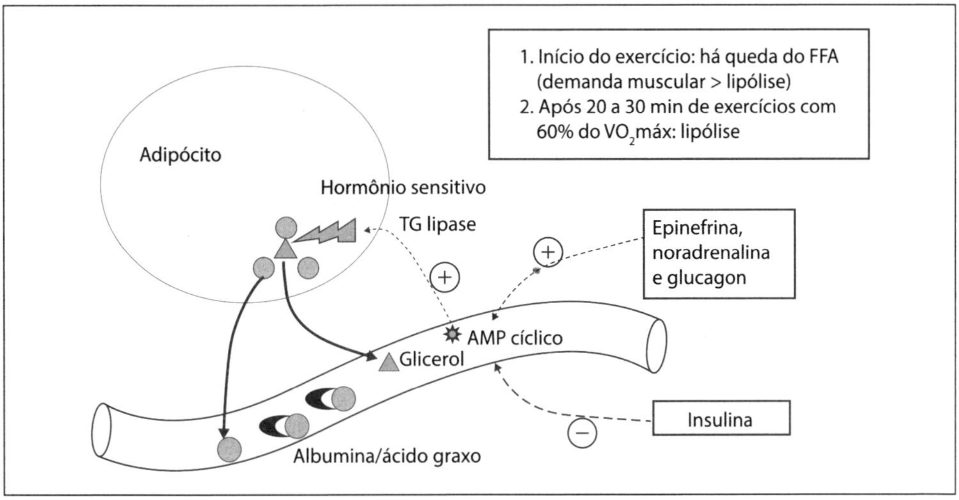

Figura 12 Recrutamento dos triglicerídeos estocados no adipócito para o consumo muscular após 30 minutos de exercício aeróbio.

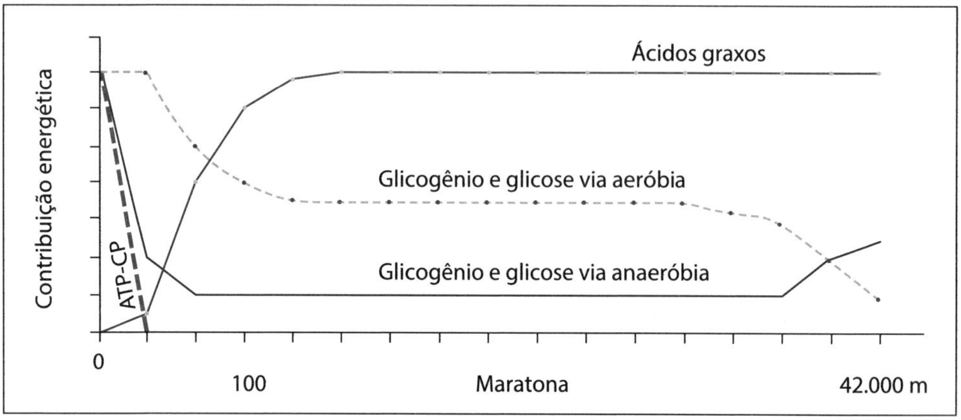

Figura 13 Contribuição energética de acordo com o tempo durante a maratona. Nos primeiros minutos, prevalece o glicogênio e a glicose; posteriormente, aumenta a contribuição dos ácidos graxos.

DIAGNÓSTICO

Na área da nutrologia do esporte, é essencial que se consiga um resultado de desempenho positivo, mas também deve-se atentar ao diagnóstico dos casos em que o desempenho é prejudicado por outros fatores.

A seguir, são apresentados três exemplos: a tríade da atleta feminina, fadiga crônica e lesões de esforço repetitivo.

A tríade da atleta feminina

Refere-se à interação do consumo de energia, função menstrual e densidade mineral óssea, que pode ter manifestações clínicas que incluem transtornos alimentares, amenorreia hipotalâmica funcional e osteoporose[16]. Um significativo número de atletas femininas sofrem de transtornos alimentares, amenorreia (ausência do ciclo menstrual superior a 90 dias) ou ambos. A identificação precoce de algum componente da síndrome e seu respectivo tratamento podem prevenir consequências muitas vezes irreversíveis (Figura 14).

Fadiga crônica (*overtraining*)

Trata-se de síndromes que ameaçam o desempenho esportivo e a saúde dos atletas. Estima-se que entre 20 e 60% dos atletas já experimentaram os efeitos negativos do *overtraining* pelo menos uma vez durante suas carreiras. De interesse nutrológico, pode haver deficit potencial de glicogênio, monossacarídeos, ácidos graxos essenciais e aminoácidos, como carnitina, glutationa e glutamina, contrastando com o excesso de triptofano (precursor da serotonina). Podem faltar, ainda, minerais como sódio, magnésio e fósforo, além de vitaminas do complexo B. Em termos bioquímicos, podem estar al-

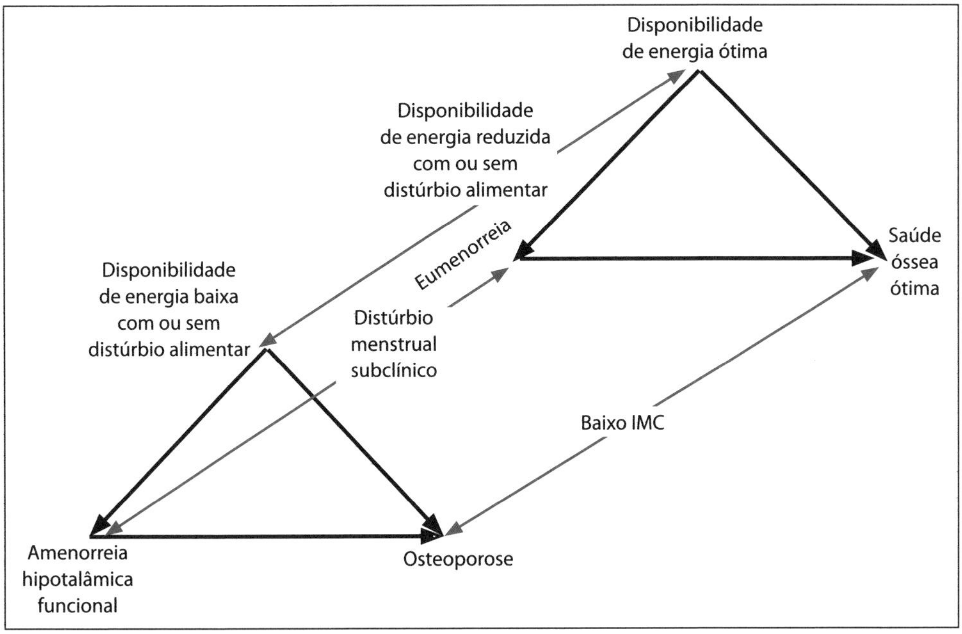

Figura 14 Tríade da atleta feminina: os espectros da disponibilidade energética, função menstrual e densidade mineral óssea estão distribuídos ao longo de cada atleta feminina (setas finas). Uma condição da atleta move-se ao longo de cada espectro por uma taxa diferente, em uma ou outra direção, de acordo com sua dieta ou seus hábitos de exercício. A disponibilidade energética, definida como ingestão de energia dietética menos o gasto de energia do exercício, afeta a densidade mineral óssea, diretamente pelos hormônios metabólicos e indiretamente sobre a função hormonal estrogênica (setas grossas).

terados em níveis variáveis a relação cortisol/testosterona, as transaminases (pirúvica e oxalacética), a creatinoquinase total (CK total), a ureia e os marcadores da resposta imune, como a contagem de células CD8+, a concentração reduzida de algumas imunoglobulinas, como as IgGs (IgG1 e IgG3), e os aumentos da proteína C-reativa.

A síndrome do *overtraining* é uma condição médica na qual o nutrólogo pode prevenir a evolução do desequilíbrio de nutrientes que aumentam a suscetibilidade a infecções crônicas ou recorrentes, a imunodepressão e a disfunção autonômica (desequilíbrio do tônus simpático-parassimpático, hipotensão postural). Consiste em uma fadiga debilitante, depressão e lesão musculoesquelética que pode requerer meses a anos para sua recuperação[17].

Lesões de esforço repetitivo (*overuse*)

Essas lesões apresentam diversas etiologias, como:

- planejamento de treino inadequado, por exigir demais de determinada estrutura musculoesquelética;
- falta de alongamentos corretos dos músculos exercitados;
- falta de tempo necessário para o descanso da estrutura solicitada;
- movimento biomecânico repetitivo incorreto.

A nutrologia identifica os erros alimentares, quantitativos e qualitativos, que contribuem para o quadro patológico do atleta, por exemplo:

- déficit de vitamina C: a vitamina C é necessária para a biossíntese da tríplice hélice do colágeno. Atua como cofator da hidroxilação da prolina e lisina ao ser incorporada às cadeias de polipeptídeos, formando o colágeno presente em tendões, ligamentos, cápsulas e cartilagens articulares[18];
- captação de O_2: a captação de O_2 na fase de repouso é de 2 L/min e durante uma atividade de resistência aumenta para 5 a 7 L/min, produzindo aumento na origem dos "radicais livres" na contração muscular. Davies et al. sugeriram, em 1982, ser esta uma das razões para o trauma tissular ou o trauma do *overuse* decorrente do aumento do radical superóxido que facilita a peroxidação lipídica dos ácidos graxos poli-insaturados, acarretando reação em cascata com dano da membrana celular, decomposição e morte celular, invasão de leucócitos, estabelecimento do processo inflamatório e consequente lesão de *overuse*[19];
- disponibilidade e ressíntese de glicogênio: decréscimo na disponibilidade e diminuição da ressíntese de glicogênio, após exercícios excêntricos e corrida até a exaustão, podem ser atribuídos aos danos no sarcolema, com interferência sobre o transporte de glicose.

A resposta inflamatória ao dano muscular resulta em oxidação significativa da glicose por células leucocitárias. Assim, a ênfase na ingestão alta de carboidratos pode ser de maior importância após exercícios excêntricos e corrida exaustiva, para que sobrepuje a depleção induzida pelo dano muscular à ressíntese de glicogênio[20].

AVALIAÇÃO ANTROPOMÉTRICA

O tamanho e a proporção do corpo humano (antropometria), aliados ao talento esportivo, podem diferenciar os verdadeiros campeões. Existem muitas modalidades esportivas nas quais a estatura por si só é a chave na determinação do sucesso, como natação, tênis, voleibol, basquetebol e futebol (goleiro e zagueiro). Se uma estatura elevada é vantagem na maioria dos esportes, compreende-se que a previsão da estatura final de um jovem talento é muito importante. A herança genética, a alimentação, a saúde e o controle do treinamento, entre outros fatores, influenciam a estatura final. As curvas de crescimento estão disponíveis na internet em "2000 CDC Growth Charts for United States: Methods and Development. Vital and Health Statistics"[21]. Uma fórmula simples para predizer a estatura final na detecção de jovens talentos esportivos é:

$$\text{Meninos} = \frac{[\text{Altura do pai} + (\text{Altura da mãe} + 13)]}{2}$$

$$\text{Meninas} = \frac{[\text{Altura da mãe} + (\text{Altura do pai} - 13)]}{2}$$

A faixa de variação é de aproximadamente 8,5 cm (~2 desvio-padrão) em relação ao número calculado.

Em relação ao peso do jovem atleta, é esperada uma relação ponderoestatural que corresponda aos mesmos percentis. No período de crescimento mais acelerado, ou estirão, o peso pode cair para percentis inferiores àqueles correspondentes à estatura, podendo ser necessária a intervenção nutrológica.

Na ficha do perfil antropométrico restrito, para a avaliação antropométrica mínima, de acordo com o International Society for the Advancement of Kinanthropometry (ISAK), é necessário avaliar, além do peso e altura, as dobras cutâneas tricipital, subescapular, bicipital, da crista ilíaca, supraespinhal, abdominal e anterior da coxa, mantendo o mesmo lado, e também os perímetros do braço relaxado e, depois, contraído, da cintura, do quadril e da panturrilha e os diâmetros ósseos do úmero e do fêmur (Figura 15).

AVALIAÇÃO DA COMPOSIÇÃO CORPORAL POR BIOIMPEDÂNCIA (OU IMPEDÂNCIA BIOELÉTRICA)

A avaliação da deficiência ou do excesso de compartimentos orgânicos de determinados nutrientes pode ser determinante do risco ou benefício do rendimento esportivo. A bioimpedanciometria é um dos métodos utilizados para avaliar a água, a massa magra e a gordura corporais. Os aparelhos que utilizam múltiplas frequências têm melhor correlação com o Dexa (Dual Energy X-ray Absorptiometry) do que os aparelhos que utilizam apenas uma frequência[22], sobretudo no caso dos esportistas e atletas que podem variar a massa magra (massa muscular) em diferentes segmentos corporais, como braços, pernas e tronco.

A preparação para o exame consiste em não o executar após atividades que causem transpiração (p. ex., pós-treinos). Especialmente em atletas, é recomendável medir a cor da urina antes do exame, pela Escala de Armstrong (cores de 1 a 8), segundo a qual os graus progressivos de desidratação ocorrem a partir de 5[23]. Além disso,

Nome:		Avaliador:		
Nasc.: Sexo:	Etnia:	Esporte:		
Peso:	Altura (m):	IMC (kg/m²):		
Período: ( ) de preparação	( ) de competição	( ) de transição		
	Medidas			Resultado
	1	2	3	
Dobras cutâneas (mm)				
Tríceps				
Subescapular				
Bíceps				
Crista ilíaca				
Abdominal				
Coxa anterior				
Panturrilha medial				
Perímetros (cm)				
Braço relaxado				
Braço contraído				
Cintura				
Quadril				
Panturrilha				
Diâmetros ósseos (cm)				
Úmero				
Fêmur				

Figura 15 Ficha de avaliação do perfil antropométrico.

deve-se evitar o consumo de substâncias diuréticas, bem como a realização do exame no período menstrual; esvaziar a bexiga antes do exame, estar em jejum de pelo menos 3 horas e usar roupas leves, sem acessórios (principalmente metálicos).

Na dependência dos microciclos de treinamento, recomendam-se reavaliações trimestrais para monitorar a massa muscular e a porcentagem de gordura corporal, que têm valores específicos para cada modalidade esportiva (Tabela 11).

EXAMES LABORATORIAIS

Alguns exames sanguíneos são essenciais para o diagnóstico do estado nutrológico do atleta. Definidos como "nutrograma do atleta", consistem em: hemograma completo, colesterol e frações, triglicerídeos, glicemia de jejum, T4 livre, TSH, anticorpos anti-TPO

Tabela 11 Valores de porcentual de gordura corporal em modalidades esportivas, por sexo, para o alto rendimento

Modalidade	% de gordura corporal	
	Masculino	Feminino
Esqui nórdico, alpino ou de saltos	7 a 15	10 a 18
Patinação	6 a 12	8 a 16
Canoagem	6 a 12	10 a 16
Remo, categorias leve e aberta	6 a 12	8 a 16
Natação	6 a 12	10 a 18
Ciclismo	5 a 11	8 a 15
Triatlo	5 a 11	8 a 15
Atletismo de fundo	5 a 8	8 a 12
Atletismo de velocidade	6 a 10	9 a 15
Atletismo, salto	6 a 11	9 a 16
Atletismo, lançamento	8 a 18	10 a 20
Levantamento de peso, categorias peso leve e médio	5 a 10	8 a 14
Levantamento de peso, categoria peso pesado	8 a 18	10 a 20
Judô, *tae kwon do* e caratê, categorias peso leve e médio	5 a 10	8 a 14
Judô, *tae kwon do* e caratê, categorias peso pesado	8 a 18	10 a 20
Boxe, luta livre e greco-romana, categorias peso leve e médio	5 a 10	–
Boxe, luta livre e greco-romana, categorias peso pesado	8 a 18	–

da tireoide e antitireoglobulina, cortisol matinal e vespertino, testosterona total e livre, creatinoquinase total, sódio, potássio, fósforo, magnésio, cálcio ionizado, cobre, zinco, ferro, ferritina, selênio, vitamina A, vitamina C, vitamina E, 25-OH-vitamina D, vitamina B9 (ácido fólico) e vitamina B12 (cianocobalamina).

Dependendo da história clínica do atleta, pode ser indicado solicitar exames menos comuns, como: teste de carga de glicose em 3 horas, para glicemia e insulinemia (a fim de afastar hipótese de hipoglicemia reativa no atleta), vitaminas B1, B2, B3, B5 e B6 (vide adiante vitaminas hidrossolúveis e transferência energética), proteínas totais e frações (atletas veganos), enzimas hepáticas (atletas de resistência ou com uso de suplementos vitamínicos de forma indiscriminada ou anabolizantes), PTH-molécula intacta e Ca e P urinários nos atletas com 25-OH-vitamina-D baixos, com osteopenia ou osteoporose de colo femoral ou coluna lombar. Deve-se ter em mente que a nutrologia, como especialidade médica, não se restringe ao estudo compartimentalizado de órgãos, de faixas etárias ou de sistemas, portanto, o nutrólogo deve atualizar-se constantemente quanto aos novos recursos para investigação diagnóstica.

A ergoespirometria (ou cardiopulmonar de esforço), com a determinação dos limiares ventilatórios LV1 e LV2 e o VO_2máx, torna-se uma ferramenta muito útil para a nutrologia do exercício, tanto para atingir o desempenho, como para o condicionamento físico a partir de exercícios de intensidades distintas. Definem-se:

- zona de treinamento competitivo: acima de 70% do VO_2máx;
- zona de condicionamento físico aeróbio: entre 65 e 85% do VO_2máx;
- zona de emagrecimento: abaixo de 70% do VO_2máx (Figura 16)[3,14].

A densitometria de composição corporal (Dexa), padrão-ouro, é extremamente útil para determinar o porcentual de massa magra e massa gorda, demonstrando de forma isolada a proporcionalidade de massa gorda em cada segmento corporal (Figuras 17 e 18).

A ultrassonografia, a tomografia computadorizada, a ressonância magnética e a cintilografia são imprescindíveis em determinados casos, e o nutrólogo que atua na área de esporte deve familiarizar-se com elas.

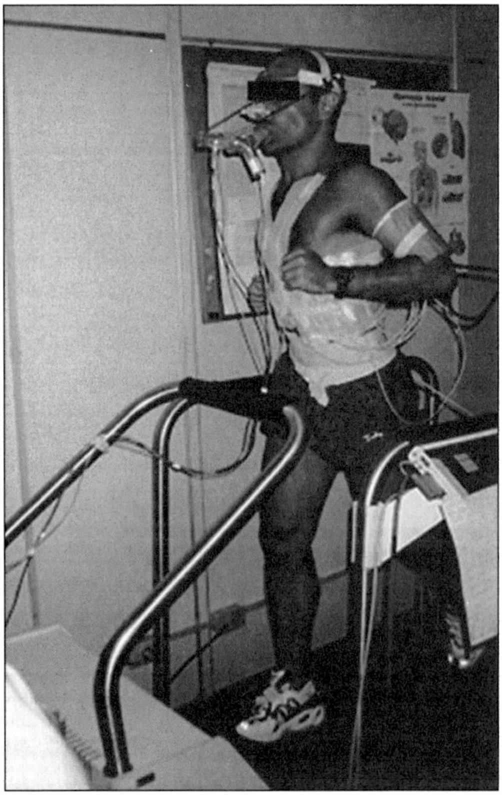

Figura 16 Ergoespirometria.

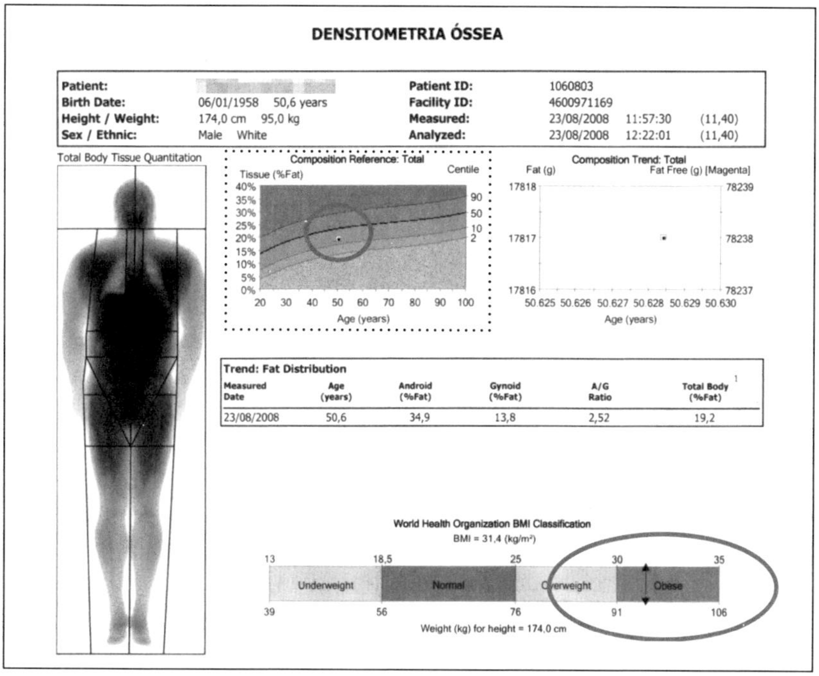

Figura 17 Gráfico da densitometria (destaque pontilhado) não condiz com o IMC em atletas musculosos (destaque circular).

DENSITOMETRIA ÓSSEA

Patient:		**Patient ID:**	1060803
Birth Date:	06/01/1958 50,6 years	**Facility ID:**	4600971169
Height / Weight:	174,0 cm 95,0 kg	**Measured:**	23/08/2008 11:57:30 (11,40)
Sex / Ethnic:	Male White	**Analyzed:**	23/08/2008 12:22:01 (11,40)

BODY COMPOSITION

(e) - Estimated

Region	Tissue[1] (%Fat)	Region (%Fat)	Tissue[1] (g)	Fat[1] (g)	Lean[1] (g)	BMC (g)	Total Mass (kg)
(e) Left Arm	11,7	11,3	5.813	680	5.133	225	6,0
(e) Left Leg	9,5	9,1	14.553	1.378	13.174	631	15,2
(e) Left Trunk	27,7	27,2	23.800	6.601	17.199	464	24,3
(e) Left Total	19,2	18,6	46.378	8.902	37.476	1.553	47,9
Right Arm	11,7	11,3	5.813	680	5.133	225	6,0
Right Leg	9,5	9,1	14.553	1.378	13.174	631	15,2
Right Trunk	27,7	27,2	23.786	6.597	17.189	456	24,2
Right Total	19,2	18,5	46.551	8.916	37.635	1.575	48,1
(e) Arms	11,7	11,3	11.625	1.360	10.265	449	12,1
(e) Legs	9,5	9,1	29.105	2.756	26.349	1.263	30,4
(e) Trunk	27,7	27,2	47.586	13.197	34.388	920	48,5
(e) Android	34,9	34,7	7.743	2.699	5.043	35	7,8
(e) Gynoid	13,8	13,5	13.899	1.919	11.979	346	14,2
(e) Total	19,2	18,5	92.928	17.817	75.111	3.127	96,1

FAT MASS RATIOS

Trunk/ Total	Legs/ Total	(Arms+Legs)/ Trunk
0,74	0,15	0,31

Figura 18 Embora o IMC da Figura 17 classifique o atleta como obeso, o DEXA apresenta-se com 19,2% de massa gorda (ver abaixo da linha média do gráfico de referência da Figura 17). Por sua vez, esta tabela demonstra que na região androide apresenta-se com 34,9% de gordura.

CONDUTA NUTROLÓGICA

A avaliação nutrológica deve pesquisar o repertório da atividade física (quantitativo e qualitativo), o repertório alimentar (energéticos e biorreguladores) e a quantidade de repouso diária (tempo e qualidade do sono). Também deve pesquisar a avaliação clínica geral, cardiovascular, musculoesquelética, metabólica (hiper ou hipotireoidismo, hipoglicemias reativas) etc. (Figura 19).

Dessa forma, a nutrologia aplicada à atividade física e ao exercício abrange o conhecimento da fisiologia, da anatomia digestiva e da bioquímica para maximizar os recursos ergogênicos do carboidrato, das proteínas, dos lipídios, da água, das vitaminas, dos minerais e de outros elementos.

Recursos ergogênicos

Suplementação de creatina

A fosfocreatina é uma reserva energética muscular envolvida no trabalho de potência ou explosão da força muscular de curtíssima duração (inferior a 1 minuto). A necessidade de creatina para um indivíduo de 70 kg é de aproximadamente 2 g/dia, dos quais 1 g é sintetizado pelo fígado, rins e pâncreas. Um grama diário é obtido pelo

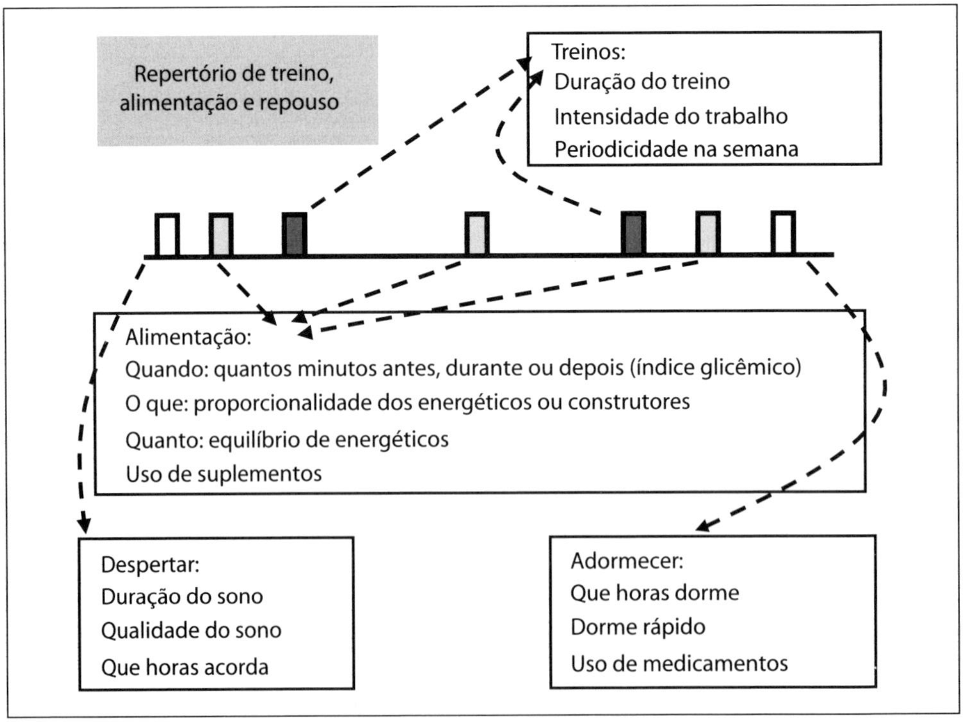

Figura 19 O repertório auxilia no diagnóstico caso o princípio de sobrecarga e repouso não seja seguido.

consumo de carnes e pescados, limitação imposta pela dieta vegetariana. A adição de creatina (0,1 g/kg/dia) à suplementação de carboidrato (0,75 g/kg/dia) e proteína (0,75 g/kg/dia), após 3 horas ao treino de força (musculação), facilita a melhora da síntese proteica e o ganho de força, em comparação à mesma suplementação sem o consumo de creatina. A estratégia de "carregamento" de creatina mono-hidratada consiste em uma ingestão de aproximadamente 0,3 g/kg/dia por até 7 dias (aumento de 30 a 40% da reserva muscular), seguida da ingestão diária de 3 g/dia para garantir a reserva máxima de fosfocreatina muscular[24].

Reposição de carboidratos

A ingestão de carboidratos durante exercícios de baixa intensidade (30% do VO_2máx) aumenta a glicose sanguínea e as concentrações de insulina, o que resulta em aumento de duas vezes na captação da glicose para o músculo esquelético. Isso resulta em aumento na utilização da glicose e decréscimo na utilização dos ácidos graxos livres durante o exercício. As taxas de glicogenólise hepática e gliconeogênese são reduzidas com a ingestão de carboidratos durante o exercício de baixa intensidade. A ingestão de carboidratos durante exercícios de intensidade moderada (50 a 75% do VO_2máx) apresenta menores alterações da glicose e da insulina, comparadas com aquelas de baixa intensidade, devido à utilização maior da glicose e ao aumento da inibição simpática da secreção de insulina pancreática. A ingestão de carboidratos auxilia a manter a concentração de glicose sanguínea no decorrer da 3ª e 4ª hora durante os exercícios prolongados e de intensidade moderada.

Durante as primeiras 2 horas de exercício de intensidade moderada, a utilização do substrato é similar, com ou sem, ingestão de carboidrato. Depois de 2 horas, se houver depleção do glicogênio sem o consumo de carboidratos, pode haver um declínio na concentração da glicose sanguínea a um nível crítico (2,5 a 3 mmol/L). O nível baixo de glicose promove fadiga decorrente da baixa captação e da oxidação inadequada da glicose pelo músculo esquelético[20].

Na reposição de carboidratos, a barreira mais importante para a disponibilidade do fluído e do carboidrato é a taxa de esvaziamento gástrico, que controla a taxa na qual os fluidos são liberados e absorvidos pelo intestino delgado. Essa taxa depende:

- do tipo e da preparação do alimento sólido, baseado no índice glicêmico;
- da osmolalidade das soluções ingeridas; (p. ex., a maltodextrina tem baixa osmolalidade);
- da temperatura (10 a 14 °C) e do volume (ideal entre 150 e 200 mL);
- da intensidade do exercício, pois, acima de 75% do VO_2máx, há inibição simpática do fluxo sanguíneo e/ou da motilidade gástrica.

Na reposição de carboidrato pós-exercício, o restabelecimento das reservas de glicogênio muscular e hepático após a atividade física extenuante é crítico em termos da habilidade de executar a resistência subsequente ao exercício. A glicose sanguínea é o precursor primário da síntese de glicogênio muscular; com a cessação do exercício, a principal via de disposição da glicose no músculo é a síntese de glicogênio. Os níveis de glicogênio muscular devem ser normalizados dentro de 24 horas, com uma ingestão de 525 a 648 g de carboidratos. Portanto, deve-se fornecer 0,7 a 1,5 g de glicose/kg de peso corporal a cada 2 horas durante as 6 horas iniciais do pós-exercício[20]. O consumo de carboidrato de alto índice glicêmico, que maximiza a resposta glicêmica e insulinêmica, é provavelmente mais efetivo na promoção da ressíntese de glicogênio imediatamente após o exercício. Contudo, a ingestão de proteínas estimula a secreção de glucagon, criando um meio hormonal que pode não maximizar a glicogênese durante a recuperação do exercício.

Suplementação de protídios

No metabolismo muscular, o catabolismo ocorre durante o estresse do exercício e o anabolismo muscular após o exercício, com a alimentação e o repouso. Dessa forma, na construção da planilha de treino, é essencial que os princípios de sobrecarga e repouso estejam em alternância e concordância com o microciclo (dias da semana), mesociclo (semanas do mês) e macrociclo (meses da temporada) para que o anabolismo proteico das miofibrilas ocorra de forma harmônica.

O trabalho muscular de uma sessão de exercícios estimula a síntese proteica, que é maior nas primeiras 3 horas, mas pode continuar sendo maior que o repouso em até 36 a 48 horas pós-atividade (Figura 20).

Dependendo da intensidade, duração e frequência semanal do treinamento, pode-se criar uma necessidade cumulativa de síntese proteica muscular que, muitas vezes, é inferior à velocidade catabólica. Essa perda proteica muscular pode ser monitorada pelos níveis séricos de CK total e/ou pela relação cortisol/testosterona. A síntese proteica muscular aumenta 30 a 100% em resposta à alimentação. A recomendação varia de 1,2 a 1,7 g/kg/dia, segundo diretriz da Sociedade Brasileira de Medicina do Esporte[25], e o maior componente desse efeito é a estimulação da síntese proteica muscular pela presença dos aminoácidos e da insulina na circulação. Portanto, o maior componente da resposta anabólica muscular é a estimulação da síntese pela diminuição do catabolismo muscular.

A suplementação de proteínas, além do conteúdo da alimentação, pode basear-se nas quantidades de 1,2 a 1,7 g/kg/dia, para um atleta de 70 kg, de acordo com o seguinte exemplo:

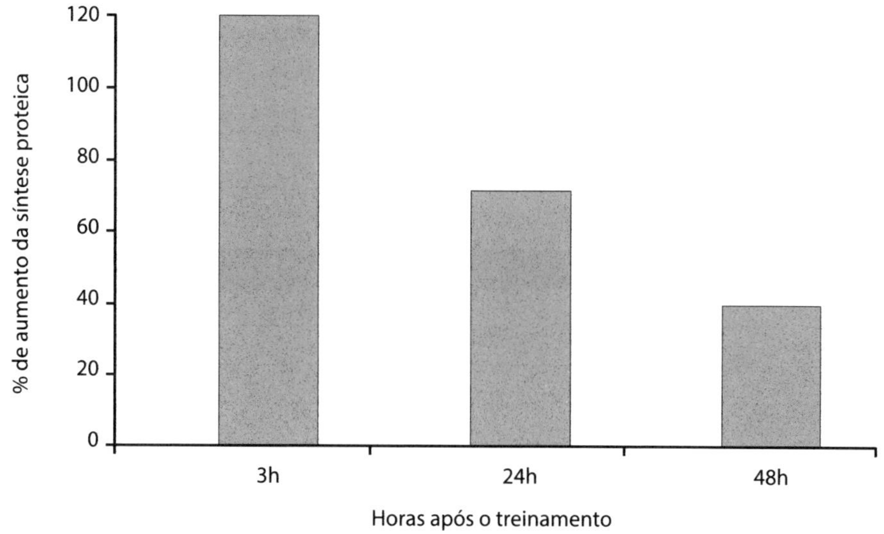

Figura 20 Síntese proteica muscular seguida à sessão de treino.

Se 2 copos-medida de um produto contêm 55 g de proteínas
(do soro do leite ou *whey protein*), 1,2 g/kg/dia (70 kg) = ~3 copos-medida,
ou, para 1,7 g/kg/dia (70 kg) = ~4,5 copos-medida

De acordo com o processo de industrialização, cada produto tem uma cinética de absorção intestinal e assimilação pelo organismo, que é maior na seguinte ordem crescente: proteína concentrada > proteínas isolada > proteína hidrolizada.

Produtos que contenham um *blend* de proteínas de diferentes velocidades de absorção podem disponibilizar aminoácidos na circulação por mais tempo, dependendo das velocidades de absorção de cada proteína integrante da mistura. Por exemplo, a proteína do soro do leite é absorvida em até 1 ou 2 horas, enquanto a caseína é de lenta absorção (até 6 horas). A absorção da proteína isolada de soja, por sua vez, é de 3 a 4 horas, possuindo uma concentração maior dos aminoácidos arginina e glutamina, deficitários no *whey* e na caseína.

Suplementação de aminoácidos

Há evidências de que a ingestão de 6 a 20 g de aminoácidos essenciais juntamente com 30 a 40 g de carboidratos de alto índice glicêmico, principalmente após os exercícios (em até 3 horas), tem significativo efeito sobre a síntese proteica muscular, desde que precedida de uma alimentação adequada[26]. Teoricamente, o aumento da oferta de proteínas pode expandir o *pool* de aminoácidos livres, diminuindo a dependência da decomposição proteica para suprir os aminoácidos requeridos para a síntese proteica do músculo esquelético. A suplementação de aminoácidos essenciais pode basear-se na recomendação da FAO/WHO/ONU[27], como mostram as Tabelas 12 e 13.

Tabela 12 Recomendações diárias de aminoácidos essenciais em adultos

Aminoácidos	mg/kg/dia	Aminoácidos	mg/kg/dia
Isoleucina	25	Fenilalanina + tirosina	30
Leucina	35	Treonina	15
Lisina	30	Triptofano	4
Metionina + cistina	12	Valina	22

Fonte: FAO/WHO/ONU, 2007[27].

Tabela 13 Base de cálculo

	Requerimento (mg/kg/dia)	Adulto de 70 kg (mg/dia)
Aminoácidos de cadeia ramificada (BCAA)	~82	5,7 g/dia
Aminoácidos essenciais	~173	12 g/dia

BCAA: do inglês, *branched chain amino acids.*

Reposição hidreletrolítica

A reposição hidreletrolítica é essencial para a manutenção da homeostase sanguínea, pois todos os nutrientes energéticos (proteínas, lipídios e carboidratos), os minerais e as vitaminas dependem do bom funcionamento do sistema circulatório. Dessa forma, a deficiência na reposição dos líquidos perdidos pela sudorese e pela expiração contribuem para a desidratação e/ou hipertermia. A desidratação em atletas de resistência afeta a termorregulação, o metabolismo e o sistema cardiovascular. Em atividades intermitentes e de força, a desidratação pode prejudicar a atenção, a concentração, a velocidade, o tempo de reação e as habilidades motoras.

A recomendação antes da sessão de treino/competição (pelos menos 2 horas antes) é de ingestão de 250 a 600 mL de líquidos. Durante a sessão de exercícios, ingerir 125 a 500 mL de líquidos a cada 15 minutos evita a queda do desempenho. Após a sessão de exercícios, a reposição do volume de líquidos corresponde a 125 a 150% da perda de peso[25].

As bebidas esportivas previnem a hipoglicemia durante o exercício prolongado, poupam glicogênio muscular e retardam a fadiga física e mental. Essas bebidas esportivas contêm 6 a 8% de carboidratos (concentração isotônica), com a maior concentração de maltodextrina (lenta liberação de glicose), sódio entre 20 e 50 mg%, potássio entre 10 e 20 mg% e podem conter outros eletrólitos, como magnésio, cloretos etc. O planejamento hídrico deve limitar a perda de fluidos a menos de 2% da massa corporal, principalmente no calor.

A hiper-hidratação antes ou durante o exercício, de maneira a ganhar peso, pode prejudicar o desempenho e levar a um sério problema de hiponatremia. A hiponatremia ocorre geralmente em maratonistas que terminam a prova em mais de 4 horas. Esses atletas podem apresentar náuseas, cefaleia progressiva, fraqueza, tontura, dores abdominais, dores torácicas, apreensão, confusão, alteração de comportamento, ataxia, deficit neurológico local, ganho de peso, dispneia e coma por edema cerebral. Contudo, podem apresentar pressão arterial, pulsação e frequência respiratória normais. Necessitam de dosagem bioquímica sanguínea imediata do Na^+ ($Na^+ < 130$ nmol/L = hiponatremia) e hemograma (hematócrito diluído)[28].

Vitaminas hidrossolúveis e a transferência de energia[10]

A suplementação de vitaminas deve ser feita de forma criteriosa, pesquisando-se a queixa do atleta, visto que a deficiência de vitaminas ocorrem com frequência entre atletas vegetarianos, grupos de atletas com baixa ingesta de energia (bailarinos, ginastas e aqueles cujo desporto é classificado em conformidade com o peso) e atletas com grande ingesta de carboidratos (resistência)[10]. A história pregressa geralmente indica o início insidioso de desnutrição qualitativa com alimentos de pouca variabilidade no repertório alimentar, não respeitando os Princípios de Escudero (quantidade, qualidade, harmonia e adequação).

Ao se atender atletas com queixa de cansaço, deve-se procurar por sinais clínicos de deficiências demonstrados por exame físico do tegumento, folículos pilosos, cabelos, couro cabeludo, unhas, olhos, mucosa oral, sensibilidade, reflexos motores e força motora. Exemplos típicos são deficit de vitaminas B1, B2 e B3, biotina e vitamina C, perceptíveis ao exame clínico (Tabela 14).

A suplementação de vitaminas deve ser feita de forma criteriosa, pesquisando a queixa do atleta. Nessas situações adversas a suplementação em posologias recomendadas pode elevar a densidade em micronutrientes da dieta diária. As vitaminas sintetizadas no laboratório não são menos efetivas para as funções corporais que as vitaminas provenientes de fontes naturais. Em comparação com o estado deficiente, os suplementos vitamínicos podem reverter os sintomas da deficiência e aprimorar o desempenho nos exercícios; contudo, uma vez corrigida a deficiência, os suplementos não conseguem aprimorar ainda mais que o estado normal[10]. A ação das vitaminas hidrossolúveis responsáveis pela transferência de energia são demonstradas na Figura 21.

Tabela 14 Sintomas de deficiência das vitaminas hidrossolúveis

Vitaminas	Sintomas de deficiência de vitaminas que poderiam afetar adversamente o desempenho físico
Tiamina (B1)	Fraqueza muscular, fadiga, alteração da função cardíaca, depressão
Riboflavina (B2)	Anemia, neuropatia periférica de mãos e pés
Niacina (B3)	Perda de peso, perda de vigor, vertigem, confusão mental, decréscimo da capacidade de concentração
Ácido pantotênico (B5)	Depressão, fadiga, fraqueza muscular
Piridoxina (B6)	Depressão, neurite periférica, ataxia, anemia
Ácido fólico (B9)	Anemia
Cianocobalamina (B12)	Anemia, fraqueza, fadiga, perda de peso, dano neurológico
Biotina	Anemia, lassidão extrema, dor muscular
Ácido ascórbico	Fraqueza muscular, decréscimo na utilização dos ácidos graxos, anemia, restabelecimento precário de injúrias

Fonte: modificada de Wolinsky e Hickson, 2002[20].

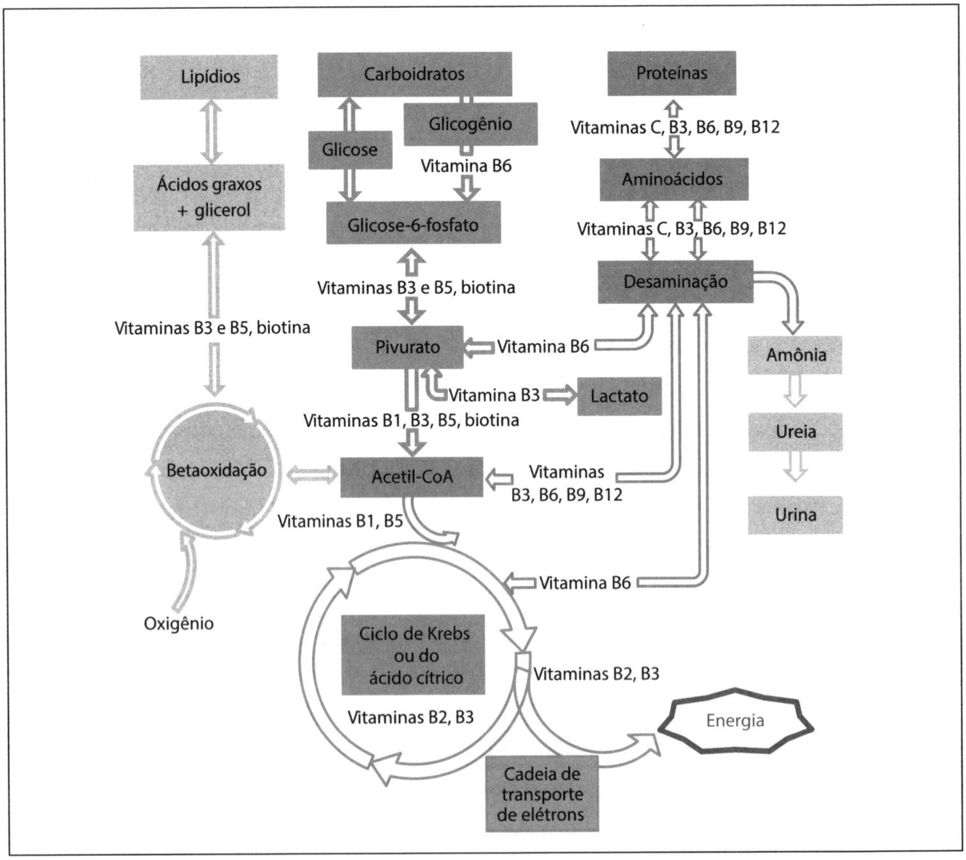

Figura 21 Locais de ação das vitaminas hidrossolúveis na transferência de energia.
Fonte: modificada de McArdle et al., 2001[10].

Vitamina B1 (tiamina)

A vitamina B1 proporciona substrato oxidável no ciclo de Krebs por meio da descarboxilação oxidativa do piruvato para acetil-CoA durante o fracionamento dos carboidratos. A demanda correlaciona-se com o dispêndio energético total e com o fracionamento total de carboidratos. As necessidades podem ser ligeiramente mais altas em pessoas fisicamente ativas com grande catabolismo de carboidratos, condução por meio das membranas e dos nervos, síntese das pentoses e descarboxilação oxidativa dos alfacetoácidos no fracionamento dos aminoácidos.

Vitamina B2 (riboflavina)

Transferência de hidrogênio (elétron) durante o metabolismo das mitocôndrias na cadeia respiratória; combina-se com o ácido fosfórico para formar a flavina adenina dinucleotídeo (FAD) e a flavina adenina mononucleotídeo (FMN).

Vitamina B3 (niacina, nicotinamida e ácido nicotínico)

Transferência de hidrogênio (elétron) durante a glicólise e o metabolismo das mitocôndrias. É componente da nicotina e da adenina dinucleotídio fosfato de nicotina (NADP) e tem papel na síntese das gorduras e do glicogênio. O aminoácido triptofano é transformado em niacina. O excesso de niacina pode deprimir a mobilização dos ácidos graxos, o que pode facilitar a depleção de carboidratos.

Vitamina B5 (ácido pantotênico)

É componente do intermediário acetil-CoA do ciclo de Krebs e participa da síntese do colesterol, dos fosfolipídios, da hemoglobina e dos hormônios esteroides.

Vitamina B6 (piridoxina)

É uma coenzima importante na síntese de proteínas e no metabolismo do glicogênio; atua nas reações de transaminação; na formação de compostos precursores para o heme na hemoglobina; e para a fosforilase, que facilita a liberação de glicogênio pelo fígado.

Vitamina B9 (ácido fólico)

É uma coenzima importante no metabolismo dos ácidos graxos e na síntese dos ácidos nucleicos. Essencial para a formação dos glóbulos vermelhos e brancos, protege contra os defeitos do tubo neural no feto.

Vitamina B12 (cianocobalamina)

É uma coenzima importante na transferência das unidades com um único carbono no metabolismo dos ácidos nucleicos. Inicia a síntese de proteínas e tem papel no funcionamento do sistema gastrointestinal, dos ossos e do tecido nervoso.

Vitamina C (ácido ascórbico)

Antioxidante, pode estar relacionada ao exercício por meio de seu papel na síntese do colágeno e da carnitina. Acelera a absorção de ferro e, possivelmente, a aclimatação ao calor, além de facilitar a disponibilidade do ferro. É cofator em algumas reações de hidroxilação (p. ex., dopamina para noradrenalina).

Vitamina H (biotina)

Tem papel essencial no metabolismo dos carboidratos, das gorduras e dos aminoácidos. Participa no transporte da unidade carboxila e na fixação do CO_2 nos tecidos e na glicogênese, síntese e oxidação dos ácidos graxos.

Ritmo circadiano e performance nas atividades físicas

O ritmo circadiano (RC) nos seres humanos é definido como o período de 24 horas durante o qual ocorrem quase todos os processos fisiológicos e bioquímicos do ciclo biológico. Esse ritmo é influenciado principalmente pela variação da luz solar e pela temperatura ambiente.

A luz solar atravessa a retina e chega ao hipotálamo, onde é captada pelo núcleo supraquiasmático (NSQ). Por meio desse sistema retino-hipotalâmico, o NSQ coordena os ritmos biológicos diários responsáveis pela secreção hormonal, temperatura corporal e ativação neuronal, entre outros. Portanto, o NSQ regula o ciclo sono-vigília e alguns autores o consideram o marca-passo circadiano[29] (ver Figura 22).

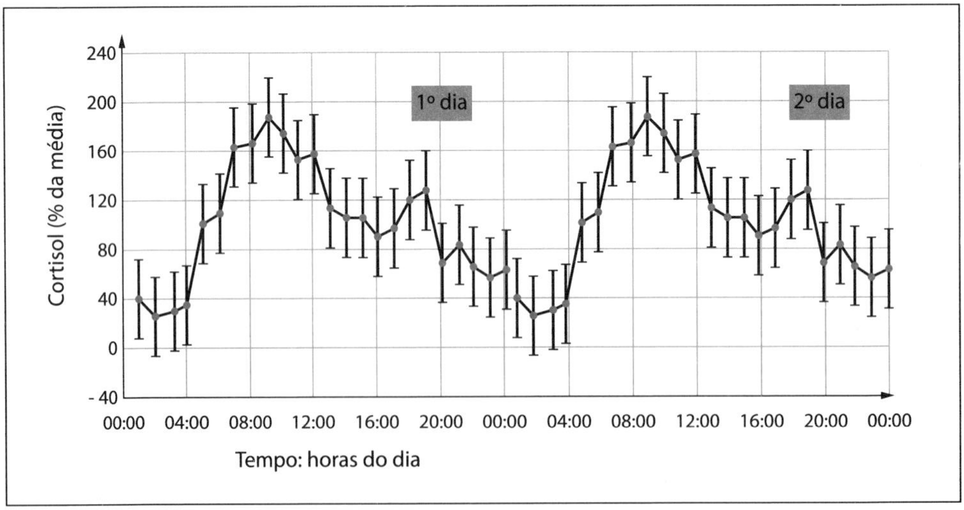

Figura 22 Ritmo cicardiano, secreção de cortisol durante as 24 horas. Acima, período de dois dias, demonstrando a variação sinusoidal.

Fonte: modificada de Borer, 2003[30].

Os sistemas hormonais, a temperatura corporal e a ativação neuronal são diretamente influenciados pelo ritmo circadiano (RC) e impactam nossas respostas fisiológicas ao longo do dia, tanto em atividades ordinárias quanto atléticas. No início da manhã, os reflexos dos sistemas sensomotor, cognitivo, comportamental, cardiovascular e metabólico estão nos níveis máximos de repouso; esses reflexos aumentam no decorrer do dia e têm seu ápice junto ao pico da temperatura corporal aproximadamente entre 17:00 e 18:00 horas[31].

As funções fisiológicas no desempenho atlético seguem o ritmo circadiano

Embora a maioria das pessoas prefira realizar atividades físicas pela manhã, alguns autores sugerem que indivíduos com preferência por treinar à noite estariam ajustando sua capacidade de resposta fisiológica de acordo com os estímulos do ritmo circadiano. Essa adaptação pode ser observada em casos em que o valor de cortisol matinal está próximo ao limite inferior de referência e o valor de cortisol vespertino aproxima-se do limite superior, indicando que o desempenho tende a ser melhor no momento em que o cortisol atinge seu pico. Entretanto, a preferência individual para a realização da atividade física no período matutino ou noturno também deve ser avaliada como um fator no estudo da relação entre RC e performance do exercício[32].

A preferência por um determinado período do dia pode ser definida como um "cronotipo", sendo influenciada por fatores fisiológicos como o padrão sono-vigília, a temperatura corporal, o ritmo e o volume alimentar, além do consumo máximo de oxigênio (VO_2máx)[31]. Durante as atividades físicas, sejam de performance aeróbias ou anaeróbias, ou mesmo nas habilidades da vida diária que envolvem capacidade motora fina ou grossa, existe também uma correlação direta com o RC[30] (Figura 23).

Segundo Youngstedt et al.[33], sete fatores devem ser avaliados, pois interferem diretamente nesse sistema de escolha: 1) diferença entre o "Status Nutricional" matutino e noturno; 2) diminuição da flexibilidade pela manhã; 3) tempo insuficiente para recuperação da inércia do sono; 4) preferência individual sobre o horário do treinamento; 5) diferença entre o tempo de descanso entre as sessões de treinamento; 6) respostas fisiológicas individuais; 7) diferenças entre os efeitos de motivação e expectativa.

Segundo Reilly et al.[34], as evidências do RC sobre o desempenho do exercício são confirmadas por três fatores: 1) ambiente externo – efeito fisiológico e psicológico da temperatura sobre o organismo; 2) capacidade biológica de adaptação ao ambiente externo – como o organismo reage frente aos efeitos do ambiente externo; 3) estilo de vida – hábito e padrão de sono, capacidade de lidar com a inércia pós-sono.

Segundo Weipeng et al.[35], quase todos os processos bioquímicos e fisiológicos dentro do corpo humano seguem o RC; evidências de que o ritmo biológico e fisiológico exercem um efeito maior sobre o desempenho físico, demonstram que o aumento da

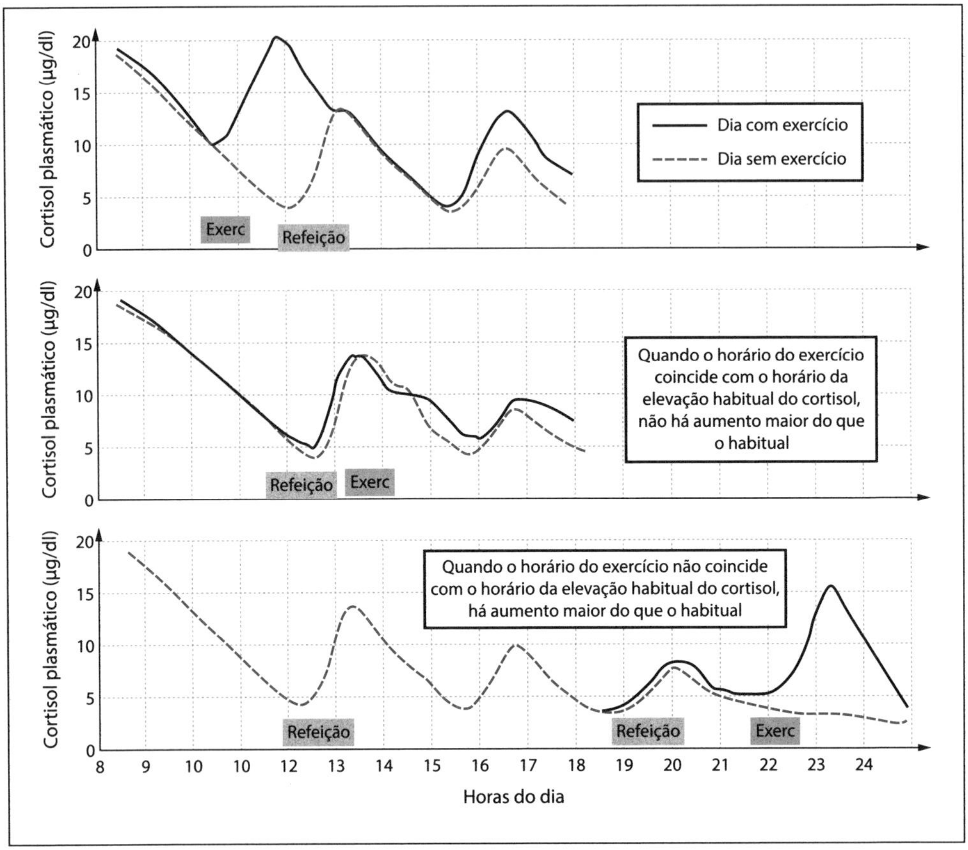

Figura 23 Ritmo cicardiano, refeição e efeitos do exercício na secreção de cortisol.
Fonte: modificada de Borer, 2003[30].

temperatura corporal ao entardecer pode ser associado com a melhora do desempenho atlético (entre 17h e 18h) e piora durante o período da manhã. Entretanto, a explicação para esses fatos não está totalmente esclarecida, visto que o aumento da temperatura corporal pelo aquecimento ativo prévio pode ser obtido de manhã ou em ambientes frios[35] (Tabela 15).

Temperatura corporal e desempenho neuromuscular

O aumento da temperatura corporal pode elevar o consumo de carboidratos, principal fonte de energia, em detrimento da oxidação lipídica, além de facilitar a ativação do sistema actina-miosina muscular[36]. Em recente estudo, Taylor et al.[37] demostraram que o aumento de 20 minutos no tempo de aquecimento pré-exercícios de resistência (musculação) realizados pela manhã provocou um aumento da temperatura corporal, sendo responsável por resultados semelhantes ao realizados no começo da noite. Apesar da melhora observada com o aquecimento matinal, a temperatura corporal

Tabela 15 Efeitos do ciclo cicardiano no desempenho físico

Atributos	Modalidade do exercício	Estudo	Sumário
Aeróbio	Natação	Arnett (2001)[c,t] Arnett (2002)[a,t] Martin and Thompson (2000)[a,t]	Estes estudos demonstraram uma capacidade de desempenho físico e VO_2máx no fim do dia aumentados. O incremento no desempenho físico foi também altamente correlacionado com a temperatura corporal, que estava também consistentemente mais alta no fim do dia.
	Bicicleta	Atkinson et al. (2005)[a,t] Edwards et al. (2005)[a,t] Reilly and Garrett (1998)[a,ut]	
Anaeróbio Força Potência	Natação	Kline et al. (2007)[a,t] Martin et al. (2007)[a,t]	Fitness anaeróbio, força e potência têm demonstrado ser significantemente mais altos durante o dia. Embora o aumento no desempenho físico esteja correlacionado com o aumento da temperatura corporal, estes estudos têm também demonstrado um aumento na unidade neuronal e melhor coodernação entre contrações agonistas-antagonistas. O treinamento na hora do dia específica pode ajudar na melhora do desempenho físico, contudo, o melhor desempenho ainda foi observado durante o fim do dia.
	Bicicleta Wingate	Bernard et al. (1998)[a,ut] Bessot et al. (2007)[a,t] Bessot et al. (2006)[a,t] Giacomoni et al. (2006)[a,ut] Hill et al. (1992)[a,ut] Moussay et al. (2003)[a,t] Reilly and Down (1992)[a,ut] Souissi et al. (2002)[c,ut] Souissi et al. (2007)[a,ut]	
	Resistência Pliometria	Bird and Tarpenning (2004)[a,t] Häkkinen et al. (1988)[a,t] Kraemer et al. (2001)[a,t] Pereira et al. (2011)[a,ut] Sedliak et al. (2008)[a,ut] Sedliak et al. (2008)[c,ut] Sedliak et al. (2007)[c,ut] Taylor et al. (2011)[a,t] Teo et al. (2011)[a,t]	
Agilidade Coordenação	Futebol	Reilly et al. (2007)[a,t]	Um achado consistente no esporte de raquete foi o aumento na velocidade de serviço e empunhadura na raquete, contudo, a acurácia do serviço não foi consistente com a variação da hora do dia. Habilidades específicas do futebol foram mais consistentes com a variação da hora do dia, mostrando um aumento na habilidade de driblar e chutes mais acurados no fim do dia.
	Raquete	Atkinson and Speirs (1998)[a,t] Edwards et al. (2005)[a,t]	
Psicossocial	Hora do dia preferido	Brown et al. (2008)[a,t] Hill et al. (1998)[a,ut]	Embora os estudos sejam limitados, os resultados demonstram melhor desempenho físico na atividade física durante o tempo de uma preferência cronotipológica individual (ou seja, cronotipos matinais têm desempenho melhor no início do dia).

Fonte: modificada de Weipeng et al., 2011[35].

(a) agudo ≤ 4 protocolos de 4 semanas; (c) crônico ≥ 8 protocolos de 8 semanas; (t) sujeitos treinados ≥ experiência de 12 meses de treino; (ut) sujeitos destreinados ≤ experiência de 12 meses de treino.

atingia seu pico às 17h30, e o desempenho atlético continuava superior nos exercícios realizados nesse horário[37].

Souissi et al.[38] aplicaram testes para avaliar o pico de força muscular, força média e VO_2máx entre dois grupos. O primeiro realizou exercícios pela manhã e o segundo no período da tarde. Foi demonstrado um melhor resultado no período da tarde, sempre em correlação direta com a temperatura corporal. Portanto, tem extrema importância aquecimentos pré-atividade física, principalmente no período da manhã ou quando a temperatura estiver mais fria, para que se tenha um melhor desempenho atlético[38].

Martin et al.[39] demonstram um aumento no desempenho neuromuscular no início da noite (17h30 às 18h) independente da temperatura corporal. Esses resultados teriam como possível justificativa a maior liberação de cálcio pelo retículo sarcoplasmático, o aumento da sensibilidade ao cálcio pelas proteínas contráteis e a alteração da resposta do complexo miosina-ATPase[39].

Impacto do exercício físico sobre o ritmo circadiano da testosterona e do cortisol

A testosterona é um hormônio anabólico, com efeito sobre a força muscular e a resposta adaptativa ao exercício. Durante o treinamento, sua principal função é promover a síntese proteica e manter o anabolismo. O ritmo circadiano da testosterona apresenta pico no início da manhã, com redução progressiva ao longo do dia[40].

O cortisol, por sua vez, é um glicocorticoide utilizado como marcador de estresse fisiológico ou psicológico. A manutenção crônica de níveis elevados de cortisol está associada à inibição do sistema neuromuscular e à piora do desempenho esportivo. O RC do cortisol é semelhante ao da testosterona: apresenta pico matinal, com diminuição gradual ao longo do dia e novo pico nas primeiras horas de sono[41].

Entretanto, há pouca evidência científica de que o exercício de resistência altere o ritmo circadiano da síntese de testosterona ou cortisol. Häkkinen et al.[42] demonstraram que mudanças nesses hormônios observadas até uma semana após o início do treinamento de força refletem a resposta fisiológica ao estresse do exercício, sem alterações no RC. O estudo avaliou oito atletas de elite de levantamento de peso, submetidos a dois períodos de treinamento por dia (manhã e tarde), durante uma semana. Observou-se aumento dos níveis séricos de testosterona e testosterona livre nos dois treinos. No entanto, após um dia de descanso, os níveis retornaram aos valores pré-teste. Curiosamente, apenas os treinos realizados à tarde elevaram também os níveis de cortisol e hormônio de crescimento (GH)[42].

Devido ao reduzido número de trabalhos sobre treinamento de força em diferentes horas do dia, não é possível concluir seu efeito sobre o RC da testosterona e do cortisol.

CONSIDERAÇÕES FINAIS

O uso de creatina é ideal para as modalidades esportivas em que a contribuição energética provém do sistema ATP-PCr, ou seja, atividades físicas de potência com curtíssima duração (tempo inferior a 1 minuto), utilizando a via anaeróbia aláctica (potência anaeróbia).

O uso preferencial do glicogênio muscular como substrato energético (via glicolítica anaeróbia láctica) para o músculo em exercício está diretamente relacionado à intensidade do exercício anaeróbio (potência anaeróbia), à duração (1 minuto e 42 segundos) e ao nível de condicionamento físico ajustado para um treinamento de hipertrofia de fibras musculares brancas.

O uso preferencial de glicogênio muscular como substrato energético (via oxidativa) para o músculo em exercício está diretamente relacionado à intensidade do exercício aeróbio (potência aeróbia), à duração (14 minutos e 34 segundos) e ao nível de condicionamento físico ajustado para um treinamento de hipertrofia de fibras musculares vermelhas.

A glicose derivada do glicogênio muscular (glicose-1-P) é o substrato mais importante utilizado durante o exercício anaeróbio de alta intensidade e durante as primeiras 2 horas do exercício aeróbio, pois não tem como fator limitante da velocidade de degradação a enzima hexoquinase. As reservas iniciais de glicogênio muscular são as determinantes primárias da habilidade do atleta em manter o exercício moderado ou intenso por período prolongado.

O depósito de glicogênio no músculo é amplamente dependente do nível de condicionamento físico e do estado agudo e prolongado da nutrição à base de carboidratos. Os músculos treinados possuem depósitos maiores de glicogênio, que são depletados em uma frequência menor durante o exercício.

Conforme o exercício prolongado continua, a importância da glicose sanguínea aumenta, comparada ao glicogênio muscular. A oxidação da glicose plasmática pode suprir entre 20 e 50% do substrato total oxidável durante o exercício submáximo.

A manipulação da ingestão de carboidratos pela dieta antes, durante e depois do exercício pode melhorar largamente o desempenho do exercício por meio de melhora dos depósitos de glicogênio hepático e muscular ou com a manutenção da homeostase da glicose sanguínea.

A suplementação com proteínas deve estar conjugada com a planilha de treinamento (intensidade, duração, frequência) para que a síntese proteica seja melhorada, aproveitando-se o melhor horário de síntese após a sessão de trabalho muscular.

A oferta de aminoácidos essenciais após o exercício juntamente com carboidratos de alto índice glicêmico tem significativo efeito sobre a síntese proteica muscular, diminuindo a dependência da degradação de outras proteínas para suprir esses aminoácidos.

A reposição hidreletrolítica deve evitar a desidratação; contudo, nas provas de resistência em atletas mais lentos, recomenda-se cuidado maior na quantidade de líquidos ingeridos, pois a hiper-hidratação pode acarretar hiponatremia.

A deficiência vitamínica deve ser criteriosamente investigada com comprovação clínico-laboratorial, de forma que as carências limitantes sejam identificadas para uma prescrição precisa e eficaz, melhorando a transferência energética durante o trabalho muscular.

A prática de exercícios atinge melhor desempenho no período vespertino, momento no qual o RC apresenta a média do valor de cortisol plasmático mais elevada do que no período matutino.

Alguns atletas apresentam preferência por determinado período do dia, definida pelo seu "cronotipo", em função do padrão sono-vigília, temperatura corporal, ritmo e volume alimentar e VO_2máx.

REFERÊNCIAS BIBLIOGRÁFICAS

1. Williams MH. Nutrition for fitness & sport. 3.ed. Dubuque: Brown & Benchmark, 1995.
2. Fox EL, Bowers RW, Foss ML. Bases fisiológicas da educação física e dos desportos. 4.ed. Rio de Janeiro: Guanabara-Koogan, 1991.
3. Powers SK, Howley ET. Fisiologia do exercício. 3.ed. Barueri: Manole, 2000.
4. Bouchard C. Atividade física e obesidade. 1.ed. Barueri: Manole, 2003.
5. Hollmann W., Hettinger T. Medicina do esporte, fundamentos anatômico-fisiológicos para a prática esportiva. 4.ed. Barueri: Manole, 2005
6. Weineck J. Biologia do esporte. Barueri: Manole, 2000.
7. Raffa RB, Rawls SM, Beyzarov EP. Atlas de farmacologia de Netter. Porto Alegre: Artmed, 2006.
8. Gleeson M. Biochemistry of exercise. Nutrition and exercise. Disponível em: http://onlinelibrary.wiley.com/doi/10.1002/9780470693766.ch2/summary. Acessado em: 31/7/2018.
9. Sangoval AEP. Medicina do esporte: princípios e prática. Porto Alegre: Artmed, 2005.
10. McArdle WD, Katch FI, Katch VL. Nutrição para o desporto e exercício. Rio de Janeiro: Guanabara-Koogan, 2001.
11. Pereira B, Souza Jr TP. Metabolismo celular e exercício físico – Aspectos bioquímicos e nutricionais. 2.ed. São Paulo: Phorte, 2007.
12. Meyer RA, Foley JM. Cellular processes integrating the metabolic response to exercise. In: Routel LB, Shepherd JT (eds.). Regulation and integration of multiple systems. Nova York: Oxford University Press, 1996.
13. Coogan AR, Coyle EF. Reversal of fatigue during prolonged exercise by carbohydrate infusion or ingestion. J Appl Physiol 1987; 6:2388-95.
14. Nabholz TV. Nutrição esportiva – Aspectos relacionados à suplementação nutricional. São Paulo: Sarvier, 2007.
15. LeMura LM, Duvillard SP. Fisiologia do exercício clínico – Aplicação e princípios fisiológicos. Rio de Janeiro: Guanabara-Koogan, 2006.

16. American College of Sports Medicine position stand. The female athlete triad. Med Sci Sports Exerc 2007; 39(10):1867-82.
17. Shephard RJ. Chronic fatigue syndrome. A brief review of functional disturbances and potential therapy. J Sports Med Phys Fitness 2005; 45:381-92.
18. Halliwell B, Gutteridge JMC. Free radicals in biology and medicine. 2.ed. Oxford: Clarendon, 1995.
19. Davies KJA, Quintanilha TA, Brooks GA, Packer L. Free radical and tissue damage produced by exercise. Biochemical and Biophysical Research Communications 1982; 107:1198-205.
20. Wolinsky I, Hickson Jr JF. Nutrição no exercício e no esporte. 2.ed. São Paulo: Rocca, 2002.
21. Centers for Disease Control and Prevention. National Center for Health Statistics. 2000 CDC Growth Charts for United States: methods and development. Vital and health statistics, 2002. Disponível em: http://www.cdc.gov/nchs/data/series/sr_11/sr11_246.pdf. Acessado em: 14/4/2011.
22. Thomson R, Brinkworth GD, Buckley JD, Noakes M, Clifton PM. Good agreement between bioelectrical impedance and dual energy X-ray absorptiometry for estimating changes in body composition during weight loss in overweight young women. Clin Nutr 2007; 26:771-7.
23. Armstrong LE, Herrera Soto JA, Hacker FT, Casa DJ, Kavouras SA, Maresh CM. Urinary indices during dehydration, exercise and rehydratation. Int J Sport Nutr 1998; 8(4):345-55.
24. Buford TW, Kreider RB, Stout JR, Greenwood M, Campbell B, Spano M et al. International Society of Sports Nutrition position stand: creatine supplementation and exercise. J Int Soc Sports Nutr 2007;4:1-8.
25. Diretriz da Sociedade Brasileira de Medicina do Esporte. Modificações dietéticas, reposição hídrica, suplementos alimentares e drogas: comprovação de ação ergogênica e potenciais riscos para a saúde. Rev Bras Med Esporte 2009; 15(3):43-56.
26. Kerksick C, Harvey T, Stout J, Campbell B, Wilborn C, Kreider R et al. International Society of Sports Nutrition position stand: nutrient timing. Journal of the International Society of Sport Nutrition 2008; 5:1-12.
27. World Health Organization. Protein and amino acid requirements in human nutrition. WHO Technical Series 2007; 935.
28. Competition medical handbook – a pratical guide. 3.ed. IAAF. Disponível em: http://www.iaaf.org/mm/Document/imported/41614.pd. Acessado em: 30/4/2017.
29. Hastings MH, Herzog ED. Clock genes, oscillators and cellular networks in the suprachiasmatic nuclei. Journal of Biological Rhythms 2004; 19:400-13.
30. Borer K. Exercise endocrinology champaign. 1.ed. Illinois: Human Kinetics, 2003.
31. Baehr EK, Revelle W, Eastman CI. Individual differences in the phase and amplitude of the human circadian temperature rhythm: with an emphasis on morningness-eveningness. Journal of Sleep Research 2000; 9:117-27.
32. Waterhouse J, Drust B, Weinert D, Edwards B, Gregson W, Atkinson G et al. The circadian rhythm of core temperature: origin and some implications for exercise performance. Chronobiology International 2005; 22:207-25.
33. Youngsetd SD, O'Connor PJ. The influence of air travel on athletic performance. Sports Medicine 1999; 28:197-207.
34. Reilly T, Waterhouse J. Sports performance: is there evidence that the body clock plays a role? European Journal of Applied Physiology 2009; 106:321-32.
35. Weipeng T, Newton MJ, McGuigan MR. Circadian rhytms in exercise performance: implications for hormonal and muscular adaptations. Journal of Sports Science and Medicine 2011; 10:600-6.
36. Starkie RL, Hargreaves M, Lambert DL. Effect of temperature on muscle metabolism during submaximal exercise in humans. Experimental Physiology 1999; 84:775 -84.

37. Taylor K, Cronin JB, Gill N, Chapman DW, Sheppard JM. Warm-up affects diurnal variation in power output. International Journal of Sports Medicine 2011; 32:185-9.
38. Souissi N, Bessot N, Chamari K, Gauthier A, Sesboüé B, Davenne D. Effect of time of day on aerobic contribuition to the 30s Wingate test performance. Chronobiology Int 2007; 24:739-48.
39. Martin L, Nevill AM, Thompson KG. Diurnal variation in swim performance remains, irrespective of training once or twice daily. International Journal of Sports Physiology and Performance 2007; 2: 192-200.
40. Kvorning T, Andersen M, Brixen K, Madsen K. Suppression of endogenous testosterone production attenuates the response to strenght training: a randomized, placebo-controlled, and blinded intervention study. American Journal of Physiology, Endocrionology and Metabolism 2006; 291: E1325-32.
41. Hayes LD, Bickerstaff GF, Baker JS. Interactions of cortisol, testosterone, and resistance training: influence of circadian rhythms. Chronobiology Int 2010; 27:675-705.
42. Häkkinen K, Pakarinen A, Alén M, Kauhaenen H, Komi PV. Daily hormonal and neuromuscular responses to intensive strength training in 1 week. Int Journal of Sport Medicine 1988; 9:422-8.

26

Vegetarianismo: conceitos e aspectos nutrológicos

Fernanda de Luca

INTRODUÇÃO

O número de vegetarianos aumenta a cada dia no Brasil e uma queda no consumo de alimentos de origem animal vem sendo observada mesmo entre as pessoas que não são vegetarianas, fazendo surgir uma maior necessidade de conhecer as principais particularidades da alimentação vegetariana.

O objetivo deste capítulo é mostrar quais são os cuidados que o nutrólogo deve ter ao atender um paciente vegetariano, quais aspectos nutricionais merecem maior atenção e como uma alimentação vegetariana estrita bem planejada pode ser uma ótima opção para a prevenção e o tratamento das principais doenças crônicas não transmissíveis (DCNT): obesidade, diabetes, síndrome metabólica e doenças cardiovasculares, entre outras.

DEFINIÇÕES

Atualmente existe um grande número de dietas com maior ênfase no consumo de alimentos de origem vegetal, variando desde diminuição do consumo de determinadas fontes de proteína animal até a exclusão completa dos alimentos de origem animal.[1] Um padrão alimentar com predomínio de fontes alimentares de origem vegetal vem sendo proposto por diferentes guias alimentares e instituições ao redor do mundo, como forma de prevenção e controle das doenças cardiovasculares, diabetes tipo 2, obesidade e muitas outras DCNT.[2-4]

Por definição, dizemos que uma alimentação é vegetariana quando exclui todos os tipos de carne (vermelha, frango, porco, peixe, frutos do mar), mas na literatura científica podemos encontrar o termo "pesco-vegetariano" referindo-se a pessoas que fazem o consumo de peixes na alimentação.

Flexitarianismo é outro termo encontrado e significa consumo esporádico de qualquer tipo de carne, referindo-se muitas vezes a um padrão alimentar de transição para uma alimentação vegetariana.

Entre os vegetarianos, há aqueles que optam por consumir leite, laticínios e ovos (ovolactovegetarianos), os que consomem leite e derivados, mas não consomem ovos (lactovegetarianos) e os que consomem ovos, mas não consomem laticínios (ovovegetarianos).

Os vegetarianos que além de não consumirem nenhum tipo de carne também não consomem nenhum alimento de origem animal são chamados de vegetarianos estritos (e não "restritos"), termo comumente substituído por vegano, embora o veganismo englobe, além de uma alimentação vegetariana estrita, uma postura de ética e respeito animal que se estende ao não consumo de qualquer produto ou serviço que explore animais (uso de roupas com matéria-prima animal, como couro, seda e lã; uso de produtos testados em animais; uso de produtos que contenham substâncias de origem animal, como xampus, maquiagem, amaciantes de roupas; frequentar locais que utilizam animais como forma de diversão e entretenimento, como circos, zoológicos e aquários).

Há ainda o termo *whole-food plant-based*, que significa uma alimentação vegetariana estrita baseada em alimentos naturais e integrais com uma quantidade mínima ou ausente de produtos processados. O termo *plant-based diet* muitas vezes é utilizado na literatura científica para se referir a uma alimentação predominantemente, mas não exclusivamente vegetal, podendo considerar o consumo de pequenas quantidades de carnes, laticínios e ovos.

ALIMENTAÇÃO VEGETARIANA É SEMPRE SAUDÁVEL?

Um aumento no consumo de alimentos de origem vegetal, especialmente, frutas, verduras, legumes e oleaginosas, vem sendo preconizado pela maioria dos guias alimentares existentes, mas até que ponto uma dieta sem nenhum alimento de origem animal é benéfica à saúde? Será que consumir alimentos de origem vegetal é sempre sinônimo de alimentação saudável? Até que ponto o consumo de carne, leite, laticínios e ovos promove saúde e previne doenças?

A Academia Americana de Nutrição e Dietética atesta desde 1987 que uma dieta vegetariana estrita bem planejada é saudável, nutricionalmente adequada e pode ser adotada em todas as fases da vida, incluindo lactação, infância, gestação e velhice.[5]

Mas o que seria uma "alimentação vegetariana bem planejada"? Será que a simples exclusão de alimentos de origem animal e o aumento no consumo de vegetais é suficiente para tornar uma dieta saudável? O que seria uma "dieta saudável", então?

Do ponto de vista semântico, saudável é tudo aquilo que promove saúde, o que torna a definição bastante abrangente e abre um campo para algumas reflexões sobre o real significado de saúde.

De acordo com a Organização Mundial da Saúde (OMS), saúde é "um estado de completo bem-estar físico, mental e social e não apenas a ausência de doença".

Uma dieta saudável então deverá ser composta por alimentos que promovam esse bem-estar e não contribuam para o desenvolvimento de doenças. Um alimento associado a um maior risco de se desenvolver câncer colorretal, segundo um relatório da própria OMS, poderia então ser considerado saudável e "essencial" só por conter um nutriente ausente nos vegetais?[6] E se esse alimento também estiver associado a um maior risco de se desenvolver doenças cardiovasculares e diabetes?

A carne vermelha, uma das principais fontes de vitamina B12, é também rica em gordura, saturada associada a um maior risco de se desenvolver diversas DCNT.

Por outro lado, a exclusão total ou parcial das carnes de uma alimentação pode trazer algumas consequências desfavoráveis se não houver uma orientação adequada, provocando desde deficiências a excessos nutricionais, dependendo das substituições realizadas e dos alimentos consumidos.

Uma alimentação sem nenhum tipo de carne, mas rica em carboidratos refinados, açúcares e alimentos processados, não trará benefícios à saúde e é bastante comum nos depararmos com vegetarianos com excesso de peso e desnutridos por fazerem escolhas alimentares equivocadas e sem orientação profissional.

Uma alimentação vegetariana, para ser benéfica à saúde, precisa contemplar diversos grupos alimentares (hortaliças, leguminosas, gorduras de boa qualidade, frutas, cereais e tubérculos) e priorizar alimentos naturais e integrais, restringindo ao máximo o consumo de alimentos industrializados, refinados e ultraprocessados. Além disso, alimentos ricos em cálcio (leguminosas, couve, brócolis, gergelim, tahine, amêndoas, entre outros) e ômega-3 (óleo de linhaça, sementes de linhaça e chia) precisam ser consumidos diariamente e doses de vitamina D deverão ser garantidos por meio de exposição solar adequada (15 a 30 minutos/dia).

A vitamina B12, nutriente presente apenas nos alimentos de origem animal, requer uma atenção especial e não poderá ser negligenciada na dieta vegetariana, sendo necessária sua suplementação mesmo em dietas que contemplem ovos, leite e laticínios.[5,7]

Adequação nutricional

Para promover saúde e prevenir doenças, uma dieta precisa contemplar alimentos capazes de fornecer os nutrientes de que o corpo precisa para manutenção das suas funções biológicas e reações metabólicas. Além disso, alimentos que contribuem para prejuízos a essas funções e provocam danos aos processos celulares deverão ser restringidos ao máximo.

Ao atender a um paciente que deseja diminuir o consumo de carne e/ou outros alimentos de origem animal ou se tornar vegetariano, o médico deverá estar familiarizado com os diferentes tipos de vegetarianismo e com os nutrientes presentes nos vegetais, pois só assim conseguirá adequar a escolha alimentar do paciente às suas demandas nutricionais, fazendo substituições alimentares corretamente, sem provocar déficits nutricionais.

Uma dieta saudável, vegetariana ou não, prioriza o consumo de alimentos vegetais de alta densidade nutricional (frutas, legumes, verduras, grãos e cereais integrais, leguminosas e oleaginosas) e restringe o consumo de alimentos açucarados, ricos em gorduras saturadas, ultra processados e carboidratos refinados.

Muitas pessoas acreditam que a alimentação vegetariana pode levar a um ganho ponderal acentuado, pelo alto teor de carboidratos normalmente consumidos nas dietas sem carne, mas na verdade os estudos populacionais mostram que os vegetarianos tendem a ter menor IMC quando comparados a não vegetarianos[8,9] e que dietas vegetarianas bem planejadas são bastante eficazes na perda de peso.[5,10-19] Além disso, sobrepeso e obesidade estão relacionados a um estilo de vida inadequado, que inclui escolhas alimentares equivocadas e um alto consumo de alimentos calóricos, mas pobres em nutrientes. Qualquer dieta mal planejada e seguida sem orientação de um profissional qualificado pode levar a excessos ou déficits nutricionais, e esse risco não existe somente nas dietas vegetarianas.

Carboidratos

A dieta vegetariana é rica em carboidratos e, embora vegetarianos consumam maior quantidade de carboidratos do que os não vegetarianos, estudos populacionais mostram que esse consumo não excede as recomendações. Nesses estudos, vegetarianos consumiram 51 a 62,7% do valor energético total (VET) sob a forma de carboidratos, enquanto o consumo por onívoros variou entre 43,5 e 58%.[8,17,20] Essa diferença pode ser explicada porque os alimentos de origem vegetal são ricos em carboidratos e até mesmo as maiores fontes proteicas vegetais apresentam uma grande quantidade de carboidratos, diferente dos alimentos de origem animal, que são pobres em carboidratos.

Uma alimentação com alto teor de carboidratos nem sempre é sinônimo de uma alimentação ruim, desde que os carboidratos ingeridos sejam predominantemente integrais, a ingestão calórica total não seja alta e a quantidade de gorduras consumidas seja baixa. O tipo de carboidrato consumido é determinante de um padrão alimentar vegetariano saudável e carboidratos refinados e açúcares deverão ser restringidos ou até mesmo excluídos em qualquer dieta que promova a saúde.[21-23]

Ao orientar um paciente vegetariano, o nutrólogo deverá estar atento ao tipo de carboidrato consumido, enfatizando a importância de se consumir carboidratos ricos em fibras e assegurando escolhas por alimentos naturais e integrais em vez de refinados e ricos em açúcares.

As fibras são carboidratos não digeríveis e só estão presentes em alimentos de origem vegetal. Nos EUA, apenas 5% da população consome a quantidade de fibras recomendada, de 25 g/dia para mulheres e 38 g/dia para homens,[24] e um maior consumo de fibras e grãos integrais está associado com inúmeros desfechos cardiometabólicos positivos.[7,13,22-24]

Dietas vegetarianas estritas com alto teor de carboidratos e pobres em gorduras têm se mostrado bastante eficazes na perda de peso, redução da gordura visceral e melhora na resistência insulínica, comprovando assim que a qualidade da dieta e dos macronutrientes, e não a quantidade de carboidrato ingerida, é preponderante para desfechos clínicos favoráveis.[15,16]

A alimentação vegetariana bem planejada é naturalmente rica em fibras e, quanto melhor a qualidade dos carboidratos consumidos, maior será a quantidade de fibras na alimentação.

Gorduras

Diversas publicações apontam que vegetarianos têm uma menor ingestão de gorduras totais, gorduras saturadas e colesterol quando comparados a não vegetarianos[5,10,17,20]. Um estudo de coorte envolvendo cerca de 30 mil participantes mostrou que os veganos têm um consumo de ácidos graxos poli-insaturados (PUFA) 45% maior do que os não vegetarianos. No mesmo estudo, o consumo de gorduras saturadas por onívoros ultrapassou as recomendações atuais de até 10% do VET.[15,25]

Dentre as gorduras, os ácidos graxos essenciais merecem uma atenção especial com destaque para o ácido alfa-linolênico (ALA), da família ômega-3 e o ácido linoleico (LA), da família ômega-6.

O ácido docosa-hexaenoico (DHA) e o ácido eicosapentaenoico (EPA) são as formas ativas do ALA e estão presentes em peixes de águas frias e profundas, frutos do mar e em alguns tipos específicos de algas. Vegetarianos não consomem fontes diretas de DHA e EPA, que então serão obtidos pela conversão do ALA, em um processo dependente de enzimas que também são responsáveis pela conversão de LA em AA (ácido araquidônico) (Figura 1). As principais fontes alimentares de ALA são o óleo, as sementes de linhaça, a chia e as nozes.

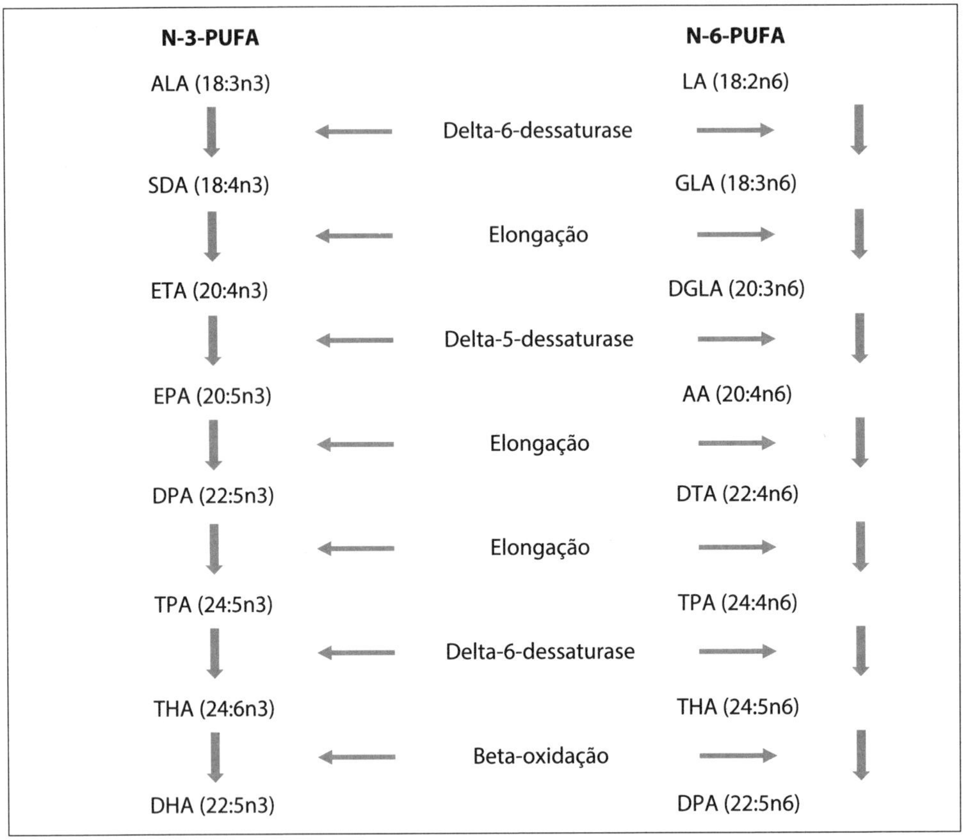

Figura 1 Processos de elongação e dessaturação das famílias W-3 e W-6.

AA: ácido araquidônico; DGLA: ácido di-homo-gama-linolênico; DHA: ácido docosa-hexaenoico; DPA: ácido docosapentaenoico; DTA: ácido docosatetraenoico; EPA: ácido eicosapentaenoico; ETA: ácido eicotetraeinoico; GLA: ácido gama-linolênico; LA: ácido linoleico; SDA: ácido estearidônico; TPA: ácido tetracosapentaenoico; THA: ácido tetracosa-hexaenoico.
Fonte: adaptada de Burns-Whitmore, et al., 2019.[26]

Recomendações mais atuais sugerem que vegetarianos tenham uma ingestão de 2,2 a 4,4 g de ALA por dia (ou 1,1 g/dia/1.000 kcal).[26] Além disso, é importante limitar o consumo de fontes de LA (óleos de soja e milho, alimentos processados e ultra processados), já que as enzimas que convertem o ALA em DHA e EPA são também responsáveis pela conversão do LA em AA e se houver muita quantidade de LA na dieta essa conversão ficará prejudicada (Figura 1). A proporção ideal de ômega-6 e ômega-3 para uma conversão satisfatória deve ser de 2-4:1.[26]

Vegetarianos e veganos que consomem apenas ALA e não consomem algas nem suplementam DHA apresentam nível sanguíneo de DHA 30 a 40% menor do que onívoros, mas ter níveis mais baixos não significa ter níveis insuficientes e a conversão de ALA em EPA e DHA, embora seja baixa, se mantém estável mesmo após vários anos de dieta vegetariana estrita.[27-29]

EPA e DHA são nutrientes considerados importantes para a saúde cardiovascular e inúmeros estudos mostram que as dietas vegetarianas apresentam melhores desfechos cardiovasculares quando comparadas a outras dietas.[7,9,11-16,18,19]

Carnes e queijos são alimentos ricos em gorduras saturadas e o consumo de gorduras poli-insaturadas em substituição às saturadas reduz em 30% a incidência de doenças cardiovasculares (DCV), efeito semelhante ao obtido com o uso das estatinas.[25] A alimentação vegetariana estrita é naturalmente pobre em gorduras saturadas e isenta de colesterol, constituindo-se assim em ótima opção para o tratamento de dislipidemias, especialmente em pacientes que não toleram o uso das estatinas.

Proteínas

O consumo de proteínas e sua adequação em uma alimentação vegetariana têm sido temas de muitas controvérsias e indagações ao longo dos anos. Questiona-se a qualidade da proteína vegetal, seu teor de aminoácidos, sua digestibilidade, valor biológico e se uma dieta sem proteína animal é capaz de fornecer uma nutrição adequada.

O atual conceito de qualidade proteica está relacionado ao teor de aminoácidos essenciais e sua digestibilidade e considera a proteína animal como de alta qualidade e "superior" à vegetal, sugerindo que fontes proteicas vegetais não são capazes de suprir as demandas nutricionais de aminoácidos essenciais e desconsiderando o impacto da fonte proteica consumida (animal *vs.* vegetal) na saúde.

Fontes proteicas de alta qualidade deveriam melhorar a saúde e reduzir o risco de doenças (obesidade, diabetes, síndrome metabólica, DCV e câncer), mas não é isso que a literatura científica nos vem mostrando nos últimos anos.[2-4,6,9,25,30,31]

Ainda hoje existe o mito de que as proteínas animais são superiores às vegetais por serem "completas" e apresentarem maior digestibilidade.

Uma proteína é considerada completa quando apresenta todos os aminoácidos essenciais e as proteínas vegetais são muitas vezes erroneamente citadas como "incompletas", por apresentarem quantidades menores de determinados aminoácidos essenciais quando em comparação à proteína do ovo, escolhida como padrão de proteína de alta qualidade.

Todos os alimentos de origem vegetal contêm todos os 20 aminoácidos, incluindo os 9 essenciais. Em nenhum alimento vegetal há falta de algum aminoácido essencial, mas os cereais apresentam baixo teor de lisina e as leguminosas, baixo teor de aminoácidos sulfurados (metionina e cisteína). Essa aparente deficiência só terá real importância se o único alimento ingerido ao longo dos dias for arroz ou feijão, por exemplo.[30-32] De modo semelhante, se considerarmos uma dieta que inclua apenas carne, também teremos déficits nutricionais importantes (carnes não fornecem fibras nem vitamina C).

Todas as necessidades nutricionais de aminoácidos essenciais são supridas em uma dieta vegetariana composta de diferentes grupos alimentares e com valor calórico adequado. Sendo assim, a antiga recomendação da ingestão de fontes proteicas com perfil de aminoácidos complementares para que a demanda nutricional seja atingida é meramente precaução excessiva e desnecessária em uma dieta variada.[5,32]

Muitos equívocos envolvendo a dieta vegetariana ocorrem quando a dieta em questão não é avaliada atentamente, mostrando que na verdade a inadequação e decorrente de baixa ingestão calórica e/ou pouca ou nenhuma variedade alimentar. Qualquer dieta sem carne pode ser chamada de vegetariana, por isso é muito importante saber avaliar cada caso.

A digestibilidade das proteínas vegetais também é outro ponto de discussão e pode ser avaliada por diversos métodos: escore de aminoácidos corrigido pela digestibilidade proteica (PDCAAS, do inglês *protein digestibility-corrected amino acid score*), escore de aminoácidos indispensáveis digeríveis (DIAAS, do inglês *digestible indispensible amino acid score*) e taxa de eficiência proteica (PER, do inglês *protein efficiency ratio*).

De acordo com esses métodos, as proteínas vegetais apresentam menor digestibilidade e por isso vegetarianos precisariam ingerir uma quantidade maior de proteínas. No entanto, todos esses métodos avaliam o alimento isoladamente, não refletindo a realidade de uma dieta, na qual vários grupos alimentares estão presentes. Além disso, evidências atuais mostram que as diferenças de digestibilidade entre proteínas animais e vegetais encontradas utilizando-se esses métodos não são significativas em uma dieta variada e, portanto, não representam nenhum risco de haver uma absorção insuficiente de aminoácidos.[31,32]

O valor biológico é a diferença entre o nitrogênio absorvido e excretado na urina, mas também avalia alimentos isoladamente e não a soma dos alimentos em uma refeição, nem a quantidade total ingerida na dieta ao longo do dia.

As maiores fontes proteicas vegetais são as leguminosas (feijões, grão-de-bico, ervilha, lentilha e soja e seus derivados, como o tofu e o tempeh) e as oleaginosas (castanhas, amêndoas e nozes). As oleaginosas, embora sejam ótimas fontes de proteínas, são bastante calóricas, o que pode ser positivo ou negativo de acordo com as necessidades energéticas do paciente.

Os cereais também representam uma boa fonte proteica, embora forneçam uma menor quantidade de proteínas comparativamente.

Para vegetarianos que consomem leite e derivados e ovos, esses alimentos também servem como fontes proteicas, mas deve-se tomar cuidado, pois são ricos em gorduras saturadas e colesterol, devendo-se nesses casos orientar o consumo das versões com menor teor de gorduras e sem exageros. Pacientes em transição para o vegetarianismo tendem a substituir as carnes pelos queijos, o que pode contribuir para aumento de peso e fazer surgir sintomas de intolerância à lactose pelo consumo excessivo de produtos lácteos.

É ainda bastante comum a ideia de que o consumo das carnes é essencial e que a ingestão exclusiva de fontes proteicas vegetais não é suficiente para suprir as demandas nutricionais de proteínas. No entanto, estudos populacionais mostram que, embora vegetarianos estritos consumam menor quantidade de proteínas do que não vegetarianos, ainda assim essa ingestão está dentro da faixa recomendada, variando entre 11,1 e 13,8%.[8,17,20,32]

Vegetarianos têm as mesmas necessidades proteicas que não vegetarianos, em uma dieta composta por diferentes grupos alimentares. Em uma dieta balanceada e planejada para suprir as demandas nutricionais de micronutrientes, os requerimentos proteicos são facilmente alcançados. O risco de deficiência proteica só ocorre quando há uma ingestão calórica inadequada.[30-32]

O conceito de que as proteínas vegetais são incompletas e que as proteínas animais são superiores precisa ser "modernizado", de forma a correlacionar os desfechos clínicos com o tipo de proteína consumida.[30] As fontes proteicas vegetais apresentam inúmeras vantagens quando comparadas às animais: menor teor de gorduras saturadas, ausência de colesterol, além da presença de fibras, fitoquímicos, antioxidantes e vitamina C.

Diversos são os estudos que mostram benefícios à saúde quando a proteína animal é substituída pela vegetal e uma relação inversa entre o consumo de proteínas vegetais e o risco de mortalidade cardiovascular e por todas as causas.[2,4,33,34] A simples substituição de 3% do VET de proteína animal por vegetal reduz em 10% o risco de mortalidade por todas as causas, sendo os efeitos mais significativos quando essa substituição é feita trocando-se ovos e carnes vermelhas por fontes proteicas vegetais.[34]

COMO MONTAR UMA REFEIÇÃO VEGETARIANA ESTRITA

O esquema mostrado na Figura 2 foi elaborado a partir de dados do programa americano MyPlate e tem por objetivo facilitar a montagem de uma refeição principal (almoço ou jantar) utilizando-se unicamente alimentos de origem vegetal.[35]

O prato foi dividido ao meio; metade deve conter frutas, legumes e verduras, e a outra metade, também dividida ao meio, devendo ser composta por ¼ de carboidratos e o outro ¼, proteínas vegetais.

Além disso, não podemos nos esquecer de adicionar fontes de gorduras boas: azeite, oleaginosas, abacate, sementes de chia, por exemplo. Entre as gorduras, duas porções de fontes de ômega-3 deverão estar presentes ao longo do dia ou incluídas nas refeições principais: 60 g de nozes, 3 colheres de sopa de sementes de chia ou 1 colher de sopa de óleo de linhaça.

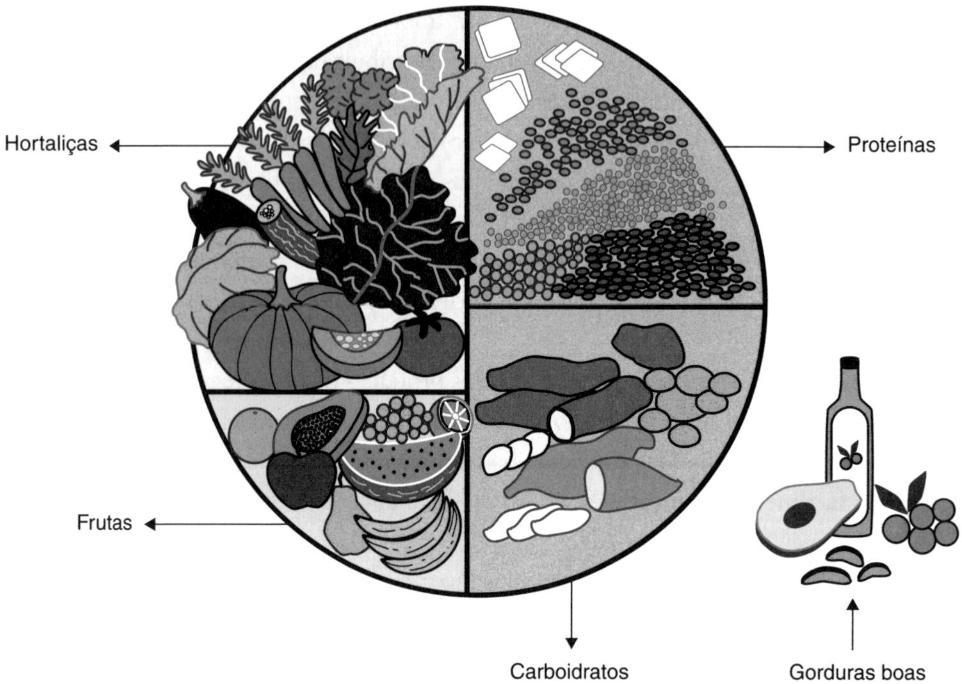

Figura 2 Refeição vegetariana estrita – modelo esquemático.

No grupo das hortaliças (verduras e legumes), consideramos 1 porção = 1 xícara do alimento cozido ou 2 xícaras do alimento cru. Cada porção de fruta equivale a 1 fruta inteira fresca (banana, maçã ou pera) ou 1 xícara de frutas fatiadas ou picadas. Cogumelos não são boas fontes proteicas, mas são ricos em micronutrientes e antioxidantes e por isso entrarão nesse grupo (1 porção = 1 xícara).

No grupo dos carboidratos estarão os cereais (arroz, aveia, milho, quinoa), os tubérculos (batatas, aipim e inhame) e o macarrão. Deve-se enfatizar a escolha por alimentos integrais e pelo menos metade da quantidade de porções sugeridas deverá ser consumida com esses alimentos. Neste grupo, 1 porção equivale a meia xícara de arroz, quinoa ou macarrão; 1 xícara de tubérculos; 1 fatia de pão; 3 xícaras de pipoca; 1 pão francês.

O grupo das proteínas será preenchido com as leguminosas: feijões (todos os tipos), lentilhas, ervilha, grão-de-bico e a soja e seus derivados, como o tofu e o tempeh. Aqui podem entrar também as sementes (chia, linhaça e girassol) e as oleaginosas. Considera-se 1 porção de proteínas: 4 colheres de sopa de leguminosas, 60 g de tofu, 30 g de sementes ou 30 g de oleaginosas (atenção para o alto valor calórico). Para os pacientes ovolacto ou ovovegetarianos, podemos considerar também 1 ovo inteiro como 1 porção de proteínas.

A Tabela 1 mostra a quantidade de porções que deverá ser consumida ao longo de um dia.

Tabela 1 Número de porções por dia

	Idade	Frutas	Hortaliças	Carboidratos	Proteínas
Mulheres	19 a 30	1½ a 2	2½ a 3	6 a 8	5 a 6½
	31 a 60	1½ a 2	2 a 3	5 a 7	5 a 6
	> 60	1½ a 2	2 a 3	5 a 7	5 a 6
Homens	19 a 30	2 a 2½	3 a 4	6 a 10	6½ a 7
	31 a 60	2 a 2½	3 a 4	7 a 10	6 a 7
	> 60	2	2½ a 3½	6 a 9	5½ a 6½

Fonte: adaptada de US Department of Agriculture.[35]

Importante lembrar que fontes de cálcio deverão estar distribuídas no café da manhã, lanche da tarde e ceia (quando presente). Nesse grupo, recomenda-se a ingestão diária de 3 porções, cada porção correspondendo a 200 mL de leite vegetal enriquecido. Demais fontes de cálcio, como brócolis, agrião, oleaginosas ou tahine, quando presentes, poderão ser descontadas nesse cálculo (considerar 1 porção = 200 g de verduras ricas em cálcio).

SUPLEMENTAÇÃO NO PACIENTE VEGETARIANO

As necessidades nutricionais dos pacientes vegetarianos são exatamente as mesmas de um paciente que come carne, com exceção da vitamina B12, que precisará ser avaliada com maiores atenção e cuidado.

Muitos dos nutrientes considerados de maior risco nutricional para vegetarianos são, na verdade, críticos em qualquer alimentação mal planejada. Um estudo realizado no Brasil revelou ingestão insuficiente de diversos micronutrientes (vitaminas A, C e E, zinco, cobre, manganês e selênio) em grande parte da população brasileira, mostrando que riscos nutricionais existem em todo tipo de alimentação, inclusive nas dietas com carne, como o estudo mostrou.[36]

Vitamina B12

A vitamina B12 só está presente em alimentos de origem animal. Espirulina, algas e cogumelos, embora possam conter alguma quantidade de B12, não são consideradas fontes seguras.[5,37]

Por outro lado, consumir carne e outros alimentos de origem animal pode não ser suficiente para manter níveis ótimos de B12, pois existem alguns fatores que diminuem sua absorção e precisam ser considerados: ingestão de medicamentos (inibidores da bomba de prótons, metformina, levodopa e inibidores da enzima conversora de angiotensina [ECA]), afecções gastrointestinais (doença de Crohn, doença celíaca e infecção por *Helicobacter pylori*) e cirurgia bariátrica, por exemplo. Idosos também têm menor absorção por uma menor produção do fator intrínseco.

A deficiência de B12 na população dos EUA varia de 2,8 a 25,6%, de acordo com o ponto de corte utilizado.[38] No Brasil, quase 25% da população apresenta níveis de B12 inferiores a 300 pg/mL, e um estudo envolvendo crianças entre 11 e 15 meses revelou deficiência de B12 em 15% dos participantes, considerando-se níveis inferiores a 200 pg/mL como ponto de corte.[39,40]

Ingestão, absorção e biodisponibilidade

As doses diárias recomendadas (RDA) de B12 são 2,4 mcg para adultos, 2,6 mcg para gestantes e 2,8 mcg para lactantes, mas na prática clínica observamos uma necessidade bem maior para manutenção dos níveis ótimos e funções cerebrais.[38,41]

A biodisponibilidade da B12 nos alimentos fica em torno de 50% considerando-se adultos saudáveis, com função absortiva normal. Nos suplementos e alimentos fortificados, essa biodisponibilidade varia de 55 a 74%.[41]

A maior parte da absorção da B12 ocorre de forma ativa, mas 1 a 2% se dá de forma passiva, representando a maior parte da B12 absorvida em uma suplementação, já que os receptores de B12 ficam saturados com doses bem baixas (< 5 mcg por refeição). Após ingestão de 1 mcg, apenas 50% da vitamina é absorvida e acima de 25 mcg, somente 5%. A absorção passiva permite que mesmo pessoas com problemas de absorção e/ou deficiência do fator intrínseco (FI) absorvam a B12 suplementada por via oral.[38,41,42]

Após a absorção, grande parte da B12 é armazenada no fígado e outra parte é excretada na bile e participa do ciclo êntero-hepático. O fígado é capaz de estocar de 2 a 5 mg de vitamina B12 e cerca de 1 a 10 mcg de B12 são excretados na bile diariamente, sendo 50% reabsorvida.[38,41] Esse mecanismo de reabsorção pode conservar os estoques corporais de B12 por alguns meses apenas, e em condições que provoquem má absorção de B12, a depleção desses estoques e a deficiência de B12 podem acontecer ainda mais rapidamente, sendo, portanto, recomendada avaliação regular em pacientes com dietas que limitem ou excluam alimentos de origem animal.[41]

Quem precisa suplementar a dieta

Uma avaliação adequada dos níveis da B12 e uma anamnese detalhada abordando sintomas clínicos e hábitos alimentares do paciente são recomendadas para uma orientação correta, mas em algumas situações pode ser indicado iniciar a suplementação mesmo sem uma avaliação laboratorial inicial.

Pacientes vegetarianos estritos só ingerem B12 por meio do consumo de alimentos industrializados fortificados e deverão receber suplementação de rotina.

Embora ovos e leites sejam fontes desse nutriente, pacientes ovolactovegetarianos, lactovegetarianos e ovovegetarianos também deverão receber suplementação regular, já que esses alimentos não fornecem quantidades suficientes desse micronutriente.[41]

Como avaliar a B12

O diagnóstico precoce da deficiência de B12 é extremamente importante, pois certas alterações neurológicas podem ser irreversíveis. A avaliação da vitamina B12 deveria, idealmente, ser feita em todos os pacientes, independentemente da dieta adotada, visto que grande parcela da população apresenta níveis insuficientes.[39,40]

Existem quatro marcadores biológicos da deficiência de B12: holotranscobalamina II (HTC II), B12 sérica, homocisteína (HCY) e ácido metilmalônico (MMA).[38,41-43]

A HTC II é o marcador mais precoce. Representa a B12 funcionalmente ativa e a redução nos níveis desse marcador indica apenas depleção (e não deficiência) dos estoques. Nessa fase, os sintomas clínicos ainda não apareceram e os níveis séricos de B12, HCY e MMA ainda estão normais. A HCT II começa a se alterar após quatro semanas de baixa ingestão de B12.[43]

A dosagem sérica da B12 reflete a B12 ligada a seus transportadores (HTC II e HC), sendo dois deles (as haptocorrinas I e III) transportadores das formas inativas (corrinoides) de B12, podendo mascarar uma real deficiência.[38]

A HCY e o MMA são marcadores funcionais da B12, mas a HCY também se eleva quando há deficiência de B6 (piridoxina) e B9 (ácido fólico). O MMA é bem mais específico e sensível, mas seu custo é elevado e sua dosagem não está indicada rotineiramente.[38,41]

A literatura científica ainda hoje não apresenta um consenso sobre valores ótimos para os níveis séricos da B12. As dosagens de HTC II e MMA, embora sejam mais adequadas para avaliação, nem sempre estão disponíveis.

Em geral, os valores de referência dos laboratórios brasileiros consideram níveis de B12 adequados entre 200 e 980 pg/mL, no entanto estudos indicam elevação do MMA, refletindo assim inadequação quando os níveis estão abaixo de 390 pg/mL.[38]

Um estudo correlacionou os níveis séricos da B12 com os níveis de HCY e MMA, sugerindo níveis acima de 490 pg/mL como ponto de corte quando não for possível a dosagem do MMA.[44] Para a detecção de deficiência de B12, os autores consideram níveis adequados de HCY abaixo de 8 mmol/L e níveis de MMA abaixo de 0,27 mmol/L.[44]

Uma publicação mais recente sugeriu a revisão dos valores tradicionais de corte para deficiência de B12, com base na avaliação de sinais e sintomas relacionados à deficiência de B12 e correlação com níveis de HCY e MMA. Os autores sugerem considerar

542 pg/mL como indicativo de repleção dos estoques de B12 e o tratamento de pacientes que apresentem sintomas com níveis na faixa de 200 a 400 pg/mL.[45]

Dessa forma, para uma avaliação mais precisa do *status* da vitamina B12, recomenda-se a dosagem dos níveis séricos desse nutriente em conjunto com os níveis sanguíneos de HCY e/ou MMA, além da dosagem do ácido fólico e da piridoxina, quando possível. Na impossibilidade de uma avaliação mais completa, sugere-se considerar níveis acima de 490 pg/mL como adequados.[44]

Deficiência de B12

A deficiência de B12 apresenta quatro estágios de evolução e os sinais clínicos só começam a aparecer tardiamente. As manifestações neurológicas podem estar presentes antes mesmo das alterações hematológicas (anemia, aumento de volume corpuscular médio [VCM]), portanto não devemos esperar sintomatologia para iniciar uma avaliação.

No 1º estágio (deficiência subclínica), observa-se apenas uma depleção dos estoques celulares e plasmáticos decorrente de um balanço negativo da B12. Essa fase pode ser identificada apenas pela dosagem sérica da HTC II. No 2º estágio, também há diminuição das HC, podendo já aparecer alguns sinais clínicos, como tonturas, cansaço, perda de apetite e náuseas. No 3º estágio, a eritropoiese começa a falhar, há aumento dos níveis sanguíneos de HCY e MMA e começam a surgir alguns sintomas neurológicos potencialmente reversíveis: dormência e formigamento nas mãos e nos pés, ataxia, fraqueza muscular, depressão e psicose. No último estágio, ocorrem alterações hematológicas com aumento do VCM e diminuição da hemoglobina (Hb). Nesse estágio alguns sintomas neurológicos já são irreversíveis.[41,44]

Além dos sintomas citados, podem-se observar também dificuldade de concentração e diminuição da memória, alterações na pele com hiperpigmentação, secura e inflamação na língua.

Tratamento e doses de manutenção

A vitamina B12 dos suplementos é obtida por meio de cultura de bactérias em laboratório e, ao prescrever o suplemento para manipulação, o médico deverá explicitar que seja feita em cápsulas vegetais.

A vitamina B12 está disponível no Brasil para suplementação nas formas cianocobalamina, metilcobalamina e hidroxicobalamina, podendo ser utilizadas as vias oral, sublingual e intramuscular, com resultados e biodisponibilidade semelhantes.[41,46]

A cianocobalamina é a forma mais estável para armazenamento e de menor custo, mas requer metabolização para as formas ativas, metilcobalamina e deoxiadenosilcobalamina. A metilcobalamina tem maior retenção tecidual e melhor utilização bioquímica (maior redução nos níveis de HCY).

O tratamento de uma deficiência de B12 decorrente de má absorção requer doses bem superiores às utilizadas quando a deficiência ocorre por baixa ingestão alimentar. Como em qualquer deficiência de micronutrientes, o tratamento não deverá ser feito por meio de dieta, pois não será suficiente para a reposição dos estoques, devendo ser realizado por suplementação em altas doses (> 500 mcg/dia).

A literatura aponta diversos esquemas terapêuticos para a correção dos níveis séricos da B12 e as vias oral e intramuscular se mostraram igualmente eficazes na normalização clínica e laboratorial mesmo em pacientes com distúrbios absortivos.[38,41,46] O uso da via intramuscular deve ser reservado aos casos de alterações neurológicas graves.[46]

As doses orais usualmente preconizadas para tratamento variam de 500 a 2.000 mcg/dia até a normalização dos níveis séricos, quando uma dose de manutenção deverá ser iniciada.[5,38,41]

Para manutenção, doses entre 50 e 150 mcg/dia ou 2.000 mcg/semana mostraram-se suficientes para atender às necessidades de 2,4 mcg/dia para vegetarianos, devendo-se monitorar os níveis sanguíneos por meio de exames laboratoriais a cada 6 meses ou no máximo 1x/ano.[41,46]

Ferro

Anemia por deficiência de ferro é um problema de saúde mundial, acometendo principalmente mulheres em idade fértil, crianças e idosos.

O ferro é um nutriente essencial, com diversas funções no organismo humano: participa do transporte e da utilização de oxigênio; atua como cofator de inúmeras reações enzimáticas; síntese de hormônios tireoidianos e destruição de patógenos.

A deficiência de ferro provoca cansaço, fadiga, fraqueza muscular, diminuição da imunidade, déficit cognitivo e anemia. Por outro lado, o ferro é um mineral tóxico quando em excesso, contribuindo para a geração de espécies reativas de oxigênio (ROS) que promovem peroxidação lipídica e causam danos oxidativos ao DNA. O ferro heme presente nas carnes parece também estar envolvido na formação de compostos nitrogenados que são carcinogênicos e no desenvolvimento de diabetes tipo 2 e síndrome metabólica.[47,48]

A dieta ocidental fornece cerca de 10 a 20 mg de ferro, mas somente uma pequena quantidade desse ferro é absorvida.[47] A quantidade de ferro absorvido em uma refeição depende do *status* corporal do ferro e da presença de fatores estimulantes e inibitórios. Estima-se que em uma dieta mista a absorção do ferro seja em torno de 18% e na dieta vegetariana, cerca de 10%.[47,48]

Existem duas formas de ferro nos alimentos: heme e não heme. O ferro heme está presente somente nos alimentos de origem animal e em maior quantidade nas carnes vermelhas, sendo um ferro de melhor absorção do que o ferro não heme. O ferro não heme corresponde a 100% do ferro vegetal, tem menor biodisponibilidade e sua absorção é influenciada por fatores inibitórios e estimulantes, sendo também autorregulada de acordo com os estoques corporais: quanto menor o estoque, maior sua absorção e vice-versa.[49]

Os principais fatores estimulantes da absorção do ferro não heme são a vitamina C, os aminoácidos sulfurados, a carne e os ácidos orgânicos. O consumo de 50 mg de vitamina C é capaz de aumentar de 3 a 6 vezes a absorção do ferro em uma refeição. Entre os fatores inibitórios estão os fitatos, os oxalatos, os polifenóis, a caseína e o cálcio (também inibe a absorção do ferro heme).[49,50]

Em uma refeição rica em fitatos, é muito importante orientar o consumo de alimentos ricos em vitamina C para contrapor os efeitos inibitórios dos anti nutrientes e garantir, assim, uma melhor absorção do ferro. A germinação e o demolho dos grãos, trocando-se a água para o cozimento, também são técnicas importantes para melhorar a absorção do ferro vegetal, pois diminuem o teor de fitatos dos alimentos.

Durante muito tempo acreditou-se que a proteína da soja inibia a absorção do ferro, mas pesquisas recentes mostraram que o ferro da soja está presente sob a forma de ferritina, com alta biodisponibilidade e absorção semelhante à do sulfato ferroso.[50]

Uma revisão sistemática que avaliou a absorção do ferro ao longo do dia, e não apenas em uma refeição, mostrou que a absorção do ferro pode variar desde 10,8% em indivíduos com baixos estoques (ferritina sérica < 12 mcg/L) consumindo uma dieta padrão (fatores inibitórios e estimulantes presentes) até 13,8% em uma dieta com alta biodisponibilidade (com muitos fatores estimulantes e sem fatores inibitórios) e 8,4% em uma dieta com baixa biodisponibilidade (com muitos fatores inibitórios presentes) de ferro.[49] Quando os níveis de ferritina estão em torno de 100 mcg/L, a absorção do ferro não heme varia desde 1,8% em uma dieta com baixa biodisponibilidade até 3,0% em uma dieta com alta biodisponibilidade, mostrando assim o papel dos estoques corporais de ferro em determinar maior ou menor absorção desse nutriente.[49]

A avaliação dos estoques de ferro no paciente vegetariano deverá ser feita da mesma maneira como é feita no paciente que consome carne: dosagens da Hb, ferritina e proteína C-reativa ultrassensível (PCR-US). Os níveis de ferritina também aumentam quando há inflamação e uma deficiência de ferro pode ser observada mesmo com valores de ferritina de até 100 mcg/L.[48]

Vegetarianos em geral apresentam níveis de ferritina mais baixos do que não vegetarianos, o que talvez possa ser atribuído a um estado metabólico de baixa inflamação e não necessariamente indique deficiência nutricional, já que os estudos comparativos entre vegetarianos e não vegetarianos não avaliaram o grau de inflamação dos participantes.[48,51-53]

Nas mulheres em idade fértil, as perdas menstruais, mais do que fatores dietéticos, contribuem para níveis mais baixos de ferritina e uma maior incidência de deficiência de ferro e anemia ferropriva quando em comparação com mulheres na pós-menopausa e homens adultos.[50]

Dietas vegetarianas tendem a apresentar grandes quantidades de ferro e vitamina C, mas em razão da menor biodisponibilidade do ferro vegetal, recomenda-se uma ingestão de ferro 80% maior para vegetarianos, conduta essa questionável por alguns autores, já que a absorção do ferro é regulada pelo organismo de acordo com os estoques corporais, e níveis elevados de ferritina estão relacionados a um maior risco de se desenvolver diabetes, síndrome metabólica e alguns tipos de câncer.[5,47,48,50,54]

Cálcio

O corpo humano contém cerca de 1.200 g de cálcio, a maior parte (99%) encontrada nos ossos e dentes e o restante distribuído no sangue, fluido extracelular, músculos e demais tecidos.[55]

O cálcio é necessário para o crescimento e desenvolvimento normais do esqueleto, onde se acumula em uma taxa de 150 mg por dia durante os 20 primeiros anos de vida. Na idade adulta, o cálcio está em equilíbrio no organismo (e nos ossos), mas a partir dos 50 anos começa a haver um balanço negativo, levando a uma perda óssea em todo o esqueleto.[55]

A absorção de cálcio ocorre na mucosa intestinal por transporte ativo, dependente de vitamina D, e por transporte passivo. Um aumento no consumo dietético de cálcio é seguido por um aumento proporcional na quantidade absorvida desse nutriente, mas a absorção ativa é saturável (limitada) e, uma vez que os receptores fiquem repletos, começa a haver menor absorção do cálcio ingerido. Por outro lado, quando a ingestão é baixa, há uma melhora nessa capacidade de absorção. Além disso, sem vitamina D, somente 10 a 15% do cálcio consumido é absorvido.[56,57]

Embora o cálcio seja considerado um mineral essencial para a manutenção da saúde óssea, estudos mostram que aumentar o consumo desse nutriente não implica necessariamente prevenção de fraturas e osteoporose. Paradoxalmente, os países com maiores taxas de ingestão de leite de vaca e cálcio são os que apresentam as maiores taxas de fraturas de quadril e osteoporose.[58] Estudos mostram que um maior consumo de cálcio e leite não se associa a uma diminuição no risco de fraturas.[59,60]

Fatores genéticos são responsáveis por determinar de 60 a 80% da densidade mineral óssea, mas outros fatores também são importantes: nutrição adequada, atividade física, exposição solar (e níveis de vitamina D), tabagismo, doenças crônicas e uso de hormônios.[61]

A baixa ingestão de cálcio é um problema em diversos países ao redor do mundo e em uma dieta vegetariana que inclua leite e derivados, a orientação nutricional será exatamente a mesma feita para os pacientes que comem carne.[62]

A recomendação atual de consumo de produtos lácteos como forma de suprir as demandas de cálcio do organismo tem sido questionada, já que o consumo de leite e laticínios está associado ao desenvolvimento de alguns tipos de câncer e esses alimentos também fornecem grandes quantidades de gordura saturada, cujo consumo associa-se a diversas DCNT (DCV, diabetes, síndrome metabólica).[58,60,63] Tem sido sugerido um aumento no consumo das fontes vegetais de cálcio como forma de obter o cálcio necessário ao organismo em detrimento do aumento no consumo de fontes lácteas.[58]

Para os pacientes vegetarianos estritos, a adequação do cálcio na dieta requer um pouco mais de atenção e é importante realizar um inquérito alimentar detalhado para o cálculo da estimativa de consumo diário desse nutriente.

As principais fontes vegetais de cálcio são as sementes de gergelim (e o tahine), o brócolis, o agrião, a couve, as amêndoas, as nozes, a rúcula, o grão-de-bico, os feijões, a soja e o tofu. Esses alimentos devem estar presentes na dieta vegetariana estrita todos os dias em quantidades suficientes para atender às recomendações diárias de ingestão (RDA), podendo em alguns casos ser necessária a ajuda de um nutricionista para adequação da dieta.

Uma opção segura para atingir as demandas nutricionais de cálcio nesses pacientes e até mesmo nos pacientes onívoros que optarem por não consumir laticínios é o consumo de algum leite vegetal industrializado que seja enriquecido com cálcio. A biodisponibilidade do cálcio em leites vegetais é semelhante à do leite de vaca (em torno de 30%) e a quantidade de cálcio em uma mesma porção chega a ser superior à do leite de vaca em algumas marcas.

Em 2020, um estudo concluiu que vegetarianos e veganos têm maior risco de sofrer fraturas; no entanto, ao avaliar o material suplementar, verifica-se que as dietas vegetariana e vegana seguidas pelos participantes apresentavam cerca de 20 a 25 g de fibras, quantidade bem menor do que a encontrada em uma dieta vegetariana saudável, na qual se obtém no mínimo 40 g de fibras por dia. Esse aparente detalhe mostra que os vegetarianos e veganos avaliados tinham um consumo alto de alimentos processados, prejudicando a qualidade nutricional da dieta, o que contribuiu para os desfechos desfavoráveis do estudo.[64]

Vitamina D

A maior fonte de vitamina D é a exposição solar. Fontes alimentares fornecem no máximo 10% das nossas necessidades diárias e não são consumidas rotineiramente: salmão selvagem, óleo de fígado de bacalhau, cogumelos desidratados ao sol.[57]

A avaliação do estado nutricional da vitamina D poderá ser feita pela dosagem dos níveis séricos da 25(OH)D e a indicação de suplementação em vegetarianos e veganos deverá seguir os mesmos critérios e doses preconizados para pacientes onívoros.

A vitamina D3 rotineiramente usada é obtida da gordura extraída da lã da ovelha (lanolina) e o paciente vegetariano ou vegano pode não concordar com essa forma de suplementação. Nesses casos, estão disponíveis no mercado a vitamina D3 vegana oriunda de liquens e a vitamina D2 (ergocalciferol).[65]

Ômega-3

A suplementação de DHA e/ou EPA em vegetarianos e veganos não está indicada como medida rotineira, mas o consumo de alimentos ricos em ômega-3 (sementes de linhaça e chia, óleo de linhaça, nozes) deve ser avaliado e estimulado, assim como a redução na ingestão de fontes de ômega-6 (óleos vegetais e alimentos processados), já que uma alta ingestão de fontes de ômega-6 atrapalha a conversão de ômega-3 em seus metabólitos ativos EPA e DHA.[26]

A recomendação da ingestão de ALA para vegetarianos é 2,2 g/dia, o dobro da quantidade recomendada para onívoros. O consumo de duas colheres de sopa de chia (20 g) fornece 3,56 g de ALA e 11,7 g de LA, sendo uma ótima opção para atingir as necessidades de ingestão diária, desde que o consumo de fontes de LA não ultrapasse 1 a 2% do VET da dieta.[26] O óleo de linhaça também seria uma opção (10 mL fornecem 5,4 g de ALA e 14,2 g de LA), mas seu forte sabor amargo pode não agradar.

Gestantes e lactantes, em virtude de uma maior demanda nessas fases da vida, deverão receber suplementação de 200 mg de DHA/dia proveniente de algas, independentemente da dieta adotada, para evitar o risco de contaminação por metais pesados.[66]

A Sociedade Cardiovascular Canadense não recomenda a suplementação de DHA para redução do risco cardiovascular (recomendação forte, evidência de alta qualidade).[67]

Para vegetarianos e veganos, a suplementação de DHA e/ou EPA, quando indicada, deverá ser feita com suplementos à base de algas.

Zinco

As necessidades de zinco devem ser supridas regularmente por meio da alimentação, pois não existe reserva funcional nem estoque corporal desse mineral.[68] As principais fontes de zinco na alimentação vegetariana são os grãos, cereais integrais, leguminosas e oleaginosas (castanhas de caju e do Brasil, amêndoas, nozes), mas o alto teor de fitatos e fibras presentes nesses alimentos diminui sua absorção.[5]

A absorção do zinco ocorre em todo o intestino delgado, mas a maior quantidade é absorvida no duodeno por transporte ativo, saturável, e passivamente quando uma grande quantidade de zinco é ingerida.[68] A homeostase corporal do zinco é feita pelo aumento de sua eliminação nas fezes quando a ingestão é alta.

O principal fator que afeta a biodisponibilidade do zinco é o ácido fítico, que se liga ao zinco no lúmen intestinal, formando um complexo insolúvel que não pode ser digerido nem absorvido.

A deficiência de zinco acomete 17% da população mundial e ainda hoje não existe um consenso sobre sua RDA.[68]

A OMS recomenda a ingestão diária de acordo com a biodisponibilidade do zinco na dieta consumida: 3,2 mg para mulheres e 4,2 mg para homens quando a dieta for de alta biodisponibilidade (50% de absorção); 4,9 mg para mulheres e 7,0 mg para homens em uma dieta com moderada biodisponibilidade (30% de absorção); 9,8 mg para mulheres e 14 mg para homens em uma dieta com baixa biodisponibilidade (15% de absorção).[69]

A National Academy of Medicine (NAM) recomenda a ingestão diária de zinco de 8 mg para mulheres e 11 mg para homens, considerando uma dieta mista, e sugere que vegetarianos tenham uma ingestão 50% maior por sua dieta com ingestão de alto teor de fitato.[68,69]

Para aumentar a biodisponibilidade do zinco na alimentação vegetariana, podem-se utilizar as mesmas técnicas empregadas para aumentar a absorção do ferro: deixar as leguminosas de molho e trocar a água para o cozimento, germinar grãos, consumir fontes de vitamina C na refeição.[5]

Apesar da biodisponibilidade reduzida do zinco nas dietas vegetarianas e o menor nível de zinco em vegetarianos, nenhuma consequência negativa tem sido observada em adultos, sugerindo a existência de um mecanismo de homeostase que aumenta a eficiência na utilização do zinco ingerido em uma dieta vegetariana seguida a longo prazo.[70]

A avaliação do *status* do zinco em vegetarianos deverá ser feita por intermédio de um inquérito alimentar detalhado e dosagem sérica ou plasmática dos níveis desse mineral.[68]

CONSIDERAÇÕES FINAIS

Dietas vegetarianas, incluindo as veganas, bem planejadas e orientadas adequadamente, são saudáveis e constituem-se em uma ótima alternativa terapêutica para melhorar a qualidade nutricional das dietas convencionais e controlar os principais fatores de risco associados às DCNT.

A qualidade nutricional de uma dieta vegetariana dependerá principalmente das substituições escolhidas para a proteína animal e o nutrólogo deve estar apto a orientar escolhas saudáveis, priorizando alimentos integrais e o consumo de leguminosas em substituição às carnes. O consumo de análogos da carne e queijo e de alimentos ultraprocessados é uma decisão pessoal (e cultural), não sendo necessário, muito menos obrigatório, para suprir as demandas nutricionais dos vegetarianos. Esses alimentos tendem a ser ricos em gorduras saturadas e sódio e seu consumo deve ser desestimulado.

Riscos nutricionais e erros alimentares estarão presentes em qualquer dieta que não seja orientada por um profissional qualificado e é preciso muito cuidado para não comparar dietas vegetarianas divulgadas nas mídias sociais por "blogueiros" com dietas tradicionais com carne, elaboradas por profissionais competentes. Uma dieta vegetariana planejada e orientada adequadamente é capaz de suprir todas as demandas nutricionais e não oferece riscos à saúde, mas o desconhecimento de determinados aspectos (substituição das fontes proteicas, suplementação de B12, avaliação do cálcio, ingestão calórica total) pode levar a erros graves.

Uma dieta vegetariana estrita com redução calórica, exclusão de um ou mais grupos alimentares, sem suplementação de vitamina B12 e sem avaliação dos nutrientes considerados de maior risco de deficiência não pode ser considerada bem planejada nem adequada, podendo trazer inúmeros prejuízos à saúde.

O consumo de frutas, verduras, legumes, grãos e cereais integrais, leguminosas e oleaginosas é essencial para a saúde, pois previne diversas doenças crônicas, promove qualidade de vida e uma maior longevidade. Esses alimentos são abundantes em uma dieta vegetariana bem planejada e precisam fazer parte de toda dieta, com ou sem carne.

A suplementação em pacientes vegetarianos deverá seguir os mesmos critérios utilizados para pacientes não vegetarianos, com uma atenção especial à vitamina B12, que pode estar deficiente mesmo em onívoros e não deve ser negligenciada em nenhum paciente, vegetariano ou não.

Ao atender um paciente vegetariano, o nutrólogo deverá ser capaz de apoiá-lo e respeitá-lo em sua escolha, orientando quais alimentos deverão ser consumidos e quais deverão ser evitados, avaliar seu estado nutricional sem preconceitos e pre-julgamentos e fazer as suplementações indicadas.

Uma alimentação sem alimentos de origem animal traz inúmeros benefícios à saúde, não devendo ser desestimulada em nenhuma situação, nem considerada "arriscada" e restritiva simplesmente por não conter um grupo alimentar cujos nutrientes podem ser facilmente substituídos e encontrados nos alimentos de origem vegetal. Além disso, quando comparadas às dietas com carne, as dietas vegetarianas apresentam menor teor de gorduras saturadas e citocinas inflamatórias e maiores quantidades de fitoquímicos, polifenóis e fibras, contribuindo para a prevenção das DCV, obesidade, síndrome metabólica, diabetes tipo 2 e alguns tipos de câncer.

REFERÊNCIAS BIBLIOGRÁFICAS

1. Hu FB. Nutrient supplementation no substitute for healthy diets. Nat Rev Cardiol. 2019;16(2):77-9.
2. Lichtenstein AH, Appel LJ, Vadiveloo M, Hu FB, Kris-Etherton PM, Rebholz CM, et al. 2021 Dietary Guidance to Improve Cardiovascular Health: A Scientific Statement From the American Heart Association. Circulation. 2021;144(23):e472-e487.
3. Willett W, Rockstrom J, Loken B, Springmann M, Lang T, Vermeulen S, et al. Food in the Anthropocene: the EAT-Lancet Commission on healthy diets from sustainable food systems. Lancet. 2019; 393(10170):447-92.
4. Fegers-Wustrow I, Gianos E, Halle M, Yang E. Comparison of American and European Guidelines for Primary Prevention of Cardiovascular Disease: JACC Guideline Comparison. J Am Coll Cardiol. 2022; 79(13):1304-13.
5. Melina V, Craig W, Levin S. Position of the Academy of Nutrition and Dietetics: Vegetarian Diets. J Acad Nutr Diet. 2016;116(12):1970-80.
6. IARC Working Group on the Evaluation of Carcinogenic Risks to Humans. Red Meat and Processed Meat. IARC Monographs on the Evaluation of Carcinogenic Risks to Humans, No. 114. Lyon: IARC; 2018.
7. Oussalah A, Levy J, Berthezène C, Alpers DH, Guéant JL. Health outcomes associated with vegetarian diets: an umbrella review of systematic reviews and meta-analyses. Clin Nutr. 2020;39(11):3283-307.
8. Spencer EA, Appleby PN, Davey GK, Key TJ. Diet and body mass index in 38000 EPIC-Oxford meat-eaters, fish-eaters, vegetarians and vegans. Int J Obes Relat Metab Disord. 2003.27(6):728-34.
9. Micha R, Peñalvo JL, Cudhea F, Imamura F, Rehm CD, Mozaffarian D. Association between dietary factors and mortality from heart disease, stroke, and type 2 diabetes in the United States. JAMA. 2017; 317:912-24.
10. Sabaté J, Wien M. Vegetarian diets and childhood obesity prevention. Am J Clin Nutr. 2010;91(suppl): 1525S-9S.
11. Garousi N, Tamizifar B, Pourmasoumi M, Feizi A, Askari G, Clark CCT, et al. Effects of lacto-ovo-vegetarian diet vs. standard-weight-loss diet on obese and overweight adults with non-alcoholic fatty liver disease: a randomised clinical trial. Arch Physiol Biochem. 2021;1-9.
12. Toumpanakis A, Turnbull T, Alba-Barba I. Effectiveness of plant-based diets in promoting well-being in the management of type 2 diabetes: a systematic review. BMJ Open Diab Res Care. 2018;6:e00053.
13. Kahleova H, Rembert E, Alwarith J, Yonas WN, Tura A, Holubkov R, et al. Effects of a low-fat vegan diet on gut microbiota in overweight individuals and relationships with body weight, body composition, and insulin sensitivity. A randomized clinical trial. Nutrients. 2020;12(10):E2917.
14. Sofi F, Dinu M, Pagliai G, Cesari F, Gori AM, Sereni A, et al. Low-calorie vegetarian versus mediterranean diets for reducing body weight and improving cardiovascular risk profile: CARDIVEG Study (Cardiovascular Prevention With Vegetarian Diet). Circulation. 2018;137(11):1103-13.
15. Kahleova H, Dort S, Holubkov R, Barnard ND. A plant-based high-carbohydrate, low-fat diet in overweight individuals in a 16-week randomized clinical trial: the role of carbohydrates. Nutrients. 2018;10(9):1302.
16. Hall KD, Guo J, Courville AB, Boring J, Brychta R, Chen KY, et al. Effect of a plant-based, low-fat diet versus an animal-based, ketogenic diet on ad libitum energy intake. Nat Med. 2021;27(2):344-53.
17. Davey GK, Spencer EA, Appleby PN, Allen NE, Knox KH, Key TJ. EPIC-Oxford: lifestyle characteristics and nutrient intakes in a cohort of 33 883 meat-eaters and 31 546 non meat-eaters in the UK. Public Health Nutr. 2003.6(3):259-69.

18. Barnard ND, Alwarith J, Rembert E, Brandon L, Nguyen M, Goergen A, et al. A Mediterranean diet and low-fat vegan diet to improve body weight and cardiometabolic risk factors: a randomized, crossover trial. J Am Coll Nutr. 2021;1-13.
19. Morin É, Michaud-Létourneau I, Couturier Y, Roy M. A whole-food, plant-based nutrition program: evaluation of cardiovascular outcomes and exploration of food choices determinants. Nutrition. 2019;66:54-61.
20. Haddad EH, Tanzman JS. What do vegetarians in the United States eat? Am J Clin Nutr. 2003;78(3 Suppl):626S-32S.
21. Hemler EC, Hu FB. Plant-based diets for cardiovascular disease prevention: all plant foods are not created equal. Curr Atheroscler Rep. 2019;21(5):18.
22. Reynolds A, Mann J, Cummings J, Winter N, Mete E, Te Morenga L. Carbohydrate quality and human health: a series of systematic reviews and meta-analyses. Lancet. 2019;393(10170):434-45.
23. Blaak EE, Riccardi G, Cho L. Carbohydrates: Separating fact from fiction. Atherosclerosis. 2021;328: 114-23.
24. Dahl WJ, Stewart ML. Position of the academy of nutrition and dietetics: health implications of dietary fiber. J Acad Nutr Diet. 2015;115(11):1861-70.
25. Sacks FM, Lichtenstein AH, Wu JHY, Appel LJ, Creager MA, Kris-Etherton PM, et al. Dietary fats and cardiovascular disease: a presidential advisory from the American Heart Association. [published correction appears in Circulation. 2017; 136(10):e195]. Circulation. 2017;136(3):e1-e23.
26. Burns-Whitmore B, Froyen E, Heskey C, Parker T, San Pablo G. Alpha-linolenic and linoleic fatty acids in the vegan diet: do they require dietary reference intake/adequate intake special consideration? Nutrients. 2019;11(10):2365.
27. Rosell MS, Lloyd-Wright Z, Appleby PN, Sanders TAB, Allen NE, Key TJ. Long-chain n-3 polyunsaturated fatty acids in plasma in British meat-eating, vegetarian, and vegan men. Am J Clin Nutr. 2005; 82(2):327-34.
28. Welch AA, Shakya-Shrestha S, Lentjes MAH, Wareham NJ, Khaw KT. Dietary intake and status of n-3 polyunsaturated fatty acids in a population of fish-eating and non-fish-eating meat-eaters, vegetarians, and vegans and the product-precursor ratio [corrected] of alpha-linolenic acid to long-chain n-3 polyunsaturated fatty acids: results from the EPIC-Norfolk cohort. Am J Clin Nutr. 2010;92(5):1040-51.
29. Mann N, Pirotta Y, O'Connell S, Li D, Kelly F, Sinclair A. Fatty acid composition of habitual omnivore and vegetarian diets. Lipids, 2006;41(7):637-46.
30. Katz DL, Doughty KN, Geagan K, Jenkins DA, Gardner CD. Perspective: the public health case for modernizing the definition of protein quality. Adv Nutr. 2019;10(5):755-64.
31. Gardner CD, Hartle JC, Garrett RD, Offringa LC, Wasserman AS. Maximizing the intersection of human health and the health of the environment with regard to the amount and type of protein produced and consumed in the United States. Nutr Rev. 2019;77(4):197-215.
32. Mariotti F, Gardner CD. Dietary protein and amino acids in vegetarian diets – a review. Nutrients. 2019;11(11):2661.
33. Naghshi S, Sadeghi O, Willett WC, Esmaillzadeh A. Dietary intake of total, animal, and plant proteins and risk of all cause, cardiovascular, and cancer mortality: systematic review and dose-response meta-analysis of prospective cohort studies. BMJ. 2020;370:m2412.
34. Huang J, Liao LM, Weinstein SJ, Sinha R, Graubard BI, Albanes D. Association between plant and animal protein intake and overall and cause-specific mortality. JAMA Intern Med. 2020;180(9):1173-84.

35. U.S. Department of Agriculture. MyPlate [acesso 23 jun. 2022]. Disponível em: https://www.myplate.gov.
36. Tureck C, Locateli G, Corrêa VG, Koehnlein EA. Evaluation of the Brazilian population's intake of antioxidant nutrients and their relation with the nutritional status. Rev Bras de Epidemiol. 2017;20(1):30-42.
37. Watanabe F, Yabuta Y, Bito T, Teng F. Vitamin B_{12}-containing plant food sources for vegetarians. Nutrients. 2014;6(5):1861-73.
38. Allen LH, Miller JW, Groot L, Rosenberg IH, Smith AD, Refsum H, et al. Biomarkers of nutrition for development (BOND): vitamin B-12 review. J Nutr. 2018;148(suppl_4):1995S-2027S.
39. Barnabé A, Aléssio AC, Bittar LF, Mazetto BM, Bicudo AM, Paula EV, et al. Folate, vitamin B12 and homocysteine status in the post-folic acid fortification era in different subgroups of the Brazilian population attended to at a public health care center. Nutr J. 2015;14:19.
40. Silva LL, Fawzi WW, Cardoso MA, ENFAC Working Group. Serum folate and vitamin B12 status in young Brazilian children. Public Health Nutr. 2019;22(7):1223-31.
41. Sobczyńska-Malefora A, Delvin E, McCaddon A, Ahmadi KR, Harrington DJ. Vitamin B12 status in health and disease: a critical review. Diagnosis of deficiency and insufficiency – clinical and laboratory pitfalls. Crit Rev Clin Lab Sci. 2021;58(6):399-429.
42. Obeid R, Heil SG, Verhoeven MMA, van den Heuvel EGHM, de Groot LCPGM, Eussen SJPM. Vitamin B12 intake from animal foods, biomarkers, and health aspects. Front Nutr. 2019;6:93.
43. Lederer AK, Hannibal L, Hettich M, Behringer S, Spiekerkoetter U, Steinborn C, et al. Vitamin B12 status upon short-term intervention with a vegan diet-a randomized controlled trial in healthy participants. Nutrients. 2019;11(11):2815.
44. Herrmann W, Geisel J. Vegetarian lifestyle and monitoring of vitamin B-12 status. Clin Chim Acta. 2002;326(1-2):47-59.
45. Smith AD, Refsum H. Do we need to reconsider the desirable blood level of vitamin B12? J Intern Med. 2012;271(2):179-82.
46. Green R, Allen LH, Bjørke-Monsen AL, Brito A, Guéant JL, Miller JW, et al. Vitamin B12 deficiency [published correction appears in Nat Rev Dis Primers. 2017;3:17054]. Nat Rev Dis Primers. 2017; 3:17040.
47. Fonseca-Nunes A, Jakszyn P, Agudo A. Iron and cancer risk – a systematic review and meta-analysis of the epidemiological evidence. Cancer Epidemiol Biomarkers Prev. 2014;23(1):12-31.
48. Haider LM, Schwingshackl L, Hoffmann G, Ekmekcioglu C. The effect of vegetarian diets on iron status in adults: a systematic review and meta-analysis. Crit Rev Food Sci Nutr. 2018;58(8):1359-74.
49. Collings R, Harvey LJ, Hooper L, Hurst R, Brown TJ, Ansett J, et al. The absorption of iron from whole diets: a systematic review. Am J Clin Nutr. 2013;98(1):65-81.
50. Saunders AV, Craig WJ, Baines SK, Posen JS. Iron and vegetarian diets. Med J Aust. 2013;199(S4): S11-S16.
51. Alexander D, Ball MJ, Mann J. Nutrient intake and haematological status of vegetarians and age-sex matched omnivores. Eur J Clin Nutr. 1994;48(8):538-46.
52. Wilson AK, Ball MJ. Nutrient intake and iron status of Australian male vegetarians. Eur J Clin Nutr. 1999;53(3):189-94.
53. Li D, Sinclair AJ, Mann NJ, Turner A, Ball MJ. Selected micronutrient intake and status in men with differing meat intakes, vegetarians and vegans. Asia Pac J Clin Nutr, 2000;9(1):18-23.
54. Agarwal U. Rethinking red meat as a prevention strategy for iron deficiency. Infant Child Adolesc Nutr. 2013;5(4):231-5.

55. Cashman KD. Calcium intake, calcium bioavailability and bone health. Br J Nutr. 2002;87 (Suppl 2):S169-S177.
56. Buzinaro E, Almeida R, Mazeto G. Biodisponibilidade do cálcio dietético. Arq Bras Endocrinol Metab. 2006;50(5):852-61.
57. Sociedade Brasileira de Pediatria. Departamento de Nutrologia. Deficiência de vitamina D em crianças e adolescentes. Documento Científico. São Paulo: SBP; 2015.
58. Willett WC, Ludwig DS. Milk and health. N Engl J Med. 2020;382(7):644-54.
59. Feskanich D, Willett WC, Colditz GA. Calcium, vitamin D, milk consumption, and hip fractures: a prospective study among postmenopausal women. Am J Clin Nutr. 2003;77(2):504-11.
60. Michaëlsson K, Wolk A, Langenskiöld S, Basu S, Lemming EW, Melhus H, Byberg L. Milk intake and risk of mortality and fractures in women and men: cohort studies. BMJ. 2014;349:g6015.
61. Cosman F, Beur SJ, LeBoff MS, Lewiecki EM, Tanner B, Randall S, et al. The clinician's guide to prevention and treatment of osteoporosis. Osteoporos Int. 2014;25(10): 2359-81.
62. Balk EM, Adam GP, Langberg VN, Earley A, Clark P, Ebeling PR, et al. Global dietary calcium intake among adults: a systematic review. Osteoporos Int. 2017;28(12):3315-24.
63. Kakkoura MG, Du H, Guo Y, Yu C, Yang L, Pei P, et al. Dairy consumption and risks of total and site-specific cancers in Chinese adults: an 11-year prospective study of 0.5 million people. BMC Med. 2022;20(1):134.
64. Tong TYN, Appleby PN, Armstrong MEG, Fensom GK, Knuppel A, Papier K, et al. Vegetarian and vegan diets and risks of total and site-specific fractures: results from the prospective EPIC-Oxford study. BMC Med. 2020;18:353.
65. Mangels AR. Bone nutrients for vegetarians. Am J Clin Nutr. 2014;100(Suppl1):469S-75S.
66. Almeida CAN, Ribas-Filho D, Mello ED, Bertolucci PHF, Falcão MC. Consenso da Associação Brasileira de Nutrologia sobre Recomendações de DHA durante a Gestação, Lactação e Infância. Int J Nutr. 2014;7(3).
67. Pearson GJ, Thanassoulis G, Anderson TJ, Barry AR, Couture P, Dayan N, et al. Canadian Cardiovascular Society Guidelines for the Management of Dyslipidemia for the Prevention of Cardiovascular Disease in Adults. Can J Cardiol. 2021;37(8):1129-50.
68. King JC, Brown KH, Gibson RS, Krebs NF, Lowe NM, Siekmann JH, Raiten DJ. Biomarkers of Nutrition for Development (BOND)-Zinc Review. J Nutr. 2015;146(4):858S-885S.
69. Gibson RS, King JC, Lowe N. A review of dietary zinc recommendations. Food Nutr Bull. 2016;37(4): 443-60.
70. Foster M, Samman S. Vegetarian diets across the lifecycle: impact on zinc intake and status. Adv Food Nutr Res. 2015;74:93-131.

27

Fitoterápicos em nutrologia

Marcella Garcez Duarte
Laura Mariano da Rocha
Aline Rodrigues Zanetta

INTRODUÇÃO

As plantas medicinais desempenham papel fundamental na saúde mundial, constituindo a base de sistemas médicos tradicionais utilizados por bilhões de pessoas. Segundo dados atualizados da Organização Mundial da Saúde (OMS), aproximadamente 90% dos Estados Membros relataram o uso de medicina tradicional e solicitaram evidências robustas para orientar políticas, práticas e regulamentações que garantam seu uso seguro e eficaz[1].

Estima-se que existam cerca de 250 mil espécies vegetais no planeta, das quais aproximadamente 10% foram descritas cientificamente quanto às suas propriedades medicinais. Destas, cerca de 12 mil possuem propriedades medicinais reconhecidas e documentadas[2]. A distribuição dessas plantas medicinais é global, com concentrações significativas em regiões tropicais e subtropicais, onde a biodiversidade é mais rica.

O crescimento do interesse por medicamentos derivados de plantas tem sido exponencial nas últimas décadas. Atualmente, aproximadamente 40% dos produtos farmacêuticos utilizados na medicina convencional derivam de fontes naturais, muitos dos quais foram identificados pelo conhecimento tradicional[3]. Esta proporção é ainda mais significativa quando se consideram as drogas antitumorais e antimicrobianas, das quais cerca de 60% dos compostos derivam de produtos naturais[4].

A importância econômica da medicina tradicional também cresceu substancialmente. As indústrias relacionadas, como bioeconomia e bem-estar, são avaliadas em trilhões de dólares globalmente. O mercado global de medicina herbal expandiu muito nos últimos anos[5].

A OMS, reconhecendo esta importância crescente, estabeleceu em 2022 o Centro Global de Medicina Tradicional (GTMC) em Jamnagar, Gujarat, Índia, com apoio do governo da Índia. Esse centro foca no avanço da pesquisa, facilitação do intercâmbio de conhecimento, conservação da biodiversidade e fomento de parcerias para catalisar a sabedoria ancestral e a ciência moderna para a saúde e bem-estar das pessoas e do planeta[6].

Nos países em desenvolvimento, a dependência de plantas medicinais é ainda mais acentuada, com a OMS estimando que 80% da população mundial depende principalmente de medicamentos tradicionais para suas necessidades básicas de saúde. Esta realidade tem despertado o interesse crescente das grandes companhias farmacêuticas, que investem bilhões de dólares anualmente na pesquisa e desenvolvimento de novos medicamentos baseados em produtos naturais.

HISTÓRICO

A história da fitoterapia confunde-se com a própria história da medicina até o início do século XX. As primeiras descobertas de propriedades medicinais das plantas foram intuitivas, baseadas na observação do comportamento de animais enfermos que buscavam determinadas plantas para sua cura.

Os registros mais antigos de uso medicinal de plantas datam de mais de 5.000 anos atrás, encontrados em tratados e escolas de terapias na China e Índia. O Egito produziu o primeiro tratado médico conhecido, o Papiro de Ebers (1.550 a.C.), que documentava o uso de mais de 700 plantas medicinais. Cleópatra, além de suas contribuições para a pesquisa cosmética, desenvolveu um formulário médico que incluía diversas preparações à base de plantas.

Os conhecimentos egípcios chegaram à Mesopotâmia e posteriormente aos gregos, que se tornaram os grandes herdeiros e sistematizadores deste conhecimento. Hipócrates (460-370 a.C.) reuniu o conhecimento médico de sua época em tratados sistemáticos, estabelecendo os fundamentos da medicina ocidental. Galeno (129-199 d.C.) desenvolveu técnicas de elaboração e preparação de plantas que perduram até hoje, dando origem ao termo "farmácia galênica".

Durante a Idade Média, os mosteiros europeus preservaram e expandiram o conhecimento sobre plantas medicinais. O Renascimento trouxe uma abordagem mais científica, com a criação dos primeiros jardins botânicos e a sistematização do conhecimento por herbários detalhados.

O século XIX marcou o início da era moderna da fitoterapia, com o isolamento dos primeiros princípios ativos de plantas. A descoberta da morfina a partir da papoula (*Papaver somniferum*) em 1806 por Friedrich Sertürner inaugurou uma nova era na farmacologia. Seguiram-se descobertas fundamentais, como a quinina da quina (*Cinchona officinalis*), a digitalina da dedaleira (*Digitalis purpurea*) e a aspirina, derivada do ácido salicílico encontrado no salgueiro (*Salix alba*).

CARACTERÍSTICAS DOS FITOTERÁPICOS

Segundo a OMS, medicamentos fitoterápicos são produtos medicinais acabados e etiquetados, cujos ingredientes ativos são constituídos por partes aéreas ou subterrâneas de plantas, ou outros materiais vegetais, ou combinações destes, em estado bruto ou como preparações vegetais[7].

Os fitoterápicos diferem fundamentalmente das drogas sintéticas em vários aspectos importantes. Enquanto os medicamentos sintéticos geralmente contêm um único princípio ativo bem definido, os fitoterápicos são misturas complexas que podem conter centenas de compostos químicos diferentes. Essa complexidade confere aos fitoterápicos características únicas de ação, frequentemente descritas como sinérgicas, em que o efeito do conjunto supera a soma dos efeitos individuais dos componentes.

Uma característica básica dos fitoterápicos é que sua ação geralmente não é imediata, requerendo uso continuado para manifestar seus efeitos terapêuticos. Esta característica os torna particularmente adequados para o tratamento de doenças crônicas, quando a ação suave e prolongada pode ser mais benéfica que intervenções farmacológicas agressivas.

A utilização terapêutica dos fitoterápicos é ampla e sua aceitação popular é elevada. Pesquisas recentes mostram que a preferência por terapias naturais tem crescido significativamente, impulsionada por preocupações com efeitos colaterais de medicamentos sintéticos, interesse em medicina preventiva e tendências de automedicação responsável[8].

É importante distinguir que preparados homeopáticos, embora possam utilizar plantas como matéria-prima, não são considerados fitoterápicos por causa de suas diluições extremas e princípios terapêuticos distintos.

MERCADO MUNDIAL DE MEDICAMENTOS FITOTERÁPICOS

O mercado mundial de medicamentos fitoterápicos tem experimentado crescimento exponencial nas últimas décadas, refletindo o interesse crescente do público em terapias naturais e abordagens integrativas de saúde.

Dados atualizados mostram que o mercado global de medicina herbal atingiu US$ 215,4 bilhões, e a previsão é de US$ 305 bilhões até 2029[5]. Este crescimento é impulsionado por diversos fatores, incluindo o aumento da conscientização sobre os benefícios dos produtos naturais, da prevalência de doenças crônicas, do envelhecimento populacional e da preferência por medicina preventiva e integrativa.

A região Ásia-Pacífico domina o mercado global, representando aproximadamente 40% da participação total, seguida pela América do Norte (25%) e Europa (20%). O Brasil ocupa posição de destaque na América Latina, com mercado interno estimado em US$ 2,1 bilhões em 2024.

LEGISLAÇÃO BRASILEIRA

A regulamentação brasileira de fitoterápicos passou por importantes atualizações em 2024 e 2025. A Agência Nacional de Vigilância Sanitária (Anvisa) publicou novas resoluções que modernizam o marco regulatório, incluindo a RDC 954/2024 e RDC 948/2024, que estabelecem novas diretrizes para registro de medicamentos fitoterápicos[10].

Em novembro de 2024, a Anvisa abriu a Consulta Pública n. 1293, propondo atualização da lista de produtos tradicionais fitoterápicos de registro simplificado. Essa consulta visa incluir novas plantas medicinais com uso tradicional comprovado e evidências científicas de segurança[11].

A Audiência Pública n. 14/2025 discutiu o aperfeiçoamento do marco regulatório de fitoterápicos, com foco na simplificação de processos para produtos com perfil de segurança bem estabelecido e na harmonização com padrões internacionais[12].

EMPREGO DE FITOTERÁPICOS EM NUTROLOGIA

A nutrologia, como especialidade médica que estuda a relação entre alimentação e saúde, encontra nos fitoterápicos importantes aliados terapêuticos. A aplicação de plantas medicinais em distúrbios nutricionais baseia-se em evidências científicas crescentes que demonstram eficácia e segurança quando utilizadas adequadamente.

Os principais distúrbios nutricionais que podem beneficiar-se do uso de fitoterápicos incluem obesidade, síndrome metabólica, diabetes *mellitus* tipo 2, dislipidemias, hipertensão arterial associada à obesidade, esteatose hepática não alcoólica e distúrbios do comportamento alimentar.

A abordagem fitoterápica em nutrologia deve sempre ser integrada ao tratamento convencional, nunca substituindo medidas dietéticas, exercícios físicos ou medicamentos quando necessários. O objetivo é potencializar os resultados terapêuticos por meio de mecanismos complementares de ação.

AGENTES FITOTERÁPICOS ESPECÍFICOS

Allium sativum L. (alho)

- Família: Alliaceae.

- Origem: Ásia Central, atualmente cultivado por todo o mundo.
- Parte utilizada: bulbos.

Princípios bioativos

O alho contém mais de duzentos componentes químicos, sendo os compostos sulfurosos os principais responsáveis por suas propriedades terapêuticas. Os principais compostos incluem S-alil-cisteína, S-alil-mercaptocisteína, S-metilcisteína e gamaglutamilcisteína. A alicina (dialil tiossulfinato) é considerada a substância mais ativa, formada pela ação da enzima alinase sobre a aliina quando o alho é triturado[13].

Compostos não sulfurosos também contribuem para a atividade biológica, incluindo saponinas, compostos fenólicos, polissacarídeos, mucilágenos, minerais, vitaminas e oligoelementos.

Propriedades farmacológicas

A alicina possui potentes efeitos cardioprotetores, mediando diversos processos patológicos relacionados a doenças cardiovasculares[13].

As propriedades incluem ações antiparasitárias, hipolipemiantes, hipoglicemiantes, hepatoprotetoras, hipotensoras arteriais, antiagregantes plaquetárias, antimicrobianas, anticarcinogênicas e antioxidantes.

Mecanismos de ação

A alicina atua a partir da inibição das vias receptor tipo *toll* 4 (TLR4) e fator nuclear kappa B (NF-κB), reduzindo citocinas pró-inflamatórias como interleucina-1-beta (IL-1β), interleucina-6 (IL-6) e fator de necrose tumoral alfa (TNF-α), enquanto aumenta a citocina anti-inflamatória interleucina-10 (IL-10)[14]. Esse mecanismo explica seus efeitos anti-inflamatórios e cardioprotetores.

O consumo de alho pode ser eficaz na redução do risco de dislipidemia e prevenção de doenças cardiovasculares, com evidências de redução dose-dependente da pressão arterial[15].

Formas de uso

- Forma alimentar: 1 a 2 dentes de alho ao dia, preferencialmente crus ou levemente cozidos para preservar a alicina.
- Forma magistral: extrato seco padronizado (5:1) de 200 a 600 mg/dia, preferencialmente em cápsulas gastrorresistentes para proteger a alicina da degradação ácida.

Limitações e novas tecnologias

Estudos recentes identificaram limitações da alicina, incluindo baixa solubilidade em água, instabilidade química e alta volatilidade. Para superar essas questões, novas tecnologias de entrega estão sendo desenvolvidas, incluindo sistemas de nanopartículas, lipossomas, hidrogéis e nanoemulsões, que melhoram a estabilidade, eficiência de encapsulamento e biodisponibilidade[16].

Amorphophallus konjac K. (konjac)

- Origem: regiões tropical e subtropical da Ásia.
- Características: planta perene cujo rizoma contém aproximadamente 40% de glucomannan.

Composição e propriedades

O glucomannan é um polissacarídeo que atua como fibra alimentar hipocalórica. Suas propriedades incluem redução do colesterol plasmático, melhora do metabolismo de carboidratos, regulação do movimento intestinal, melhoria da ecologia do cólon e promoção da saciedade gástrica.

Segurança

O Health Canada emitiu alerta em janeiro de 2010 sobre riscos de asfixia associados a produtos de konjac, especialmente em formas de gel. Esta preocupação levou a regulamentações mais rigorosas sobre a forma de apresentação desses produtos.

Formas de uso

- Forma magistral: extrato seco padronizado de 1.500 a 3.000 mg/dia, administrado 30 minutos antes das refeições com água abundante.

Camellia sinensis L. (chá)

- Família: Theaceae.
- Origem: China, atualmente cultivado por todo o mundo.
- Parte utilizada: folhas.

Composição química

As folhas do chá contêm polifenóis (catequinas, epicatequinas, galocatequinas), metilxantinas (cafeína, teofilina, teobromina), aminoácidos (L-teanina), vitaminas e minerais. As catequinas, especialmente a epigalocatequina galato (EGCG), são os principais compostos bioativos responsáveis pelos efeitos terapêuticos.

Evidências científicas

Pesquisas antiobesidade do chá demonstraram crescimento exponencial dos estudos, com foco em mecanismos moleculares de ação na modulação do metabolismo lipídico e controle de peso[16].

O consumo de chá está relacionado à melhora da síndrome metabólica e obesidade, com efeitos significativos na redução do peso corporal, circunferência da cintura e perfil lipídico[18].

Mecanismos de ação

O chá atua por meio da inibição da lipase pancreática, reduzindo a absorção de gorduras, estimulação da termogênese com a ativação do sistema nervoso simpático, modulação da expressão gênica relacionada ao metabolismo lipídico, e efeitos antioxidantes que protegem contra o estresse oxidativo associado à obesidade.

Formas de uso

- Forma alimentar: 2 a 3 xícaras de chá verde por dia (200 a 300 mg de polifenóis).
- Forma magistral: extrato seco padronizado (50% polifenóis) de 300 a 500 mg/dia.

Cannabis sativa L. (canabidiol – CBD)

- Família: Cannabaceae.
- Origem: Ásia Central, atualmente cultivado mundialmente sob regulamentação específica.
- Parte utilizada: flores e folhas (extração de canabidiol).

Regulamentação brasileira

O canabidiol (CBD) representa um dos fitocanabinoides mais estudados da *Cannabis sativa*, autorizado para comercialização no Brasil pela Anvisa, por meio da RDC 327/2019. Em 2024, o país atingiu a marca de 672 mil pacientes tratando diversas condições com produtos de cannabis, principalmente epilepsia, dor crônica e ansiedade[19].

A regulamentação brasileira passou por importantes atualizações em 2024 e 2025. Em abril de 2025, a Anvisa abriu consulta pública para atualização da RDC 327/2019, propondo modernização das regras para produtos de *Cannabis* de uso medicinal. O Superior Tribunal de Justiça (STJ), em novembro de 2024, autorizou o cultivo de *Cannabis* medicinal por empresas, estabelecendo prazo de 6 meses para a Anvisa regulamentar o tema[20].

O governo federal apresentou em maio de 2025 um plano para regulamentação completa do uso medicinal da *Cannabis* até setembro de 2025, estabelecendo diretrizes para normatizar todas as etapas do acesso aos tratamentos, desde o cultivo até a dispensação[19].

Composição química

O CBD é um fitocanabinoide não psicoativo que representa um dos mais de cem compostos identificados na *Cannabis sativa*. Diferentemente do tetra-hidrocanabinol

(THC), o CBD não produz efeitos psicoativos, sendo considerado seguro para uso terapêutico. A concentração de CBD varia significativamente entre diferentes variedades da planta, com algumas linhagens desenvolvidas especificamente para alta concentração de CBD e baixo teor de THC.

Propriedades farmacológicas

Evidências científicas recentes de 2024 e 2025 demonstram que o CBD possui múltiplas propriedades terapêuticas relevantes para nutrologia. A combinação tetra-hidrocanabivarina (THCV) e CBD foi associada à perda de peso estatisticamente significativa e diminuição da circunferência abdominal, pressão arterial sistólica e colesterol total[21].

O CBD remodela a microbiota intestinal para promover saúde metabólica, demonstrando potencial para tratamento de distúrbios metabólicos pela modulação do eixo intestino-cérebro[22].

Mecanismos de ação

O CBD atua por meio de múltiplos mecanismos, incluindo interação com receptores canabinoides (CB1 e CB2), modulação de canais iônicos, inibição da recaptação de anandamida, e efeitos anti-inflamatórios com a redução de citocinas pró-inflamatórias. Estudos recentes indicam que o CBD pode afetar a absorção e transporte lipídico através do sistema linfático, com implicações para o metabolismo de gorduras[23].

Aplicações em nutrologia

As aplicações do CBD em nutrologia incluem controle de peso com a modulação do apetite e metabolismo, redução da inflamação sistêmica associada à obesidade, melhora da sensibilidade à insulina e modulação da microbiota intestinal para promoção da saúde metabólica.

Segurança e contraindicações

O CBD é geralmente bem tolerado, com efeitos adversos leves, incluindo sonolência, alterações do apetite e diarreia. Pode interagir com medicamentos metabolizados pelo citocromo P450, especialmente varfarina e alguns anticonvulsivantes. Contraindicações incluem gravidez, lactação e uso concomitante com álcool.

Formas de uso

- Forma farmacêutica: óleos padronizados com concentrações definidas de CBD, disponíveis com prescrição médica e importação autorizada pela Anvisa.
- Dosagem: varia conforme a condição tratada, geralmente iniciando com 2,5 a 5 mg 2x/dia, com ajustes graduais conforme resposta clínica e tolerabilidade.

- Administração: sublingual para melhor biodisponibilidade, com absorção iniciando em 15 a 30 minutos.

Cassia angustifolia Vahl. (sene)

- Família: Leguminosae.
- Origem: África tropical, península Arábica.
- Parte utilizada: folhas e frutos.

Composição

Contém heterosídeos antraquinônicos (senosídeos A e B), responsáveis pela ação laxante a partir da irritação da mucosa colônica.

Efeitos colaterais e contraindicações

Efeitos colaterais incluem cólicas abdominais e diarreia. Contraindicações incluem gravidez, lactação, obstrução intestinal e doenças inflamatórias intestinais. O uso prolongado pode causar dependência e alterações eletrolíticas.

Formas de uso

- Forma alimentar: chá das folhas (1 a 2 g em 150 mL de água), uso ocasional.
- Forma magistral: extrato seco padronizado de 20 a 30 mg/dia.

Chlorella pyrenoidosa Zeitler & Lund

- Tipo: alga unicelular de água doce.
- Composição: rica em proteínas (45%), carboidratos (20%), lipídeos (20%), fibras, vitaminas e minerais.

Propriedades terapêuticas

As propriedades incluem ações hipolipemiantes, detoxificantes, imunoestimulantes e antioxidantes. Estudos demonstraram redução do colesterol e melhora da função imune.

Formas de uso

- Forma alimentar: 3 a 5 g/dia como suplemento nutricional.
- Forma suplementar: comprimidos ou pó.
- Forma magistral: extrato seco de 500 a 3.000 mg/dia.

Citrus aurantium L. (laranja-amarga)

- Família: Rutaceae.
- Origem: Sudeste Asiático.
- Parte utilizada: pericarpo dos frutos imaturos.

Compostos ativos

A sinefrina é o principal alcaloide ativo, acompanhada de flavonoides e óleos essenciais. A sinefrina atua como agonista dos receptores beta-3-adrenérgicos, promovendo efeitos termogênicos e supressores do apetite.

Segurança e contraindicações

Efeitos adversos incluem aumento da pressão arterial e taquicardia. Contraindicações incluem hipertensão, doenças cardiovasculares e gravidez. O uso deve ser monitorado em indivíduos sensíveis a estimulantes.

Formas de uso

- Forma magistral: extrato seco padronizado (6% sinefrina) de 200 a 400 mg/dia.

Cordia salicifolia **Cham (porangaba)**

- Família: Boraginaceae.
- Origem: Brasil (Cerrado).
- Parte utilizada: folhas.

Compostos bioativos

Os principais compostos incluem alantoína, mucilágenos, taninos e saponinas, conferindo propriedades diuréticas, depurativas e anti-inflamatórias.

Propriedades farmacológicas

Tradicionalmente utilizada como diurético e coadjuvante no tratamento da obesidade. Estudos preliminares sugerem efeitos na redução da retenção hídrica.

Formas de uso

- Forma alimentar: chá das folhas (1 a 2 g em 150 mL de água).
- Forma magistral: extrato seco de 300 a 600 mg/dia.

Curcuma longa **L. (cúrcuma/açafrão-da-terra)**

- Família: Zingiberaceae.
- Origem: Sudeste Asiático, amplamente cultivado na Índia.
- Parte utilizada: rizomas.

Composição química

A curcumina é o principal composto bioativo, representando 2 a 8% do peso seco do rizoma. Outros curcuminoides incluem demetoxicurcumina e bisdemetoxicurcumina. O rizoma também contém óleos essenciais (turmerona, atlantona, zingibereno), compostos fenólicos e polissacarídeos que contribuem para suas propriedades terapêuticas.

Propriedades farmacológicas

O tratamento com curcumina melhora a função geral das células beta pancreáticas, reduz a resistência à insulina e o peso corporal, com efeitos adversos muito menores[24].

Pode promover perda de peso e melhorar condições metabólicas como diabetes tipo 2, com efeitos positivos em perfis lipídicos, pressão arterial, marcadores inflamatórios e estresse oxidativo[25].

Mecanismos de ação

A curcumina atua através de múltiplos mecanismos moleculares, incluindo inibição NF-κB, modulação de vias de sinalização inflamatórias, ativação do fator de transcrição Nrf2 (relacionado à resposta antioxidante) e modulação de enzimas envolvidas no metabolismo lipídico e glicídico.

A curcumina influencia a expressão de genes relacionados ao metabolismo energético, incluindo receptor ativado por proliferadores de peroxissoma gama (PPAR-γ) e proteína quinase ativada por AMP (AMPK), fundamentais na regulação metabólica.

Aplicações em nutrologia

As aplicações da cúrcuma em nutrologia incluem tratamento adjuvante da obesidade a partir da modulação do metabolismo lipídico, controle da inflamação sistêmica associada à síndrome metabólica, melhora da sensibilidade à insulina em pacientes pré-diabéticos e diabéticos tipo 2 e proteção hepatocelular em pacientes com esteatose hepática.

Nanotecnologia e biodisponibilidade

Um dos principais desafios da curcumina é sua baixa biodisponibilidade oral por causa do metabolismo hepático de primeira passagem. A nanocurcumina melhora significativamente múltiplos parâmetros relacionados à síndrome metabólica, incluindo medidas antropométricas, controle glicêmico, perfil lipídico e pressão arterial[26].

Tecnologias emergentes incluem complexação com fosfolipídios, formulações lipossomais, e nanopartículas poliméricas que aumentam a biodisponibilidade em até vinte vezes se comparado à curcumina convencional.

Segurança e contraindicações

A curcumina é geralmente bem tolerada em doses terapêuticas. Efeitos adversos raros incluem distúrbios gastrointestinais leves e reações alérgicas. Pode potencializar o efeito de anticoagulantes por suas propriedades antiagregantes plaquetárias. Contraindicações incluem obstrução biliar, cálculos biliares, gravidez e lactação.

Formas de uso

- Forma alimentar: 1 a 3 g de pó do rizoma seco por dia, preferencialmente com piperina (pimenta-preta) para melhorar absorção.
- Forma magistral: extrato seco padronizado (95% curcuminoides) de 500 a 1.000 mg/dia, dividido em duas doses.
- Nanocurcumina: 80 a 200 mg/dia de formulações nanotecnológicas com biodisponibilidade aumentada.

Cynara cardunculus L. (alcachofra)

- Família: Asteraceae.
- Origem: região mediterrânea.
- Parte utilizada: folhas.

Princípios ativos

A cinarina é o principal composto ativo, acompanhada de ácidos fenólicos, flavonoides e inulina. Esses compostos conferem propriedades coleréticas, hepatoprotetoras, diuréticas, hipolipemiantes e antioxidantes.

Evidências clínicas

Estudos clínicos demonstraram redução significativa do colesterol total e LDL. A alcachofra também melhora a função hepática e digestiva.

Segurança

Efeitos adversos são raros, sendo possível ocorrer alergia em indivíduos sensíveis à família Asteraceae. Contraindicações incluem obstrução biliar.

Formas de uso

- Forma alimentar: consumo do vegetal como alimento.
- Forma magistral: extrato seco padronizado (2,5% cinarina) de 320 a 640 mg/dia.

Equisetum arvense L. (cavalinha)

- Família: Equisetaceae.
- Origem: regiões temperadas do hemisfério norte.
- Parte utilizada: partes aéreas estéreis.

Composição

Rica em silício (5 a 8%), compostos hidrossolúveis, flavonoides e saponinas. O silício desempenha papel importante na síntese de colágeno e na saúde óssea e articular.

Toxicidade

Contém tiaminase, que pode causar deficiência de vitamina B1 com uso prolongado. Contraindicações incluem gravidez, lactação e insuficiência renal.

Formas de uso

- Forma alimentar: chá (1 a 2 g em 150 mL de água).
- Forma magistral: extrato seco de 300 a 600 mg/dia.

Garcinia cambogia L.

- Família: Clusiaceae.
- Origem: Sudeste Asiático.
- Parte utilizada: pericarpo dos frutos.

Evidências científicas

A *Garcinia cambogia* reduz significativamente os níveis de leptina sérica (diferença média ponderada: -5,01 ng/mL), com dose de 1.200 mg/dia causando redução média de 2,6 g/dia na massa gorda[27].

Composição

O ácido hidroxicítrico (HCA) é o principal composto ativo, representando 10 a 30% do peso seco do pericarpo. O HCA atua como inibidor competitivo da enzima ATP citrato liase, bloqueando a síntese de ácidos graxos.

Alerta de segurança

A Agência Nacional de Segurança Sanitária da Alimentação, do Ambiente e do Trabalho da França (Anses) emitiu em março de 2025 recomendação para não consumir suplementos alimentares contendo *Garcinia cambogia* por causa de relatos de hepatotoxicidade[28].

Contraindicações

Incluem gravidez, lactação, diabetes (risco de hipoglicemia) e doenças hepáticas. O uso deve ser monitorado por seu potencial hepatotóxico.

Formas de uso

- Forma magistral: extrato seco padronizado (50% HCA) de 500 a 1.500 mg/dia, dividido em três doses antes das refeições.

Gymnema sylvestre (Retz) Br & Schult

- Família: Asclepiadaceae.
- Origem: Índia, Sri Lanka.
- Parte utilizada: folhas.

Composição

O ácido gimnêmico e saponinas triterpênicas são os principais compostos ativos, responsáveis pelas propriedades hipoglicemiantes únicas desta planta.

Propriedades

Além dos efeitos hipoglicemiantes, a *Gymnema* possui a capacidade única de bloquear temporariamente a sensação gustativa pelos açúcares, auxiliando no controle da ingestão de doces.

Mecanismo de ação

Atua pela da inibição da absorção de glicose no intestino e possível regeneração de células beta pancreáticas. Estudos sugerem também modulação da sensibilidade à insulina.

Segurança

Pode causar hipoglicemia, especialmente em diabéticos em uso de medicamentos hipoglicemiantes. Contraindicações incluem diabetes tipo 1, gravidez e lactação.

Formas de uso

- Forma magistral: extrato seco padronizado (25% ácido gimnêmico) de 400 a 600 mg/dia.

Hibiscus sabdariffa L. (hibisco)

- Família: Malvaceae.
- Origem: África tropical, amplamente cultivado em regiões tropicais.
- Parte utilizada: cálices das flores (sépalas).

Composição química

Os cálices do hibisco são ricos em antocianinas (delfinidina-3-sambubiosídeo, cianidina-3-sambubiosídeo), ácidos orgânicos (ácidos cítrico, málico e tartárico), flavonoides (quercetina, kaempferol), e compostos fenólicos. Esses compostos conferem a coloração vermelha característica e são responsáveis pelas propriedades terapêuticas.

Propriedades farmacológicas

Evidências científicas de 2024 e 2025 demonstram efeitos cardiovasculares e metabólicos do hibisco. O impacto na resistência à insulina, marcadores glicêmicos, perfis lipídicos e pressão arterial, mostrando benefícios modestos, mas consistentes[29].

O consumo de hibisco pode reduzir a pressão arterial, com evidências de melhora da função endotelial[30]. No entanto, estudo específico sobre obesidade não demonstrou benefício clínico significativo no tratamento da obesidade, sugerindo necessidade de ensaios de maior qualidade e duração[31].

Mecanismos de ação

O hibisco atua por meio de múltiplos mecanismos, incluindo inibição da enzima conversora de angiotensina (ECA), efeitos diuréticos suaves, propriedades antioxidantes potentes com a neutralização de radicais livres e modulação do metabolismo lipídico pela inibição da síntese de colesterol.

Aplicações em nutrologia

As aplicações do hibisco em nutrologia incluem controle adjuvante da hipertensão arterial, especialmente em pacientes com síndrome metabólica, redução de marcadores inflamatórios associados à obesidade, melhora discreta do perfil lipídico e proteção antioxidante contra estresse oxidativo relacionado a distúrbios metabólicos.

Evidências clínicas específicas

Ensaios clínicos demonstraram que o consumo regular de chá de hibisco (1 a 2 xícaras diárias) pode reduzir a pressão arterial sistólica em 3 a 7 mmHg e diastólica em 2 a 4 mmHg em indivíduos hipertensos. Estudos mostraram efeitos modestos na redução do colesterol total e LDL, embora os resultados sejam inconsistentes entre diferentes populações.

Segurança e contraindicações

O hibisco é geralmente bem tolerado. Efeitos adversos raros incluem hipotensão em indivíduos normotensos e distúrbios gastrointestinais leves. Pode potencializar o efeito de anti-hipertensivos e diuréticos. Contraindicações incluem hipotensão, gravidez (por possíveis efeitos uterotônicos) e lactação.

Formas de uso

- Forma alimentar: chá preparado com 1 a 2 g de cálices secos em 200 mL de água fervente, 2 a 3 vezes ao dia.
- Forma magistral: extrato seco padronizado (10% antocianinas) de 300 a 600 mg/dia, dividido em duas doses.
- Forma líquida: extrato fluido 1:1, 2 a 4 mL três vezes ao dia.

Hypericum perforatum L. (erva-de-são-joão)

- Família: Hypericaceae.
- Origem: Europa, naturalizada mundialmente.
- Parte utilizada: sumidades floridas.

Composição

Contém hipericina, hiperforina, flavonoides, taninos e óleos essenciais. A hiperforina é considerada o principal composto responsável pela atividade antidepressiva.

Atividade farmacológica

Possui atividade antidepressiva bem documentada, atuando a partir da inibição da recaptação de serotonina, noradrenalina e dopamina. Estudos clínicos demonstraram eficácia em depressão leve a moderada.

Interações medicamentosas importantes

A erva-de-são-joão é conhecida por suas múltiplas interações medicamentosas pela indução do sistema enzimático citocromo P450 3A4. Essas interações podem reduzir significativamente a eficácia de diversos medicamentos, incluindo contraceptivos orais, anticoagulantes, imunossupressores e antirretrovirais.

Contraindicações

Incluem gravidez, lactação, uso concomitante com antidepressivos sintéticos e risco de fotossensibilização com exposição solar intensa.

Formas de uso

- Forma magistral: extrato seco padronizado (0,3% hipericina) de 300 a 900 mg/dia.

Ilex paraguariensis A. St. & Hill (erva-mate)

- Família: Aquifoliaceae.
- Origem: América do Sul.
- Parte utilizada: folhas.

Composição

Rica em metilxantinas (cafeína, teobromina), polifenóis, flavonoides e saponinas. Essa composição confere propriedades estimulantes, antioxidantes, hipolipemiantes e termogênicas.

Propriedades terapêuticas

Estudos demonstraram efeitos na redução do colesterol e triglicerídeos, com potencial terapêutico para obesidade. A erva-mate também possui propriedades antioxidantes significativas.

Efeitos adversos

Podem incluir insônia, ansiedade e taquicardia, especialmente em indivíduos sensíveis à cafeína. Contraindicações incluem hipertensão, arritmias e gravidez.

Formas de uso

- Forma magistral: extrato seco de 500 a 1.000 mg/dia.

Moringa oleifera Lam.

- Família: Moringaceae.
- Origem: subcontinente indiano, amplamente cultivado em regiões tropicais.
- Parte utilizada: folhas, sementes, vagens e raízes.

Composição química

As folhas de moringa são excepcionalmente ricas em nutrientes, contendo proteínas completas (todos os aminoácidos essenciais), vitaminas (A, C, E, K, complexo B), minerais (cálcio, ferro, potássio, magnésio) e compostos bioativos, incluindo flavonoides (quercetina, kaempferol), ácidos fenólicos, isotiocianatos, e alcaloides.

A composição nutricional é notável: as folhas contêm sete vezes mais vitamina C que laranjas, quatro vezes mais cálcio que leite, quatro vezes mais vitamina A que cenouras, três vezes mais potássio que bananas e duas vezes mais proteína que iogurte.

Propriedades farmacológicas

O consumo de 1.000 mg de moringa diariamente por 12 semanas resultou em diminuição significativa do peso corporal, IMC e circunferência da cintura[32].

Seus compostos bioativos estão envolvidos em atividades anti-inflamatórias, antioxidantes, antiobesidade, hipoglicêmicas e antitumorais[33]. Estudo clínico específico mostrou que a moringa reduziu IMC, colesterol total e LDL em pacientes obesos[34].

Mecanismos de ação

A moringa atua por meio de múltiplos mecanismos, incluindo modulação da expressão gênica relacionada ao metabolismo lipídico, inibição da lipogênese pela regulação de enzimas-chave como acetil-CoA carboxilase, ativação de vias de sinalização antioxidantes (Nrf2) e modulação da resposta inflamatória com a inibição de citocinas pró-inflamatórias.

Os isotiocianatos presentes nas folhas demonstraram propriedades termogênicas, aumentando o gasto energético e promovendo a oxidação de gorduras.

Aplicações em nutrologia

As aplicações da moringa em nutrologia incluem suplementação nutricional em casos de desnutrição ou deficiências vitamínico-minerais, tratamento adjuvante da obesidade por meio da modulação do metabolismo lipídico, controle glicêmico em pacientes diabéticos tipo 2, especialmente mulheres, e proteção antioxidante contra estresse oxidativo associado a distúrbios metabólicos.

Evidências clínicas

Estudo de longo prazo avaliou o efeito do consumo diário de pó de folhas de moringa no controle glicêmico em mulheres saharauis com diabetes tipo 2, demonstrando melhora sustentada dos parâmetros glicêmicos[35]. Estudo comparativo entre moringa e chá verde mostrou atividade antiobesidade similar em modelos experimentais[36].

Segurança e contraindicações

A moringa é geralmente bem tolerada quando consumida nas doses recomendadas. Efeitos adversos raros incluem distúrbios gastrointestinais leves e possível efeito hipoglicemiante em diabéticos. As raízes contêm alcaloides que podem ser tóxicos em altas doses, devendo ser evitadas. Contraindicações incluem gravidez (por possíveis efeitos uterotônicos) e lactação.

Formas de uso

- Forma alimentar: 1 a 2 colheres de chá (2 a 5 g) de pó das folhas secas por dia, misturado em sucos, vitaminas ou alimentos.
- Forma magistral: extrato seco padronizado de 400 a 800 mg/dia, dividido em duas doses.
- Forma fresca: folhas frescas podem ser consumidas como verdura, 20 a 30 g por dia.
- Cápsulas: 500 a 1.000 mg de pó encapsulado, 1 a 2 vezes ao dia com as refeições.

Passiflora incarnata L. (maracujá)

- Família: Passifloraceae.
- Origem: América tropical.
- Parte utilizada: partes aéreas.

Composição

Contém alcaloides indólicos, flavonoides (vitexina, isovitexina) e fitoesteróis. Esses compostos conferem propriedades ansiolíticas bem documentadas.

Mecanismo de ação

Atua com a modulação do sistema gabaérgico, promovendo relaxamento e redução da ansiedade sem causar dependência.

Tolerabilidade

É bem tolerada pela maioria dos pacientes. Efeitos adversos raros incluem sonolência e tontura. Pode potencializar o efeito de sedativos.

Contraindicações

Incluem gravidez, lactação e uso concomitante com depressores do sistema nervoso central.

Formas de uso

Forma magistral: extrato seco padronizado de 200 a 500 mg/dia.

Plantago ovata Forssk (ispágula)

- Família: Plantaginaceae.
- Origem: Mediterrâneo, Ásia.
- Parte utilizada: tegumento das sementes (*psyllium*).

Composição

O tegumento das sementes contém 85% de substâncias mucilaginosas, constituindo fibras solúveis de alta qualidade.

Mecanismo de ação

Forma gel no trato digestivo, promovendo saciedade, regulando o trânsito intestinal e reduzindo a absorção de colesterol.

Propriedades

Possui efeitos hipolipemiantes e reguladores do trânsito intestinal bem documentados. Estudos demonstraram redução significativa do colesterol total e LDL.

Segurança

Efeitos colaterais incluem flatulência e distensão abdominal iniciais. Contraindicações incluem obstrução intestinal e disfagia.

Formas de uso

Forma suplementar: 5 a 10 g/dia com abundante água (pelo menos 250 mL por dose).

Rhamnus purshiana DC (cáscara sagrada)

- Família: Rhamnaceae.
- Origem: oeste da América do Norte.
- Parte utilizada: casca do caule.

Composição

Os heterosídeos antraquinônicos (cascarosídeos) são responsáveis pela ação laxante através da irritação da mucosa colônica.

Efeitos adversos

Incluem cólicas, diarreia e risco de dependência com uso prolongado. Pode causar alterações eletrolíticas significativas.

Interações

Pode potencializar o efeito de diuréticos e digitálicos por meio da depleção de potássio.

Contraindicações

Incluem gravidez, lactação, doenças inflamatórias intestinais e obstrução intestinal.

Formas de uso

Forma magistral: extrato seco de 20 a 70 mg/dia, uso ocasional.

Spirulina maxima Setch & Garner

- Tipo: cianobactéria (alga azul-verde).
- Origem: lagos alcalinos tropicais.

Composição

Excepcionalmente rica em proteínas (60 a 70%), contém todos os aminoácidos essenciais, vitaminas (especialmente B12 e betacaroteno), minerais e ácidos graxos essenciais.

Propriedades

Atua como fonte suplementar de alta qualidade, com propriedades antioxidantes, mucoprotetoras, imunomoduladoras e anticâncer. Estudos demonstraram efeitos na redução do peso e melhora do metabolismo lipídico.

Contraindicações

Incluem fenilcetonúria (pelo conteúdo de fenilalanina) e doenças autoimunes (por causa dos efeitos imunoestimulantes).

Formas de uso

- Recomendação diária: 1 a 3 g/dia como suplemento nutricional.
- Forma magistral: extrato seco de 500 a 2.000 mg/dia.

Valeriana officinalis L.

- Família: Valerianaceae.
- Origem: Europa, Ásia.
- Parte utilizada: raízes e rizomas.

Composição

Contém iridoides (valepotriatos), óleos essenciais e alcaloides. Esses compostos conferem propriedades sedativas, ansiolíticas e indutoras do sono.

Mecanismo de ação

Atua através da modulação do sistema gabaérgico, promovendo relaxamento e melhora da qualidade do sono sem causar dependência física.

Contraindicações

Incluem gravidez, lactação e uso concomitante com álcool ou outros depressores do sistema nervoso central.

Formas de uso

Forma magistral: extrato seco padronizado de 300 a 600 mg/dia.

INTERAÇÃO ENTRE FÁRMACOS SINTÉTICOS E FITOTERÁPICOS

As interações medicamentosas entre fitoterápicos e medicamentos sintéticos representam uma preocupação crescente na prática clínica. Essas interações podem ser benéficas, quando há sinergismo terapêutico; ou indesejáveis, quando comprometem a eficácia ou segurança do tratamento.

Tipos de interações

- Interações farmacocinéticas: afetam a absorção, distribuição, metabolismo ou excreção de medicamentos. Exemplo: indução enzimática pelo *Hypericum perforatum*.
- Interações farmacodinâmicas: ocorrem no local de ação, podendo ser aditivas, sinérgicas ou antagônicas. Exemplo: potencialização de anticoagulantes pelo alho.

Fatores influenciadores

Diversos fatores influenciam a probabilidade e intensidade das interações: fatores genéticos (polimorfismos enzimáticos), idade (alterações na função hepática e renal), condições de saúde (doenças hepáticas ou renais), função renal e hepática, e uso concomitante de múltiplos medicamentos.

Interações específicas importantes (Quadros 1 a 6)

Quadro 1 *Allium sativum* L. (alho)

Classe farmacológica	Fármaco	Mecanismo	Possível efeito
Anticoagulantes	Varfarina	Potencialização antiagregante	Aumento do risco hemorrágico
Anti-hipertensivos	Captopril, atenolol	Efeito aditivo hipotensor	Hipotensão excessiva
Hipoglicemiantes	Glibenclamida	Potencialização hipoglicemiante	Hipoglicemia

Quadro 2 *Cannabis sativa* L. (CBD)

Classe farmacológica	Fármaco	Mecanismo	Possível efeito
Anticoagulantes	Varfarina	Inibição CYP2C9	Aumento do efeito anticoagulante
Anticonvulsivantes	Clobazam	Inibição CYP2C19	Aumento dos níveis séricos
Sedativos	Lorazepam	Efeito aditivo depressor	Sedação excessiva

Quadro 3 *Curcuma longa* L. (cúrcuma)

Classe farmacológica	Fármaco	Mecanismo	Possível efeito
Anticoagulantes	Varfarina	Potencialização antiagregante	Aumento do risco hemorrágico
Hipoglicemiantes	Metformina	Efeito aditivo hipoglicemiante	Hipoglicemia
Quimioterápicos	Doxorrubicina	Modulação P-glicoproteína	Alteração da eficácia

Quadro 4 *Cynara cardunculus* L. (alcachofra)

Classe farmacológica	Fármaco	Mecanismo	Possível efeito
Anticoagulantes	Varfarina	Potencialização por flavonoides	Aumento do risco hemorrágico
Coléticos	Ácido ursodesoxicólico	Efeito sinérgico	Melhora da função biliar

Quadro 5 *Hypericum perforatum* L. (erva-de-são-joão)

Classe farmacológica	Fármaco	Mecanismo	Possível efeito
Contraceptivos	Etinilestradiol	Indução CYP3A4	Redução da eficácia contraceptiva
Anticoagulantes	Varfarina	Indução CYP2C9	Redução do efeito anticoagulante
Imunossupressores	Ciclosporina	Indução CYP3A4	Risco de rejeição de transplante
Antidepressivos	Sertralina	Efeito aditivo serotoninérgico	Síndrome serotoninérgica
Antirretrovirais	Indinavir	Indução CYP3A4	Falha terapêutica
Digitálicos	Digoxina	Indução P-glicoproteína	Redução dos níveis séricos

Esta planta apresenta o maior número de interações documentadas pela potente indução do citocromo P450 3A4.

Quadro 6 *Rhamnus purshiana* D. C. (cáscara sagrada)

Classe farmacológica	Fármaco	Mecanismo	Possível efeito
Diuréticos	Furosemida	Depleção adicional de potássio	Hipocalemia grave
Digitálicos	Digoxina	Hipocalemia aumenta toxicidade	Arritmias cardíacas
Corticosteroides	Prednisolona	Depleção adicional de potássio	Fraqueza muscular

Recomendações clínicas

Para minimizar riscos de interações, recomenda-se:

- Obter histórico completo de uso de fitoterápicos.
- Educar pacientes sobre importância de relatar uso de produtos naturais.
- Monitorar parâmetros clínicos e laboratoriais relevantes.
- Ajustar doses quando necessário.
- Considerar espaçamento temporal entre administrações.
- Manter-se atualizado sobre novas evidências de interações.

CONSIDERAÇÕES FINAIS

A fitoterapia representa uma ferramenta valiosa e complementar no combate aos transtornos nutrológicos, devendo ser empregada como terapia adjuvante e nunca como alternativa única ao tratamento convencional. Sua função é complementar, não substitutiva, requerendo sempre cuidados clínicos básicos e acompanhamento profissional adequado.

A prescrição de fitoterápicos deve basear-se rigorosamente na legislação vigente e na comprovação científica de segurança e eficácia. É fundamental o respeito às regras de farmacotécnica, utilizando doses efetivas, horários adequados de administração e formulações apropriadas para cada paciente.

As evidências científicas atualizadas demonstram que diversos fitoterápicos possuem eficácia comprovada para distúrbios específicos. No entanto, a qualidade dos produtos, a padronização dos extratos e o monitoramento de possíveis interações medicamentosas permanecem como desafios importantes na prática clínica.

O estabelecimento do Centro Global de Medicina Tradicional da OMS em 2022 representa um marco importante no reconhecimento científico e regulatório da fitoterapia. Com 90% dos Estados Membros da OMS relatando uso de medicina tradicional, a necessidade de evidências robustas e regulamentações adequadas torna-se cada vez mais urgente.

As tecnologias emergentes, como sistemas de nanoentrega para compostos instáveis (p. ex., alicina e curcumina), prometem superar limitações tradicionais dos fitoterápicos, melhorando sua biodisponibilidade e eficácia clínica.

A integração crescente entre medicina tradicional e moderna, apoiada por avanços em genômica, inteligência artificial e medicina personalizada, aponta para um futuro promissor em que a fitoterapia ocupará posição cada vez mais relevante no arsenal terapêutico da nutrologia.

É essencial que profissionais de saúde se mantenham atualizados sobre desenvolvimentos científicos, regulatórios e tecnológicos na área de fitoterapia, garantindo assim o uso seguro, eficaz e baseado em evidências desses recursos terapêuticos naturais.

REFERÊNCIAS BIBLIOGRÁFICAS

1. World Health Organization. WHO Global Traditional Medicine Centre [Internet]. Geneva: WHO; 2025 [cited 2025 Jun]. Available from: https://www.who.int/teams/who-global-traditional-medicine-centre/overview.
2. World Health Organization. Traditional, Complementary and Integrative Medicine [Internet]. Geneva: WHO; 2025 [cited 2025 Jun]. Available from: https://www.who.int/health-topics/traditional-complementary-and-integrative-medicine.
3. Bhamra SK. The revival of herbal medicines. Prescriber. 2024;35(6):13-6.
4. World Health Organization. WHO monographs on selected medicinal plants. Geneva: WHO Press; 2006. Available from: https://iris.who.int/handle/10665/42052.
5. Mudondo J, Happy K, Gang R, Ban Y, Kang Y. From nature to nutrition: exploring the synergistic benefits of herbal medicine and functional foods in health promotion. Appl Biol Chem. 2025;68:15.

6. World Health Organization. WHO Global Traditional Medicine Centre: annual report 2024. Geneva: WHO Press; 2025 May.
7. World Health Organization. Quality control methods for medicinal plant materials. Geneva: WHO Press; 2024.
8. Alsenani F, Alotaiq N, Dermawan D, Elwali N, Nasrullah MZ, Almalki RH, et al. Understanding the role of green tea and matcha consumption in cardiovascular health, obesity, and diabetes: Insights from a Saudi Arabian population. Hum Nutr Metab. 2025;40:200302.
9. Brasil. Agência Nacional de Vigilância Sanitária. Resolução RDC n. 954, de 2024. Novas diretrizes de registro de medicamentos. Diário Oficial da União. 2024 Nov 15;Seção 1:45-52.
10. Brasil. Agência Nacional de Vigilância Sanitária. Consulta Pública n. 1293, de 28 de novembro de 2024. Lista de produtos tradicionais fitoterápicos de registro simplificado [Internet]. 2024 [cited 2025 Jun]. Available from: https://www.gov.br/participamaisbrasil/cp-n-1293-de-28-11-2024.
11. Brasil. Agência Nacional de Vigilância Sanitária. Audiência Pública n. 14/2025. Aperfeiçoamento do marco regulatório de fitoterápicos. Brasília: Anvisa; 2025.
12. Gao Y, Wang B, Qin G, Liang S, Yin J, Jiang H, et al. Therapeutic potentials of allicin in cardiovascular disease: advances and future directions. Chin Med. 2024 Jul 2;19(1):93.
13. Sleiman C, Daou RM, Al Hazzouri A, Hamdan Z, Ghadieh HE, Harbieh B, et al. Garlic and Hypertension: Efficacy, Mechanism of Action, and Clinical Implications. Nutrients. 2024 Aug 29;16(17):2895.
14. Du Y, Zhou H, Zha W. Garlic consumption can reduce the risk of dyslipidemia: a meta-analysis of randomized controlled trials. J Health Popul Nutr. 2024 Aug 7;43(1):113.
15. Gao T, Gao S, Wang H, Wang S, Li L, Hu J, et al. Garlic ameliorates atherosclerosis by regulating ferroptosis pathway: an integrated strategy of network pharmacology, bioinformatic and experimental verification. Front Pharmacol. 2024 Jul 23;15:1388540.
16. Liu S, Fan B, Li X, Sun G. Global hotspots and trends in tea anti-obesity research: a bibliometric analysis from 2004 to 2024. Front Nutr. 2024 Nov 13;11:1496582.
17. Li X, Wang W, Hou L, Wu H, Wu Y, Xu R, et al. Does tea extract supplementation benefit metabolic syndrome and obesity? A systematic review and meta-analysis. Clin Nutr. 2020 Apr;39(4):1049-58.
18. Pinto CDBS, Esher Â, Oliveira CVS, Osorio-de-Castro CGS. Expansion of the medical cannabis market in Brazil and regulatory challenges. Cad Saude Publica. 2024 Dec 20;40(11):e00088624.
19. Superior Tribunal de Justiça. STJ valida cultivo medicinal da cannabis por empresas e dá prazo para regulamentação [Internet]. Brasília: STJ; 2024 Nov 14 [cited 2025 Jun]. Available from: https://www.stj.jus.br/sites/portalp/Paginas/Comunicacao/Noticias/2024/14112024-STJ-valida-cultivo-medicinal-da-cannabis-por-empresas-e-da-prazo-para-regulamentacao.aspx.
20. Smith GL. Weight Loss and Therapeutic Metabolic Effects of Tetrahydrocannabivarin (THCV)-Infused Mucoadhesive Strips. Cannabis. 2025 Feb 1;8(1):109-20.
21. Chen S, Lee YB, Song MY, Lim C, Cho H, Shim HJ, et al. Cannabidiol reshapes the gut microbiome to promote endurance exercise in mice. Exp Mol Med. 2025 Feb;57(2):489-500.
22. Zhu Q, Yang Q, Shen L, Xu M, Liu M. The Impact of Cannabidiol (CBD) on Lipid Absorption and Lymphatic Transport in Rats. Nutrients. 2025 Mar 15;17(6):1034.
23. Yaikwawong M, Jansarikit L, Jirawatnotai S, Chuengsamarn S. Curcumin extract improves beta cell functions in obese patients with type 2 diabetes: a randomized controlled trial. Nutr J. 2024 Oct 1;23(1):119.
24. Unhapipatpong C, Julanon N, Shantavasinkul PC, Polruang N, Numthavaj P, Thakkinstian A. An Umbrella Review of Systematic Reviews and Meta-analyses of Randomized Controlled Trials Investigating the Effect of Curcumin Supplementation on Lipid Profiles. Nutr Rev. 2025 Mar 5:nuaf012.

25. Wilar G, Suhandi C, Fukunaga K, Shigeno M, Kawahata I, Abdulah R, et al. Effects of nanocurcumin supplementation on metabolic syndrome: A systematic review and meta-analysis of randomized controlled trials. Pharmacol Res. 2025 Mar;213:107641.
26. Amini MR, Salavatizadeh M, Kazeminejad S, Javadi F, Hajiaqaei M, Askari G, et al. The effects of Garcinia cambogia (hydroxycitric acid) on serum leptin concentrations: A systematic review and meta-analysis of randomized controlled trials. Complement Ther Med. 2024 Sep;84:103060.
27. Agence nationale de sécurité sanitaire de l'alimentation, de l'environnement et du travail. Do not consume food supplements containing Garcinia cambogia [Internet]. Maisons-Alfort: ANSES; 2025 Mar [cited 2025 Jun]. Available from: https://www.anses.fr/en/content/do-not-consume-food-supplements-containing-garcinia-cambogia.
28. Chaisungnern K, Rattananupong T, Klinhom R, Nanta S, Banchuen K, Itharat A, et al. Efficacy of Hibiscus sabdariffa L. extract on metabolic parameters in participants with abdominal obesity and mild metabolic syndrome in Bangkok, Thailand: A double-blind, randomized, placebo-controlled trial. Complement Ther Med. 2025 Aug;91:103185.
29. Lin Z, Sun L. Research advances in the therapy of metabolic syndrome [Internet]. Front Pharmacol. 2024 Jul 30 [citado 2025 Jun 24];15:1364881. Disponível em: https://www.frontiersin.org/journals/pharmacology/articles/10.3389/fphar.2024.1364881/full.
30. Dilokthornsakul P, Rattanachaisit N, Thimkorn P, Pongpattanawut S, Dilokthornsakul W, Dhippayom T. Clinical effects of Hibiscus sabdariffa Linn. on obesity treatment: A systematic review and meta-analysis of randomized controlled trials. Complement Ther Med. 2024 Sep;84:103063.
31. Munir M, Khan I, Almutairi NS, Almutairi AH, Khan B, Mehboob N. Effect of moringa leaves powder on body weight, glycemic status, lipid profile, and blood pressure in overweight individuals with hyperlipidemia. Ital J Food Sci. 2025;37(1):210-9.
32. da Silva Parente TSJ, Sarandy MM, de Araújo ERD, Gonçalves RV, Zucolotto SM. Effect of Moringa oleifera on inflammatory diseases: an umbrella review of 26 systematic reviews. Front Pharmacol. 2025 May 19;16:1572337.
33. Pareek A, Pant M, Gupta MM, Kashania P, Ratan Y, Jain V, et al. Moringa oleifera: An Updated Comprehensive Review of Its Pharmacological Activities, Ethnomedicinal, Phytopharmaceutical Formulation, Clinical, Phytochemical, and Toxicological Aspects. Int J Mol Sci. 2023 Jan 20;24(3):2098.
34. Leone A, Di Lello S, Bertoli S, Ravasenghi S, De Amicis R, Menichetti F, et al. Moringa oleifera leaf powder enhances glycemic control in Sahrawi women with type 2 diabetes: findings from a 3-month unblinded randomized controlled trial. PharmaNutrition. 2025;31:100434.
35. Bakr EH, Header EA. Comparison Study Between Moringa oleifera And Green Tea Aqueous Extracts as Anti-Obesity in Experimental Animals. Afr J Biomed Res. 2024 Nov;27(4S):2681-8.

28

Nutrologia e lipedema

Danielle Bezerra Rodrigues
Eline de Almeida Soriano
Nayara Almeida Alves de Oliveira
Stefanie Miori Perin
Viviane Bertoncelo
Aline Rodrigues Zanetta

INTRODUÇÃO

Lipedema é uma doença crônica e progressiva, caracterizada pela distribuição anormal de tecido conjuntivo adiposo subcutâneo que causa membros desproporcionais e doloridos. Afeta principalmente mulheres durante a puberdade ou outros momentos de mudança hormonal, de forma e de peso, incluindo menopausa ou parto[1].

O lipedema é caracterizado pelo aumento simétrico de tecido conjuntivo adiposo subcutâneo nodular na parte inferior do corpo e braços, enquanto deixa a parte superior do tronco, mãos e pés inalterados[2]. Já os locais mais frequentemente afetados são a parte inferior do abdome, coxas, nádegas e panturrilhas.

A suscetibilidade poligênica, juntamente com distúrbios linfáticos, hormonais e microvasculares, pode ser pelo menos parcialmente responsável pelo desenvolvimento do lipedema[1,2]. Assim, o lipedema leva a um aumento desproporcional no tecido corporal inferior que insistentemente preserva sua forma (cintura aos tornozelos) após dietas ou cirurgia bariátrica.

É importante destacar também que essa condição não se restringe apenas ao tecido conjuntivo adiposo subcutâneo; na verdade, mulheres com lipedema apresentaram força muscular significativamente menor e uma capacidade de resistência ao exercício menor, não significativa, mas clinicamente relevante, do que mulheres com obesidade[2].

ASPECTOS CLÍNICOS E DIAGNÓSTICO

Classificação por estágios e morfologia

A classificação do lipedema pode se dar por estágios e por morfologia (Figura 1)[2].

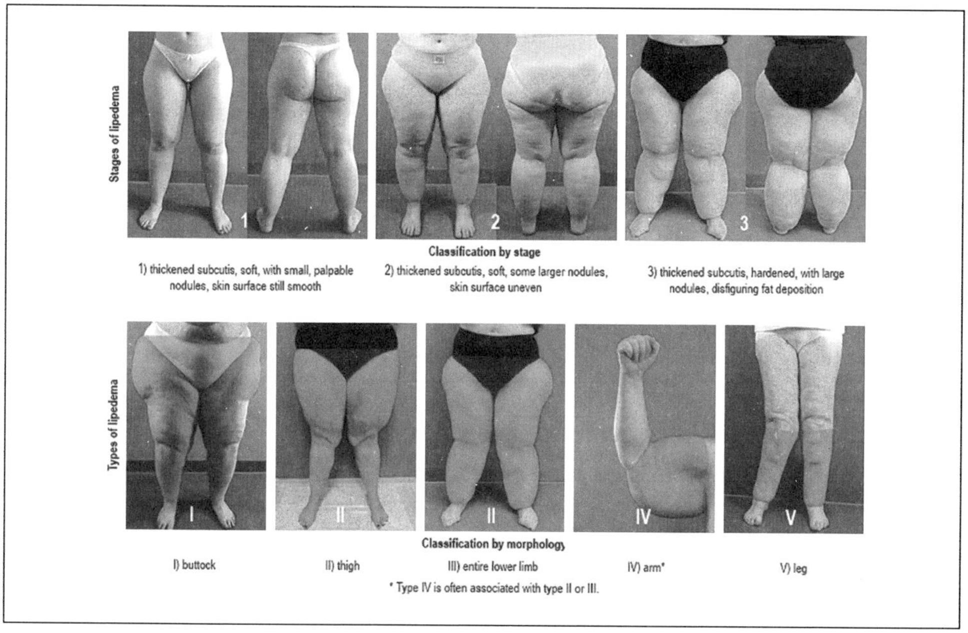

Figura 1 Estadiamento e classificação tipológica do lipedema

Fonte: Kruppa et al. (2020).

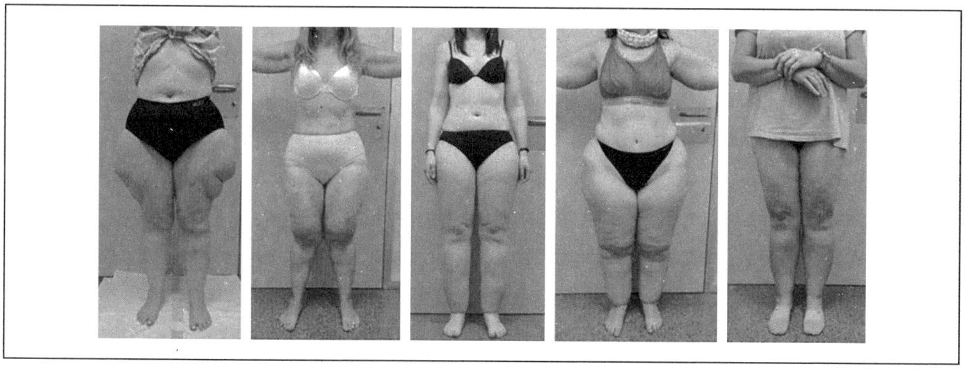

Figura 2 Tipos de lipedema.

Fonte: Forner-Cordero et al. (2021).

O excesso de tecido conjuntivo adiposo subcutâneo e a função muscular inferior resultam em estágios posteriores, pacientes com lipedema com índice de massa corporal elevado, aumentando o risco de desenvolver obesidade grave com complicações metabólicas, o que, por sua vez, piora os sintomas do lipedema[1,2].

Manifestações clínicas e comorbidades

Pacientes portadores de lipedema podem apresentar sensação de peso em membros inferiores, fraqueza, dores diárias, dificuldades para deambular e imagem corporal prejudicada[3]. Caso o portador de lipedema desenvolva obesidade, esta pode causar problemas de saúde sérios, semelhantes aos de indivíduos com obesidade, mas sem lipedema.

Por exemplo, pode desencadear resistência à insulina resultando em hiperglicemia, levando ao desenvolvimento de diabetes tipo 2, o que pode danificar ainda mais os órgãos do corpo e reduzir a qualidade de vida. Além disso, a obesidade aumenta o risco de desenvolver pressão alta, hipercolesterolemia e aumento da tendência à coagulação sanguínea, o que leva a um maior risco de derrame e ataques cardíacos[4,5].

Nota-se, inclusive, relatos de dificuldade de encontrar roupas e sapatos que sirvam adequadamente, portanto, sintomas como ansiedade e irritabilidade são muito comuns[3].

Diagnóstico diferencial: obesidade e linfedema

Como o impacto dos sintomas da patologia são físicos e emocionais, a avaliação de funcionalidade deve ser realizada. Os principais objetivos do tratamento são multimodais, visando melhoras na qualidade de vida: redução da sensação de peso e dor, remodelação dos membros afetados, controle do peso e melhora da mobilidade. Roupas compressivas, fisioterapia, regimes de exercícios, dieta e aconselhamento psicológico são essenciais. Para pacientes selecionados, o tratamento cirúrgico é uma opção adicional[3].

Por mais que o lipedema afete muito a saúde das mulheres em todo o mundo, ele permanece sem diagnóstico ou é diagnosticado erroneamente como outras doenças semelhantes, por exemplo, obesidade ou linfedema[1,3,6]. Embora Allen und Hines tenha descrito o lipedema já em 1940, a condição atraiu pouca atenção por muitos anos[7]. O lipedema é frequentemente subdiagnosticado, pois o diagnóstico raramente é feito no primeiro contato do paciente com um médico, e frequentemente há um atraso de vários anos antes do início do tratamento específico.

Mesmo agora que a conscientização sobre o assunto foi intensificada por discussões frequentes na mídia, ainda há muita incerteza sobre como o lipedema pode ser diagnosticado corretamente[7]. Dessa forma, a maioria das pesquisas concentra-se na fisiopatologia do lipedema e no desenvolvimento de ferramentas para facilitar seu diagnóstico correto e a exclusão de diagnósticos diferenciais[8].

Obesidade

A obesidade difere fundamentalmente do lipedema em vários aspectos importantes. Na obesidade, a distribuição de gordura tende a ser mais generalizada, afetando múltiplas regiões do corpo de forma proporcional, incluindo tronco, abdome e face. Em contraste, o lipedema apresenta distribuição assimétrica e desproporcional, concentrando-se principalmente nos membros inferiores e superiores, poupando caracteristicamente mãos, pés e tronco superior.

Quanto à resposta ao emagrecimento, pacientes com obesidade geralmente respondem adequadamente a intervenções dietéticas e exercícios físicos convencionais, apresentando perda de peso proporcional em todas as regiões corporais. Já no lipedema, observa-se resistência significativa à perda de gordura nas áreas acometidas, mesmo com dietas restritivas e exercícios intensos, sendo comum a manutenção da desproporção corporal mesmo após emagrecimento significativo[2,9].

Linfedema

O linfedema caracteriza-se pelo acúmulo de líquido linfático nos tecidos em decorrência da disfunção do sistema linfático, diferindo substancialmente do lipedema. No linfedema, o edema é predominantemente aquoso, apresentando sinal de cacifo positivo (depressão que permanece após pressão digital), enquanto no lipedema o edema é misto (gordura + líquido) com sinal de cacifo frequentemente negativo.

Sinais clínicos distintivos do linfedema:

- Edema progressivo e persistente.
- Sinal de Stemmer positivo (impossibilidade de pinçar a pele do dorso dos dedos).
- Pele espessada e fibrótica em estágios avançados.
- Suscetibilidade aumentada a infecções (erisipela, celulite).
- Ausência de dor espontânea (diferente do lipedema).
- Resposta positiva à drenagem linfática e compressão.

Fatores genéticos e hormonais

Estudos europeus estimam que o lipedema possa acometer entre 11 e 18% das mulheres[10,11]. No Brasil, dados populacionais ainda são escassos, mas estudos recentes em clínicas de nutrologia e angiologia estimam uma prevalência entre 12 e 15% em mulheres com sobrepeso ou obesidade[12].

O lipedema é uma desordem crônica do tecido adiposo, de etiologia multifatorial, que acomete quase exclusivamente mulheres, com início geralmente associado a períodos de transição hormonal. A predisposição genética e os fatores hormonais desempenham papel fundamental no desenvolvimento e progressão da doença.

Componente genético

Estudos recentes identificaram variantes genéticas que predispõem ao desenvolvimento do lipedema, incluindo genes relacionados ao metabolismo adiposo, função linfática e resposta inflamatória[13,14]. A agregação familiar da doença sugere forte componente hereditário, com padrão de herança ainda não completamente elucidado.

Influência hormonal

O estrogênio desempenha papel central na patogênese do lipedema, explicando a predominância feminina e o início frequente durante períodos de flutuação hormonal (puberdade, gravidez e menopausa). Os hormônios femininos influenciam a distribuição de gordura corporal, a função do sistema linfático e a resposta inflamatória local[15,16].

LIPEDEMA E INFLAMAÇÃO CRÔNICA

O lipedema é caracterizado por alterações patológicas significativas no tecido adiposo, incluindo aumento da fibrose intercelular e presença elevada de macrófagos, o que sugere um estado inflamatório crônico, mesmo na ausência de obesidade associada[17]. Essa inflamação pode estar localizada no tecido adiposo acometido, como também se manifestar de maneira sistêmica, com aumento de citocinas pró-inflamatórias circulantes[18].

O tecido adiposo no lipedema apresenta características distintas do tecido adiposo normal, incluindo:

- Hipertrofia e hiperplasia dos adipócitos.
- Infiltração macrofágica aumentada.
- Fibrose intersticial progressiva.
- Disfunção microvascular.
- Alterações na drenagem linfática local.

O estrogênio exerce influência direta sobre o processo inflamatório no lipedema, modulando a ativação de macrófagos e a produção de citocinas pró-inflamatórias. Durante períodos de elevação estrogênica (puberdade e gravidez), observa-se frequentemente piora dos sintomas e progressão da doença[15].

A interação entre hormônios femininos e inflamação cria um ciclo vicioso em que:

- O estrogênio promove acúmulo de gordura nas regiões predispostas.
- O tecido adiposo expandido desenvolve inflamação crônica.
- A inflamação perpetua a disfunção do tecido adiposo e linfático.
- A progressão da doença intensifica o processo inflamatório.

Pacientes com lipedema apresentam elevação de diversos marcadores inflamatórios sistêmicos, incluindo proteína C-reativa, interleucinas (IL) pró-inflamatórias (IL-1β, IL-6, TNF-α) e marcadores de estresse oxidativo[4,5]. Esses biomarcadores correlacionam-se com a gravidade dos sintomas e podem ser utilizados para monitoramento da resposta terapêutica.

O estresse oxidativo no lipedema resulta do desequilíbrio entre a produção de espécies reativas de oxigênio e a capacidade antioxidante do organismo, contribuindo para a perpetuação da inflamação e progressão da fibrose tecidual.

ESTRATÉGIAS NUTROLÓGICAS PARA O MANEJO DO LIPEDEMA

As intervenções dietéticas atualmente disponíveis são majoritariamente baseadas em evidências empíricas e visam a redução ponderal por meio de dietas hipocalóricas, ao controle da inflamação sistêmica por meio de compostos antioxidantes e anti-inflamatórios, além da minimização da retenção hídrica. Contudo, indivíduos com lipedema frequentemente demonstram resistência a estratégias convencionais de dieta e exercício físico[17].

Até o momento, não há uma dieta específica desenvolvida exclusivamente para o manejo do lipedema. No entanto, dietas isoglicêmicas têm se mostrado promissoras. Abordagens dietéticas estudadas incluem protocolos com restrição de carboidratos refinados com o objetivo de reduzir a inflamação e os níveis de insulina e, portanto, a adipogênese[19].

Ainda que a alimentação não seja capaz de modificar a distribuição desproporcional da gordura, estratégias dietéticas podem contribuir significativamente para a redução da inflamação local, além da melhora dos sintomas, do bem-estar geral e da qualidade de vida[7].

A implementação de uma dieta anti-inflamatória constitui uma estratégia fundamental no manejo do lipedema, visando reduzir a inflamação sistêmica e local que caracteriza a doença. Essa abordagem nutricional baseia-se na inclusão de alimentos com propriedades anti-inflamatórias e na redução de alimentos pró-inflamatórios.

Alimentos anti-inflamatórios recomendados:

- Peixes ricos em ômega-3 (salmão, sardinha, atum).
- Frutas vermelhas e roxas (mirtilo, amora, açaí).
- Vegetais folhosos verde-escuros (espinafre, couve, rúcula).
- Oleaginosas (nozes, amêndoas, castanhas).
- Especiarias (cúrcuma, gengibre, alecrim).
- Chás verde e branco.
- Azeite de oliva extravirgem.

A redução de alimentos pró-inflamatórios é essencial para o controle da inflamação sistêmica no lipedema. Em relação à exclusão de alimentos como carne vermelha, laticínios, glúten e adoçantes, não existem evidências científicas robustas que justifiquem sua retirada universal da dieta. Contudo, na presença de intolerâncias alimentares específicas, como a sensibilidade não celíaca ao glúten ou à lactose, recomenda-se a restrição rigorosa desses alimentos, a fim de evitar a intensificação da resposta inflamatória[20].

Alimentos a serem limitados:

- Alimentos ultraprocessados e industrializados.
- Açúcares refinados e adoçantes artificiais.
- Gorduras trans e saturadas em excesso.
- Carnes processadas (embutidos, defumados).
- Bebidas açucaradas e alcoólicas.
- Alimentos com alto índice glicêmico.

Dieta do Mediterrâneo

A dieta mediterrânea é reconhecida por seus benefícios à saúde metabólica, sendo eficaz em pacientes com obesidade e síndrome metabólica. Seus micronutrientes exercem efeitos imunomoduladores e antioxidantes, reduzindo o estresse oxidativo pós-prandial e a inflamação sistêmica.

Substâncias bioativas como polifenóis, tocoferóis, resveratrol, vitaminas C e A potencializam a capacidade antioxidante da refeição e influenciam a expressão gênica relacionada ao estresse oxidativo e à inflamação.

As principais características incluem:

- Consumo predominante de alimentos de origem vegetal (frutas e hortaliças sazonais).
- Grãos integrais.
- Leguminosas.
- Oleaginosas.
- Uso abundante de azeite de oliva extravirgem.
- Ervas e especiarias em substituição ao sal.
- Ingestão de gorduras mono e poli-insaturadas.
- Limitação do consumo de alimentos em conserva, ultraprocessados, açúcares, gorduras trans e saturadas.

Estudos realizados em pacientes com lipedema demonstraram que a adoção de uma dieta mediterrânea hipocalórica, com restrição de carboidratos e alto teor proteico, resultou em redução de peso corporal e de massa adiposa nos membros superiores e inferiores, além de melhora significativa na percepção da qualidade de vida.

No caso, provavelmente a perda de gordura dos membros tenha sido a chave para a redução dos sintomas no lipedema[19].

Essa abordagem mostrou-se eficaz, em parte por causa do controle glicêmico, com o baixo consumo de carboidratos e alta ingestão de fibras; e também em decorrência do consumo simultâneo de vitaminas e polifenóis, típicos da dieta mediterrânea, com efeito epigenético comprovado[20].

Alimentos que auxiliam a drenagem linfática

Determinados nutrientes e compostos bioativos podem auxiliar a função linfática e a redução do edema característico do lipedema (Quadro 1).

Quadro 1 Alimentos que auxiliam a função linfática e a redução do edema

Flavonoides e compostos bioativos
Diosmina e hesperidina (frutas cítricas)
Quercetina (cebola, maçã, chá verde)
Rutina (trigo sarraceno, aspargos)
Antocianinas (frutas vermelhas e roxas)
Ácidos graxos essenciais
Ômega-3 (EPA e DHA): ação anti-inflamatória
Ômega-6 em proporção adequada
Ácido alfa-linolênico (linhaça, chia)

Suplementação baseada em evidências

A suplementação nutricional constitui importante adjuvante no tratamento do lipedema, visando corrigir deficiências nutricionais e potencializar os efeitos anti-inflamatórios da dieta (Quadro 2)[6].

Quadro 2 Suplementação nutricional para o tratamento do lipedema

Ômega-3 (EPA/DHA)
Dosagem: 2 a 3 g/dia
Ação anti-inflamatória sistêmica
Melhora da função endotelial
Quercetina
Dosagem: 500 a 1.000 mg/dia
Potente antioxidante e anti-inflamatório
Melhora da função linfática

(continua)

Quadro 2 (*continuação*) Suplementação nutricional para o tratamento do lipedema

Bromelina
Dosagem: 200 a 400 mg/dia
Ação anti-inflamatória e fibrinolítica
Redução do edema
Vitamina C
Dosagem: 1 a 2 g/dia
Antioxidante e cofator na síntese de colágeno
Fortalecimento da parede vascular
Diosmina
Dosagem: 450 a 900 mg/dia
Melhora da drenagem linfática
Redução da permeabilidade capilar

Dieta cetogênica

A dieta cetogênica, que leva a níveis séricos de beta-hidroxibutirato acima de 0,5 mmol/L, tem sido proposta como abordagem anti-inflamatória, embora os seus mecanismos exatos ainda não estejam totalmente elucidados[18].

As principais hipóteses para seus efeitos benéficos incluem:

- Redução dos níveis de insulina e, consequentemente, da lipogênese.
- Aumento da saciedade, promovido tanto pela maior ingestão de lipídios quanto pela modulação da sensibilidade cerebral à leptina.
- Modulação da inflamação e do estresse oxidativo por ação do beta-hidroxibutirato.
- Melhora da sensibilidade à dor mecânica, térmica e neuropática após semanas em cetose.
- Redução da excitabilidade neuronal suprimindo a percepção da dor, reduzindo a inflamação e aumentando os níveis de adenosina, um analgésico natural[21].

As dietas cetogênicas promovem significativa perda de peso corporal por causa da menor secreção de insulina e maior saciedade induzida pela elevada ingestão de lipídios. Essa mudança metabólica de um estado "glicocêntrico" para "adipocêntrico" favorece a utilização de ácidos graxos e corpos cetônicos como fontes principais de energia, criando um ambiente lipolítico sustentado e com menor risco de sarcopenia, frequentemente associado a dietas hipocalóricas muito restritas[18].

Caracterizam-se pelo alto teor de gordura e restrição importante de carboidratos (30 a 50 g/dia), o que induz o organismo à cetose fisiológica. Diversos protocolos cetogênicos existem, variando em termos calóricos, proporções de macronutrientes e razão cetogênica (relação entre a quantidade de lipídios em gramas e a soma de proteínas e carboidratos na dieta)[17].

Estudos clínicos demonstraram que a dieta cetogênica pode proporcionar benefícios importantes para pacientes com lipedema, incluindo:

- Perda ponderal significativa.
- Redução das circunferências de cintura, quadril e panturrilha.
- Diminuição do percentual de gordura corporal.
- Alívio da dor.
- Melhora na qualidade de vida, do sono e da percepção da doença.

Parâmetros bioquímicos revelaram manutenção da função hepática e renal, redução dos níveis de insulina basal e até diminuição da proteína C-reativa, mesmo quando os níveis iniciais estavam dentro da normalidade. Portanto, a dieta cetogênica se mostra como uma estratégia eficaz não apenas para a perda rápida de peso, mas também para melhorar a qualidade de vida desses pacientes[4,5,17].

Jejum intermitente

O jejum intermitente emerge como estratégia complementar promissora no manejo do lipedema, atuando sinergicamente com a dieta cetogênica para potencializar os benefícios anti-inflamatórios e metabólicos.

Benefícios do jejum intermitente:

- Redução da resistência insulínica.
- Ativação da autofagia celular.
- Modulação da resposta inflamatória.
- Melhora da sensibilidade à leptina.
- Otimização do metabolismo lipídico.

Dieta *low carb*

Adaptações da dieta *low carb*, com características da dieta mediterrânea e cetogênica, também foram estudadas em pacientes com lipedema. Estas dietas contêm entre 30 e 50 g de carboidratos por dia, com déficit calórico variando de 15 a 25% do gasto energético total.

Os resultados indicam redução significativa de peso corporal, gordura total e medidas antropométricas, além de contribuição no alívio da dor[17,22].

A principal ressalva em relação às dietas cetogênica e *low carb* é o risco potencial de deficiências nutricionais, identificado em alguns estudos. Portanto, recomenda-se avaliação nutricional criteriosa e suplementação adequada, quando necessário, permitindo que a dieta seja mantida com segurança a longo prazo[17].

MODULAÇÃO INTESTINAL COMO PILAR TERAPÊUTICO NO TRATAMENTO DO LIPEDEMA

A modulação intestinal tem emergido como uma ferramenta terapêutica relevante em diversas condições crônicas de base inflamatória e seu papel no manejo do lipedema começa a ser cada vez mais reconhecido. O intestino, tradicionalmente considerado um órgão de suporte nutricional, tem se mostrado um protagonista na regulação da inflamação, no metabolismo hormonal e na resposta clínica a intervenções terapêuticas.

Diante do perfil inflamatório característico do lipedema, estratégias que visem restaurar a integridade da barreira intestinal, equilibrar a microbiota e reduzir a endotoxemia podem contribuir significativamente para a melhora dos sintomas, a resposta metabólica e a adesão ao plano terapêutico.

A disbiose intestinal, caracterizada pela redução da diversidade microbiana e pelo aumento de bactérias Gram-negativas, pode favorecer um estado inflamatório de baixo grau, com impactos sistêmicos e teciduais. Entre os principais mecanismos envolvidos, destaca-se a translocação de lipopolissacarídeos (LPS) através da mucosa intestinal alterada, ativando receptores *toll-like* (TLR4) e desencadeando a produção de citocinas inflamatórias via eixo MyD88/NF-KB.

Esse processo inflamatório pode alcançar tecidos periféricos, como o tecido adiposo subcutâneo, promovendo disfunção metabólica e dor. Estudos recentes demonstraram aumento significativo da infiltração de macrófagos $CD68^+$ em regiões afetadas pelo lipedema, sem alterações relevantes no compartimento de linfócitos T ($CD3^+$), o que reforça o papel central da imunidade inata no microambiente adiposo[23].

Esses dados fortalecem a hipótese de que o lipedema é sustentado por uma inflamação localizada crônica, potencialmente iniciada ou agravada por alterações intestinais, como disbiose e endotoxemia metabólica.

Estroboloma e metabolismo de estrogênios

Estudo publicado por Kruglikov e Scherer[24] propôs que o lipedema pode ser compreendido como um estado de pseudogravidez, no qual o tecido adiposo gluteofemoral (gfWAT) responde de forma exacerbada à presença de lipopolissacarídeos (LPS), endotoxinas bacterianas oriundas da microbiota intestinal.

Quando há disbiose e aumento da permeabilidade intestinal, o LPS transloca-se pela barreira epitelial e ativa receptores como o TLR4 nos adipócitos, desencadeando uma cascata inflamatória caracterizada por:

- Ativação da via alternativa do complemento (ACP).
- Formação de complexos de ataque à membrana (MAC).
- Ativação de inflamassomas NLRP3 e indução de morte inflamatória dos adipócitos.
- Redução da produção de adiponectina, aumento do estresse oxidativo e acúmulo de tecido adiposo inflamado.

Como tentativa de defesa, o organismo regula negativamente a resposta inflamatória reduzindo a expressão do complemento fator D (CFD) e aumentando a atuação de proteínas como MMP14 e caveolina-1 (CAV1), que ajudam a limitar os danos teciduais.

Esses dados reforçam o papel da endotoxemia intestinal como elemento-chave na fisiopatologia do lipedema e colocam a modulação intestinal em destaque como estratégia para interromper esse ciclo inflamatório[24].

Eixo intestino-adipócito: da morfologia à resposta terapêutica

A interação entre a microbiota intestinal e o tecido adiposo vai além da inflamação: envolve modulação de genes ligados à lipogênese, sensibilidade insulínica e remodelamento estrutural do tecido. Bactérias benéficas produzem ácidos graxos de cadeia curta (AGCC), como o butirato, que atuam diretamente na homeostase imunometabólica.

No lipedema, esse eixo parece estar profundamente alterado. Mesmo em mulheres com IMC semelhante ao de controles saudáveis, evidenciaram-se alterações histológicas marcantes no tecido adiposo gluteofemoral: hipertrofia dos adipócitos, aumento da fibrose intercelular e espessamento da epiderme[23]. Tais achados sugerem que o lipedema possui uma assinatura morfofuncional distinta, não atribuível apenas ao excesso de gordura.

Dessa forma, estratégias que visem restaurar o equilíbrio da microbiota e da sinalização metabólica entre intestino e tecido adiposo podem contribuir para melhorar a resposta clínica, especialmente em pacientes com dor, edema e resistência à perda de gordura localizada.

O estroboloma é o conjunto de genes da microbiota intestinal com capacidade de metabolizar estrogênios. Com a produção da enzima betaglucuronidase, essas bactérias desconjugam os estrogênios previamente metabolizados no fígado e eliminados pela bile, permitindo sua reabsorção no intestino e recirculação sistêmica, processo conhecido como circulação êntero-hepática dos estrogênios[25].

Em situações de disbiose intestinal, pode ocorrer tanto um aumento excessivo da atividade da betaglucuronidase, favorecendo quadros de hiperestrogenismo; quanto uma redução dessa atividade, impactando a biodisponibilidade hormonal. Ambos os desequilíbrios têm implicações clínicas, uma vez que o metabolismo e a ação dos estrogênios no organismo dependem, em parte, da integridade e diversidade do microbioma intestinal.

No lipedema, uma doença influenciada pelas oscilações hormonais ao longo da vida da mulher, como na puberdade, gestação e menopausa, o estroboloma se torna um ponto de atenção. Embora ainda haja poucos estudos diretos ligando estroboloma e lipedema, sabemos que ele já está associado a outras doenças estrogênio-dependentes, como obesidade, síndrome dos ovários policísticos (SOP), endometriose e hiperplasia endometrial, além de câncer. Isso permite aplicar na prática clínica um olhar ampliado sobre esse eixo intestino-hormônios[26].

Além disso, o estrogênio também tem papel importante na integridade da barreira intestinal. Quando essa barreira está comprometida, favorece o estado inflamatório de baixo grau, um dos pilares da fisiopatologia do lipedema.

Dessa forma, em pacientes com lipedema, torna-se pertinente considerar o cuidado com o estroboloma dentro da estratégia de modulação intestinal. Essa abordagem contribui para o equilíbrio hormonal, o controle da inflamação e a resposta clínica mais eficiente ao tratamento.

Ao reduzir a permeabilidade intestinal, modular a inflamação sistêmica e favorecer o equilíbrio da microbiota, a modulação intestinal contribui para a melhora de sintomas como dor, edema e constipação manifestações comuns no lipedema. Além disso, impacta positivamente a disposição física e a adesão ao plano alimentar, reforçando sua relevância como base para a condução clínica.

Pilares nutrológicos da modulação intestinal no lipedema

A abordagem nutrológica da modulação intestinal no lipedema pode ser sistematizada em cinco pilares clínicos. Essa estrutura facilita a aplicação prática em consultório e direciona o raciocínio terapêutico de forma objetiva e baseada em evidências.

Pilar 1: redução de agentes inflamatórios e disruptores da mucosa

A primeira etapa envolve a exclusão de componentes dietéticos que favorecem disbiose, aumento da permeabilidade intestinal e ativação inflamatória sistêmica.

Condutas clínicas comuns:

- Reduzir ou suspender glúten e lactose em casos de intolerância ou sensibilidade identificada clinicamente ou por testes complementares.
- Minimizar o consumo de açúcares refinados, alimentos ultraprocessados, aditivos químicos e bebidas alcoólicas.

Adotar padrões alimentares com efeito modulador da microbiota e da resposta inflamatória, como dieta mediterrânea, dieta baseada em plantas, dieta com restrição de FODMAP, quando clinicamente indicada.

Algumas evidências sugerem que pacientes com lipedema podem apresentar maior prevalência de marcadores genéticos como HLA-DQ2 e DQ8, associados a respostas inflamatórias ao glúten. Embora esses achados não indiquem a retirada indiscriminada do glúten, reforçam a importância da avaliação individualizada de sintomas gastrointestinais e possíveis sensibilidades alimentares[27].

Pilar 2: fortalecimento da barreira intestinal

A regeneração da mucosa intestinal é essencial para restaurar a integridade da barreira epitelial, reduzir a translocação de endotoxinas e modular a inflamação sistêmica.

Condutas clínicas:

- Inclusão de nutrientes com ação regeneradora da mucosa e suporte estrutural: glutamina, zinco quelado, N-acetilcisteína (NAC).
- Compostos com ação antioxidante e anti-inflamatória: ômega-3 (EPA/DHA); polifenóis naturais, como curcumina, quercetina e resveratrol, presentes em especiarias e vegetais coloridos; coenzima Q10; ácido alfalipoico; superóxido dismutase (SOD).
- Dieta com perfil anti-inflamatório.

Pilar 3: correção de carências nutricionais e suporte metabólico

A correção de deficiências nutricionais é fundamental para a regeneração tecidual, a função imunológica e o equilíbrio do eixo intestino-hormônios.

Condutas clínicas:

- Avaliação laboratorial de micronutrientes-chave: zinco, selênio, magnésio, vitaminas do complexo B, A, D, E, C e folato.
- Reposição personalizada com base em sintomas clínicos e resultados de exames.
- Suporte antioxidante com compostos bioativos naturais.
- Considerar o uso de enzimas digestivas em casos de dispepsia, hipocloridria ou disbiose associada, sempre com avaliação clínica.

Pilar 4: estímulo à diversidade microbiana e hábitos regenerativos

A diversidade microbiana está diretamente relacionada à resiliência intestinal, à modulação da inflamação e ao equilíbrio metabólico sistêmico. Estímulos ambientais e alimentares adequados são fundamentais para promover um ecossistema intestinal mais robusto e funcional.

Condutas clínicas:

- Aumento da diversidade alimentar, com ênfase em fibras fermentáveis.
- Uso de fibras solúveis e prebióticas, como inulina, FOS e *psyllium*.
- Rotatividade de alimentos vegetais ao longo da semana.
- Regulação do sono, prática de atividade física regular e manejo do estresse.

O uso de probióticos deve ser avaliado caso a caso, com base em sintomas clínicos, contexto intestinal e histórico de uso de antibióticos ou distúrbios funcionais.

Pilar 5: manutenção clínica e estabilização dos resultados

Após a fase ativa da modulação intestinal, é essencial manter os estímulos positivos à microbiota e preservar a integridade da barreira epitelial. A continuidade dessas estratégias contribui para a sustentação clínica dos benefícios alcançados e reduz a chance de recaídas sintomáticas.

Condutas clínicas:

- Continuidade da dieta com perfil anti-inflamatório e rica em fibras.
- Hábitos regulares de sono, hidratação e atividade física.
- Monitoramento clínico periódico com ajustes individualizados conforme a resposta ao tratamento.

EXERCÍCIO FÍSICO NO LIPEDEMA

O exercício físico tem papel fundamental no manejo clínico do lipedema, atuando como ferramenta estratégica tanto no tratamento conservador quanto no preparo e acompanhamento de pacientes submetidas à cirurgia. Quando bem orientado, contribui para o controle de sintomas como dor e edema, melhora da drenagem linfática, preservação da massa magra, recuperação funcional e aumento da qualidade de vida[28].

Cabe ao nutrólogo compreender as limitações funcionais associadas à doença, avaliar individualmente cada paciente e orientar as modalidades mais adequadas com base em critérios clínicos e no exame de pré-participação. A prescrição específica deve ser realizada por profissional de educação física, em trabalho sinérgico com o nutrólogo e a equipe multiprofissional, garantindo segurança, eficácia e adesão ao tratamento.

Além dos benefícios clínicos e metabólicos, o exercício físico deve ser reconhecido como uma intervenção terapêutica baseada em ciência. Como destacam Pedersen e Febbraio, "o músculo em exercício funciona como um órgão endócrino, liberando mioquinas com efeito anti-inflamatório, lipolítico e imunomodulador"[29]. Dessa forma, a prescrição de exercício requer a mesma atenção dedicada a outras intervenções terapêuticas: tipo, intensidade, frequência e progressão individualizados.

A introdução do exercício físico em pacientes com lipedema exige uma avaliação clínica individualizada, com atenção especial ao histórico de dor, presença de edema, fadiga e limitações funcionais. O exame de pré-participação deve considerar o estágio da doença, alterações biomecânicas e riscos associados à prática.

Além disso, a avaliação da composição corporal e de marcadores biológicos é fundamental para monitorar a resposta do paciente ao exercício e ajustar as estratégias nutrológicas e de treino. A bioimpedância, circunferências corporais e marcadores inflamatórios, metabólicos e mitocondriais são importantes para personalizar o tratamento e minimizar os riscos associados.

Comorbidades como obesidade, insuficiência venosa, osteoartrite e condropatias devem ser identificadas, assim como alterações biomecânicas e posturais que impactam diretamente a escolha e progressão dos exercícios.

Como complemento à avaliação clínica e funcional, pode-se utilizar o questionário de avaliação sintomática do lipedema (QuASiL), instrumento validado em português, de aplicação simples e rápida, que permite mensurar a intensidade dos sintomas e seu impacto sobre a qualidade de vida. O QuASiL facilita o acompanhamento evolutivo da paciente ao longo das intervenções terapêuticas e ajuda a quantificar a resposta subjetiva ao exercício e à nutroterapia.

Biomecânica e avaliação funcional

Alterações biomecânicas

Pacientes com lipedema frequentemente apresentam alterações biomecânicas que impactam diretamente a escolha dos exercícios, descritas nos tópicos a seguir.

Joelho valgo (geno valgo)

O geno valgo é caracterizado por um desalinhamento do eixo biomecânico entre o fêmur e a tíbia, resultando em um posicionamento medializado dos joelhos, chamado de padrão de pernas em X.

Essa alteração postural gera aumento de sobrecarga compressiva no compartimento lateral do joelho e tensão excessiva na região medial. Além disso, compromete a função dos músculos estabilizadores do quadril e intensifica a sobrecarga femoropatelar em atividades como subir escadas, levantar-se de cadeiras ou realizar agachamentos.

A fraqueza dos glúteos médio e mínimo, bem como dos músculos estabilizadores do *core*, é um fator contribuinte importante para o agravamento do valgo dinâmico, especialmente durante a marcha, a corrida ou movimentos funcionais repetitivos.

A conduta recomendada é priorizar exercícios que favoreçam o alinhamento articular, fortalecimento dos abdutores do quadril e estabilizadores do *core*, como ponte unilateral, *mini band lateral walk* e exercícios de equilíbrio em base instável.

Pé plano (colapso do arco plantar)

Embora o lipedema, classicamente, não afete os pés, é possível observar, em algumas pacientes, a presença de pé plano, condição caracterizada pelo colapso do arco plantar medial. Essa alteração pode interferir na mecânica da marcha e contribuir para sintomas como dor, fadiga e sensação de peso nas pernas.

O arco colapsado prejudica a capacidade de absorção de impacto, alterando a dinâmica da marcha e reduzindo a eficiência da bomba plantar. Esse mecanismo, responsável por auxiliar o retorno venoso, torna-se comprometido, o que pode agravar a insuficiência venosa comum em mulheres com lipedema.

Além disso, a dor plantar e a fadiga muscular são queixas frequentes entre essas pacientes, muitas vezes exacerbadas pelo uso de calçados inadequados. Esses sintomas podem dificultar a realização de atividades cotidianas e impactar negativamente a qualidade de vida.

A conduta recomendada é incluir fortalecimento dos músculos intrínsecos do pé e da panturrilha, uso de palmilhas ou calçados com suporte adequado e progressão gradual de atividades em pé.

Hipermobilidade articular no lipedema

A hipermobilidade articular generalizada é caracterizada pela capacidade de mover as articulações além dos limites fisiológicos normais. Sua identificação é relevante na prática clínica pela associação com distúrbios do tecido conjuntivo, dor musculoesquelética crônica e instabilidade articular.

No contexto do lipedema, observa-se com frequência a presença de queixas articulares, dor difusa e instabilidade, o que pode estar relacionado à hipermobilidade, embora a relação causal ainda não esteja completamente estabelecida. A avaliação sistemática da hipermobilidade pode contribuir para um manejo clínico mais preciso, especialmente no que se refere à dor, funcionalidade física e adesão à atividade física, aspectos centrais na abordagem nutrólogica e metabólica do lipedema.

A estratégia terapêutica é evitar movimentos balísticos ou alongamentos intensos sem controle; priorizar exercícios de controle motor, fortalecimento dos estabilizadores profundos (*core*, pés e tornozelos) e reforço contínuo do alinhamento articular durante os treinos.

Dor exacerbada no lipedema

A dor exacerbada relatada por pacientes com lipedema durante treinos de alta intensidade é resultado de uma interação complexa entre alterações metabólicas, estruturais e inflamatórias do tecido acometido. Diversos mecanismos fisiopatológicos contribuem para esse quadro, descritos a seguir.

Aumento da produção de lactato e íons H^+

Durante exercícios físicos de alta intensidade, há maior ativação da via glicolítica anaeróbica, resultando na produção aumentada de lactato e íons hidrogênio (H^+). Esse acúmulo de H^+ reduz o pH local, promovendo acidose tecidual transitória e ativando terminações nervosas sensíveis à variação de pH, o que leva à sensação de queimação muscular. Em mulheres com lipedema, essa resposta é potencializada pela hipersensibilidade tecidual já presente.

Estudos metabolômicos demonstraram que pacientes com lipedema apresentam concentrações elevadas de piruvato, mesmo em comparação com mulheres obesas sem lipedema, sugerindo uma disfunção no metabolismo desse intermediário. Esse acúmulo pode indicar alterações na atividade mitocondrial ou na oxidação de substratos, contribuindo para desconforto durante o exercício físico[28].

Disfunção microvascular e linfática

O lipedema cursa com alterações estruturais na microcirculação e nos vasos linfáticos, incluindo dilatação capilar, angiogênese desorganizada e remodelamento vascular, além de alterações na morfologia dos vasos linfáticos. Esses achados favorecem o acúmulo de líquido intersticial e dificultam a drenagem de metabólitos gerados durante o esforço físico, como lactato e íons H^+, prolongando a acidose local e intensificando o desconforto muscular mesmo após atividades de baixa a moderada intensidade[28].

O exercício físico no contexto do lipedema não se limita à redução de peso, mas visa principalmente a modulação fisiopatológica dos mecanismos subjacentes à dor, inflamação e disfunção funcional. Os principais benefícios incluem:

- Melhora da função mitocondrial e oxigenação tecidual, com redução da hipóxia crônica no tecido adiposo subcutâneo (SAT), fator crucial para a perpetuação da inflamação crônica no lipedema. A melhora na oxigenação dos tecidos contribui para a redução da inflamação sistêmica e localizada[28].
- Estimulação da conversão do tecido adiposo branco em marrom, mediada pela liberação de mioquinas como a irisina, que aumenta o gasto energético e melhora o perfil metabólico local, contribuindo para o controle da composição corporal e o equilíbrio energético[29].

- Modulação imunológica, com redução da infiltração de macrófagos de fenótipo M1 pró-inflamatórios e aumento da presença de macrófagos M2, que exercem funções anti-inflamatórias no tecido adiposo. Esse processo ajuda a controlar a inflamação crônica característica do lipedema.
- Aumento da drenagem linfática e do retorno venoso, o que contribui para a diminuição do acúmulo de líquido intersticial e do edema crônico. A atividade física favorece a circulação sanguínea e a eliminação de líquidos acumulados, aliviando o desconforto e os sintomas do lipedema.
- Preservação da massa muscular e melhora da estabilidade articular, ambos fundamentais para prevenir a sarcopenia e as lesões em pacientes com alterações biomecânicas, como as observadas no lipedema. A preservação da musculatura também é essencial para o suporte das estruturas articulares e a manutenção da mobilidade.
- Redução da dor, da fadiga e melhora da qualidade de vida, com impactos positivos sobre a autoestima, o humor e a funcionalidade global. A prática regular de exercícios promove uma sensação de bem-estar, melhora o controle da dor e aumenta a disposição para atividades diárias, promovendo a autonomia e a qualidade de vida das pacientes.

A nutroterapia adequada, fundamentada nas quatro leis de Pedro Escudero – quantidade, qualidade, harmonia e adequação – é base essencial na prevenção da sarcopenia e no suporte à biogênese mitocondrial. Em pacientes com lipedema, especialmente aqueles com limitação funcional, inflamação crônica ou intolerância ao esforço, a associação entre nutrologia e exercício físico deve priorizar:

- Oferta proteica adequada, com distribuição uniforme ao longo do dia e aporte de aminoácidos essenciais, em especial leucina, para ativação da síntese proteica (via mTOR).
- Preservação e recuperação da massa magra, com suporte de nutrientes anabólicos funcionais como creatina e HMB, eficazes mesmo em pacientes descondicionados ou com risco de catabolismo.
- Otimização da função mitocondrial, por meio da oferta de cofatores como coenzima Q10, carnitina, vitaminas do complexo B e magnésio essenciais para o ciclo de Krebs, fosforilação oxidativa e desempenho energético muscular.
- Modulação do estresse oxidativo e da inflamação, com uso criterioso de bioativos como resveratrol, curcumina, ômega-3 e ácido alfalipoico, que favorecem a sinalização via SIRT1/PGC-1α e reduzem o impacto de vias pró-catabólicas (NF-κB, TNF-α).

Tipos de exercício mais indicados

A prescrição do exercício físico no lipedema deve respeitar a tolerância individual, priorizando modalidades que favoreçam a drenagem linfática, promovam estabilidade articular, preservem a massa muscular e contribuam para o controle da dor. A escolha do exercício deve ser personalizada, com ênfase em progressão gradual e supervisão técnica, especialmente nos casos com hipermobilidade articular ou dor significativa.

Exercícios aquáticos

Exercícios aquáticos, como hidroginástica, caminhada na água e natação, apresentam excelente tolerabilidade e múltiplos benefícios. O ambiente aquático reduz o impacto articular, facilita a movimentação mesmo em fases dolorosas e estimula o retorno venoso e linfático. Essas modalidades são especialmente indicadas em fases com edema predominante ou quando o exercício em solo é mal tolerado.

Treinamento de força

O treinamento de força supervisionado também deve ser incentivado, com foco em grandes grupos musculares, progressão leve a moderada e atenção à estabilidade articular. A preservação da massa magra é crucial no manejo do lipedema, tanto para o suporte postural quanto para o aumento do metabolismo basal. A presença de hipermobilidade ou dor exige acompanhamento profissional para evitar sobrecarga em articulações vulneráveis.

Modalidades de estabilidade e integração corpo-mente

Modalidades que atuam na estabilidade e na integração corpo-mente, como ioga, pilates, exercícios respiratórios e treino de *core*, são altamente recomendadas. Elas auxiliam no reequilíbrio autonômico, reduzem a dor crônica, melhoram a consciência corporal e favorecem a estabilização do tronco e da pelve, áreas frequentemente afetadas pela sobrecarga biomecânica no lipedema.

Exercício aeróbico

O exercício aeróbico de leve a moderada intensidade, como caminhadas, bicicleta estacionária e elíptico, deve ser introduzido de forma gradual, respeitando os limites individuais. O objetivo principal é o condicionamento cardiovascular e a manutenção da regularidade, mais do que o gasto calórico excessivo, que pode gerar frustração ou exacerbar sintomas.

Exercícios funcionais

Por fim, os exercícios funcionais com faixas elásticas têm papel relevante na reeducação neuromuscular, controle motor e estabilidade articular. São úteis tanto nas fases iniciais quanto como transição para protocolos de força mais estruturados, oferecendo estímulo sem sobrecarga.

Modalidades a serem evitadas

Atividades de alto impacto, como corrida, saltos e treinos do tipo HIIT, devem ser evitadas, especialmente em pacientes sedentárias, com dor crônica ou em fases iniciais do plano terapêutico. Esses exercícios aumentam o risco de lesões, agravam a inflamação e podem gerar frustração, prejudicando a adesão ao tratamento.

Uso de roupas compressivas associadas ao exercício

Um estudo piloto conduzido por Czerwińska et al.[30] avaliou os efeitos da associação entre exercício físico regular e o uso de roupas compressivas em seis mulheres com lipedema, acompanhadas por um período de seis semanas. As participantes foram divididas em dois grupos: o primeiro realizou apenas exercícios supervisionados, enquanto o segundo combinou a prática com o uso diário de calça compressiva (*legging* de compressão classe 2).

Apesar do número reduzido de participantes, os achados clínicos foram expressivos:

- Redução significativa da dor à palpação e menor ocorrência de hematomas espontâneos no grupo que utilizou compressão.
- Estabilização ou leve redução da circunferência de membros inferiores, contrastando com aumento progressivo no grupo sem compressão.
- Melhora relevante nos escores de qualidade de vida (SF-36), especialmente nos domínios dor, funcionamento físico e vitalidade.
- A interrupção do uso contínuo da compressão nas semanas finais coincidiu com discreta piora dos sintomas e perda parcial dos benefícios previamente observados[30].

Exercício físico no pós-operatório de lipoaspiração do lipedema

A lipoaspiração, quando bem indicada, é uma intervenção terapêutica eficaz no manejo do lipedema, com impactos positivos sobre dor, mobilidade e qualidade de vida. No entanto, não substitui as estratégias conservadoras, devendo ser incorporada a um plano contínuo de cuidado clínico, funcional e metabólico.

O exercício físico no pós-operatório tem papel essencial na manutenção dos resultados cirúrgicos, na recuperação funcional e no suporte ao controle clínico de longo prazo, oferecendo benefícios como:

- Estímulo à drenagem linfática e controle do edema residual.
- Melhora da mobilidade, da estabilidade articular e da capacidade funcional.

- Preservação da massa muscular, fundamental para o suporte biomecânico e metabólico.

A reintrodução do exercício físico deve ser feita de forma individualizada e progressiva, considerando o tempo de cicatrização, a tolerância à dor e a presença de fibroses, hipersensibilidade ou alterações biomecânicas.

ABORDAGEM MULTIDISCIPLINAR E MANEJO COMPLEMENTAR

O manejo efetivo do lipedema requer abordagem multidisciplinar integrada, envolvendo diversos profissionais de saúde que atuam de forma coordenada para abordar os múltiplos aspectos da doença (Quadro 3)[3].

Quadro 3 Composição da equipe multidisciplinar

Nutrólogo e nutricionista
Avaliação nutricional completa
Prescrição de dietas específicas
Suplementação baseada em evidências
Monitoramento de marcadores inflamatórios
Fisioterapeuta
Drenagem linfática manual
Prescrição de exercícios terapêuticos
Orientação sobre uso de compressão
Técnicas de liberação miofascial
Angiologista/cirurgião vascular
Diagnóstico diferencial
Avaliação do sistema linfático
Indicação de procedimentos cirúrgicos
Manejo de complicações vasculares
Psicólogo
Suporte emocional e psicológico
Terapia cognitivo-comportamental
Trabalho com imagem corporal
Estratégias de enfrentamento
Outros profissionais
Endocrinologista (avaliação hormonal)
Dermatologista (cuidados com a pele)
Educador físico (prescrição de exercícios)

Fisioterapia no lipedema

A fisioterapia desempenha papel central no tratamento conservador do lipedema, oferecendo diversas modalidades terapêuticas (Quadro 4) que atuam sinergicamente para melhora dos sintomas.

Quadro 4 Modalidades fisioterapêuticas

Drenagem linfática manual (DLM)
Técnica específica para ativação do sistema linfático
Redução do edema e melhora da circulação
Alívio da sensação de peso e desconforto
Frequência recomendada: 2 a 3 sessões semanais
Pressoterapia
Compressão pneumática sequencial
Complemento à drenagem manual
Melhora da circulação de retorno
Redução do tempo de tratamento
Liberação miofascial
Técnicas manuais para liberação de aderências
Melhora da mobilidade tecidual
Redução da dor e tensão muscular
Uso de instrumentos específicos (IASTM)
Recursos tecnológicos
Ultrassom terapêutico
Radiofrequência
Carboxiterapia
Endermologia

IASTM: mobilização de tecidos moles assistida por instrumentos.

Abordagens complementares como suporte ao tratamento

O tratamento do lipedema beneficia-se significativamente de abordagens complementares que promovem o autocuidado e bem-estar integral da paciente (Quadro 5).

Quadro 5 Abordagens complementares como suporte ao tratamento do lipedema

Estratégias de autocuidado
Cuidados específicos com a pele
Automassagem e drenagem

(continua)

Quadro 5 (*continuação*) Abordagens complementares como suporte ao tratamento do lipedema

Uso adequado de compressão
Monitoramento de sintomas
Adesão às orientações terapêuticas
Suporte emocional
Grupos de apoio
Terapia individual ou em grupo
Técnicas de relaxamento
Mindfulness e meditação
Atividades que promovam bem-estar

Indicação de lipossucção em casos avançados

Em casos selecionados de lipedema avançado, a lipossucção pode ser considerada como opção terapêutica, sempre como parte de um tratamento multidisciplinar abrangente (Quadro 6).

Quadro 6 Critérios de indicação para lipossucção e acompanhamento pós-cirúrgico

Critérios para indicação cirúrgica
Falha do tratamento conservador
Limitação funcional significativa
Dor refratária ao tratamento clínico
Impacto grave na qualidade de vida
Estabilidade emocional da paciente
Compreensão realística dos resultados
Acompanhamento pós-cirúrgico
Manutenção do tratamento conservador
Fisioterapia especializada
Uso contínuo de compressão
Seguimento nutricional
Monitoramento de complicações

PERSPECTIVAS

O campo de pesquisa em lipedema está emw constante evolução, com diversas perspectivas promissoras para o futuro do tratamento (Quadro 7).

Quadro 7 Perspectivas das pesquisas em lipedema

Áreas de pesquisa emergentes
Terapias genéticas direcionadas
Novos biomarcadores diagnósticos
Medicamentos específicos para lipedema
Técnicas cirúrgicas minimamente invasivas
Terapias regenerativas (células-tronco)
Dispositivos tecnológicos avançados
Desenvolvimentos esperados
Protocolos de tratamento padronizados
Diretrizes clínicas baseadas em evidências
Maior reconhecimento da doença
Melhora no acesso ao tratamento
Formação especializada de profissionais

CONSIDERAÇÕES FINAIS

O lipedema é uma condição crônica, inflamatória e funcionalmente limitante, que exige do profissional de saúde uma abordagem clínica abrangente, baseada em ciência, empatia e personalização. Seu manejo não pode ser reduzido à perda de peso, mas deve contemplar os múltiplos sistemas impactados pela doença: metabólico, musculoesquelético, circulatório e emocional.

Neste capítulo, foram abordadas estratégias nutrológicas personalizadas, o uso de suplementos com base em evidência, a importância da saúde intestinal, os efeitos terapêuticos do exercício físico adaptado e os cuidados clínicos no pós-operatório de lipoaspiração. Também se discutiu a importância de uma atuação verdadeiramente integrada entre nutrólogo, profissional de educação física, fisioterapeuta, psicólogo, cirurgião vascular, cirurgião plástico, nutricionista e clínico.

Cada eixo terapêutico apresentado aqui visa contribuir para o alívio da dor, a preservação da funcionalidade, a modulação inflamatória e, principalmente, o retardo da progressão da doença. Ao integrar ciência, escuta qualificada e trabalho interdisciplinar, o cuidado com o lipedema torna-se mais eficaz, acolhedor e centrado na melhora real da qualidade de vida das pacientes.

REFERÊNCIAS BIBLIOGRÁFICAS

1. Bonetti G, Herbst KL, Dhuli K, Kiani AK, Michelini S, Michelini S, et al. Dietary supplements for lipedema. J Prev Med Hyg. 2022 Oct 17;63(2 Suppl 3):E169-E173.

2. Kruppa P, Georgiou L, Biermann N, Zöller N, Ochsendorf F, Kaufmann R. Lipedema – Pathogenesis, Diagnosis, and Treatment Options. Dtsch Arztebl Int. 2020;117:396-403.
3. Forner-Cordero I, Forner-Cordero A, Szolnoky G. Update in the management of lipedema. Int Angiol. 2021 Aug;40(4):345-357.
4. Cannataro R, Michelini S, Ricolfi L, Caroleo M, Gallelli L, de Sarro G, et al. Management of Lipedema with Ketogenic Diet: 22-Month Follow-Up. Life (Basel). 2021 Dec 15;11(12):1402.
5. la Torre YS-D, Wadeea R, Rosas V, Herbst KL. Lipedema: friend and foe. Horm Mol Biol Clin Investig. 2018;33(1):/j/hmbci.2018.33.issue-1/hmbci-2017-0076/hmbci-2017-0076.xml.
6. Michelini S, Herbst KL, Precone V, Manara E, Marceddu G, Dautaj A, et al. A multi-gene panel to identify lipedema-predisposing genetic variants by a next-generation sequencing strategy. J Pers Med. 2022;12(2):268.
7. Allen EV, Hines EA. Lipedema of the legs: a syndrome characterized by fat legs and orthostatic edema. Proc Staff Mayo Clinic. 1940;15:184-7.
8. Reich-Schupke S, Schmeller W, Brauer WJ, Cornely ME, Faerber G, Ludwig M, et al. S1 guidelines: Lipedema. J Dtsch Dermatol Ges. 2017;15(7):758-67.
9. Bauer AT, von Lukowicz D, Lossagk K, Aitzetmüller MM, Moog P, Cerny M, et al. New insights on lipedema: the enigmatic disease of the peripheral fat. Plast Reconstr Surg. 2019;144(6):1475-84.
10. Langendoen SI, Habbema L, Nijsten TE, Neumann HA. Lipoedema: from clinical presentation to therapy. A review of the literature. Br J Dermatol. 2009;161(5):980-6.
11. Former-Cordero I, Szolnoky G, Forner-Cordero A, Kemény L. Lipedema: a frequently unrecognized problem. J Am Acad Dermatol. 2012;66(1):181-2.
12. Silva AM, Pereira SS, Sá H, Magalhães D, Oliveira J, Amado F, et al. Prevalence of lipedema in women with obesity in Brazil: a cross-sectional study. Obes Surg. 2022;32(8):2617-24.
13. Camilleri G, Kiani AK, Herbst KL, Kaftalli J, Bernini A, Dhuli K, et al. Genetics of fat deposition. Eur Rev Med Pharmacol Sci. 2021;25(24):7947-63.
14. Vettori A, Paolacci S, Maltese PE, Herbst KL, Cestari M, Michelini S, et al. Genetic determinants of training effects on muscle and adipose tissue homeostasis in obesity-associated lymphedema. Lymphat Res Biol. 2021;19(4):322-33.
15. Buso G, Depairon M, Tomson D, Raffoul W, Vettor R, Mazzolai L. Lipedema: A Call to Action! Obesity (Silver Spring). 2019 Oct;27(10):1567-76.
16. Szél E, Kemény L, Groma G, Szolnoky G. Lipedema: from clinical presentation to therapy. A review of the literature. Clin Cosmet Investig Dermatol. 2014;7:295-302.
17. Verde L, Camajani E, Annunziata G, Sojat AS, Marina LV, Colao A, et al. Ketogenic Diet: A Nutritional Therapeutic Tool for Lipedema? Curr Obes Rep. 2023 Dec;12(4):529-43.
18. Jeziorek M, Szuba A, Kujawa K, Regulska-Ilow B. The Effect of a Low-Carbohydrate, High-Fat Diet versus Moderate-Carbohydrate and Fat Diet on Body Composition in Patients with Lipedema. Diabetes Metab Syndr Obes. 2022 Aug;15:2545-61.
19. Di Renzo L, Cinelli G, Romano L, Zomparelli S, Lou De Santis G, Nocerino P, et al. Potential Effects of a Modified Mediterranean Diet on Body Composition in Lipoedema. Nutrients. 2021 Jan 25;13(2):358.
20. Machado JDC, Faccio JRR, Moure LA. A importância da Nutrologia. In: Machado JDC, Silvestre SCM, Marchini JS, editores. Manual de Procedimentos em Nutrologia. Rio de Janeiro: Guanabara-Koogan; 2009. p. 3-20.
21. Keith L, Rowsemitt C, Richards LG. Ketogenic diet as a potential intervention for lipedema. Med Hypotheses. 2021 Jan;146:110435.

22. Jeziorek M, Szuba A, Kujawa K, Regulska-Ilow B. The Benefits of Low-Carbohydrate, High-Fat (LCHF) Diet on Body Composition, Leg Volume, and Pain in Women with Lipedema. J Obes. 2023 Nov 18;2023:1-11.
23. Felmerer G, Stylianaki A, Hägerling R, Wang A, Ströbel P, Hollmén M, et al. Adipose tissue hypertrophy, an aberrant biochemical profile and distinct gene expression in lipedema. J Surg Res. 2020;253:294-303.
24. Kruglikov IL, Scherer PE. Is the endotoxin–complement cascade the major driver in lipedema? Trends Endocrinol Metab. 2024 Sep;35(9):769-78.
25. Baker JM, Al-Nakkash L, Herbst-Kralovetz MM. Estrogen–gut microbiome axis: Physiological and clinical implications. Maturitas. 2017;103:45-53.
26. Ervin SM, Li H, Lim L, Roberts LR, Liang X, Mani S, et al. Gut microbial β-glucuronidases reactivate estrogens as components of the estrobolome. J Biol Chem. 2019 Dec 6;294(49):18586-99.
27. Amato ACM, Benvenuto M, Lamberti M, Panarese I, Galasso G, Carbone S, et al. Assessing the Prevalence of HLA-DQ2 and HLA-DQ8 in Lipedema Patients and the Potential Benefits of a Gluten-Free Diet. Cureus. 2023 Jul;15(7):e41594.
28. Annunziata G, Paoli A, Manzi V, Vaccaro MG, Colao A, Savastano S, et al. The Role of Physical Exercise as a Therapeutic Tool to Improve Lipedema: A Consensus Statement from the Italian Society of Motor and Sports Sciences and the Italian Society of Phlebology. Curr Obes Rep. 2024;13:667-79.
29. Pedersen BK, Febbraio MA. Muscles, exercise and obesity: skeletal muscle as a secretory organ. Physiology (Bethesda). 2013;28(5):330-58.
30. Czerwińska K, Ciszek E, Szczepanik A. The effect of compression garments combined with physical exercise on the symptoms of lipedema - pilot study. Acta Angiol. 2023;29(2):45-52.

29

Nutrologia e cosmiatria

Giseli Albach Lenz
André Silveira Pinho

INTRODUÇÃO

A nutrologia vem se relacionando de forma muito próxima com a cosmiatria nas últimas décadas. O envelhecimento cutâneo acontece de forma inexorável no organismo e, ao ocorrer de forma acelerada ou precoce, pode ser modulado com o estudo e o uso de nutricosméticos, os quais não atuam de forma direta no rejuvenescimento, mas auxiliam na desaceleração do envelhecimento precoce ou acelerado. Dessa forma, constituem-se em estratégias terapêuticas que, quando associadas a um estilo de vida e alimentação saudável, promovem benefícios à pele e aos anexos cutâneos.

As definições e os termos necessários para a compreensão e consequente utilização adequada são apresentadas a seguir:

- nutracêutico: alimento ou parte de um alimento que proporciona benefícios à saúde, incluindo prevenção e tratamento de doenças. Nutriente isolado, suplemento nutricional, alimento modificado, fitoquímico[1];
- alimento funcional: alimento natural ou enriquecido que, além das funções nutricionais, possui efeitos que produzem benefícios metabólicos e fisiológicos à saúde, além de redução do risco de doenças, quando associados a um hábito alimentar equilibrado, variado e natural[2];

- compostos bioativos: fibras dietéticas, ácidos graxos poli-insaturados, proteínas, aminoácidos, vitaminas, minerais, antioxidantes[3];
- nutricosmético: produto para administração oral, formulado e comercializado especificamente para propósitos de beleza, podendo ser apresentado na forma de pílulas, alimentos, líquidos, sachês ou comprimidos[4];
- cosmecêutico: cosmético para uso tópico que contém compostos bioativos com propriedades terapêuticas ou preventivas[5].

A apresentação de Mellage localiza os nutricosméticos na intersecção das indústrias de cosméticos e de alimentos (Figura 1). Também são apresentadas outras intersecções, como os cosmecêuticos, formados pelas indústrias de cosméticos e medicamentos, e os nutracêuticos, resultado da convergência das indústrias de medicamentos e alimentos[6].

- Alimentos modificados: produtos alimentícios que possuem ativos a eles adicionados, os quais apresentam propriedades cosméticas, que trazem benefícios à pele.

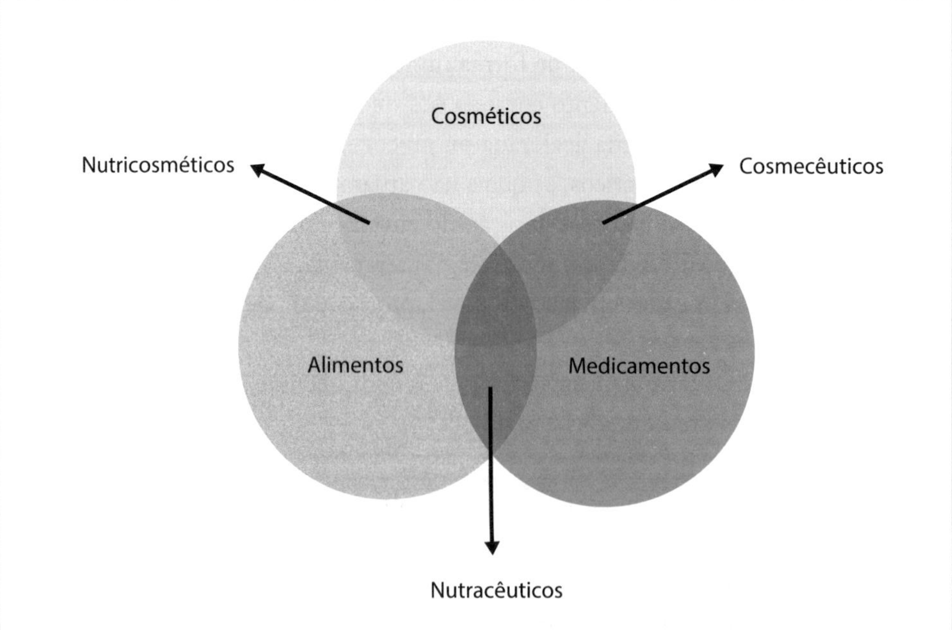

Figura 1 Nutricosméticos, nutracêuticos e cosmecêuticos resultantes da convergência interindustrial.

Fonte: adaptada de Mellage, 2008[4].

ENVELHECIMENTO CUTÂNEO

A média de idade populacional se mantém em gradativa ascensão entre os diversos países e com ela segue o processo de envelhecimento mais acentuado e maior exposição cutânea à radiação UV. Essa situação carrega um risco maior de fotocarcinogênese pelas reações inflamatórias, danos ao DNA e imunossupressão associada[7].

O objetivo das substâncias nutricosméticas é atuar na fotoproteção, na resposta imune e na qualidade e tônus da pele, modulando as redes de citocinas e as vias de sinalização que auxiliam no retardo do fotoenvelhecimento e na melhora da resposta imunológica[7].

O envelhecimento cutâneo ocorre em decorrência de fatores associados, os quais podem ser classificados em fatores intrínsecos e extrínsecos.

O envelhecimento relacionado a fatores intrínsecos, que sofre variações conforme a genética individual e acontece ao longo do tempo, é considerado aparentemente pouco modulado pelo comportamento humano. No entanto, nas últimas décadas, alguns autores têm estudado e avaliado se o envelhecimento intrínseco pode ser alguma forma modulado[8].

Acredita-se que o envelhecimento intrínseco esteja relacionado ao encurtamento dos telômeros, estruturas finais dos cromossomas que diminuem a cada replicação celular, o que pode favorecer a senescência até a apoptose celular. Esse encurtamento ocorre durante a replicação celular normal, em que a enzima DNA polimerase não consegue finalizar a replicação de forma completa. Acredita-se também que outros fatores estão relacionados com o encurtamento dos telômeros, como as espécies reativas de oxigênio (ERO), a radiação ultravioleta e alguns químicos (Figura 2)[8,9].

O envelhecimento extrínseco está relacionado com fatores originados externamente, como poluição, fumaça, consumo de álcool e tabaco; fatores nutrológicos como nutrição deficiente, e exposição ao sol de forma crônica. Dentre os fatores extrínsecos relacionados ao envelhecimento, a exposição solar é a mais deletéria no processo de fotoenvelhecimento cutâneo[10].

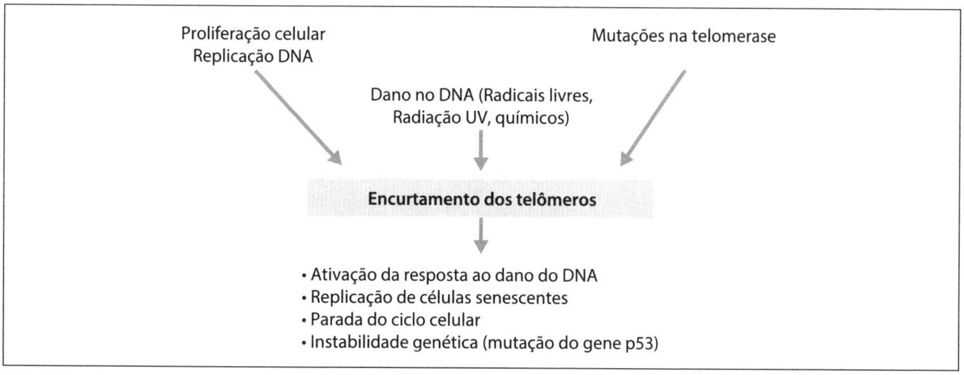

Figura 2 Encurtamento dos telômeros e fatores associados.

A radiação UVA (320 a 400 nm) é considerada o principal causador de fotoenvelhecimento, pois penetra profundamente a pele, alcançando a derme. Os sinais visíveis de envelhecimento cutâneo aparecem tardiamente, após anos de exposição, manifestados por aparecimento de rugas, perda de elasticidade e de volume, e risco para câncer de pele[10].

Dentre os demais fatores associados ao envelhecimento cutâneo estão o aumento do estresse oxidativo e a diminuição na capacidade antioxidante do organismo. A glicação tomou importância nos últimos anos no processo de fisiopatologia do envelhecimento, e estudos apontam o impacto dos produtos finais da glicação avançada (AGE) em alterações estruturais, bem como resposta inflamatória e de apoptose no organismo.[11]

Assim, a pele é uma das estruturas que se afetam nesse processo de estresse oxidativo e glicação. Os AGE modificam a estrutura do colágeno, alterando sua função de sustentação[12].

Um dos principais fatores associados à glicação avançada e seus produtos finais é a hiperglicemia crônica, por meio do mecanismo de carbonilação. As espécies ERO formadas após o influxo de glicose oxidada, que chega em excesso à mitocôndria, geram a molécula de metilglioxal, que é altamente reativa e, ao se conjugar com aminoácidos, formam os AGE[13].

Ao diminuir o consumo de produtos com índice glicêmico elevado, controlam-se os níveis de glicemia e reduz-se o processo de glicação e formação de AGE[13]. Assim, o uso de nutricosméticos de forma a trazer benefícios para a pele e retardar seu envelhecimento deve estar associado a padrões de alimentação saudável e adequado à fase de vida do indivíduo.

NUTRICOSMÉTICOS E SUAS FUNÇÕES

Podemos agrupar e classificar os nutricosméticos segundo suas principais ações no organismo, como apresentado no Quadro 1.

Quadro 1 Classificação dos nutricosméticos

Fotoproteção oral ▪ Carotenoides ▪ Pycnogenol® ▪ Hidoxitirosol ▪ *Polypodium leucotomos*
Resposta imune ▪ Vitaminas: C e E ▪ Antioxidantes: carotenoides, polifenóis, ácidos graxos essenciais, ácido alfalipoico, coenzima Q10 ▪ Minerais: cobre, selênio, zinco ▪ Probióticos (lactobacilos e bifidobactérias) e prebióticos
Melhora do tônus ▪ Colágeno ▪ Silício

Essa divisão segue um padrão mais didático, uma vez que diversos nutricosméticos apresentam múltiplas ações na pele, como a vitamina C, que atua na resposta imune e auxilia na fotoproteção e melhora do tônus pela adjuvância na produção de colágeno.

Nutricosméticos para fotoproteção oral

Carotenoides

Os carotenoides e, em especial, o betacaroteno, vem sendo estudados há muitos anos pelo seu potencial de fotoproteção oral na proteção contra o eritema pós-exposição solar. Diversos estudos demonstram os benefícios do betacaroteno na fotoproteção da pele. Estudo realizado com suplementação de alfa e betacaroteno na dose inicial de 30 mg/dia até 90 mg/dia por um período de 24 semanas concluiu que a suplementação de carotenoides promove proteção, ainda que discreta, ao eritema induzido pela radiação UV, bem como diminuição da peroxidação lipídica[14].

Uma metanálise avaliou a proteção contra queimaduras solares com o uso de betacaroteno e o tempo de duração do tratamento para que houvesse relação positiva na fotoproteção; concluíram que, para a proteção adequada, necessitava-se de um período de dez semanas de uso da suplementação e, apesar de o tempo de uso para a fotoproteção ser maior, apresenta como vantagem a fotoproteção homogênea sobre a pele. Assim, a fotoproteção oral e a fotoproteção de uso tópico se complementam. A fotoproteção tópica com efeito imediato sobre a pele e a fotoproteção oral com betacaroteno apresentam evidências a mais longo prazo, porém sistêmicas[15].

Pycnogenol®

O Pycnogenol® é um extrato padronizado da casca do pinheiro marítimo francês (*Pinus pinaster*), um conhecido e potente antioxidante. Estudos *in vitro* mostram que Pycnogenol® é várias vezes mais potente que a vitamina E e a vitamina C. É rico em proantocianidinas (65 a 75%), com propriedades antioxidantes, anti-inflamatórias e inibidoras da tirosinase, podendo ser utilizado como fotoprotetor a partir de doses de 100 mg/dia e adjuvante em tratamentos de hiperpigmentação como melasma. Um estudo avaliou a suplementação e parâmetros de redução na área e na intensidade da pigmentação do melasma, encontrando benefício significativo em ambos os parâmetros após tratamento por 30 dias na dose de 75 mg/dia de Pycnogenol®, distribuída nas principais refeições (25 mg, 3×/dia)[16].

Hidroxitirosol

O hidroxitirosol é extraído do extrato da polpa da oliveira, possui efeito fotoprotetor, é um potente antioxidante e inibidor da melanogênese.

Utilizado na forma de extrato padronizado (EP) 10%, 100 mg/dia[17].

Polypodium leucotomos

O *Polypodium leucotomos* (PL) é um tipo de samambaia natural das Américas. Possui potente efeito fotoprotetor potente e é antioxidante[18].

Em um estudo, foi avaliada a capacidade de fotoproteção oral do PL. Os indivíduos com pele tipos II a III foram expostos a doses de radiação UV artificial prévias e, em seguida, receberam a administração oral de PL na dose de 7,5 mg/kg. Em 24 horas após a exposição, a reação de eritema foi avaliada e amostras de biópsia pareadas foram obtidas de pele tratada com PL e não tratada. Constatou-se uma diminuição significativa no eritema na pele tratada com PL; assim, o PL é um agente quimiofotoprotetor sistêmico eficaz, levando a uma proteção significativa da pele contra a radiação ultravioleta[18].

Em outro estudo, o PL demonstrou apresentar propriedades antioxidantes e anti-inflamatórias interessantes, bem como propriedades fotoprotetoras contra o estresse foto-oxidativo envolvendo a geração de radicais livres do oxigênio e peroxidação lipídica em reações *in vitro*, bem como em condições experimentais *in vivo*. O mecanismo fotoprotetor do PL envolvendo interação com ERO ou radicais livres parece ter potencial utilidade clínica na prevenção de queimaduras solares e inibição da reação fototóxica[19].

Deve ser utilizado na dose de extrato seco 50:1.240 mg/manhã ou 2×/dia se houver maior exposição ao sol.

Nutricosméticos para resposta imune

Vitamina C

O corpo humano não é capaz de produzir vitamina C, por isso deve ser obtida de forma externa. Essa vitamina é absorvida majoritariamente no duodeno e na parte proximal do intestino delgado e estocada em diferentes órgãos, como fígado, pâncreas, pulmões, cérebro e glândulas adrenais, além da pele, cuja concentração é maior do que em outros tecidos. A dose diária recomendada de vitamina C para adultos é de 75 a 90 mg/dia. Na pele, a vitamina C desempenha um papel importante na proteção contra oxidação, promovendo a formação da barreira epidérmica e de colágeno na derme, o que auxilia no combate ao envelhecimento da pele. Sabe-se também que a vitamina C aumenta a diferenciação de queratinócitos que mantém a integridade da barreira da pele, o que ajuda a prevenir a perda hídrica. Ainda na pele, a vitamina C atua nas vias de sinalização de crescimento e diferenciação celular, fatores ligados à ocorrência de diferentes doenças de pele[20].

Uma função bastante conhecida e importante da vitamina C na pele é relacionada à conversão de procolágeno em colágeno por meio de seu papel na hidroxilação da prolina e resíduos de lisina em hidroxiprolina e hidroxilisina, responsáveis pela estrutura terciária do colágeno. A vitamina C também promove a expressão de genes de colágeno e atua na proliferação e migração de fibroblastos da pele. Todas essas funções se refletem em proteção da pele, especialmente a epiderme, contra oxidantes gerados pela radiação ultravioleta e por outros fatores ambientais. A eficácia fotoprotetora da vitamina C é reforçada pela associação com a vitamina E, especialmente a proteção relacionada à irradiação UVB[12,20].

A vitamina C também tem seu papel na inibição da melanogênese, contribuindo para a redução de doenças hiperpigmentadas e, em associação com a vitamina E, ocorre uma potencialização desse efeito, podendo ser usada para tratar manchas solares ou melasma, por exemplo[12].

A vitamina C e seu potencial de tratamento de diversas condições de pele, como dermatite atópica, melanoma maligno, herpes-zóster e neuralgia pós-herpética, acne, cicatrizes de acne, dermatose purpúrica pigmentada progressiva psoriática (PPPD), herpes genital e vitiligo, são motivos de muitos estudos científicos[12]. Ainda não há, no entanto, estudos que determinem a dosagem ideal da vitamina para o máximo benefício cutâneo.

Vitamina E

A vitamina E é sintetizada exclusivamente pelas plantas, sendo encontrada em alimentos como óleos vegetais (trigo, amêndoas, girassol, gergelim, soja, milho, semente de algodão, pistache e palma), produtos à base de cereais e nozes. São compostos lipofílicos, sendo o alfa tocoferol a forma mais abundante e a principal utilizada pelo corpo humano[12,21].

A vitamina E possui importantes propriedades antioxidantes e de eliminação de radicais livres, protegendo o corpo contra a peroxidação lipídica, além de proteger a epiderme e derme contra o estresse oxidativo induzido por fatores ambientais e reduzir danos ao DNA induzidos por radicais superóxidos, retardando o processo de envelhecimento cutâneo e o desenvolvimento de câncer de pele[21].

Como mencionado anteriormente, a vitamina E, especialmente em associação com a vitamina C, pode ser útil no tratamento de condições relacionadas à hiperpigmentação, como manchas solares, melasma e sequelas de acne. Existem trabalhos indicando também um papel relevante na fotoproteção contra UVB e propriedades hidratantes, além de melhorar a elasticidade e a estrutura da epiderme e derme[21].

Apesar dos inúmeros benefícios dessa vitamina no organismo, deve-se permanecer atento às doses de suplementação, pelo risco maior de alterações na coagulação e chance de hemorragia.

Polifenóis

Os polifenóis são compostos químicos orgânicos amplamente estudados por suas propriedades anti-inflamatórias e antioxidantes. Eles são derivados de plantas (hortelã, alecrim, cravo, orégano e tomilho), de frutas (ameixa, cereja, morango, mirtilo, framboesa, uva, maçã, pêssego, damasco e pera), sementes e nozes (soja, linhaça, castanhas, amêndoas, nozes e avelãs) e vegetais (azeitonas, brócolis, espinafre, cebola, alface, aspargos e alcachofra)[22].

Existe uma infinidade de compostos fenólicos, que podem ser divididos a partir da estrutura química em ácidos fenólicos, flavonoides, taninos, estilbenos e diferuloilmetano[12,22].

Os polifenóis, com suas propriedades anti-inflamatórias e antioxidantes, são capazes de transformar radicais livres, como superóxidos, peróxidos e alcoxilas, em compostos menos reativos. Eles também atuam quelando cátions de metais, como o Cu^{2+} e Fe^{2+}, inibindo algumas atividades enzimáticas envolvidas na formação de radicais livres (lipoxigenase, xantina oxidase e proteína quinase)[22].

Com relação à atuação cutânea, os polifenóis são capazes de inibir a atividade da colagenase, elastase e hialuronidase, enzimas que atuam na hidrólise das fibras de colágeno, elastina e ácido hialurônico, respectivamente. Essa atividade é capaz de acelerar a regeneração da epiderme, melhorar a microcirculação e a elasticidade na pele, e consequentemente proteger contra raios UV. Todos esses efeitos estão diretamente relacionados à biodisponibilidade dos polifenóis, que depende de diversos fatores, como estrutura química do ativo, quantidade de nutrientes absorvidos via oral e utilizados nos processos metabólicos[22].

Observa-se sinergia de efeito de alguns polifenóis com outras substâncias antioxidantes, como a vitamina C, a vitamina E e o pignogenol na prevenção de rugas induzidas por UVB e no aumento da síntese de colágeno, podendo, portanto, serem associados em formulações orais antienvelhecimento[12].

Polifenóis muito utilizados na dieta incluem a curcumina, derivado do açafrão, o resveratrol, obtido da casca da uva, a ginesteína, originária da soja e a silimarina, presente nas sementes de cardo mariano, além da romã (antocianinas e taninos) e do chá-verde (galato de epigalocatequina)[12].

Ácidos graxos essenciais

Os ácidos graxos essenciais são conhecidos pelos seus inúmeros benefícios à saúde humana. Eles são divididos em ômega-3 e ômega-6, a depender de sua origem, se do ácido linolênico (ômega-3) ou do ácido linoleico (ômega-6). Os ácidos ômega-3 mais comuns são o ácido alfalinolênico (ALA), o ácido eicosapentaenoico (EPA) e o ácido docosa-hexaenoico (DHA), enquanto o ácido linoleico (LA), o ácido gama-linolênico (GLA) e o ácido araquidônico (AA) são os três ômega-6 mais comuns[23].

Os ácidos graxos essenciais devem ser fornecidos pela dieta, uma vez que não são sintetizados pelo corpo. Os óleos vegetais são uma fonte importante desses ácidos, incluindo gérmen de trigo, soja, semente de girassol e óleo de semente de gergelim, ricos em LA, além de óleos das sementes de borragem, prímula ou groselha, fontes de GLA. Os ácidos ômega-3 EPA e DHA são obtidos do óleo de peixe[23].

São de importância dietética e cosmética significativa, atuando na profilaxia de doenças cardiovasculares e condições inflamatórias, além de desempenhar papel importante na estrutura e função do tecido cutâneo[12].

Em relação à atuação na pele, os ácidos graxos essenciais, em combinação com outros lipídeos, funcionam como barreira protetora limitante da perda de água transepidérmica, o que confere, além de adequada hidratação, proteção contra fatores externos. Os ácidos ômega-3 também possuem atividade anti-inflamatória e imunomoduladora, reduzindo a formação de citocinas pró-inflamatórias, como as interleucinas 6 e 12, prostaglandinas, leucotrienos e o fator de necrose tumoral alfa (TNF-α). Estudos demonstram atuação na redução do eritema ocasionado pelos raios UV e possível diminuição na expressão da proteína p53, marcador relacionado a maior risco de câncer de pele[12,23].

A deficiência de ácidos graxos pode causar disfunção das barreiras de proteção da pele, sendo clinicamente observada como desidratação cutânea, descamação, deficiência na cicatrização, inflamação e irritação epidérmica, podendo evoluir para atrofia de pele. Podem também evoluir com obstrução das glândulas sebáceas por baixa fluidez das secreções, precipitando cravos e espinhas[12].

Ainda não dispomos de estudos que determinem a dosagem diária de ácidos graxos essenciais para alcançar o benefício máximo à pele.

Ácido alfalipoico

O ácido alfalipoico (ALA) é um potente antioxidante que pode neutralizar compostos químicos altamente instáveis e reativos, chamados ERO e espécies reativas de nitrogênio (ERN). O ALA atua na desintoxicação do corpo quelando metais pesados, como o mercúrio, o que previne a formação de radicais livres e danos oxidativos. Essas atividades previnem o envelhecimento e auxiliam na proteção de tecidos, como o neurológico e o cardíaco[24].

Coenzima Q10

A coenzima Q10 (CoQ10) é uma molécula encontrada na carne bovina, sardinha, espinafre e amendoim. É um composto naturalmente lipofílico, com atividade antioxidante e antienvelhecimento que atua na respiração aeróbica mitocondrial, diretamente envolvida no metabolismo energético e na produção de adenosina trifosfato, aumentando a eficiência da utilização do oxigênio e reduzindo o estresse oxidativo. Estudos mostram possíveis efeitos de melhora do humor, habilidades motoras e cognitivas, além de efeito redutor de interleucina-6 (marcador inflamatório) e de alguns sinais visíveis de envelhecimento, como rugas e linhas superficiais[12].

Apesar de haver mais de 25 mil artigos relacionados ao tema, faltam estudos sobre a dose recomendada para atuação máxima cutânea. A concentração recomendada varia de 20 a 200 mg/dia, com metade da dose após o almoço e metade após o jantar, já que é uma substância lipossolúvel e, dessa forma, aumenta a capacidade absortiva.

Cobre

O cobre é naturalmente encontrado em diversas fontes alimentares, como fígado, frutos do mar, ostras, nozes, sementes, alguns grãos integrais e cacau. No organismo humano, o oligoelemento pode ser encontrado em ossos, músculos, pele, medula óssea, fígado e cérebro. É um cofator da superóxido dismutase (SOD), enzima envolvida na prevenção de danos oxidativos às membranas celulares e proteção da pele contra os efeitos nocivos dos radicais livres. É também um cofator da tirosinase, a principal enzima envolvida na síntese cutânea de melanina[12,25].

O cobre atua na pele estimulando a proliferação de fibroblastos dérmicos e está envolvido na síntese e estabilização de proteínas da matriz da pele e na angiogênese. Essas atividades estão envolvidas no processo de rejuvenescimento cutâneo e reparo de feridas, pelas suas propriedades de reticulação de colágeno e ampla atividade antimicrobiana contra Gram-positivos (*Staphylococcus aureus*, *Enterococcus faecalis*, *Clostridium difficile*), Gram-negativos (*Escherichia coli*, *Pseudomonas aeruginosa* e *Klebsiella pneumoniae*), fungos (*Candida albicans* e *Aspergillus brasiliensis*) e vírus (adenovírus, norovírus e poliovírus)[12].

Ainda não existem estudos que determinem a dose diária ideal desse oligoelemento para o máximo benefício cutâneo.

Selênio

O selênio (Se) é um importante oligoelemento, encontrado em alimentos de origem tanto animal (atum, sardinha, carnes, aves, ovos e laticínios) quanto vegetal (castanha-do-brasil, sal marinho, cereais, brócolis, repolho, aspargos, couve, alho, cebola e legumes), além dos cogumelos. Ele atua na proteção contra danos ao DNA e na eliminação de radicais livres por meio de suas propriedades antioxidantes, auxiliando na imunidade mediada por células T e protegendo queratinócitos jovens, maduros e suas células-tronco contra o estresse oxidativo induzido pela radiação UV. Essa proteção acontece pelo estímulo à atividade de enzimas antioxidantes dependentes de selênio, como glutationa peroxidase e tioredoxina redutase[12,25].

Por essas propriedades antioxidantes e protetivas associadas à melhora da síntese de colágeno e à proliferação de fibroblastos cutâneos, a suplementação de selênio pode ser uma nova estratégia no antienvelhecimento, auxiliando na redução do aparecimento de rugas. A recomendação diária de selênio para adultos é na faixa de 50 a 400 mcg, sem estudo no momento sobre a dose máxima benéfica à pele[12].

Zinco

O zinco é um oligoelemento presente em diferentes partes do corpo, como músculos, ossos, fígado, cérebro, rins, pâncreas, baço e tecido cutâneo. A pele é o terceiro tecido mais abundante deste elemento no corpo, com quantidades maiores na epiderme do que na derme. Na epiderme é mais abundante no estrato espinhoso, e na derme é mais relevante nas porções mais superficiais[25,26].

A ingestão adequada de zinco é necessária para apoiar muitas funções corporais, como metabolismo proteico, síntese e função do DNA, desenvolvimento de órgãos sexuais, ossificação e cicatrização de feridas, além de melhora da função imunológica, atividade insulínica, estruturação e função da membrana celular e prevenção de dano oxidativo às células. Essas funções desempenham papéis importantes na diferenciação, apoptose e antienvelhecimento[12].

Com relação à pele, o zinco participa da mitose e diferenciação das células basais e membranas celulares, além de atuar via proteína transportadora de zinco ZIP2, na diferenciação dos queratinócitos e no processo regenerativo-cicatricial. Com relação à função imunológica cutânea, o zinco modula a função de macrófagos e neutrófilos, atuando na atividade fagocítica e em diferentes citocinas inflamatórias, influenciando na prevenção dos danos induzidos pela radiação UV e no metabolismo do colágeno, além de atividade antiandrogênica (modulação da atividade da 5a-redutase) e lipogênica[12,26].

Estudos estão em andamento para determinar a dose diária ideal de zinco para alcançar o benefício máximo à pele. Na prática clínica, a administração oral ou tópica de zinco demonstrou atuar na redução de rugas cutâneas, no tratamento de melasma, eczema, ceratose actínica, rosácea, xeroderma pigmentoso e alopecia areata, podendo ser um importante adjuvante no tratamento dessas condições[12,26].

Prebióticos e probióticos

Os probióticos e prebióticos podem apresentar efeitos sinérgicos preventivos ou terapêuticos tanto na pele alterada quanto na saudável, reduzindo a sensibilidade local e melhorando a função imune. Dentre os benefícios do uso de probióticos na saúde cutânea, destacam-se a possível proteção e recuperação do sistema imune da pele contra as agressões UV, redução da inflamação cutânea, controle da homeostase e melhora da resposta dos tecidos periféricos ao estresse oxidativo, além de proteção contra o crescimento desordenado de bactérias prejudiciais à saúde cutânea[27].

Destaque também para a possível produção pelas bifidobactérias de vitamina B2 (riboflavina), coenzima atuante na atividade antioxidante e regeneração celular. Ainda relacionado à pele, o uso de probióticos tem atividade terapêutica relacionada ao tratamento adjuvante de acne, prevenção de agravo do eczema e da dermatite atópica[28].

Algumas cepas de *Lactococcus* estão associadas diretamente à melhora da qualidade da pele, como os *Lactobacillus reuteri* e *rhamnosus*, que aumentam a formação de melanina e minimizam a perda hídrica cutânea, e o *Lactococcus lactis*, que atua na melhora dos folículos capilares, na elasticidade e na hidratação da pele[27,28].

O uso de prebióticos (oligossacarídeos, oligofrutose), carboidratos alimentares não digeríveis que atuam como suplemento nutricional para estimular o crescimento de determinadas bactérias intestinais, também tem associação positiva com a melhora da hidratação da pele, da proteção cutânea e diferenciação de queratinócitos[28].

Nutricosméticos para melhora do tônus

Colágeno

O colágeno é uma proteína estrutural formada por sequências de três aminoácidos (glicina, prolina e hidroxilprolina). Essa proteína é componente importante de diversos tecidos, como pele, cartilagens, cabelos, unhas, tendões e ossos, sendo produzida no tecido conjuntivo por fibroblastos e em diferentes células epiteliais, atuando na manutenção desses tecidos[29].

Suplementações de colágeno são historicamente utilizadas com o intuito de melhora da qualidade de pele, cabelos e unhas, aumentando a hidratação e a elasticidade cutânea. Muitos estudos experimentais e controlados randomizados foram realizados nos últimos anos com o intuito de avaliar os efeitos do colágeno na saúde da pele. Ensaios envolvendo colágeno hidrolisado e peptídeos de colágeno mostraram efeitos benéficos da suplementação na redução do envelhecimento da pele e melhora da imunidade[29,30].

Observou-se que os peptídeos de colágeno podem induzir as células T reguladoras a suprimir a resposta imune contra o colágeno endógeno, além de poder induzir a síntese de matriz extracelular, estabilizando estruturalmente os tecidos e fortalecendo as barreiras de proteção física. Essas funções têm efeito clínico na hidratação cutânea e na redução de rugas, contribuindo para o antienvelhecimento[29].

Entre os peptídeos bioativos de colágeno mais estudados, observamos o Verisol®, cujos peptídeos específicos são mais biodisponíveis e obtidos a partir de um processo tecnológico para atuar nas células dérmicas, estimulando e melhorando a elasticidade e os sinais de envelhecimento[29]. Cartidyss® é outro peptídeo, constituído de uma combinação de 60% de peptídeos de colágeno marinho com 40% de polissacarídeos, que apresenta alta biodisponibilidade e atua em nível dérmico na melhora da sustentação, elasticidade e firmeza, além de ter importante poder hidratante para a pele. O Collyss® é um peptídeo de colágeno marinho hidrolisado tipo I, também com alta biodisponibilidade, indicado para aumentar a densidade do colágeno e de fibroblastos cutâneos, atuando também na diminuição de rugas e na melhora da resistência da pele[30].

Silício orgânico

O silício é o segundo elemento mais abundante na Terra e o terceiro oligoelemento mais abundante no corpo humano, estando presente em fontes hídricas, vegetais e animais. Atua em diferentes processos do corpo e seus níveis corporais tendem a se reduzir progressivamente com a idade, sendo motivo de pesquisa da indústria farmacêutica[12,30].

Atualmente é um nutracêutico bastante utilizado na prevenção e no tratamento do processo de envelhecimento cutâneo, por melhorar o tônus, a proteção e a hidratação da pele, sendo um mineral essencial na formação estrutural da porção dérmica da pele, aumentando a síntese de colágeno e elastina e estabilizando glicosaminoglicanos[12].

Fatores como desidratação, exposição excessiva ao sol e o próprio processo de envelhecimento acarretam perda tecidual de silício, o que se reflete em progressiva desestruturação do tecido conjuntivo. A reposição de silício, tanto na forma oral quanto na forma tópica, atua no reforço da membrana celular, promovendo melhora do aspecto físico da pele e reduzindo a atuação dos radiais livres que aceleram o processo de envelhecimento sistêmico. Tal reposição também auxilia na normalização do teor hídrico cutâneo[12,30].

O mercado brasileiro dispõe de diferentes opções de silício que atuam em sinergia com outros nutracêuticos.

O Exsynutriment®, conhecido como silício orgânico hidrossolúvel, é composto por ácido ortosilícico e hidrolisado de colágeno marinho, sendo esta combinação a razão da alta biodisponibilidade do produto, diferente da disponibilidade via alimentos. Essa fabricação patenteada assegura a biodisponibilidade do silício orgânico no corpo, promovendo síntese e estabilização de colágeno e elastina, aumentando a expressão de colágeno tipo I e propiciando alta hidratação cutânea, além de promover estabilidade e resistência de unhas e cabelos por ligação com a queratina. Esses efeitos no organismo se refletem em maior firmeza e sustentação cutânea e impacto positivo na cicatrização de feridas e na modulação da inflamação, além de estimular a reposição de cabelos e unhas mais estáveis e resistentes, quando estão mais frágeis e quebradiços[30].

O Nutricolin® é um silício estabilizado em colina, formando um complexo estável de ácido ortossilícico e colina, o que confere maior biodisponibilidade do silício no organismo. Ele atua no aumento da síntese de colágeno, elastina e queratina e na estabilização e aumento das glicosaminoglicanas, proporcionando manutenção de elasticidade e firmeza da pele, unhas e cabelos mais resistentes, melhora da hidratação, sustentação e preenchimento cutâneo, com diminuição de rugas e linhas finas. O Nutricolin® pode ser usado em associação com outros ativos, na concentração de 50 a 300 mg/dia, ou isoladamente, na dose recomendada de 300 a 600 mg/dia, com ingestão longe das refeições[30].

O Biosil®, assim como o Nutricolin®, é um complexo de ácido ortosilícico estabilizado em colina. Também porporciona benefícios para pele, unha e cabelos, reduz ritides mais profundas, atua na hidratação e auxilia na sustentação e elasticidade cutânea. A dosagem recomendada do produto é de 520 mg/dia[30].

CONCLUSÃO

A nutrologia e a cosmiatria têm estabelecido uma relação cada vez mais próxima, com evidências crescentes sobre o papel dos nutricosméticos na saúde e estética da pele. Os nutricosméticos atuam como estratégias complementares no manejo do envelhecimento cutâneo, oferecendo benefícios que vão desde a fotoproteção até a melhora do tônus e da resposta imune da pele.

É importante ressaltar que os nutricosméticos não substituem uma alimentação equilibrada e hábitos de vida saudáveis, mas podem potencializar seus efeitos quando utilizados de forma adequada e personalizada. A compreensão dos mecanismos de ação, dosagens e evidências científicas de cada nutricosmético permite uma prescrição mais precisa e resultados mais satisfatórios.

À medida que novas pesquisas são desenvolvidas, espera-se que o campo da nutrocosmetria continue a evoluir, oferecendo opções cada vez mais eficazes e baseadas em evidências para o cuidado integral da pele e seus anexos.

REFERÊNCIAS BIBLIOGRÁFICAS

1. Defelice SL. Foundation for innovation in medicine rationale and proposed guidelines for the nutraceutical research and education act. Nutraceuticals Funct & Med Foods. 2000; 2(1):43-52.
2. Shimizu T. Health claims on functional foods: the Japanese regulations and an international comparison. Nutr Res Rev. 2003;16:241-52.
3. Weststrate JA, van Poppel G, Verschuren PM. Functional foods, trends and future. Br J Nutr. 2002;88 (Suppl 2):S233-5.
4. Mellage C. Nutricosmetics, decoding the convergence of beauty and healthcare. In-Cosmetics. 2008.
5. Zettersten EM, Ghadially R, Feingold KR, Crumrine D, Elias PM. Optimal ratios of topical stratum corneum lipids improve barrier recovery in chronologically aged skin. J Am Acad Dermatol. 1997; 37(3Pt1):403-8.
6. Anunciato T. Nutricosméticos [Tese]. São Paulo: Universidade de São Paulo; 2011.
7. Goukassian DA, Gilchrest BA. The interdependence of skin aging, skin cancer, and DNA repair capacity: a novel perspective with therapeutic implications. Rejuvenation Res. 2004;7(3):175-85.
8. Buckingham EM, Klingelhutz AJ. The role of telomeres in the ageing of human skin. Exp Dermatol. 2011;20(4):297-302.

9. Rochette PJ, Brash DE. Human telomeres are hypersensitive to UV-induced DNA damage and refractory to repair. PLoS Genet. 2010;6(4):e1000926.
10. Grundmann JU, Gollnick H. Präventivmassnahmen gegen UV-Lichtschäden: äusserer und innerer Lichtschutz [Prevention of ultraviolet ray damage: external and internal sunscreens]. Ther Umsch. 1999;56(4):225-32.
11. Luevano-Contreras C, Chapman-Novakofski K. Dietary advanced glycation end products and aging. Nutrients. 2010;2(12):1247-65.
12. Michalak M, Pierzak M, Kręcisz B, Suliga E. Bioactive compounds for skin health: a review. Nutrients. 2021;13(1):203.
13. Barbosa JHP, Barbosa JHP, Oliveira SL, Seara LT. Produtos da glicação avançada dietéticos e as complicações crônicas do diabetes. Rev Nutr. 2009;22(1):113-24.
14. Lee J, Jiang S, Levine N, Watson RR. Carotenoid supplementation reduces erythema in human skin after simulated solar radiation exposure. Proc Soc Exp Biol Med. 2000;223(2):170-4.
15. Kopcke W, Krutmann J. Protection fron sunburn with β-Carotene – a meta-analysis. Photochem Photobiol. 2008;84(2):284-8.
16. Rona C, Berardesca E. Aging skin and food supplements: the myth and the truth. Clin Dermatol. 2008;26(6):641-7.
17. D'Angelo S, Ingrosso D, Migliardi V, Sorrentino A, Donnarumma G, Baroni A, et al. Hydroxytyrosol, a natural antioxidant from olive oil, prevents protein damage induced by long-wave ultraviolet radiation in melanoma cells. Free Radic Biol Med. 2005;38(7):908-19.
18. Middelkamp-Hup MA, Pathak MA, Parrado C, Goukassian D, Rius-Díaz F, Mihm MC, et al. Oral Polypodium leucotomos extract decreases ultraviolet-induced damage of human skin. J Am Acad Dermatol. 2004;51(6):910-8.
19. González S, Pathak MA. Inhibition of ultraviolet-induced formation of reactive oxygen species, lipid peroxidation, erythema and skin photosensitization by polypodium leucotomos. Photodermatol Photoimmunol Photomed. 1996;12(2):45-56.
20. Wang K, Jiang H, Li W, Qiang M, Dong T, Li H. Role of vitamin c in skin diseases. Front Physiol. 2018;9:819.
21. Manela-Azulay M, Bagatin E. Cosmeceuticals vitamins. Clin Dermatol. 2009;27(5):469-74.
22. Bravo L. Polyphenols: chemistry, dietary sources, metabolism, and nutritional significance. Nutr Rev. 1998;56(11):317-33.
23. Michalak M, Kiełtyka-Dadasiewicz A. Oils from fruit seeds and their dietetic and cosmetic significance. Herba Pol. 2018;64:63-70.
24. Smith AR, Shenvi SV, Widlansky M, Suh JH, Hagen TM. Lipoic acid as a potential therapy for chronic diseases associated with oxidative stress. Curr Med Chem. 2004;11(9):1135-46.
25. Godswill AG, Somtochukwu IV, Ikechukwu AO, Kate EC. Health benefits of micronutrients (vitamins and minerals) and their associated deficiency diseases: a systematic review. Int J Food Sci. 2020;3:1-32.
26. Ogawa Y, Kinoshita M, Shimada S, Kawamura T. Zinc and skin disorders. Nutrients. 2018;10(2):199.
27. Roudsari MR, Karimi R, Sohrabvandi S, Mortazavian AM. Health effects of probiotics on the skin. Crit Rev Food Sci Nutr. 2015;55(9):1219-40.
28. Lolou V, Panayiotidis MI. Functional role of probiotics and prebiotics on skin health and disease. Fermentation. 2019;5:41.
29. Barati M, Jabbari M, Navekar R, Farahmand F, Zeinalian R, Salehi-Sahlabadi A, et al. Collagen supplementation for skin health: a mechanistic systematic review. J Cosmet Dermatol. 2020;19(11):2820-9.
30. Bisson MP. Nutracêutica clínica, estética, esportiva e prescrição de fitoterápicos. Barueri: Manole; 2020.

30

Nutrologia aplicada à dermatologia

Aline Rodrigues Zanetta
Danielle Bezerra Rodrigues
Durval Ribas-Filho
Marcella Garcez Duarte
Tatiana Villas Boas Gabbi

INTRODUÇÃO

A nutrologia estuda os nutrientes, suas funções e os impactos clínicos de seus desequilíbrios. Entre suas novas frentes de atuação, destacam-se a nutrologia aplicada à dermatologia, que investiga a relação entre o estado nutricional e a integridade funcional da pele, dos cabelos, das unhas e dos tecidos de sustentação. O sistema tegumentar é o maior órgão do corpo humano e uma das primeiras estruturas a refletir desequilíbrios nutricionais.

Por sua elevada atividade celular e sensibilidade metabólica, o sistema tegumentar manifesta precocemente sinais clínicos diante de deficiências nutricionais, estresse oxidativo, disbiose intestinal e processos inflamatórios persistentes. Tais alterações estão associadas ao acúmulo de danos moleculares e à inflamação crônica de baixo grau, fenômeno conhecido como *inflammaging*[1].

Este capítulo apresenta fundamentos e estratégias nutrológicas baseadas em evidências, voltadas à modulação de vias bioquímicas relacionadas à regeneração tecidual, síntese de colágeno e queratina, suporte antioxidante e cicatrização, com impacto direto na prevenção, reparo e manutenção da integridade cutânea, capilar e ungueal.

ESCOPO CLÍNICO E RELEVÂNCIA DA DERMANUTROLOGIA

Alterações cutâneas, capilares e ungueais funcionam como marcadores sensíveis de distúrbios nutricionais, inflamatórios e metabólicos. Queixas como eflúvio telógeno, fragilidade ungueal, descamação da pele, piora de dermatites e lentidão cicatricial são frequentes em pacientes submetidos a dietas restritivas, estados catabólicos, uso prolongado de medicamentos ou condições clínicas que comprometem a absorção de nutrientes.

A demanda crescente por acompanhamento nutrológico no pré e pós-operatório de procedimentos dermatológicos, estéticos e capilares exige do nutrólogo conhecimento aprofundado sobre sustentação tecidual, integridade da matriz extracelular e metabolismo inflamatório. Mecanismos como glicação, disfunções do eixo intestino-pele e inflamação de baixa intensidade contribuem para a degradação funcional e estética do tegumento[2].

A dermanutrologia, portanto, consolida-se como área emergente da prática nutrológica, integrando ciência, estética e metabolismo tecidual, com respaldo crescente na literatura e na experiência clínica, e se mostra estratégica na atuação interdisciplinar com dermatologia e medicina estética.

ENVELHECIMENTO CUTÂNEO E SUPORTE NUTROLÓGICO

O envelhecimento da pele é um processo multifatorial, influenciado por fatores intrínsecos (cronológicos) e extrínsecos (ambientais e comportamentais), que afetam progressivamente a estrutura e a função cutânea. Do ponto de vista nutrológico, diversos nutrientes, micronutrientes e compostos bioativos participam ativamente da homeostase da pele, do controle inflamatório e do metabolismo da matriz extracelular. A seguir, são descritas as principais frentes de atuação nutrológica com potencial terapêutico na modulação do envelhecimento cutâneo.

Envelhecimento intrínseco e extrínseco: mecanismos principais

O envelhecimento intrínseco é determinado geneticamente e progride com a idade, afetando todas as camadas da pele de forma gradual. Caracteriza-se por adelgaçamento da derme, redução na produção de colágeno e elastina, diminuição da renovação celular e da atividade sebácea, levando à perda de firmeza e hidratação. Já o envelhecimento extrínseco é influenciado por fatores ambientais como exposição solar, poluição, tabagismo, dieta inflamatória e estresse oxidativo, e o fotoenvelhecimento é seu principal representante clínico[1].

A interação entre esses dois mecanismos acelera a perda funcional da pele, contribuindo para o aparecimento de rugas, flacidez, manchas e outras alterações. A nutrologia exerce um papel estratégico na modulação dessas vias, com intervenções específicas que controlam o estresse oxidativo, estimulam a síntese de colágeno e atenuam a inflamação crônica de baixo grau associada ao fenômeno *inflammaging*[2].

Estresse oxidativo, glicação e inflamação crônica

A pele está constantemente exposta a fontes de radicais livres, tanto endógenas quanto ambientais. O acúmulo de espécies reativas de oxigênio (ERO) leva à degradação das fibras de colágeno e elastina, além de comprometer a função de barreira cutânea[3].

A glicação, por sua vez, ocorre pela ligação não enzimática da glicose a proteínas estruturais como o colágeno, formando produtos de glicação avançada (AGE) que aumentam a rigidez dérmica, promovem inflamação e aceleram o envelhecimento[4].

A inflamação crônica de baixo grau, ou *inflammaging*, é caracterizada por ativação persistente do sistema imune inato, com liberação contínua de citocinas pró-inflamatórias, mesmo na ausência de infecção ativa. Essa inflamação silenciosa está associada à degradação da matriz extracelular, à senescência celular e à diminuição da capacidade regenerativa da pele[1,3].

Estratégias nutrológicas que reduzem o estresse oxidativo e controlam a inflamação sistêmica podem impactar diretamente a longevidade cutânea[3].

Micronutrientes com ação antioxidante e *antiaging*

Diversos micronutrientes apresentam funções essenciais para a integridade e função da pele, participando da síntese de colágeno, proliferação celular, defesa antioxidante e modulação da inflamação. A seguir, são destacados os principais elementos com evidências clínicas no contexto do suporte cutâneo e prevenção do envelhecimento:

- Vitamina C: atua como cofator fundamental nas hidroxilases envolvidas na síntese de colágeno, além de exercer potente ação antioxidante e fotoprotetora. Sua presença adequada no tecido cutâneo contribui para a integridade da matriz extracelular, diferenciação epidérmica e regeneração tecidual[5].
- Vitaminas A e E: exercem ação antioxidante lipossolúvel, protegendo os lipídios de membrana contra a peroxidação. A vitamina A também regula a proliferação e diferenciação dos queratinócitos, enquanto a vitamina E atua na regeneração da barreira cutânea e na resposta inflamatória[6,7].
- Vitamina D: além de sua função imunomoduladora, influencia a diferenciação dos queratinócitos e a expressão de peptídeos antimicrobianos na pele. A deficiência de vitamina D está associada a desordens cutâneas inflamatórias e alterações da função de barreira[8].
- Vitaminas do complexo B: especialmente B2, B3, B6 e B12, estão envolvidas em reações de metilação, síntese de ácidos nucleicos e metabolismo energético celu-

lar. A niacina (B3), por exemplo, tem efeitos antipruriginosos e pode contribuir para a manutenção da hidratação cutânea[7,9].

- Zinco: participa da síntese de DNA, RNA, colágeno e queratina, com função antioxidante e cicatricial. Sua deficiência pode se manifestar clinicamente com dermatite, alopecia, retardo de cicatrização e alterações ungueais[9,10].
- Ferro: essencial para a proliferação celular, síntese de colágeno e metabolismo energético. Atua também na homeostase da matriz extracelular e oxigenação tecidual. A deficiência de ferro está relacionada à fragilidade cutânea e queda capilar[11].
- Selênio: cofator da glutationa peroxidase, exerce ação antioxidante e citoprotetora. Sua insuficiência está associada ao aumento do dano oxidativo e à lentificação da cicatrização[7,9].
- Silício: estimula a síntese de colágeno e glicosaminoglicanos, contribuindo para a firmeza e elasticidade da pele. Também participa da estruturação das unhas e cabelos, com papel relevante na matriz extracelular[12].

A atuação sinérgica entre esses micronutrientes reforça a importância da abordagem individualizada e baseada em evidências para a prescrição de suplementos, sempre com avaliação laboratorial criteriosa, especialmente em pacientes com alterações cutâneas, cicatrização prejudicada, queda capilar ou sinais de envelhecimento precoce.

Compostos bioativos e peptídeos de colágeno

A nutrologia aplicada à saúde cutânea reconhece o papel relevante de compostos bioativos com ação antioxidante, fotoprotetora, anti-inflamatória e regeneradora. Esses elementos, quando adequadamente selecionados e utilizados de forma personalizada, podem contribuir para a prevenção do envelhecimento cutâneo e o suporte à integridade estrutural da pele, cabelos e unhas.

Entre os compostos mais relevantes, destacam-se:

- Polifenóis (como os flavonoides) e carotenoides (como luteína, zeaxantina e licopeno): modulam a resposta inflamatória, promovem fotoproteção endógena e reduzem o estresse oxidativo envolvido na degradação das fibras dérmicas[6,12].
- Ácidos graxos poli-insaturados [como ácido gama-linolênico (GLA) e ômega-3]: participam da estrutura da membrana celular, atuam na resposta inflamatória e contribuem para a hidratação e elasticidade cutânea. Sua modulação lipídica também está associada à melhora da barreira epidérmica e da função imunológica da pele[12,13].
- Ácido hialurônico oral: contribui para a retenção hídrica e sustentação da matriz extracelular, com evidências de melhora da hidratação, textura e elasticidade da

pele. Os efeitos clínicos são mais evidentes com o uso contínuo por 8 a 12 semanas, período necessário para a incorporação tecidual e ação biológica dos glicosaminoglicanos[6,12].

- Peptídeos de colágeno hidrolisado: promovem a síntese de colágeno tipo I e III e estimulam a produção de ácido hialurônico e elastina. Estudos clínicos demonstram melhora da firmeza, elasticidade, densidade dérmica e redução de sulcos após uso diário por 8 a 12 semanas, com efeito acumulativo e sustentado[6,12,13].

A atuação sinérgica desses compostos reforça seu valor no suporte clínico à saúde da pele, desde que utilizados com critério, respaldo científico e alinhamento ao perfil individual de cada paciente. Nem todos os compostos possuem o mesmo grau de evidência clínica, de modo que são essenciais a análise crítica da literatura e a personalização terapêutica.

Estratégias nutricionais e suplementação com evidência

O plano alimentar voltado à integridade cutânea deve priorizar alimentos com propriedades anti-inflamatórias e antioxidantes, além de ricos em micronutrientes. A dieta do tipo mediterrânea, caracterizada pelo alto consumo de vegetais, frutas, gorduras saudáveis e compostos bioativos, está associada a menor incidência de doenças de pele e melhor qualidade dérmica[6].

Intervenções dietéticas que favorecem o controle glicêmico, reduzem a formação de produtos de glicação e evitam carências específicas demonstram benefícios comprovados para o envelhecimento cutâneo[4,9,14].

Além da alimentação, a suplementação individualizada pode ser indicada para corrigir deficiências laboratoriais ou como adjuvante em estratégias *antiaging*. O acompanhamento nutrológico permite ajustar doses, monitorar a evolução clínica e integrar essas condutas aos tratamentos estéticos em curso.

Como orientação prática, os efeitos da suplementação costumam ser observados a partir de 8 a 12 semanas de uso contínuo. Essa expectativa deve ser previamente alinhada com o paciente.

EIXO INTESTINO-PELE: MODULAÇÃO E IMPACTO CLÍNICO

A pele e o intestino compartilham uma origem embrionária comum, e suas funções são profundamente interligadas por meio de eixos metabólicos, imunológicos e neuroendócrinos. O conceito de eixo intestino-pele refere-se à interação bidirecional entre a saúde intestinal e a homeostase cutânea, mediada por mecanismos como modulação da microbiota, integridade da barreira epitelial, controle da inflamação sistêmica e metabolismo de nutrientes essenciais.

Relação entre disbiose intestinal e manifestações cutâneas

A microbiota cutânea e a intestinal compartilham rotas metabólicas e imunológicas capazes de influenciar diretamente a saúde da pele. Cada indivíduo possui uma composição única de microbiota cutânea, que varia conforme idade, pH, exposição ambiental, uso de cosméticos, antibióticos e fatores hormonais[15].

No eixo intestino-pele, a disbiose intestinal caracterizada por desequilíbrio qualitativo ou funcional da microbiota pode desencadear inflamação sistêmica de baixo grau, aumento da permeabilidade intestinal e liberação de endotoxinas, como o lipopolissacarídeo (LPS). Esses mediadores ativam vias inflamatórias que impactam diretamente a pele, exacerbando quadros como acne, dermatite atópica, rosácea, psoríase e envelhecimento cutâneo precoce[2].

Estudos indicam que o estado inflamatório subclínico associado à disbiose também pode amplificar o *inflammaging*, comprometendo a integridade da barreira cutânea e acelerando a degradação da matriz extracelular[2,3]. A nutrição desempenha papel essencial nesse eixo, tanto por meio da modulação da microbiota quanto pela oferta de substratos imunomoduladores e antioxidantes[15].

Acne, rosácea, melasma e dermatites: evidências clínicas

Alguns compostos nutricionais exercem efeitos simultâneos sobre a saúde intestinal e cutânea, sendo relevantes na prática nutrológica:

- Glutamina: aminoácido condicionalmente essencial, é o principal combustível dos enterócitos e auxilia na manutenção da integridade da mucosa intestinal. Sua suplementação favorece a função de barreira e reduz a translocação bacteriana, com reflexos positivos na redução da inflamação sistêmica e melhora de condições cutâneas associadas à disbiose[4,14].
- Zinco e selênio: além das funções antioxidantes e imunológicas diretas sobre a pele, esses minerais contribuem para a regeneração epitelial intestinal, auxiliando na recuperação da homeostase do eixo intestino-pele[14,16].
- Probióticos e prebióticos: apresentam evidências crescentes de benefício em dermatoses inflamatórias, como dermatite atópica, acne, rosácea e psoríase. Atuam na modulação da microbiota intestinal, na redução de marcadores inflamatórios sistêmicos e na melhora da barreira intestinal e cutânea[2,3]. Para aprofundamento das estratégias clínicas com probióticos e prebióticos, recomenda-se consultar o capítulo específico sobre modulação intestinal neste tratado, onde estão descritas suas aplicações, cepas mais estudadas, vias de ação e indicações práticas em diversos contextos clínicos.
- Compostos bioativos (como polifenóis): encontrados em frutas vermelhas, chá verde, cúrcuma e uvas, têm ação sinérgica sobre a modulação da microbiota, con-

trole do estresse oxidativo intestinal e redução da inflamação crônica, com efeitos refletidos na melhora da qualidade da pele[6].

Essas substâncias podem ser incorporadas tanto por meio de alimentos funcionais quanto por suplementação oral, respeitando a individualidade bioquímica e os objetivos terapêuticos de cada paciente. Entre os antioxidantes com aplicação potencial na dermatologia, destaca-se também a enzima superóxido dismutase (SOD), cuja ação protetora contra espécies reativas de oxigênio pode ser otimizada por formulações bioativas orais. Evidências sugerem que sua utilização auxilia na redução do estresse oxidativo cutâneo, com melhora da hidratação, elasticidade e resposta inflamatória da pele, sendo uma alternativa complementar relevante no suporte ao envelhecimento saudável[14].

Evidências específicas destacam que, em pacientes com rosácea, há associação entre disbiose intestinal, supercrescimento bacteriano do intestino delgado (SIBO) e aumento da prevalência de *Helicobacter pylori*, com melhora clínica após erradicação bacteriana e uso de probióticos orais[15]. Por sua vez, a acne também se relaciona à disbiose intestinal e à redução de *Lactobacillus* e *Bifidobacterium*, com aumento de Bacteroidetes. Dietas com altos índice glicêmico e consumo de leite, mas pobre em fibras intensificam esse desequilíbrio. Estratégias com probióticos e alimentos ricos em ômega-3, fibras e antioxidantes demonstram redução de IGF-1 e melhora clínica[15]. Já na psoríase, a disbiose intestinal contribui para o eixo inflamatório intestino-pele, com alterações na proporção *Firmicutes/Bacteroidetes* e redução de *Faecalibacterium prausnitzii*. Estratégias como dieta anti-inflamatória, jejum intermitente, redução calórica e probióticos têm sido investigadas como adjuvantes no tratamento[15].

Entre os antioxidantes com aplicação potencial na dermatologia, destaca-se também a SOD, cuja ação protetora contra espécies reativas de oxigênio pode ser otimizada por formulações bioativas orais. Evidências sugerem que sua utilização auxilia na melhora da hidratação, elasticidade e resposta inflamatória da pele[14].

CICATRIZAÇÃO E REGENERAÇÃO TECIDUAL

A cicatrização cutânea é um processo biológico complexo e altamente regulado, essencial para a reparação de lesões e a manutenção da integridade da barreira epitelial. Esse processo envolve etapas sequenciais de ativação imunológica, proliferação celular, angiogênese, deposição de matriz extracelular e remodelação tecidual. Diversas condições clínicas e metabólicas podem comprometer essas etapas, como a idade avançada, o estado inflamatório crônico, a disbiose intestinal, a hiperglicemia e a deficiência de micronutrientes, tornando o suporte nutricional um componente essencial da abordagem integrada.

Etapas do reparo tecidual e nutrientes envolvidos

A cicatrização divide-se em três fases sobrepostas: inflamatória, proliferativa e de remodelação. Cada fase exige nutrientes e mediadores específicos para sua progressão eficaz:

- Fase inflamatória: marcada pela hemostasia e liberação de citocinas inflamatórias, com recrutamento de neutrófilos e macrófagos para o local da lesão. Nessa fase, nutrientes com função imunomoduladora e antioxidante como vitaminas C e E, selênio e zinco auxiliam na redução do estresse oxidativo local e na contenção da inflamação excessiva[14,16].
- Fase proliferativa: caracteriza-se por migração e proliferação de fibroblastos, síntese de colágeno tipo III e angiogênese. Aminoácidos como arginina, prolina e glutamina, além de vitamina C e ferro como cofatores, são essenciais para a formação da matriz extracelular e para o suporte energético celular[14,16].
- Fase de remodelação: envolve a maturação do tecido de granulação, substituição do colágeno tipo III pelo tipo I e reestruturação da derme. Vitamina A, zinco e silício são fundamentais para a regeneração final e o fortalecimento das fibras colágenas depositadas[14].

Situações clínicas que comprometem a cicatrização

Certas condições clínicas tornam a pele mais suscetível à lesão ou dificultam o processo de reparo:

- Idosos e pacientes com sarcopenia: apresentam diminuição da espessura dérmica, lentificação do *turnover* celular e maior risco de carências nutricionais, o que compromete a cicatrização e a função barreira[10,14].
- Pele diabética e hiperglicêmica: a glicotoxicidade inibe a migração celular, aumenta a formação de AGE e gera um ambiente pró-inflamatório persistente. O suporte nutricional deve incluir controle glicêmico rigoroso e aporte de micronutrientes antioxidantes e cicatriciais, como vitamina C, zinco, arginina e selênio[4,16].
- Pós-procedimentos estéticos e dermatológicos: *peelings*, *lasers*, dermoabrasão e bioestimuladores desencadeiam processos de reparação que se beneficiam de suporte nutricional específico, tanto no preparo prévio quanto na recuperação pós-intervenção[14,16].
- Pacientes imunossuprimidos ou desnutridos: exigem estratégias personalizadas e intensivas, com monitoramento laboratorial e intervenção direta sobre deficiências críticas.

Estratégias nutricionais para suporte cicatricial

A abordagem nutrológica deve ser centrada na modulação inflamatória, no fornecimento de substratos estruturais e na otimização da resposta imune. O plano alimentar deve priorizar alimentos anti-inflamatórios, ricos em antioxidantes naturais, e proteínas de alto valor biológico. A suplementação oral, quando necessária, pode incluir:

- Glutamina e arginina: substratos energéticos e imunomoduladores.
- Peptídeos de colágeno e prolina: suporte à síntese de matriz.
- Vitaminas A, C e E, zinco, ferro, selênio e silício: cofatores essenciais.
- Vitamina D: especialmente em pacientes com deficiência, por sua ação imunorregulatória.

O acompanhamento clínico deve considerar sinais locais de cicatrização inadequada, risco de infecção, avaliação da composição corporal e marcadores laboratoriais que possam sinalizar deficiência funcional de nutrientes. A integração entre nutrologia e cuidados dermatológicos permite ampliar o potencial regenerativo da pele, reduzir complicações estéticas e acelerar a recuperação de barreiras frágeis.

SAÚDE DAS UNHAS: PAPEL DA NUTROLOGIA

Fisiologia da queratina e crescimento das unhas

As unhas são estruturas especializadas que protegem os dedos, auxiliam na preensão dos objetos e refletem o estado geral de saúde. Sua composição, rica em queratina, lipídios e minerais como ferro e zinco, depende de nutrição adequada para garantir crescimento e integridade.

São formadas principalmente por queratina dura, rica em cisteína, um aminoácido sulfurado que permite a formação de pontes dissulfeto, conferindo rigidez e proteção à lâmina ungueal[18].

O crescimento das unhas é garantido pela atividade mitótica da matriz ungueal, que depende da disponibilidade de aminoácidos essenciais, vitaminas e minerais. As unhas das mãos crescem em média 3 mm por mês, enquanto as dos pés crescem cerca de 1 mm por mês[19]. Fatores como idade, estado nutricional, condições hormonais e inflamatórias influenciam diretamente essa taxa de crescimento.

Além de sua função biomecânica, a aparência e a integridade das unhas são frequentemente utilizadas como indicadores clínicos do estado de saúde geral de um indivíduo[19].

Deficiências nutricionais, como falta de proteínas, ferro, biotina ou zinco, podem levar à fragilidade, manchas e distrofias ungueais. No entanto, essas alterações são muitas vezes inespecíficas e podem ocorrer também em doenças dermatológicas como psoríase ou onicomicose, exigindo avaliação clínica detalhada.

O uso indiscriminado de suplementos, embora popular, pode ser ineficaz ou até prejudicial, devendo sempre ser orientado por evidências e exames laboratoriais.

Causas comuns de alterações nas unhas

Carências nutricionais

Deficiências nutricionais estão entre as principais causas de alterações ungueais. As mais frequentemente associadas são:

- Ferro: coiloníquia, onicorrexe, onicólise[17].
- Zinco: leuconíquia, fragilidade, linhas de Beau[17].
- Biotina (B7): onicosquizia, descamação distal[19].
- Proteínas: unhas finas, lentas e quebradiças[20].
- Selênio, cobre, magnésio e vitaminas A, B12, C: hiperpigmentação, descamação, fragilidade ou deformidades estruturais[21].

Disfunções hormonais e inflamatórias

- Hipotireoidismo: unhas finas e com crescimento lento.
- Menopausa: alteração na produção de queratina e hidratação da lâmina.
- Inflamação crônica sistêmica: prejudica a absorção de nutrientes e compromete a matriz ungueal[12].

Suporte nutrológico

Aminoácidos essenciais

A cisteína e a metionina participam da formação da queratina, enquanto a lisina colabora na produção de colágeno tipo I. A carência desses aminoácidos pode comprometer a estrutura e a função das unhas[18,21].

Vitaminas e minerais

- Biotina (B7): melhora a espessura e resistência em casos de unhas frágeis, com efeitos observados após 2 a 3 meses de uso (2,5 a 10 mg/dia)[19].
- Ferro, zinco, selênio: fundamentais na atividade enzimática e proliferação da matriz ungueal[17,21].
- Silício orgânico: favorece a síntese de colágeno e melhora a integridade da lâmina ungueal[21].

Fitoterápicos e antioxidantes

- Vitaminas A, C, E: atuam como antioxidantes, reduzindo o estresse oxidativo na matriz ungueal.

- Extratos vegetais como cavalinha e *Ginkgo biloba* têm sido propostos como coadjuvantes, embora com evidências limitadas[21].

Suplementação: prazos e associações

A resposta à suplementação nutricional é lenta, pelo ritmo de crescimento das unhas. Os efeitos são geralmente visíveis entre 3 e 6 meses após o início do tratamento[19].

A suplementação deve ser precedida por avaliação clínico-laboratorial e acompanhamento de estratégias complementares, como afastamento dos desencadeantes, uso de hidratantes com ureia, esmaltes terapêuticos e orientação nutricional individualizada.

SAÚDE E CICLO CAPILAR: ASPECTOS NUTROLÓGICOS

Fisiologia do folículo piloso e ciclo capilar

O folículo piloso é uma unidade funcional complexa e metabolicamente ativa, originada da interação entre o epitélio e o mesênquima dérmico, capaz de regeneração cíclica ao longo da vida. Seu ciclo é dividido em três fases: anágena (crescimento), catágena (regressão) e telógena (repouso). Em condições fisiológicas, entre 85 e 90% dos fios encontram-se na fase anágena, assegurando crescimento contínuo e saudável dos cabelos[22].

A matriz folicular, localizada na base do folículo, abriga células com alta taxa de proliferação, exigindo disponibilidade adequada de energia, aminoácidos, vitaminas e minerais. Esses elementos sustentam a intensa atividade mitótica e a síntese de queratina, principal proteína estrutural da haste capilar. Deficiências nutricionais ou alterações metabólicas sistêmicas podem interromper a fase de crescimento, resultando em fios frágeis, afinamento e queda capilar[22].

Diversos fatores endócrinos, inflamatórios, imunológicos e ambientais influenciam o ciclo do folículo piloso. O estresse oxidativo, a inflamação de baixo grau e o desequilíbrio hormonal podem prejudicar a viabilidade do folículo e acelerar a transição precoce para fases regressivas[22].

Condições associadas à queda capilar

O eflúvio telógeno é uma das manifestações capilares mais comuns em resposta a estressores sistêmicos e metabólicos. Diversas condições clínicas podem impactar negativamente o ciclo capilar, induzindo queda difusa, não cicatricial e, frequentemente, reversível com a abordagem adequada. Entre os principais mecanismos envolvidos, destacam-se a deficiência proteica; a carência de micronutrientes essenciais, como ferro, zinco e vitaminas do complexo B; a disfunção do eixo hipotálamo-hipófise-gonadal; além de alterações inflamatórias e oxidativas que afetam o ambiente perifolicular[15,23-25].

Entre as causas mais relevantes na prática clínica, destacam-se:

- Cirurgia bariátrica: principalmente nos primeiros meses após o procedimento, é um fator reconhecido de risco para eflúvio telógeno pela perda de peso rápida, redução de ingestão proteica e deficiências nutricionais como ferro, zinco, e vitaminas do complexo B. O impacto sobre o ciclo capilar costuma surgir entre o segundo e o sexto mês pós-cirúrgico[23,26,27].
- Cirurgia plástica: especialmente lipoaspiração e abdominoplastia, também podem atuar como gatilho, em virtude do estresse cirúrgico, resposta inflamatória, anestesia prolongada e mudanças na ingestão alimentar no período pós-operatório[28].
- Emagrecimento rápido, cirúrgico ou não: leva à redução abrupta na oferta de energia e nutrientes para o folículo piloso, além de estar associado a alterações hormonais e aumento do cortisol, que interferem na fase anágena[23,28].
- Menopausa: com sua característica queda de estrogênio e aumento relativo de andrógenos, altera a dinâmica do ciclo capilar, podendo levar à rarefação difusa, especialmente na região frontal e parietal do couro cabeludo[28].
- Anemia ferropriva: comum em mulheres com menstruação intensa, prejudica a proliferação das células da matriz folicular. O ferro é essencial para o metabolismo energético mitocondrial, oxigenação tecidual e diferenciação celular no bulbo piloso[11,25].
- Covid-19: mesmo em casos leves, pode desencadear eflúvio telógeno em decorrência da intensa liberação de citocinas, estresse inflamatório sistêmico e impactos psicossociais associados à doença[30].
- *Relative energy deficiency in sport* (Reds): síndrome comum entre atletas, especialmente mulheres, está associada a balanço energético negativo persistente, disfunções menstruais e alterações tricológicas. A restrição calórica crônica afeta a função do eixo H-H-G e compromete o crescimento capilar[23,31].
- Alterações do eixo androgênico, incluindo terapias de reposição hormonal (TRH/TRT) em pacientes predispostos, podem precipitar quadros de alopecia androgenética ou acelerar a rarefação capilar já existente. Esse mecanismo está frequentemente associado à hiper-responsividade folicular aos andrógenos e à resposta inflamatória perifolicular[28].
- Doenças metabólicas, como hipotireoidismo, resistência insulínica e síndrome dos ovários policísticos (SOP), também impactam o ciclo piloso. Essas condições favorecem alterações na espessura, velocidade de crescimento e densidade capilar[16,24,28].

A identificação adequada dos fatores desencadeantes e a abordagem nutrológica direcionada, com correção de déficits, suporte antioxidante e manejo hormonal, são fundamentais para a recuperação do ciclo folicular. Além disso, a literatura reforça a necessidade de investigação laboratorial sistemática, com avaliação de parâmetros como ferritina, zinco, vitamina D, proteína total, TSH e hemograma, conforme proposto por França et al.[25].

Adicionalmente, destaca-se o uso de ferramentas clínicas simples e acessíveis na triagem inicial da queda capilar, que auxiliam tanto no diagnóstico quanto no direcionamento da conduta:

- Teste de tração: avalia a fragilidade dos fios e a presença de queda ativa.
- Tricoscopia: exame não invasivo que permite a visualização do padrão de distribuição dos fios e a avaliação da presença de alterações inflamatórias e sinais de alopecias cicatriciais, como líquen plano pilar, lúpus discoide e foliculite decalvante[22].

Suporte nutrológico e estratégias complementares

- Compostos bioativos: antioxidantes como coenzima Q10, resveratrol e ácido alfalipoico têm sido estudados na modulação do estresse oxidativo e inflamação de baixo grau, criando um ambiente mais favorável à saúde capilar[7].
- Estratégia alimentar: o plano alimentar deve assegurar ingestão proteica adequada, energia suficiente para evitar catabolismo e aporte regular de micronutrientes, com suporte laboratorial orientando a reposição específica[9].

Terapias injetáveis no couro cabeludo

As terapias injetáveis no couro cabeludo consistem na aplicação intradérmica de nutrientes bioativos, como aminoácidos, vitaminas, antioxidantes e, eventualmente, fatores de crescimento, com o objetivo de modular o ambiente folicular local. Embora utilizadas em caráter *off-label*, essas estratégias vêm sendo aplicadas em contextos clínicos especializados como suporte ao manejo da queda capilar.

Essa abordagem pode ser considerada adjuvante em condições como:

- Eflúvio telógeno crônico.
- Alopecia androgenética feminina.
- Queda capilar pós-operatória.
- Emagrecimento rápido.
- Quadros associados à deficiência nutricional e inflamação sistêmica.

Apesar de ainda estar em fase de consolidação das evidências clínicas, a combinação entre intervenção oral e terapias injetáveis locais demonstra potencial promissor na prática especializada. Essa estratégia, alinhada às bases fisiológicas do folículo piloso e ao caráter multifatorial da queda capilar, deve ser conduzida com acompanhamento individualizado, respeitando as boas práticas clínicas e a indicação ética do uso *off-label*[7].

Nos casos de uso *off-label*, recomenda-se a formalização de um termo de consentimento livre e esclarecido (TCLE), contendo a descrição dos ativos aplicados, as indicações clínicas, as contraindicações conhecidas, histórico de alergias, os objetivos terapêuticos e a limitação das evidências científicas atuais. O esclarecimento adequado ao paciente sobre os potenciais benefícios, riscos e a necessidade de múltiplas sessões contribui para uma prática ética, segura e alinhada às diretrizes médico-legais.

Transplante capilar: abordagem nutrológica integrada

O transplante capilar, cada vez mais presente na prática dermatológica e estética, exige uma abordagem multidisciplinar que contemple avaliação e intervenção nutricional criteriosa. A saúde do folículo piloso e a integração eficaz do enxerto estão diretamente associadas ao estado metabólico e nutricional do paciente[20,33]. O êxito do procedimento depende não apenas da técnica cirúrgica, mas também da sustentação da fase anágena, da angiogênese eficiente e do controle da inflamação e do estresse oxidativo no leito receptor[7].

Nutrientes como ferro, vitamina D, zinco, biotina e aminoácidos sulfurados são fundamentais para a manutenção da matriz folicular, a proliferação celular e os processos de queratinização, mecanismos frequentemente comprometidos em pacientes com alopecia[7,20].

Déficits de vitamina D e ferritina estão entre os mais prevalentes em pacientes com queixa de queda capilar, sendo associados à pior resposta ao transplante e ao risco aumentado de eflúvio telógeno no pós-operatório[34]. A avaliação pré-operatória deve incluir 25(OH)D, ferritina, zinco sérico, vitamina B12, proteína total e albumina, além de marcadores inflamatórios, como a proteína C reativa (PCR)[35].

A suplementação oral com compostos bioativos tem sido considerada adjuvante na recuperação pós-transplante. Fórmulas contendo vitaminas C, E, complexo B, peptídeos de colágeno hidrolisado e antioxidantes, como coenzima Q10, resveratrol, cúrcuma e SOD ativada por fonte vegetal, mostraram-se promissoras na melhora da densidade e espessura dos fios, além de contribuírem para a modulação inflamatória e o enfrentamento do estresse oxidativo[13,36,37].

A inflamação perifolicular e o estresse oxidativo estão entre os principais fatores de falência dos enxertos e miniaturização progressiva dos fios. O suporte antioxidante e anti-inflamatório com ativos específicos, em protocolos individualizados, pode favorecer um microambiente propício à regeneração folicular[36,37].

No pós-operatório, a atuação nutrológica contribui para a cicatrização, manutenção da integridade da pele, controle da disbiose intestinal e suporte mitocondrial, fatores que interferem diretamente no microambiente do couro cabeludo e na bioenergética folicular. A intervenção nutricional direcionada pode favorecer a fase de crescimento capilar, minimizar o risco de eflúvio e otimizar a integração dos enxertos[37].

NUTROLOGIA E COMPOSIÇÃO CORPORAL AVANÇADA

Tipos de flacidez: dérmica, muscular e mista

A flacidez pode ser classificada de forma funcional em três categorias:

- Dérmica: associada à desorganização das fibras colágenas e elásticas, com perda da sustentação tecidual e elasticidade cutânea. Manifesta-se clinicamente como pele fina, frouxa e com menor resistência à tração.
- Muscular: ligada à hipotonia, à sarcopenia e à perda de massa magra, comum em processo de emagrecimento rápido ou ausência de estímulo anabólico adequado. Está diretamente ligada à composição corporal.
- Mista: quando há comprometimento simultâneo das estruturas dérmicas e musculares.

Fatores etiológicos e agravantes

Diversos fatores contribuem para o desenvolvimento e progressão da flacidez, incluindo:

- Envelhecimento.
- Exposição solar crônica (fotoenvelhecimento).
- Sedentarismo e inatividade muscular: favorecem a perda de massa magra e de tônus muscular.
- Dietas restritivas e perda de peso acelerada.
- Alterações mitocondriais.
- Inflamação crônica de baixo grau, deficiência de nutrientes e resistência à insulina.

Avaliação clínica e composição corporal

Uma abordagem eficaz para o tratamento da flacidez começa com uma avaliação clínica minuciosa, que deve incluir:

- Anamnese dirigida: investigação de fatores agravantes (emagrecimento, idade, hábitos de vida, uso de medicações, cirurgias).
- Exame físico: avaliação visual e tátil da tonicidade da pele, presença de pregas cutâneas, flacidez muscular ou mista.
- Análise de composição corporal: bioimpedância elétrica, dobras cutâneas, absorciometria de dupla energia (Dexa) ou ultrassonografia de partes moles para quantificar massa magra e gordura, além de avaliar qualidade muscular.

- Fotodocumentação e escalas clínicas: ferramentas de acompanhamento evolutivo e objetivação dos resultados.

O conhecimento dos diferentes tipos de flacidez e suas particularidades fisiopatológicas permite ao profissional de nutrologia estabelecer estratégias terapêuticas específicas, com enfoque na preservação da massa magra, modulação da síntese de colágeno e suporte nutricional metabólico.

Tratamento da flacidez: tecnologias bioestimuladoras e estratégias para suporte tecidual

A abordagem integrada combina recursos físicos, bioestimuladores e estratégias nutrológicas para restaurar firmeza, preservar contorno corporal e otimizar cicatrização.

Tecnologias e substâncias bioestimuladoras

Bioestimuladores injetáveis são substâncias biocompatíveis e biodegradáveis que estimulam a produção endógena de colágeno e elastina, promovendo a reestruturação dérmica e a melhora da firmeza, elasticidade e qualidade da pele. São indicados no tratamento da flacidez corporal, na remodelação tecidual e, em alguns casos, na volumização de áreas específicas. Com efeitos progressivos e duradouros, representam ferramentas estratégicas na abordagem integrada da saúde tegumentar e na prática da nutrologia funcional.

Principais bioestimuladores

- Ácido poli-L-láctico (PLLA): promove neocolagênese por meio de uma resposta inflamatória subclínica controlada. A ativação de macrófagos leva à liberação de citocinas como PDGF-β e TGF-β, que estimulam a diferenciação de fibroblastos e a produção de colágeno tipos I e III. A formação de cápsulas de colágeno ao redor das partículas se inicia em cerca de três semanas, com espessamento dérmico visível a partir de 30 dias e efeitos que podem perdurar por até 24 meses[38].
- Hidroxiapatita de cálcio (CaHA): atua como arcabouço para a deposição de colágeno tipo I e elastina, promovendo espessamento dérmico e melhora da firmeza e elasticidade da pele. Pode ser utilizada com finalidade exclusivamente bioestimuladora (em diluições maiores) ou também com efeito volumizador (em diluições menores). Os efeitos se iniciam entre a 4ª e a 5ª semana e podem durar de 18 a 24 meses[39].

Ambos os bioestimuladores são aplicados no plano subcutâneo com cânula, geralmente por técnica de retroinjeção em leque.

Cuidados pós-procedimento

- PLLA: recomenda-se a massagem 5-5-5 (5 minutos, 5 vezes ao dia, por 5 dias), com objetivo de dispersar o produto uniformemente e evitar a formação de nódulos. O uso de solução de clorexidina a 2% pode auxiliar no deslizamento e na antissepsia[38].
- CaHA: requer massagem vigorosa imediata em consultório. A automassagem pode ser indicada duas vezes ao dia, por até 5 dias, conforme avaliação clínica[39].

Em ambos os casos, deve-se evitar exposição solar direta, calor e atividade física intensa nas primeiras 48 horas.

Efeitos adversos e segurança

Efeitos esperados (leves e transitórios):

- Edema, eritema, equimoses, dor local.
- Nódulos subcutâneos palpáveis e assintomáticos.

Efeitos indesejáveis (raros):

- Nódulos persistentes ou visíveis.
- Reações granulomatosas.
- Fibroses endurecidas.
- Necrose por injeção intravascular (rara)[38,39].

Contraindicações gerais

- Infecção ativa no local da aplicação.
- Doenças autoimunes em atividade.
- Colagenoses (como lúpus, dermatomiosite e esclerodermia).
- Uso de imunossupressores.
- Doenças oncológicas ativas.
- Hipersensibilidade a algum componente da fórmula.
- Gravidez e lactação.
- Presença de preenchedores definitivos.
- Tendência à formação de queloides[38,39].

Tecnologias associadas

A associação com tecnologias potencializa os efeitos clínicos dos bioestimuladores. Entre os recursos mais utilizados, estão:

- Radiofrequência (RF).
- Ultrassom microfocado (MFU).
- *Laser* fracionado.
- Radiofrequência microagulhada.

Essas modalidades atuam por estímulo térmico ou mecânico, induzindo remodelação dérmica e melhora da matriz extracelular. Podem ser aplicadas no pré ou pós-procedimento, conforme o plano terapêutico.

Estratégias nutrológicas e anabólicas para sustentação tecidual

É necessário realizar intervenções que potencializam a síntese de colágeno, preservam massa magra e favorecem regeneração cutânea e muscular, conforme exposto a seguir:

- Proteína (1,6 a 2 g/kg/dia): base para síntese tecidual e anabolismo.
- Creatina (3 a 5 g/dia): melhora força, desempenho funcional e recuperação muscular.
- HMB (3 g/dia): reduz o catabolismo, estimula mTOR e síntese proteica mesmo em repouso.
- Colágeno hidrolisado + vitamina C: suporte dérmico e estímulo à fibroplasia.
- Micronutrientes cofatores: vitamina D, zinco, cobre, silício, magnésio.
- Ácidos graxos ômega-3: ação anti-inflamatória, imunomodulação e cicatrização.
- Compostos mitocondriais e antioxidantes: CoQ10, vitaminas C e E, polifenóis (resveratrol, curcumina) e vitaminas do complexo B otimizam produção de ATP e função regenerativa.
- Treinamento resistido: base do estímulo anabólico muscular.

Redução de gordura localizada: compostos injetáveis e nutrologia

A aplicação de substâncias injetáveis para a redução de gordura localizada incluindo intradermoterapia e lipólise enzimática envolve a introdução de compostos diretamente no tecido subcutâneo com o objetivo de promover destruição adipocitária, mobilização lipídica ou estímulo circulatório e metabólico local. A prática é considerada um ato médico, pois constitui procedimento invasivo por via injetável, com riscos locais e sistêmicos, exigindo avaliação clínica, conhecimento técnico e capacidade de manejo de efeitos adversos. O Conselho Federal de Medicina (CFM) determina que apenas médicos estão autorizados a realizar tais procedimentos, independentemente da substância utilizada.

Além disso, a maioria das formulações utilizadas tem uso *off-label*, ou seja, fora das indicações aprovadas pelas agências regulatórias. Embora o uso *off-label* seja permitido, ele requer registro formal em prontuário, consentimento informado específico e fundamentação técnico-científica.

A procura por soluções para gordura localizada tem aumentado progressivamente nos consultórios, impulsionada por fatores estéticos, metabólicos e funcionais. No entanto, é fundamental realizar o diagnóstico diferencial com quadros como obesidade, lipedema e celulite, que possuem fisiopatologias, implicações clínicas e estratégias terapêuticas distintas. A adequada caracterização clínica permite evitar tratamentos ineficazes ou indevidos, além de garantir maior segurança e personalização da conduta.

Integração com dieta, exercício e avaliação clínica

A eficácia da lipólise injetável depende da integração com dieta hipocalórica anti-inflamatória, protocolo de exercício físico com ênfase em treino resistido e avaliação da composição corporal. Estratégias combinadas com bioestimuladores e suporte antioxidante otimizam os resultados, reduzindo efeitos adversos e melhorando a remodelação tecidual.

Compostos utilizados na abordagem injetável

Os compostos utilizados na abordagem injetável de gordura localizada atuam por dois mecanismos principais: estímulo à lipólise fisiológica sem destruição celular (compostos não ablativos) ou lise direta dos adipócitos com indução inflamatória controlada (compostos ablativos)[40].

Principais compostos não ablativos:

- Cafeína: estimula a lipólise via AMPc.
- Aminofilina: inibe a fosfodiesterase, aumentando AMPc.
- Ioimbina: antagonista alfa-2-adrenérgico, eficaz em áreas resistentes.
- Silício orgânico: auxilia na regeneração tecidual e firmeza.
- L-carnitina: facilita transporte de ácidos graxos para mitocôndrias.

Vantagens:

- Baixo risco inflamatório.
- Podem ser utilizados em diversas áreas corporais.
- Efeitos cumulativos com número adequado de sessões.

Compostos ablativos (adipocitolíticos)

Compostos ablativos promovem a ruptura direta da membrana dos adipócitos, resultando em necrose celular, inflamação local controlada e posterior remodelação tecidual. São indicados para casos de gordura persistente ou para pacientes com baixa resposta a métodos não ablativos[40].

Compostos principais:

- Desoxicolato de sódio (DC): detergente que causa lise celular direta.
- Fosfatidilcolina (FC): emulsifica os lipídios liberados e modula a inflamação.

A associação recomendada é a combinação de DC + FC, que apresenta menor risco de efeitos colaterais quando comparada ao uso isolado de DC em altas concentrações, por promover tamponamento da necrose adipocitária[40,41].

Considerações clínicas:

- Promove resultados mais rápidos e intensos.
- Pode causar edema, dor e inflamação como parte esperada do processo.
- Exige maior domínio técnico para evitar complicações locais.

Técnica de aplicação

A técnica de aplicação deve ser precisa, com atenção à profundidade, espaçamento, volume injetado e ângulo de entrada da agulha. Inicia-se com a antissepsia adequada da pele, seguida da injeção diretamente no tecido subcutâneo, camada rica em adipócitos[41].

São utilizadas agulhas finas, de calibre 27G a 30G, com comprimento entre 4 e 13 mm, conforme a área tratada. A profundidade da aplicação deve ser suficiente para atingir o subcutâneo, respeitando a espessura do panículo adiposo de cada região.

Em cada ponto, recomenda-se aplicar 0,2 a 0,5 mL da solução, com espaçamento de 1 a 2 cm entre os pontos. A angulação da agulha pode variar de acordo com a preensão da pele:

- 90° em áreas com dobra ≥ 2,5 cm.
- 45° em áreas com menor espessura do tecido adiposo.

Quando indicado, pode-se realizar massagem leve no local, com o objetivo de favorecer a dispersão do composto e prevenir a formação de nódulos.

O protocolo terapêutico costuma prever de 4 a 10 sessões, com intervalos de 7 a 14 dias. É essencial evitar estruturas profundas, como vasos sanguíneos e musculatura, para minimizar riscos e garantir a segurança da aplicação.

Efeitos adversos

Apesar de considerada segura, a aplicação injetável pode causar:

- Dor, eritema e edema transitório.
- Nódulos e equimoses.
- Hiperpigmentação pós-inflamatória.
- Reações alérgicas.

Complicações graves, embora raras, incluem:

- Infecção local.
- Necrose tecidual extensa.
- Cicatrizes e alterações cutâneas permanentes.
- Reações alérgicas.

A técnica adequada e a experiência do profissional são essenciais para minimizar riscos[40,41].

CELULITE (LIPODISTROFIA GINOIDE)

Definição, classificação e graus de celulite

A celulite, ou lipodistrofia ginoide, é uma alteração morfofuncional do tecido subcutâneo que se manifesta como ondulações e depressões na pele, com aspecto de "casca de laranja". Predomina em regiões como coxas, glúteos e quadris, afetando até 95% das mulheres após a puberdade. Sua etiologia é multifatorial, com influência hormonal, microcirculatória, inflamatória e estrutural[42].

A classificação clínica da celulite é dividida em quatro graus, de acordo com a visibilidade das alterações e a presença de dor ou nódulos[43]:

- Grau 1 – leve (ou branda): ondulações visíveis apenas com compressão manual. Sem queixas de dor ou desconforto. A textura da pele pode parecer normal à primeira vista.
- Grau 2 – moderada: depressões discretas visíveis mesmo sem compressão, que se acentuam com contração muscular voluntária ou manipulação da pele. Pode haver edema discreto e sensação de pele fria ao toque.
- Grau 3 – grave: ondulações visíveis mesmo em repouso (sentado ou deitado). Nódulos subcutâneos são palpáveis e dolorosos à compressão.
- Grau 4 – muito grave: comprometimento visível em qualquer posição. Presença de nódulos maiores, fibrose predominante e sensibilidade aumentada à dor.

Essa gradação auxilia na avaliação clínica e na definição das estratégias terapêuticas.

Fisiopatologia: inflamação, estrogênio, microcirculação e matriz extracelular

A fisiopatologia da celulite envolve múltiplos fatores: hipertrofia de adipócitos, compressão vascular e linfática, aumento da retenção hídrica, disfunção na matriz extracelular e inflamação crônica de baixo grau[39]. A tração descendente dos septos fibrosos, combinada à pressão ascendente da gordura subcutânea, cria o relevo irregular da pele.

O estrogênio desempenha papel central ao influenciar a lipogênese, a retenção hídrica e a tonicidade vascular, além de alterar a função de fibroblastos e capilares. O tecido adiposo, por sua vez, atua como órgão endócrino, liberando adipocinas como leptina, resistina e TNF-α, que promovem fibrose, inflamação e remodelação tecidual disfuncional[39].

Fatores de risco

Diversos fatores contribuem para o desenvolvimento da celulite, atuando de forma combinada sobre a microcirculação, o metabolismo e a estrutura do tecido conjuntivo[43]:

- Gravidez: aumento da prolactina e insulina, além da compressão do útero, o que dificulta o retorno venoso e linfático nas pernas.
- Distúrbios emocionais: liberação aumentada de catecolaminas (adrenalina e noradrenalina), o que estimula a lipogênese.
- Dieta ocidental: rica em gorduras saturadas, açúcares simples e sódio, promovendo inflamação crônica, retenção hídrica e acúmulo de gordura.
- Compressão ou má postura: uso frequente de roupas apertadas e manutenção de posturas estáticas afetam negativamente a drenagem linfática e a circulação.
- Medicamentos: uso de estrogênios, corticoides e anti-histamínicos favorece retenção de líquidos, inflamação e adipogênese.
- Genética: polimorfismos como o ECA (rs1799752), especialmente o alelo D, estão associados a maior atividade da enzima e risco aumentado de celulite.
- Gênero e etnia: a celulite é mais prevalente em mulheres, especialmente brancas; ocorre com menor frequência entre mulheres asiáticas.
- Sedentarismo: contribui para aumento da gordura corporal, perda de massa magra, redução do bombeamento muscular e má circulação periférica.
- Tabagismo: reduz a oxigenação e a microcirculação, além de aumentar os radicais livres.
- Álcool: estimula a lipogênese e agrava o acúmulo de gordura subcutânea.

Diagnóstico diferencial com lipedema, obesidade e flacidez

O diagnóstico diferencial da celulite deve considerar três condições principais: lipedema, obesidade e flacidez.

O lipedema é uma doença crônica e simétrica, caracterizada por acúmulo de gordura nos membros inferiores, poupando mãos e pés. É marcada por dor, edema, hematomas e resistência à perda de gordura com dieta ou exercício.

A obesidade, embora compartilhe a hipertrofia adipocitária, apresenta distribuição difusa da gordura e repercussões metabólicas sistêmicas. Embora agrave a celulite, não exibe o padrão fibrótico típico da lipodistrofia ginoide.

A flacidez dérmica e muscular decorre da perda de colágeno, elastina ou tônus, sem nódulos ou retrações septais.

Estratégias nutrológicas: dieta anti-inflamatória, suplementação e exercício físico

Além de atuar sobre a inflamação crônica de baixo grau e na modulação da matriz extracelular, a abordagem nutrológica da celulite deve contemplar os aspectos metabólicos e estruturais relacionados à retenção hídrica, disfunção linfática e acúmulo regional de gordura subcutânea. Dietas ricas em carboidratos simples, sódio e alimentos ultraprocessados contribuem para o agravamento do quadro, favorecendo o edema e a alteração da elasticidade tecidual. Por outro lado, estratégias nutricionais baseadas em alimentos *in natura*, com predomínio de carboidratos complexos, fibras solúveis, antioxidantes e compostos bioativos, auxiliam na melhora da microcirculação, na modulação inflamatória e no suporte à lipólise funcional[44].

A inclusão regular de frutas como abacaxi e mamão, fontes naturais de enzimas proteolíticas, pode colaborar para o controle do edema e a integridade do tecido conjuntivo. Extratos como *Centella asiatica*, castanha-da-índia, *Ginkgo biloba* e uvas vermelhas apresentam efeitos positivos sobre a circulação periférica e a drenagem linfática, sendo utilizados como coadjuvantes em formulações tópicas e orais. Além disso, a restrição de bebidas gaseificadas é recomendada, uma vez que sua ingestão excessiva pode acidificar o meio extracelular, reduzir a elasticidade da pele e aumentar a permeabilidade capilar[44].

Assim, o plano alimentar deve ser individualizado, considerando-se o perfil metabólico da paciente, a composição corporal, os hábitos de vida e os fatores agravantes identificados. A sinergia entre nutrição adequada, exercício físico regular e controle de hábitos deletérios representa um dos pilares mais consistentes no manejo integrativo da lipodistrofia ginoide.

A prática regular de exercício físico combinado (aeróbico + resistência) potencializa os efeitos nutricionais, reduzindo gordura corporal e edema, melhorando a oxigenação e estimulando a drenagem linfática.

Terapias adjuvantes com evidência científica

Terapias complementares, como compostos tópicos e procedimentos minimamente invasivos, podem ser incorporadas de forma criteriosa aos protocolos nutrológicos no manejo da celulite. Os produtos tópicos, quando bem formulados, apresentam potencial de atuação sobre diferentes mecanismos envolvidos na fisiopatologia da lipodistrofia ginoide.

Substâncias como *Ginkgo biloba*, *Centella asiatica*, *Ruscus aculeatus*, silício, *Cynara scolymus*, *Vitis vinifera*, *Carica papaya* (mamão), *Ananas sativus* (abacaxi) e *Hedera helix* (hera) atuam no aumento da microcirculação local. Outros ativos, como *Melilotus officinalis*, metilxantinas e agonistas/adrenérgicos, contribuem para a redução da lipogênese e estímulo da lipólise. O retinol (vitamina A) age na reparação da estrutura dérmica e subcutânea, enquanto antioxidantes como tocoferol (vitamina E), ácido ascórbico (vitamina C), *Ginkgo biloba* e *Vitis vinifera* auxiliam na neutralização de radicais livres e preservação da integridade do tecido conectivo[45].

Embora os cosmecêuticos tópicos possam promover melhora na textura e firmeza da pele, seu uso isolado apresenta eficácia limitada. Assim, recomenda-se sua aplicação como recurso complementar, sempre integrado a estratégias sistêmicas, por exemplo, nutrição adequada, suplementação direcionada e atividade física regular.

A subcisão é uma técnica minimamente invasiva que rompe mecanicamente os septos fibrosos subcutâneos, indicada para o tratamento da celulite grau II e III com depressões visíveis e permanentes. O procedimento, realizado com cânula promove a liberação dos septos tracionados, resultando em melhora significativa do relevo cutâneo[46].

Entre os bioestimuladores injetáveis, o ácido poli-L-lático (PLLA) destaca-se por estimular a produção progressiva de colágeno. É especialmente útil nos casos em que a celulite está associada à flacidez, promovendo remodelação tecidual e melhora sustentada da textura e firmeza da pele. Estudos clínicos e consensos reforçam sua aplicação eficaz nas regiões glútea e de culote, desde que respeitada a integridade da elasticidade cutânea e a técnica apropriada[47].

A associação de subcisão com PLLA em uma mesma sessão tem se mostrado uma estratégia eficaz e segura. Em estudo clínico envolvendo 24 mulheres entre 20 e 60 anos, essa combinação resultou em melhora significativa da celulite e da flacidez, com 92% das pacientes relatando alta satisfação com os resultados. A sinergia entre ruptura mecânica dos septos e estímulo bioquímico à neocolagênese representa um avanço relevante no tratamento combinado da lipodistrofia ginoide com flacidez tecidual[48].

CONSIDERAÇÕES FINAIS

As manifestações cutâneas, capilares e ungueais representam sinais sensíveis de desequilíbrios sistêmicos que envolvem o metabolismo, o estado nutricional e a inflamação de baixo grau. Ao longo deste capítulo, ficou claro que a abordagem nutrológica contribui de forma objetiva para o entendimento e o manejo dessas alterações, por meio de estratégias que atuam na base bioquímica do tecido. Nesse contexto, a integração entre nutrologia, dermatologia e medicina estética se mostra não apenas possível, mas necessária, ao oferecer uma condução mais completa, preventiva e personalizada. Unir esses olhares é ampliar o alcance clínico e promover saúde e funcionalidade com mais precisão.

REFERÊNCIAS BIBLIOGRÁFICAS

1. Franceschi C, Campisi J. Chronic inflammation (inflammaging) and its potential contribution to age-associated diseases. J Gerontol A Biol Sci Med Sci. 2014;69(Suppl 1):S4-S9.
2. Zouboulis CC, Makrantonaki E. Clinical aspects and molecular diagnostics of skin aging. Clin Dermatol. 2011;29(1):3-14.
3. Grether-Beck S, Marini A, Jaenicke T, Krutmann J. French maritime pine bark extract (Pycnogenol®) reduces signs of photoaging in women. Skin Pharmacol Physiol. 2014;27(6):308-15.
4. Zussman J, Amini S, Kassir M. Nutrition and the aging skin: a review. Clin Dermatol. 2010;28(4):412-9.
5. Addor FAS, Esposito ACC, Lima EA, Portilho L, Yamaguchi EM, Ypiranga S. Consenso multidisciplinar sobre os benefícios da vitamina C tópica. Surg Cosmet Dermatol. 2025;17:e20250366.
6. Addor FAS. Antioxidantes e pele: o que é real? An Bras Dermatol. 2017;92(3):356-62.
7. Almohanna HM, Ahmed AA, Tsatalis JP, Tosti A. The role of vitamins and minerals in hair loss: a review. Dermatol Ther. 2019;9(1):51-70.
8. ABRAN. Posicionamento atual sobre vitamina D na prática clínica. Rev Bras Nutr Clín. 2023;38(1):46-63.
9. Vanek VW, Borum P, Buchman A, Fessler TA, Howard L, Jeejeebhoy K, et al. Micronutrients: Recommendations for Clinical Practice. JPEN J Parenter Enteral Nutr. 2022;46(1):7-43.
10. Ganceviciene R, Liakou AI, Theodoridis A, Makrantonaki E, Zouboulis CC. Skin anti-aging strategies. Dermatoendocrinol. 2012;4(3):308-19.
11. Vogt ACS, Arsiwala T, Mohsen M, Vogel M, Manolova V, Bachmann MF. On iron metabolism and its regulation. Int J Mol Sci. 2021;22(9):4591.
12. Addor FAS. Nutracêuticos no cuidado da pele e dos cabelos. In: Consenso Brasileiro de Nutracêuticos e Nutricosméticos. São Paulo: Araujo e Caseiro; 2020. p. 61-76.
13. Ablon G. A 3-month, randomized, double-blind, placebo-controlled study evaluating the ability of a marine protein supplement to promote hair growth in women with self-perceived thinning hair. Dermatol Res Pract. 2015;2015:841570.
14. Pullar JM, Carr AC, Vissers MCM. The roles of vitamin C in skin health. Nutrients. 2017;9(8):866.
15. Marques I, organizer. Modulação Intestinal: Do Sequenciamento Genético à Prática Clínica. Rio de Janeiro: Rubio; 2023.
16. Serri R, Iorizzo M. Skin and nail manifestations in endocrine diseases. Clin Dermatol. 2006;24(4):280-7.
17. Floersheim GL. Treatment of brittle fingernails with biotin: scanning electron microscopy. J Am Acad Dermatol. 1989;21(5 Pt 1):1015-7.
18. Shell JS, Shell JA. Anatomy and physiology of the fingernail. Dermatol Clin. 2006;24(3):291-6.
19. Scheinfeld N. Is chronic paronychia an allergic contact dermatitis? J Drugs Dermatol. 2006;5(6):528-9.
20. Almohanna HM, Ahmed AA, Tsatalis JP, Tosti A. The role of vitamins and minerals in hair loss: A review. Dermatol Ther. 2019;9(1):51-70.

21. Bhat YJ, Rather PA, Hassan I, Sameem F. Nail changes in thyroid disease: onychodystrophy and nail matrix disorders. Indian J Dermatol Venereol Leprol. 2012;78(6):674.
22. Trüeb RM. Telogen effluvium: new insights. Dermatol Ther. 2011;24(4):311-6.
23. Guo EL, Ketta R. Diet and hair loss: effects of nutrient deficiency and supplement use. Dermatol Pract Concept. 2017;7(1):1-10.
24. Cheung EJ, Sink JR, English JC. Vitamin and mineral deficiencies in telogen effluvium. Drugs Dermatol. 2016;15(10):1235-7.
25. França K, Villa RT, de Carvalho CA, Silva F, de Oliveira D, de Oliveira E. Exames bioquímicos no diagnóstico do eflúvio telógeno: revisão e proposta de abordagem prática. An Bras Dermatol. 2022;97(3):295-302
26. Lima MA et al. Eflúvio telógeno pós-bariátrica: uma revisão integrativa. RBONE. 2023;17(105):396-402.
27. Goldberg LJ, Lenzy Y. Nutrition and hair. Clin Dermatol. 2010;28(4):412-9.
28. Welle MM, Peters EMJ. Basic principles of hair follicle structure. In: Kang S, Amagai M, Bruckner AL, Enk AH, Margolis DJ, McMichael AJ, et al., editors. Fitzpatrick's Dermatology. 9.d. New York: McGraw Hill; 2023.
29. Finner AM. Nutrition and hair: deficiencies and supplements. Dermatol Clin. 2013;31(1):167-72.
30. Starace M, et al. Skin manifestations in COVID-19: preliminary report. Int J Dermatol. 2020;59(7):881-7.
31. Mountjoy M, Sundgot-Borgen JK, Burke LM, Ackerman KE, Blauwet C, Constantini N, et al. IOC consensus statement on RED-S: Relative Energy Deficiency in Sport. Br J Sports Med. 2018;52(11):687-97.
32. Baran R, Dawber RP. Diseases of the Nails and their Management. 3.d. Oxford: Blackwell Science; 2001.
33. Winker C, Alessandrini A. Nutritional factors in hair loss. Skin Appendage Disord. 2020;6(2):65-70.
34. Manzini BM, França K. Suplementos orais no tratamento da alopecia. Rev Bras Med Estet. 2021;8(4):270-5.
35. Nogueira RC, Guerra P, Tavares C, et al. Suplementação nutricional no tratamento da alopecia: revisão narrativa. Rev Bras Med Estet. 2021;8(3):190-8.
36. Malkud S. Telogen effluvium: a review. J Clin Diagn Res. 2015;9(9):WE01-WE03.
37. Gentile P, Garcovich S. Systematic Review The Potential Role of Autologous Platelet Concentrates in Hair Regrowth: A Systematic Review and Meta-analysis of 44 Studies. Aesthetic Plastic Surgery. 2020;44(4):1043-59.
38. Kubo MC, Santos VMR, Roncato RM, Barros BR, Nogueira MF, Wulkan M. Utilização de ácido poli-L-láctico para estímulo de colágeno em regiões corporais. J Clin Exp Dermatol Res. 2023;14(Suppl 1):S1-S5.
39. Zamarian AC, Costa A, Wulkan M, et al. Bioestimulação dérmica com hidroxiapatita de cálcio: aplicações corporais e resultados clínicos. J Clin Aesthetic Dermatol. 2023;16(2):34-41.
40. Pereira LCM, Cavalcante Y, Oliveira RW. The role of inflammation in adipocytolytic nonsurgical esthetic procedures for body contouring. Clin Cosmet Investig Dermatol. 2017;10:57-66.
41. Teodoro M, Barros JH. Tratado de Medicina Estética Corporal. São Paulo: DiLivros; 2023.
42. Hexsel D, Dal'Forno T, Hexsel C. Fisiopatologia da lipodistrofia ginóide. Surg Cosmet Dermatol. 2015;7(3):267-73.
43. Rossi ABR, Vergnanini AL. Cellulite: a review. J Eur Acad Dermatol Venereol. 2002;16(6):575-82.
44. David RB, Paula RF, Schneider AP. Lipodistrofia ginoide: conceito, etiopatogenia e manejo nutricional. Rev Bras Nutr Clin. 2011;26(3):202-6.
45. Draelos ZD. Cosmeceuticals for cellulite. J Cosmet Dermatol. 2008;7(4):236-40.

46. Hexsel DM, Mazzuco R. Subcision: a treatment for cellulite. J Cosmet Dermatol. 2020;19(11):2625-31.
47. Kubo MC, Santos VMR, Roncato RM, Barros BR, Nogueira MF, Wulkan M. Utilização de ácido poli-L-lático para estímulo de colágeno em regiões corporais. J Clin Exp Dermatol Res. 2023;14(Suppl 1):S1-S5.
48. Hexsel D, Mazzuco R. Subcision™ plus poly-l-lactic acid for the treatment of cellulite associated to flaccidity in the buttocks and thighs. J Cosmet Dermatol. 2020;19(5):1177-83.
49. Schagen SK. Topical peptide treatments with effective anti-aging results. Cosmetics. 2017;4(2):16.
50. Schlesinger TE, Powell CR, Schlossman D. Hair loss in women: medical and cosmetic approaches to increase scalp hair fullness. Clin Cosmet Investig Dermatol. 2020;13:395-411.
51. Bowe WP, Joshi SS, Shalita AR. Diet and acne. J Am Acad Dermatol. 2010;63(1):124-41.
52. Sarwer DB, Wadden TA, Pertschuk MJ, Whitaker LA. The psychology of cosmetic surgery: a review and reconceptualization. Clin Psychol Rev. 1998;18(1):1-22.
53. Haneke E. Nail surgery and diseases: a summary. Dermatol Ther. 2012;25(6):498-509.
54. Ahmad F, Alam MJ, Ansari WA, Jochebed A, Leo R, Al-Abdulla MN, et al. Emerging role of the IL-36/IL-36R axis in multiple inflammatory skin diseases. J Invest Dermatol. 2024;144:206-224.
55. Ablon G. A 3-month, randomized, double-blind, placebo-controlled study evaluating the ability of a marine protein supplement to promote hair growth in women with self-perceived thinning hair. Dermatol Res Pract. 2015;2015:841570.
56. Paus R, Cotsarelis G. The biology of hair follicles. N Engl J Med. 1999;341(7):491-7.
57. Buffoli B, Rinaldi F, Labanca M, Sorbellini E, Trink A, Guanziroli E, et al. The human hair: from anatomy to physiology. Int J Dermatol. 2014;53(3):331-41.
58. Pujol AP, organizer. Nutrição aplicada à estética. 2nd ed. Rio de Janeiro: Rubio; 2022.
59. Stefani R, Gontijo G, Yarak S. Plasma Rico em Plaquetas (PRP) no tratamento da alopecia androgenética: mecanismos de ação e evidências clínicas. In: Pujol AP, organizer. Nutrição aplicada à estética. 2nd ed. Rio de Janeiro: Rubio; 2022. p. 367-76.
60. Conselho Federal de Medicina. Parecer Mesoterapia e procedimentos estéticos injetáveis.

31

Nutrologia aplicada à cirurgia plástica

Aline Rodrigues Zanetta
Danielle Bezerra Rodrigues
Durval Ribas-Filho

INTRODUÇÃO

A cirurgia plástica estética é uma das áreas mais dinâmicas da medicina contemporânea, impulsionada pelos avanços técnicos, pelo refinamento das abordagens individualizadas e pelo interesse crescente em intervenções que integrem saúde, funcionalidade e percepção corporal.

Segundo a International Society of Aesthetic Plastic Surgery (ISAPS), o Brasil liderou o ranking mundial de procedimentos cirúrgicos estéticos em 2023, com 2.185.038 cirurgias realizadas, superando todos os demais países[1]. Entre os procedimentos mais frequentes, estão lipoaspiração, mamoplastia de aumento, gluteoplastia, blefaroplastia e abdominoplastia.

Embora dependam da precisão técnica do cirurgião, esses procedimentos também requerem atuação nutrológica direcionada, com suporte imunonutricional adequado, modulação inflamatória eficaz e estratégias para a preservação da integridade muscular, a fim de otimizar os resultados cicatriciais e funcionais.

O sucesso da cirurgia plástica está diretamente relacionado ao estado nutricional e metabólico do paciente. Deficiências funcionais de micronutrientes, inflamação subclínica, disfunção mitocondrial e perda de massa muscular são fatores que comprometem a cicatrização, aumentam o risco de complicações e prolongam o tempo de recuperação.

Nesse cenário, a nutrologia exerce papel estratégico no cuidado perioperatório: promove suporte imunometabólico, preserva a reserva proteica, modula a inflamação e otimiza os processos de cicatrização e remodelação tecidual.

Este capítulo apresenta as principais estratégias nutrológicas aplicáveis à cirurgia plástica estética, com base em diretrizes internacionais (Espen), nacionais (Abran), evidências científicas atualizadas e experiência clínica especializada. O objetivo é fornecer ferramentas práticas e aplicáveis para uma atuação integrada entre nutrólogo e cirurgião plástico.

AVALIAÇÃO NUTROLÓGICA PRÉ-OPERATÓRIA

A avaliação nutrológica no pré-operatório visa mapear riscos metabólicos, inflamatórios e nutricionais que possam comprometer a recuperação cirúrgica. Envolve investigação clínica direcionada, exames laboratoriais estratégicos e análise da composição corporal e intestinal, permitindo intervenções personalizadas com foco em segurança cirúrgica, na otimização cicatricial e na durabilidade dos resultados estéticos.

Rastreio e identificação de risco

A triagem de risco nutricional deve ser realizada de forma sistemática em todos os pacientes candidatos à cirurgia plástica, mesmo na ausência de sinais clínicos clássicos de desnutrição. Embora não existam instrumentos validados especificamente para o contexto ambulatorial da cirurgia estética, o uso adaptado do Nutritional Risk Screening (NRS-2002), conforme as diretrizes da Espen, pode ser útil para a identificação de risco funcional. Sua aplicação deve ser complementada por uma análise direcionada da composição corporal e da força muscular, como a preensão manual (*handgrip*), com foco na detecção precoce de alterações subclínicas.

Além disso, é fundamental identificar condições clínicas que aumentam a vulnerabilidade metabólica e inflamatória, como inflamação subclínica; histórico de dietas hipocalóricas ou com baixo aporte proteico; práticas restritivas malconduzidas, incluindo jejuns prolongados sem acompanhamento especializado; disfunção intestinal; e distúrbios de composição corporal que impactem a reserva muscular e o metabolismo inflamatório.

Atualmente, observa-se o uso crescente, muitas vezes indiscriminado, de fármacos injetáveis, como os agonistas de GLP-1 e agonistas duplos de GLP-1/GIP, com finalidade de emagrecimento, frequentemente sem acompanhamento nutrológico adequado. Essa prática pode resultar em redução acelerada da massa muscular, alterações da microbiota intestinal, disfunção mitocondrial e aumento do risco de complicações cicatriciais e da insatisfação estética. A avaliação prévia por profissional capacitado permite rastrear esses fatores, orientar a correção e planejar uma estratégia nutrológica de suporte adequada ao ato cirúrgico. O reconhecimento precoce desses fatores permite antecipar intervenções específicas, com impacto direto sobre a segurança e os resultados cirúrgicos.

Anamnese nutrológica direcionada

A anamnese nutrológica no contexto da cirurgia plástica deve ir além dos aspectos dietéticos habituais. Trata-se de um instrumento clínico essencial para identificar fatores associados à maior chance de complicações, como prejuízo na cicatrização, risco aumentado de infecções, alterações no metabolismo energético ou desregulação inflamatória.

Deve ser conduzida de forma estruturada, contemplando os seguintes domínios: padrão alimentar habitual e ingestão proteica, qualidade da alimentação e presença de padrões restritivos, avaliados preferencialmente por meio do recordatório alimentar de 24 horas.

Pacientes que passaram por ciclos de perda de peso rápida ou com alimentação monótona apresentam maior risco de deficiência de micronutrientes e sarcopenia[2,3].

Comportamento alimentar e saúde emocional

Deve-se investigar sinais de distúrbio de imagem corporal, compulsão alimentar, ansiedade ou depressão, particularmente em pacientes que buscam melhora estética. Transtornos alimentares e sofrimento psíquico impactam negativamente a adesão às condutas e a recuperação no pós-operatório[3].

Suplementos, fitoterápicos e fármacos

É preciso documentar o uso de termogênicos, diuréticos, estimulantes, fitoterápicos, manipulados, esteroides anabolizantes e outras substâncias com potencial impacto na cicatrização, inflamação ou coagulação. Avaliar especialmente a prescrição recente de análogos de GLP-1 e GLP-1/GIP, dado seu efeito sobre a massa magra e a microbiota intestinal[2-4].

Sintomas gastrointestinais e padrão intestinal

Constipação, distensão abdominal, flatulência, alternância do hábito intestinal e sensação de esvaziamento incompleto são marcadores clínicos de disbiose, inflamação de mucosa ou intolerâncias alimentares, que devem ser avaliadas antes do procedimento[3].

Sinais clínicos de deficiências nutricionais

É necessário observar a presença de ressecamento cutâneo, acne, dermatite, queilite, eflúvio telógeno, unhas frágeis ou alterações de humor – sinais que podem refletir carência de zinco, ferro, biotina, vitamina D ou complexo B3. Investigar história de anemia, fadiga persistente e má cicatrização. Questionar episódios prévios de feridas de difícil resolução, formação de queloides, infecções recorrentes ou necessidade de transfusão.

Histórico ginecológico e risco tromboembólico

Em mulheres, é essencial investigar perdas menstruais excessivas e o uso atual ou recente de anticoncepcionais orais, fatores que podem aumentar o risco de anemia e de eventos tromboembólicos. Independentemente do sexo, deve-se avaliar histórico familiar de hemoglobinopatias, tabagismo, sedentarismo e episódios prévios ou familiares de trombose. A identificação desses elementos orienta a necessidade de rastreamento laboratorial e correção clínica adequada antes da cirurgia, reforçando a importância da modulação inflamatória e do suporte endotelial no plano nutrológico.

Exames laboratoriais

A avaliação laboratorial pré-operatória em cirurgia plástica deve incluir, além dos exames tradicionais, marcadores funcionais com valor preditivo para a segurança do procedimento, o risco tromboembólico, a cicatrização tecidual e a resposta anestésico-cirúrgica.

Perfil hematimétrico e metabolismo do ferro

A avaliação hematológica no pré-operatório de cirurgia plástica não se restringe ao diagnóstico de anemia, devendo incluir a análise da oxigenação tecidual, da reserva funcional de ferro, da capacidade regenerativa e do risco hemostático, especialmente em procedimentos com potencial de perda sanguínea, como lipoaspiração e abdominoplastia.

As principais diretrizes internacionais recomendam a correção de anemia e deficiência de ferro no pré-operatório eletivo, mesmo em pacientes assintomáticos, como medida preventiva para reduzir complicações e acelerar a recuperação[2,5,6].

Hemoglobina

A diretriz da Espen (2017) destaca a necessidade de correção da anemia antes da cirurgia, sem definir valor numérico de referência[2]. No entanto, o Consenso Internacional (2017) e a CPOC (2022) estabelecem hemoglobina ≥ 13 g/dL como meta funcional segura no preparo pré-operatório, associando esse nível a menor risco de transfusão, deiscência e recuperação lenta[5,6].

Essa meta é baseada em evidências que mostram maior risco de transfusão, maior morbidade e tempo de internação prolongado em pacientes com hemoglobina abaixo desse limiar, especialmente mulheres submetidas a cirurgias com perdas sanguíneas significativas. Embora a Organização Mundial da Saúde (OMS) defina anemia como Hb < 12 g/dL em mulheres e < 13 g/dL em homens, esses valores são subideais no contexto cirúrgico.

Hematócrito

Ainda que não seja abordado diretamente nas diretrizes nutricionais, o hematócrito é um parâmetro clínico relevante na prática cirúrgica. Valores abaixo de 36% sugerem anemia ou hemodiluição, enquanto níveis elevados (> 48 a 50%) estão associados ao aumento da viscosidade sanguínea e ao risco tromboembólico, particularmente em pacientes com fatores predisponentes, como tabagismo, desidratação, uso de anabolizantes ou eritropoetina[7,8].

A recomendação prática é manter o hematócrito entre 36 e 48% no pré-operatório, avaliando causas secundárias de elevação ou redução quando fora dessa faixa.

Ferritina

A ferritina é o principal marcador de reserva de ferro, mas sua interpretação deve sempre considerar o contexto inflamatório. Segundo o Consenso Internacional[5], valores < 30 ng/mL confirmam deficiência absoluta de ferro em indivíduos sem inflamação. Já valores < 100 ng/mL com saturação de transferrina < 20% caracterizam deficiência funcional em estados inflamatórios.

No preparo para cirurgias plásticas eletivas, quando se busca reserva tecidual adequada sem ativação de fase aguda, a ferritina funcionalmente desejável situa-se entre 30 e 150 ng/mL. Alguns autores consideram como limite superior prático o valor de 200 ng/mL, acima do qual há risco de sobreposição com processos inflamatórios silenciosos[6,9].

Portanto, para otimização dos desfechos cicatriciais e segurança cirúrgica, recomenda-se que a ferritina esteja ≥ 30 ng/mL, preferencialmente entre 50 e 150 ng/mL, com proteína C-reativa (PCR) normal e saturação de transferrina ≥ 20%.

Saturação de transferrina

Segundo a Society for the Advancement of Blood Management (SABM)[9] e a CPOC[6], a saturação ideal de transferrina varia de 20 a 50%, com valores < 20% indicando deficiência funcional de ferro, mesmo que a ferritina esteja normal.

Valores < 20% indicam ferro indisponível para a eritropoese, enquanto valores >50% podem sugerir sobrecarga de ferro, especialmente se acompanhados de ferritina elevada.

Na aplicação clínica, manter saturação de transferrina entre 20 e 50% é uma zona de segurança metabólica, útil para prevenir hipóxia tecidual e evitar eventos tromboinflamatórios.

Controle glicêmico e terapia antiglicante

O controle glicêmico pré-operatório é um dos pilares da otimização metabólica em pacientes submetidos a cirurgias plásticas, influenciando diretamente os processos de cicatrização, o risco de infecção e a qualidade da regeneração tecidual. Mesmo em indivíduos sem diagnóstico prévio de diabetes, disfunções glicêmicas discretas, como hiperglicemia de jejum limítrofe, podem estar associadas a desfechos pós-operatórios desfavoráveis.

Um estudo observacional robusto demonstrou que níveis de glicemia pré-operatória entre 100 e 139 mg/dL já se associam a maior incidência de infecções cirúrgicas em pacientes sem diabetes diagnosticado, quando comparados a valores < 100 mg/dL[10]. Esses achados reforçam a importância de não subestimar glicemias "normais-altas" em pacientes eletivos, especialmente em procedimentos estéticos, onde o resultado depende de uma cicatrização eficiente e de mínima resposta inflamatória.

A hemoglobina glicada (HbA1c) deve ser dosada rotineiramente como parte da estratificação de risco. Valores entre 5,7 e 6,4% caracterizam pré-diabetes, já associados a piores desfechos cirúrgicos em diversas coortes, enquanto HbA1c ≥ 6,5% confirma o diagnóstico de diabetes[11]. Em ambos os casos, recomenda-se avaliação criteriosa da indicação cirúrgica, bem como intervenções específicas para otimização metabólica prévia[12].

A dosagem de insulina basal em jejum é uma ferramenta relevante na avaliação do risco metabólico em pacientes submetidos à cirurgia plástica, mesmo na ausência de diabetes diagnosticado. No contexto da avaliação nutrológica pré-operatória, considerar valores inferiores a 10 mcU/mL como alvo de vigilância pode auxiliar na identificação precoce de resistência insulínica e na otimização metabólica individualizada. Grandes estudos de coorte brasileiros demonstraram que concentrações acima de 12 a 13 mcU/mL, bem como escores de HOMA-IR superiores a 2,7, estão associados à resistência insulínica em adultos metabolicamente estáveis[2,14].

A resistência insulínica contribui para um ambiente metabólico inflamatório e desfavorável à regeneração tecidual, podendo impactar negativamente os desfechos estéticos e cicatriciais em cirurgia plástica. A avaliação da insulina basal, especialmente quando associada à glicemia de jejum, HbA1c e composição corporal, favorece a estratificação de risco e a personalização das estratégias nutrológicas no pré-operatório.

A hiperglicemia persistente, mesmo em níveis moderados, promove um estado conhecido como toxicidade da glicose, no qual a elevação sustentada da glicose exerce efeito deletério direto sobre a secreção e a ação da insulina, reduzindo a captação de glicose pelos tecidos, especialmente o músculo esquelético. Esse mecanismo é mediado, em parte, pela *downregulation* do transportador GLUT4, pela indução de resistência insulínica e pelo acúmulo de produtos de glicação avançada (AGE), que desorganizam a matriz extracelular e perpetuam inflamação de baixo grau[13]. Esses efeitos são particularmente indesejáveis em procedimentos com ênfase estética, pois implicam maior risco de fibrose, cicatrizes hipertróficas e queloides[12].

Vitamina D (25-OH vitamina D)

A vitamina D exerce papel fundamental na modulação da resposta imune, na regulação da inflamação e na qualidade da cicatrização tecidual, incluindo a proliferação de fibroblastos, queratinócitos e a síntese de colágeno. Níveis insuficientes estão associados a:

- Maior risco de infecções pós-operatórias.
- Atraso cicatricial.
- Formação de queloides e cicatrizes hipertróficas[14-16].

Embora não exista um consenso único, sociedades médicas oferecem orientações complementares. A Endocrine Society, dos Estados Unidos, considera níveis ≥ 30 ng/mL como suficientes, e até 100 ng/mL como seguros[17]. Já a Associação Brasileira de Nutrologia (Abran) classifica como adequada a faixa de 30 a 60 ng/mL, reconhecendo que valores acima de 40 ng/mL até 100 ng/dL são desejáveis em cenários específicos, como o perioperatório[18].

Na prática nutrológica aplicada à cirurgia plástica, adota-se frequentemente o alvo ≥ 40 ng/mL como meta funcional segura, considerando a alta demanda metabólica do tecido em regeneração, o papel imunomodulador da vitamina D e os riscos estéticos associados à deficiência.

Marcadores inflamatórios e de risco tromboembólico

Além dos exames laboratoriais convencionais, a triagem de biomarcadores inflamatórios e trombogênicos no pré-operatório pode contribuir para a estratificação de risco e a definição do momento ideal para a realização de cirurgias plásticas eletivas. Entre os mais relevantes, destacam-se a proteína C-reativa ultrassensível (PCR-us), ácido úrico, homocisteína e eletroforese de hemoglobina.

A PCR-us é um marcador validado de inflamação de baixo grau. Valores acima de 1 mg/L estão associados a maior risco cardiovascular e metabólico, enquanto níveis > 3 mg/L se correlacionam com infecções pós-operatórias, alterações cicatriciais e maior risco tromboembólico. Estudo populacional norueguês evidenciou risco até duas vezes maior de trombose venosa profunda em indivíduos com PCR elevada, mesmo após controle para obesidade, idade e estilo de vida[19].

O ácido úrico, subproduto do metabolismo das purinas, apresenta comportamento dual: antioxidante em concentrações fisiológicas e pró-oxidante em níveis elevados. Sua elevação se associa a rigidez endotelial, aumento da agregação plaquetária, inflamação e risco trombogênico. Em revisão recente, níveis elevados foram correlacionados a maior incidência de trombose venosa e disfunção microvascular, com impacto potencial na cicatrização e estabilidade da matriz extracelular em cirurgias de demanda estética elevada[20].

A homocisteína, aminoácido sulfurado, atua como marcador de estresse oxidativo, disfunção endotelial e risco trombótico. Valores entre 10 e 12 μmol/L já são considerados subótimos, enquanto níveis > 15 μmol/L configuram hiper-homocisteinemia. A elevação desse marcador associa-se a complicações cirúrgicas como infecção, retardo cicatricial e eventos vasculares, além de refletir deficiências funcionais de vitaminas B6, B12 e folato[21].

A eletroforese de hemoglobinas deve ser considerada em pacientes com histórico familiar de hemoglobinopatias, principalmente em populações de maior prevalência de traço falciforme. A presença de hemoglobina S (HbS) em heterozigose, mesmo assintomática, pode aumentar o risco de eventos tromboembólicos e comprometer a oxigenação tecidual em ambientes de hipóxia ou trauma cirúrgico, como já descrito em pacientes submetidos a lipoaspiração e abdominoplastia[22].

Albumina sérica

Embora não seja marcador isolado de estado nutricional, a albumina é preditora de risco cirúrgico em diversos estudos. Níveis < 3,5 g/dL estão associados a maior incidência de deiscência, infecção de ferida operatória e retardo de cicatrização. Deve ser interpretada no contexto clínico, considerando inflamação e hidratação.

Composição corporal e massa muscular

A avaliação da composição corporal é uma etapa essencial da triagem nutrológica pré-operatória. Mesmo pacientes com índice de massa corporal (IMC) normal ou sobrepeso podem apresentar alterações relevantes da massa muscular, como sarcopenia, miosteatose e obesidade sarcopênica. Essas condições são associadas a piores desfechos cirúrgicos, incluindo infecção, deiscência, inflamação persistente e insatisfação estética.

A preservação da massa muscular exerce papel direto na imunomodulação, suporte anabólico, termorregulação e qualidade da cicatrização. Pacientes com depleção muscular pré-operatória apresentam maior risco de complicações, recuperação mais lenta e resultados estéticos comprometidos[23].

Uma metanálise publicada por Gupta et al.[24] avaliou mais de 97 mil pacientes cirúrgicos, dos quais 33 mil apresentavam sarcopenia confirmada por imagem. Os resultados mostraram:

- 2,7 vezes mais risco de mortalidade.
- 68% mais complicações cirúrgicas.
- Prolongamento médio de 1,7 dia na internação hospitalar.
- Menor chance de alta para casa.
- Pior cicatrização e recuperação funcional[24].

Além dos desfechos clínicos, a baixa reserva muscular pode contribuir para flacidez tissular pós-operatória, especialmente em cirurgias corporais com retração de pele, reforçando a importância da avaliação integrada da composição corporal.

Métodos de avaliação da composição corporal no pré-operatório de cirurgia plástica

Embora o IMC ainda seja amplamente utilizado na prática médica, ele apresenta limitações importantes quando se trata da avaliação real da composição corporal. Butler et al.[25] destacam que até um terço dos pacientes pode apresentar discordância entre o IMC e o percentual de gordura corporal (PBF), com risco de subdiagnóstico de obesidade clínica, especialmente em mulheres, idosos e indivíduos com fenótipo TOFI ("magros por fora, gordos por dentro"). O estudo propõe que o PBF seja utilizado como alvo fisiopatológico, com valores acima de 25% para homens e 30% para mulheres definindo sobrepeso, e acima de 35% para homens e 42% para mulheres caracterizando obesidade. Essas metas podem ser aplicadas inclusive com o uso da bioimpedância, desde que realizada com equipamento validado.

Na prática ambulatorial aplicada à cirurgia plástica, os métodos mais utilizados são:

- Bioimpedância elétrica (BIA): ferramenta acessível, não invasiva e amplamente utilizada, com boa aplicabilidade clínica e capacidade de estimar o PBF, a massa magra e a água corporal. Ainda que menos precisa do que a densitometria (Dexa), a BIA tem valor significativo para a estratificação de risco, especialmente quando usada com consistência e técnica padronizada.
- Antropometria (dobras cutâneas e circunferências): método complementar que auxilia no monitoramento da gordura subcutânea regional e na evolução da composição corporal ao longo do tempo.
- Ultrassonografia muscular: método em expansão, útil para avaliação da espessura e da qualidade muscular, com potencial crescente na detecção de sarcopenia estética e miosteatose.

Técnicas como a Dexa, tomografia computadorizada (TC) e ressonância magnética (RM) são mais precisas, porém com custo elevado e uso limitado na rotina estética ambulatorial. A escolha do método deve considerar a realidade do serviço e os objetivos terapêuticos, priorizando ferramentas reprodutíveis que realmente influenciem a conduta clínica.

Ciclo do paciente sarcopênico: uma tempestade cirúrgica

O paciente com sarcopenia, miosteatose ou obesidade sarcopênica frequentemente apresenta um perfil de risco elevado no pré-operatório. Esses distúrbios compõem um ciclo clínico de vulnerabilidade, descrito por Bezerra[12] como:

Ciclo do paciente sarcopênico: uma tempestade cirúrgica

O conceito representa a seguinte sequência:
Baixa massa muscular → redução do metabolismo e suporte dérmico.
Inflamação aumentada → estado pró-inflamatório que prejudica cicatrização.
Complicações cirúrgicas → maior risco de deiscência e infecção.
Resultado insatisfatório → contorno corporal e cicatrização comprometidos.

O modelo clínico reforça a importância da atuação nutrológica precoce para evitar a progressão desse ciclo de risco.

ESTRATÉGIAS NUTROLÓGICAS NO PRÉ-OPERATÓRIO DE CIRURGIAS PLÁSTICAS

O período pré-operatório representa uma janela crítica para a intervenção nutrológica, mesmo em pacientes considerados saudáveis. Diferentemente de contextos oncológicos ou traumáticos, a cirurgia plástica eletiva oferece tempo hábil para intervenções estratégicas, com foco na segurança, regeneração e excelência estética.

A atuação nutrológica nessa fase visa:

- Otimizar os mecanismos de cicatrização.
- Modular a inflamação subclínica.
- Preservar a massa muscular e a função mitocondrial.
- Corrigir deficiências nutricionais silenciosas.
- Promover um estado imunometabólico favorável ao trauma cirúrgico.

As estratégias devem ser estruturadas em três eixos clínicos integrados, descritos nos tópicos a seguir.

Imunonutrição direcionada

A imunonutrição fortalece a resposta imune ao trauma cirúrgico, essencial para cicatrização e prevenção de infecções. Independentemente do IMC, deficiências funcionais de micronutrientes são comuns e frequentemente silenciosas. O objetivo da imunonutrição é duplo: corrigir carências críticas e fornecer nutrientes específicos para uma recuperação otimizada.

Correção de deficiências de micronutrientes essenciais

Vitamina D

A deficiência de vitamina D eleva o risco de complicações pós-operatórias, infecções, atraso na cicatrização e formação de cicatrizes inestéticas (hipertróficas/queloides), podendo prolongar a internação hospitalar[2,14-16]. Sua correção é crucial para otimizar a recuperação funcional, a cicatrização e, em cenários hospitalares, reduzir a mortalidade[2]. A meta desejável é acima de 40 ng/mL[18].

Zinco

O zinco é um cofator essencial com vasto papel na proliferação celular, síntese de colágeno, função imune e cicatrização de feridas. Além disso, atua na reepitelização e possui propriedades antioxidantes. Sua suplementação é crucial em pacientes com risco de deficiência, incluindo aqueles com desnutrição, dietas restritivas, doenças inflamatórias intestinais (DII), vegetarianismo ou outras condições crônicas. No contexto da cirurgia, sua relevância se acentua em procedimentos de grande porte ou em cirurgias que envolvem extensas áreas de descolamento (p. ex., *lifting* facial, abdominoplastia, gluteoplastia com enxertia), sendo parte da estratégia perioperatória baseada na avaliação de risco individual[3].

A dose comumente sugerida de zinco elementar por via oral em pacientes eletivos gira entre 15 e 30 mg/dia. A diretriz Espen, publicada em 2022, reconhece que, em situações clínicas com maior estresse metabólico, como sepse, traumas ou suporte nutricional artificial prolongado, podem ser utilizadas doses entre 10 e 50 mg/dia. Contudo, essas recomendações se aplicam a pacientes críticos ou com catabolismo acentuado, e não diretamente ao cenário da cirurgia plástica. Em pacientes metabolicamente estáveis, a individualização da dose deve considerar riscos e benefícios, evitando doses superiores a 40 mg/dia por tempo prolongado, pelo risco de interferência na absorção de cobre e outros minerais traços[3]. Idealmente, a suplementação deve ser iniciada ainda no pré-operatório, com tempo hábil para correção de deficiências.

Selênio

O selênio é um oligoelemento essencial com papel central na defesa antioxidante (como cofator da glutationa peroxidase) e na função imunológica, incluindo a proliferação de linfócitos T e a atividade de células *natural killer* (NK)[3]. Sua deficiência é mais comum em pacientes com doenças inflamatórias intestinais, após cirurgia bariátrica ou em suporte nutricional prolongado[3]. No contexto cirúrgico, especialmente em procedimentos com maior demanda inflamatória ou risco imunológico, o selênio deve integrar a estratégia perioperatória de micronutrientes, com base na avaliação individual de risco[3]. Segundo a diretriz da Espen, de 2022, a dose sugerida em estados de inflamação ou estresse metabólico, incluindo o perioperatório, é de 100 a 200 mcg/dia, enquanto a dose máxima tolerável (UL) é de 400 mcg/dia[3].

Vitamina B12 e ácido fólico

Ambos são fundamentais para a síntese de ácido desoxirribonucleico (DNA) e o metabolismo de aminoácidos, com papel importante na hematopoese e na função imune, incluindo a produção e maturação de linfócitos[3]. A suplementação é indicada em casos de deficiência confirmada ou em risco de deficiência, especialmente em doenças agudas[3]. Os fatores de risco para deficiência incluem má absorção (p. ex., após cirurgias gástricas, incluindo bariátrica), uso crônico de inibidores de bomba de prótons (IBP), alcoolismo e vegetarianismo estrito[3].

As doses recomendadas são:

- Vitamina B12: em doenças agudas, como no perioperatório, 500 a 1.000 mcg/dia (oral ou parenteral)[3].
- Ácido fólico: em doenças agudas, 400 a 800 mcg/dia[3].

Ferro

Essencial para o transporte de oxigênio (como componente da hemoglobina) e para a resposta imune, o ferro desempenha papel direto na cicatrização e na recuperação funcional pós-operatória[3]. Sua deficiência pode causar fadiga, prejuízo imunológico e retardo cicatricial. A suplementação é indicada em casos de anemia ferropriva documentada ou em pacientes com risco elevado de depleção de reservas, como mulheres com perdas menstruais intensas, indivíduos com dietas restritivas ou distúrbios intestinais de absorção[3]. A correção do *status* férrico no pré-operatório contribui para reduzir sangramentos, minimizar a necessidade de transfusões e otimizar os resultados cirúrgicos[3].

A dose diária sugerida de ferro elementar por via oral, segundo a diretriz da Espen, varia de 50 a 100 mg/dia em estados de doença aguda ou deficiência documentada. Em pacientes com boa tolerância, essa reposição pode ser iniciada pelo menos 30 dias antes da cirurgia.

Quando há necessidade de reposição mais rápida, como em casos de má absorção intestinal, intolerância ao ferro oral ou intervalo curto até o procedimento, pode-se utilizar a via endovenosa. No Brasil, as formulações mais utilizadas são ferripolimaltose e carboximaltose férrica, que permitem infusões únicas, com boa tolerabilidade. A escolha da formulação deve considerar a gravidade da deficiência, o tempo até a cirurgia e a tolerância do paciente, com monitoramento de hemoglobina, ferritina e saturação de transferrina durante o processo.

Magnésio

O magnésio é cofator de mais de trezentas reações enzimáticas envolvidas na síntese proteica, metabolismo energético, sinalização celular e função imunológica[3]. Sua deficiência pode prejudicar a regeneração tecidual, causar fraqueza muscular, exacerbar o estresse oxidativo e comprometer a cicatrização[3]. Grupos de risco incluem pacientes com disfunções intestinais, uso prolongado de diuréticos, alcoolismo, diabetes *mellitus* e pós-cirurgias bariátricas[3]. A Espen recomenda suplementação oral em doses de 250 a 400 mg/dia de magnésio elementar, especialmente nas formas orgânicas (p. ex., bisglicinato ou citrato), pela melhor biodisponibilidade e tolerância digestiva[3]. Em indivíduos com função renal comprometida, a reposição deve ser feita com cautela, com monitoramento de magnesemia e função renal.

Imunonutrientes com ação direcionada

A utilização pré-operatória de imunonutrientes específicos pode favorecer a resposta cicatricial, a integridade de barreiras epiteliais e a modulação inflamatória em cirurgias plásticas eletivas de maior porte. Mesmo em pacientes sem desnutrição aparente, o estresse metabólico e a manipulação tecidual ampla justificam estratégias preventivas e direcionadas, sobretudo em contextos de risco inflamatório ou cicatricial aumentado.

Com base nas diretrizes da Espen (2021), recomenda-se o uso de fórmulas imunomoduladoras por via oral ou enteral, enriquecidas com arginina, ômega-3, glutamina, nucleotídeos e antioxidantes, iniciadas idealmente entre 5 e 7 dias antes da cirurgia. Embora a maioria das evidências derive de contextos oncológicos ou gastrointestinais, sua aplicabilidade clínica tem se expandido para a cirurgia plástica eletiva, respeitando-se os critérios de risco e individualização metabólica.

Arginina

Semiessencial, com papel central na proliferação de linfócitos T, na síntese de óxido nítrico (vasodilatação e perfusão tecidual) e na função imune, sendo importante para a cicatrização de feridas[3]. Sua suplementação é indicada em pacientes cirúrgicos em risco de disfunção imune e cicatrização prejudicada[3].

Ômega-3 (EPA e DHA)

Possuem propriedades anti-inflamatórias e imunomoduladoras, atuando na redução de mediadores pró-inflamatórios, como TNF-α e IL-6[3]. A suplementação de ácidos graxos ômega-3 deve ser considerada como parte da imunonutrição perioperatória em cirurgias de grande porte[3]. A dose diária sugerida em estados de doença aguda é de 1 a 2 g/dia de EPA + DHA[3].

Vitamina C

Cofator essencial na síntese de colágeno (como cofator para hidroxilases), com função antioxidante e imunomoduladora[3]. A suplementação é recomendada em casos de deficiência confirmada, em risco de deficiência em doenças agudas, e integrada à conduta cirúrgica de micronutrientes em cirurgias eletivas[3]. A dose segura e eficaz sugerida é de 200 a 1.000 mg/dia por via oral[3].

Glutamina

Substrato energético para enterócitos e células imunes, contribui para integridade intestinal, redução da translocação bacteriana e suporte imune. Em protocolos cirúrgicos, as doses podem variar entre 0,3 e 0,5 g/kg/dia, chegando a 30 g/dia.

Na prática clínica da cirurgia plástica, utiliza-se frequentemente entre 5 e 10 g/dia, em formulações isoladas ou combinadas.

Modulação inflamatória e manejo metabólico

Mesmo em pacientes considerados saudáveis, a presença de inflamação subclínica, resistência insulínica leve ou disfunções metabólicas silenciosas pode comprometer a cicatrização e aumentar o risco de complicações no pós-operatório. A cirurgia plástica, embora eletiva, representa um trauma tecidual relevante, que demanda uma resposta imunometabólica eficiente.

As estratégias descritas na imunonutrição (ver tópico anterior), com foco na correção de deficiências funcionais e no uso direcionado de nutrientes com ação antioxidante e anti-inflamatória, devem ser individualizadas com base no perfil clínico e laboratorial de cada paciente. O controle glicêmico, discutido anteriormente, também integra esse eixo de atuação, sobretudo diante de níveis limítrofes de glicemia, HbA1c ou insulina basal.

A modulação inflamatória e o manejo metabólico devem ser compreendidos como componentes transversais de todas as condutas nutrológicas no pré-operatório. Quando aplicadas de forma antecipada e personalizada, essas intervenções contribuem para a redução de intercorrências, a qualidade da cicatrização e a sustentabilidade dos resultados estéticos.

Anabolismo muscular e proteção da composição corporal: o alicerce invisível da cirurgia plástica

A manutenção da massa muscular é um fator determinante para a resposta imunometabólica, a qualidade da cicatrização e o resultado estético final da cirurgia plástica[2,4,26]. Conforme enfatizado pelos autores, "o músculo é o alicerce invisível da cirurgia plástica", pois, sem ele, o contorno pode ser transitório e a sustentação do resultado comprometida. Um estado muscular robusto resulta em "menos complicações, recuperação mais rápida e um resultado mais duradouro". A depleção muscular, como a sarcopenia (mesmo em pacientes com IMC normal), aumenta significativamente o risco de complicações e prolonga a recuperação[2,4,26].

Otimização da ingestão proteica

A Espen recomenda ingestão proteica no período perioperatório de 1,2 a 2,0 g/kg/dia[2].

Suplementação anabólica

Aminoácidos específicos

A suplementação de glutamina deve ser considerada em pacientes cirúrgicos que apresentam risco nutricional ou estão em estado crítico[2].

Creatina

A creatina monoidratada possui robusta evidência científica na preservação da massa muscular e força em diversos contextos clínicos. Para cirurgia plástica, sua aplicação configura-se como estratégia complementar segura e benéfica, com racional fisiopatológico na otimização bioenergética muscular, suporte tecidual e mitigação do catabolismo cirúrgico.

Estratégia e considerações clínicas:

- Dosagem: 5 g/dia.
- Administração pré-cirúrgica: iniciar 14 a 30 dias antes do procedimento para saturação muscular.
- Manutenção pós-operatória: indicada para suporte anticatabólico e recuperação, condicionada à ingestão oral adequada, além de ausência de distúrbios gastrointestinais e contraindicações.
- Segurança e eficácia: perfil favorável e eficácia comprovada na manutenção muscular.
- Advertências: requer hidratação adequada (≥ 2 L/dia). Contraindicada ou exige monitoramento rigoroso em caso de doença renal crônica ou aguda[7,27].

Beta-hidroxi-beta-metilbutirato (HMB)

Um metabólito do aminoácido leucina, o HMB atua como um potente agente anticatabólico, reduzindo a degradação proteica muscular e promovendo a síntese proteica, especialmente em condições de estresse catabólico e perda de peso, como as vivenciadas no período perioperatório[2,28]. Sua inclusão pode ser particularmente benéfica para preservar a massa magra e melhorar a recuperação funcional em pacientes de risco.

Dose sugerida: 1,5 a 3 g/dia, divididos em 2 ou 3 doses. A administração pré-operatória é recomendada para maximizar seus benefícios.

Ômega-3 (EPA e DHA)

Contribuem para a preservação da massa magra no perioperatório, atenuando a perda muscular em condições de estresse catabólico. A dosagem diária sugerida está detalhada no tópico "Ômega-3 (EPA e DHA)".

Pré-condicionamento com exercício físico

O pré-condicionamento que combina atividade física e suporte nutricional pode melhorar os desfechos clínicos em pacientes[2].

O exercício físico planejado no perioperatório de "alta *performance*" atua como um potente coadjuvante das estratégias nutrológicas, promovendo:

- Estímulo à síntese muscular e melhora da sensibilidade à insulina.
- Potencialização da ação de nutrientes e agentes anabólicos.
- Redução do catabolismo pós-operatório.
- Modulação da função mitocondrial e da resposta inflamatória. A inclusão de um protocolo de exercício físico supervisionado, adaptado à condição do paciente, no período pré-operatório e sua retomada progressiva no pós-operatório, são cruciais para a preservação da massa magra, a recuperação funcional e a otimização dos resultados estéticos.

Estratégias nutrológicas na prevenção tromboembólica

Embora a prevenção tromboembólica seja primariamente farmacológica e mecânica, a nutrologia pode oferecer suporte adjuvante com a modulação de fatores pró-trombóticos e inflamatórios.

- Ácidos graxos ômega-3 (EPA/DHA): além da modulação inflamatória, os ômega-3 podem influenciar a agregação plaquetária e fatores de coagulação[3].
- Hidratação adequada: manter um estado de hidratação ótimo é crucial[2].
- Vitamina K: essencial para a função de fatores de coagulação e proteínas da matriz óssea. Sua interação com anticoagulantes orais deve ser cuidadosamente monitorada[3].
- Vitaminas do complexo B (B6, B9 – folato, B12): atuam no metabolismo da homocisteína; níveis elevados de homocisteína associam-se a maior risco de doença cardiovascular e trombose[3]. A suplementação é indicada em casos de deficiência documentada[3].

Tempo ideal de intervenção pré-cirúrgica

O sucesso das estratégias nutrológicas depende do tempo adequado para sua implementação. Em cirurgias plásticas eletivas, o período pré-operatório oferece uma valiosa janela para otimizar o estado nutricional, conforme as diretrizes para a recuperação aprimorada[2].

A intervenção nutrológica idealmente deve ser iniciada assim que o paciente optar por realizar a cirurgia plástica eletiva, maximizando o tempo disponível para uma preparação abrangente.

- 30 a 60 dias: permite correção plena, reconstrução funcional e otimização mitocondrial.
- 7 a 14 dias: foco em hidratação, proteína, correção rápida de deficiências e modulação intestinal leve.
- Menos de 7 dias: intervenção pontual com nutrientes-chave (vitamina C, zinco, glutamina, proteína de alto valor biológico).

Mesmo diante de prazos curtos, cada intervenção nutrológica, por menor que seja, representa um investimento direto no sucesso cirúrgico.

Segurança pré-anestésica: comunicação integrada e revisão de medicamentos e suplementos

No contexto da cirurgia plástica eletiva, a segurança anestésica começa antes do centro cirúrgico. É fundamental que o paciente em preparo cirúrgico seja orientado, ainda na fase ambulatorial, sobre a importância de uma avaliação conjunta entre o cirurgião, o anestesiologista e o nutrólogo, a fim de garantir a adequada revisão de medicações e intervenções metabólicas.

Recomenda-se que o paciente forneça uma lista completa e atualizada de todos os medicamentos, suplementos nutricionais e fitoterápicos em uso, incluindo formulações manipuladas, para que a equipe possa planejar com segurança a suspensão ou o ajuste dessas substâncias no período perioperatório.

Pontos de atenção específicos incluem:

- Análogos de GLP-1 (p. ex., liraglutida, semaglutida) e agonistas duplos GLP-1/GIP (p. ex., tirzepatida): podem causar retardo do esvaziamento gástrico, aumentando o risco de regurgitação e aspiração pulmonar. A interrupção deve ser discutida com o anestesista e realizada com base na meia-vida do agente utilizado.
- Fitoterápicos com potencial de interação anestésica, especialmente:
  - *Ginkgo biloba*: risco de sangramento.
  - Curcumina: efeitos anti-inflamatórios e possível interação com anticoagulantes.

  - *Ginseng*, alho, erva-de-são-joão, *kava-kava*, entre outros: podem interferir na coagulação, metabolismo hepático ou sedação.
- Suplementos com ação imunomoduladora ou antioxidante, como vitamina E em altas doses, ômega-3, DHEA e compostos manipulados, devem ser avaliados caso a caso quanto à suspensão prévia.
- Esteroides anabolizantes androgênicos (EAA): o uso deve ser informado de forma transparente. Esses compostos podem afetar a resposta inflamatória, o eixo hormonal, a função hepática e o metabolismo de anestésicos.

A suspensão medicamentosa e suplementar deve respeitar o tempo de *washout* adequado, respeitando a farmacocinética de cada substância, com vistas à segurança anestésica e à recuperação pós-operatória.

MANEJO METABÓLICO NO INTRAOPERATÓRIO

Embora o foco principal da nutrologia clínica esteja nos períodos pré e pós-operatório, as condutas adotadas durante o intraoperatório impactam diretamente o estresse metabólico, a homeostase hidroeletrolítica e a resposta inflamatória, influenciando a cicatrização e a recuperação precoce. O conceito de cirurgia metabolicamente segura, defendido por diretrizes internacionais, como a Espen[2], e nacionais, como o Projeto Acerto[29], fundamenta-se na redução do trauma metabólico iatrogênico e na preservação funcional do paciente.

Uma das estratégias centrais é a abreviação do jejum com líquidos ricos em carboidratos, especialmente maltodextrina, até duas horas antes da indução anestésica. Essa abordagem reduz a resistência insulínica perioperatória, favorece o armazenamento de glicogênio hepático, modula o eixo cortisol-insulina e atenua o catabolismo cirúrgico. Ao evitar a hipoglicemia e o jejum prolongado, há menor mobilização de proteínas estruturais para obtenção de energia, preservando massa magra e otimizando a resposta imunológica[2,29].

SUPORTE NUTROLÓGICO NO PÓS-OPERATÓRIO IMEDIATO E TARDIO

O período pós-operatório é uma fase crítica para a recuperação e consolidação dos resultados cirúrgicos. O suporte nutrológico adequado é essencial para a cicatrização de feridas, a resolução da inflamação, a reconstrução tecidual e a recuperação funcional do paciente. A intervenção deve ser faseada, respeitando a fisiologia da cicatrização e as demandas metabólicas específicas de cada etapa.

Fisiologia da cicatrização cirúrgica

A cicatrização de feridas é um processo biológico altamente coordenado, dividido em fases sobrepostas que envolvem inflamação controlada, regeneração celular e remodelação tecidual. O entendimento dessa fisiologia é essencial para a intervenção nutrológica estratégica, uma vez que cada fase possui demandas metabólicas e micronutricionais específicas.

A literatura científica reconhece três fases principais no reparo tecidual pós-cirúrgico:

- Fase inflamatória (0 a 5 dias): caracterizada por vasodilatação, recrutamento de leucócitos (especialmente neutrófilos e monócitos), liberação de citocinas e início da fagocitose. Essa etapa é crucial para a limpeza do leito cirúrgico e o controle da microbiota local. A ativação de fibroblastos e a secreção de fatores de crescimento iniciam-se já nesse período, exigindo suporte antioxidante e aporte proteico adequado[32].
- Fase proliferativa (5 a 21 dias): envolve angiogênese, proliferação de fibroblastos, deposição de colágeno tipo III e formação do tecido de granulação. O processo de reepitelização acelera-se, com intensa atividade mitocondrial e dependência de cofatores nutricionais, como zinco, vitamina C e aminoácidos essenciais[30].
- Fase de remodelamento (a partir de 21 dias até 1 ano): há substituição gradual do colágeno tipo III por colágeno tipo I, aumento da resistência tênsil da ferida e reorganização das fibras colágenas. A atividade fibroblástica diminui, mas o *turnover* da matriz extracelular persiste por meses, sendo sensível ao *status* metabólico e inflamatório do paciente[30].

Além dessa divisão clássica, há crescente reconhecimento do papel do eixo intestino-pele e da resposta mitocondrial adaptativa como moduladores da qualidade cicatricial. Fatores como resistência insulínica, inflamação subclínica, sarcopenia e deficiências nutricionais silenciosas podem interromper ou retardar essas fases, contribuindo para deiscência, infecções, queloides ou cicatrizes hipertróficas[30].

Nesse contexto, o suporte nutrológico não apenas favorece a progressão fisiológica entre as fases da cicatrização, mas também atua como pilar terapêutico para restaurar o microambiente regenerativo. A adequada periodização da conduta nutricional, aliada à avaliação clínica contínua, deve nortear o plano de cuidado do paciente cirúrgico desde o pós-operatório imediato até o remodelamento final[30].

Estratégias nutrológicas segundo a cicatrização

A intervenção nutrológica no pós-operatório deve acompanhar as fases fisiológicas da cicatrização, com condutas específicas em cada etapa, respeitando o tempo de resposta tecidual e as demandas metabólicas. A seguir, são descritas as principais estratégias clínicas por fase, com base no Espen[30].

Fase imediata (0 a 3 dias)

Nessa fase, os objetivos são hidratar, iniciar nutrição precoce e reduzir o catabolismo agudo.

Condutas recomendadas:

- Garantir hidratação mínima de 30 mL/kg.
- Retomar a alimentação de forma gradual, conforme tolerância.
- Evitar alimentos que causem desconforto gastrointestinal.
- Iniciar suplementação oral o mais precocemente possível.

A nutrição precoce está associada à melhora da resposta inflamatória, menor incidência de complicações infecciosas e redução do catabolismo proteico nessa fase inicial[30].

Fase inflamatória (0 a 5 dias)

Na segunda fase, os objetivos são modular a inflamação, proteger tecidos e reduzir o estresse oxidativo.

Condutas recomendadas:

- Incluir imunonutrientes como arginina, glutamina, zinco, vitamina C e ácidos graxos ômega-3, conforme o perfil clínico.
- Garantir aporte proteico entre 1,8 e 2,4 g/kg/dia.

Esses nutrientes desempenham papel fundamental na regulação da resposta inflamatória, na proteção contra o estresse oxidativo e na promoção da regeneração tecidual inicial[30].

Fase proliferativa (5 a 21 dias)

Os objetivos dessa fase são estimular regeneração, angiogênese e produção de matriz extracelular.

Condutas recomendadas:

- Dieta hipercalórica (35 a 40 kcal/kg).
- Fracionamento proteico com 20 a 30 g por refeição.
- Hidratação adequada (cerca de 45 mL/kg).

Atenção especial a vitaminas do complexo B (B6, B9, B12), fundamentais para síntese proteica, divisão celular e metabolismo energético.

Nessa fase, as demandas energéticas e anabólicas se elevam, com necessidade de aporte adequado de macronutrientes e suporte mitocondrial[30].

Fase de remodelamento (a partir de 21 dias)

O suporte nutricional na fase de remodelamente tem como objetivos reorganizar colágeno, aumentar resistência da cicatriz e sustentar os resultados estéticos.

Condutas recomendadas:

- Manter ingestão adequada de proteína.
- Garantir aporte contínuo de vitamina C.
- Oferecer micronutrientes em níveis entre 100 e 150% da DRI.
- Adotar dieta hipercalórica leve (25 a 30 kcal/kg).
- Considerar, conforme o caso clínico, o uso de adaptógenos em quadros de estresse emocional prolongado.

A fase de remodelamento exige continuidade do suporte nutricional, visando maturação da cicatriz, manutenção da massa magra e estabilidade metabólica do paciente[30]. Sinais como atraso na cicatrização, eflúvio telógeno, edema persistente, ressecamento cutâneo ou fadiga devem ser valorizados como indícios de carências ou sobrecarga metabólica, demandando reavaliação laboratorial e intervenção nutrológica individualizada. Mesmo após a alta, o acompanhamento deve considerar a manutenção de estratégias específicas para o reparo tecidual e os resultados obtidos com a cirurgia.

ATUAÇÃO DA EQUIPE MULTIDISCIPLINAR NO PÓS-OPERATÓRIO DE CIRURGIAS PLÁSTICAS

A recuperação cirúrgica segura e eficaz exige uma abordagem integrada, que transcende o ato operatório. A atuação coordenada da equipe multidisciplinar contribui para a prevenção de complicações, otimização da cicatrização, preservação funcional e promoção de resultados estéticos sustentáveis.

Cirurgião plástico

Responsável técnico pelo procedimento, o cirurgião plástico lidera o planejamento cirúrgico e o acompanhamento pós-operatório imediato. Atua no manejo de intercorrências, como hematomas, infecções e deiscências, além de orientar restrições mecânicas, curativos e condutas locais durante a evolução cicatricial. Sua participação ativa na definição do plano terapêutico com a equipe multidisciplinar permite alinhar expectativas, personalizar condutas e promover maior segurança clínica. Também é papel do cirurgião orientar a paciente quanto aos cuidados domiciliares, sinais de alerta e metas realistas de resultado estético e funcional.

Médico nutrólogo

O nutrólogo atua estrategicamente em todas as fases da jornada cirúrgica, desde o preparo pré-operatório até o acompanhamento no pós-operatório. Contribui com a avaliação clínica, laboratorial e de composição corporal, além da prescrição individualizada de imunonutrientes, antioxidantes e substratos bioenergéticos. Sua atuação favorece a modulação inflamatória, a prevenção de complicações, a preservação da massa magra e a otimização da cicatrização, integrando-se à equipe multiprofissional para promover segurança, recuperação funcional e melhores resultados cirúrgicos.

Nutricionista

Atua em conjunto com nutrólogo, realiza a elaboração do plano alimentar individualizado, adaptado às necessidades calóricas, proteicas e de micronutrientes. Atua na escolha de consistências alimentares conforme a tolerância digestiva e na condução de planos alimentares por fases. Sua presença favorece a adesão, monitoramento e ajustes dinâmicos durante o processo de recuperação.

Psicólogo

A cirurgia plástica, especialmente em contextos estéticos, pode despertar inseguranças, expectativas irreais e instabilidades emocionais. O psicólogo atua na escuta ativa, manejo da ansiedade e construção de uma imagem corporal saudável. É especialmente indicado para pacientes com histórico de transtornos alimentares, baixa autoestima ou quadros depressivos latentes.

Profissional de educação física

Contribui com protocolos de reabilitação funcional e retorno seguro à atividade física. Atua na preservação da massa muscular, melhora da composição corporal e recuperação da mobilidade, respeitando os limites clínicos definidos pela equipe cirúrgica. Sua atuação é essencial na prevenção de sarcopenia e na sustentação dos resultados cirúrgicos a médio e longo prazo.

Fisioterapeuta

Desempenha papel fundamental na condução do pós-operatório imediato, com foco no controle do edema, prevenção de fibroses e promoção da analgesia. Técnicas como drenagem linfática manual, liberação miofascial e mobilização precoce contribuem para o conforto, a cicatrização e a estética do resultado final.

Enfermeiro

Responsável por monitorar sinais vitais, intercorrências clínicas, dor e evolução das feridas operatórias. Atua na administração de medicamentos prescritos, cuidados com curativos, orientação ao paciente e apoio na prevenção de complicações infecciosas. Sua vigilância contínua é essencial para a segurança e estabilidade no pós-operatório.

Técnico de enfermagem

Executa cuidados assistenciais sob supervisão do enfermeiro, com atenção à higiene, conforto, controle de dor e suporte nas rotinas pós-operatórias. É peça-chave na humanização do atendimento e detecção precoce de alterações clínicas.

Anestesiologista

O anestesiologista atua em todas as fases do cuidado cirúrgico. No pré-operatório, realiza a avaliação pré-anestésica, estratifica o risco anestésico e revisa as medicações em uso, orientando sobre a suspensão ou manutenção de fármacos e suplementos com potencial impacto anestésico. Durante o intraoperatório, é responsável pelo controle da profundidade anestésica, estabilidade hemodinâmica, ventilação e monitorização contínua, além do manejo de intercorrências. No pós-operatório imediato, atua no alívio da dor, vigilância de sinais de instabilidade clínica e recuperação anestésica segura.

SITUAÇÕES ESPECIAIS NA CIRURGIA PLÁSTICA

O suporte nutrológico deve ser ajustado conforme o tipo de cirurgia plástica realizada, considerando a extensão do trauma tecidual, a necessidade de preservação muscular, o risco de complicações específicas e os objetivos funcionais e estéticos do procedimento. A seguir, são destacadas condutas diferenciadas em cenários clínicos prioritários.

Cirurgias faciais

Embora geralmente apresentem menor impacto metabólico sistêmico, as cirurgias faciais demandam atenção especial à qualidade da cicatrização dérmica, prevenção de hiperpigmentações e controle do estresse oxidativo cutâneo.

- Micronutrientes essenciais: vitamina C, zinco, cobre e vitamina A são fundamentais para regeneração epitelial e organização da derme.
- Controle redox: compostos como resveratrol, ácido alfalipoico, coenzima Q10 e formulação oral antioxidante à base de SOD auxiliam na redução do estresse oxidativo local e na prevenção de hipercromias e queloides[31-33].
- Fotoproteção oral complementar: pode ser indicado no pré e pós-operatório tardio em pacientes com alto risco de pigmentação.

A integridade da pele facial é reflexo da sinergia entre técnica cirúrgica e suporte antioxidante interno.

Cirurgias pós-bariátricas

Pacientes pós-bariátricos frequentemente apresentam deficiências nutricionais, sarcopenia residual e cicatrização prejudicada. A intervenção nutrológica deve ser iniciada com antecedência e conduzida com rigor.

- Avaliação laboratorial prévia obrigatória: ferro, vitamina B12, zinco, albumina, 25(OH)D, magnésio e função hepática.
- Ajustes proteicos e anabólicos.
- Suplementação personalizada: é comum a necessidade de ferro via intravenosa (IV), vitamina D em altas doses e B12 intramuscular.

O resultado estético e funcional das cirurgias pós-bariátricas depende do resgate nutricional prévio e da vigilância contínua no pós-operatório.

Lipoaspiração e abdominoplastia (sem enxertia)

Esses procedimentos envolvem manipulação ampla do tecido subcutâneo, com potencial para sangramento, formação de seroma e inflamação persistente. A abdominoplastia, em especial, apresenta risco aumentado de complicações tromboembólicas e deiscência em pacientes com anemia, obesidade visceral ou perda ponderal acelerada.

A atuação nutrológica deve incluir rastreamento laboratorial criterioso (hemoglobina, ferritina, PCR, albumina), avaliação da função intestinal e intervenção direcionada nos eixos inflamatório e cicatricial. O suporte antioxidante, a correção de deficiências e a modulação intestinal precoce contribuem para a estabilidade metabólica e para a recuperação funcional com menor incidência de fibrose e edema prolongado.

Cirurgias com enxertia muscular (UGRAFT)

A técnica *ultrasound-guided fat grafting* (UGRAFT) promove definição muscular por meio da enxertia de gordura diretamente sobre a fáscia muscular, exigindo preservação da integridade muscular, mitocondrial e energética.

- Apoio à biogênese mitocondrial: coenzima Q10, L-carnitina, ácido alfalipoico e resveratrol devem ser iniciados ao menos 4 semanas antes da cirurgia para otimizar a *performance* mitocondrial e a recuperação muscular.
- Manutenção da massa magra: aporte proteico ≥ 1,6 g/kg/dia com aminoácidos essenciais, HMB e creatina mono-hidratada (3 a 5 g/dia).

- Redução da inflamação local: uso de compostos antioxidantes (SOD, ômega-3) no pós-operatório reduz edema, dor e acelera integração da gordura enxertada[33].

O músculo é o alicerce invisível da escultura corporal e sua nutrição define o resultado da técnica.

Mamoplastias

Mamoplastias, tanto redutoras quanto de aumento, envolvem manipulação de pele, tecido glandular e muscular, com risco de sangramento, infecção local e alterações cicatriciais.

- Avaliação pré-operatória dirigida: vitamina D, ferritina, hemograma e proteína total devem ser rastreados para reduzir o risco de infecções e distúrbios cicatriciais.
- Cuidado com disbiose e constipação pós-anestesia: suplementação com glutamina, fibras solúveis e probióticos pode ser iniciada precocemente no pós-operatório.
- Cicatrização guiada: uso de vitamina C, zinco e cicatrizantes tópicos complementares. Pacientes com histórico de queloides podem se beneficiar do uso de curcumina oral e vitamina E tópica, sempre sob orientação.

Mamoplastia com enxertia (técnica híbrida)

A técnica híbrida combina o uso de implantes mamários com a enxertia de gordura na mama (lipoenxertia), exigindo suporte nutrológico específico para garantir a viabilidade do tecido enxertado, a preservação da simetria e a otimização do resultado estético. A gordura enxertada depende de adequada perfusão tecidual e estabilidade mitocondrial para sua integração, sendo sensível ao estado inflamatório sistêmico e à reserva proteica.

O suporte nutrológico deve incluir avaliação prévia da composição corporal e suplementação com compostos bioativos que favoreçam a biogênese mitocondrial, como coenzima Q10, ácido alfalipoico e resveratrol, além do aporte proteico adequado, creatina e antioxidantes com potencial modulador da inflamação local. A modulação intestinal e o manejo da constipação pós-anestésica também devem ser considerados.

O manejo nutrológico reduz complicações, favorece simetria cicatricial e acelera o retorno à rotina.

Reconstrução mamária pós-mastectomia

A reconstrução mamária após câncer de mama demanda abordagem nutrológica cuidadosa e individualizada, especialmente quando há histórico de quimioterapia, radioterapia ou desnutrição funcional. O risco de deiscência, infecção, edema persistente e retardo cicatricial é elevado nesses casos.

O planejamento deve incluir avaliação laboratorial completa (hemograma, ferritina, vitamina D, B12, zinco, albumina), suporte imunonutricional e intervenção precoce em inflamação subclínica e sarcopenia residual. Em casos selecionados, pode ser necessário o uso de ferro intravenoso, vitamina D e suporte cicatricial.

Cirurgias de redesignação torácica (afirmação de gênero)

Pacientes em processo de afirmação de gênero que se submetem a cirurgias de redesignação torácica, como mastectomia masculinizadora ou mamoplastia de aumento feminilizante, apresentam especificidades clínicas que exigem atuação nutrológica ética, cuidadosa e individualizada.

O uso prolongado de hormônios sexuais pode alterar a composição corporal, o metabolismo ósseo, o perfil inflamatório e a cicatrização. Além disso, disbiose intestinal, alterações hepáticas discretas e risco de anemia por deficiência de ferro ou B12 são achados frequentes e subestimados.

A avaliação nutrológica deve incluir composição corporal, exames laboratoriais estratégicos (incluindo função hepática e perfil hematológico) e suporte anti-inflamatório leve com foco em segurança metabólica e estabilidade cicatricial. A atuação deve ser integrada com a equipe transdisciplinar (nutricionista, endocrinologista, psicólogo e cirurgião).

Transplante capilar: suporte nutrológico e tegumentar

O transplante capilar, apesar de ser um procedimento ambulatorial e de menor porte metabólico, exige atenção específica ao suporte nutrológico e à saúde tegumentar. A integridade da pele do couro cabeludo, a vascularização local e a capacidade de regeneração folicular são determinantes para o sucesso do implante.

A atuação nutrológica deve considerar fatores como inflamação subclínica, disbiose intestinal, deficiência de micronutrientes (zinco, ferro, biotina) e distúrbios hormonais que comprometam a recuperação. O suporte antioxidante e a estabilidade da matriz extracelular influenciam diretamente a integração dos folículos transplantados e a qualidade do crescimento capilar.

Em pacientes com alopecia avançada, uso de análogos de GLP-1 ou doenças crônicas, a avaliação prévia da composição corporal e do metabolismo proteico pode revelar fragilidades ocultas que impactam o resultado. Estratégias simples, como modulação intestinal leve, suporte mitocondrial e correção de deficiências funcionais, devem ser consideradas desde o pré-operatório.

CONSIDERAÇÕES TRANSVERSAIS: MÚSCULO, MICROBIOTA E MITOCÔNDRIAS NA RECUPERAÇÃO CIRÚRGICA

Além das particularidades de cada tipo de procedimento, alguns eixos comuns merecem atenção especial no planejamento nutrológico de cirurgias plásticas: a função muscular, o estado da microbiota intestinal e a capacidade mitocondrial do paciente. Esses três componentes formam um tripé estratégico para a recuperação cirúrgica, influenciando diretamente a cicatrização, a tolerância ao estresse metabólico e o resultado estético final[10].

A preservação da massa magra e da função mitocondrial, especialmente em cirurgias com manipulação muscular ou em pacientes com sarcopenia subclínica, deve ser priorizada. Paralelamente, a integridade da microbiota intestinal impacta a resposta inflamatória, a biodisponibilidade de micronutrientes e o eixo intestino-pele, sendo essencial nos casos de constipação, uso de opioides ou disbiose prévia.

A atuação nutrológica personalizada, portanto, deve considerar não apenas o tipo de cirurgia, mas o terreno biológico do paciente, no qual músculo, microbiota e mitocôndria formam a base da recuperação de alta *performance*.

CONSIDERAÇÕES FINAIS

A nutrologia aplicada à cirurgia plástica representa um campo em plena expansão, que alia ciência nutricional, estética e funcionalidade. A atuação do nutrólogo vai além da correção de deficiências: ela envolve a preparação estratégica do paciente, a modulação precisa de processos inflamatórios e anabólicos, o suporte à cicatrização e a sustentação dos resultados cirúrgicos a longo prazo.

A integração com a equipe multidisciplinar, a personalização das condutas segundo o tipo de cirurgia e o reconhecimento do papel do músculo, da microbiota e da mitocôndria como pilares da recuperação são diferenciais que elevam o cuidado perioperatório a um novo patamar.

Ao reconhecer a nutrologia como um elo essencial na jornada do paciente cirúrgico, promove-se não apenas um pós-operatório mais seguro, mas também uma medicina estética mais responsável, duradoura e centrada na biologia individual.

REFERÊNCIAS

1. International Society of Aesthetic Plastic Surgery (ISAPS). ISAPS International Survey on Aesthetic/Cosmetic Procedures Performed in 2023. [Internet] Disponível em: Mount Royal, NJ: ISAPS Executive Office: 2023 [cited 7 jun. 2025]. Available at: https://www.isaps.org/media/rxnfqibn/isaps-global-survey_2023.pdf
2. Weimann A, Braga M, Carli F, Higashiguchi T, Hübner M, Klek S, et al. ESPEN guideline: Clinical nutrition in surgery. Clin Nutr. 2017 Jun;36(3):623-50.
3. Berger MM, Shenkin A, Schweinlin A, Amrein K, Augsburger M, Biesalski HK, et al. ESPEN micronutrient guideline. Clin Nutr. 2022 Jun;41(6):1357-424.
4. Buckinx F, Landi F, Cesari M, Fielding RA, Visser M, Engelke K, et al. Pitfalls in the measurement of muscle mass: a need for a reference standard. J Cachexia Sarcopenia Muscle. 2018 Apr;9(2):269-78.

5. Muñoz M, Acheson A, Auerbach M, Besser M, Habler O, Kehlet H, et al. International consensus statement on the peri-operative management of anaemia and iron deficiency. Anaesthesia. 2017 Feb;72(2):233-47.
6. Centre for Perioperative Care (CPOC). Guideline for the management of anaemia in the perioperative pathway. Londres: Royal College of Anaesthetists; 2022.
7. Parasuraman S, Yu J, Paranagama D, Shrestha S, Wang L, Baser O, et al. Hematocrit levels and thrombotic events in patients with polycythemia vera: an analysis of Veterans Health Administration data. Ann Hematol. 2019 Nov;98(11):2533-9. Epub 2019 Sep 24.
8. Braekkan SK, Mathiesen EB, Njølstad I, Wilsgaard T, Hansen JB. Hematocrit and risk of venous thromboembolism in a general population. The Tromso study. Haematologica. 2010 Feb;95(2):270-5.
9. Society for the Advancement of Blood Management (SABM). Anemia in the presurgical patient: recognition, diagnosis, and management. Ellicott City: SABM; 2020.
10. Wang R, Panizales MT, Hudson MS, Rogers SO, Schnipper JL. Preoperative glucose as a screening tool in patients without diabetes. J Surg Res. 2014 Jan;186(1):371-8.
11. ElSayed NA, Aleppo G, Aroda VR, Bannuru RR, Brown FM, Bruemmer D, et al, on behalf of the American Diabetes Association. 2. Classification and Diagnosis of Diabetes: Standards of Care in Diabetes-2023. Diabetes Care. 2023 Jan 1;46(Suppl 1):S19-S40. Erratum in: Diabetes Care. 2023 May 1;46(5):1106. Erratum in: Diabetes Care. 2023 Sep 01;46(9):1715.
12. Bezerra D. Ciclo do paciente sarcopênico: uma tempestade cirúrgica. Aula apresentada no curso "Jornada da Cirurgia". Fortaleza: 2025. Comunicação pessoal.
13. Palmieri B, Vadalà M, Laurino C. Nutrition in wound healing: investigation of the molecular mechanisms, a narrative review. J Wound Care. 2019 Oct 2;28(10):683-693.
14. Ince B, Uyar I, Dadaci M. Effect of vitamin D deficiency on hypertrophic scarring. Dermatol Surg. 2019;45(2):274-9.
15. El Hasidi HH, Sobhi RM, Nada AM, AbdelGhaffar MMM, Shaker OG, El-Kalioby M. Does vitamin D deficiency predispose to keloids via dysregulation of koebnerisin (S100A15). A case-control study. Wound Repair Regen. 2021 May;29(3):425-431.
16. MacGirlley R, Phoswa WN, Mokgalaboni K. Modulatory properties of vitamin D in type 2 diabetic patients: A focus on inflammation and dyslipidemia. Nutrients. 2023;15(21):4575.
17. Holick MF, Binkley NC, Bischoff-Ferrari HA, Gordon CM, Hanley DA, Heaney RP, et al.; Endocrine Society. Evaluation, treatment, and prevention of vitamin D deficiency: an Endocrine Society clinical practice guideline. J Clin Endocrinol Metab. 2011 Jul;96(7):1911-30. Epub 2011 Jun 6. Erratum in: J Clin Endocrinol Metab. 2011 Dec;96(12):3908. Erratum in: J Clin Endocrinol Metab. 2024 Sep 16;109(10):e1991.
18. Ribas Filho D, Nogueira de Almeida CA, Oliveira Filho AE de. Posicionamento atual sobre vitamina D na prática clínica: Posicionamento da Associação Brasileira de Nutrologia (Abran). IJN [Internet]. 2022 Mar 6 [cited 2025 Aug 25];12(3):82-96. Available from: https://ijn.zotarellifilhoscientificworks.com/index.php/ijn/article/view/186.
19. Horvei LD, Grimnes G, Hindberg K, Mathiesen EB, Njølstad I, Wilsgaard T, et al. C-reactive protein, obesity, and the risk of venous thromboembolism. J Thromb Haemost. 2016 Aug;14(8):1561-71.
20. Țăpoi L, Șalaru DL, Sascău R, Stătescu C. Uric Acid-An Emergent Risk Marker for Thrombosis? J Clin Med. 2021 May 12;10(10):2062.

21. Habib SS, Al-Khlaiwi T, Almushawah A, Alsomali A, Habib SA. Homocysteine as a predictor and prognostic marker of atherosclerotic cardiovascular disease: a systematic review and meta-analysis. Eur Rev Med Pharmacol Sci. 2023 Sep;27(18):8598-8608.
22. Kanter J, Liem RI, Bernaudin F, Bolaños-Meade J, Fitzhugh CD, Hankins JS, et al. American Society of Hematology 2021 guidelines for sickle cell disease: stem cell transplantation. Blood Adv. 2021 Sep 28;5(18):3668-3689.
23. Looijaard WGPM, Molinger J, Weijs PJM. Measuring and monitoring lean body mass in critical illness. Curr Opin Crit Care. 2018 Aug;24(4):241-247.
24. Knoedler S, Schliermann R, Knoedler L, Wu M, Hansen FJ, Matar DY, Obed D, Vervoort D, Haug V, Hundeshagen G, Paik A, Kauke-Navarro M, Kneser U, Pomahac B, Orgill DP, Panayi AC. Impact of sarcopenia on outcomes in surgical patients: a systematic review and meta-analysis. Int J Surg. 2023 Dec 1;109(12):4238-4262.
25. Butler J, Fioretti F, Davies MJ. Redefining obesity: beyond body mass index. Eur Heart J. 2025 Jun 27:ehaf409.
26. Cruz-Jentoft AJ, Bahat G, Bauer J, Boirie Y, Bruyère O, Cederholm T, et al.; Writing Group for the European Working Group on Sarcopenia in Older People 2 (EWGSOP2), and the Extended Group for EWGSOP2. Sarcopenia: revised European consensus on definition and diagnosis. Age Ageing. 2019 Jan 1;48(1):16-31.
27. Wu SH, Chen KL, Hsu C, Chen HC, Chen JY, Yu SY, Shiu YJ. Creatine Supplementation for Muscle Growth: A Scoping Review of Randomized Clinical Trials from 2012 to 2021. Nutrients. 2022 Mar 16;14(6):1255.
28. Prado CM, Purcell SA, Laviano A. Nutrition interventions to treat low muscle mass in cancer. J Cachexia Sarcopenia Muscle. 2020 Apr;11(2):366-80.
29. de-Aguilar-Nascimento JE, Salomão AB, Waitzberg DL, Dock-Nascimento DB, Correa MITD, Campos ACL, et al. ACERTO guidelines of perioperative nutritional interventions in elective general surgery. Rev Col Bras Cir [Internet]. 2017Nov;44(6):633-48.
30. Lobo DN, Gianotti L, Adiamah A, Barazzoni R, Deutz NEP, Dhatariya K, et al. Perioperative nutrition: Recommendations from the ESPEN expert group. Clin Nutr. 2020 Nov;39(11):3211-27.
31. Pullar JM, Carr AC, Vissers MCM. The roles of vitamin C in skin health. Nutrients. 2017;9(8):866
32. Campos PM, Gonçalves GM, Gaspar LR. In vitro antioxidant activity and in vivo efficacy of topical formulations containing vitamin C and its derivatives studied by non-invasive methods. Skin Res Technol. 2008 Aug;14(3):376-80.
33. Bouayed J, Bohn T. Exogenous antioxidants–Double-edged swords in cellular redox state: Health beneficial effects at physiologic doses versus deleterious effects at high doses. Oxid Med Cell Longev. 2010;3(4):228-37.
34. Campos R, Soley NAR, Campos BVBL. Patient safety: changes in hemoglobin and serum iron after liposuction and/or abdominoplasty. Rev Bras Cir Plást. 2018;33(4):511-7.
35. Wallace TM, Levy JC, Matthews DR. Use and abuse of HOMA modeling. Diabetes Care. 2004;27(6):1487-95.
36. Muniyappa R, Lee S, Chen H, Quon MJ. Current approaches for assessing insulin sensitivity and resistance in vivo: advantages, limitations, and appropriate usage. Am J Physiol Endocrinol Metab. 2008;294(1):E15-E26.

37. Shafiee G, Keshtkar A, Soltani A, Ahadi Z, Larijani B, Heshmat R. Prevalence of sarcopenia in the world: a systematic review and meta-analysis of general population studies. J Diabetes Metab Disord. 2017;16:21.
38. Sadick NS. The role of collagen stimulators in facial and body rejuvenation. Clin Plast Surg. 2016;43(3):419-32.
39. Stephens TJ, Sigler ML, Hino PD, Moigne AL, Dispensa L. A Randomized, Double-blind, Placebo-controlled Clinical Trial Evaluating an Oral Anti-aging Skin Care Supplement for Treating Photodamaged Skin. J Clin Aesthet Dermatol. 2016 Apr;9(4):25-32.
40. Barchitta M, Maugeri A, Favara G, Magnano San Lio R, Evola G, Agodi A, Basile G. Nutrition and Wound Healing: An Overview Focusing on the Beneficial Effects of Curcumin. Int J Mol Sci. 2019 Mar 5;20(5):1119.
41. Brylinsky CM. Nutrition and wound healing: an overview. Ostomy Wound Manage. 1995 Nov-Dec;41(10):14-6, 18, 20-2 passim; quiz 25-6.
42. Brownlee M. The pathobiology of diabetic complications: a unifying mechanism. Diabetes. 2005;54(6):1615-25.

32

Transtornos alimentares e terapia nutrológica

Aline Rodrigues Zanetta
Maria Del Rosario Zariategui de Alonso
José Alves Lara Neto
Hewdy Lobo Ribeiro

INTRODUÇÃO E PANORAMA ATUAL

Os transtornos alimentares (TA) constituem um grupo de condições psiquiátricas caracterizadas por alterações persistentes no comportamento alimentar, resultando em mudanças no consumo ou absorção de alimentos que comprometem significativamente a saúde física e o funcionamento psicossocial do indivíduo. Essas condições apresentam elevada morbidade e mortalidade, com taxas de letalidade que podem atingir 20% na anorexia nervosa (AN), configurando-se como um dos transtornos mentais com maior índice de mortalidade[1].

Dados epidemiológicos recentes estimam que mais de 70 milhões de pessoas no mundo são afetadas por algum tipo de TA[2]. No Brasil, aproximadamente 15 milhões de pessoas apresentam alguma forma de TA, representando cerca de 5% da população[3]. Entre os jovens a prevalência é particularmente alarmante, com aproximadamente 20% apresentando algum tipo de TA, chegando a mais de 30% entre as meninas[4].

Os principais TA incluem a anorexia nervosa (AN), a bulimia nervosa (BN) e o transtorno de compulsão alimentar (TCA), além do transtorno alimentar restritivo/evitativo (TARE) e das apresentações clínicas parciais, incompletas ou atípicas. Os critérios diagnósticos atualmente vigentes estão presentes no Manual Diagnóstico e Estatístico dos Transtornos Mentais (DSM-5) da Associação de Psiquiatria Americana (APA) e na 11ª edição da Classificação Internacional de Doenças (CID-11) da Organização Mundial da Saúde (OMS)[1,5].

A abordagem desses transtornos exige uma perspectiva multidisciplinar, na qual o nutrólogo desempenha papel fundamental, integrando equipes para avaliação aprofundada e aplicação da terapia médica nutrológica personalizada. Este capítulo visa fornecer orientações atualizadas para o diagnóstico precoce, tratamento e prevenção dos transtornos alimentares, com ênfase na abordagem nutrológica.

EPIDEMIOLOGIA

A prevalência dos transtornos alimentares tem aumentado nas últimas décadas, especialmente entre adolescentes e adultos jovens. Uma revisão sistemática recente sobre a prevalência global dos TA no período de 2000-2018 identificou taxas de prevalência pontual de 0,2% para AN, 0,8% para BN e 2,2% para TCA[6]. Quando considerada a prevalência ao longo da vida, os números são ainda mais expressivos.

A distribuição por gênero permanece desproporcional, com predominância no sexo feminino, embora estudos recentes indiquem aumento na incidência entre homens. A proporção observada em populações clínicas é de aproximadamente 10:1 (mulheres:homens).[7] Entretanto, essa disparidade pode refletir parcialmente o subdiagnóstico no sexo masculino, devido a fatores como estigma e diferenças na apresentação clínica.

A AN manifesta-se com frequência cinco vezes maior entre adolescentes que em mulheres jovens adultas. Entre adolescentes, a presença da AN ao longo da vida é de aproximadamente 1,7%, a de BN é de 0,8% e a de TCA, 2,3%, sendo significativamente menos frequentes entre os meninos[8].

No Brasil, dados recentes indicam prevalência de AN em aproximadamente 1% da população, com taxas de mortalidade que podem chegar a 20% em casos graves[3]. A BN apresenta prevalência de 1,5% entre mulheres jovens e cerca de 0,15% entre homens. O transtorno de compulsão alimentar foi encontrado em 4,7% da população brasileira, taxa superior à média global, configurando o Brasil como um dos países com maior prevalência desse transtorno em comparação com outros 13 países avaliados[9].

A pandemia de covid-19 teve impacto significativo na incidência e gravidade dos transtornos alimentares, com aumento de 50% nos casos de AN e compulsão alimentar após esse período[10]. Fatores como isolamento social, aumento do tempo de exposição às mídias sociais e elevação dos níveis de ansiedade contribuíram para esse cenário.

CLASSIFICAÇÃO E CRITÉRIOS DIAGNÓSTICOS

Sistemas classificatórios atuais

Os critérios diagnósticos dos TA são definidos por dois principais sistemas classificatórios: o Manual Diagnóstico e Estatístico de Transtornos Mentais, 5ª edição (DSM-5), publicado pela APA em 2013, e a Classificação Internacional de Doenças, 11ª edição (CID-11), publicada pela OMS em 2019 e implementada a partir de 2022[1,5].

O DSM-5 reconhece seis transtornos alimentares principais:

1. Pica.
2. Transtorno de ruminação.
3. Transtorno alimentar restritivo/evitativo (TARE).
4. Anorexia nervosa (AN).
5. Bulimia nervosa (BN).
6. Transtorno de compulsão alimentar (TCA).

Além disso, inclui as categorias "Outro transtorno alimentar especificado" e "Transtorno alimentar ou de alimentação não especificado" para quadros que não preenchem todos os critérios das categorias principais[1].

A CID-11 apresenta estrutura semelhante, mas com algumas diferenças importantes na definição dos critérios diagnósticos. Uma inovação significativa da CID-11 é a inclusão de maior número de diagnósticos alimentares, reduzindo assim o número de casos classificados como "não especificados", o que facilita a inclusão desses indivíduos em protocolos de tratamento específicos[11]. O Quadro 1 apresenta a comparação entre os transtornos clássicos e emergentes.

Anorexia nervosa

A anorexia nervosa é caracterizada por restrição persistente da ingestão calórica, medo intenso de ganhar peso ou comportamento persistente que interfere no ganho de peso, e distorção da imagem corporal. O DSM-5 eliminou o critério de amenorreia presente em versões anteriores, reconhecendo que esse sintoma não ocorre em todos os casos e não é aplicável a homens, mulheres pré-púberes, mulheres em uso de contraceptivos hormonais ou mulheres na pós-menopausa[1].

Na CID-11, a anorexia nervosa é definida por:

- Peso corporal significativamente baixo para altura, idade e estágio de desenvolvimento (IMC < 18,5 kg/m^2 em adultos ou IMC abaixo do percentil 5 em crianças e adolescentes).
- Padrão persistente de comportamentos para impedir a restauração do peso normal.
- Baixo peso ou forma corporal como aspecto central na autoavaliação.

A CID-11 também introduziu subtipos baseados na gravidade do baixo peso:

- AN com IMC significativamente baixo: IMC entre 14 e 18,5 kg/m^2 ou entre 0,3 e 5º percentil.

Quadro 1 Comparativo entre transtornos alimentares clássicos e emergentes

Característica	Anorexia nervosa	Bulimia nervosa	Transtorno de compulsão alimentar	Ortorexia nervosa	Vigorexia
Foco principal	Perda de peso e magreza	Controle de peso após compulsão	Episódios de compulsão sem compensação	Qualidade e pureza dos alimentos	Ganho de massa muscular
Imagem corporal	Distorção (vê-se gordo)	Insatisfação com o corpo	Insatisfação com o corpo	Foco na saúde, não na aparência	Distorção (vê-se pequeno/fraco)
Comportamento alimentar	Restrição grave	Ciclos de compulsão--purgação	Compulsão sem compensação	Restrição qualitativa	Dieta hiperproteica e hipercalórica
Exercício físico	Excessivo, para perder peso	Compensatório	Variável	Pode ser excessivo	Excessivo, focado em hipertrofia
Reconhecimento no DSM-5	Sim	Sim	Sim	Não	Parcial (como TDC)
Prevalência por gênero	Predominante em mulheres	Predominante em mulheres	Mais equilibrado	Ambos os gêneros	Predominante em homens
Complicações físicas principais	Desnutrição, osteoporose	Distúrbios eletrolíticos	Obesidade, diabetes	Deficiências nutricionais	

DSM-5: Manual Diagnóstico e Estatístico de Transtornos Mentais – 5ª edição; TDC: transtorno dismórfico-corporal.

Fonte: adaptado de APA[1]; Dunn e Bratman[12]; Pope et al.[13]; Campos et al.[14].

- AN com IMC perigosamente baixo: IMC < 14 kg/m^2 ou < 0,3 percentil.
- AN em recuperação com peso normal: IMC > 18,5 kg/m^2 ou > 5º percentil, com manutenção de peso saudável e ausência de comportamentos para redução de peso[5].

Quanto aos padrões comportamentais, tanto o DSM-5 quanto a CID-11 reconhecem dois subtipos:

1. Restritivo: caracterizado por restrição alimentar sem episódios recorrentes de compulsão ou purgação.
2. Compulsão-purgação: caracterizado por episódios recorrentes de compulsão alimentar e/ou comportamentos purgativos.

Bulimia nervosa

A bulimia nervosa é caracterizada por episódios recorrentes de compulsão alimentar seguidos por comportamentos compensatórios inadequados para evitar o ganho de peso, como vômitos autoinduzidos, uso indevido de laxantes, diuréticos ou outros medicamentos, jejum ou exercício excessivo.

No DSM-5, os critérios diagnósticos incluem:

- Episódios recorrentes de compulsão alimentar.
- Comportamentos compensatórios inadequados recorrentes.
- Ocorrência de compulsões e comportamentos compensatórios, em média, pelo menos uma vez por semana durante 3 meses.
- Autoavaliação indevidamente influenciada pela forma e peso corporais.
- O distúrbio não ocorre exclusivamente durante episódios de anorexia nervosa[1].

A CID-11 difere do DSM-5 ao definir que a perda de controle em um episódio de compulsão alimentar é a característica central desses episódios, e não necessariamente a quantidade de alimento ingerida. Isso amplia o espectro do diagnóstico, incluindo pacientes com episódios de compulsão alimentar subjetivos[11].

Transtorno de compulsão alimentar

O transtorno de compulsão alimentar (TCA) caracteriza-se por episódios recorrentes de compulsão alimentar sem comportamentos compensatórios inadequados regulares. Foi reconhecido como diagnóstico formal no DSM-5, após ser listado como condição para estudos adicionais em versões anteriores.

Os critérios diagnósticos incluem:

- Episódios recorrentes de compulsão alimentar.
- Características associadas (comer mais rapidamente que o normal, comer até sentir-se desconfortavelmente cheio, comer grandes quantidades sem sentir fome física, comer sozinho por vergonha, sentir-se enojado, deprimido ou culpado após o episódio).
- Sofrimento marcante relacionado à compulsão.
- Ocorrência, em média, pelo menos uma vez por semana durante 3 meses.
- Ausência de comportamentos compensatórios inadequados regulares[1].

Transtorno alimentar restritivo/evitativo

O transtorno alimentar restritivo/evitativo (TARE) caracteriza-se por evitação ou restrição alimentar que resulta em ingestão insuficiente de calorias e/ou nutrientes, levando a perda de peso significativa, deficiência nutricional, dependência de suplementação nutricional ou interferência marcante no funcionamento psicossocial.

Diferentemente da AN, o TARE não envolve preocupações com peso ou forma corporal. Esse transtorno pode estar relacionado a desinteresse pela alimentação, evitação baseada em características sensoriais dos alimentos ou preocupações sobre consequências aversivas de comer (como engasgar ou vomitar)[1,5].

O Quadro 2 faz um comparativo entre os transtornos.

Quadro 2 Características de TA

Transtorno	Critérios essenciais	Comportamentos associados	Consequências
Anorexia nervosa	▪ Restrição da ingestão calórica ▪ Medo intenso de ganhar peso ▪ Perturbação na percepção do peso/forma corporal	▪ Comportamentos purgativos (subtipo) ▪ Checagem corporal frequente ▪ Rituais alimentares	▪ Baixo peso (IMC < 18,5 kg/m²) ▪ Alterações endócrinas ▪ Complicações cardiovasculares
Bulimia nervosa	▪ Episódios recorrentes de compulsão ▪ Comportamentos compensatórios ▪ Autoavaliação indevidamente influenciada pelo peso/forma	▪ Vômitos autoinduzidos ▪ Uso de laxantes/diuréticos ▪ Jejum ou exercício excessivo	▪ Peso normal ou leve sobrepeso ▪ Erosão dentária ▪ Distúrbios eletrolíticos
Transtorno de compulsão alimentar	▪ Episódios recorrentes de compulsão ▪ Sofrimento marcante ▪ Ausência de comportamentos compensatórios	▪ Comer rapidamente ▪ Comer até sentir-se desconfortável ▪ Comer sozinho por vergonha	▪ Sobrepeso/obesidade frequente ▪ Flutuações de peso ▪ Comorbidades metabólicas

(continua)

Quadro 2 (*continuação*)

Transtorno	Critérios essenciais	Comportamentos associados	Consequências
Ortorexia nervosa	▪ Preocupação obsessiva com alimentação "saudável" ▪ Restrições alimentares progressivas ▪ Sofrimento significativo	▪ Planejamento excessivo das refeições ▪ Evitação de alimentos "impuros" ▪ Julgamento dos hábitos alheios	▪ Deficiências nutricionais ▪ Isolamento social ▪ Ansiedade e culpa alimentar
Vigorexia	▪ Preocupação com musculatura insuficiente ▪ Distorção da imagem corporal ▪ Comportamentos para aumento muscular	▪ Treinamento compulsivo ▪ Uso de suplementos/ esteroides ▪ Checagem corporal frequente	▪ Lesões por *overtraining* ▪ Efeitos adversos de esteroides ▪ Prejuízo social e ocupacional

IMC: índice de massa corporal.
Fonte: adaptado de APA[1]; WHO[5]; Dunn e Bratman[12]; Pope et al.[13].

Transtornos alimentares emergentes e outras condições relevantes

Além dos TA classicamente reconhecidos, um espectro de comportamentos alimentares disfuncionais tem ganhado atenção clínica e científica. Embora nem todos possuam critérios diagnósticos formais no DSM-5 ou CID-11, sua identificação é crucial para uma abordagem terapêutica abrangente.

Ortorexia nervosa

A ortorexia nervosa é um comportamento obsessivo patológico caracterizado pela fixação excessiva por alimentação saudável. O termo foi cunhado pelo médico americano Steven Bratman em 1997, derivando do grego "orthos" (correto) e "orexis" (apetite). Embora ainda não seja oficialmente reconhecida como um TA no DSM-5 ou na CID-11, a ortorexia tem sido objeto de crescente interesse científico e clínico[12].

As principais características clínicas incluem preocupação obsessiva com a qualidade dos alimentos (não com a quantidade), planejamento e preparação de refeições que ocupam parte significativa do dia, restrições alimentares progressivamente mais severas, evitação de alimentos considerados "impuros" ou "não saudáveis", sentimentos de culpa e ansiedade após consumir alimentos "proibidos", isolamento social devido às restrições alimentares, autoestima vinculada à adesão à dieta "perfeita" e deterioração da qualidade de vida devido à rigidez alimentar.

A prevalência da ortorexia nervosa varia significativamente entre os estudos, principalmente devido à falta de critérios diagnósticos padronizados. Estudos recentes estimam prevalência entre 6,9 e 57,6% em diferentes populações, com maior incidência em estudantes de medicina e nutrição, profissionais de saúde, praticantes de atividade física intensa, indivíduos com traços obsessivo-compulsivos e pessoas com histórico de outros transtornos alimentares[12].

Vigorexia (dismorfia muscular)

A vigorexia, também conhecida como dismorfia muscular ou "anorexia reversa", é um transtorno caracterizado pela preocupação obsessiva com a musculatura corporal e percepção distorcida da própria imagem. Atualmente é classificada como uma variante do transtorno dismórfico corporal (TDC) no DSM-5, embora muitos pesquisadores argumentem que tem características de TA[13].

As características clínicas incluem percepção distorcida do próprio corpo como "pequeno" ou "fraco", mesmo quando musculoso, preocupação excessiva com ganho de massa muscular, treinamento físico compulsivo (mesmo na presença de lesões), dietas rígidas hiperproteicas e hipercalóricas, uso frequente de suplementos alimentares e esteroides anabolizantes, checagem corporal frequente e evitação de situações sociais nas quais o corpo possa ser exposto, com comprometimento significativo da vida social, profissional e afetiva.

A prevalência estimada é de 0,5 a 3,2% na população geral, afetando predominantemente homens jovens (18 a 35 anos), sendo mais comum em frequentadores de academias (10 a 20%) e atletas de fisiculturismo[13].

Outros transtornos e comportamentos emergentes

- Transtorno alimentar noturno: caracterizado por episódios recorrentes de alimentação noturna, manifestando-se por consumo de alimentos após o jantar ou despertares noturnos com ingestão alimentar. Associa-se a insônia, humor deprimido e ansiedade noturna. Embora incluído na categoria "Outros transtornos alimentares especificados" no DSM-5, ainda carece de critérios diagnósticos mais específicos[1].
- Drunkorexia: termo não oficial que descreve a restrição calórica intencional para "compensar" as calorias do álcool que será consumido posteriormente. Comum entre jovens universitários, combina características de TA com consumo problemático de álcool. Não reconhecido oficialmente nos manuais diagnósticos[15].
- Pregorexia: refere-se à restrição calórica excessiva e preocupação com o ganho de peso durante a gravidez, podendo comprometer a saúde materna e fetal. Não é um diagnóstico formal, mas representa um padrão comportamental preocupante que requer atenção clínica[16].
- Diabulimia: caracterizada pela redução ou omissão intencional de insulina em pessoas com diabetes tipo 1, com o objetivo de perder peso. A hiperglicemia resultante leva à perda calórica pela urina. Associa-se a complicações graves do diabetes e maior mortalidade[17].

O Quadro 3 mostra sinais para os transtornos emergentes.

Quadro 3 Sinais de alerta para transtornos alimentares emergentes

Transtorno	Sinais comportamentais	Sinais físicos	Sinais psicológicos
Ortorexia nervosa	▪ Eliminação progressiva de grupos alimentares ▪ Tempo excessivo planejando refeições ▪ Recusa em comer fora de casa ▪ Leitura obsessiva de rótulos	▪ Perda de peso não intencional ▪ Deficiências nutricionais ▪ Sintomas gastrointestinais	▪ Ansiedade ao comer alimentos "não puros" ▪ Culpa após "transgressões" alimentares ▪ Julgamento dos hábitos alimentares alheios
Vigorexia	▪ Treinamento excessivo mesmo com lesões ▪ Uso de suplementos e esteroides ▪ Checagem corporal frequente ▪ Uso de roupas largas	▪ Lesões musculoesqueléticas ▪ Sinais de uso de esteroides ▪ Fadiga crônica	▪ Insatisfação persistente com o corpo ▪ Evitação de situações sociais ▪ Priorização do treino sobre outras atividades
Transtorno alimentar noturno	▪ Alimentação excessiva após o jantar ▪ Despertares noturnos para comer ▪ Esconder alimentos	▪ Ganho de peso ▪ Distúrbios do sono ▪ Fadiga diurna	▪ Vergonha e culpa ▪ Humor deprimido à noite ▪ Ansiedade noturna
Drunkorexia	▪ Restrição alimentar antes de beber álcool ▪ Exercício excessivo para "compensar" álcool ▪ Padrão de *binge drinking*	▪ Intoxicação alcoólica mais rápida ▪ Desnutrição ▪ Desidratação	▪ Preocupação com calorias do álcool ▪ Comportamento de risco sob efeito do álcool ▪ Ansiedade social

Fonte: adaptado de Dunn e Bratman[12]; Pope et al.[13]; APA[1]; Kinavey[15]; Anderson[16].

ETIOPATOGENIA

A etiopatogenia dos TA é complexa e multifatorial, envolvendo a interação de fatores biológicos, psicológicos, familiares e socioculturais. O modelo atual compreende fatores predisponentes, precipitantes e mantenedores que, em conjunto, contribuem para o desenvolvimento e perpetuação desses transtornos.

Fatores predisponentes

Fatores genéticos e biológicos

Estudos com familiares e gêmeos demonstram importante contribuição genética no desenvolvimento dos TA. Parentes de primeiro grau de pacientes com AN ou BN apresentam risco aumentado para a doença, sendo na AN um risco 12,3 a 15 vezes maior. Em gêmeos idênticos, a concordância para AN pode chegar a 50%, evidenciando a vulnerabilidade genética[18].

Alterações em neurotransmissores e neuromoduladores também desempenham papel relevante. Na AN, embora seja difícil distinguir alterações primárias daquelas secundárias à desnutrição, observam-se mudanças no sistema serotoninérgico, com diminuição do metabólito da serotonina (5-HIAA) no líquido cefalorraquidiano durante a fase aguda de restrição alimentar, e elevação após a recuperação do peso[19].

Na BN, as principais anormalidades são encontradas no sistema catecolaminérgico e serotoninérgico, com diminuição da atividade serotoninérgica que poderia predispor ao desenvolvimento da BN e aos episódios de compulsão alimentar. Estudos recentes sugerem que o episódio compulsivo alimentar pode representar uma tentativa de compensar as consequências negativas da redução da atividade serotoninérgica cerebral[20].

Fatores psicológicos

Determinados traços de personalidade estão associados a maior risco para TA. Pacientes com AN de subtipo restritivo frequentemente apresentam traços de ansiedade, perfeccionismo, obsessividade, inibição e submissão excessiva. Já indivíduos com BN tendem a manifestar maior impulsividade e instabilidade emocional, características consistentes com o descontrole alimentar e os métodos purgativos[21].

Outros fatores psicológicos relevantes incluem baixa autoestima, insatisfação corporal, dificuldade para adaptação a diferentes situações (*self-directedness*) e preocupação exagerada com a aparência. Déficits cognitivos, como dificuldade para mudanças e fraca coerência central, também têm sido estudados como possíveis contribuintes para a manifestação dos TA[22].

Experiências traumáticas na infância, particularmente abuso sexual, estão mais associadas à BN do que à AN. Comentários depreciativos sobre forma corporal e aparência física feitos por colegas ou familiares (criticismo ou *bullying*) são frequentemente relatados por pacientes com TA e podem constituir fatores de vulnerabilidade[23].

Fatores familiares

A dinâmica familiar pode influenciar o desenvolvimento dos TA, embora ainda não esteja claro se as relações familiares disfuncionais são causa ou consequência do transtorno. O risco de TA é três vezes mais frequente em parentes de primeiro grau de indivíduos afetados[24].

Características familiares associadas incluem depressão, comportamento alimentar inadequado (erro alimentar, contágio) e preocupação intensa com aparência e peso. A mãe com TA representa influência negativa para o comportamento alimentar dos filhos, com mais de 50% dos filhos de mães com TA apresentando algum transtorno psiquiátrico[25].

A invalidação parental das emoções das crianças e jovens ou a superproteção também têm sido associadas a maior risco de desenvolvimento de TA. Adicionalmente, a preocupação excessiva dos pais com alimentação saudável e atividade física pode contribuir para o surgimento desses transtornos[26].

Fatores socioculturais

Os TA são considerados "síndromes associadas à cultura" (*culture-bound syndromes*), nas quais a magreza é valorizada como ideal estético. Nas sociedades ocidentais, modelos e atrizes de sucesso, representantes dos padrões de beleza feminina, são frequentemente extremamente magras, criando um desejo generalizado, especialmente entre mulheres, por um corpo mais magro[27].

A insatisfação com a imagem corporal, resultante da comparação com esses ideais inatingíveis, constitui fator de risco significativo para o desenvolvimento e manutenção de transtornos alimentares. Entre adolescentes, a pressão para ser magra, a internalização da magreza como corpo ideal e a insatisfação com o próprio corpo são riscos presentes desde o início da adolescência que podem evoluir para TA no final da adolescência ou início da vida adulta[28].

O advento das redes sociais intensificou esse fenômeno, com estudos recentes demonstrando associação entre maior tempo de exposição a conteúdos que promovem ideais de magreza e aumento do risco de comportamentos alimentares disfuncionais[29].

Fatores precipitantes

Dietas restritivas

A dieta é o fator precipitante mais frequente dos TA. Quando realizada de forma muito restritiva e por longos períodos, pode ser considerada um comportamento de risco para o desenvolvimento de um TA. Estudos prospectivos demonstram que a dieta é um fator de risco significativo, especialmente quando motivada por insatisfação corporal.[30]

Eventos estressantes

Eventos estressantes como perdas, separações, mudanças, doenças, alterações da dinâmica familiar, abusos físicos e sexuais e críticas sobre peso e forma corporal podem precipitar o início de um TA em pessoas vulneráveis. O período da pandemia de covid-19 exemplifica como situações de estresse coletivo podem impactar a incidência e gravidade dos TA[31].

Fatores mantenedores

Componente cognitivo

As distorções cognitivas, como pensamentos dicotômicos (tudo ou nada), catastrofização, generalização e magnificação dos erros e defeitos, mantêm o ciclo do TA ao reforçar a insatisfação corporal e a busca por dietas restritivas[32].

Componente interpessoal

Dificuldades interpessoais, isolamento social, problemas de comunicação e conflitos familiares podem perpetuar o TA ao dificultar a busca por ajuda e o tratamento adequado[33].

Componente fisiológico

Na AN, a desnutrição leva a mudanças no funcionamento fisiológico que perpetuam a doença, como esvaziamento gástrico demorado, sensação de plenitude, inibição da alimentação e alterações hipotalâmicas e metabólicas. Alterações em substâncias como cortisol, hormônio liberador de corticotropina (CRH) e leptina, além da fome, que pode aumentar a depressão, contribuem para a manutenção do quadro[34].

A sucessão de dietas restritivas leva à diminuição do metabolismo basal e pode se transformar em um distúrbio alimentar crônico. A experiência clínica demonstra que pessoas que insistem em manter uma alimentação restritiva favorecem as compulsões alimentares[35].

MANIFESTAÇÕES CLÍNICAS E COMPLICAÇÕES

Anorexia nervosa

A anorexia nervosa tipicamente inicia após algum evento de vida estressante, marcada por progressiva restrição dietética e eliminação de alimentos considerados "engordativos". O indivíduo passa a viver exclusivamente em função da dieta, da comida, do peso e da forma corporal, recusando-se a manter o peso em nível adequado à idade e altura[36].

O medo intenso de engordar é característica central da síndrome anoréxica. Observam-se diversos graus de alterações da imagem corporal, levando a pessoa a se sentir gorda apesar da magreza evidente. O padrão alimentar torna-se cada vez mais secreto, muitas vezes bizarro e ritualístico[37].

Manifestações clínicas comuns incluem:

- Perda de peso progressiva e continuada.
- Amenorreia (em mulheres, embora não seja mais critério diagnóstico).
- Intolerância ao frio.
- Hipotensão e bradicardia.
- Lanugo (pelos finos no corpo).
- Pele seca e amarelada.
- Fadiga, tontura, mal-estar e fraqueza muscular.
- Constipação.
- Alterações de humor e irritabilidade.

As complicações médicas da AN resultam principalmente da desnutrição e podem afetar praticamente todos os sistemas orgânicos:

- Complicações cardiovasculares: bradicardia, hipotensão, arritmias, redução da massa cardíaca, prolapso da válvula mitral e, em casos graves, insuficiência cardíaca.
- Complicações endócrinas: amenorreia, redução dos níveis de hormônios sexuais, alterações no eixo hipotálamo-hipófise-adrenal com aumento do cortisol, redução de T3, alterações na secreção de insulina e resistência ao GH.
- Complicações ósseas: osteopenia e osteoporose, com risco aumentado de fraturas. A osteopenia pode ocorrer em aproximadamente 50% das adolescentes com AN e, quando acontece antes do término do crescimento, pode ocasionar retardo e baixa estatura[38].
- Complicações hematológicas: anemia, leucopenia e trombocitopenia.
- Complicações gastrointestinais: retardo do esvaziamento gástrico, constipação, elevação de enzimas hepáticas.
- Complicações neurológicas: atrofia cerebral, alargamento dos ventrículos cerebrais, alterações cognitivas.
- Complicações dermatológicas: pele seca, cabelos finos e quebradiços, unhas frágeis, lanugo.

A AN associa-se a alterações no metabolismo da glicose e dos lipídios, com múltiplos distúrbios endócrinos e outras disfunções hematológicas e imunológicas. Algumas dessas anormalidades podem estar relacionadas à produção de hormônios do tecido adiposo, como a leptina e a adiponectina[39].

Bulimia nervosa

A bulimia nervosa caracteriza-se por episódios recorrentes de compulsão alimentar seguidos por comportamentos compensatórios inadequados. Durante os episódios de compulsão, o indivíduo ingere quantidade de alimentos definitivamente maior do que a maioria das pessoas consumiria em período similar e circunstâncias semelhantes, com sensação de perda de controle sobre o comportamento alimentar[40].

Os comportamentos compensatórios mais comuns incluem vômitos autoinduzidos (presentes em 80 a 90% dos casos), uso de laxantes e diuréticos, jejum prolongado e exercícios físicos excessivos. Diferentemente da AN, pacientes com BN geralmente mantêm peso normal ou levemente acima do normal, o que pode dificultar o diagnóstico[41].

Manifestações clínicas comuns incluem:

- Flutuações de peso.
- Irregularidades menstruais
- Edema de glândulas salivares (principalmente parótidas).
- Erosão do esmalte dentário.
- Calosidades no dorso da mão (sinal de Russell, devido à indução de vômitos).
- Alterações eletrolíticas (principalmente hipocalemia).
- Distúrbios gastrointestinais.

As complicações médicas da BN estão principalmente relacionadas aos comportamentos purgativos:

- Complicações eletrolíticas: hipocalemia, hiponatremia, hipocloremia e alcalose metabólica (devido a vômitos frequentes) ou acidose metabólica (devido ao abuso de laxantes).
- Complicações gastrointestinais: erosões esofágicas, síndrome de Mallory-Weiss (lacerações da mucosa esofagogástrica), dilatação gástrica aguda, retardo do esvaziamento gástrico, síndrome do cólon irritável.
- Complicações dentárias: erosão do esmalte dentário, aumento da incidência de cáries, sensibilidade dentária.
- Complicações cardiovasculares: arritmias (secundárias a distúrbios eletrolíticos), prolapso da válvula mitral.
- Complicações endócrinas: irregularidades menstruais, alterações na fertilidade.

Transtorno de compulsão alimentar

O transtorno de compulsão alimentar caracteriza-se por episódios recorrentes de compulsão alimentar sem comportamentos compensatórios regulares. Os indivíduos frequentemente comem rapidamente, até se sentirem desconfortavelmente cheios, mesmo sem fome física, e experimentam sentimentos intensos de vergonha, nojo e culpa após os episódios[42].

Manifestações clínicas comuns incluem:

- Sobrepeso ou obesidade (em aproximadamente 65% dos casos).
- Flutuações de peso significativas.
- Sintomas depressivos.
- Baixa autoestima.
- Insatisfação corporal.

As complicações médicas do TCA estão frequentemente relacionadas ao excesso de peso:

- Diabetes *mellitus* tipo 2.
- Hipertensão arterial.
- Dislipidemia.
- Doenças cardiovasculares.
- Apneia do sono.
- Problemas osteoarticulares.

Aproximadamente 60% dos pacientes que buscam cirurgia bariátrica apresentam TCA, o que pode comprometer os resultados do procedimento a longo prazo[43].

O Quadro 4 apresenta um resumo das comorbidades mais frequentes.

Quadro 4 Comorbidades frequentes nos transtornos alimentares

Transtorno	Comorbidades psiquiátricas	Comorbidades clínicas
Anorexia nervosa	▪ Transtornos depressivos (50-75%) ▪ Transtornos de ansiedade (30-65%) ▪ TOC (25-40%)	▪ Osteopenia/osteoporose (50-90%) ▪ Bradicardia e hipotensão (85%) ▪ Amenorreia (70-100% mulheres)
Bulimia nervosa	▪ Transtornos depressivos (50-75%) ▪ Transtornos de ansiedade (50-65%) ▪ Abuso de substâncias (30-50%)	▪ Erosão dentária (90%) ▪ Hipertrofia de parótidas (10-50%) ▪ Distúrbios eletrolíticos (20-30%)
Transtorno de compulsão alimentar	▪ Transtornos depressivos (50-65%) ▪ Transtornos de ansiedade (40-60%) ▪ TDAH (30%)	▪ Obesidade (65-85%) ▪ Síndrome metabólica (35-50%) ▪ Diabetes tipo 2 (15-25%)
Ortorexia nervosa	▪ TOC (35-60%) ▪ Transtornos de ansiedade (45-65%) ▪ Traços obsessivo-compulsivos de personalidade	▪ Deficiências nutricionais variadas ▪ Perda de peso não intencional ▪ Alterações gastrointestinais
Vigorexia	▪ Transtorno dismórfico corporal (100%) ▪ Transtornos de ansiedade (40-60%) ▪ Abuso de esteroides anabolizantes (30-45%)	▪ Lesões musculoesqueléticas ▪ Alterações hormonais ▪ Complicações cardiovasculares

TDAH: transtorno de déficit de atenção e hiperatividade; TOC: transtorno obsessivo-compulsivo.
Fonte: adaptado de APA[1]; Treasure et al.[21]; Himmerich e Treasure[44].

ABORDAGEM TERAPÊUTICA NUTROLÓGICA

O tratamento dos TA requer abordagem multidisciplinar, integrando intervenções médicas, nutricionais, psicológicas e, quando necessário, psiquiátricas. O nutrólogo desempenha papel fundamental nesse contexto, sendo responsável pela avaliação e manejo das complicações médicas, reabilitação nutricional e coordenação do cuidado.

O fluxograma exibido na Figura 1 auxilia no diagnóstico.

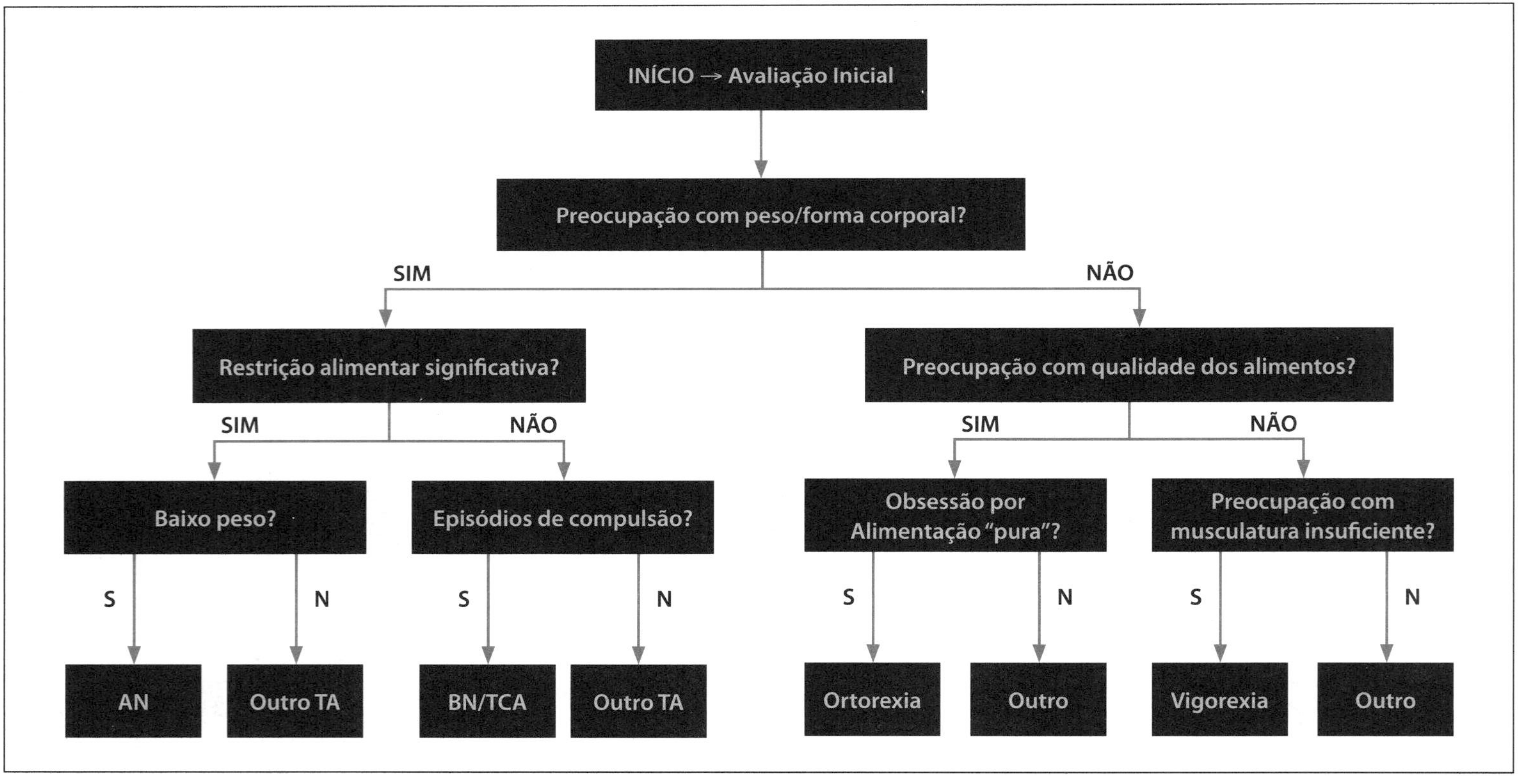

Figura 1 **Fluxograma: diagnóstico de transtornos alimentares.**

AN: anorexia nervosa; BN: bulimia nervosa; TA: transtorno alimentar; TCA: transtorno de compulsão alimentar.

Fonte: elaborada pelos autores.

Princípios gerais da abordagem nutrológica

A abordagem nutrológica dos T deve ser individualizada, considerando o diagnóstico específico, a gravidade do quadro, as comorbidades presentes e o contexto psicossocial do paciente. Alguns princípios gerais incluem:

- Estabelecimento de aliança terapêutica: fundamental para adesão ao tratamento, especialmente considerando a ambivalência e resistência frequentes nesses pacientes.
- Avaliação médica completa: incluindo história clínica detalhada, exame físico e exames complementares para identificação de complicações.
- Definição de metas realistas: estabelecimento de objetivos graduais e alcançáveis, priorizando a estabilização clínica e a normalização do comportamento alimentar.
- Educação do paciente e família: fornecimento de informações sobre a natureza do transtorno, suas complicações e princípios do tratamento.
- Monitoramento regular: acompanhamento frequente para avaliação do progresso e ajustes no plano terapêutico.
- Abordagem não punitiva: evitar julgamentos ou críticas, focando a compreensão dos fatores subjacentes ao transtorno.
- Integração com equipe multidisciplinar: comunicação regular com psicólogos, psiquiatras, nutricionistas e outros profissionais envolvidos no cuidado[45].

Avaliação nutrológica inicial

A avaliação nutrológica inicial deve ser abrangente, incluindo:

- História clínica detalhada:
  - Padrão alimentar atual e histórico.
  - Métodos de controle de peso utilizados.
  - Histórico de peso (peso máximo, mínimo, usual e desejado).
  - Sintomas gastrointestinais.
  - Padrão de atividade física.
  - Uso de medicamentos, suplementos e substâncias.
  - História menstrual (em mulheres).
  - Comorbidades médicas e psiquiátricas.
- Exame físico completo:
  - Sinais vitais (incluindo frequência cardíaca ortostática).
  - Peso e altura (cálculo do IMC).
  - Avaliação da composição corporal, quando possível.
  - Exame cardiovascular, respiratório, abdominal e neurológico.

- Avaliação do estado de hidratação.
- Busca por sinais específicos de transtornos alimentares (calosidades nas mãos, erosão dentária etc.).

■ Exames complementares:
  - Hemograma completo.
  - Eletrólitos séricos (sódio, potássio, cloro, magnésio, fósforo).
  - Função renal (ureia, creatinina).
  - Função hepática (TGO, TGP, fosfatase alcalina, bilirrubinas).
  - Glicemia de jejum.
  - Perfil lipídico.
  - Proteínas totais e frações.
  - Função tireoidiana (TSH, T4 livre).
  - Eletrocardiograma.
  - Densitometria óssea (em casos de AN prolongada).
  - Outros exames conforme indicação clínica[14].

Tratamento nutrológico da anorexia nervosa

O tratamento nutrológico da AN visa à restauração do peso, normalização do padrão alimentar, correção das complicações médicas e prevenção de recaídas. A abordagem deve ser gradual e cuidadosa, considerando os riscos da síndrome de realimentação.

■ Definição de metas de peso:
  - Para adultos: IMC mínimo de 19 a 20 kg/m^2.
  - Para adolescentes: retorno ao percentil de crescimento prévio ao transtorno.
  - Ganho de peso gradual: 0,5 a 1 kg/semana em regime ambulatorial; 1 a 1,5 kg/semana em internação.

■ Necessidades energéticas:
  - Fase inicial: 30 a 40 kcal/kg/dia (aproximadamente 1.000 a 1.600 kcal/dia).
  - Fase de recuperação: aumento gradual até 70 a 100 kcal/kg/dia.
  - Ajustes individualizados conforme resposta clínica.

■ Composição da dieta:
  - Carboidratos: 50 a 55% do valor energético total.
  - Proteínas: 15 a 20% do valor energético total (1,5 a 2 g/kg/dia).
  - Lipídios: 25 a 30% do valor energético total.
  - Adequação de micronutrientes, especialmente cálcio, vitamina D, ferro, zinco e vitaminas do complexo B.

■ Suplementação:
  - Multivitamínicos e minerais.

- Cálcio (1.200 a 1.500 mg/dia) e vitamina D (800 a 1.000 UI/dia).
- Suplementos nutricionais orais, quando necessário.
- Fósforo profilático em casos de risco elevado para síndrome de realimentação.

■ Monitoramento durante a realimentação:
- Sinais vitais.
- Peso (2 a 3 vezes por semana inicialmente).
- Eletrólitos séricos (especialmente fósforo, potássio e magnésio).
- Balanço hídrico.
- Sinais e sintomas de síndrome de realimentação[46].

■ Prevenção e manejo da síndrome de realimentação:
- Identificação de pacientes de alto risco (IMC < 16 kg/m^2, perda de peso rápida, jejum prolongado, alterações eletrolíticas prévias).
- Início com aporte calórico reduzido (5 a 10 kcal/kg/dia) em casos de alto risco.
- Aumento gradual do aporte calórico (incrementos de 200 a 300 kcal a cada 2 a 3 dias).
- Suplementação profilática de fósforo, tiamina, potássio e magnésio.
- Restrição hídrica e de sódio, se necessário.
- Monitoramento diário de eletrólitos nos primeiros 7 a 10 dias[47].

■ Critérios para hospitalização:
- IMC < 14 kg/m^2 em adultos ou < 75% do peso ideal em adolescentes.
- Perda de peso rápida (> 1 kg/semana por várias semanas).
- Recusa alimentar completa.
- Complicações médicas graves (bradicardia < 40 bpm, hipotensão, hipotermia, alterações eletrolíticas significativas).
- Ideação suicida.
- Falha no tratamento ambulatorial[48].

Tratamento nutrológico da bulimia nervosa

O tratamento nutrológico da BN prioriza a normalização do padrão alimentar, a interrupção do ciclo compulsão-purgação e a correção das complicações médicas associadas.

■ Objetivos nutricionais:
- Estabelecimento de padrão alimentar regular (3 refeições principais e 2 a 3 lanches).
- Inclusão gradual de alimentos "proibidos" ou temidos.
- Redução da restrição alimentar.
- Identificação e manejo dos gatilhos para compulsão.

- Necessidades energéticas:
  - Geralmente entre 1.800 e 2.400 kcal/dia, ajustadas individualmente.
  - Distribuição equilibrada ao longo do dia para evitar períodos prolongados de jejum.
- Manejo das complicações:
  - Correção de distúrbios eletrolíticos.
  - Reposição de fluidos, quando necessário.
  - Suplementação de potássio em casos de hipocalemia persistente.
- Estratégias comportamentais:
  - Manutenção de diário alimentar.
  - Planejamento prévio das refeições.
  - Técnicas de manejo de estresse e ansiedade.
  - Identificação de padrões de pensamento disfuncionais relacionados à alimentação[49].

Tratamento nutrológico do transtorno de compulsão alimentar

O tratamento nutrológico do TCA visa à normalização do comportamento alimentar, redução dos episódios de compulsão e, quando apropriado, perda de peso gradual e sustentável.

- Objetivos nutricionais:
  - Estabelecimento de padrão alimentar regular.
  - Redução da restrição cognitiva.
  - Identificação de gatilhos emocionais para compulsão.
  - Desenvolvimento de estratégias para lidar com a fome e saciedade.
- Abordagem para perda de peso:
  - Déficit calórico moderado (500 a 750 kcal/dia).
  - Meta de perda de peso gradual (0,5 a 1 kg/semana).
  - Foco na qualidade da dieta mais que na restrição calórica severa.
  - Evitar dietas muito restritivas, que podem perpetuar o ciclo de compulsão.
- Estratégias comportamentais:
  - Alimentação consciente (*mindful eating*).
  - Reconhecimento de sinais de fome e saciedade.
  - Técnicas de manejo do estresse.
  - Planejamento de refeições e lanches[50].

Tratamento nutrológico dos transtornos alimentares emergentes

A abordagem nutrológica para transtornos como ortorexia e vigorexia requer adaptação dos princípios gerais, com foco nas características específicas de cada condição.

- Ortorexia nervosa:
  - Objetivos: flexibilização do padrão alimentar, redução da ansiedade relacionada à "pureza" dos alimentos, correção de deficiências nutricionais.
  - Estratégias: educação nutricional sobre alimentação saudável sem rigidez, exposição gradual a alimentos evitados, desmistificação de crenças alimentares disfuncionais, suplementação, se necessário.
- Vigorexia (dismorfia muscular):
  - Objetivos: estabelecimento de padrão alimentar adequado às necessidades reais, redução do uso de suplementos e substâncias, adequação da composição corporal de forma saudável.
  - Estratégias: plano alimentar balanceado, educação sobre nutrição esportiva baseada em evidências, adequação proteica sem excessos, discussão sobre os riscos do uso de esteroides.

O Quadro 5 apresenta um resumo das intervenções nutrológicas.

Quadro 5 Intervenções nutrológicas específicas

Transtorno	Objetivos terapêuticos	Estratégias nutricionais	Monitoramento
Anorexia nervosa	▪ Restauração do peso ▪ Normalização do padrão alimentar ▪ Correção de deficiências	▪ Reintrodução gradual de alimentos ▪ Aumento calórico progressivo ▪ Suplementação nutricional	▪ Peso 2-3x/semana ▪ Eletrólitos séricos ▪ Sinais vitais
Bulimia nervosa	▪ Interrupção do ciclo compulsão-purgação ▪ Estabelecimento de padrão regular ▪ Correção de distúrbios eletrolíticos	▪ Refeições e lanches programados ▪ Inclusão gradual de alimentos "proibidos" ▪ Hidratação adequada	▪ Padrão alimentar ▪ Frequência de episódios ▪ Eletrólitos séricos
Transtorno de compulsão alimentar	▪ Redução dos episódios de compulsão ▪ Estabelecimento de padrão regular ▪ Manejo do peso, quando necessário	▪ Refeições estruturadas ▪ Técnicas de *mindful eating* ▪ Identificação de gatilhos emocionais	▪ Frequência de compulsões ▪ Padrão alimentar ▪ Peso corporal
Ortorexia nervosa	▪ Flexibilização do padrão alimentar ▪ Redução da ansiedade alimentar ▪ Correção de deficiências	▪ Exposição gradual a alimentos "proibidos" ▪ Educação sobre nutrição sem rigidez ▪ Suplementação, quando necessária	▪ Variedade alimentar ▪ Nível de ansiedade ▪ Estado nutricional

(continua)

Quadro 5 (*continuação*) Intervenções nutrológicas específicas

Transtorno	Objetivos terapêuticos	Estratégias nutricionais	Monitoramento
Vigorexia	▪ Estabelecimento de padrão alimentar adequado ▪ Redução do uso de suplementos ▪ Adequação da composição corporal	▪ Plano alimentar balanceado ▪ Educação sobre nutrição esportiva ▪ Adequação proteica sem excessos	▪ Composição corporal ▪ Uso de suplementos ▪ Parâmetros bioquímicos

Fonte: adaptado de Hay et al.[45]; Campos et al.[14]; Garber et al.[46]; Stefani et al.[49]; Palavras et al.[50].

Tratamento farmacológico adjuvante

O tratamento farmacológico pode ser útil como adjuvante à abordagem nutrológica e psicoterapêutica, especialmente para manejo de comorbidades psiquiátricas e sintomas específicos.

- Anorexia nervosa:
  - Evidências limitadas para medicamentos específicos.
  - Antipsicóticos atípicos (olanzapina, risperidona) podem auxiliar na redução da ansiedade e pensamentos obsessivos relacionados ao peso.
  - Antidepressivos podem ser úteis para comorbidades como depressão e ansiedade, mas têm eficácia limitada para os sintomas centrais da AN.
- Bulimia nervosa:
  - Inibidores seletivos da recaptação de serotonina (fluoxetina 60 mg/dia) – primeira linha.
  - Outros antidepressivos (sertralina, citalopram, venlafaxina).
  - Topiramato – pode reduzir episódios de compulsão e purgação.
- Transtorno de compulsão alimentar:
  - Inibidores seletivos da recaptação de serotonina.
  - Topiramato.
  - Lisdexanfetamina – aprovada especificamente para TCA.
  - Bupropiona – pode auxiliar na redução da compulsão e do peso[44].
- Ortorexia nervosa e vigorexia:
  - Não existem tratamentos farmacológicos específicos aprovados.
  - O manejo farmacológico prioriza as comorbidades, como transtornos de ansiedade, depressão ou TOC, utilizando medicamentos apropriados para essas condições.
  - A prescrição de medicamentos deve ser realizada por médico especialista, considerando o perfil de efeitos colaterais, interações medicamentosas e condições clínicas associadas.

Educação nutricional e abordagem psicoeducativa

A educação nutricional é componente fundamental do tratamento nutrológico dos TA, visando corrigir crenças errôneas sobre alimentação e nutrição, além de promover uma relação mais saudável com a comida.

- Tópicos importantes:
- Consequências da restrição alimentar e comportamentos purgativos.
- Princípios de alimentação balanceada.
- Papel dos macronutrientes no organismo.
- Desmistificação de alimentos "proibidos".
- Reconhecimento de sinais de fome e saciedade.
- Impacto metabólico dos padrões alimentares disfuncionais.

A abordagem psicoeducativa deve ser adaptada ao nível de compreensão do paciente e realizada de forma não confrontativa, respeitando suas crenças e valores[51].

PREVENÇÃO E IDENTIFICAÇÃO PRECOCE

A prevenção dos TA envolve estratégias em diferentes níveis, desde a promoção de atitudes saudáveis em relação ao corpo e alimentação até a identificação precoce de comportamentos de risco.

Fatores de proteção

Alguns fatores associados à proteção contra o desenvolvimento de TA incluem:

- Autoestima positiva e imagem corporal saudável.
- Ambiente familiar acolhedor e comunicativo.
- Hábitos alimentares regulares e prazerosos.
- Atitudes críticas em relação aos ideais de beleza veiculados pela mídia.
- Prática de atividade física por prazer e saúde, não para controle de peso.
- Habilidades adequadas de manejo do estresse e regulação emocional[52].

Estratégias de prevenção

- Prevenção primária (direcionada à população geral):
  - Programas educacionais sobre alimentação saudável e imagem corporal.
  - Campanhas de conscientização sobre os riscos dos TA.
  - Políticas públicas que promovam diversidade corporal e combatam a estigmatização.

  - Regulamentação da indústria da moda e publicidade quanto à promoção de corpos irrealistas.
- Prevenção secundária (direcionada a grupos de risco):
  - Programas específicos para adolescentes, atletas, modelos e outros grupos vulneráveis.
  - Treinamento para profissionais de saúde, educadores e treinadores na identificação de sinais precoces.
  - Intervenções focadas em fatores de risco específicos (insatisfação corporal, dietas restritivas).
- Prevenção terciária (direcionada a indivíduos com transtornos estabelecidos):
  - Identificação e tratamento precoces.
  - Prevenção de recaídas.
  - Suporte contínuo e monitoramento a longo prazo[53].

Sinais de alerta

A identificação precoce dos TA é fundamental para melhor prognóstico. Alguns sinais de alerta incluem:

- Comportamentais:
  - Preocupação excessiva com peso, forma corporal e alimentação.
  - Restrição alimentar progressiva ou eliminação de grupos alimentares.
  - Rituais alimentares (cortar alimentos em pedaços muito pequenos, comer muito devagar).
  - Evitação de refeições sociais.
  - Visitas frequentes ao banheiro após as refeições.
  - Exercício físico compulsivo.
  - Verificação frequente do peso ou medidas corporais.
- Físicos:
  - Perda de peso significativa ou flutuações de peso.
  - Amenorreia ou irregularidades menstruais.
  - Intolerância ao frio.
  - Fadiga e tontura.
  - Calosidades no dorso da mão.
  - Problemas dentários.
  - Edema de glândulas salivares.
- Psicológicos:
  - Humor deprimido ou irritabilidade.
  - Isolamento social.

- Perfeccionismo exacerbado.
- Distorção da imagem corporal.
- Baixa autoestima.
- Dificuldade de concentração[54].

CONSIDERAÇÕES FINAIS

Os transtornos alimentares representam condições complexas e multifatoriais que exigem abordagem integrada e especializada. O nutrólogo desempenha papel fundamental na equipe multidisciplinar, sendo responsável pela avaliação e manejo das complicações médicas, reabilitação nutricional e coordenação do cuidado.

O tratamento bem-sucedido requer não apenas a normalização do peso e dos padrões alimentares, mas também a abordagem dos fatores psicológicos, familiares e socioculturais subjacentes. A identificação precoce e a intervenção oportuna são essenciais para melhorar o prognóstico e reduzir a morbimortalidade associada a esses transtornos.

Avanços recentes na compreensão da neurobiologia dos transtornos alimentares, bem como o desenvolvimento de abordagens terapêuticas inovadoras, oferecem perspectivas promissoras para o manejo dessas condições. No entanto, persistem desafios significativos, incluindo o estigma, o subdiagnóstico e as barreiras de acesso ao tratamento especializado.

A prevenção dos transtornos alimentares deve ser prioridade em saúde pública, com estratégias direcionadas tanto à população geral quanto a grupos de risco específicos. A promoção de atitudes saudáveis em relação ao corpo e à alimentação, bem como o combate aos ideais irrealistas de beleza, são componentes essenciais dessas estratégias preventivas.

Por fim, é fundamental que os profissionais de saúde, especialmente nutrólogos, estejam adequadamente capacitados para identificar, avaliar e manejar os transtornos alimentares, contribuindo para a redução do impacto destas condições na saúde e qualidade de vida dos indivíduos afetados.

REFERÊNCIAS BIBLIOGRÁFICAS

1. American Psychiatric Association (APA). Manual Diagnóstico e Estatístico de Transtornos Mentais: DSM-5. 5.ed. Porto Alegre: Artmed; 2014.
2. Brasil. Ministério da Saúde. Mais de 70 milhões de pessoas no mundo possuem algum distúrbio alimentar. Brasília, 2022. Disponível em: https://www.gov.br/saude/pt-br/assuntos/noticias/2022/setembro/mais-de-70-milhoes-de-pessoas-no-mundo-possuem-algum-disturbio-alimentar. Acesso em: 27 maio 2025.
3. Brasil. Câmara dos Deputados. Transtorno alimentar atinge cerca de 15 milhões de brasileiros, revela pesquisador em audiência na Câmara. Brasília, 2024. Disponível em: https://www.camara.leg.br/

noticias/1082779-transtorno-alimentar-atinge-cerca-de-15-milhoes-de-brasileiros-revela-pesquisador-em-audiencia-na-camara/. Acesso em: 27 maio 2025.

4. Brasil. Ministério da Educação. Mais de 20% dos jovens apresentam transtorno alimentar. Brasília: CAPES; 2023. Disponível em: https://www.gov.br/capes/pt-br/assuntos/noticias/mais-de-20-dos-jovens-apresentam-transtorno-alimentar. Acesso em: 27 maio 2025.
5. World Health Organization (WHO). International Classification of Diseases 11th Revision (ICD-11). Geneva, 2022. Disponível em: https://icd.who.int/. Acesso em: 27 maio 2025.
6. Galmiche M, Déchelotte P, Lambert G, Tavolacci MP. Prevalence of eating disorders over the 2000-2018 period: a systematic literature review. Am J Clin Nutr. 2019;109(5):1402-13.
7. Hay P, Mitchison D, Collado AEL, González-Chica DA, Stocks N, Touyz S. Burden and health-related quality of life of eating disorders, including Avoidant/Restrictive Food Intake Disorder (ARFID), in the Australian population. J Eat Disord. 2017;5:21.
8. Kolar DR, Rodriguez DLM, Chams MM, Hoek HW. Epidemiology of eating disorders in Latin America: a systematic review and meta-analysis. Curr Opin Psychiatry. 2016;29(6):363-71.
9. Kessler RC, Berglund PA, Chiu WT, Deitz AC, Hudson JI, Shahly V, et al. The prevalence and correlates of binge eating disorder in the World Health Organization World Mental Health Surveys. Biol Psychiatry. 2013;73(9):904-14.
10. Med.PUC-Rio. Anorexia nervosa é o transtorno alimentar que mais mata. Rio de Janeiro: PUC-Rio; 2023. Disponível em: https://www.med.puc-rio.br/notcias/2023/7/25/anorexia-foi-o-transtorno-alimentar-que-mais-aumentou-na-pandemia-afirma-nutricionista-fbia-campos. Acesso em: 27 maio 2025.
11. Claudino AM, Pike KM, Hay P, Keeley JW, Evans SC, Rebello TJ, et al. The classification of feeding and eating disorders in the ICD-11: results of a field study comparing proposed ICD-11 guidelines with existing ICD-10 guidelines. BMC Med. 2019;17(1):93.
12. Dunn TM, Bratman S. On orthorexia nervosa: a review of the literature and proposed diagnostic criteria. Eat Behav. 2016;21:11-7.
13. Pope HG, Gruber AJ, Choi P, Olivardia R, Phillips KA. Muscle dysmorphia: an underrecognized form of body dysmorphic disorder. Psychosomatics. 1997;38(6):548-57.
14. Campos R, Palma S, Roca-Rivada A, et al. Consenso del Grupo de Trabajo de los Trastornos de la Conducta Alimentaria de SENPE (GTTCA-SENPE). Evaluación y tratamiento médico-nutricional en la anorexia nervosa. Actualización 2023. Nutr Hosp. 2024;41(spe 1).
15. Kinavey H. Drunkorexia: anorexia, bulimia, and alcohol abuse. Hazelden Publishing; 2020.
16. Anderson L. Pregorexia: a dangerous trend. Complete Mother Magazine. 2008.
17. Coleman E, Williams C. Diabulimia: a report of three cases. Practical Diabetes International. 2006;23(5):199-202.
18. Bulik CM, Blake L, Austin J. Genetics of eating disorders: what the clinician needs to know. Psychiatr Clin North Am. 2019;42(1):59-73.
19. Monteleone P, Maj M. Dysfunctions of leptin, ghrelin, BDNF and endocannabinoids in eating disorders: beyond the homeostatic control of food intake. Psychoneuroendocrinology. 2013;38(3):312-30.

20. Steiger H, Thaler L. Eating disorders, gene-environment interactions and the epigenome: roles of stress exposures and nutritional status. Physiol Behav. 2016;162:181-5.
21. Treasure J, Duarte TA, Schmidt U. Eating disorders. Lancet. 2020;395(10227):899-911.
22. Westwood H, Stahl D, Mandy W, Tchanturia K. The set-shifting profiles of anorexia nervosa and autism spectrum disorder using the Wisconsin Card Sorting Test: a systematic review and meta-analysis. Psychol Med. 2016;46(9):1809-27.
23. Caslini M, Bartoli F, Crocamo C, Dakanalis A, Clerici M, Carrà G. Disentangling the association between child abuse and eating disorders: a systematic review and meta-analysis. Psychosom Med. 2016;78(1):79-90.
24. Strober M, Freeman R, Lampert C, Diamond J, Kaye W. Controlled family study of anorexia nervosa and bulimia nervosa: evidence of shared liability and transmission of partial syndromes. Am J Psychiatry. 2000;157(3):393-401.
25. Martini MG, Barona-Martinez M, Micali N. Eating disorders mothers and their children: a systematic review of the literature. Arch Womens Ment Health. 2020;23(4):449-67.
26. Haynos AF, Watts AW, Loth KA, Pearson CM, Neumark-Stzainer D. Factors predicting an escalation of restrictive eating during adolescence. J Adolesc Health. 2016;59(4):391-6.
27. Rodgers RF, McLean SA, Paxton SJ. Longitudinal relationships among internalization of the media ideal, peer social comparison, and body dissatisfaction: implications for the tripartite influence model. Dev Psychol. 2015;51(5):706-13.
28. Stice E, Marti CN, Durant S. Risk factors for onset of eating disorders: evidence of multiple risk pathways from an 8-year prospective study. Behav Res Ther. 2011;49(10):622-7.
29. Holland G, Tiggemann M. A systematic review of the impact of the use of social networking sites on body image and disordered eating outcomes. Body Image. 2016;17:100-10.
30. Neumark-Sztainer D, Wall M, Larson NI, Eisenberg ME, Loth K. Dieting and disordered eating behaviors from adolescence to young adulthood: findings from a 10-year longitudinal study. J Am Diet Assoc. 2011;111(7):1004-11.
31. Taquet M, Geddes JR, Luciano S, Harrison PJ. Incidence and outcomes of eating disorders during the covid-19 pandemic. Br J Psychiatry. 2021;219(6):1-3.
32. Cooper M, Deepak K, Grocutt E, Bailey E. The experience of 'feeling fat' in women with anorexia nervosa, dieting and non-dieting women: an exploratory study. Eur Eat Disord Rev. 2007;15(5):366-72.
33. Arcelus J, Haslam M, Farrow C, Meyer C. The role of interpersonal functioning in the maintenance of eating psychopathology: a systematic review and testable model. Clin Psychol Rev. 2013;33(1):156-67.
34. Misra M, Klibanski A. Endocrine consequences of anorexia nervosa. Lancet Diabetes Endocrinol. 2014;2(7):581-92.
35. Schaumberg K, Anderson DA, Anderson LM, Reilly EE, Gorrell S. Dietary restraint: what's the harm? A review of the relationship between dietary restraint, weight trajectory and the development of eating pathology. Clin Obes. 2016;6(2):89-100.
36. Zipfel S, Giel KE, Bulik CM, Hay P, Schmidt U. Anorexia nervosa: aetiology, assessment, and treatment. Lancet Psychiatry. 2015;2(12):1099-111.
37. Gaudio S, Brooks SJ, Riva G. Nonvisual multisensory impairment of body perception in anorexia nervosa: a systematic review of neuropsychological studies. PLoS One. 2014;9(10):e110087.
38. Misra M, Klibanski A. Anorexia nervosa and bone. J Endocrinol. 2014;221(3):R163-76.
39. Schorr M, Miller KK. The endocrine manifestations of anorexia nervosa: mechanisms and management. Nat Rev Endocrinol. 2017;13(3):174-86.
40. Brownley KA, Berkman ND, Peat CM, Lohr KN, Cullen KE, Bann CM, et al. Binge-eating disorder in adults: a systematic review and meta-analysis. Ann Intern Med. 2016;165(6):409-20.

41. Mehler PS, Rylander M. Bulimia Nervosa - medical complications. J Eat Disord. 2015;3:12.
42. Amianto F, Ottone L, Abbate Daga G, Fassino S. Binge-eating disorder diagnosis and treatment: a recap in front of DSM-5. BMC Psychiatry. 2015;15:70.
43. Dawes AJ, Maggard-Gibbons M, Maher AR, Booth MJ, Miake-Lye I, Beroes JM, et al. Mental health conditions among patients seeking and undergoing bariatric surgery: a meta-analysis. JAMA. 2016;315(2):150-63.
44. Himmerich H, Treasure J. Psychopharmacological advances in eating disorders. Expert Rev Clin Pharmacol. 2018;11(1):95-108.
45. Hay P, Chinn D, Forbes D, Madden S, Newton R, Sugenor L, et al. Royal Australian and New Zealand College of Psychiatrists clinical practice guidelines for the treatment of eating disorders. Aust N Z J Psychiatry. 2014;48(11):977-1008.
46. Garber AK, Sawyer SM, Golden NH, Guarda AS, Katzman DK, Kohn MR, et al. A systematic review of approaches to refeeding in patients with anorexia nervosa. Int J Eat Disord. 2016;49(3):293-310.
47. O'Connor G, Nicholls D. Refeeding hypophosphatemia in adolescents with anorexia nervosa: a systematic review. Nutr Clin Pract. 2013;28(3):358-64.
48. Hay P, Touyz S. Treatment of patients with severe and enduring eating disorders. Curr Opin Psychiatry. 2015;28(6):473-7.
49. Stefani MD, Azevedo LDS, Souza APL, Santos MAD, Pessa RP. Tratamento dos transtornos alimentares: perfil sociodemográfico, desfechos e fatores associados. J Bras Psiquiatr. 2023;72:143-51.
50. Palavras MA, Hay P, Touyz S, Sainsbury A, da Luz F, Swinbourne J, et al. Comparing cognitive behavioural therapy for eating disorders integrated with behavioural weight loss therapy to cognitive behavioural therapy-enhanced alone in overweight or obese people with bulimia nervosa or binge eating disorder: study protocol for a randomised controlled trial. Trials. 2015;16:578.
51. Cardoso DKO, Silva CLM, Moraes CEF, Appolinário JCB. Tratamento nutricional no transtorno alimentar restritivo evitativo: uma revisão integrativa. Debates em Psiquiatria. 2023;13:1-34.
52. Levine MP, Smolak L. The prevention of eating problems and eating disorders: theory, research, and practice. Mahwah: Lawrence Erlbaum Associates; 2006.
53. Lima DRL, Stabile MLLL, Dantas DFC, Viol HM, Carvalho BT, Brandão BL, et al. Transtornos alimentares: etiologia, diagnóstico e abordagens terapêuticas em jovens. Brazilian Journal of Health and Biological Science. 2024;1(2).
54. Da Silva Gomes ELV, da Silva JEA, da Silva RR, de Oliveira TC, Landim LASR. O impacto do desenvolvimento de transtornos alimentares em adolescentes: uma revisão. Research, Society and Development. 2021;10(14):e92101421648.

33

Nutrologia e saúde mental

Aline Rodrigues Zanetta
Beatriz Moraes Bento
Carolina Lopes da Silva
Durval Ribas-Filho
Eline de Almeida Soriano
Renan Canale Peres Montanher

INTRODUÇÃO

A relação entre alimentação e saúde mental representa um campo emergente e fundamental da medicina contemporânea, estabelecendo conexões diretas entre os padrões nutricionais e o funcionamento neuropsiquiátrico[1,2]. Essa relação transcende a simples nutrição básica, envolvendo complexos mecanismos neurobiológicos que influenciam diretamente o comportamento, a cognição e o estado emocional dos indivíduos[3].

O conceito de equilíbrio nutroneurometabólico emerge como um paradigma central nessa abordagem, reconhecendo que a saúde mental não se limita apenas ao "estado de bem-estar vivido pelo indivíduo", conforme definido pela Organização Mundial da Saúde (OMS)[2], mas engloba uma intrincada rede de interações entre nutrição, neurotransmissão e metabolismo cerebral. Essa perspectiva holística reconhece que os alimentos consumidos podem funcionar como moduladores diretos da função cerebral, influenciando desde a produção de neurotransmissores até a regulação de processos inflamatórios no sistema nervoso central[1-3].

A alimentação atua como um fator determinante na modulação de mediadores inflamatórios, especialmente pela ativação da micróglia – células imunes do sistema nervoso central[3,4]. O consumo de dietas hiperlipídicas e alimentos processados desencadeia a liberação de citocinas inflamatórias como interleucina 6 (IL-6), interleucina 1-beta (IL1-β) e fator de necrose tumoral alfa (TNF-α), que afetam diretamente regiões cerebrais responsáveis pela emoção (hipotálamo, amígdala, córtex pré-frontal) e cognição (hipocampo)[3,4]. Essa cascata inflamatória resulta em desequilíbrio funcional dessas regiões, reduzindo fatores relacionados à plasticidade neural e alterando significativamente a capacidade cognitiva e o comportamento[3,5].

As evidências científicas que fundamentam a relação entre alimentação e saúde mental são robustas e multifacetadas, abrangendo desde estudos epidemiológicos até ensaios clínicos randomizados e metanálises[6-8]. A literatura científica demonstra consistentemente que padrões alimentares específicos exercem influência direta sobre manifestações comportamentais e transtornos mentais[3,4].

Estudos demonstram que a dieta mediterrânea modificada e a adesão a hábitos alimentares anti-inflamatórios estão associados à redução significativa de sintomas depressivos[6,7]. Ensaios clínicos randomizados comprovaram que a suplementação com ômega-3, especialmente o ácido eicosapentaenoico (EPA), é eficaz no tratamento da depressão, particularmente em pacientes que apresentam inflamação basal elevada ou dieta de baixa qualidade[7,8].

A programação metabólica representa outro campo de evidências sólidas, em que diabetes gestacional, dietas inadequadas durante a gestação e introdução precoce de alimentos processados associam-se a alterações dos mecanismos de recompensa cerebrais[4]. Essas alterações ocorrem durante o desenvolvimento fetal e resultam em preferência por alimentos doces e gordurosos na infância, favorecendo obesidade, desequilíbrio metabólico e comprometimento da função executiva[3,4].

Evidências específicas sobre micronutrientes demonstram que a suplementação combinada de vitaminas do complexo B (B6, B9 e B12) reduziu o risco de recaída depressiva em idosos, especialmente após eventos isquêmicos cerebrais[9]. A suplementação de zinco junto ao tratamento medicamentoso com antidepressivos evidenciou melhora nos escores de intensidade da depressão[10], enquanto o magnésio foi associado à diminuição da gravidade do quadro depressivo em adultos com sintomas leves a moderados[11].

O eixo intestino-cérebro representa uma das áreas com evidências mais convincentes, na qual ensaios clínicos randomizados demonstram associações claras entre a modulação da microbiota e a diminuição de sintomas depressivos e ansiosos[6,12,13]. A administração de probióticos específicos como *Lactobacillus gasseri* CP2305 reduziu significativamente os escores de ansiedade e depressão em adultos com estresse crônico[12], enquanto a suplementação com *Lactobacillus* e *Bifidobacterium* por 8 semanas associou-se a redução significativa na escala de depressão de Beck[13].

A abordagem nutrológica nos transtornos mentais assume importância crescente diante do cenário epidemiológico atual, em que os transtornos mentais representam a principal causa de incapacidade global, afetando 1 em cada 8 pessoas no mundo e sendo responsáveis por ansiedade e depressão em quase 60% dos casos[1,2]. Essa realidade demanda uma perspectiva terapêutica multidisciplinar que integre a nutrologia como componente fundamental do tratamento[1,2].

A importância desta abordagem reside na compreensão de que o tratamento em saúde mental é multifatorial, envolvendo não apenas intervenções farmacológicas e psicoterapêuticas, mas também a promoção de saúde pelo estabelecimento de um estilo de vida compatível com a manutenção do equilíbrio nutroneurometabólico[1,2]. Essa perspectiva reconhece que a alimentação pode ser utilizada tanto como fator de risco quanto como ferramenta terapêutica, conforme observado na elocução de Freud de 1932: "A comida pode ser utilizada como uma forma de lidar com a solidão e o isolamento."

A abordagem nutrológica oferece vantagens únicas no tratamento de transtornos mentais por atuar em múltiplos mecanismos fisiopatológicos simultaneamente[3,6,7]. Por meio da modulação inflamatória, a dietoterapia adequada pode reduzir a hiperativação da micróglia e a liberação de citocinas pró-inflamatórias no sistema nervoso central[3,4]. Simultaneamente, intervenções nutricionais específicas podem otimizar a síntese de neurotransmissores, melhorar a plasticidade sináptica e fortalecer a integridade da barreira hematoencefálica[14].

A personalização das intervenções nutrológicas representa o futuro da qualidade de vida em saúde mental, considerando o perfil dietético, inflamatório e microbiano individual. Essa abordagem personalizada permite estratégias capazes de melhorar a composição corporal, otimizar a função da microbiota intestinal e até mesmo considerar aspectos nutrigenômicos, representando intervenções adjuvantes promissoras no tratamento de transtornos de humor e outras condições psiquiátricas.

A integração da nutrologia na prática clínica em saúde mental não apenas oferece novas possibilidades terapêuticas, mas também promove uma abordagem preventiva, reconhecendo que a alimentação adequada desde os primeiros anos de vida pode prevenir o desenvolvimento de transtornos mentais na idade adulta[4]. Essa perspectiva preventiva é particularmente relevante considerando que os transtornos mentais reduzem a expectativa de vida em 10 a 20 anos, sendo o suicídio responsável por mais de 1 em cada 100 mortes[1,2].

IMPACTO DOS NUTRIENTES NA COGNIÇÃO E SAÚDE MENTAL

A saúde mental tem sido crescentemente associada a fatores nutricionais, com evidências indicando que a qualidade da dieta e a presença de nutrientes específicos exercem influência direta na função cerebral, neurotransmissão, neurogênese e na regulação de processos inflamatórios. O conceito de psiquiatria nutricional emerge como um campo promissor, integrando conhecimentos da nutrologia, neurociência e psicologia para compreender e tratar distúrbios mentais com base em intervenções dietéticas e suplementação de micronutrientes essenciais.

Ácidos graxos ômega-3: papel na neurotransmissão e neuroproteção

Os ácidos graxos poli-insaturados de cadeia longa, EPA e ácido docosa-hexaenoico (DHA), são componentes estruturais das membranas neuronais, promovendo fluidez de membrana, modulação da neurotransmissão e efeitos anti-inflamatórios. Diversos estudos apontam a associação entre níveis reduzidos de ômega-3 e maior prevalência de transtornos como depressão maior, ansiedade e esquizofrenia. A International Society for Nutritional Psychiatry Research recomenda o uso de EPA em doses entre 1 e 2 g/dia, preferencialmente com formulações EPA > DHA (relação superior a 2:1), especialmente em pacientes com índices inflamatórios elevados ou baixa razão ômega-3[8]. Metanálises também apontam benefícios terapêuticos consistentes do ômega-3 em depressão, particularmente quando utilizado como adjuvante ao tratamento farmacológico[15,16].

Vitaminas do complexo B: metabolismo energético cerebral e síntese de neurotransmissores

As vitaminas B6, B9 (ácido fólico) e B12 são cofatores essenciais no metabolismo de aminoácidos e na síntese de neurotransmissores como serotonina, dopamina e Gaba. Deficiências dessas vitaminas têm sido associadas a sintomas depressivos, fadiga mental e piora cognitiva. A homocisteína elevada, marcador de deficiência funcional de B12 e B9, está correlacionada com maior risco de depressão e declínio cognitivo em idosos[17]. A suplementação com vitaminas do complexo B mostrou-se eficaz na redução de sintomas em quadros depressivos leves a moderados e como estratégia de prevenção da progressão de déficits neurocognitivos[18,19].

Magnésio: regulação do estresse e neurotransmissão

O magnésio é um cofator essencial em mais de trezentas reações enzimáticas, muitas delas envolvidas na regulação da atividade neuronal, resposta ao estresse e estabilidade do humor. Ele participa da modulação do receptor NMDA, atua como antagonista do glutamato e está envolvido na síntese de serotonina. Baixos níveis séricos de magnésio estão associados a quadros de ansiedade e depressão, especialmente em populações vulneráveis. Ensaios clínicos mostram que a suplementação de magnésio pode reduzir sintomas depressivos e ansiosos, principalmente em indivíduos com deficiência subclínica[20,21].

Zinco e ferro: impacto na neurogênese e função cognitiva

O zinco é um modulador da atividade sináptica, além de exercer ação antioxidante e anti-inflamatória. Sua deficiência tem sido observada em pacientes com depressão maior e correlaciona-se negativamente com a gravidade dos sintomas. Já o ferro é fundamental para o transporte de oxigênio, metabolismo de dopamina e mielinização. A deficiência de ferro, mesmo na ausência de anemia, pode levar a fadiga mental, irritabilidade e prejuízo cognitivo. Evidências indicam que a suplementação desses minerais em populações com deficiência pode melhorar parâmetros cognitivos e emocionais[22-24].

Antioxidantes: vitaminas C e E, polifenóis e estresse oxidativo neuronal

O cérebro é particularmente vulnerável ao estresse oxidativo por causa do seu alto consumo de oxigênio e da abundância de ácidos graxos poli-insaturados. Antioxidantes como as vitaminas C e E atuam na neutralização de radicais livres e na proteção neuronal. Polifenóis, encontrados em frutas vermelhas, chá verde e cacau, possuem efeitos anti-inflamatórios, vasodilatadores e neuroprotetores, contribuindo para a melhora do humor e da função cognitiva. Estudos com dieta rica em polifenóis mostram efeitos benéficos em sintomas de depressão e ansiedade, além de potenciais efeitos preventivos contra doenças neurodegenerativas[25-27].

Aminoácidos precursores de neurotransmissores: triptofano, tirosina e glutamina

Triptofano, tirosina e glutamina são aminoácidos essenciais ou condicionalmente essenciais envolvidos diretamente na síntese de serotonina, dopamina e Gaba, respectivamente. A depleção de triptofano pode induzir sintomas depressivos, especialmente em indivíduos com predisposição. Suplementações com triptofano e 5-HTP (5-hidroxitriptofano) têm mostrado eficácia leve a moderada na melhora do humor. A tirosina, precursora da dopamina, tem papel potencial em situações de estresse agudo e fadiga mental. Já a glutamina é importante para o equilíbrio excitatório/inibitório via glutamato-Gaba, sendo sua modulação investigada em distúrbios como esquizofrenia e transtorno bipolar[28-30].

NUTROLOGIA E TRANSTORNOS MENTAIS

Depressão

Eixo intestino-cérebro e microbiota

A depressão afeta mais de 280 milhões de pessoas globalmente[1,2], com evidências crescentes apontando para o papel fundamental do eixo intestino-cérebro na sua fisiopatologia. Este eixo constitui uma rede de comunicação bidirecional entre o sistema digestivo e o cérebro pelo nervo vago, citocinas circulantes e o eixo hipotálamo-hipófise-adrenal (HPA)[3,4].

Pacientes com depressão apresentam alterações significativas na microbiota intestinal, com redução da diversidade e desequilíbrio entre espécies benéficas e potencialmente prejudiciais[12,13]. Particularmente notável é a diminuição de bactérias produtoras de ácidos graxos de cadeia curta (AGCC), como *Bifidobacterium* e *Lactobacillus*[12]. Os AGCC, especialmente o butirato, exercem efeitos neuroprotetores, modulando a expressão gênica, promovendo neurogênese e reduzindo processos neuroinflamatórios[14].

A suplementação com probióticos demonstra resultados promissores no tratamento da depressão. A administração de *Lactobacillus gasseri* CP2305 por cinco semanas reduziu significativamente os escores de ansiedade e depressão em adultos com estresse crônico[12]. Esses efeitos ocorrem pela produção direta de neurotransmissores, modulação da resposta imunológica e fortalecimento da barreira intestinal[12-14].

Dietas pró-inflamatórias *versus* anti-inflamatórias

A depressão está associada a um estado de inflamação sistêmica crônica de baixo grau, caracterizado pela elevação de marcadores inflamatórios[3,4]. Dietas ocidentais típicas, ricas em alimentos ultraprocessados, desencadeiam uma cascata inflamatória que compromete a integridade da barreira intestinal e permite que lipopolissacarídeos bacterianos ativem o sistema imunológico[3,4].

As citocinas inflamatórias atravessam a barreira hematoencefálica e ativam a micróglia, interferindo com múltiplos aspectos da função neuronal: desviam o metabolismo do triptofano da síntese de serotonina para a via da quinurenina, reduzem a expressão do BDNF e ativam o eixo HPA[3-5].

Em contraste, a dieta mediterrânea demonstra efeitos protetores contra a depressão. A alta adesão a esse padrão alimentar associa-se a uma redução de 33% no risco de depressão[7]. O estudo HELFIMED demonstrou que uma intervenção dietética mediterrânea suplementada com óleo de peixe resultou em redução média de 7,1 pontos na escala de depressão após 6 meses[6].

Relação entre deficiência de nutrientes e humor

Deficiências de micronutrientes específicos contribuem significativamente para os transtornos depressivos. As vitaminas do complexo B são essenciais para a síntese de neurotransmissores e metabolismo cerebral[18]. O ácido fólico (B9) e a cobalamina (B12) participam do metabolismo do carbono-1, e sua deficiência resulta em hiperhomocisteinemia, associada à neuroinflamação e depressão[17,19].

O estudo VITATOPS-DEP revelou que a suplementação com vitaminas B6, B9 e B12 por 2 anos reduziu em 52% o risco de episódios depressivos maiores em idosos com história de AVC[9]. O magnésio, cofator em mais de trezentas reações enzimáticas, demonstra efeitos antidepressivos significativos. A suplementação com 248 mg de magnésio elementar por 6 semanas resultou em melhora significativa dos sintomas depressivos[11].

O zinco, essencial para a função neuronal, apresenta níveis reduzidos em pacientes deprimidos. A suplementação com 25 mg de zinco elementar como adjuvante ao tratamento antidepressivo resultou em melhora significativamente maior dos sintomas[10]. Os ácidos graxos ômega-3, particularmente EPA, demonstram eficácia consistente no tratamento da depressão, com recomendação de suplementação de 1 a 2 g/dia de EPA[8,15,16].

Ansiedade

Alimentos que modulam a resposta ao estresse

A ansiedade, caracterizada por sintomas físicos e psicológicos que refletem a ativação do sistema de resposta ao estresse, pode ser significativamente modulada por meio de escolhas alimentares estratégicas[3,4]. Alimentos ricos em triptofano (peru, frango, ovos, queijos, nozes) fornecem o precursor da serotonina, neurotransmissor crucial para a regulação do humor e ansiedade[28].

Os carboidratos complexos exercem efeitos ansiolíticos ao estimular a liberação de insulina, aumentando a disponibilidade relativa de triptofano para o cérebro[28]. O magnésio, presente em vegetais de folhas verde-escuras, nozes e chocolate amargo, atua como antagonista natural do receptor NMDA, reduzindo a hiperexcitabilidade neuronal associada à ansiedade[20,21].

O chocolate amargo (≥ 70% cacau) contém flavonoides com efeitos neuroprotetores e anti-inflamatórios[31]. Os alimentos fermentados (kefir, iogurte natural, *kimchi*) contêm probióticos que modulam positivamente o eixo intestino-cérebro[12,13]. Os peixes ricos em ômega-3 fornecem EPA e DHA que reduzem a neuroinflamação associada à ansiedade[15,16].

Papel do Gaba e da serotonina na regulação da ansiedade

O Gaba, principal neurotransmissor inibitório do sistema nervoso central, desempenha papel fundamental na regulação da ansiedade[30]. Sua síntese a partir do glutamato requer vitamina B6 como cofator essencial[30]. Certas bactérias intestinais, como *Lactobacillus brevis* e *L. plantarum*, produzem Gaba diretamente no intestino, influenciando a função cerebral pelo nervo vago[14].

A serotonina, produzida 90% no intestino pelas células enterocromafins sob influência da microbiota, também regula a ansiedade[14,28]. A síntese de serotonina cerebral depende da disponibilidade de triptofano, que compete com outros aminoácidos aromáticos pelo transporte através da barreira hematoencefálica[28].

O chá verde contém L-teanina, um aminoácido que atravessa a barreira hematoencefálica e promove a síntese de Gaba, resultando em efeitos ansiolíticos sem sedação[32]. Os alimentos fermentados contêm Gaba pré-formado produzido durante o processo fermentativo[12,13].

Impacto do consumo de cafeína e adoçantes artificiais

A cafeína, substância psicoativa mais consumida mundialmente, exerce efeitos complexos sobre a ansiedade[33]. Seu mecanismo primário envolve o antagonismo dos receptores de adenosina, resultando em aumento do estado de alerta e da atividade cerebral[33]. O consumo de cafeína ativa o eixo HPA, aumentando a liberação de hormônios do estresse que podem mimetizar ou amplificar os sintomas físicos da ansiedade[33].

A tolerância à cafeína desenvolve-se rapidamente, mas a tolerância aos efeitos ansiogênicos é incompleta[33]. A síndrome de abstinência manifesta-se com sintomas como cefaleia, fadiga e, paradoxalmente, ansiedade[33]. Recomenda-se que pessoas com transtornos de ansiedade limitem o consumo a no máximo 400 mg por dia[33].

Os adoçantes artificiais também podem influenciar o estado ansioso[34]. O aspartame metaboliza-se em compostos que podem competir com o triptofano pelo transporte através da barreira hematoencefálica[34]. Estudos observacionais revelam associações entre o consumo de bebidas dietéticas e aumento do risco de depressão e ansiedade[34].

Transtorno do déficit de atenção e hiperatividade

Papel do ômega-3 e da vitamina D na modulação dos sintomas

O transtorno do défict de atenção e hiperatividade (TDAH) afeta 5 a 7% das crianças e 2 a 5% dos adultos globalmente, caracterizado por desatenção, hiperatividade e impulsividade[35]. Sua fisiopatologia envolve disfunções em circuitos neurais específicos, particularmente nas regiões pré-frontais, com desequilíbrios na neurotransmissão dopaminérgica e noradrenérgica[35].

Os ácidos graxos ômega-3 desempenham papéis fundamentais no neurodesenvolvimento e função cerebral[15,16]. Crianças e adultos com TDAH apresentam níveis 38% mais baixos de EPA e 27% mais baixos de DHA[36]. A suplementação com ômega-3 demonstra eficácia modesta, porém consistente, na redução dos sintomas, com tamanho de efeito de 0,31 para sintomas totais[37].

A dosagem ideal situa-se na faixa de 1 a 2 g/dia, com formulações contendo maior proporção de EPA demonstrando eficácia superior[37]. Os mecanismos incluem modulação da neurotransmissão dopaminérgica, melhora da fluidez das membranas neuronais e redução da neuroinflamação[15,16,37].

A vitamina D, com receptores amplamente expressos no cérebro, regula a expressão de genes envolvidos na síntese de neurotransmissores e neuroplasticidade[38]. A deficiência dessa vitamina é prevalente entre indivíduos com TDAH, com 72% apresentando níveis séricos abaixo de 20 ng/mL[38]. A suplementação com 2.000 UI/dia por 8 semanas resultou em melhora significativa nos sintomas[39].

A combinação de ômega-3 e vitamina D pode exercer efeitos sinérgicos no TDAH[40]. Um estudo piloto demonstrou que a suplementação combinada por 12 semanas resultou em melhora superior nos sintomas quando comparada à suplementação isolada de cada nutriente[40].

Impacto de corantes, aditivos e excesso de açúcar

A relação entre aditivos alimentares e sintomas de TDAH tem sido objeto de investigação científica por décadas[41]. Os corantes alimentares artificiais representam os aditivos mais consistentemente associados à exacerbação de sintomas[41]. O estudo de Southampton, publicado na revista *The Lancet*, demonstrou que misturas de corantes artificiais e conservantes resultaram em aumento significativo da hiperatividade quando comparadas ao placebo[41].

Baseada nesses achados, a Agência Europeia de Segurança Alimentar recomendou advertências em produtos contendo esses corantes[41]. Os mecanismos propostos incluem efeitos neurotóxicos diretos, reações de hipersensibilidade e alteração da permeabilidade da barreira hematoencefálica[41].

Os conservantes, particularmente benzoatos e sulfitos, também têm sido implicados na exacerbação de sintomas[41]. Quanto ao açúcar, estudos controlados não demonstram que cause TDAH ou exacerbe significativamente os sintomas na maioria das crianças[42]. No entanto, as flutuações glicêmicas resultantes do consumo excessivo podem afetar o humor e a atenção[42].

Estratégias dietéticas para otimizar o foco e reduzir a hiperatividade

O desenvolvimento de estratégias dietéticas eficazes para o TDAH requer uma abordagem personalizada[43,44]. A dieta de eliminação de Feingold, que exclui corantes artificiais, aromas artificiais e conservantes, beneficia aproximadamente 10 a 25% das crianças com TDAH[43]. Uma versão modificada concentra-se na eliminação dos corantes identificados no estudo de Southampton[41,43].

A dieta de poucos alimentos (*few foods diet*) envolve a eliminação temporária da maioria dos alimentos, mantendo apenas um pequeno número de alimentos hipoalergênicos[43,44]. Esta abordagem demonstra eficácia em 50 a 80% das crianças, mas requer supervisão profissional[43,44].

A otimização da ingestão proteica é fundamental para crianças com TDAH[44]. As proteínas fornecem aminoácidos essenciais para a síntese de neurotransmissores, particularmente a tirosina, precursora da dopamina e noradrenalina[44]. Um café da manhã rico em proteínas (≥ 20 g) pode melhorar substancialmente a atenção e o desempenho acadêmico matinal[44].

A estabilização dos níveis de glicose com o consumo de carboidratos complexos e a limitação de açúcares simples pode reduzir flutuações no humor e atenção[42]. A hidratação adequada, frequentemente negligenciada, é fundamental para a função cognitiva ótima[45]. A suplementação com magnésio (200 a 400 mg/dia) e zinco (15 a 30 mg/dia) pode beneficiar crianças com deficiências desses minerais[46].

A implementação bem-sucedida de estratégias dietéticas requer envolvimento familiar e educação nutricional adequada[43,44]. A combinação de modificações dietéticas com outras intervenções baseadas em evidências oferece a melhor perspectiva para o manejo abrangente do TDAH[35,43,44].

Esquizofrenia

Alterações na microbiota e sua relação com inflamação sistêmica

A microbiota intestinal tem ganhado crescente relevância na compreensão da fisiopatologia dos transtornos mentais graves, como a esquizofrenia. Diversos mecanismos foram propostos para explicar essa relação, incluindo a produção de neurotransmissores e seus precursores, a geração de metabólitos microbianos, como os AGCC, e a modulação do sistema imune. A integridade da barreira intestinal, frequentemente comprometida em pacientes com esquizofrenia, permite a translocação de lipopolissacarídeos (LPS) e outras moléculas pró-inflamatórias para a circulação sistêmica, promovendo neuroinflamação e disfunção neuronal[47].

A alteração da microbiota intestinal nesses pacientes, com redução de cepas benéficas como *Bifidobacterium* e *Lactobacillus* e aumento de espécies pró-inflamatórias como *Veillonellaceae*, contribui para o estado inflamatório de baixo grau característico da esquizofrenia. Essa disbiose tem sido associada à piora de sintomas negativos, déficits cognitivos e desfechos metabólicos adversos[47].

Dado o impacto da microbiota no eixo microbiota-intestino-cérebro, intervenções com probióticos, prebióticos e simbióticos têm sido testadas como adjuvantes no tratamento da esquizofrenia. Ensaios clínicos randomizados com probióticos multiespécies, muitas vezes combinados a vitamina D ou selênio, mostraram melhora em parâmetros inflamatórios, embora os resultados não sejam ainda consistentes em relação aos sintomas psicóticos positivos. Outros estudos focaram em sintomas comórbidos, como ansiedade, depressão e parâmetros metabólicos relacionados ao uso de antipsicóticos. A combinação de probióticos com fibras demonstrou efeito positivo sobre a resistência à insulina e controle de peso em pacientes em uso de olanzapina[47].

Déficits de ácidos graxos essenciais, antioxidantes e vitaminas B6, B9 e B12

Os ácidos graxos poli-insaturados (PUFA) desempenham papel crucial na esquizofrenia. Estudos demonstram que pacientes com esquizofrenia apresentam níveis reduzidos de PUFA, especialmente ácido araquidônico (AA) e DHA, nas membranas celulares, o que compromete a fluidez e a função das membranas neuronais, afetando a neurotransmissão e contribuindo para sintomas negativos[30]. Em ensaios clínicos, a suplementação com PUFA foi associada à melhora na escala PANSS e dos efeitos extrapiramidais causados por antipsicóticos, especialmente em pacientes com baixos níveis basais de PUFA[48].

As evidências indicam que diversos micronutrientes, em especial vitaminas do complexo B, vitaminas antioxidantes (A, C, E), vitamina D e folato, podem influenciar significativamente a evolução clínica, principalmente no primeiro episódio psicótico, antes do avanço de déficits estruturais ou do uso prolongado de antipsicóticos. Altas doses de vitaminas B podem ser especialmente úteis em pacientes com deficiências genéticas ou nutricionais específicas[6].

A deficiência de vitamina D é amplamente prevalente em pacientes com esquizofrenia. Entretanto, os resultados de ensaios clínicos com a suplementação de vitamina D nos pacientes em tratamento com antipsicóticos foram inconclusivos. Apesar disso, níveis reduzidos de vitamina D e vitaminas do complexo B estão associados à gravidade dos sintomas, especialmente negativos, e a alterações estruturais, como atrofia hipocampal e déficits cognitivos[49].

Alterações no metabolismo do ciclo do carbono, mediado por folato e vitamina B12, são um dos mecanismos etiológicos propostos para a esquizofrenia. A deficiência de ácido fólico tem sido associada à intensificação dos sintomas, especialmente os negativos, e sua suplementação parece promover melhora clínica significativa[48,50]. Há evidências de que o uso de 15 mg/dia de L-metilfolato, por 12 semanas, está associado à redução de sintomas totais e negativos, além de melhoras na estrutura e conectividade cerebral. Esses efeitos foram mais evidentes em pacientes com menor duração da doença e em uso de doses mais baixas de antipsicóticos[30].

Potencial papel da dieta cetogênica e da modulação do estresse oxidativo

O estresse oxidativo é um componente importante na fisiopatologia da esquizofrenia, com evidências de desequilíbrio entre espécies reativas de oxigênio e defesas antioxidantes. Antioxidantes como o ácido alfalipoico (ALA) têm demonstrado potencial terapêutico nesse contexto.

O ALA é um antioxidante natural sintetizado pelo organismo humano e atua como cofator essencial no complexo da piruvato desidrogenase mitocondrial. Sua função está fortemente ligada ao metabolismo energético e ao controle do estresse oxidativo celular[8]. Estudos pré-clínicos demonstraram que o ALA possui efeitos neuroprotetores no sistema nervoso central, incluindo propriedades anti-inflamatórias e antioxidantes. Um estudo aberto com dez pacientes em esquizofrenia crônica relatou redução de 63,9% na escala BPRS após 4 meses de suplementação com ALA 100 mg/dia. Além disso, foram observadas melhoras neurocognitivas, redução de efeitos extrapiramidais e menor peroxidação lipídica, indicando benefícios potenciais como terapia adjuvante[8]. Os achados atuais sugerem que doses baixas de ALA (100 mg/dia) podem ser mais eficazes no manejo de sintomas psiquiátricos e efeitos extrapiramidais, enquanto doses elevadas (600 a 1.200 mg/dia) parecem ser mais adequadas para controle do ganho de peso e alterações metabólicas associadas aos antipsicóticos[8].

A N-acetilcisteína (NAC) também tem sido investigada como abordagem terapêutica promissora em transtornos psiquiátricos, incluindo a esquizofrenia, por sua ação antioxidante, anti-inflamatória e moduladora do glutamato[17]. Um ensaio clínico duplo-cego e randomizado de 2008 demonstrou que a suplementação com 2.000 mg/dia de NAC reduziu significativamente os sintomas negativos em pacientes com esquizofrenia crônica. Os dados atuais sugerem que a N-acetilcisteína apresenta maior potencial terapêutico em subgrupos de pacientes com alto estresse oxidativo basal, especialmente na fase inicial da doença[17].

Transtorno afetivo bipolar

Papel do ômega-3 e da regulação do eixo HPA

O transtorno afetivo bipolar (TAB) é caracterizado por oscilações significativas entre episódios de depressão e estados de humor elevado, com evidências de hiperatividade do eixo hipotálamo-hipófise-adrenal (HPA), disfunção mitocondrial, aumento do estresse oxidativo e processos inflamatórios sistêmicos, marcados por elevação de citocinas pró-inflamatórias como IL-6 e TNF-α.

As intervenções nutrológicas têm se mostrado cada vez mais úteis no tratamento do TAB porque atuam em mecanismos biológicos centrais da doença. A partir de ajustes dietéticos e suplementações específicas, como ácidos graxos ômega-3, vitaminas do complexo B, zinco, magnésio e N-acetilcisteína, é possível modular esses processos, contribuindo para estabilização do humor, melhora cognitiva e redução da frequência e intensidade dos episódios.

Nos transtornos afetivos, incluindo o TAB, observou-se alterações importantes no perfil microbiano intestinal. A menor diversidade microbiana, associada à inflamação crônica e disfunções do eixo hipotálamo-hipófise-adrenal (HHA), foi vinculada à piora de sintomas depressivos, anedonia e alterações cognitivas. Adicionalmente, há forte associação entre disfunção da barreira intestinal, translocação bacteriana e ativação imune em indivíduos com transtorno depressivo maior e TAB[51].

Metabólitos produzidos pelas bactérias, como os AGCC, demonstraram influência direta na neurotransmissão, cognição e equilíbrio emocional. Estudos pré-clínicos mostraram que o butirato pode reverter sintomas maníacos e depressivos, atuando como possível estabilizador do humor. Da mesma forma, escores mais elevados de depressão foram correlacionados a níveis séricos reduzidos de acetato e propionato[51].

Estresse oxidativo e neuroinflamação como alvos nutricionais

A NAC tem ganhado atenção como estratégia terapêutica adjuvante no tratamento do TAB. A NAC atua como precursora da glutationa e modula vias inflamatórias, redox e imunológicas. Sua capacidade de reduzir espécies reativas de oxigênio e nitrogênio, diminuir a peroxidação lipídica, e melhorar a síntese de glutationa a partir da disponibilização de cisteína, confere-lhe um potencial imunomodulador com aplicabilidade nos estados inflamatórios crônicos observados no TAB[13].

As evidências indicam que pacientes com TAB que apresentam níveis mais baixos de aminoácidos plasmáticos, particularmente glicina e ácido glutâmico, precursores da glutationa, respondem melhor à suplementação com NAC. Isso sugere que a NAC pode exercer efeitos terapêuticos mais robustos em indivíduos com maior desequilíbrio redox, possivelmente associado a estados inflamatórios subjacentes[13].

Em alguns estudos, os pacientes que mais se beneficiaram da suplementação com NAC apresentavam marcadores bioquímicos compatíveis com maior estresse oxidativo e inflamação. Nesse cenário, a reposição de NAC oferece um substrato fundamental para a regeneração da glutationa e o reequilíbrio do sistema antioxidante endógeno[13].

A homocisteína é um aminoácido sulfurado sintetizado a partir da metionina, cuja regulação metabólica depende de cofatores essenciais, como o folato e as vitaminas B6 e B12. No contexto do TAB, evidências emergentes sugerem que a hiper-homocisteinemia pode estar envolvida na fisiopatologia, atuando no estresse oxidativo, na disfunção mitocondrial e em alterações na metilação do DNA[17].

A deficiência funcional no metabolismo do folato pode ser agravada por variações genéticas, como o polimorfismo 677C>T no gene *MTHFR*, que reduz a conversão do folato dietético em sua forma biologicamente ativa. Ensaios clínicos demonstraram que a suplementação com L-metilfolato (15 mg/dia) promoveu redução significativa de sintomas, especialmente em indivíduos com níveis baixos de folato ou com polimorfismos em enzimas reguladoras dessa via metabólica[17].

Riscos de oscilações glicêmicas e impacto de dietas ricas em açúcares refinados

Pacientes com TAB frequentemente apresentam hábitos alimentares desregulados, com maior risco de obesidade, síndrome metabólica e deficiências nutricionais, o que torna a abordagem nutrológica um componente essencial e integrativo do cuidado clínico. As oscilações glicêmicas e o consumo excessivo de açúcares refinados podem exacerbar a instabilidade do humor e contribuir para a progressão da doença.

A atividade física tem se mostrado uma intervenção promissora. Indivíduos com TAB praticam pouca atividade física e são mais propensos ao sedentarismo em comparação a controles pareados por idade e sexo. Em um estudo no qual os participantes receberam a intervenção de atividade física associada ao uso de creatina, foi observada melhora nos sintomas depressivos bipolares[14].

É possível que a combinação de atividade física, que melhora a função mitocondrial, com a creatina, que também tem esse efeito, represente uma interação importante para a melhora dos sintomas da depressão bipolar. Isso está de acordo com a hipótese de que o TAB seja, em sua essência, um transtorno mitocondrial manifestando-se como baixa biogênese mitocondrial na fase depressiva e excesso de geração de energia na fase maníaca[14].

Transtorno do espectro autista (TEA)

Relação entre disbiose intestinal, permeabilidade intestinal e sintomas comportamentais

O transtorno do espectro autista (TEA) é classificado como um transtorno do neurodesenvolvimento, caracterizado por prejuízos na comunicação e no comportamento, com início na infância. O TEA apresenta alta taxa de comorbidades, incluindo sintomas gastrointestinais como constipação, diarreia e dor abdominal, que afetam entre 9 e 91% dos indivíduos[52].

A alta prevalência de distúrbios gastrointestinais em indivíduos com TEA é amplamente documentada. Observa-se também, em alguns estudos, que crianças com TEA apresentam níveis aumentados de citocinas pró-inflamatórias em resposta a proteínas alimentares como glúten, caseína e soja, quando comparadas a crianças neurotípicas. Tais achados sustentam investigações sobre a relação entre alergias e intolerâncias alimentares e o TEA, destacando o envolvimento do eixo intestino-cérebro[53].

A disbiose leva à permeabilidade intestinal, inflamação sistêmica e neuroinflamação, com facilitação da entrada de toxinas produzidas pelas bactérias patogênicas na corrente sanguínea e no cérebro com prejuízo de suas funções, por causa da conexão intestino-cérebro. Essas toxinas afetam os neurotransmissores, resultando em alterações comportamentais, como dificuldades de socialização, respostas reduzidas à dor, alterações na comunicação, comportamentos repetitivos, automutilação, delírios e confusão[52].

Em relação à composição da microbiota intestinal, ao comparar crianças autistas com controles, detectam-se alterações na composição dos filos *Firmicutes*, *Bacteroidetes*, *Actinobacteria* e *Proteobacteria*. Também foi relatada uma comunidade microbiana intestinal menos diversa em crianças com autismo, especialmente com redução de *Prevotella*, *Coprococcus* e *Veillonellaceae*. Alguns estudos conseguiram correlacionar a gravidade na sintomatologia do autismo com a redução da diversidade de espécies[54].

A teoria do excesso de opioides propõe que, em indivíduos com TEA, a presença de uma hiperpermeabilidade intestinal (*leaky gut*) facilita a passagem de proteínas de alto peso molecular não totalmente digeridas, como o glúten e a caseína, para a corrente sanguínea. Durante a digestão incompleta da caseína, origina-se a beta-casomorfina-7, um peptídeo com atividade agonista nos receptores mi-opioides. De forma semelhante, a degradação do glúten resulta em exorfinas (peptídeos opioides exógenos) que podem interagir com receptores delta-opioides no sistema nervoso central[52].

Deficiências comuns: ferro, zinco, vitamina D, B6 e magnésio

Cerca de 75% das crianças com TEA apresentam problemas alimentares significativos, incluindo seletividade alimentar guiada por aspectos sensoriais (textura, cor ou temperatura), presença de rituais em torno da alimentação e padrões de consumo compulsivo. Esses comportamentos interferem diretamente na função gastrointestinal e na adequação nutricional da dieta[52].

A seletividade alimentar no TEA pode resultar em dietas compostas majoritariamente por alimentos ultraprocessados, ricos em açúcares simples e gorduras saturadas, com baixa ingestão de fibras, proteínas de origem animal e micronutrientes essenciais como o zinco. Muitas dessas crianças acabam seguindo dietas restritivas (sem glúten e sem caseína), que, embora possam ter fundamento imunológico, reduzem a ingestão de cereais e laticínios, impactando negativamente a oferta de cálcio e outros nutrientes importantes[55].

Embora a maioria dos estudos não tenha demonstrado uma diferença estatisticamente significativa entre os níveis de zinco (Zn) em indivíduos com TEA em comparação aos controles, diversos trabalhos apontam para concentrações plasmáticas mais baixas de Zn nesse grupo[55]. O zinco é o segundo elemento-traço mais abundante no organismo humano e atua como cofator enzimático, regulador e antioxidante, além de estar envolvido em processos essenciais como a modulação da inflamação, do estresse oxidativo e da eliminação de metais tóxicos.

O folato está implicado diretamente ao neurodesenvolvimento, se relacionando ao risco e à gravidade dos sintomas de TEA. Além da prevenção, intervenções que visam restaurar o metabolismo do folato parecem trazer benefícios para crianças já diagnosticadas. Estudos indicam que a melhora no status redox da glutationa, alcançada com a combinação de metilcobalamina e ácido folínico, está associada a avanços em comunicação expressiva, habilidades de vida diária, atividades de lazer e competências sociais adaptativas[50].

Estudos sugerem que a deficiência materna de vitamina D durante a gestação pode aumentar o risco de desenvolvimento de TEA na prole. Sua suplementação, por outro lado, demonstra efeitos neuroprotetores significativos, atuando na regulação do cálcio neuronal, imunomodulação, desintoxicação cerebral e aumento dos níveis de glutationa, o que melhora a condução nervosa e favorece o processamento mental[54].

Dietas de exclusão (sem glúten e caseína) e suplementação baseada em perfil individual

A teoria da caseína e do glúten propõe que o receptor de folato solúvel presente no leite possui semelhança estrutural com o receptor humano de folato e a exposição a ele poderia induzir uma resposta imune cruzada, facilitando a produção de autoanticorpos contra esse receptor. Esses autoanticorpos bloqueariam o transporte de folato pela barreira hematoencefálica, resultando na redução das concentrações de 5-metiltetra-hidrofolato e folato no liquor, aumentando o risco de TEA[53].

Em uma revisão sistemática com metanálise, não foram observadas indicações de que a dieta sem glúten e sem caseína (SGSC) tenha um efeito positivo nos sintomas centrais do autismo, nas dificuldades comportamentais ou no nível funcional adaptativo, e há alto grau de incerteza pela qualidade muito baixa das evidências. É sugerido que essa dieta pode causar um aumento na incidência de efeitos adversos gastrointestinais[53].

Levanta-se ainda a questão sobre o risco de deficiências nutricionais em crianças com TEA submetidas à dieta SGSC, especialmente deficiência de cálcio decorrente da exclusão de laticínios, o que pode reduzir a espessura cortical óssea. Os profissionais de saúde devem informar às famílias sobre a escassez de evidências que sustentem benefícios, e também considerar a possibilidade de eventos adversos gastrointestinais[53,56].

A suplementação com probióticos tem mostrado resultados promissores, reduzindo os níveis de TNF-α e alterando favoravelmente a composição da microbiota, o que sugere que os probióticos ajudam a restaurar o equilíbrio da microbiota intestinal e reforçar a integridade da mucosa. Já os prebióticos favorecem o crescimento de bactérias benéficas e inibem o crescimento de microrganismos patogênicos. Em conjunto, prebióticos e probióticos atuam sinergicamente para manter a saúde intestinal[52].

Os ácidos graxos poli-insaturados (PUFA) vêm sendo amplamente estudados por sua atuação em processos biológicos fundamentais, como modulação da sinalização celular, regulação de vias inflamatórias, efeitos neuroprotetores e atividade antioxidante. Em crianças com TEA, a suplementação com DHA e EPA tem sido associada à integridade e ao suporte funcional da substância branca e cinzenta, componentes frequentemente comprometidos nesses pacientes, o que pode refletir em melhorias cognitivas e comportamentais[52].

ESTRATÉGIAS NUTROLÓGICAS PARA OTIMIZAR A SAÚDE MENTAL

A alimentação tem papel central na modulação da neuroquímica, da neuroplasticidade e da inflamação sistêmica, sendo cada vez mais considerada uma aliada à promoção do bem-estar psíquico. Nesse contexto, a nutrologia oferece ferramentas promissoras.

Dietas neuroprotetoras: mediterrânea, DASH e MIND

As dietas neuroprotetoras compartilham características como abundância de alimentos *in natura*, gorduras boas, antioxidantes e baixo consumo de alimentos ultraprocessados.

Dieta mediterrânea

Rica em azeite de oliva, oleaginosas, frutas, vegetais, grãos integrais, peixes e baixo consumo de carnes vermelhas e álcool (ingestão limitada de vinho tinto) (Figura 1). É caracterizada por quantidades reduzidas de colesterol, ácido linoleico (n-6), sódio, carboidratos simples, nitritos, nitratos e mínimo consumo de gorduras saturadas e gorduras trans[57,58]. A dieta mediterrânea apresenta benefícios em diversas doenças, como obesidade, síndrome metabólica, doenças cardiovasculares, câncer, diabetes tipo 2 e doenças neurodegenerativas[58].

Estudos demonstram sua associação com redução de risco de doença de Alzheimer, melhora da cognição e menor prevalência de depressão[57]. Várias metanálises publicadas indicam que maior adesão à dieta mediterrânea está associada a melhor cognição global e memória episódica, riscos mais baixos de comprometimento cognitivo e doenças neurodegenerativas[57,58].

A dieta mediterrânea foi o padrão dietético mais amplamente pesquisado e forneceu a evidência mais forte contra o declínio cognitivo em adultos mais velhos[57]. Como grande parte da demência é decorrente da doença vascular, a forte evidência de que a adesão a dieta mediterrânea pode reduzir o risco de doença cardiovascular fornece suporte adicional para uma redução da demência[58].

Em resumo, foram encontradas muitas evidências sugestivas para os benefícios da dieta mediterrânea na função cognitiva e doenças neurodegenerativas em estudos observacionais e poucos ensaios clínicos randomizados[57].

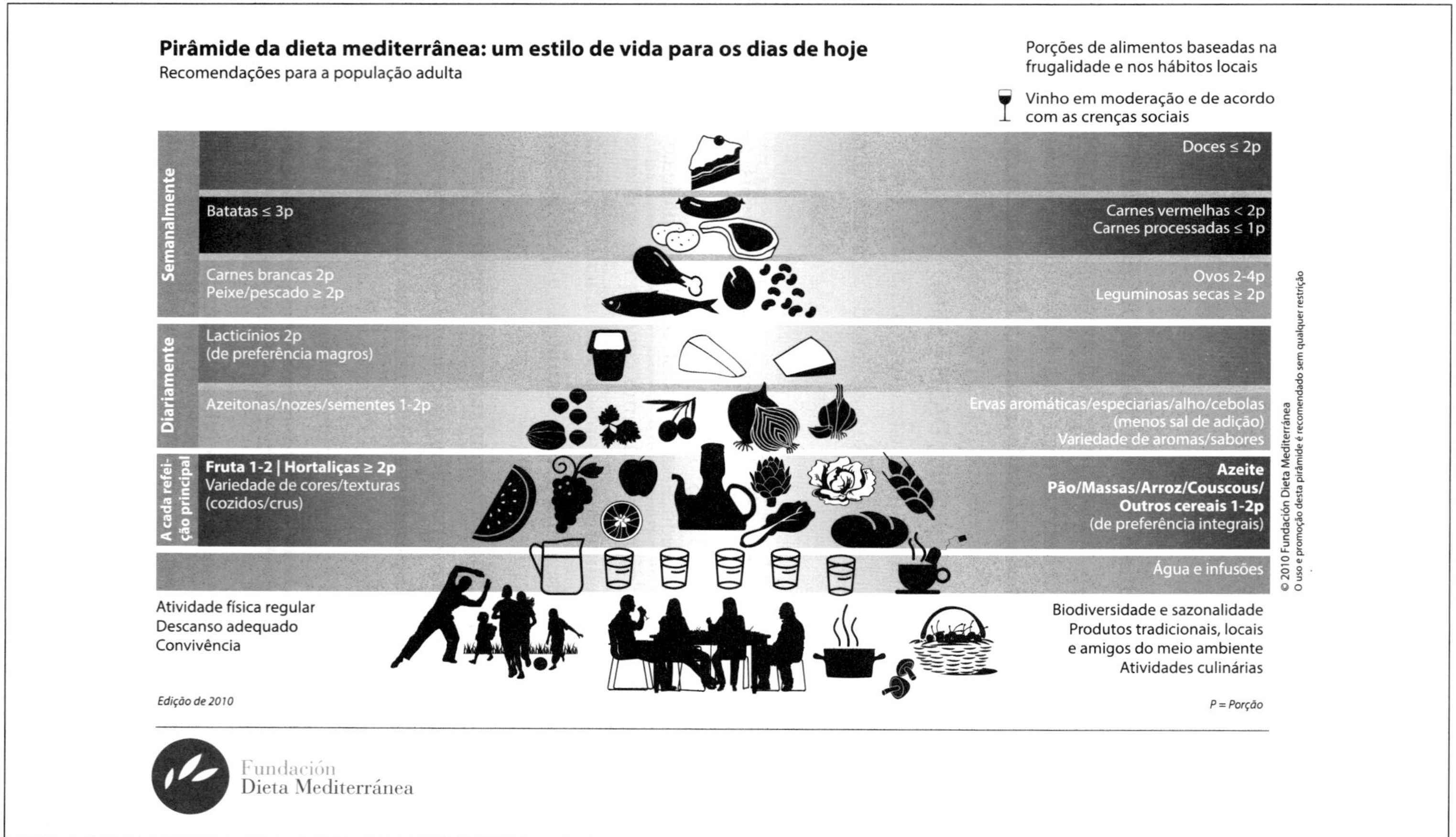

Figura 1 Pirâmide da dieta mediterrânea.

Fonte: adaptada de Mediterranean Diet Foundation (2010)[59].

Dietary approaches to stop hypertension

Focada no controle da pressão arterial, a dieta Dash (do inglês, *dietary approaches to stop hypertension*) também mostrou benefícios cognitivos, pois reduz a inflamação e o estresse oxidativo[60,61]. Ela enfatiza vegetais, laticínios com baixo teor de gordura, grãos integrais e controle do sódio[60]. É rica em minerais como potássio (K^+), magnésio (Mg^{2+}) e cálcio (Ca^{2+}), proteína e fibras[60]. Os eletrólitos previnem disfunção endotelial, promovem relaxamento endotelial e da musculatura lisa, melhorando a pressão arterial[60,61]. Fontes desses eletrólitos incluem:

- K^+: bananas, laranjas e espinafre.
- Ca^{2+}: laticínios e vegetais de folhas verdes.
- Mg^{2+}: grãos integrais, vegetais, nozes e sementes.

Prioriza proteínas vegetais e proteína animal, como carnes magras, laticínios com baixo teor de gordura, ovos e peixes. Carnes processadas e curadas não são recomendadas[60]. A Figura 2 mostra a pirâmide da dieta DASH.

Dieta Mind

A dieta Mind (do inglês, *mediterranean-Dash intervention for neurodegenerative delay*) combina o melhor das duas anteriores com ênfase específica na saúde cerebral[63]. Alimentos como frutas vermelhas, vegetais verdes escuros e azeite têm destaque[63]. Estudos longitudinais mostraram redução significativa no risco de doença de Alzheimer em até 53% em pacientes aderentes[63].

Suplementação baseada em evidências

A suplementação pode complementar a alimentação na correção de deficiências e potencializar a ação neuroprotetora.

- Ômega-3 (EPA/DHA): associado à melhora do humor, redução de sintomas depressivos e suporte à plasticidade sináptica[16].
- Vitamina D: deficiências estão relacionadas à depressão e declínio cognitivo. A exposição solar moderada e a suplementação devem ser individualizadas.
- Vitaminas do complexo B (especialmente B6, B9 e B12): fundamentais na metilação e na produção de neurotransmissores como serotonina e dopamina. A homocisteína elevada, indicadora de deficiência de B12, está relacionada ao risco de demência.
- Magnésio e zinco: minerais moduladores da resposta ao estresse e da atividade do eixo hipotálamo-hipófise-adrenal.

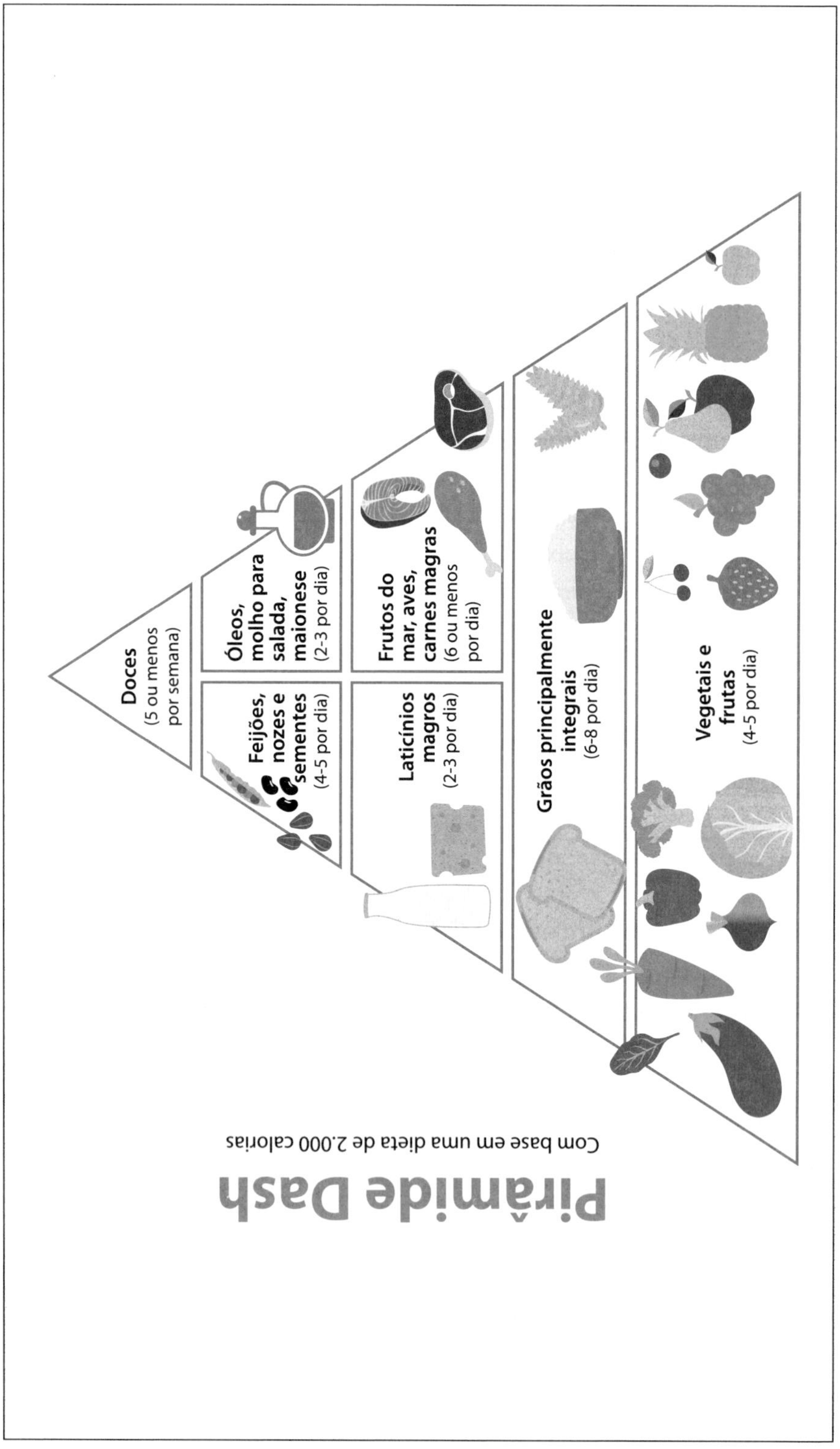

Figura 2 Pirâmide da dieta Dash.

Fonte: Bethesda: National Institutes of Health[62].

- Probióticos e prebióticos: em sinergia, melhoram a integridade da barreira intestinal e influenciam o eixo intestino-cérebro[64].

Modulação da microbiota intestinal

O intestino é considerado o "segundo cérebro". A microbiota intestinal influencia diretamente a produção de neurotransmissores, a resposta inflamatória e o eixo intestino-cérebro[64].

- Dieta rica em fibras, vegetais e alimentos fermentados: estimula a diversidade bacteriana benéfica, favorecendo a produção de butirato e serotonina[64].
- Disbiose intestinal: está associada a transtornos de ansiedade, depressão e piora da função cognitiva[64].
- Intervenções eficazes: uso de prebióticos (fibras solúveis), probióticos (como *Lactobacillus* e *Bifidobacterium*) e simbióticos pode modular a microbiota e contribuir para melhora do humor e do sono[64].

Jejum e cetose nutricional na neuroplasticidade

Intervenções metabólicas como o jejum intermitente e a cetose nutricional (via dieta cetogênica) apresentam evidências crescentes sobre seus benefícios na função cerebral[65].

- Jejum intermitente: estimula a autofagia, melhora a resistência à insulina e aumenta a produção de fator neurotrófico derivado do cérebro (BDNF), essencial para a plasticidade sináptica[65].
- Cetose nutricional: produz corpos cetônicos (principalmente o beta-hidroxibutirato), que têm ação anti-inflamatória, energética e protetora do tecido neuronal[65].
- Aplicações clínicas: estudos sugerem que tais estratégias podem ser adjuvantes no manejo de doença de Alzheimer, epilepsia e depressão resistente; e até na melhora da concentração e foco em adultos saudáveis[65].

CONSIDERAÇÕES FINAIS

A conexão entre nutrição e saúde mental mostra-se cada vez mais sólida, revelando que a alimentação exerce papel direto na modulação de processos cerebrais essenciais, como inflamação, síntese de neurotransmissores e plasticidade neural.

Padrões alimentares como as dietas mediterrânea, Dash e Mind destacam-se por seus efeitos protetores sobre o cérebro, combinando alimentos naturais, gorduras saudáveis e antioxidantes, enquanto restringem ultraprocessados. A suplementação estratégica e a modulação da microbiota intestinal também surgem como ferramentas valiosas no manejo de transtornos mentais.

Ao integrar nutrologia e psiquiatria, amplia-se o alcance terapêutico, unindo estratégias preventivas e complementares aos tratamentos convencionais. Essa visão integrativa reforça a alimentação como pilar fundamental para manter o equilíbrio entre corpo e mente, abrindo caminhos para uma prática clínica mais personalizada, preventiva e centrada no ser humano.

Assim, a nutrologia aplicada à saúde mental reafirma que comer bem vai muito além de nutrir o corpo: é também cuidar da mente e promover qualidade de vida em todas as fases da vida.

REFERÊNCIAS BIBLIOGRÁFICAS

1. World Health Organization. World mental health report: transforming mental health for all. Geneva: World Health Organization; 2022.
2. World Health Organization. Mental health action plan 2013–2030 flyer: what Member States can do. Geneva: World Health Organization; 2021.
3. Spencer SJ, Korosi A, Layé S, Shukitt-Hale B, Barrientos RM. Food for thought: how nutrition impacts cognition and emotion. NPJ Sci Food. 2017 Dec 6;1:7.
4. Miller AA, Spencer SJ. Obesity and neuroinflammation: a pathway to cognitive impairment. Brain Behav Immun. 2014 Nov;42:10-21.
5. Barrientos RM, Kitt MM, Watkins LR, Maier SF. Neuroinflammation in the normal aging hippocampus. Neuroscience. 2015 Nov 19;309:84-99.
6. Parletta N, Zarnowiecki D, Cho J, Wilson A, Bogomolova S, Villani A, et al. A Mediterranean-style dietary intervention supplemented with fish oil improves diet quality and mental health in people with depression: A randomized controlled trial (HELFIMED). Nutr Neurosci. 2019 Jul;22(7):474-87.
7. Firth J, Marx W, Dash S, Carney R, Teasdale SB, Solmi M, et al. The Effects of Dietary Improvement on Symptoms of Depression and Anxiety: A Meta-Analysis of Randomized Controlled Trials. Psychosom Med. 2019 Apr;81(3):265-80.
8. Guu TW, Mischoulon D, Sarris J, Hibbeln J, McNamara RK, Hamazaki K, et al. International Society for Nutritional Psychiatry Research Practice Guidelines for Omega-3 Fatty Acids in the Treatment of Major Depressive Disorder. Psychother Psychosom. 2019;88(5):263-73.
9. Almeida OP, Marsh K, Alfonso H, Flicker L, Davis TM, Hankey GJ. B-vitamins reduce the long-term risk of depression after stroke: The VITATOPS-DEP trial. Ann Neurol. 2010 Oct;68(4):503-10.
10. Nowak G, Siwek M, Dudek D, Zieba A, Pilc A. Effect of zinc supplementation on antidepressant therapy in unipolar depression: a preliminary placebo-controlled study. Pol J Pharmacol. 2003 Nov-Dec;55(6):1143-7.
11. Tarleton EK, Littenberg B, MacLean CD, Kennedy AG, Daley C. Role of magnesium supplementation in the treatment of depression: a randomized clinical trial. PLoS One. 2017;12(6):e0180067.
12. Nishida K, Sawada D, Kawai T, Kuwano Y, Fujiwara S, Rokutan K. Para-psychobiotic Lactobacillus gasseri CP2305 ameliorates stress-related symptoms and sleep quality. J Appl Microbiol. 2017 Dec;123(6):1561-70.
13. Kazemi A, Noorbala AA, Azam K, Eskandari MH, Djafarian K. Effect of probiotic and prebiotic vs placebo on psychological outcomes in patients with major depressive disorder: A randomized clinical trial. Clin Nutr. 2019 Apr;38(2):522-8.

14. Akram N, Faisal Z, Irfan R, Shah YA, Batool SA, Zahid T, et al. Exploring the serotonin-probiotics-gut health axis: A review of current evidence and potential mechanisms. Food Sci Nutr. 2023 Dec 7;12(2):694-706.
15. Martins JG. EPA but not DHA appears to be responsible for the efficacy of omega-3 long chain polyunsaturated fatty acid supplementation in depression: evidence from a meta-analysis of randomized controlled trials. J Am Coll Nutr. 2009 Oct;28(5):525-42.
16. Grosso G, Galvano F, Marventano S, Malaguarnera M, Bucolo C, Drago F, et al. Omega-3 fatty acids and depression: scientific evidence and biological mechanisms. Oxid Med Cell Longev. 2014;2014:313570.
17. Almeida OP, Ford AH, Hirani V, Singh V, vanBockxmeer FM, McCaul K, et al. B vitamins to enhance treatment response to antidepressants in middle-aged and older adults: results from the B-VITAGE randomised, double-blind, placebo-controlled trial. Br J Psychiatry. 2014 Dec;205(6):450-7.
18. Balk EM, Raman G, Tatsioni A, Chung M, Lau J, Rosenberg IH. Vitamin B6, B12, and folic acid supplementation and cognitive function: a systematic review of randomized trials. Arch Intern Med. 2007 Jan 8;167(1):21-30.
19. Alpert JE, Fava M. Nutrition and depression: the role of folate. Nutr Rev. 1997 May;55(5):145-9.
20. Boyle NB, Lawton C, Dye L. The Effects of Magnesium Supplementation on Subjective Anxiety and Stress-A Systematic Review. Nutrients. 2017 Apr 26;9(5):429.
21. Tarleton EK, Littenberg B. Magnesium intake and depression in adults. J Am Board Fam Med. 2015 Mar-Apr;28(2):249-56.
22. Swardfager W, Herrmann N, Mazereeuw G, Goldberger K, Harimoto T, Lanctôt KL. Zinc in depression: a meta-analysis. Biol Psychiatry. 2013 Dec 15;74(12):872-8.
23. Beard JL, Connor JR. Iron status and neural functioning. Annu Rev Nutr. 2003;23:41-58.
24. Li Z, Li B, Song X, Zhang D. Dietary zinc and iron intake and risk of depression: A meta-analysis. Psychiatry Res. 2017 May;251:41-7.
25. Lopresti AL, Hood SD, Drummond PD. A review of lifestyle factors that contribute to important pathways associated with major depression: diet, sleep and exercise. J Affect Disord. 2013 May 15;148(1):12-27.
26. Vauzour D, Rodriguez-Mateos A, Corona G, Oruna-Concha MJ, Spencer JP. Polyphenols and human health: prevention of disease and mechanisms of action. Nutrients. 2010 Nov;2(11):1106-31.
27. Rendeiro C, Guerreiro JD, Williams CM, Spencer JP. Flavonoids as modulators of memory and learning: molecular interactions resulting in behavioural effects. Proc Nutr Soc. 2012 May;71(2):246-62.
28. Richard DM, Dawes MA, Mathias CW, Acheson A, Hill-Kapturczak N, Dougherty DM. L-Tryptophan: Basic Metabolic Functions, Behavioral Research and Therapeutic Indications. Int J Tryptophan Res. 2009 Mar 23;2:45-60.
29. Deijen JB, Wientjes CJ, Vullinghs HF, Cloin PA, Langefeld JJ. Tyrosine improves cognitive performance and reduces blood pressure in cadets after one week of a combat training course. Brain Res Bull. 1999 Jan 15;48(2):203-9.
30. Brambilla P, Perez J, Barale F, Schettini G, Soares JC. GABAergic dysfunction in mood disorders. Mol Psychiatry. 2003 Aug;8(8):721-37, 715.
31. Scholey A, Owen L. Effects of chocolate on cognitive function and mood: a systematic review. Nutr Rev. 2013 Oct;71(10):665-81.
32. Hidese S, Ogawa S, Ota M, Ishida I, Yasukawa Z, Ozeki M, et al. Effects of L-Theanine Administration on Stress-Related Symptoms and Cognitive Functions in Healthy Adults: A Randomized Controlled Trial. Nutrients. 2019 Oct 3;11(10):2362.

33. Richards G, Smith A. Caffeine consumption and self-assessed stress, anxiety, and depression in secondary school children. J Psychopharmacol. 2015 Dec;29(12):1236-47.
34. Whitehouse CR, Boullata J, McCauley LA. The potential toxicity of artificial sweeteners. AAOHN J. 2008 Jun;56(6):251-9; quiz 260-1.
35. Faraone SV, Asherson P, Banaschewski T, Biederman J, Buitelaar JK, Ramos-Quiroga JA, et al. Attention-deficit/hyperactivity disorder. Nat Rev Dis Primers. 2015 Aug 6;1:15020.
36. Bloch MH, Qawasmi A. Omega-3 fatty acid supplementation for the treatment of children with attention-deficit/hyperactivity disorder symptomatology: systematic review and meta-analysis. J Am Acad Child Adolesc Psychiatry. 2011 Oct;50(10):991-1000.
37. Chang JP, Su KP, Mondelli V, Pariante CM. Omega-3 Polyunsaturated Fatty Acids in Youths with Attention Deficit Hyperactivity Disorder: a Systematic Review and Meta-Analysis of Clinical Trials and Biological Studies. Neuropsychopharmacology. 2018 Feb;43(3):534-45.
38. Humble MB, Gustafsson S, Bejerot S. Low serum levels of 25-hydroxyvitamin D (25-OHD) among psychiatric out-patients in Sweden: relations with season, age, ethnic origin and psychiatric diagnosis. J Steroid Biochem Mol Biol. 2010 Jul;121(1-2):467-70.
39. Mohammadpour N, Jazayeri S, Tehrani-Doost M, Djalali M, Hosseini M, Effatpanah M, et al. Effect of vitamin D supplementation as adjunctive therapy to methylphenidate on ADHD symptoms: A randomized, double blind, placebo-controlled trial. Nutr Neurosci. 2018 Apr;21(3):202-09.
40. Kean JD, Sarris J, Scholey A, Silberstein R, Downey LA, Stough C. Reduced inattention and hyperactivity and improved cognition after marine oil extract (PCSO-524®) supplementation in children and adolescents with clinical and subclinical symptoms of attention-deficit hyperactivity disorder (ADHD): a randomised, double-blind, placebo-controlled trial. Psychopharmacology (Berl). 2017 Feb;234(3):403-20.
41. McCann D, Barrett A, Cooper A, Crumpler D, Dalen L, Grimshaw K, et al. Food additives and hyperactive behaviour in 3-year-old and 8/9-year-old children in the community: a randomised, double-blinded, placebo-controlled trial. Lancet. 2007 Nov 3;370(9598):1560-7.
42. Wolraich ML, Wilson DB, White JW. The effect of sugar on behavior or cognition in children. A meta--analysis. JAMA. 1995 Nov 22-29;274(20):1617-21.
43. Pelsser LM, Frankena K, Toorman J, Savelkoul HF, Dubois AE, Pereira RR, et al. Effects of a restricted elimination diet on the behaviour of children with attention-deficit hyperactivity disorder (INCA study): a randomised controlled trial. Lancet. 2011 Feb 5;377(9764):494-503.
44. Ptacek R, Kuzelova H, Stefano GB, Raboch J, Sadkova T, Goetz M, et al. Disruptive patterns of eating behaviors and associated lifestyles in males with ADHD. Med Sci Monit. 2014 Apr 14;20:608-13.
45. Ganio MS, Armstrong LE, Casa DJ, McDermott BP, Lee EC, Yamamoto LM, et al. Mild dehydration impairs cognitive performance and mood of men. Br J Nutr. 2011 Nov;106(10):1535-43.
46. Hariri M, Azadbakht L. Magnesium, Iron, and Zinc Supplementation for the Treatment of Attention Deficit Hyperactivity Disorder: A Systematic Review on the Recent Literature. Int J Prev Med. 2015 Sep 2;6:83.
47. Severance EG, Yolken RH. Deciphering microbiome and neuroactive immune gene interactions in schizophrenia. Neurobiol Dis. 2020 Feb;135:104331.
48. Firth J, Teasdale SB, Allott K, Siskind D, Marx W, Cotter J, et al. The efficacy and safety of nutrient supplements in the treatment of mental disorders: a meta-review of meta-analyses of randomized controlled trials. World Psychiatry. 2019 Oct;18(3):308-24.

49. Firth J, Carney R, Stubbs B, Teasdale SB, Vancampfort D, Ward PB, et al. Nutritional Deficiencies and Clinical Correlates in First-Episode Psychosis: A Systematic Review and Meta-analysis. Schizophr Bull. 2018 Oct 17;44(6):1275-92.
50. Frye RE, Slattery J, Delhey L, Furgerson B, Strickland T, Tippett M, et al. Folinic acid improves verbal communication in children with autism and language impairment: a randomized double-blind placebo-controlled trial. Mol Psychiatry. 2018 Feb;23(2):247-56.
51. Nishida K, Sawada D, Kuwano Y, Tanaka H, Rokutan K. Health Benefits of Lactobacillus gasseri CP2305 Tablets in Young Adults Exposed to Chronic Stress: A Randomized, Double-Blind, Placebo-Controlled Study. Nutrients. 2019 Aug10;11(8):1859.
52. Kałużna-Czaplińska J, Gątarek P, Chirumbolo S, Chartrand MS, Bjørklund G. How important is tryptophan in human health? Crit Rev Food Sci Nutr. 2019;59(1):72-88.
53. Piwowarczyk A, Horvath A, Łukasik J, Pisula E, Szajewska H. Gluten- and Casein-free diet and autism spectrum disorders in children: a systematic review. Eur J Nutr. 2018 Mar;57(2):433-40.
54. Bjørklund G, Waly MI, Al-Farsi Y, Saad K, Dadar M, Rahman MM, et al. The Role of Vitamins in Autism Spectrum Disorder: What Do We Know? J Mol Neurosci. 2019 Mar;67(3):373-387.
55. Bjørklund G, Meguid NA, El-Bana MA, Tinkov AA, Saad K, Dadar M, et al. Oxidative Stress in Autism Spectrum Disorder. Mol Neurobiol. 2020 May;57(5):2314-32.
56. Ly V, Bottelier M, Hoekstra PJ, Arias Vasquez A, Buitelaar JK, Rommelse NN. Elimination diets' efficacy and mechanisms in attention deficit hyperactivity disorder and autism spectrum disorder. Eur Child Adolesc Psychiatry. 2017 Sep;26(9):1067-79.
57. Martínez-Lapiscina EH, Clavero P, Toledo E, Estruch R, Salas-Salvadó J, San Julián B, et al. Mediterranean diet improves cognition: the PREDIMED-NAVARRA randomised trial. J Neurol Neurosurg Psychiatry. 2013 Dec;84(12):1318-25.
58. Guasch-Ferré M, Willett WC. The Mediterranean diet and health: a comprehensive overview. J Intern Med. 2021 Sep;290(3):549-66.
59. Fundación Dieta Mediterránea. Mediterranean Diet Pyramid: a lifestyle for today. 2010 edition [Internet]. Barcelona: Mediterranean Diet Foundation; 2010 [cited 2025 Jun 28]. Available at: https://dietamediterranea.com/piramide-dieta-mediterranea.
60. Challa HJ, Ameer MA, Uppaluri KR. DASH Diet To Stop Hypertension. 2023 Jan 23. In: StatPearls [Internet]. Treasure Island (FL): StatPearls Publishing; 2025.
61. Bayes J, Schloss J, Sibbritt D. O uso da dieta para prevenir e tratar a depressão em homens jovens: evidências atuais e desafios existentes. British Journal of Nutrition. 2024;131(2):214-8.
62. National Heart, Lung, and Blood Institute. Your Guide to Lowering Your Blood Pressure with DASH [Internet]. Bethesda: National Institutes of Health; 2006 [cited 2025 Jun 28]. Available at: https://www.nhlbi.nih.gov/files/docs/public/heart/new_dash.pdf
63. Morris MC, Tangney CC, Wang Y, Sacks FM, Bennett DA, Aggarwal NT. MIND diet associated with reduced incidence of Alzheimer's disease. Alzheimers Dement. 2015 Sep;11(9):1007-14.
64. Dinan TG, Cryan JF. Gut microbiota: a missing link in psychiatry. World Psychiatry. 2020 Feb;19(1):111-2.
65. Mattson MP, Allison DB, Fontana L, Harvie M, Longo VD, Malaisse WJ, et al. Meal frequency and timing in health and disease. Proc Natl Acad Sci U S A. 2014 Nov 25;111(47):16647-53.

Parte 6

Nutrologia e doenças crônicas

34

Aspectos nutrológicos na pancreatite crônica

Aline Rodrigues Zanetta
João Damasceno Porto
Durval Ribas-Filho

INTRODUÇÃO

No Brasil e no mundo ocidental, a principal associação de pancreatite crônica é com o alcoolismo. Em alguns países da Ásia e da África, a pancreatite está associada à desnutrição proteico-calórica. No primeiro caso, é denominada pancreatite crônica calcificante; no segundo, pancreatite tropical ou pancreatite nutricional, embora ambas apresentem calcificações em suas fases tardias, de acordo com a classificação de Marseille/Roma.

A pancreatite crônica é uma doença inflamatória irreversível, que provoca substituição do parênquima normal por fibrose e formação de cálculos no interior dos canais pancreáticos. Evolui, inexoravelmente, para insuficiência pancreática exócrina (má absorção) e endócrina (diabetes). O aspecto nutrológico dessa doença envolve tanto sua gênese (alcoolismo e desnutrição) quanto seu tratamento (insuficiência endócrina e exócrina)[1-6].

Estudos recentes têm demonstrado que a pancreatite crônica está associada a um risco significativo de desnutrição, com prevalência de 30-50% dos pacientes apresentando algum grau de comprometimento nutricional. Esta condição está relacionada não apenas à má absorção decorrente da insuficiência pancreática exócrina, mas também à redução da ingestão alimentar devido à dor abdominal, náuseas e alterações no paladar, além do hipermetabolismo causado pelo processo inflamatório crônico[7,8].

CLASSIFICAÇÃO E ETIOLOGIA

A associação entre pancreatite e álcool foi estabelecida em 1878. Mais tarde, pancreatite aguda e pancreatite crônica foram tidas como uma mesma doença em estágios evolutivos diferentes, conforme Comfort[9]. Em 1963, em um simpósio realizado em Marselha, França, o grupo liderado por Henri Sarles demonstrou tratar-se de nosologias distintas, quando ele e seu grupo associaram, definitivamente, a pancreatite crônica ao alcoolismo. Nesse simpósio, ficou estabelecido que as pancreatites seriam classificadas em:

- pancreatite aguda;
- pancreatite aguda recidivante;
- pancreatite crônica;
- pancreatite crônica recidivante.

Esses estudiosos constataram que não se tratava de uma mesma doença em estágios diferentes, pois apresentavam etiopatogenias diferentes[10]. Em um novo simpósio, realizado em 1988, em Roma, as pancreatites foram classificadas em:

- pancreatite aguda;
- pancreatite crônica calcificante;
- pancreatite crônica inflamatória;
- pancreatite crônica hereditária;
- pancreatite crônica obstrutiva.

Essa classificação ficou conhecida como Classificação de Marseille/Roma[5].

A pancreatite crônica autoimune é uma entidade recente. Caracteriza-se por aumento difuso do pâncreas com áreas de estenoses e irregularidades do canal pancreático principal. Os níveis de gamaglobulina estão aumentados e há presença de autoanticorpos. Está associada a outras doenças autoimunes, como colangite esclerosante primária, cirrose biliar primária e síndrome de Sjögren. Do ponto de vista imunológico, apresenta altos níveis de IgG4. Muitos casos anteriormente taxados como pancreatite idiopática eram, na verdade, pancreatite autoimune[11,12].

Atualmente, a classificação TIGAR-O (*Toxic-metabolic, Idiopathic, Genetic, Autoimmune, Recurrent and severe acute pancreatitis, Obstructive*) é amplamente utilizada para categorizar as causas de pancreatite crônica, proporcionando uma abordagem mais abrangente e sistemática para o diagnóstico etiológico. Esta classificação facilita a identificação de fatores de risco múltiplos que podem coexistir em um mesmo paciente, permitindo uma abordagem terapêutica mais direcionada[8].

As diversas causas de pancreatite crônica estão listadas no Quadro 1. O que há de comum entre elas é o fato de todas evoluírem para a insuficiência pancreática.

Quadro 1 Causas de pancreatite crônica

Causas
Alcoolismo
Cálculos biliares
Cirurgia abdominal
Tabagismo
Fibrose cística
Colangiopancreatografia retrógrada endoscópica
História familiar de pancreatite
Hipercalcemia
Altos níveis do paratormônio
Hipertrigliceridemia
Infecção
Neoplasia pancreática

EPIDEMIOLOGIA

A pancreatite crônica associada ao alcoolismo é mais frequente no sexo masculino que no feminino, à proporção de 9:1[14]. A prevalência da doença no Brasil é semelhante às prevalências encontradas na França, nos Estados Unidos e na região tropical da Ásia e da África, ou seja, 3 a 4 casos a cada 100.000 habitantes por ano[1,2,4,5,15]. No Estado de Kerala, na Índia, onde a pancreatite crônica tropical é a mais frequente, a prevalência é de 50 casos a cada 100.000 habitantes por ano[16]. Nas pancreatites associadas ao alcoolismo, o consumo médio de ingestão, no Brasil, varia de 220 a 396 g de etanol/dia, com duração média de ingestão de 18 anos[1-3]. Esses valores são superiores aos encontrados na França e na América do Norte[16,17].

Estudos epidemiológicos recentes indicam um aumento na incidência global de pancreatite crônica, estimada atualmente entre 5 e 12 casos por 100.000 habitantes. Este aumento pode ser parcialmente atribuído à melhoria nos métodos diagnósticos e ao maior reconhecimento de formas não alcoólicas da doença. Além disso, o tabagismo tem sido cada vez mais reconhecido como um fator de risco independente para o desenvolvimento e progressão da pancreatite crônica, com estudos demonstrando que fumantes têm um risco 2-3 vezes maior de desenvolver a doença em comparação com não fumantes[8].

FISIOPATOLOGIA

Existem várias teorias para explicar a patogênese da pancreatite crônica, assim como várias formas de pancreatite crônica, e, possivelmente, todas elas estão corretas, ou seja, são complementares. Na pancreatite crônica associada ao álcool, a teoria de H. Sarles propõe que o álcool causa uma hipersecreção de proteína pela célula acinar, sem aumento de água ou bicarbonato. Isso provoca maior viscosidade do suco pancreático, fazendo com que essas proteínas se precipitem, com a consequente formação de rolhas proteicas. Essas rolhas provocam obstruções dos canais pancreáticos, responsáveis pela dor que surge no início da doença. As rolhas se calcificam em razão da precipitação de carbonato de cálcio. A estase do suco pancreático provoca um processo inflamatório com posterior fibrose do parênquima pericanalicular e acinar com perda da função exócrina. Com a progressão dessa fibrose ocupando não só o parênquima secretor exócrino, mas também as ilhotas de Langerhans, há perda da função endócrina. Dessa forma, ocorre uma insuficiência pancreática caracterizada por esteatorreia e diabetes melito[5].

A pancreatite crônica nutricional tem a mesma explicação fisiopatológica. Já a pancreatite obstrutiva é causada pela interrupção do fluxo do suco pancreático por tumores, cistos, estenose do canal pancreático pós-traumático e pelo *pancreas divisum*, que é uma malformação do pâncreas causada pela não fusão do pâncreas dorsal com o ventral. A estase do suco leva a um processo inflamatório, culminando com fibrose. A calcificação não ocorre na pancreatite obstrutiva.

Pesquisas recentes têm ampliado o entendimento da fisiopatologia da pancreatite crônica, destacando o papel do estresse oxidativo e da resposta inflamatória na progressão da doença. O modelo "necrose-fibrose" sugere que episódios recorrentes de pancreatite aguda levam a dano acinar e ativação de células estreladas pancreáticas, que são responsáveis pela produção de matriz extracelular e fibrose progressiva. Além disso, estudos genéticos identificaram mutações em genes como *PRSS1*, *SPINK1*, *CFTR* e *CTRC* que predispõem à pancreatite crônica, explicando casos anteriormente classificados como idiopáticos[13,14].

A interação entre fatores genéticos e ambientais tem sido cada vez mais reconhecida como fundamental na patogênese da doença. O conceito de "hit múltiplo" sugere que a combinação de vários fatores de risco (genéticos, tóxicos e metabólicos) é necessária para o desenvolvimento da pancreatite crônica, explicando por que apenas uma minoria dos consumidores pesados de álcool desenvolve a doença[7,13].

Outras teorias fisiopatológicas não serão abordadas neste capítulo, por não serem entendidas como objeto do estudo em pauta.

DIAGNÓSTICO

O diagnóstico da pancreatite crônica associada ao álcool é feito pela clínica, pela epidemiologia, pelos exames de imagem e pelos exames laboratoriais. A história de dor no andar superior do abdome com irradiação para o dorso, geralmente após ingestão de bebida alcoólica ou refeição copiosa, indica, obrigatoriamente, a suspeita de dor pancreática.

A associação dessa dor com dados epidemiológicos, como sexo masculino, idade acima dos 30 anos e ingestão de mais de 50 g de álcool/dia por um período igual ou superior 10 anos, aproxima o diagnóstico de pancreatite crônica insipiente. Em um período mais tardio, outros sinais e sintomas surgirão, como diarreia crônica com esteatorreia e/ou intolerância à glicose ou mesmo diabetes melito e perda de peso.

O diagnóstico precoce da pancreatite crônica permanece um desafio, pois as alterações morfológicas características podem não estar presentes nos estágios iniciais da doença. Atualmente, recomenda-se uma abordagem diagnóstica em etapas, começando com métodos não invasivos (como ultrassonografia endoscópica e ressonância magnética) antes de procedimentos mais invasivos. A ultrassonografia endoscópica (EUS) tem emergido como uma ferramenta diagnóstica valiosa, com sensibilidade de 80-100% para detectar alterações pancreáticas sutis, permitindo o diagnóstico em fases mais precoces da doença[8,13].

Exames laboratoriais

Os exames laboratoriais pouco contribuem para o diagnóstico da pancreatite crônica, exceto nas crises agudas que acostumam surgir, sobretudo nas fases iniciais da doença. O hemograma pode demonstrar anemia ferropriva nos estágios tardios ou uma leucocitose com desvio para a esquerda nas crises de agudização. A amilasemia pode aumentar nas crises agudas ou estar baixa nas fases tardias, mas, de modo geral, encontra-se dentro da faixa de normalidade. O mesmo pode acontecer com a lipasemia.

A proteína total pode estar baixa na desnutrição causada pela pancreatite crônica, assim como a albumina. As globulinas estão aumentadas nas pancreatites crônicas autoimunes, especialmente a IgG4, que se encontra bastante aumentada. Outros exames que podem estar alterados são a bilirrubina direta, a gama glutamiltranspeptidase (GGT), as transaminases e a fosfatase alcalina. A prova de função pancreática como teste da secretina/pancreozimina ainda é o padrão de referência no diagnóstico dessa doença, embora não seja realizado rotineiramente, mas apenas em algumas instituições de pesquisa. Esse teste consiste em, após a colocação de uma sonda com duplo canal – um para colher a secreção gástrica que é desprezada e outro para colher a secreção pancreática –, realizar análise da dosagem das enzimas pancreáticas: lipase, amilase, tripsina e quimiotripsina e dosagem do bicarbonato. Na pancreatite crônica, pode-se encontrar uma queda dessas substâncias, mas, na fase inicial da doença, o primeiro que cai em concentração é o bicarbonato, por ser produzido nos dutos acinais do pâncreas[5].

Novos biomarcadores têm sido investigados para melhorar o diagnóstico da insuficiência pancreática exócrina, incluindo a elastase fecal-1 (FE-1), que apresenta sensibilidade de 73-100% e especificidade de 80-100% para insuficiência pancreática moderada a grave. Valores de FE-1 abaixo de 200 μg/g de fezes são indicativos de insuficiência pancreática exócrina, enquanto valores abaixo de 100 μg/g indicam insuficiência grave. Este teste não invasivo tem a vantagem de não ser afetado pela terapia de reposição enzimática e pode ser realizado em uma única amostra de fezes[8,17].

Outro exame laboratorial importante é a dosagem da gordura nas fezes. Essa dosagem pode ser qualitativa, que consiste na coloração das fezes com o Sudan III, ou quantitativa, feita pelo método de Van der Kamer, o qual consiste na dosagem da gordura em amostra de fezes colhidas durante 72 horas. Essa dosagem é mais útil para o tratamento do que para o diagnóstico, pois determina a quantidade de pancreatina a ser prescrita.

O teste respiratório com triglicerídeos marcados com 13C (13C-MTG) é um método não invasivo emergente para avaliar a função pancreática exócrina. Este teste mede a capacidade de digestão de gorduras e tem mostrado boa correlação com o teste padrão-ouro de coleta de secreção duodenal após estimulação com secretina. Sua sensibilidade para detectar insuficiência pancreática exócrina é de aproximadamente 90%, com especificidade de 80-90%[8].

Exames de imagem

Os exames de imagem são fundamentais para o diagnóstico da pancretaite crônica, embora nem todos sejam sempre acessíveis. A radiografia simples do abdome é suficiente para o diagnóstico da pancretatite crônica calcificante, quando a pancreatite crônica já se encontra calcificada. A ultrassonografia é um exame relativamente barato, em comparação a outros métodos como a tomografia computadorizada (TC) e a ressonância nuclear magnética (RNM), e deve ser solicitada na suspeita diagnóstica da pancreatite crônica. Ela pode mostrar, nos estágios iniciais, aumento difuso da glândula, presença de pseudocistos, áreas de necrose parenquimatosa. Nas formas tardias da doença, pode mostrar calcificações e dilatações dos canais pancreáticos.

A TC pouco acrescenta ao exame ultrassonográfico, porém é mais precisa. A RNM e, principalmente, a colangiopancreatografia por ressonância magnética são dois exames que se complementam e que revolucionaram o diagnóstico da pancreatite crônica. A RNM pode mostrar as alterações do parênquima, como aumento e/ou heterogenicidade, assim como calcificações. A colangiopancreatografia por RNM pode substituir a colangiopancreatografia retrógada endoscópica (CPRE) no tocante ao diagnóstico. A CPRE continua sendo importante nos raros casos em que o tratamento endoscópico se impõe, como no da papilotomia e na retirada de calcificações do interior do canal pancreático.

Avanços recentes em técnicas de imagem incluem a elastografia por ultrassonografia endoscópica, que permite avaliar a rigidez do tecido pancreático, auxiliando na diferenciação entre fibrose pancreática e neoplasias. Além disso, a ressonância magnética com secretina (s-MRCP) aumenta a sensibilidade diagnóstica ao avaliar não apenas a morfologia, mas também a função pancreática exócrina, através da quantificação do volume de secreção pancreática após estimulação com secretina[8].

O sistema de classificação de Cambridge para achados de imagem na pancreatite crônica padroniza a interpretação dos resultados, classificando as alterações em cinco graus (normal a grave), facilitando a comunicação entre especialistas e o acompanhamento da progressão da doença[8].

CONDUTA NUTROLÓGICA

A pancreatite crônica é uma doença que cursa com pelo menos duas etapas. A fase inicial é caracterizada por dor, geralmente desencadeada pela ingestão de bebida alcoólica e pelas refeições copiosas. Nessa fase, pode ocorrer perda de peso, decorrente da fobia desencadeada por associação comer/doer. A segunda fase é a fase tardia, quando mais de 90% da glândula se encontra destruída. Nessa fase, predominam a diarreia crônica (esteatorreia) e a insuficiência endócrina (diabetes melito).

Na fase inicial, que pode durar vários anos, é importante a abstinência alcoólica. O fracionamento das refeições é uma medida importante para evitar a dor. De acordo com H. Sarles, a pancreatite crônica calcificante está associada ao alcoolismo e ao teor de proteína ingerida, havendo uma relação linear entre o surgimento da pancreatite crônica calcificante e o teor de proteína nas refeições[5]. Portanto, as proteínas devem ser diminuídas em relação ao fornecimento total de calorias e devem ficar entre 10 e 15% das calorias.

Entretanto, diretrizes recentes da ESPEN (European Society for Clinical Nutrition and Metabolism) indicam que pacientes com pancreatite crônica não precisam seguir uma dieta restritiva. Estudos atuais demonstram que a restrição proteica excessiva pode contribuir para a desnutrição, um problema frequente nestes pacientes. Recomenda-se, portanto, uma ingestão proteica adequada de 1,0 a 1,5 g/kg/dia para prevenir a perda de massa muscular e manter o estado nutricional[7,18].

A Tabela 1 apresenta uma comparação entre as recomendações nutricionais tradicionais e atuais para pacientes com pancreatite crônica.

Tabela 1 Recomendações nutricionais atualizadas na pancreatite crônica

Parâmetro	Recomendação tradicional	Recomendação atual	Observações
Energia	35 kcal/kg/dia	30-35 kcal/kg/dia	Individualizar conforme estado nutricional e nível de atividade física
Proteínas	10-15% do VET (1-1,5 g/kg/dia)	15-20% do VET (1,2-1,5 g/kg/dia)	Maior aporte proteico para prevenir sarcopenia
Lipídios	15-30% do VET	30-40% do VET	Preferir fontes de TCM e gorduras vegetais
Carboidratos	55-65% do VET	40-50% do VET	Preferir carboidratos complexos e de baixo índice glicêmico
Fracionamento	3 refeições principais	6-7 refeições menores	Reduz estímulo pancreático e melhora tolerância
Fibras	Restrição	Ingestão moderada (10-15 g/dia)	Fibras solúveis são preferíveis
Álcool	Abstinência total	Abstinência total	Fundamental para controle da doença
Tabagismo	Não mencionado	Cessação completa	Acelera progressão da doença e piora função pancreática

TCM: triglicerídeos de cadeia média; VET: valor energético total.
Fonte: adaptado de Arvanitakis et al.[7]; Löhr et al.[8]; Shimizu et al.[14].

Por se tratar de uma doença altamente catabólica, o paciente com pancreatite crônica deve ter suas necessidades calóricas calculadas pela fórmula de Harris & Benedict, multiplicada pelo fator 1,2 ou 1,3, ou, de forma mais prática, 35 kcal/kg/dia. A quantidade de macronutrientes, por sua vez, deve obedecer aos seguintes cálculos:

- proteínas: 10 a 15% ou de 1 a 1,5 g/kg/dia;
- lipídios: 15 a 30%;
- carboidratos: 55 a 65%.

As recomendações atuais sugerem uma abordagem mais individualizada na distribuição de macronutrientes. Para pacientes com boa tolerância, a ingestão de gorduras pode ser aumentada para até 30-40% do valor energético total, especialmente de fontes vegetais e ricas em ácidos graxos de cadeia média (TCM), que são absorvidos diretamente pela mucosa intestinal sem necessidade de lipase pancreática. Esta abordagem menos restritiva visa melhorar a palatabilidade da dieta e a adesão ao tratamento, além de prevenir deficiências nutricionais[7,18].

Esses valores servem para a fase inicial; na fase tardia, quando já está instalado um quadro de insuficiência glandular com esteatorreia e/ou diabetes, os pacientes devem ter um tratamento nutrológico voltado para essas complicações. Na presença de diabetes, os pacientes fazem, com muita frequência, quadros de hipoglicemias alternados por hiperglicemias, pois ocorre uma diminuição tanto da insulina quanto do glucagon, para o que contribui para a má absorção. Deve-se estar atento para tais situações, que nem sempre são de fácil controle, pois não há uma regra para todos os casos. O tratamento nutrológico deve ser individualizado.

O diabetes associado à pancreatite crônica (tipo 3c) apresenta características distintas do diabetes tipo 1 e 2, incluindo maior risco de hipoglicemia devido à deficiência concomitante de glucagon e polipeptídeo pancreático. O manejo nutricional deve considerar estas particularidades, com monitoramento glicêmico mais frequente e ajustes na terapia insulínica. Recomenda-se o fracionamento das refeições em 6-7 vezes ao dia, com distribuição uniforme de carboidratos, preferindo aqueles de baixo índice glicêmico e ricos em fibras solúveis[8,19].

O paciente perde peso, no início, pela aversão aos alimentos, porque eles provocam dor; na fase tardia, devido à diarreia crônica (má digestão e má absorção dos nutrientes) e à associação ao diabetes, quando a insuficiência endócrina está presente.

Levando em conta que a ingestão de bebida alcoólica é a principal causa de pancreatite crônica calcificante, a abstinência alcoólica é imperativa. Além disso, o álcool inibe o apetite por ação tóxica e, por ser altamente calórico, induz à ingestão de menos alimentos saudáveis[22]. Quando o diagnóstico é feito precocemente, o paciente pode ter um aporte nutroterápico perto do normal por muitos anos, desde que sem ingestão de bebida alcoólica. Quando a insuficiência pancreática está instalada ou se a ingestão alimentar é baixa, uma suplementação proteica pode ser necessária com proteína ou com peptídeos (Figura 1)[22].

A cessação do tabagismo também é fundamental, pois estudos recentes demonstram que o tabaco não apenas aumenta o risco de desenvolver pancreatite crônica, mas também acelera sua progressão, aumenta a gravidade da dor e piora a função pancreática exócrina e endócrina. Pacientes fumantes têm maior necessidade de terapia de reposição enzimática e apresentam pior resposta ao tratamento[8,13].

A deficiência dos micronutrientes na pancreatite crônica pode ocorre mesmo que o paciente tenha uma ingestão aparentemente normal[14]. Entre os micronutrientes, as deficiências mais notáveis são as das vitaminas lipossolúveis, como as vitaminas A, D, E e K. Suas deficiências estão associadas à má absorção dos lipídios[23,24]. Além dessas, frequentemente ocorre deficiência da vitamina B12. A suplementação desses micronutrientes tem de ser acrescentada no plano alimentar dos portadores da pancreatite crônica.

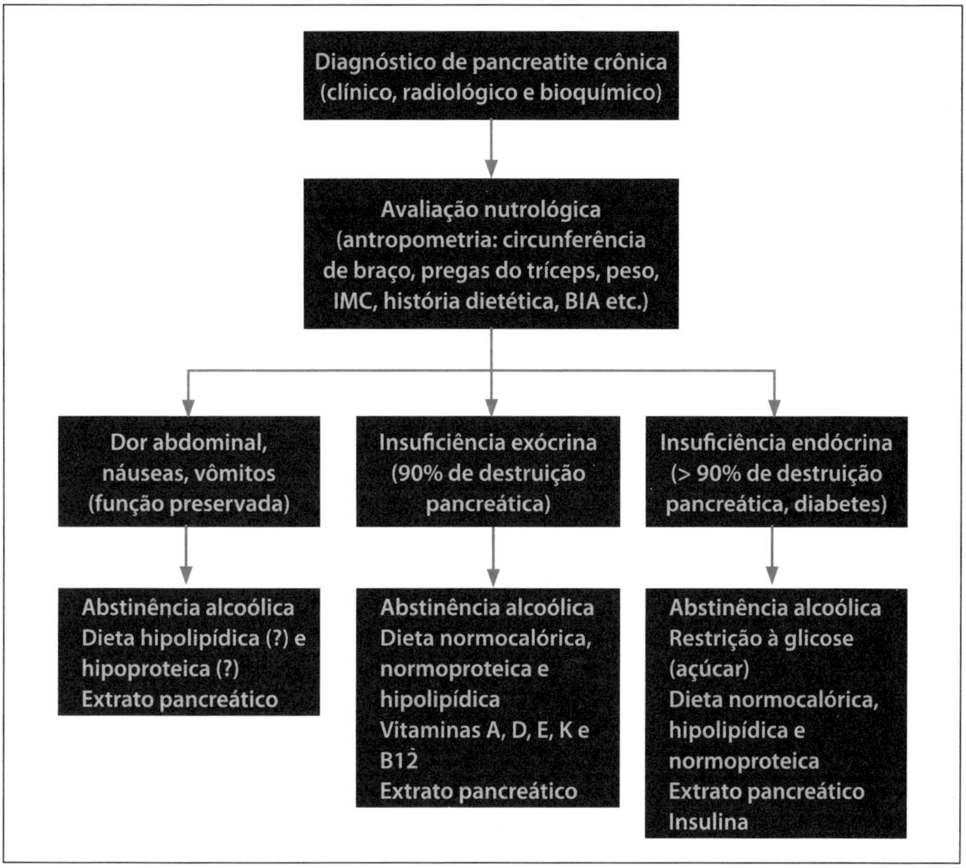

Figura 1 Algoritmo para condução nutrológica na pancreatite crônica.

IMC: índice de massa corporal; BIA: bioimpedância.

Estudos recentes demonstram alta prevalência de deficiências de micronutrientes em pacientes com pancreatite crônica, mesmo naqueles com terapia de reposição enzimática adequada. A deficiência de vitamina D é particularmente comum, afetando 50-90% dos pacientes, e está associada ao maior risco de osteoporose e fraturas. Recomenda-se a suplementação de vitamina D (1.500-2.000 UI/dia) e cálcio (1.000-1.200 mg/dia) para todos os pacientes com pancreatite crônica, independentemente dos níveis séricos[17,18]. A Tabela 2 resume as principais deficiências de micronutrientes na pancreatite crônica, suas prevalências e doses recomendadas para suplementação.

Além das vitaminas lipossolúveis, deficiências de zinco, magnésio, selênio e antioxidantes como vitamina C e E têm sido documentadas. A suplementação destes micronutrientes deve ser considerada, especialmente em pacientes com má absorção persistente ou sintomas de deficiência. O monitoramento periódico dos níveis séricos de micronutrientes (a cada 6-12 meses) é recomendado para guiar a terapia de suplementação[19,20].

Tabela 2 Suplementação de micronutrientes na pancreatite crônica

Micronutriente	Prevalência de deficiência	Dose recomendada	Monitoramento
Vitamina A	10-50%	5.000-10.000 UI/dia	Níveis séricos a cada 6-12 meses
Vitamina D	50-90%	1.500-2.000 UI/dia	25-OH-vitamina D a cada 6 meses
Vitamina E	10-40%	400-800 UI/dia	Níveis séricos anuais
Vitamina K	13-63%	90-120 μg/dia	Tempo de protrombina
Vitamina B12	3-40%	1.000 mcg/mês (IM) ou 1.000 mcg/dia (oral)	Níveis séricos anuais
Zinco	10-45%	15-30 mg/dia	Níveis séricos a cada 6-12 meses
Magnésio	30-50%	200-400 mg/dia	Níveis séricos se sintomático
Selênio	10-30%	50-100 mcg/dia	Considerar em casos graves
Cálcio	20-40%	1.000-1.200 mg/dia	Densitometria óssea a cada 2 anos
Ferro	10-50%	Individualizado conforme níveis séricos	Hemograma e ferritina

IM: intramuscular

Fonte: adaptado de Löhr et al.[8]; Duggan et al.[20]; Rasmussen et al.[21].

A terapia nutrológica enteral (TNE) pode ser instituída quando o paciente não consegue ingerir quantidade suficiente de calorias e quando perde peso, apesar de a ingestão ser aparentemente suficiente, bem como na presença de complicação aguda ou em pré-operatório.[15] A terapia nutrológica parenteral (TNP) pode ser utilizada nas mesmas situações e quando a TNE não for viável.

A terapia nutricional enteral, quando necessária, deve ser realizada preferencialmente por via nasojejunal ou jejunostomia para minimizar a estimulação pancreática. Fórmulas oligoméricas ou semielementares enriquecidas com TCM são preferíveis, pois requerem menor atividade enzimática para digestão e absorção. Em casos de intolerância à nutrição enteral ou quando esta é insuficiente para atender às necessidades nutricionais, a nutrição parenteral pode ser utilizada como complemento ou alternativa[17,23].

TERAPIA DE REPOSIÇÃO ENZIMÁTICA

A terapia de reposição enzimática pancreática (TREP) é o pilar do tratamento da insuficiência pancreática exócrina na pancreatite crônica. As preparações enzimáticas modernas contêm lipase, amilase e proteases em cápsulas com revestimento entérico resistente ao ácido, que se dissolvem apenas no duodeno, onde o pH é mais elevado[8].

A dosagem inicial recomendada é de 25.000-40.000 unidades de lipase por refeição principal e 10.000-25.000 unidades por lanche. A administração deve ser feita durante ou imediatamente após as refeições para garantir a mistura adequada com o quimo. Em casos de resposta insatisfatória, a dose pode ser aumentada até 90.000 unidades de lipase por refeição[8].

A eficácia da TREP deve ser avaliada clinicamente pela melhora dos sintomas (redução da diarreia, ganho de peso) e, quando disponível, por testes objetivos como a quantificação da gordura fecal. Inibidores de bomba de prótons podem ser adicionados ao tratamento para melhorar a eficácia das enzimas, especialmente em pacientes com resposta subótima, pois aumentam o pH duodenal e reduzem a inativação das enzimas[8,17].

Estudos recentes demonstram que a TREP adequada não apenas melhora a digestão e absorção de nutrientes, mas também pode reduzir o risco de complicações como desnutrição, sarcopenia, osteoporose e fraturas ósseas, além de potencialmente melhorar a qualidade de vida e a sobrevida desses pacientes[8,18].

CONCLUSÃO

A abordagem nutrológica da pancreatite crônica evoluiu significativamente nos últimos anos, passando de restrições dietéticas rigorosas para uma abordagem mais individualizada e menos restritiva. O manejo nutricional adequado, combinado com a terapia de reposição enzimática e a suplementação de micronutrientes, é fundamental para prevenir a desnutrição, melhorar a qualidade de vida e reduzir complicações[19,23].

O acompanhamento multidisciplinar, envolvendo gastroenterologistas, nutricionistas, endocrinologistas e especialistas em dor, é essencial para o manejo eficaz desta condição complexa. A educação do paciente sobre a importância da abstinência alcoólica, cessação do tabagismo e adesão ao tratamento medicamentoso e nutricional é parte integral do tratamento[8].

Avanços futuros no entendimento da fisiopatologia da pancreatite crônica e no desenvolvimento de novas formulações enzimáticas e abordagens terapêuticas prometem melhorar ainda mais o manejo nutrológico destes pacientes, potencialmente modificando o curso natural da doença e suas complicações[8,17].

REFERÊNCIAS BIBLIOGRÁFICAS

1. Dan R, Mott CB, Guarita DR, Nogueira CED. Epidemiology and etiology of chronic pancreatitis in Brazil: a tale of two cities. Pancreas 1990; 5(4):474-8.
2. Mott CB, Guarita DR, Machado MCC, Bettarello A. Epidemiology and etiology of pancreatitis in São Paulo (Brazil): a prospective study of 200 cases. In: Gyr KE, Singer MV, Sarles H (eds.). Pancreatitis: concepts and classification. Amsterdã: Elsevier Sci Pub, 1984.
3. Porto JD. História natural da pancreatite crônica associada ao álcool: correlação com a quantidade e o tempo de ingestão do álcool. Goiania: Universidade Federal de Goiás, 1996.

4. Porto JD, Torres FA, Aguilar AA, Rosa H. Clinical and epidemiological study of calcifying chronic pancreatitis in Goiânia, GO, Brazil. Arq Gastroenterol 1990; 36:27-31.
5. Sarles H, Bernard J, Johnson C. Pathogenesis and Epidemiology of Chronic Pancreatitis. Annual Review of Medicine 1989; 40:453-68.
6. Marks IN, Bank S, Carey LC, Cooperman M. Chronic pancreatitis. In: Berk JF (ed.). Bokus' Gastroenterology. 4. ed. Filadélfia: Saunders, 1985.
7. Arvanitakis M, Ockenga J, Bezmarevic M, Gianotti L, Krznarić Ž, Lobo DN, et al. ESPEN guideline on clinical nutrition in acute and chronic pancreatitis. Clin Nutr. 2020;39(3):612-31.
8. Löhr JM, Dominguez-Munoz E, Rosendahl J, Besselink M, Mayerle J, Lerch MM, et al. United European Gastroenterology evidence-based guidelines for the diagnosis and therapy of chronic pancreatitis (HaPanEU). United European Gastroenterol J. 2017;5(2):153-99.
9. Comfort MV, Gambil EE, Baggenstoss AM. Chronic relapsing pancreatitis: a study of 29 cases winthout associed diseases of the biliary or gastrointestinal tract. Gastroenterology 1946; 6:376-408.
10. Sarles H. Pancreatitis: Symposium of Marseille. Basileia: Karger, 1965.
11. Kaw S. Clinical features of autoimmune pancreatitis. 2007; 42(Suppl.18).
12. Kamisawa T, Kim MH, Liao WC, Liu Q, Balakrishnan V, Okazaki K et al. Clinical characteristics of 327 asian patients with autoimmune pancreatitis based on diagnostic criteria. Pancreas 2011; 49:177-336.
13. Shimizu K, Ito T, Irisawa A, Ohtsuka T, Ohara H, Kanno A, et al. Evidence-based clinical practice guidelines for chronic pancreatitis 2021. J Gastroenterol. 2022;57(10):709-24.
14. Cunha MC. Complicações das pancreatites crônicas em São Paulo. [Tese de Doutorado]. 1995.
15. Duggan S, O'Sullivan M, Feehan S, Ridgway R, Coton K. Nutrition Treatment of Deficiency and Malnutrition in Chronic Pancreatitis: A Review. Nutrition in Clinical Practice 2010; 25:362-70.
16. Sarles H. An International Survey on Nutrition and Pancreatitis. Digestion 1974; 9:384-403.
17. Brooks FP. Chronic and relapsing pancreatitis. In: Brooks FF. Diseases of the Exocrine Pancreas. Filadélfia/Londres: W. B. Saunders Company, 1980.
18. Cañamares-Orbís P, García-Rayado G, Alfaro-Almajano E. Nutritional Support in Pancreatic Diseases. Nutrients. 2022;14(21):4570. Published 2022 Oct 31.
19. Duggan SN, Conlon KC. A Practical Guide to the Nutritional Management of Chronic Pancreatitis. Practical Gastroenterology. 2013;37(11):24-32.
20. Rasmussen HH, Irtun Ø, Olesen SS, Drewes AM, Holst M. Nutrition in chronic pancreatitis. World J Gastroenterol. 2013;19(42):7267-7275.
21. Manari AP, Preedy VR, Peter TJ. Nutritionalintake of hazardous drinkers and dependent alcholics in the UK. Addict Biol 2003; 8:201-10.
22. Meier R, Ockenga J, Pertikiewicz M. ESPEN guidelines on enteral nutrition: pancreas. Clin Nutr 2006; 25:275-84.
23. Kalvaria I, Labadarios D, Shephard GS, Visser L, Marks IN. Bioschemical vitamine E deficiency in chronic pancreatitis. Int J Pancreatol 1986; 1:119-28.
24. Nakamura T, Takebe K, Imamura K, Iando Y, Yamada N, Arai Y et al. Fat-soluble vitamins in patients with chronic pancreatitis (pancreatic insufficiency). Acta Gastroenterol Belg 1996; 59:10-4.

35

Terapia nutrológica na doença pulmonar obstrutiva crônica

Cristiane Maria Mártires de Lima
Vivian Marques Miguel Suen
José Henrique Silva
Aline Rodrigues Zanetta

INTRODUÇÃO

A prevalência da doença pulmonar obstrutiva crônica (DPOC), a piora na qualidade de vida dos portadores e suas consequências socioeconômicas vêm aumentando com o envelhecimento e a maior exposição da população aos fatores de risco, principalmente o tabagismo[1,2]. Dados epidemiológicos recentes indicam que, em 2019, aproximadamente 210 milhões de indivíduos globalmente foram afetados pela DPOC, com mais de 3 milhões de mortes atribuídas à doença[3]. Projeções apontam que a DPOC se tornará uma das principais causas de mortalidade mundial, com estimativa de 600 milhões de casos e 6 milhões de óbitos até 2050[4]. Essa realidade torna a prevenção e o tratamento dessa doença de extrema importância.

A DPOC é reconhecida atualmente como uma doença sistêmica caracterizada por alterações nutrológicas que frequentemente levam à perda de peso e mudanças na composição corporal. Não se trata apenas de uma doença respiratória, mas de uma condição com amplos efeitos sistêmicos, incluindo disfunção muscular, desnutrição e inflamação sistêmica[5,6]. Essas manifestações contribuem para a progressão da doença, redução da capacidade física e diminuição da qualidade de vida.

É bem estabelecido que a composição corporal alterada é fator independente e determinante para o desfecho da DPOC. Entretanto, o impacto que hábitos dietéticos, o *status* nutricional e as intervenções nutrológicas podem apresentar na incidência, na progressão e no manejo da DPOC tem sido objeto de crescente interesse científico nos últimos anos[7].

DOENÇA PULMONAR OBSTRUTIVA CRÔNICA E ESTADO NUTROLÓGICO

Aproximadamente 50% dos pacientes com DPOC grave e 10 a 15% daqueles com DPOC moderada apresentam perda de peso, possivelmente em decorrência de um estado de hipermetabolismo[8], uma de suas manifestações extrapulmonares (Quadro 1)[9].

Quadro 1 Efeitos sistêmicos da doença pulmonar obstrutiva crônica

Manifestações sistêmicas	Mecanismos fisiopatológicos
Ativação de células inflamatórias (neutrófilos/linfócitos)	Inflamação sistêmica crônica
Aumento nos níveis plasmáticos de citocinas e proteínas de fase aguda	Transbordamento da inflamação pulmonar para circulação sistêmica
Aumento do gasto energético de repouso	Maior trabalho respiratório e inflamação sistêmica
Alteração da composição corporal	Desequilíbrio entre síntese e degradação proteica
Alteração do metabolismo de aminoácidos	Aumento do catabolismo proteico muscular
Disfunção muscular esquelética	Desuso, hipóxia, estresse oxidativo e inflamação
Limitação ao exercício	Disfunção muscular e cardiovascular
Perda de massa óssea	Inflamação sistêmica, uso de corticosteroides e inatividade
Disfunção cardiovascular	Inflamação sistêmica e estresse oxidativo
Distúrbios psicológicos (ansiedade e depressão)	Isolamento social, hipóxia crônica e inflamação

Fonte: adaptado de Agustí et al. (2003); Barnes (2016).

A diminuição do peso corporal, do índice de massa corporal (IMC) e da massa livre de gordura tem sido consistentemente associada com maior mortalidade em pacientes com DPOC[10,11]. A desnutrição está associada a um pior prognóstico da doença por uma maior predisposição a infecções e pela diminuição da força dos músculos respiratórios, tolerância ao exercício e qualidade de vida[12].

A perda ponderal ocorre quando as necessidades energéticas aumentadas não são supridas. Enquanto fisiologicamente, na privação de alimentação, há uma redução da taxa metabólica, nos pacientes com DPOC há um aumento do gasto energético[13], o qual parece ser explicado por múltiplos fatores:

1. Medicamentos utilizados no tratamento, como beta-2-agonistas[14].
2. Inflamação sistêmica, evidenciada pela relação direta entre o aumento de citocinas pró-inflamatórias e as alterações metabólicas[15].

3. Hipóxia tecidual[15,16].
4. Aumento da atividade da citocromo-oxidase (enzima mitocondrial que consome oxigênio)[17].
5. Maior demanda energética decorrente da mecânica ventilatória anormal desses indivíduos[18,19].

A anorexia e a diminuição da ingestão alimentar também contribuem para a perda de peso nos pacientes com DPOC[20,21]. O simples ato de se alimentar pode aumentar a dispneia e reduzir a saturação de hemoglobina[22]. Hipogeusia/disgeusia, problemas dentários, questões socioeconômicas e incapacidade funcional para se alimentar são algumas causas adicionais a serem consideradas, especialmente em pacientes com idade avançada[23].

Durante períodos de exacerbação da DPOC, a própria hipóxia pode ser responsável pela inapetência, em razão das ações neuro-hormonais da leptina e de citocinas[24-26] e da dificuldade para mastigar e deglutir, que pode se acentuar em função da piora respiratória.

Além disso, o papel desempenhado por alterações na composição corporal, como aumento da adiposidade visceral, perda de massa óssea e redução da massa magra livre de gordura na progressão da DPOC[7,27].

FENÓTIPOS METABÓLICOS NA DOENÇA PULMONAR OBSTRUTIVA CRÔNICA

Evidências atuais indicam que diferentes fenótipos metabólicos em pacientes com DPOC estão associados a diferentes riscos clínicos e desfechos. A identificação desses fenótipos permite uma abordagem mais personalizada e direcionada no manejo nutrológico desses pacientes[7].

A classificação em fenótipos metabólicos considera principalmente o IMC, o índice de massa livre de gordura (FFMI), o índice de musculatura esquelética apendicular (SMI) e a perda ponderal involuntária. Os principais fenótipos e seus riscos clínicos associados estão descritos na Tabela 1.

A sarcopenia é uma comorbidade frequente em pacientes com DPOC, afetando aproximadamente 15 a 25% dos pacientes em estágios iniciais e até 50% daqueles com doença avançada[28]. A sarcopenia está associada a pior função pulmonar, maior frequência de exacerbações, redução da capacidade de exercício e aumento da mortalidade[29].

A caquexia pulmonar, caracterizada por perda ponderal involuntária superior a 5% em 6 meses e FFMI reduzido, representa um fenótipo de alto risco, com impacto significativo na sobrevida e na qualidade de vida. Pacientes com DPOC e caquexia

Tabela 1 Fenótipos metabólicos na DPOC e seus respectivos riscos clínicos

Fenótipo	Definição	Prevalência	Risco clínico
Peso normal	IMC entre 18,5 e 24,9 kg/m² com composição corporal adequada	40 a 50%	Referência para comparação
Obesidade	IMC entre 30 e 34,9 kg/m²	10 a 20%	↑ Risco cardiovascular ↑ Sintomas respiratórios ↓ Volumes pulmonares
Obesidade mórbida	IMC ≥ 35 kg/m²	5 a 10%	↑↑ Risco cardiovascular ↑↑ Sintomas respiratórios Desempenho físico prejudicado ↑ Risco de apneia do sono
Obesidade sarcopênica	IMC ≥ 30 kg/m² e SMI < 2 DP da média para grupos de referência	5 a 15%	↑ Risco cardiovascular Desempenho físico prejudicado ↑ Risco de exacerbações ↑ Mortalidade
Sarcopenia	SMI < 2 DP da média para grupos de referência com IMC normal	15 a 25%	↑ Risco de mortalidade Desempenho físico prejudicado ↑ Risco de exacerbações ↓ Qualidade de vida
Caquexia	Perda ponderal involuntária > 5% em 6 meses e FFMI < 17 kg/m² (homens) e < 15 kg/m² (mulheres)	20 a 40% em DPOC grave	↑↑ Risco de mortalidade Desempenho físico prejudicado ↑↑ Risco de exacerbações ↓↓ Qualidade de vida ↓ Resposta a intervenções terapêuticas
Pré-caquexia	Perda ponderal involuntária > 5% em 6 meses sem redução significativa de FFMI	10 a 20%	↑ Risco de progressão para caquexia Desempenho físico prejudicado ↑ Risco de exacerbações

DP: desvio-padrão; DPOC: doença pulmonar obstrutiva crônica; IMC: índice de massa corporal; FFMI: índice de massa livre de gordura; SMI: índice de musculatura esquelética apendicular.

Fonte: adaptada de Schols et al., 2014; McDonald et al., 2019; Benz et al., 2019.

apresentam risco de mortalidade até três vezes maior em comparação com pacientes com peso normal[30].

Por outro lado, a obesidade, especialmente quando associada à sarcopenia (obesidade sarcopênica), também representa um fenótipo de risco em pacientes com DPOC, estando relacionada a maior risco cardiovascular, pior desempenho físico e maior limitação ventilatória[31].

As diretrizes atuais, incluindo a GOLD 2024, recomendam que a avaliação nutrológica seja parte do manejo global de pacientes com DPOC[32].

TERAPIA NUTROLÓGICA

Os objetivos da terapia nutrológica em pacientes com DPOC são:

1. Prevenir e tratar a desnutrição e as alterações na composição corporal.
2. Melhorar a função muscular respiratória e periférica.
3. Aumentar a tolerância ao exercício.
4. Reduzir a frequência e gravidade das exacerbações.
5. Melhorar a qualidade de vida.
6. Reduzir a morbimortalidade.

As estratégias de intervenção nutrológica devem ser personalizadas de acordo com o fenótipo metabólico e as necessidades individuais de cada paciente.

Necessidades energéticas e proteicas

O planejamento alimentar deve conter valor calórico que supere o gasto energético do paciente com o objetivo de evitar a perda e/ou obter ganho ponderal. As necessidades energéticas de pacientes com DPOC podem variar de 25 a 35 kcal/kg/dia, dependendo do estado nutricional, nível de atividade física e presença de exacerbações[33].

As necessidades proteicas são geralmente aumentadas em pacientes com DPOC, especialmente naqueles com sarcopenia ou caquexia. Recomenda-se uma ingestão proteica de 1,2 a 1,5 g/kg/dia, podendo chegar a 2,0 g/kg/dia em casos de depleção muscular grave ou durante exacerbações[34].

A distribuição de macronutrientes deve ser em torno de 20% de proteínas, 30 a 45% de lipídios (maior densidade energética) e 35 a 50% de carboidratos. Essa distribuição pode ser ajustada individualmente, considerando a função respiratória e a presença de comorbidades como diabetes *mellitus*[35].

As necessidades energéticas e proteicas de pacientes com DPOC estão descritas na Tabela 2.

Estratégias alimentares

A realização de pequenas e frequentes refeições com alimentos de alta densidade energética e de preparação rápida e prática, com períodos de descanso antes das refeições, é um dos principais recursos para atingir as metas calóricas e proteicas[36]. Outras estratégias incluem:

- Priorizar alimentos de fácil mastigação e deglutição.
- Adaptar a consistência dos alimentos conforme a tolerância individual.
- Evitar alimentos que promovam distensão abdominal e dificultem a mecânica respiratória.

Tabela 2 Recomendações nutricionais para pacientes com DPOC de acordo com o fenótipo metabólico

Fenótipo	Necessidades energéticas	Necessidades proteicas	Estratégias nutricionais específicas
Peso normal	25 a 30 kcal/kg/dia	1,0 a 1,2 g/kg/dia	• Manutenção do peso e composição corporal • Dieta equilibrada com ênfase em alimentos antioxidantes • Avaliação regular para detectar perda de peso precoce
Obesidade	20 a 25 kcal/kg/dia	1,0 a 1,2 g/kg/dia	• Redução gradual de peso (0,5 a 1 kg/semana) • Dieta hipocalórica equilibrada • Preservação da massa muscular • Associação com atividade física regular
Obesidade sarcopênica	25 a 30 kcal/kg/dia	1,2 a 1,5 g/kg/dia	• Redução gradual da gordura corporal • Aumento da ingestão proteica • Suplementação de aminoácidos essenciais • Associação com treinamento de resistência
Sarcopenia	30 a 35 kcal/kg/dia	1,2 a 1,5 g/kg/dia	• Aumento da ingestão energética e proteica • Suplementação de aminoácidos essenciais • Vitamina D, se deficiente • Associação com treinamento de resistência
Pré-caquexia	30 a 35 kcal/kg/dia	1,2 a 1,5 g/kg/dia	• Intervenção nutricional precoce e intensiva • Fracionamento das refeições • Suplementação oral, se necessário • Monitoramento frequente do peso e composição corporal
Caquexia	35 a 45 kcal/kg/dia	1,5 a 2,0 g/kg/dia	• Intervenção nutricional intensiva • Suplementação oral de alta densidade energética e proteica • Considerar estimulantes do apetite • Nutrição enteral, se ingestão oral insuficiente • Abordagem multidisciplinar

Fonte: adaptada de Schols et al. (2014); Deutz et al. (2014); Collins et al. (2018); Global Initiative for Chronic Obstructive Lung Disease (2024).

- Garantir adequada hidratação (1,5 a 2,0 L/dia), preferencialmente nos intervalos das refeições.
- Incluir alimentos ricos em antioxidantes (frutas e vegetais).
- Considerar a suplementação de ácidos graxos ômega-3 pelos seus efeitos anti-inflamatórios.

Suplementação oral

Em um estado hipermetabólico como o apresentado por portadores de DPOC, o uso de suplementos se justifica quando a ingestão calórica do paciente não atingir as necessidades energéticas. A suplementação nutricional oral por pelo menos 12 semanas está associada a ganho de peso, aumento da massa livre de gordura, melhora da força muscular respiratória e da qualidade de vida em pacientes desnutridos com DPOC[37].

Mesmo naqueles pacientes com doença pulmonar moderada ou avançada, pode ser usado qualquer tipo de suplemento comercial, uma vez que as evidências são conflitantes em relação à preferência por produtos com maior teor lipídico[38]. A preocupação de que a suplementação de carboidrato aumentaria a produção de CO_2 não tem sido confirmada em recentes estudos, exceto em situações de hiperalimentação[39], o que pode ser evitado em pacientes alimentados exclusivamente via oral com a administração de pequenos volumes de suplemento ao longo do dia.

Pacientes com enfisema pulmonar apresentam queda na síntese de proteína muscular e um alto *turnover* proteico no estado pós-absortivo[40]. Os suplementos nutricionais via oral e a nutroterapia enteral podem ser prescritos com o objetivo de, além de complementar as necessidades calóricas, suplementar proteínas de alto valor biológico.

TERAPIA NUTRICIONAL ENTERAL E PARENTERAL

Embora haja limitadas evidências do benefício do uso de terapia nutricional enteral em pacientes com DPOC, a combinação dessa modalidade terapêutica com exercícios e farmacoterapia anabólica pode melhorar o *status* nutricional e a função pulmonar.

Em pacientes estáveis, não há vantagens na utilização de fórmulas com elevado teor de gordura e baixo teor de carboidratos em detrimento de outras hiperproteicas ou hipercalóricas[41]. No entanto, durante exacerbações agudas ou em pacientes com insuficiência respiratória hipercápnica, fórmulas com maior proporção de lipídios podem ser consideradas para reduzir a produção de CO_2[42].

Uma vez que não há evidências de prejuízo da função intestinal em pacientes com DPOC, a terapia nutricional parenteral reserva-se como última modalidade terapêutica a ser utilizada. Em pacientes intolerantes à nutrição enteral, a combinação de nutrição parenteral com exercícios e farmacoterapia anabólica pode melhorar o *status* nutricional e a função. Mesmo na doença estável, a composição da solução deve priorizar a utilização de lipídios como fonte energética, uma vez que maior aporte de carboidratos por essa via pode aumentar a produção de CO_2. Não há uma fonte específica de lipídios a ser recomendada[43].

SUPLEMENTAÇÃO DE NUTRIENTES ESPECÍFICOS

Vitaminas e antioxidantes

Deficiências de vitaminas C, D e E são frequentes na DPOC. A suplementação é recomendada para o tratamento de hipovitaminoses, contudo, até o momento, não há consenso se a doença pode ser prevenida com a administração dessas vitaminas[44].

- Vitamina D: a suplementação em pacientes com DPOC e deficiência (níveis séricos < 20 ng/mL) está associada a melhora da função pulmonar e redução da frequência de exacerbações[45]. Recomenda-se a avaliação dos níveis séricos de vitamina D em todos os pacientes com DPOC e suplementação para atingir níveis entre 30 e 50 ng/mL nos casos de deficiência[46].
- Vitaminas antioxidantes (C e E): estudos observacionais sugerem que uma maior ingestão de vitaminas antioxidantes está associada à melhor função pulmonar em pacientes com DPOC[47]. No entanto, ensaios clínicos randomizados com suplementação isolada dessas vitaminas mostram resultados inconsistentes[48].
- Carotenoides: betacaroteno, licopeno e outros carotenoides têm sido associados a efeitos protetores na função pulmonar, possivelmente pelas suas propriedades antioxidantes[49]. Recomenda-se a ingestão regular de alimentos ricos em carotenoides, como frutas e vegetais coloridos.

Minerais

- Zinco: desempenha papel importante na função imunológica e na proteção antioxidante. Sua deficiência é comum em pacientes com DPOC e está associada a maior risco de infecções respiratórias[50].
- Magnésio: níveis adequados do mineral são importantes para a função muscular respiratória. A suplementação pode ser benéfica em pacientes com níveis séricos baixos ou durante exacerbações[51].

Aminoácidos e proteínas específicas

- Aminoácidos essenciais: em estudo *crossover*, randomizado, houve aumento da síntese corporal de proteína após a utilização de aminoácidos essenciais, podendo representar uma estratégia promissora no manejo nutrológico da DPOC[52]. A suplementação de aminoácidos de cadeia ramificada (BCAA) pode melhorar a síntese proteica muscular e a função física em pacientes com DPOC e sarcopenia[53].

- Creatina: não há efeitos consistentes na força muscular e tolerância ao exercício em pacientes suplementados apenas com creatina[54,55]. No entanto, quando combinada com treinamento físico, a suplementação de creatina (3 a 5g/dia) pode potencializar os ganhos de massa e força muscular[56].
- *Whey protein*: proteínas do soro do leite (*whey protein*) são ricas em aminoácidos essenciais e de fácil digestão. A suplementação com *whey protein* (20 a 30 g/dia) pode melhorar a massa muscular, força e capacidade funcional[57].

Ácidos graxos e outros nutrientes

- Ômega-3: a suplementação de ômega-3 (2 a 3 g/dia) pode reduzir marcadores inflamatórios e melhorar a função pulmonar em pacientes com DPOC estável[58].
- Probióticos e prebióticos: seu uso para a modulação da microbiota intestinal pode influenciar positivamente a inflamação sistêmica e a função imunológica[59].
- Nanocurcumina: forma de curcumina com maior biodisponibilidade, pode melhorar significativamente a função pulmonar (FEV1 e FEV1/FVC), possivelmente pelas suas propriedades anti-inflamatórias e antioxidantes[60].
- Butirato: ácido graxo de cadeia curta produzido pela fermentação de fibras no intestino, tem demonstrado efeitos positivos na função pulmonar de pacientes com DPOC, possivelmente pela modulação da inflamação e da função da barreira epitelial[61].

ABORDAGEM FARMACOLÓGICA ADJUVANTE

Para os pacientes com perda de peso ou anorexia, pode-se considerar a prescrição de estimulantes do apetite e agentes anabólicos como parte da estratégia terapêutica global.

- Acetato de megestrol: foi demonstrado benefício em um estudo randomizado, controlado, realizado em 128 voluntários com DPOC com perda de peso (menos de 95% do peso ideal). O tratamento com acetato de megestrol (800 mg, 1 vez/dia) foi associado com ganho médio de peso de 3,2 kg e aumento de apetite. No entanto, não foram observadas alterações na função da musculatura respiratória ou tolerância ao exercício[62].
- Esteroides anabólicos: a oxandrolona, na dose de 10 mg, 2 vezes/dia, levou a ganho ponderal de 2,72 kg em dois meses, sem ganhos ponderais adicionais nos quatro meses seguintes[62,63]. A terapia combinada de acetato de megestrol com testosterona produziu aumento de massa magra e reverteu a perda de peso involuntária em pacientes com DPOC[64,65].
- Grelina: tem sido investigada como potencial terapia para caquexia em DPOC. Estudos preliminares sugerem que a administração de grelina pode aumentar o

apetite, melhorar a composição corporal e a capacidade de exercício em pacientes com DPOC e caquexia[66].

O emprego dessas medicações deve sempre considerar possíveis efeitos colaterais e, portanto, a relação custo-benefício. A realização de mais estudos randomizados controlados é necessária para estabelecer recomendações definitivas.

RECOMENDAÇÕES PRÁTICAS PARA IMPLEMENTAÇÃO CLÍNICA

Estratégias para otimizar a ingestão alimentar

Indica-se o fracionamento das refeições. Realizar 5 a 6 refeições menores ao longo do dia, em vez de 3 refeições grandes, para reduzir a sensação de plenitude e dispneia durante a alimentação. Além disso, deve-se programar um período de descanso de 30 minutos antes das refeições principais para reduzir a fadiga e melhorar a ingestão alimentar.

Ao elaborar a dieta, priorizar alimentos nutricionalmente densos e incluí-los em pequenos volumes. Exemplos:

- Ovos, queijos e iogurtes integrais.
- Abacate, azeite de oliva e oleaginosas.
- Carnes magras, aves e peixes.
- Leguminosas e cereais integrais.

Estratégias para períodos de inapetência:

- Iniciar as refeições pelos alimentos proteicos.
- Utilizar temperos naturais para realçar o sabor dos alimentos.
- Evitar líquidos durante as refeições para não promover saciedade precoce.
- Priorizar alimentos de preferência do paciente, respeitando aspectos culturais.

Adaptações para pacientes com dispneia grave:

- Utilizar utensílios adaptados para facilitar a alimentação.
- Modificar a consistência dos alimentos conforme necessário.
- Considerar o uso de suportes para manter a posição sentada durante as refeições.
- Priorizar alimentos que não necessitem de preparo complexo.

Monitoramento e ajustes do plano nutricional

O Quadro 2 mostra como deve ser realizada a monitorização e os ajustes do plano nutricional do paciente com DPOC.

Quadro 2 Monitoramento e ajustes do plano nutricional

Frequência de avaliação
Pacientes com DPOC estável e bom estado nutricional: a cada 6 meses
Pacientes com DPOC estável e risco nutricional: a cada 3 meses
Pacientes com DPOC e desnutrição: mensalmente
Durante e após exacerbações: semanalmente, até estabilização
Parâmetros a serem monitorados
Peso corporal e IMC
Composição corporal (massas magra e gorda)
Força muscular (preensão palmar)
Capacidade funcional (teste de caminhada de 6 minutos)
Ingestão alimentar
Sintomas que interferem na alimentação
Ajustes do plano nutricional
Aumentar a densidade calórica e proteica, se não houver ganho de peso
Modificar a consistência dos alimentos conforme a evolução dos sintomas
Ajustar o fracionamento das refeições de acordo com a tolerância
Revisar a suplementação nutricional segundo os resultados obtidos

Integração com outras terapias

A terapia nutrológica deve ser integrada a outras modalidades terapêuticas para maximizar os benefícios:

1. Reabilitação pulmonar: a combinação de suporte nutricional com exercícios físicos regulares potencializa os ganhos de massa muscular, força e capacidade funcional. A intervenção nutricional associada à reabilitação pulmonar resulta em melhores desfechos do que qualquer uma das intervenções isoladamente[67].
2. Cessação do tabagismo: o tabagismo ativo aumenta o estresse oxidativo e as necessidades nutricionais. A cessação do tabagismo deve ser fortemente encorajada e apoiada como parte do plano terapêutico global.
3. Manejo das comorbidades: condições como diabetes, doença cardiovascular e osteoporose são comuns em pacientes com DPOC e podem influenciar as necessidades nutricionais. O plano nutricional deve considerar e abordar essas comorbidades.
4. Educação do paciente e familiares: programas educacionais sobre a importância da nutrição no manejo da DPOC, técnicas de preparo de alimentos e estratégias para lidar com sintomas que afetam a alimentação são fundamentais para o sucesso da terapia nutrológica.

CONSIDERAÇÕES FINAIS

Diante do conhecimento de que a depleção de massa magra em pacientes com DPOC, até mesmo nos pacientes com peso estável, está relacionada a pior prognóstico, a recuperação de massa magra é um alvo terapêutico importante. A terapia nutrológica deve ser aplicada não apenas na manutenção do peso corporal, mas também para induzir anabolismo muscular em combinação com exercício e, quando apropriado, intervenção farmacológica.

A abordagem nutrológica na DPOC evoluiu significativamente nos últimos anos, passando de um foco exclusivo no ganho de peso para uma visão mais abrangente, que considera a composição corporal, os fenótipos metabólicos e as intervenções nutricionais específicas. Evidências recentes demonstram que uma terapia nutrológica individualizada, baseada em avaliação abrangente e integrada a outras modalidades terapêuticas, pode melhorar significativamente os desfechos clínicos, a capacidade funcional e a qualidade de vida de pacientes com DPOC.

A implementação de estratégias práticas para otimizar a ingestão alimentar, o uso criterioso de suplementos nutricionais e o monitoramento regular do estado nutricional são componentes essenciais de um plano terapêutico eficaz. Além disso, a crescente compreensão do papel de nutrientes específicos, como vitamina D, ômega-3, probióticos e nanocurcumina, abre novas perspectivas para intervenções nutricionais direcionadas.

Futuros estudos são necessários para estabelecer recomendações mais precisas sobre dosagens, duração e combinações ideais de intervenções nutricionais em diferentes fenótipos de DPOC, bem como para explorar o potencial de novos nutrientes e compostos bioativos no manejo dessa condição complexa e multifacetada.

REFERÊNCIAS BIBLIOGRÁFICAS

1. Carrasco Garrido P, de Miguel Díez J, Rejas Gutiérrez J, Centeno AM, Gobartt Vázquez E, Gil de Miguel A, et al. Negative impact of chronic obstructive pulmonary disease on the health-related quality of life of patients. Results of the EPIDEPOC Study. Health Qual Life Outcomes. 2006;4:31.
2. Nishimura S, Zaher C. Cost impact of COPD in Japan: opportunities and challenges? Respirology. 2004;9(4):466-73.
3. GBD 2019 Diseases and Injuries Collaborators. Global burden of 369 diseases and injuries in 204 countries and territories, 1990-2019: a systematic analysis for the Global Burden of Disease Study 2019. Lancet. 2020;396(10258):1204-22.
4. Mathers CD, Loncar D. Projections of global mortality and burden of disease from 2002 to 2030. PLoS Med. 2006;3:e442.
5. Vogelmeier CF, Criner GJ, Martinez FJ, Anzueto A, Barnes PJ, Bourbeau J, et al. Global Strategy for the Diagnosis, Management, and Prevention of Chronic Obstructive Lung Disease 2017 Report: GOLD Executive Summary. Eur Respir J. 2017;49(3):1700214.
6. Barnes PJ. Inflammatory mechanisms in patients with chronic obstructive pulmonary disease. J Allergy Clin Immunol. 2016;138(1):16-27.

7. Schols AM, Ferreira IM, Franssen FM, Gosker HR, Janssens W, Muscaritoli M, et al. Nutritional assessment and therapy in COPD: a European Respiratory Society statement. Eur Respir J. 2014;44(6):1504-20.
8. Remels AH, Gosker HR, Langen RC, Schols AM. The mechanisms of cachexia underlying muscle dysfunction in COPD. J Appl Physiol. 2013;114(9):1253-62.
9. Agustí AG, Noguera A, Sauleda J, Sala E, Pons J, Busquets X. Systemic effects of chronic obstructive pulmonary disease. Eur Respir J. 2003;21(2):347-60.
10. Landbo C, Prescott E, Lange P, Vestbo J, Almdal TP. Prognostic value of nutritional status in chronic obstructive pulmonary disease. Am J Respir Crit Care Med. 1999;160(6):1856-61.
11. Schols AM, Broekhuizen R, Weling-Scheepers CA, Wouters EF. Body composition and mortality in chronic obstructive pulmonary disease. Am J Clin Nutr. 2005;82(1):53-9.
12. Collins PF, Elia M, Stratton RJ. Nutritional support and functional capacity in chronic obstructive pulmonary disease: a systematic review and meta-analysis. Respirology. 2013;18(4):616-29.
13. Kao CC, Hsu JW, Bandi V, Hanania NA, Kheradmand F, Jahoor F. Resting energy expenditure and protein turnover are increased in patients with severe chronic obstructive pulmonary disease. Metabolism. 2011;60(10):1449-55.
14. Amoroso P, Wilson SR, Moxham J, Ponte J. Acute effects of inhaled salbutamol on the metabolic rate of normal subjects. Thorax. 1993;48(9):882-5.
15. Schols AM, Buurman WA, Staal van den Brekel AJ, Dentener MA, Wouters EF. Evidence for a relation between metabolic derangements and increased levels of inflammatory mediators in a subgroup of patients with chronic obstructive pulmonary disease. Thorax. 1996;51(8):819-24.
16. Takabatake N, Nakamura H, Abe S, Inoue S, Hino T, Saito H, et al. The relationship between chronic hypoxemia and activation of the tumor necrosis factor-alpha system in patients with chronic obstructive pulmonary disease. Am J Respir Crit Care Med. 2000;161(4 Pt 1):1179-84.
17. Rabinovich RA, Bastos R, Ardite E, Llinàs L, Orozco-Levi M, Gea J, et al. Mitochondrial dysfunction in COPD patients with low body mass index. Eur Respir J. 2007;29(4):643-50.
18. Donahoe M, Rogers RM, Wilson DO, Pennock BE. Oxygen consumption of the respiratory muscles in normal and in malnourished patients with chronic obstructive pulmonary disease. Am Rev Respir Dis. 1989;140(2):385-91.
19. Creutzberg EC, Schols AM, Bothmer-Quaedvlieg FC, Wouters EF. Prevalence of an elevated resting energy expenditure in patients with chronic obstructive pulmonary disease in relation to body composition and lung function. Eur J Clin Nutr. 1998;52(6):396-401.
20. Goris AH, Vermeeren MA, Wouters EF, Schols AM, Westerterp KR. Energy balance in depleted ambulatory patients with chronic obstructive pulmonary disease: the effect of physical activity and oral nutritional supplementation. Br J Nutr. 2003;89(5):725-31.
21. Vermeeren MA, Wouters EF, Geraerts-Keeris AJ, Schols AM. Nutritional support in patients with chronic obstructive pulmonary disease during hospitalization for an acute exacerbation; a randomized controlled feasibility trial. Clin Nutr. 2004;23(5):1184-92.
22. Schols AM, Mostert R, Soeters PB, Wouters EF. Body composition and exercise performance in patients with chronic obstructive pulmonary disease. Thorax. 1991;46(10):695-9.
23. Anker SD, Morley JE, von Haehling S. Welcome to the ICD-10 code for sarcopenia. J Cachexia Sarcopenia Muscle. 2016;7(5):512-4.
24. Takabatake N, Nakamura H, Minamihaba O, Inage M, Inoue S, Kagaya S, et al. A novel pathophysiologic phenomenon in cachexic patients with chronic obstructive pulmonary disease: the relationship

between the circadian rhythm of circulating leptin and the very low-frequency component of heart rate variability. Am J Respir Crit Care Med. 2001;163(6):1314-9.

25. Calikoglu M, Sahin G, Unlu A, Ozturk C, Tamer L, Ercan B, et al. Leptin and TNF-alpha levels in patients with chronic obstructive pulmonary disease and their relationship to nutritional parameters. Respiration. 2004;71(1):45-50.
26. Kythreotis P, Kokkini A, Avgeropoulou S, Hadjioannou A, Anastasakou E, Rasidakis A, et al. Plasma leptin and insulin-like growth factor I levels during acute exacerbations of chronic obstructive pulmonary disease. BMC Pulm Med. 2009;9:11.
27. McDonald MN, Wouters EFM, Rutten E, Casaburi R, Rennard SI, Lomas DA, et al. It's more than low BMI: prevalence of cachexia and associated mortality in COPD. Respir Res. 2019;20(1):100.
28. Benz E, Trajanoska K, Lahousse L, Schoufour JD, Terzikhan N, De Roos E, et al. Sarcopenia in COPD: a systematic review and meta-analysis. Eur Respir Rev. 2019;28(154):190049.
29. Bone AE, Hepgul N, Kon S, Maddocks M. Sarcopenia and frailty in chronic respiratory disease. Chron Respir Dis. 2017;14(1):85-99.
30. Vestbo J, Prescott E, Almdal T, Dahl M, Nordestgaard BG, Andersen T, et al. Body mass, fat-free body mass, and prognosis in patients with chronic obstructive pulmonary disease from a random population sample: findings from the Copenhagen City Heart Study. Am J Respir Crit Care Med. 2006;173(1):79-83.
31. Celli BR, Cote CG, Marin JM, Casanova C, Montes de Oca M, Mendez RA, et al. The body-mass index, airflow obstruction, dyspnea, and exercise capacity index in chronic obstructive pulmonary disease. N Engl J Med. 2004;350(10):1005-12.
32. Global Initiative for Chronic Obstructive Lung Disease. Global Strategy for the Diagnosis, Management, and Prevention of Chronic Obstructive Pulmonary Disease (2024 Report). 2024.
33. Ferreira IM, Brooks D, White J, Goldstein R. Nutritional supplementation for stable chronic obstructive pulmonary disease. Cochrane Database Syst Rev. 2012;12:CD000998.
34. Deutz NE, Bauer JM, Barazzoni R, Biolo G, Boirie Y, Bosy-Westphal A, et al. Protein intake and exercise for optimal muscle function with aging: recommendations from the ESPEN Expert Group. Clin Nutr. 2014;33(6):929-36.
35. Rawal G, Yadav S. Nutrition in chronic obstructive pulmonary disease: A review. J Transl Int Med. 2015;3(4):151-4.
36. Collins PF, Stratton RJ, Elia M. Nutritional support in chronic obstructive pulmonary disease: a systematic review and meta-analysis. Am J Clin Nutr. 2012;95(6):1385-95.
37. Collins PF, Elia M, Kurukulaaratchy RJ, Stratton RJ. The influence of deprivation on malnutrition risk in outpatients with chronic obstructive pulmonary disease (COPD). Clin Nutr. 2018;37(1):144-8.
38. Akner G, Larsson K. Undernutrition state in patients with chronic obstructive pulmonary disease. A critical appraisal on diagnostics and treatment. Respir Med. 2016;117:81-91.
39. Efthimiou J, Mounsey PJ, Benson DN, Madgwick R, Coles SJ, Benson MK. Effect of carbohydrate rich versus fat rich loads on gas exchange and walking performance in patients with chronic obstructive lung disease. Thorax. 1992;47(6):451-6.
40. Engelen MP, Deutz NE, Wouters EF, Schols AM. Enhanced levels of whole-body protein turnover in patients with chronic obstructive pulmonary disease. Am J Respir Crit Care Med. 2000;162(4 Pt 1):1488-92.

41. Iovinelli G, Marinangeli F, Ciccone A, Ciccozzi A, Leonardis M, Paladini A, et al. Parenteral nutrition in ventilated patients with chronic obstructive pulmonary disease: long chain vs medium chain triglycerides. Minerva Anestesiol. 2007;73(1-2):65-76.
42. Mallampalli A. Nutritional management of the patient with chronic obstructive pulmonary disease. Nutr Clin Pract. 2004;19(6):550-6.
43. Singer P, Blaser AR, Berger MM, Alhazzani W, Calder PC, Casaer MP, et al. ESPEN guideline on clinical nutrition in the intensive care unit. Clin Nutr. 2019;38(1):48-79.
44. Tsiligianni IG, van der Molen T. A systematic review of the role of vitamin insufficiencies and supplementation in COPD. Respir Res. 2010;11:171.
45. Jolliffe DA, Greenberg L, Hooper RL, Mathyssen C, Rafiq R, de Jongh RT, et al. Vitamin D to prevent exacerbations of COPD: systematic review and meta-analysis of individual participant data from randomised controlled trials. Thorax. 2019;74(4):337-45.
46. Janssens W, Bouillon R, Claes B, Carremans C, Lehouck A, Buysschaert I, et al. Vitamin D deficiency is highly prevalent in COPD and correlates with variants in the vitamin D-binding gene. Thorax. 2010;65(3):215-20.
47. Hanson C, Rutten EP, Wouters EF, Rennard S. Diet and vitamin D as risk factors for lung impairment and COPD. Transl Res. 2013;162(4):219-36.
48. Agler AH, Kurth T, Gaziano JM, Buring JE, Cassano PA. Randomised vitamin E supplementation and risk of chronic lung disease in the Women's Health Study. Thorax. 2011;66(4):320-5.
49. Schünemann HJ, Grant BJ, Freudenheim JL, Muti P, Browne RW, Drake JA, et al. The relation of serum levels of antioxidant vitamins C and E, retinol and carotenoids with pulmonary function in the general population. Am J Respir Crit Care Med. 2001;163(5):1246-55.
50. Grieger JA, Nowson CA, Jarman HF, Malon R, Ackland LM. Multivitamin supplementation improves nutritional status and bone quality in aged care residents. Eur J Clin Nutr. 2009;63(4):558-65.
51. Bhatt SP, Khandelwal P, Nanda S, Stoltzfus JC, Fioravanti GT. Serum magnesium is an independent predictor of frequent readmissions due to acute exacerbation of chronic obstructive pulmonary disease. Respir Med. 2008;102(7):999-1003.
52. Engelen MP, De Castro CL, Rutten EP, Wouters EF, Schols AM, Deutz NE. Enhanced anabolic response to milk protein sip feeding in elderly subjects with COPD is associated with a reduced splanchnic extraction of multiple amino acids. Clin Nutr. 2012;31(5):616-24.
53. Dal Negro RW, Aquilani R, Bertacco S, Boschi F, Micheletto C, Tognella S. Comprehensive effects of supplemented essential amino acids in patients with severe COPD and sarcopenia. Monaldi Arch Chest Dis. 2010;73(1):25-33.
54. Al-Ghimlas F, Todd DC. Creatine supplementation for patients with COPD receiving pulmonary rehabilitation: a systematic review and meta-analysis. Respirology. 2010;15(5):785-95.
55. Deacon SJ, Vincent EE, Greenhaff PL, Fox J, Steiner MC, Singh SJ, et al. Randomized controlled trial of dietary creatine as an adjunct therapy to physical training in chronic obstructive pulmonary disease. Am J Respir Crit Care Med. 2008;178(3):233-9.
56. Fuld JP, Kilduff LP, Neder JA, Pitsiladis Y, Lean ME, Ward SA, et al. Creatine supplementation during pulmonary rehabilitation in chronic obstructive pulmonary disease. Thorax. 2005;60(7):531-7.
57. Laviolette L, Lands LC, Dauletbaev N, Saey D, Milot J, Provencher S, et al. Combined effect of dietary supplementation with pressurized whey and exercise training in chronic obstructive pulmonary disease: a randomized, controlled, double-blind pilot study. J Med Food. 2010;13(3):589-98.

58. Fulton AS, Hill AM, Williams MT, Howe PR, Coates AM. Paucity of evidence for a relationship between long-chain omega-3 fatty acid intake and chronic obstructive pulmonary disease: a systematic review. Nutr Rev. 2015;73(9):612-23.
59. Zeng J, Cheng J, Zhu L, Tang S. The effects of various nutritional supplements in patients with chronic obstructive pulmonary disease: a network meta-analysis. BMC Pulm Med. 2025;25(1):178.
60. Panahi Y, Ghanei M, Hajhashemi A, Sahebkar A. Effects of Curcuminoids-Piperine Combination on Systemic Oxidative Stress, Clinical Symptoms and Quality of Life in Subjects with Chronic Pulmonary Complications Due to Sulfur Mustard: A Randomized Controlled Trial. J Diet Suppl. 2016;13(1):93-105.
61. Budden KF, Gellatly SL, Wood DL, Cooper MA, Morrison M, Hugenholtz P, et al. Emerging pathogenic links between microbiota and the gut-lung axis. Nat Rev Microbiol. 2017;15(1):55-63.
62. Weisberg J, Wanger J, Olson J, Streit B, Fogarty C, Martin T, et al. Megestrol acetate stimulates weight gain and ventilation in underweight COPD patients. Chest. 2002;121(4):1070-8.
63. Ferreira IM, Verreschi IT, Nery LE, Goldstein RS, Zamel N, Brooks D, et al. The influence of 6 months of oral anabolic steroids on body mass and respiratory muscles in undernourished COPD patients. Chest. 1998;114(1):19-28.
64. Casaburi R, Bhasin S, Cosentino L, Porszasz J, Somfay A, Lewis MI, et al. Effects of testosterone and resistance training in men with chronic obstructive pulmonary disease. Am J Respir Crit Care Med. 2004;170(8):870-8.
65. Sharma S, Arneja A, McLean L, Duerksen D, Leslie W, Sciberras D, et al. Anabolic steroids in COPD: a review and preliminary results of a randomized trial. Chron Respir Dis. 2008;5(3):169-76.
66. Miki K, Maekura R, Nagaya N, Nakazato M, Kimura H, Murakami S, et al. Ghrelin treatment of cachectic patients with chronic obstructive pulmonary disease: a multicenter, randomized, double-blind, placebo-controlled trial. PLoS One. 2012;7(5):e35708.
67. Pison CM, Cano NJ, Chérion C, Caron F, Court-Fortune I, Antonini MT, et al. Multimodal nutritional rehabilitation improves clinical outcomes of malnourished patients with chronic respiratory failure: a randomised controlled trial. Thorax. 2011;66(11):953-60.

36

Terapia nutrológica nas doenças cardiovasculares

Cristiane Maria Mártires de Lima
José Henrique Silva
Vivian Marques Miguel Suen
Aline Rodrigues Zanetta

INTRODUÇÃO

A incidência e a prevalência da insuficiência cardíaca (IC) aumentam progressivamente, sendo um importante problema de saúde pública global. Dados recentes da American Heart Association (AHA) indicam que aproximadamente 6,2 milhões de adultos nos Estados Unidos têm IC, com projeções de aumento para mais de 8 milhões até 2030[1]. No Brasil, estima-se que cerca de 2 milhões de pessoas sejam afetadas pela doença, com aproximadamente 240 mil novos casos a cada ano[2].

A mortalidade por IC permanece elevada nos estágios avançados, podendo chegar a 50% nos pacientes com classe funcional IV da New York Heart Association (NYHA) por ano. Além disso, a IC está associada a altas taxas de hospitalização, com aproximadamente 1 milhão de internações anuais somente nos Estados Unidos[3].

Em relação às repercussões no estado nutricional, merece destaque a elevação de citocinas pró-inflamatórias[4,5], com o achado de níveis maiores de fator de necrose tumoral (TNF-alfa), interleucina-1 (IL-1), interleucina-6 (IL-6), interferon-gama e endotelinas nas formas mais avançadas da doença[6-8]. Além de monócitos, macrófagos e células endoteliais, o miocárdio, em situações de estresse crônico repetido, tem sido apontado como produtor de citocinas[9,10]. Essa resposta inflamatória crônica contribui não apenas para a progressão da IC, mas também para o desenvolvimento de resistência à insulina e disfunção metabólica[11].

A elevação dessas citocinas pode contribuir para a caquexia cardíaca, caracterizada por perda ponderal importante. Esse termo data de 2.300 anos, da escola de medicina de Hipócrates (em torno de 460-370 a.C.)[12]. Clinicamente, o paciente desenvolve atrofia, fraqueza e fadiga muscular, perda de tecido gorduroso e diminuição da massa óssea[13]. No que diz respeito às anormalidades neuroendócrinas, foi também observado nesses pacientes aumento dos níveis séricos de norepinefrina, epinefrina, aldosterona e cortisol. Essas alterações podem estar relacionadas ao aumento da atividade simpática[14,15].

Tanto a elevação de citocinas e hormônios quanto o aumento das demandas energéticas dos músculos respiratórios, do miocárdio hipertrofiado e do sistema hematopoiético atuam sinergicamente para elevar o gasto energético basal. A resistência a hormônios anabólicos e a má-absorção intestinal por congestão também são descritas na IC e contribuem para o desbalanço energético e a perda ponderal[16]. A microbiota intestinal também desempenha um papel importante nesse processo, com alterações na composição bacteriana intestinal associadas à progressão da IC e ao desenvolvimento de caquexia cardíaca[17].

Por outro lado, modificações hemodinâmicas também são descritas na obesidade, podendo ocorrer mudanças na estrutura e na função do ventrículo, evoluindo para IC[18-21]. Isso é mais pronunciado em obesos graves (índice de massa corporal > 40 kg/m^2)[18,19]. O risco de IC associada à obesidade grave (cardiomiopatia da obesidade) começa a aumentar de forma abrupta após 10 anos[18,21]. A maioria dos pacientes tem insuficiência diastólica, mas alguns manifestam disfunção sistólica e diastólica[18]. Muitas das manifestações clínicas e das alterações na estrutura e na função cardíacas são reversíveis com a perda de peso. Ainda não se sabe completamente se a obesidade leva a alterações intrínsecas no miocárdio[5,18], mas evidências recentes sugerem que o tecido adiposo epicárdico e perivascular pode exercer efeitos parácrinos diretos sobre o miocárdio, contribuindo para a fibrose e a disfunção cardíaca[22].

TERAPIA NUTROLÓGICA

A terapia nutrológica objetiva a manutenção de peso seco adequado e o tratamento das condições preexistentes que geraram a doença cardíaca, como aterosclerose associada à dislipidemia, diabetes *mellitus* e hipertensão arterial sistêmica. As diretrizes mais recentes da European Society of Cardiology (ESC) e da American Heart Association (AHA) enfatizam a importância de uma abordagem nutricional personalizada, considerando o perfil metabólico individual e as comorbidades associadas[23,24].

É de extrema importância na avaliação nutrológica a história cuidadosa de evolução de peso na ausência de edema. A detecção da caquexia cardíaca em pacientes com insuficiência cardíaca crônica (ICC) significa que o paciente tem 50% menos chances de sobrevida em 18 meses. É também fundamental documentar as alterações ponderais durante as internações no momento da alta hospitalar.

Por outro lado, o aumento da prevalência de sobrepeso e obesidade também tem sido notado na população com ICC. Uma metanálise recente mostrou que pacientes obesos com ICC apresentavam menor taxa de mortalidade e menores taxas de hospitalização quando comparados a pacientes com índice de massa corporal (IMC) dentro da faixa de normalidade. Esse fenômeno é conhecido como o paradoxo da obesidade[25]. Estudos mais recentes têm demonstrado que esse paradoxo pode estar relacionado à maior reserva metabólica e à melhor capacidade de resposta ao estresse em pacientes com sobrepeso leve a moderado, além de possíveis efeitos protetores de adipocinas específicas[26].

Por razões ainda não completamente esclarecidas, a obesidade é sinal de ausência de um catabolismo significativo. Recomenda-se, portanto, que, se o IMC for maior que 40 kg/m^2, deve-se estimular a perda de peso em indivíduos com ICC. Se o IMC for menor que 30 kg/m^2, a perda de peso não deve ser recomendada. É preciso, no entanto, monitorar rigorosamente perda de apetite, perda de peso involuntária e perda de massa muscular. A justificativa para essa conduta baseia-se no fato de que a perda de peso é uma variável independente que prediz a mortalidade em pacientes com ICC, assim como em pacientes com câncer, doença pulmonar obstrutiva crônica (DPOC) ou insuficiência renal crônica[27]. Contudo, estudos ainda são necessários para esclarecer qual é a melhor faixa de IMC para esses pacientes.

As diretrizes da ESC de 2023 recomendam que indivíduos com sobrepeso ou obesidade devem reduzir o peso e aumentar a atividade física para melhorar o controle metabólico e reduzir o risco cardiovascular global[23]. Para pacientes com diabetes tipo 2 e obesidade, a perda de peso de > 5% melhora o controle glicêmico, os níveis lipídicos e a pressão arterial. Esses efeitos podem ser alcançados melhorando o balanço energético e/ou introduzindo medicações para obesidade[23].

PADRÕES ALIMENTARES RECOMENDADOS

As diretrizes mais recentes da AHA e ESC recomendam a adoção de padrões alimentares saudáveis para a prevenção e o manejo das doenças cardiovasculares[23,24]. O padrão alimentar mediterrâneo tem demonstrado benefícios significativos na redução do risco cardiovascular. No estudo *Predimed* (Prevenção com dieta mediterrânea), em indivíduos com alto risco cardiovascular (49% com diabetes tipo 2), o risco de eventos cardiovasculares adversos maiores (Mace) foi reduzido em 28 a 31%[28].

A dieta mediterrânea é caracterizada pelo consumo elevado de:

- Azeite de oliva (principal fonte de gordura).
- Frutas, vegetais e legumes.

- Cereais integrais.
- Nozes e sementes.
- Consumo moderado de peixe, aves e laticínios.
- Baixo consumo de carnes vermelhas.
- Consumo moderado de vinho tinto às refeições (opcional) – vale lembrar que não existem doses seguras para o consumo de álcool.

Estudos recentes também têm demonstrado benefícios da dieta DASH (*Dietary Approaches to Stop Hypertension*), especialmente para pacientes com hipertensão arterial e insuficiência cardíaca[29]. Essa dieta enfatiza:

- Alto consumo de frutas e vegetais.
- Grãos integrais.
- Proteínas magras.
- Laticínios com baixo teor de gordura.
- Redução de sódio, gorduras saturadas e açúcares adicionados.

ALIMENTAÇÃO E SUPLEMENTAÇÃO ORAL, TERAPIAS NUTRICIONAIS ENTERAL E PARENTERAL

Em pacientes com IC estáveis, considerando o peso do paciente sem retenção hídrica, recomenda-se a oferta calórica de 28 kcal/kg para aqueles com estado nutricional adequado e de 32 kcal/kg para os depletados[30]. Os carboidratos devem representar de 50 a 60% do valor calórico total, com ingestão diária de 20 a 30 g de fibras, devendo-se recomendar, preferencialmente, carboidratos complexos, visando a menor liberação de insulina e consequente retenção hidrossalina.

Os lipídios devem constituir 30% do valor calórico total. Deve-se estimular o consumo de gorduras mono e poli-insaturadas e evitar alimentos ricos em gorduras trans e saturadas. As diretrizes atuais da AHA recomendam limitar a ingestão de gorduras saturadas a menos de 6% do total de calorias diárias[24]. Estudos recentes têm demonstrado que a substituição de gorduras saturadas por gorduras insaturadas está associada à redução significativa no risco de eventos cardiovasculares[31].

Em relação às necessidades proteicas, estudos indicam a ingestão de 1,1 g/kg/dia para pacientes com estado nutricional adequado e entre 1,5 e 2 g/kg/dia de proteínas para pacientes depletados ou que apresentem perdas por nefropatia ou má-absorção entérica, respectivamente[32]. Deve-se estimular a realização de 6 a 8 refeições diárias para melhorar a tolerância e a absorção dos nutrientes.

Embora alguns pequenos trabalhos sugiram que o uso de suplementos com aminoácidos ramificados, arginina e creatina melhorem o estado nutricional ou a condição clínica de pacientes com IC[33-38], seu uso não é indicado para tratamento de pacientes com sintomas atuais ou anteriores e fração de ejeção do ventrículo esquerdo reduzida, de acordo com as diretrizes mais recentes[39]. No entanto, estudos mais recentes têm investigado o papel de suplementos específicos como coenzima Q10, ômega-3 e D-ribose, com resultados promissores em pequenos ensaios clínicos[40].

Na presença de anorexia, o uso de terapia nutricional enteral se justifica. Com base em aspectos fisiológicos, a nutrição enteral é recomendada também para cessar ou reverter a perda ponderal. No entanto, não há indicação para essa modalidade terapêutica para profilaxia da caquexia cardíaca[33]. As diretrizes da European Society for Clinical Nutrition and Metabolism (Espen) recomendam que a nutrição enteral seja iniciada quando a ingestão oral for < 50% das necessidades por mais de 7 dias em pacientes com IC[41].

A nutrição parenteral, por sua vez, é indicada na presença de má-absorção com o objetivo de cessar ou reverter a perda ponderal. Todavia, não se deve prescrevê-la com o intuito de prevenir a caquexia cardíaca. A sobrecarga hídrica é uma preocupação tanto em pacientes em uso de terapia nutricional enteral ou parenteral[33,42]. Recomenda-se que a nutrição parenteral seja considerada apenas quando o trato gastrointestinal não puder ser utilizado ou quando a nutrição enteral for insuficiente[41].

VITAMINAS E MINERAIS

Exceto nos casos de carências vitamínicas documentadas, estudos randomizados não demonstraram o benefício da suplementação rotineira de vitaminas em pacientes com IC[43]. No entanto, pesquisas recentes têm investigado o papel de micronutrientes específicos na função cardíaca e na progressão da IC.

A deficiência de vitamina D tem sido associada a maior risco de IC e pior prognóstico em pacientes com a doença estabelecida[44]. Um estudo de 2023 demonstrou que a suplementação de vitamina D em pacientes com IC e deficiência documentada (níveis séricos < 20 ng/mL) resultou em melhora da função ventricular esquerda e da capacidade funcional[45].

O magnésio desempenha um papel crucial na função cardíaca, e sua deficiência tem sido associada a arritmias e progressão da IC. Estudos observacionais recentes sugerem que a correção da deficiência de magnésio pode melhorar os desfechos em pacientes com IC, especialmente naqueles em uso de diuréticos[46].

O selênio e o zinco também têm sido investigados por seu papel antioxidante e anti-inflamatório. A deficiência desses minerais é comum em pacientes com IC avançada e pode contribuir para a progressão da doença[47]. No entanto, ainda não há evidências suficientes para recomendar a suplementação rotineira desses micronutrientes em pacientes sem deficiência documentada.

NUTRIENTES PARA OS QUAIS O NUTRÓLOGO DEVE FICAR ATENTO

Sódio

Na ausência de evidências de estudos clínicos bem desenhados em pacientes com ICC, recomenda-se a ingestão de, no máximo, 2,3 g/dia de sódio. É importante lembrar que o conteúdo de sódio do cloreto de sódio (sal de cozinha) é de aproximadamente 36%. Ressalta-se, no entanto, que as recomendações da ingestão de sódio devem ser individualizadas, de acordo com a gravidade da ICC, os medicamentos em uso e a condição atual do paciente[48].

As diretrizes mais recentes da ESC (2023) e da AHA (2024) recomendam que pessoas com doença cardiovascular e hipertensão reduzam a ingestão de sódio, pois isso pode reduzir a pressão arterial sistólica em média 5,8 mmHg em pacientes hipertensos e 1,9 mmHg em normotensos[23,24]. Reduzir a ingestão de sal em 2,5 g/dia resultou em redução relativa de 20% nos eventos cardiovasculares adversos[49].

Para reduzir a ingestão de sódio, pode ser usado o glutamato monossódico, produto que proporciona o gosto umami (realçador de sabor) e que contém menor conteúdo de sódio em relação ao NaCl. A mistura 1:1 de glutamato monossódico com NaCl (p. ex., meia colher de chá de glutamato monossódico e meia colher de chá de sal de cozinha) resulta em redução da ingestão de sódio em 37% (quando comparada ao NaCl isoladamente) e pode ser usada para temperar todos os alimentos, com bons resultados na aceitação dos pacientes[50].

Além disso, a substituição de sal com teores reduzidos de sódio e níveis aumentados de potássio tem demonstrado reduzir o risco de acidente vascular cerebral, eventos cardiovasculares e mortalidade geral em pacientes com alto risco cardiovascular[51].

Água

A Sociedade Europeia de Cardiologia recomenda que a ingestão de fluidos seja restrita a 1,5 a 2 litros/dia em pacientes com sintomas graves e hiponatremia, pois nesses pacientes a ativação neuro-hormonal limita a habilidade do organismo de excretar o sódio ingerido e a água. Essa restrição pode minimizar o risco de episódios congestivos agudos[52].

As diretrizes mais recentes da Heart Failure Society of America (HFSA) de 2023 sugerem que a restrição hídrica deve ser individualizada e baseada no peso corporal, na gravidade dos sintomas e nos níveis séricos de sódio. Para pacientes com hiponatremia (Na+ sérico < 130 mEq/L), recomenda-se uma restrição mais rigorosa de 1 a 1,5 litro/dia[53].

Álcool

A recomendação atual limita a ingestão a no máximo 2 taças de vinho tinto para os homens e 1 taça para as mulheres por dia[54]. Pacientes com miocardiopatia alcoólica não devem ingerir álcool. As diretrizes mais recentes da AHA (2024) e da ESC (2023) recomendam que o consumo de álcool seja limitado ou evitado completamente em pacientes com doenças cardiovasculares[23,24].

Estudos recentes têm questionado o suposto efeito protetor do consumo moderado de álcool sobre o sistema cardiovascular. Uma metanálise de 2023 demonstrou que mesmo o consumo leve a moderado de álcool está associado a aumento do risco de fibrilação atrial e insuficiência cardíaca[55]. Portanto, a recomendação atual é que o consumo de álcool seja minimizado ou evitado em pacientes com risco cardiovascular elevado ou doença cardiovascular estabelecida.

ABORDAGEM PRÁTICA DA TERAPIA NUTROLÓGICA NAS DOENÇAS CARDIOVASCULARES

A abordagem nutrológica do paciente com doença cardiovascular deve ser individualizada e considerar não apenas a condição cardíaca, mas também as comorbidades associadas, preferências alimentares e contexto socioeconômico. A seguir são apresentadas recomendações práticas baseadas nas diretrizes mais recentes:

1. Avaliação nutricional completa: inclui antropometria, história alimentar, avaliação de sintomas que afetam a ingestão (dispneia, fadiga, anorexia), avaliação da composição corporal (preferencialmente por bioimpedância) e exames bioquímicos relevantes.
2. Estabelecimento de metas individualizadas: definir metas realistas de peso, ingestão calórica e de nutrientes específicos, considerando a gravidade da doença cardiovascular e comorbidades.
3. Educação nutricional: orientar o paciente e familiares sobre escolhas alimentares saudáveis, técnicas de preparo com redução de sódio, leitura de rótulos e estratégias para alimentação fora de casa.
4. Monitoramento regular: acompanhamento periódico para ajustes no plano alimentar, avaliação da adesão e identificação precoce de alterações no estado nutricional.
5. Abordagem multidisciplinar: trabalho integrado com cardiologistas, endocrinologistas, fisioterapeutas e psicólogos para manejo abrangente do paciente.

CONSIDERAÇÕES ESPECIAIS PARA SUBGRUPOS DE PACIENTES

Pacientes com insuficiência cardíaca e diabetes

A prevalência de diabetes em pacientes com IC é de aproximadamente 25-40%, e sua presença está associada a pior prognóstico[56]. Para esses pacientes, além das recomendações gerais, deve-se:

- Priorizar carboidratos complexos com baixo índice glicêmico.
- Distribuir os carboidratos ao longo do dia em 5 ou 6 refeições.

- Monitorar rigorosamente a glicemia, especialmente em pacientes em uso de diuréticos.
- Considerar o uso de adoçantes não calóricos em substituição ao açúcar.

As diretrizes da ESC de 2023 recomendam que pacientes com diabetes tipo 2 devem seguir recomendações nutricionais que reduzam o peso corporal e melhorem o controle metabólico[23]. Um padrão alimentar mediterrâneo melhora o controle glicêmico, os níveis lipídicos e a pressão arterial[23].

Pacientes com insuficiência cardíaca e doença renal crônica

A disfunção renal é comum em pacientes com IC e requer adaptações na terapia nutrológica:

- Ajustar a ingestão proteica conforme o estágio da doença renal (geralmente 0,8-1 g/kg/dia para pacientes não dialíticos).
- Monitorar e controlar os níveis de potássio, fósforo e cálcio.
- Ajustar a restrição hídrica considerando o volume urinário e ultrafiltração (em pacientes em diálise).
- Considerar suplementação de vitamina D e outros micronutrientes conforme necessário.

Pacientes com insuficiência cardíaca e caquexia cardíaca

- Para pacientes com caquexia cardíaca ou em risco de desenvolvê-la:
- Aumentar a densidade calórica das refeições sem aumentar significativamente o volume.
- Priorizar proteínas de alto valor biológico.
- Considerar suplementos nutricionais orais hipercalóricos e hiperproteicos entre as refeições.
- Avaliar a necessidade de terapia nutricional enteral precoce.
- Monitorar rigorosamente a composição corporal, com ênfase na preservação da massa muscular.

CONCLUSÃO

A terapia nutrológica é um componente fundamental no manejo de pacientes com doenças cardiovasculares, contribuindo para o controle de fatores de risco, melhora da qualidade de vida e potencialmente para a redução de desfechos adversos. As recomendações nutricionais devem ser individualizadas, considerando o tipo e a gravidade da doença cardiovascular, comorbidades associadas e preferências do paciente.

As evidências mais recentes apontam para a importância de padrões alimentares completos, como a dieta mediterrânea e a DASH, em detrimento de nutrientes isolados. A abordagem multidisciplinar, com participação ativa do nutrólogo, é essencial para o sucesso da terapia.

Estudos futuros são necessários para esclarecer aspectos ainda controversos, como o paradoxo da obesidade, o papel de suplementos específicos e a melhor abordagem nutricional para subgrupos especiais de pacientes com doenças cardiovasculares.

REFERÊNCIAS BIBLIOGRÁFICAS

1. Virani SS, Alonso A, Aparicio HJ, Benjamin EJ, Bittencourt MS, Callaway CW, et al. Heart disease and stroke statistics – 2021 update: a report from the American Heart Association. Circulation. 2021;143(8):e254-e743.
2. Albuquerque DC, Neto JD, Bacal F, Rohde LE, Bernardez-Pereira S, Berwanger O, et al. I Brazilian Registry of Heart Failure: clinical aspects, care quality and hospitalization outcomes. Arq Bras Cardiol. 2015;104(6):433-42.
3. Shah KS, Xu H, Matsouaka RA, Bhatt DL, Heidenreich PA, Hernandez AF, et al. Heart failure with preserved, borderline, and reduced ejection fraction: 5-year outcomes. J Am Coll Cardiol. 2017;70(20):2476-86.
4. Matsumori A. The use of cytokine inhibitors: a new therapeutic insight into heart failure. Intern J Cardiol. 1997;62(Suppl I):3-12.
5. Levin ER. Endothelins. N Engl J Med. 1995;333:356-63.
6. Levine B, Kalman J, Mayer L, Fillit HM, Parker M. Elevated circulating levels of tumor necrosis factor in severe chronic heart failure. N Engl J Med. 1990;323:236-41.
7. McMurray J, Abdullah I, Dargie HJ, Shapiro D. Increased concentrations of tumor necrosis factor in "cachectic" patients with severe chronic heart failure. Br Heart J. 1991;66:356-8.
8. Dutka DP, Elborn JS, Delamere F, Shale DJ, Morris GK. Tumor necrosis factor a in severe congestive cardiac failure. Br Heart J. 1993;70:141-3.
9. Torre-Amione G, Kapadia S, Lee J, Bies RD, Lebovitz R, Mann DL. Expression and functional significance of tumor necrosis factor receptors in human myocardium. Circulation. 1995;92:1487-93.
10. Torre-Amione G, Kapadia S, Lee J, Dubrand JB, Bies RD, Young JB, et al. Tumor necrosis factor-a and tumor necrosis factor receptors in the failing human heart. Circulation. 1996;93:704-11.
11. Murphy SP, Ibrahim NE, Januzzi JL Jr. Heart failure with preserved ejection fraction: a review. JAMA. 2020;324(5):486-504.
12. Anker SD, Coats AJ. Cardiac cachexia: a syndrome with impaired survival and immune and neuroendocrine activation. Chest. 1999;115:836-47.
13. Anker SD, Clark AL, Teixeira MM, Hellewell PG, Coats AJS. Loss of bone mineral in patients with cachexia due to chronic heart failure. Am J Cardiol. 1999;83:612-5.
14. Anker SD, Chua TP, Swan JW, Harrington D, Swan JW, Kox WJ, et al. Hormonal changes and catabolic/anabolic imbalance in chronic heart failure: the importance for cardiac cachexia. Circulation. 1997;96:526-34.

15. Anker SD, Clark AL, Kemp M, Salsbury C, Teixeira MM, Hellewell PG, et al. Tumor necrosis factor and steroid metabolism in chronic heart failure: possible relation to muscle wasting. J Am Coll Cardiol. 1997;30:997-1001.
16. Sahade V, dos Santos Pereira Montera V. Tratamento nutricional em pacientes com insuficiência cardíaca. Revista de Nutrição. 2009;22:399-408.
17. Tang WHW, Li DY, Hazen SL. Dietary metabolism, the gut microbiome, and heart failure. Nat Rev Cardiol. 2019;16(3):137-54.
18. Wong CY, O'Moore-Sullivan T, Leano R, Byrne N, Beller E, Marwick TH. Alterations of left ventricular myocardial characteristics associated with obesity. Circulation. 2004;110:3081-7.
19. Poirier P, Martin J, Marceau P, Biron S, Marceau S. Impact of bariatric surgery on cardiac structure, function and clinical manifestations in morbid obesity. Expert Rev Cardiovasc Ther. 2004;2:193-201.
20. Alpert MA, Terry BE, Mulekar M, Cohen MV, Massey CV, Fan TM, et al. Cardiac morphology and left ventricular function in normotensive morbidly obese patients with and without congestive heart failure, and effect of weight loss. Am J Cardiol. 1997;80:736-40.
21. McTigue K, Larson JC, Valoski A, Burke G, Kotchen J, Lewis CE, et al. Mortality and cardiac and vascular outcomes in extremely obese women. JAMA. 2006;296:79-86.
22. Packer M. Epicardial adipose tissue may mediate deleterious effects of obesity and inflammation on the myocardium. J Am Coll Cardiol. 2018;71(20):2360-72.
23. Marx N, Federici M, Schütt K, Müller-Wieland D, Ajan RA, Antunes MJ, et al. 2023 ESC guidelines for the management of cardiovascular disease in patients with diabetes. Eur Heart J. 2023;44(39):4043-140.
24. American Heart Association. The American Heart Association Diet and Lifestyle Recommendations. 2024. Disponível em: https://www.heart.org/en/healthy-living/healthy-eating/eat-smart/nutrition-basics/aha-diet-and-lifestyle-recommendations. Acesso em: 25 maio 2025.
25. Kenchaiah S, Gaziano JM, Vasan RS. Impact of obesity on the risk of heart failure and survival after the onset of heart failure. Med Clin North Am. 2004;88:1273-94.
26. Lavie CJ, Laddu D, Arena R, Ortega FB, Alpert MA, Kushner RF. Healthy weight and obesity prevention: JACC Health Promotion Series. J Am Coll Cardiol. 2018;72(13):1506-31.
27. Evans WJ, Morley JE, Argilés J, Bales C, Baracos V, Guttridge D, et al. Cachexia: a new definition. Clin Nutr. 2008;27:793-9.
28. Estruch R, Ros E, Salas-Salvadó J, Covas MI, Corella D, Arós F, et al. Primary prevention of cardiovascular disease with a Mediterranean Diet supplemented with extra-virgin olive oil or nuts. N Engl J Med. 2018;378(25):e34.
29. Sacks FM, Svetkey LP, Vollmer WM, Appel LJ, Bray GA, Harsha D, et al. Effects on blood pressure of reduced dietary sodium and the Dietary Approaches to Stop Hypertension (DASH) diet. DASH-Sodium Collaborative Research Group. N Engl J Med. 2001;344(1):3-10.
30. Aquilani R, Opasich C, Verri M, Boschi F, Febo O, Pasini E, et al. Is nutritional intake adequate in chronic heart failure patients? J Am Coll Cardiol. 2003;42:1218-23.
31. Li Y, Hruby A, Bernstein AM, Ley SH, Wang DD, Chiuve SE, et al. Saturated fats compared with unsaturated fats and sources of carbohydrates in relation to risk of coronary heart disease: a prospective cohort study. J Am Coll Cardiol. 2015;66(14):1538-48.
32. Vest AR, Chan M, Deswal A, Givertz MM, Lekavich C, Lennie T, et al. Nutrition, obesity, and cachexia in patients with heart failure: a consensus statement from the Heart Failure Society of America Scientific Statements Committee. J Card Fail. 2019;25(5):380-400.

33. Anker SD, John M, Pedersen PU, Raguso C, Cicoira M, Dardai E, et al. Espen guidelines on enteral nutrition: cardiology and pulmonology. Clin Nutr. 2006;25:311-8.
34. Kalantar-Zadeh K, Anker SD, Horwich TB, Fonarow GC. Nutritional and anti-inflammatory interventions in chronic heart failure. Am J Cardiol. 2008;101:S89-S103.
35. Chin-Dusting JP, Kaye DM, Lefkovits J, Wong J, Bergin P, Jennings GL. Dietary supplementation with L-arginine fails to restore endothelial function in forearm resistance arteries of patients with severe heart failure. J Am Coll Cardiol. 1996;27:1207-13.
36. Broqvist M, Arnqvist H, Dahlström U, Larsson J, Nylander E, Permert J. Nutritional assessment and muscle energy metabolism in severe chronic congestive heart failure: effects of long-term dietary supplementation. Eur Heart J. 1994;15(12):1641-50.
37. Andrews R, Greenhaff P, Curtis S, Perry A, Cowley AJ. The effect of dietary creatine supplementation on skeletal muscle metabolism in congestive heart failure. Eur Heart J. 1998;19:617-22.
38. Bourdel-Marchasson I, Emeriau JP. Nutritional strategy in the management of heart failure in adults. Am J Cardiovasc Drugs. 2001;1:363-73.
39. Yancy CW, Jessup M, Bozkurt B, Butler J, Casey DE Jr, Colvin MM, et al. 2017 ACC/AHA/HFSA Focused Update of the 2013 ACCF/AHA guideline for the management of heart failure: a report of the American College of Cardiology / American Heart Association Task Force on Clinical Practice Guidelines and the Heart Failure Society of America. J Card Fail. 2017;23:628-51.
40. Mortensen SA, Rosenfeldt F, Kumar A, Dolliner P, Filipiak KJ, Pella D, et al. The effect of coenzyme Q10 on morbidity and mortality in chronic heart failure: results from Q-SYMBIO: a randomized double--blind trial. JACC Heart Fail. 2014;2(6):641-9.
41. Cederholm T, Barazzoni R, Austin P, Ballmer P, Biolo G, Bischoff SC, et al. Espen guidelines on definitions and terminology of clinical nutrition. Clin Nutr. 2017;36(1):49-64.
42. Anker SD, Laviano A, Filippatos G, John M, Paccagnella A, Ponikowski P, et al. Espen guidelines on parenteral nutrition: on cardiology and pneumology. Clin Nutr. 2009;28:455-60.
43. Hunt SA, Abraham WT, Chin MH, Feldman AM, Francis GS, Ganiats TG, et al. 2009 focused update incorporated into the ACC/AHA 2005 guidelines for the diagnosis and management of heart failure in adults: a report of the American College of Cardiology Foundation / American Heart Association Task Force on Practice Guidelines: developed in collaboration with the International Society for Heart and Lung Transplantation. Circulation. 2009;119(14):e391-479.
44. Liu LC, Voors AA, van Veldhuisen DJ, van der Veer E, Belonje AM, Szymanski MK, et al. Vitamin D status and outcomes in heart failure patients. Eur J Heart Fail. 2011;13(6):619-25.
45. Witte KK, Byrom R, Gierula J, Paton MF, Jamil HA, Lowry JE, et al. Effects of vitamin D on cardiac function in patients with chronic HF: the Vindicate study. J Am Coll Cardiol. 2016;67(22):2593-603.
46. DiNicolantonio JJ, Liu J, O'Keefe JH. Magnesium for the prevention and treatment of cardiovascular disease. Open Heart. 2018;5(2):e000775.
47. Alexanian I, Parissis J, Farmakis D, Athanaselis S, Pappas L, Gavrielatos G, et al. Clinical and echocardiographic correlates of serum copper and zinc in acute and chronic heart failure. Clin Res Cardiol. 2014;103(11):938-49.
48. Riegel B, Moser DK, Anker SD, Appel LJ, Dumbar SB, Grady KL, et al. State of the science promoting self-care in persons with heart failure: a scientific statement from the American Heart Association. Circulation. 2009;1141-63.
49. He FJ, Li J, Macgregor GA. Effect of longer term modest salt reduction on blood pressure: Cochrane systematic review and meta-analysis of randomised trials. BMJ. 2013;346:f1325.

50. Maluly HDB, Arisseto-Bragotto AP, Reyes FGR. Monosodium glutamate as a tool to reduce sodium in foodstuffs: technological and safety aspects. Food Sci Nutr. 2017;5(6):1039-48.
51. Neal B, Wu Y, Feng X, Zhang R, Zhang Y, Shi J, et al. Effect of salt substitution on cardiovascular events and death. N Engl J Med. 2021;385(12):1067-77.
52. Schrier RW, Abraham WT. Hormones and hemodynamics in heart failure. N Engl J Med. 1999;341:577-85.
53. Heart Failure Society of America. HFSA 2023 comprehensive heart failure practice guideline. J Card Fail. 2023;29(1):1-78.
54. Heart Failure Society of America. HFSA 2006 comprehensive heart failure practice guideline. J Card Fail. 2006;12:e1-2.
55. Wood AM, Kaptoge S, Butterworth AS, Willeit P, Warnakula S, Bolton T, et al. Risk thresholds for alcohol consumption: combined analysis of individual-participant data for 599 912 current drinkers in 83 prospective studies. Lancet. 2018;391(10129):1513-23.
56. MacDonald MR, Petrie MC, Varyani F, Ostergren J, Michelson EL, Young JB, et al. Impact of diabetes on outcomes in patients with low and preserved ejection fraction heart failure: an analysis of the Candesartan in heart failure: assessment of reduction in mortality and morbidity (Charm) programme. Eur Heart J. 2008;29(11):1377-85.

37

Nutrologia na doença renal

Aline Rodrigues Zanetta
José Henrique Silva
Cristiane Maria Mártires de Lima
Julio Sergio Marchini
Carla Barbosa Nonino
Vivian Marques Miguel Suen
Selma Freire de Carvalho da Cunha

INTRODUÇÃO

A lesão renal aguda (LRA) e a doença renal crônica (DRC) representam desafios significativos na prática clínica, cursando frequentemente com desequilíbrios metabólicos e nutricionais complexos. A terapia nutrológica desempenha um papel crucial no manejo desses pacientes, visando não apenas corrigir déficits e prevenir a desnutrição, mas também modular a resposta inflamatória, atenuar o catabolismo e, potencialmente, influenciar a progressão da doença renal. Este capítulo abordará as condutas nutrológicas atualizadas para pacientes adultos com LRA e DRC, com base nas diretrizes e evidências científicas mais recentes.

DEFINIÇÕES E CLASSIFICAÇÕES

A lesão renal aguda (LRA) é caracterizada por uma rápida deterioração da função renal, em acúmulo de produtos nitrogenados (azotemia) e distúrbios no equilíbrio hidroeletrolítico e ácido-básico. A definição e o estadiamento da LRA seguem os critérios estabelecidos pela Kidney Disease: Improving Global Outcomes (KDIGO)[1].

Esses critérios incluem:

- Aumento da creatinina sérica (CrS) ≥ 0,3 mg/dL (≥ 26,5 mcmol/L) em 48 horas; ou

- Aumento da CrS ≥ 1,5 vez o valor basal, conhecido ou presumido ter ocorrido nos últimos 7 dias; ou
- Volume urinário < 0,5 mL/kg/hora por 6 horas.

A doença renal crônica (DRC) é definida pela presença de anormalidades na estrutura ou função renal que persistem por mais de 3 meses, com implicações para a saúde[2]. A classificação da DRC baseia-se na causa, na categoria da taxa de filtração glomerular (TFG) e na categoria de albuminúria (CGA), conforme detalhado nas diretrizes KDIGO 2024[2]. O Quadro 1 apresenta a classificação da TFG, e o Quadro 2, a classificação da albuminúria.

Quadro 1 Classificação da DRC baseada na taxa de filtração glomerular (TFG) – KDIGO 2024

Estágio	TFG (mL/min/1,73 m^2)	Descrição
G1	≥ 90	Normal ou alta
G2	60-89	Levemente diminuída
G3a	45-59	Leve a moderadamente diminuída
G3b	30-44	Moderada a gravemente diminuída
G4	15-29	Gravemente diminuída
G5	< 15	Falência renal

Fonte: adaptado de KDIGO 2024.[2]

Quadro 2 Classificação da DRC baseada na albuminúria – KDIGO 2024

Categoria	Relação albumina/creatinina urinária (RAC)	Descrição
A1	< 30 mg/g (< 3 mg/mmol)	Normal a levemente aumentada
A2	30-300 mg/g (3-30 mg/mmol)	Moderadamente aumentada (microalbuminúria)
A3	> 300 mg/g (> 30 mg/mmol)	Gravemente aumentada (macroalbuminúria)

DRC: doença renal crônica.
Fonte: adaptado de KDIGO 2024[2].

Ambas as condições, LRA e DRC, estão associadas a estado de inflamação sistêmica e estresse oxidativo, contribuindo para o desenvolvimento de complicações como desnutrição energético-proteica (DEP), distúrbios hidroeletrolíticos, dislipidemia, aterosclerose acelerada e aumento da morbimortalidade cardiovascular e infecciosa[3,4]. A abordagem nutrológica é fundamental para mitigar esses distúrbios, melhorar o estado nutricional e a qualidade de vida dos pacientes.

FISIOPATOLOGIA DAS ALTERAÇÕES NUTRICIONAIS NAS DOENÇAS RENAIS

Alterações metabólicas na lesão renal aguda

A LRA está associada a profundas alterações metabólicas que afetam o estado nutricional. O catabolismo proteico é acentuado, com alterações significativas no metabolismo de aminoácidos. Conforme destacado nas diretrizes da Espen[5], alguns aminoácidos considerados não essenciais tornam-se condicionalmente essenciais na doença renal. Ocorrem alterações nas concentrações intra e extracelulares de aminoácidos, bem como utilização precária dos aminoácidos fornecidos.

A hiperglicemia é frequente, resultante da resistência periférica à insulina e da maior gliconeogênese hepática[6]. As alterações no metabolismo lipídico caracterizam-se por hipertrigliceridemia, decorrente da inibição da lipólise e da redução da depuração lipídica. Adicionalmente, observa-se redução de substâncias com atividade antioxidante, indução de estado pró-inflamatório e comprometimento da função imunológica[5,7].

A concentração plasmática de vitaminas hidrossolúveis é frequentemente reduzida, e a ativação da vitamina D3 é prejudicada, resultando em hiperparatireoidismo secundário. Níveis baixos de vitaminas E, A e selênio são comuns[8]. As terapias de substituição renal contínua (hemofiltração e hemodiafiltração) causam perda significativa de substâncias hidrossolúveis de baixo peso molecular, incluindo aminoácidos e vitaminas, podendo gerar perda diária de 10 a 15 g de aminoácidos[9]. Essas terapias frequentemente induzem distúrbios eletrolíticos como hipofosfatemia, hipomagnesemia e hiponatremia[10].

A LRA é um fator de risco bem estabelecido para hemorragia gastrointestinal, especialmente digestiva alta. Por outro lado, a administração de terapia nutricional enteral exerce efeitos protetores sobre o risco de lesão aguda da mucosa gástrica e hemorragia digestiva[11].

Alterações metabólicas na doença renal crônica

A desnutrição energético-proteica (DEP) é comum em pacientes com DRC avançada, afetando aproximadamente 20 a 50% dos pacientes em diálise[12]. A DEP na DRC é multifatorial, podendo ser secundária à ingestão insuficiente de alimentos, alterações na motilidade gastrointestinal, redução da digestão e absorção intestinal de nutrientes induzidas pela uremia, acidose metabólica (que aumenta o catabolismo proteico), inflamação crônica e comorbidades associadas[13].

As diretrizes KDOQI 2020[14] destacam que a acidose metabólica, comum na DRC, contribui significativamente para o catabolismo proteico muscular, resistência à insulina e inflamação. A correção da acidose (mantendo bicarbonato sérico > 22 mmol/L) é recomendada para preservar a massa muscular e melhorar o estado nutricional.

Pacientes em hemodiálise apresentam perdas adicionais de aminoácidos, vitaminas hidrossolúveis e carnitina durante as sessões, além de aumento do catabolismo e maior suscetibilidade a infecções. O programa de hemodiálise diária em sessões curtas parece melhorar a ingestão alimentar e o estado nutricional[15].

Pacientes em diálise peritoneal ambulatorial contínua (CAPD) geralmente apresentam melhor função renal residual, com alterações metabólicas menos pronunciadas do que em pacientes sob hemodiálise. No entanto, as perdas peritoneais de proteínas, aminoácidos e micronutrientes pelo dialisato são relevantes. Como as soluções de diálise peritoneal frequentemente têm alto teor de glicose, a absorção elevada desse carboidrato pode causar ganho ponderal, sobrepeso/obesidade, hipertrigliceridemia, hiperglicemia e agravamento ou indução de diabetes *mellitus*[16].

AVALIAÇÃO NUTRICIONAL EM PACIENTES COM DOENÇA RENAL

A avaliação nutricional sistemática é fundamental para identificar precocemente pacientes em risco de desnutrição e monitorar a eficácia das intervenções nutricionais. As diretrizes KDOQI 2020[14] e Espen 2024[5] recomendam uma abordagem abrangente, incluindo:

- Avaliação Subjetiva Global (ASG) ou *Malnutrition-Inflammation Score* (MIS): ferramentas validadas para avaliação do estado nutricional em pacientes renais.
- Antropometria: peso, altura, índice de massa corporal (IMC), circunferência do braço e pregas cutâneas. O IMC isoladamente tem limitações na avaliação da composição corporal em pacientes com DRC devido às alterações na hidratação.
- Composição corporal: bioimpedância elétrica (BIA) para avaliação da massa muscular e estado de hidratação.
- Parâmetros laboratoriais: albumina, pré-albumina, transferrina, colesterol total, contagem total de linfócitos.
- A albumina sérica, embora afetada pela inflamação e pelo estado de hidratação, permanece um preditor importante de desfechos clínicos.
- Avaliação da ingestão alimentar: recordatório alimentar de 24 horas, registro alimentar de 3 dias ou questionário de frequência alimentar.
- Avaliação funcional: força de preensão palmar, teste de caminhada de 6 minutos ou outros testes funcionais.

O Quadro 3 mostra os critérios para o diagnóstico de desnutrição energético-proteica na DRC conforme a KDOQI 2020.

Quadro 3 Critérios diagnósticos para desnutrição energético-proteica (DEP) em DRC

Categoria	Critérios
Bioquímicos	Albumina sérica < 3,8 g/dL Pré-albumina < 30 mg/dL (para pacientes em diálise) Colesterol sérico < 100 mg/dL
Massa corporal	IMC < 23 kg/m^2 Perda de peso não intencional > 5% em 3 meses ou > 10% em 6 meses Percentual de gordura corporal < 10%
Massa muscular	Redução da circunferência muscular do braço (> 10% em relação ao percentil 50) Redução da área muscular do braço Sarcopenia (avaliada por BIA, DXA ou TC)
Ingestão alimentar	Ingestão proteica < 0,6 g/kg/dia (DRC não dialítica) ou < 1 g/kg/dia (diálise) Ingestão energética < 25 kcal/kg/dia por pelo menos 2 meses

BIA: bioimpedância elétrica; DRC: doença renal crônica; DXA: densitometria óssea; TC: tomografia computadorizada.
Fonte: adaptado de KDOQI clinical practice guideline for nutrition in CKD: 2020 update[14].

A presença de pelo menos três critérios (pelo menos um em cada categoria) é necessária para o diagnóstico de DEP.

PRINCÍPIOS GERAIS PARA A SELEÇÃO DA TERAPIA NUTRICIONAL

A escolha da modalidade de terapia nutrológica deve ser individualizada, considerando o estágio da doença renal, a modalidade de tratamento (conservador ou dialítico), o estado nutricional do paciente e sua resposta às intervenções iniciais. As opções incluem:

- Aconselhamento dietético: primeira linha de intervenção para todos os pacientes.
- Suplementação nutricional oral (SNO): quando a ingestão alimentar é insuficiente para atingir as necessidades nutricionais.
- Terapia nutricional enteral (TNE): quando a via oral é insuficiente ou impossibilitada.
- Nutrição parenteral intradialítica (NPID): para pacientes em hemodiálise com desnutrição grave que não respondem adequadamente à SNO ou TNE.
- Terapia nutricional parenteral (TNP): quando o trato gastrointestinal não pode ser utilizado ou é insuficiente.

PACIENTES NÃO DIALÍTICOS

Em pacientes com DRC em tratamento conservador, a avaliação nutricional regular é essencial. Quando as necessidades nutricionais não são atingidas com a ingestão alimentar habitual, a SNO deve ser prescrita. Se a via oral (mesmo com SNO) for insuficiente, a TNE isolada ou suplementada por TNP, ou a TNP isoladamente, deve ser instituída, dependendo de cada caso clínico[5].

PACIENTES DIALÍTICOS

As diretrizes Espen 2024[5] e KDOQI 2020[14] recomendam abordagens específicas para pacientes em diálise:

- Pacientes com desnutrição leve e ingestão oral insuficiente: aconselhamento dietético e SNO.
- Pacientes com desnutrição grave (IMC < 20 kg/m^2, perda de peso > 10% em 6 meses, albumina < 3,5 g/dL) e ingestão oral > 20 kcal/kg/dia: aconselhamento dietético e SNO. Se não houver melhora, considerar NPID. A TNE está indicada quando há resposta insuficiente à SNO e NPID.
- Pacientes com desnutrição grave e ingestão oral < 20 kcal/kg/dia: esses pacientes geralmente não se beneficiam adequadamente da SNO e da NPID devido à incapacidade de atingir oferta nutricional satisfatória por essas vias. A TNE deve ser a escolha preferencial, com avaliação nutricional diária. Quando a TNE não é possível, indica-se a TNP.

TERAPIA NUTRICIONAL ORAL E ENTERAL

Terapia nutricional na lesão renal aguda

O comprometimento do estado nutricional é um importante fator de risco para morbidade e mortalidade em pacientes com LRA, independentemente de outras complicações, além de se relacionar com maior tempo de internação. Pacientes críticos com LRA apresentam um estado altamente catabólico, com perda significativa de nutrientes. A desnutrição grave, detectada pela ASG, pode estar presente em até 42% dos pacientes internados com LRA[17].

As diretrizes Espen 2024[5] recomendam que a terapia nutricional enteral seja iniciada precocemente (primeiras 24 a 48 horas) em pacientes críticos com LRA, sempre que possível, para preservar a função da barreira intestinal e reduzir complicações infecciosas. O Quadro 4 resume as indicações de terapia nutricional enteral na LRA.

Quadro 4 Indicações de terapia nutricional enteral na lesão renal aguda

Situação clínica	Recomendação
LRA não complicada	Quando a alimentação por via oral ou sua associação com suplemento nutricional não satisfizer as necessidades do paciente
LRA grave, doente crítico	Iniciar terapia enteral nas primeiras 24 a 48 horas, sempre que possível

LRA: lesão renal aguda.

Fonte: adaptado de Espen practical guideline on clinical nutrition in hospitalized patients with acute or chronic kidney disease[5].

O Quadro 5 apresenta as necessidades nutricionais atualizadas para pacientes com LRA em uso de terapia nutricional enteral.

Quadro 5 Necessidades nutricionais para pacientes com LRA em uso de terapia nutricional enteral

Nutriente	Recomendação
Energia	20-30 kcal/kg/dia*
Carboidratos	3-5 g/kg/dia (máx. 7 g/kg/dia)
Lipídios	0,8-1,2 g/kg/dia (máx. 1,5 g/kg/dia)
Proteína	Tratamento conservador: 0,8-1 g/kg/dia Terapia dialítica intermitente: 1,2-1,5 g/kg/dia Terapia de diálise contínua ou pacientes hipercatabólicos: 1,5-1,7 g/kg/dia

* Pacientes obesos e com desnutrição devem ter suas necessidades adaptadas.

LRA: lesão renal aguda.

Fonte: adaptado de Espen practical guideline on clinical nutrition in hospitalized patients with acute or chronic kidney disease[5] e Aspen guidelines[18].

A sonda nasoenteral em posição gástrica é a via preferencial para fornecimento de TNE nos pacientes críticos com LRA. Em pacientes com gastroparesia (principalmente nos casos de nefropatia diabética) sem resposta ao tratamento com procinéticos, o posicionamento nasojejunal é preferencial. A colocação de gastrostomia ou jejunostomia endoscópica percutânea deve ser considerada para TNE de longo prazo em casos selecionados[19].

As fórmulas classificadas como "padrão polimérica" podem ser empregadas na maioria dos pacientes com LRA, não justificando o uso rotineiro de fórmulas específicas para doenças renais. Quando o objetivo da TNE é evitar sobrecarga hídrica, a fórmula padrão com maior densidade energética (1,5 a 2 kcal/mL) é adequada. O emprego de fórmulas específicas para nefropatas fica reservado para casos com distúrbios eletrolíticos graves, especialmente hipercalemia e hiperfosfatemia[5,18].

Terapia nutricional na doença renal crônica

O Quadro 6 apresenta as recomendações atualizadas de nutrientes e energia para pacientes com DRC, conforme as diretrizes KDOQI 2020[14] e ESPEN 2024[5].

É importante ressaltar que a elaboração de planos alimentares adequados às recomendações constitui um desafio mesmo para profissionais experientes. A substituição de grupos de alimentos por outros nem sempre garantirá a oferta de todos os nutrientes necessários às necessidades corporais, ou poderá resultar em oferta excessiva de alguns nutrientes que favorecem a evolução da doença.

O manejo do potássio e fósforo dietéticos merece atenção especial. Para o potássio, recomenda-se ingestão individualizada conforme níveis séricos, geralmente entre 2.000

Quadro 6 Recomendações nutricionais para pacientes com DRC

Nutriente	DRC não dialítica	DRC dialítica
Proteína (g/kg/dia)	0,55-0,60 (TFG < 30 mL/min) com ≥ 50% de alto valor biológico 0,6-0,8 (TFG 30-59 mL/min)	HD: 1,2-1,4 DP: 1,2-1,5
Energia (kcal/kg/dia)	25-35	25-35
Gordura (% do VET)	30-40	30-40
Ácidos graxos poli-insaturados/saturados	1:1	1:1
Carboidrato	Quantidade necessária para atingir o VET desejado	Quantidade necessária para atingir o VET desejado
Fibra (g/dia)	25-30	25-30
Sódio (mg/dia)	< 2.300	< 2.300
Potássio (mg/dia)	2.000-3.000 (individualizar conforme níveis séricos)	2.000-3.000 (individualizar conforme níveis séricos)
Fósforo (mg/dia)	800-1.000	800-1.000
Cálcio (mg/dia)	800-1.000 (incluindo suplementos)	800-1.000 (incluindo suplementos)
Magnésio (mg/dia)	200-300	200-300
Ferro (mg/dia)	Homens: 8 Mulheres: 15 (menstruação) ou 8 (pós-menopausa)	Individualizar conforme terapia com eritropoietina
Zinco (mg/dia)	8-12	10-15
Água (mL/dia)	Até 3.000, conforme tolerado	Em geral, 750-1.500

DP: diálise peritoneal; DRC: doença renal crônica; HD: hemodiálise; TFG: taxa de filtração glomerular; VET: valor energético total.

Fonte: adaptado de KDOQI clinical practice guideline for nutrition in CKD: 2020 update[14]; Espen practical guideline on clinical nutrition in hospitalized patients with acute or chronic kidney disease[5].

e 3.000 mg/dia. Técnicas de preparo como remolho e dupla cocção podem reduzir o teor de potássio dos alimentos. Para o fósforo, além da restrição dietética (800 a 1.000 mg/dia), deve-se considerar sua biodisponibilidade em diferentes fontes alimentares: o fósforo inorgânico (aditivos alimentares) tem absorção de 90 a 100%, enquanto o fósforo orgânico de origem animal tem absorção de 40 a 60% e o de origem vegetal, 20 a 40%[14].

O cálcio e o fósforo são nutrientes cuja oferta exige maior cautela. Na fase não dialítica, dificilmente se atinge a recomendação de cálcio, de forma que a suplementação deve ser feita, com monitoramento regular pelos riscos de hipercalcemia e calcificação de partes moles. Na fase dialítica, a ingestão de fósforo acompanha o aumento da ingestão proteica, com maior risco de hiperfosfatemia, uma vez que a remoção de fósforo pela diálise não é eficaz. Por isso, frequentemente são usados quelantes de fósforo[14].

Vitaminas e elementos-traço também merecem atenção. Durante hemodiálise ou diálise peritoneal, recomenda-se a suplementação diária de ácido fólico (1 mg), piridoxina (10 a 20 mg), vitamina C (30 a 60 mg) e vitamina D, em doses de acordo com os níveis séricos de cálcio, fósforo e PTH. Os elementos-traço são pouco afetados pela hemodiálise, mas em pacientes com deficiência, a suplementação de zinco (10 a 15 mg/dia) e de selênio (50 a 70 mcg/dia) pode ser útil[5,14].

Quadro 7 Indicações de terapia nutricional enteral para pacientes com DRC em terapia substitutiva renal

Desnutrição (IMC < 20 kg/m^2, perda de peso > 10% em 6 meses, albumina < 3,5 g/dL)
Como suplemento oral (2-3 horas após as refeições habituais ou durante a sessão de hemodiálise)
Via sonda nasoenteral quando houver resposta insuficiente à orientação alimentar e/ou ao uso de suplementos e/ou quando o aporte nutricional por via oral não for possível
Pacientes com intercorrências agudas, quando não for possível aporte nutricional por via oral
Pacientes que não possam alcançar a ingestão oral adequada
Pacientes inconscientes ou com condições neurológicas ou psiquiátricas incapacitantes

DRC: doença renal crônica; IMC: índice de massa corporal.

Fonte: adaptado de Espen practical guideline on clinical nutrition in hospitalized patients with acute or chronic kidney disease[5].

As diretrizes Espen 2024[5] recomendam que os pacientes com DRC em tratamento conservador recebam dieta enteral específica para essa fase da doença (restrita em proteína e eletrólitos). Contudo, essas fórmulas não devem ser utilizadas em pacientes agudizados, devido à restrição proteica. Fórmulas específicas para pacientes em terapia substitutiva renal (alto conteúdo proteico) podem ser empregadas nos pacientes nessa fase da doença. Pacientes em diálise peritoneal podem se beneficiar de fórmulas hiperproteicas com menor conteúdo de carboidratos.

TERAPIA NUTRICIONAL PARENTERAL

A terapia nutricional parenteral (TNP) está indicada quando o trato gastrointestinal não pode ser utilizado ou quando a oferta de nutrientes pela via enteral é incapaz de atingir as demandas nutricionais do paciente. Em razão da maior ocorrência de peritonite, as gastrostomias ou jejunostomias são contraindicadas em adultos que realizam diálise peritoneal.

O Quadro 8 apresenta as necessidades nutricionais atualizadas para pacientes com LRA e DRC em uso de TNP.

Quadro 8 Recomendações de energia e nutrientes para pacientes com doença renal em uso de terapia nutricional parenteral

Nutriente	Recomendação
Energia	Agudos e crônicos agudizados: 20-30 kcal/kg/dia (energia não proteica) Crônicos dialíticos: 25-35 kcal/kg/dia (nos pacientes em DP, contabilizar a glicose do dialisato)
Carboidratos	3-5 g/kg/dia (máx. 7 g/kg/dia)
Lipídios	0,8-1,2 g/kg/dia (máx. 1,5 g/kg/dia)
Proteína	Crônicos em tratamento conservador: 0,6-0,8 g/kg/dia Crônicos em hemodiálise: 1,2-1,4 g/kg/dia LRA ou DRC agudizados em HD: 1,1-1,5 g/kg/dia DP: 1,2-1,5 g/kg/dia Em métodos dialíticos contínuos: 1,5-1,7 g/kg/dia
Fósforo	Agudos: 800-1.000 mg/dia Crônicos: 600-1.000 mg/dia
Potássio	Agudos: 2-2,5 g/dia Crônicos: 1,5-2 g/dia
Sódio	Agudos e crônicos: 1,8-2,5 g/dia
Piridoxina	10-20 mg/dia
Ácido fólico	1 mg/dia
Vitamina C	30-60 mg/dia
Tiamina	1-5 mg/dia

DP: diálise peritoneal; DRC: doença renal crônica; HD: hemodiálise; LRA: lesão renal aguda.

Fonte: adaptado de Espen practical guideline on clinical nutrition in hospitalized patients with acute or chronic kidney disease[5]; Aspen guidelines[18].

Em relação aos micronutrientes, deve-se atentar para deficiência de vitaminas hidrossolúveis, bem como para a possibilidade de intoxicação por vitamina A. A oferta de vitamina C deve limitar-se a 30 a 60 mg/dia, em razão do risco de oxalose. Em pacientes deficientes, a suplementação de zinco (10 a 15 mg/dia) e selênio (50 a 70 mcg/dia) é necessária. Similar aos pacientes em uso de terapia nutricional enteral, a vitamina D deve ser prescrita de acordo com os valores séricos de cálcio, fósforo e paratormônio. Deficiências de tiamina e selênio são comuns em pacientes cronicamente submetidos a terapias substitutivas renais[5].

Não há dados sobre soluções específicas de TNP que devam ser utilizadas em pacientes com LRA ou DRC em tratamento conservador. Fórmulas padrão 3-em-1 (contendo carboidratos, lipídios e aminoácidos) são adequadas. A via preferencial de infusão da TNP é a central, devido às restrições de volume necessárias a esses pacientes e às necessidades de energia e nutrientes dificilmente atingidas por via periférica.

No início da administração de TNP, deve-se ter cautela em relação aos distúrbios hidroeletrolíticos, muito comuns nessa fase, especialmente a hipopotassemia e a hipofosfatemia. Em situações de distúrbios eletrolíticos graves, sugere-se TNP 3-em-1 sem eletrólitos ou a prescrição de TNP individualizada[5,18].

Nutrição parenteral intradialítica

A nutrição parenteral intradialítica (NPID) consiste na administração de soluções nutricionais durante a sessão de hemodiálise, utilizando o acesso vascular já existente. As vantagens da NPID incluem não necessitar de outro acesso além da via existente para hemodiálise, menor risco de complicações infecciosas e trombóticas, menor necessidade de hospitalização e menor restrição da mobilidade. Além disso, a NPID permite administração de solutos sem sobrecarga hídrica, visto que o excesso de fluido é retirado na diálise[20].

As diretrizes KDOQI 2020[14] e Espen 2024[5] recomendam considerar a NPID para pacientes em hemodiálise com desnutrição grave que não respondem adequadamente à intervenção nutricional oral e enteral. Os efeitos da NPID não são imediatos, e seus benefícios tornam-se evidentes após um período mínimo de 2-3 meses, podendo ser necessários 6 meses para mudanças significativas nos dados antropométricos.

- Critérios para indicação de NPID:
  - Albumina sérica pré-diálise < 3,4 g/dL (média de 3 meses).
  - Creatinina sérica pré-diálise < 8 mg/dL (média de 3 meses).
  - Perda de peso não intencional > 10% em 6 meses ou > 5% em 3 meses IMC < 20 kg/m^2.
  - Avaliação Subjetiva Global indicando desnutrição moderada a grave.
- Regras técnicas para NPID:
  - Manter taxa de administração constante durante a sessão de hemodiálise.
  - Iniciar com 8 mL/kg/NPID (aproximadamente 500 mL em paciente de 60 kg) na primeira semana, até o máximo de 16 mL/kg/NPID, sem exceder 1.000 mL/sessão.
  - Associar com ultrafiltração controlada, volume por volume.
  - Adicionar 75 mmol (75 mEq) de Na/L na NPID para compensar as perdas de sódio decorrentes da ultrafiltração.

Como forma complementar de tratamento, o exercício físico durante a hemodiálise, somado à NPID, tem sido relatado como estratégia para promover aumento de massa corporal magra e melhorar o estado nutricional[21].

CONSIDERAÇÕES FINAIS

A terapia nutrológica em pacientes com LRA e DRC é complexa e deve ser individualizada, considerando o estágio da doença, a modalidade de tratamento, o estado nutricional e as comorbidades associadas. A abordagem multidisciplinar, envolvendo nefrologistas, nutrólogos, nutricionistas e outros profissionais de saúde, é fundamental para otimizar os resultados.

As recomendações apresentadas neste capítulo baseiam-se nas diretrizes mais recentes e nas evidências científicas disponíveis. No entanto, é importante ressaltar que a ciência da nutrição em doenças renais está em constante evolução, e novas evidências podem surgir, modificando as recomendações atuais.

O objetivo principal da terapia nutrológica em pacientes renais é prevenir ou tratar a desnutrição, minimizar os distúrbios metabólicos, retardar a progressão da doença renal (quando possível) e melhorar a qualidade de vida. A intervenção nutricional precoce e adequada pode contribuir significativamente para reduzir complicações e melhorar os desfechos clínicos nessa população vulnerável.

REFERÊNCIAS BIBLIOGRÁFICAS

1. Kidney Disease: Improving Global Outcomes (KDIGO) Acute Kidney Injury Work Group. KDIGO clinical practice guideline for acute kidney injury. Kidney Int Suppl. 2012;2:1-138.
2. Kidney Disease: Improving Global Outcomes (KDIGO) CKD Work Group. KDIGO 2024 clinical practice guideline for the evaluation and management of chronic kidney disease. Kidney Int. 2024;105(4S):S-1-S160.
3. Carrero JJ, Thomas F, Nagy K, Arogundade F, Avesani CM, Chan M, et al. Global prevalence of protein--energy wasting in kidney disease: a meta-analysis of contemporary observational studies from the International Society of Renal Nutrition and Metabolism. J Ren Nutr. 2023;33(1):43-59.
4. Kalantar-Zadeh K, Joshi S, Schlueter R, Cooke J, Brown-Tortorici A, Donnelly SM, et al. Plant-dominant low-protein diet for conservative management of chronic kidney disease. Nutrients. 2020;12(7):1931.
5. Sabatino A, Fiaccadori E, Barazzoni R, Carrero JJ, Cupisti A, De Waele E, et al. Espen practical guideline on clinical nutrition in hospitalized patients with acute or chronic kidney disease. Clin Nutr. 2024;43(4):2238-54.
6. Sharma A, Mucino MJ, Ronco C. Renal functional reserve and renal recovery after acute kidney injury. Nephron Clin Pract. 2014;127(1-4):94-100.
7. Fiaccadori E, Sabatino A, Barazzoni R, Carrero JJ, Cupisti A, De Waele E, et al. Espen guideline on clinical nutrition in hospitalized patients with acute or chronic kidney disease. Clin Nutr. 2021;40(4):1644-68.
8. Clase CM, Ki V, Holden RM. Water-soluble vitamins in people with low glomerular filtration rate or on dialysis: a review. Semin Dial. 2013;26(5):546-67.
9. Honoré PM, De Waele E, Jacobs R, Mattens S, Rose T, Joannes-Boyau O, et al. Nutritional and metabolic alterations during continuous renal replacement therapy. Blood Purif. 2013;35(4):279-84.
10. Schetz M, Gunst J, Van den Berghe G. The impact of using estimated GFR versus creatinine clearance on the evaluation of recovery from acute kidney injury in the ICU. Intensive Care Med. 2014;40(11):1709-17.

11. Marik PE, Zaloga GP. Early enteral nutrition in acutely ill patients: a systematic review. Crit Care Med. 2001;29(12):2264-70.
12. Ikizler TA, Burrowes JD, Byham-Gray LD, Campbell KL, Carrero JJ, Chan W, et al. KDOQI clinical practice guideline for nutrition in CKD: 2020 update. Am J Kidney Dis. 2020;76(3 Suppl 1):S1-S107.
13. Fouque D, Kalantar-Zadeh K, Kopple J, Cano N, Chauveau P, Cuppari L, et al. A proposed nomenclature and diagnostic criteria for protein-energy wasting in acute and chronic kidney disease. Kidney Int. 2008;73(4):391-8.
14. Ikizler TA, Burrowes JD, Byham-Gray LD, Campbell KL, Carrero JJ, Chan W, et al. KDOQI clinical practice guideline for nutrition in CKD: 2020 update. Am J Kidney Dis. 2020;76(3 Suppl 1):S1-S107.
15. Chertow GM, Levin NW, Beck GJ, Depner TA, Eggers PW, Gassman JJ, et al. In-center hemodialysis six times per week versus three times per week. N Engl J Med. 2010;363(24):2287-300.
16. Wang AY, Dong J, Xu X, Davies S. Volume management as a key dimension of a high-quality PD prescription. Perit Dial Int. 2020;40(3):282-92.
17. Fiaccadori E, Lombardi M, Leonardi S, Rotelli CF, Tortorella G, Borghetti A. Prevalence and clinical outcome associated with preexisting malnutrition in acute renal failure: a prospective cohort study. J Am Soc Nephrol. 1999;10(3):581-93.
18. McClave SA, Taylor BE, Martindale RG, Warren MM, Johnson DR, Braunschweig C, et al. Guidelines for the provision and assessment of nutrition support therapy in the adult critically ill patient: Society of Critical Care Medicine (SCCM) and American Society for Parenteral and Enteral Nutrition (A.S.P.E.N.). JPEN J Parenter Enteral Nutr. 2016;40(2):159-211.
19. Arabi YM, Casaer MP, Chapman M, Heyland DK, Ichai C, Marik PE, et al. The intensive care medicine research agenda in nutrition and metabolism. Intensive Care Med. 2017;43(9):1239-56.
20. Pupim LB, Flakoll PJ, Brouillette JR, Levenhagen DK, Hakim RM, Ikizler TA. Intradialytic parenteral nutrition improves protein and energy homeostasis in chronic hemodialysis patients. J Clin Invest. 2002;110(4):483-92.
21. Dong J, Ikizler TA. New insights into the role of anabolic interventions in dialysis patients with protein energy wasting. Curr Opin Nephrol Hypertens. 2009;18(6):469-75.

38

Diabetes *mellitus*: abordagem nutrológica

Maria Cristina Foss-Freitas
Milton Cesar Foss
Norma Tiraboschi Foss
Aline Rodrigues Zanetta

INTRODUÇÃO

Diabetes *mellitus* (DM) é uma síndrome clínica heterogênea caracterizada por anormalidades endócrino-metabólicas que alteram a homeostase metabólica no organismo humano[1]. As anormalidades endócrinas têm como elemento fundamental uma deficiência insulínica absoluta ou relativa que se manifesta por uma função secretora de insulina pelo pâncreas deficiente e/ou por uma alteração periférica na relação insulina-receptor e eventos pós-receptor[2].

As anormalidades metabólicas envolvem importantes transtornos no metabolismo de carboidratos, lipídios e proteínas do organismo, caracterizando-se, historicamente, nas alterações do metabolismo de glicose com a bem conhecida hiperglicemia e suas consequências. A evolução crônica do diabetes tem se apresentado com uma prevalência crescente de complicações macro e microvasculares[3].

Classificação atual

Segundo as diretrizes mais recentes da Organização Mundial da Saúde (OMS), *American Diabetes Association* (ADA) e Sociedade Brasileira de Diabetes (SBD), a classificação atual do DM baseia-se em critérios etiopatogênicos e clínicos bem definidos[1,4]. As diretrizes ADA 2025 reafirmam essa classificação com algumas atualizações importantes, particularmente no reconhecimento de novos fenótipos e na abordagem de populações específicas[1].

Panorama epidemiológico e impacto em saúde pública

O diabetes representa uma das principais causas de morbidade e mortalidade mundial, constituindo um desafio crescente para os sistemas de saúde globais. Dados recentes mostram que apenas em 2020, houve mais de 7,8 milhões de hospitalizações com diabetes como diagnóstico listado, incluindo 1,7 milhão para doença cardiovascular maior e 160 mil para outras complicações[5].

Recentemente, tem-se observado o surgimento de um conjunto diferente de complicações associadas ao DM, além das tradicionais. As mais comuns dessas complicações emergentes são a doença hepática esteatótica associada à disfunção metabólica (MASLD), câncer, demência, sarcopenia e fragilidade[6].

Papel da nutrologia no cuidado integral do paciente diabético

A abordagem nutrológica é uma intervenção médica fundamental para o manejo do diabetes, integrando aspectos nutricionais ao cuidado clínico global do paciente[7]. A nutrologia no diabetes vai além da orientação alimentar, abrangendo a avaliação médica do estado nutricional, o diagnóstico e tratamento de deficiências nutricionais, e a integração da nutrição com a farmacoterapia[8].

A nutrologia desempenha papel central no cuidado integral do paciente diabético por meio de múltiplas abordagens médicas: avaliação clínica do estado nutricional, diagnóstico de deficiências e excessos nutricionais, prescrição de suplementação quando indicada, monitoramento de parâmetros bioquímicos relacionados à nutrição, manejo das consequências nutricionais das complicações diabéticas e coordenação com a equipe multidisciplinar, incluindo o trabalho colaborativo com nutricionistas para a implementação da terapia nutricional específica.

FISIOPATOLOGIA

Mecanismos envolvidos em diabetes tipo 1 e 2 e formas específicas

Diabetes *mellitus* tipo 1

O diabetes *mellitus* tipo 1 (DM1) representa uma condição autoimune caracterizada pela destruição das células beta pancreáticas[9]. A patogênese envolve uma interação complexa entre predisposição genética e fatores ambientais, resultando em uma resposta autoimune direcionada contra antígenos das células beta. Frequentemente, anticorpos contra célula beta ou insulina são detectados ao diagnóstico, incluindo anti-GAD65, IA2, ZnT8 e anticorpos anti-insulina[10].

Diabetes *mellitus* tipo 2

O diabetes *mellitus* tipo 2 (DM2) é caracterizado por graus variáveis de resistência à insulina e deficiência relativa dessa substância[11]. A etiopatogênese envolve múltiplos fatores, destacando-se uma base genética evidenciada pelo frequente padrão familiar de ocorrência. Estudos de associação genômica ampla (GWAS) identificaram mais de 400 *loci* genéticos associados ao DM2, explicando aproximadamente 20% da herdabilidade da doença[12].

A obesidade, particularmente a abdominal, está intimamente relacionada ao desenvolvimento de resistência à insulina por meio de mecanismos que envolvem adipocinas, inflamação crônica de baixo grau e lipotoxicidade[13].

Defeitos na secreção e ação da insulina

A fisiopatologia do diabetes envolve defeitos complexos na secreção e/ou ação da insulina. No DM1, há destruição progressiva das células beta, resultando em deficiência absoluta de insulina. Já no DM2, observa-se uma combinação de resistência à insulina nos tecidos periféricos e defeito progressivo na secreção dessa substância pelas células beta.

Papel do ambiente, estilo de vida e predisposição genética

A base etiopatogênica do diabetes envolve fatores genéticos e ambientais complexos[12]. Fatores ambientais, como ingestão excessiva de calorias, sedentarismo, estresse e exposição a toxinas ambientais, interagem com a predisposição genética para determinar o risco de desenvolvimento do diabetes.

DIAGNÓSTICO E CLASSIFICAÇÃO

Critérios diagnósticos atuais

As diretrizes ADA 2025 reafirmam o papel fundamental da hemoglobina glicada (HbA1c) para o diagnóstico de diabetes, mantendo o limiar diagnóstico de ≥ 6,5% utilizando método certificado pelo National Glycohemoglobin Standardization Program (NGSP)[1].

O diagnóstico definitivo de DM em indivíduos adultos não gestantes é estabelecido nas seguintes circunstâncias:

1. Presença de sintomas e sinais clínicos clássicos de diabetes e aumento significativo de glicemia casual acima de 200 mg/dL.
2. Presença ou não dos sintomas e sinais clínicos mais típicos, mas níveis glicêmicos de jejum aumentados em mais de uma determinação (superiores a 126 mg/dL).
3. Glicemia de jejum abaixo de 126 e maior que 100 mg/dL, mas níveis de glicemia acima de 200 mg/dL no tempo de 2 horas do teste de tolerância à glicose (TTG) – 75 g via oral.

4. Hemoglobina glicada (HbA1c) ≥ 6,5% em duas ocasiões ou em uma ocasião, se acompanhada de sintomas clássicos ou glicemia casual ≥ 200 mg/dL.

Pré-diabetes e estados intermediários

Quando os valores não atingem os critérios para diabetes, mas estão acima dos valores normais, caracterizam-se estados pré-diabéticos[14]:

- Glicemia de jejum alterada: glicemia de jejum entre 100 e 125 mg/dL.
- Tolerância diminuída à glicose: glicemia de 2 horas entre 140 e 199 mg/dL no TTG.
- HbA1c alterada: valores entre 5,7 e 6,4%.

Classificações clínicas

Diabetes tipo 1

O DM1 abrange 5 a 10% do total de casos e representa uma condição autoimune caracterizada pela destruição das células beta pancreáticas[9]. Geralmente, o início da doença ocorre na infância ou juventude, mas não se exclui a possibilidade de aparecimento do diabetes em idades mais avançadas, quando se caracteriza uma forma lentamente progressiva, referida como *latent autoimmune diabetes in adults* (Lada)[15].

Diabetes tipo 2

O DM2 abrange 90 a 95% do total de casos e representa uma condição heterogênea caracterizada por graus variáveis de resistência à insulina e deficiência relativa de insulina[11]. Pesquisas recentes têm identificado diferentes fenótipos de DM2 baseados em características clínicas, metabólicas e genéticas[16].

Formas monogênicas e secundárias

O diabetes monogênico representa 1 a 2% de todos os casos de diabetes e inclui *maturity-onset diabetes of the young* (Mody), diabetes neonatal e síndromes de resistência à insulina[17]. Já o diabetes secundário está associado a certas condições ou síndromes, como doença pancreática primária, endocrinopatias, uso de drogas diabetogênicas e síndromes genéticas raras.

O diabetes gestacional (DMG) caracteriza-se pela presença de tolerância diminuída à glicose, de magnitude variável, com diagnóstico durante a gestação[1]. As diretrizes atualizadas recomendam rastreamento universal para DMG entre 24 e 28 semanas de gestação usando TTG com 75 g de glicose[18].

ESTRATÉGIA NUTROLÓGICA NO TRATAMENTO

Objetivos terapêuticos

Controle glicêmico

O controle glicêmico adequado permanece como objetivo central da abordagem nutrológica, visando alcançar e manter metas glicêmicas individualizadas. As diretrizes ADA 2025 recomendam HbA1c < 7% para a maioria dos adultos, com metas mais rigorosas (< 6,5%) para pacientes jovens sem comorbidades e menos rigorosas (< 8%) para idosos com comorbidades[1].

Redução de risco cardiovascular

A abordagem nutrológica deve focar na redução do risco cardiovascular a partir do controle de múltiplos fatores de risco: controle glicêmico, manejo da pressão arterial, otimização do perfil lipídico e manutenção de peso saudável. Estudos demonstram que a abordagem multifatorial intensiva pode reduzir em 50% o risco de eventos cardiovasculares[19].

Avaliação nutrológica individualizada

Princípios da avaliação nutrológica

A avaliação nutrológica para pessoas com diabetes deve ser individualizada para atender aos requisitos nutricionais, metas glicêmicas e peso corporal desejado[7]. Os princípios fundamentais incluem:

1. Avaliação clínica nutricional abrangente: histórico alimentar, antropometria, exames bioquímicos.
2. Identificação de deficiências nutricionais: vitaminas, minerais, macronutrientes.
3. Estabelecimento de metas terapêuticas: baseadas em evidências e condições clínicas.
4. Prescrição de suplementação: quando clinicamente indicada.
5. Monitoramento e ajustes: avaliação regular e modificações conforme o necessário.

Recomendações nutricionais específicas

As diretrizes ADA 2025 incluem orientações nutricionais expandidas que enfatizam padrões alimentares baseados em evidências[1], listadas no Quadro 1.

Modelos alimentares recomendados

Dieta mediterrânea

Caracterizada pelo alto consumo de azeite de oliva, frutas, vegetais, grãos integrais, leguminosas e peixes. Estudos demonstram redução de 13 a 20% no risco de DM2 e melhora significativa no controle glicêmico[24].

Quadro 1 Orientações nutricionais expandidas das diretrizes ADA 2025

Avaliação de macronutrientes
Carboidratos: foco em carboidratos complexos e alimentos integrais
Proteínas: 15 a 20% das calorias totais, com atenção à função renal
Gorduras: limitação de gorduras saturadas, ênfase em gorduras saudáveis
Micronutrientes de interesse clínico
Vitamina D: frequentemente deficiente em diabéticos[20]
Magnésio: relacionado à sensibilidade à insulina[21]
Vitaminas do complexo B: especialmente B12 em usuários de metformina[22]
Cromo: pode auxiliar no metabolismo da glicose[23]

Dieta Dash

Enfatiza frutas, vegetais, grãos integrais, proteínas magras e laticínios com baixo teor de gordura. A adesão à dieta *dietary approaches to stop hypertension* (Dash) está inversamente associada à incidência de DM2[25].

Padrões alimentares com baixo teor de carboidratos

Podem ser eficazes para controle glicêmico e perda de peso a curto prazo, mas requerem monitoramento médico cuidadoso[26].

Fracionamento alimentar e índice glicêmico

O fracionamento alimentar deve ser adaptado ao esquema terapêutico utilizado, considerando a sincronização das refeições com medicamentos e a distribuição adequada de nutrientes ao longo do dia.

ATIVIDADE FÍSICA NO MANEJO DE DIABETES

Benefícios fisiológicos e metabólicos

A atividade física regular proporciona múltiplos benefícios no manejo do diabetes: melhora da sensibilidade à insulina, redução da glicemia pós-prandial, otimização do controle glicêmico a longo prazo, melhora do perfil lipídico e redução da pressão arterial[27].

Tipos de exercício e indicações

Exercício aeróbico

Recomendação de 150 minutos/semana de intensidade moderada, com benefícios na melhora da capacidade cardiorrespiratória e sensibilidade à insulina[27].

Exercício de resistência

Recomendação de 2 a 3 sessões/semana, com benefícios na manutenção da massa muscular e melhora da força, especialmente importante em idosos para prevenção de sarcopenia[28].

Riscos e contraindicações

A avaliação pré-exercício deve incluir avaliação cardiovascular em pacientes de alto risco, exame oftalmológico em presença de retinopatia proliferativa e avaliação dos pés em pacientes com neuropatia.

TRATAMENTO MEDICAMENTOSO

Terapia oral

Nos tópicos a seguir, estão explicados os mecanismos e as indicações das classes farmacológicas.

Metformina

Primeira linha para DM2, com mecanismo de redução da produção hepática de glicose e benefícios adicionais de redução de peso e proteção cardiovascular[29].

Inibidores SGLT2

Bloqueiam a reabsorção renal de glicose, com benefícios de proteção cardiovascular e renal, além de redução de peso[30].

Agonistas GLP-1

Mimetizam o GLP-1 endógeno, com benefícios de controle glicêmico, redução de peso e proteção cardiovascular[31].

Insulinoterapia: indicações e esquemas

Indicações absolutas

- DM1.
- Cetoacidose diabética.
- Estado hiperglicêmico hiperosmolar.
- DMG com falha da terapia não medicamentosa.

Esquemas de insulinização

- Basal: insulina de ação prolongada uma vez ao dia.
- Basal-*plus*: adição de insulina prandial na refeição principal.
- Basal-bólus: insulina basal + insulina prandial em todas as refeições.

Uso de bombas de insulina e novas tecnologias

A terapia com bomba de insulina oferece controle glicêmico melhorado, flexibilidade no estilo de vida e redução de episódios de hipoglicemia grave[32]. Os sistemas de alça fechada representam a fronteira mais avançada da tecnologia em diabetes[33].

MONITORAMENTO GLICÊMICO

Glicemia capilar e automonitoramento

O automonitoramento da glicemia capilar permanece como ferramenta fundamental para o manejo de diabetes, especialmente em pacientes em uso de insulina.

Monitoramento contínuo da glicose

As diretrizes ADA 2025 expandem significativamente as recomendações para uso de monitoramento contínuo de glicose (CGM), agora recomendando considerar CGM para adultos com DM2 que estão usando agentes hipoglicemiantes[1]. Em setembro de 2024, a *Food and Drug Administration* (FDA) dos Estados Unidos aprovou o Eversense 365, o primeiro sistema CGM do mundo que apresenta duração de 1 ano[34].

HbA1c: interpretação e metas

O *time in range* (TIR), definido como o percentual de tempo com glicose entre 70 e 180 mg/dL, tornou-se uma métrica importante complementar à HbA1c. Metas recomendadas são > 70% para a maioria dos adultos[35].

COMPLICAÇÕES AGUDAS

Hipoglicemia: diagnóstico, manejo e prevenção

A hipoglicemia é definida como glicemia < 70 mg/dL e representa a principal barreira para o controle glicêmico intensivo. A hipoglicemia grave (< 54 mg/dL) está associada a arritmias cardíacas, convulsões, coma e morte.

Manejo:

- Hipoglicemia consciente: 15 a 20 g de carboidratos de ação rápida.
- Hipoglicemia grave: glucagon intramuscular ou glicose endovenosa.

Cetoacidose diabética

As diretrizes ADA 2025 incluem novas recomendações para o manejo da cetoacidose diabética (CAD)[1]. A CAD é uma emergência médica com mortalidade de 1 a 5% quando adequadamente tratada.

Critérios diagnósticos de CAD atualizados requerem a presença de três critérios[36]:

- Critério D (diabetes): glicose ≥ 200 mg/dL ou diagnóstico prévio de diabetes.
- Critério K (cetonas): cetonas séricas ≥ 3,0 mmol/L ou cetonas urinárias ≥ 2+.
- Critério A (acidose): pH venoso < 7,30 ou bicarbonato < 18 mEq/L.

Estado hiperosmolar

Critérios diagnósticos:

- Glicemia > 600 mg/dL.
- Osmolalidade sérica > 320 mOsm/kg.
- pH > 7,30.
- Bicarbonato > 15 mEq/L.
- Cetonas ausentes ou mínimas

COMPLICAÇÕES CRÔNICAS

Macroangiopatias

Doença cardiovascular

O diabetes está ligado a um risco maior de doença cardíaca, acidente vascular cerebral, hipertensão arterial e estreitamento dos vasos sanguíneos[37]. A doença cardiovascular é a principal causa de morte em diabéticos, responsável por 50 a 80% dos óbitos nessa população.

Abordagem da hipertensão arterial, dislipidemia e coagulação

- Hipertensão arterial: meta de < 130/80 mmHg para a maioria dos diabéticos, com primeira linha de inibidores da ECA ou BRA.
- Dislipidemia: estatinas de alta intensidade para a maioria dos diabéticos, com meta de LDL < 70 mg/dL para alto risco cardiovascular.

Microangiopatias

Nefropatia diabética: rastreio e manejo

A nefropatia diabética permanece como a principal causa de doença renal terminal em países desenvolvidos[38]. Afeta 20 a 40% dos diabéticos e é responsável por 50% dos casos de diálise.

Rastreamento:

- Avaliação anual da função renal (creatinina sérica, TFG estimada).
- Pesquisa de albuminúria (relação albumina/creatinina em amostra isolada de urina).
- Início: DM1 após 5 anos do diagnóstico; DM2 no diagnóstico.

Retinopatia diabética: diagnóstico e tratamento

A retinopatia diabética é uma complicação neurovascular altamente específica da DM1 e DM2, com prevalência fortemente relacionada à duração do diabetes e ao controle glicêmico[1]. É a principal causa de cegueira em adultos em idade produtiva nos países desenvolvidos.

Rastreamento:

- Exame oftalmológico anual para DM2.
- Exame dentro de 5 anos do diagnóstico para DM1.
- Fotografia de retina como método de rastreamento aceitável[39].

Neuropatia diabética: formas clínicas e conduta nutrológica

A neuropatia diabética é definida como a presença de sintomas e/ou sinais de disfunção de nervos periféricos em pessoas com diabetes após exclusão de outras causas[40]. É a complicação mais comum do diabetes, afetando até 50% dos diabéticos.

Conduta nutrológica:

- Controle glicêmico rigoroso (único tratamento modificador da doença).
- Suplementação com vitaminas do complexo B em deficiências identificadas.
- Ácido alfalipoico como antioxidante[41].
- Orientação nutricional para gastroparesia (refeições pequenas e frequentes, baixo teor de fibras e gorduras).

Pé diabético

Prevenção, rastreamento e estratégias de cuidado interdisciplinar

O diabetes é a principal causa de amputações não traumáticas de membros inferiores, sendo responsável por mais de 60% dos casos. A prevenção, feita a partir de cuidados adequados com os pés, é essencial e altamente custo-efetiva.

Estratégias de prevenção:

- Inspeção diária dos pés pelo paciente ou cuidador.
- Exame dos pés a cada consulta médica.
- Educação estruturada sobre cuidados com os pés.
- Calçados adequados e palmilhas terapêuticas.
- Seguimento multidisciplinar com podólogo.

ASPECTOS NUTROLÓGICOS ESPECIAIS

Diabetes gestacional: abordagem e nutrição materna

O DMG requer abordagem nutrológica especializada que considere as necessidades maternas e fetais. A abordagem nutricional é a primeira linha de tratamento, com objetivos de manter normoglicemia materna e crescimento fetal adequado.

Objetivos nutrológicos:

- Controle glicêmico adequado.
- Ganho de peso gestacional apropriado.
- Prevenção de cetose.
- Nutrição adequada para desenvolvimento fetal.

Diabetes em crianças e adolescentes: crescimento e desenvolvimento

O manejo nutrológico do diabetes em pediatria deve considerar as necessidades especiais de crescimento e desenvolvimento, além dos aspectos psicossociais únicos dessa faixa etária.

Considerações especiais:

- Necessidades calóricas aumentadas para crescimento.
- Flexibilidade para atividades sociais e escolares.
- Envolvimento familiar no cuidado.
- Prevenção de transtornos alimentares.

Considerações na senescência e multimorbidade

O manejo nutrológico do diabetes em idosos requer abordagem diferenciada que considere as alterações fisiológicas do envelhecimento, comorbidades associadas e risco de fragilidade[1].

Desafios específicos:

- Alterações no apetite e paladar.
- Dificuldades de mastigação e deglutição.
- Polifarmácia e interações medicamentosas.
- Risco de desnutrição e sarcopenia.
- Múltiplas comorbidades.

PERSPECTIVAS E INOVAÇÕES TERAPÊUTICAS

Terapias nutricionais emergentes

Nutrição personalizada

A nutrição personalizada no DM2 está emergindo como uma abordagem promissora. Planos nutricionais personalizados baseados em dados clínicos e metabólicos têm sido associados a reduções na HbA1c, melhora da função das células beta e normalização da hiperinsulinemia[42].

Microbioma intestinal

A modulação do microbioma com probióticos, prebióticos e simbióticos representa uma área promissora de pesquisa para o manejo do diabetes[43].

Fitoterapia e compostos bioativos em estudo

Compostos com evidências preliminares:

- Canela: possível melhora na sensibilidade à insulina[44].
- Cromo: pode melhorar o controle glicêmico em pessoas com deficiência[45].
- Magnésio: associado à melhor sensibilidade à insulina[46].
- Ácidos graxos ômega-3: benefícios cardiovasculares[47].

Considerações importantes:

- Necessidade de mais estudos clínicos robustos.
- Padronização de extratos e dosagens.
- Avaliação de segurança e interações medicamentosas.
- Regulamentação adequada.

Medicina de precisão e nutrigenômica aplicada ao diabetes

Abordagens emergentes:

- Análise genética para personalização da abordagem nutricional.
- Biomarcadores para predição de resposta nutricional.
- Integração de dados ômicos para orientação terapêutica.
- Inteligência artificial para otimização de recomendações.

CONSIDERAÇÕES FINAIS

A nutrologia desempenha papel central no cuidado multidisciplinar do diabetes, integrando-se harmoniosamente com outras especialidades para proporcionar cuidado abrangente e individualizado. O cuidado ideal do diabetes requer uma equipe multidisciplinar incluindo endocrinologista, clínico geral, enfermeiro educador, nutricionista, farmacêutico, oftalmologista, nefrologista, cardiologista, neurologista, podólogo e psicólogo.

A abordagem nutrológica permanece como um dos pilares fundamentais do tratamento, com evidências robustas demonstrando sua eficácia na melhora do controle glicêmico e prevenção de complicações. A nutrologia também está associada à redução de hospitalizações relacionadas ao diabetes, melhora na qualidade de vida, redução de custos de saúde a longo prazo e maior adesão ao tratamento medicamentoso.

O futuro do cuidado do diabetes aponta para uma medicina cada vez mais personalizada, utilizando dados genômicos, metabolômicos e tecnológicos para individualizar o tratamento. A integração de inteligência artificial, telemedicina e dispositivos vestíveis promete revolucionar o autogerenciamento do diabetes e melhorar os resultados clínicos.

É fundamental que profissionais de saúde se mantenham atualizados com as evidências emergentes e diretrizes clínicas, implementando estratégias baseadas em evidências para otimizar o cuidado dos pacientes diabéticos. A educação continuada, tanto de profissionais quanto de pacientes, permanece como elemento essencial para o sucesso terapêutico.

O DM, apesar de sua complexidade e desafios, pode ser efetivamente manejado com uma abordagem abrangente que integre prevenção, diagnóstico precoce, tratamento individualizado e cuidado multidisciplinar. O objetivo final não é apenas o controle glicêmico adequado, mas também a prevenção de complicações, melhora da qualidade de vida e redução da mortalidade, permitindo que os pacientes diabéticos vivam vidas plenas e produtivas.

REFERÊNCIAS BIBLIOGRÁFICAS

1. American Diabetes Association. Standards of Care in Diabetes—2025. Diabetes Care. 2025;48(Supplement_1):S1-S5.
2. DeFronzo RA, Ferrannini E, Groop L, Henry RR, Herman WH, Holst JJ, et al. Type 2 diabetes mellitus. Nat Rev Dis Primers. 2015;1:15019.
3. UK Prospective Diabetes Study (UKPDS) Group. Intensive blood-glucose control with sulphonylureas or insulin compared with conventional treatment and risk of complications in patients with type 2 diabetes (UKPDS 33). Lancet. 1998;352(9131):837-53.
4. Sociedade Brasileira de Diabetes. Diretrizes da Sociedade Brasileira de Diabetes 2023. São Paulo: SBD; 2023.
5. Parker ED, Lin J, Mahoney T, Ume N, Yang G, Gabbay RA, et al. Economic Costs of Diabetes in the U.S. in 2022. Diabetes Care. 2024;47(1):26-43.

6. Sinclair AJ, Abdelhafiz AH, Rodríguez-Mañas L. Frailty and sarcopenia - newly emerging and high impact complications of diabetes. J Diabetes Complications. 2017;31(9):1465-73.
7. Franz MJ, MacLeod J, Evert A, Brown C, Gradwell E, Handu D, et al. Academy of Nutrition and Dietetics Nutrition Practice Guideline for Type 1 and Type 2 Diabetes in Adults: Systematic Review of Evidence for Medical Nutrition Therapy Effectiveness and Recommendations for Integration into the Nutrition Care Process. J Acad Nutr Diet. 2017;117(10):1659-79.
8. Marín-Sánchez A, Restrepo-Erazo K, Palacios-Bayona K, Veloza-Naranjo A, Mora-Thiriez S, Valencia LM, et al. Expert consensus on medical nutrition therapy for people with type 2 diabetes. Rev Colomb Endocrinol Diabetes Metab. 2025;12(2):e929.
9. DiMeglio LA, Evans-Molina C, Oram RA. Type 1 diabetes. Lancet. 2018;391(10138):2449-62.
10. Ziegler AG, Rewers M, Simell O, Simell T, Lempainen J, Steck A, et al. Seroconversion to multiple islet autoantibodies and risk of progression to diabetes in children. JAMA. 2013;309(23):2473-9.
11. Kahn SE, Cooper ME, Del Prato S. Pathophysiology and treatment of type 2 diabetes: perspectives on the past, present, and future. Lancet. 2014;383(9922):1068-83.
12. Mahajan A, Taliun D, Thurner M, Robertson NR, Torres JM, Rayner NW, et al. Fine-mapping type 2 diabetes loci to single-variant resolution using high-density imputation and islet-specific epigenome maps. Nat Genet. 2018;50(11):1505-13.
13. Kahn SE, Hull RL, Utzschneider KM. Mechanisms linking obesity to insulin resistance and type 2 diabetes. Nature. 2006;444(7121):840-6.
14. Tabák AG, Herder C, Rathmann W, Brunner EJ, Kivimäki M. Prediabetes: a high-risk state for diabetes development. Lancet. 2012;379(9833):2279-90.
15. Buzzetti R, Tuomi T, Mauricio D, Pietropaolo M, Zhou Z, Pozzilli P, et al. Management of Latent Autoimmune Diabetes in Adults: A Consensus Statement From an International Expert Panel. Diabetes. 2020;69(10):2037-47.
16. Ahlqvist E, Storm P, Käräjämäki A, Martinell M, Dorkhan M, Carlsson A, et al. Novel subgroups of adult-onset diabetes and their association with outcomes: a data-driven cluster analysis of six variables. Lancet Diabetes Endocrinol. 2018;6(5):361-9.
17. Naylor RN, John PM, Winn AN, Carmody D, Greeley SA, Philipson LH, et al. Cost-effectiveness of MODY genetic testing: translating genomic advances into practical health applications. Diabetes Care. 2014;37(1):202-9.
18. International Association of Diabetes and Pregnancy Study Groups Consensus Panel. International association of diabetes and pregnancy study groups recommendations on the diagnosis and classification of hyperglycemia in pregnancy. Diabetes Care. 2010;33(3):676-82.
19. Gaede P, Lund-Andersen H, Parving HH, Pedersen O. Effect of a multifactorial intervention on mortality in type 2 diabetes. N Engl J Med. 2008;358(6):580-91.
20. Lips P, Eekhoff M, van Schoor N, Oosterwerff M, de Jongh R, Krul-Poel Y, et al. Vitamin D and type 2 diabetes. J Steroid Biochem Mol Biol. 2017;173:280-5.
21. Barbagallo M, Dominguez LJ. Magnesium and type 2 diabetes. World J Diabetes. 2015;6(10):1152-7.
22. Aroda VR, Edelstein SL, Goldberg RB, Knowler WC, Marcovina SM, Orchard TJ, et al. Long-term Metformin Use and Vitamin B12 Deficiency in the Diabetes Prevention Program Outcomes Study. J Clin Endocrinol Metab. 2016;101(4):1754-61.
23. Anderson RA. Chromium in the prevention and control of diabetes. Diabetes Metab. 2000;26(1):22-7.

24. Esposito K, Maiorino MI, Bellastella G, Chiodini P, Panagiotakos D, Giugliano D. A journey into a Mediterranean diet and type 2 diabetes: a systematic review with meta-analyses. BMJ Open. 2015;5(8):e008222.
25. Liese AD, Nichols M, Sun X, D'Agostino RB, Haffner SM. Adherence to the DASH Diet is inversely associated with incidence of type 2 diabetes: the insulin resistance atherosclerosis study. Diabetes Care. 2009;32(8):1434-6.
26. Wheeler ML, Dunbar SA, Jaacks LM, Karmally W, Mayer-Davis EJ, Wylie-Rosett J, et al. Macronutrients, food groups, and eating patterns in the management of diabetes: a systematic review of the literature, 2010. Diabetes Care. 2012;35(2):434-45.
27. Colberg SR, Sigal RJ, Yardley JE, Riddell MC, Dunstan DW, Dempsey PC, et al. Physical Activity/Exercise and Diabetes: A Position Statement of the American Diabetes Association. Diabetes Care. 2016;39(11):2065-79.
28. Church TS, Blair SN, Cocreham S, Johannsen N, Johnson W, Kramer K, et al. Effects of aerobic and resistance training on hemoglobin A1c levels in patients with type 2 diabetes: a randomized controlled trial. JAMA. 2010;304(20):2253-62.
29. Inzucchi SE, Bergenstal RM, Buse JB, Diamant M, Ferrannini E, Nauck M, et al. Management of hyperglycemia in type 2 diabetes, 2015: a patient-centered approach: update to a position statement of the American Diabetes Association and the European Association for the Study of Diabetes. Diabetes Care. 2015;38(1):140-9.
30. Zinman B, Wanner C, Lachin JM, Fitchett D, Bluhmki E, Hantel S, et al. Empagliflozin, Cardiovascular Outcomes, and Mortality in Type 2 Diabetes. N Engl J Med. 2015;373(22):2117-28.
31. Marso SP, Daniels GH, Brown-Frandsen K, Kristensen P, Mann JF, Nauck MA, et al. Liraglutide and Cardiovascular Outcomes in Type 2 Diabetes. N Engl J Med. 2016;375(4):311-22.
32. Weissberg-Benchell J, Antisdel-Lomaglio J, Seshadri R. Insulin pump therapy: a meta-analysis. Diabetes Care. 2003;26(4):1079-87.
33. Bekiari E, Kitsios K, Thabit H, Tauschmann M, Athanasiadou E, Karagiannis T, et al. Artificial pancreas treatment for outpatients with type 1 diabetes: systematic review and meta-analysis. BMJ. 2018;361:k1310.
34. Senseonics. Eversense 365 Receives FDA Clearance: The World's First One Year CGM System [Internet]. 2024 [cited 2025 Aug 8]. Available from: https://www.senseonics.com/investor-relations/news-releases/2024/09-17-2024-120118174.
35. Battelino T, Danne T, Bergenstal RM, Amiel SA, Beck R, Biester T, et al. Clinical targets for continuous glucose monitoring data interpretation: recommendations from the international consensus on time in range. Diabetes Care. 2019;42(8):1593-603.
36. Kitabchi AE, Umpierrez GE, Miles JM, Fisher JN. Hyperglycemic crises in adult patients with diabetes. Diabetes Care. 2009;32(7):1335-43.
37. American Heart Association. Diabetes and cardiovascular disease: a statement for healthcare professionals from the American Heart Association. Circulation. 1999;100(10):1134-46.
38. United States Renal Data System. 2020 USRDS annual data report: Epidemiology of kidney disease in the United States. Bethesda, MD: National Institutes of Health, National Institute of Diabetes and Digestive and Kidney Diseases; 2020.
39. Scanlon PH, Aldington SJ, Stratton IM. Epidemiological issues in diabetic retinopathy. Middle East Afr J Ophthalmol. 2013;20(4):293-300.

40. Tesfaye S, Boulton AJ, Dyck PJ, Freeman R, Horowitz M, Kempler P, et al. Diabetic neuropathies: update on definitions, diagnostic criteria, estimation of severity, and treatments. Diabetes Care. 2010;33(10):2285-93.
41. Ziegler D, Nowak H, Kempler P, Vargha P, Low PA. Treatment of symptomatic diabetic polyneuropathy with the antioxidant alpha-lipoic acid: a meta-analysis. Diabet Med. 2004;21(2):114-21.
42. Zeevi D, Korem T, Zmora N, Israeli D, Rothschild D, Weinberger A, et al. Personalized nutrition by prediction of glycemic responses. Cell. 2015;163(5):1079-94.
43. Gurung M, Li Z, You H, Rodrigues R, Jump DB, Morgun A, et al. Role of gut microbiota in type 2 diabetes pathophysiology. EBioMedicine. 2020;51:102590.
44. Leach MJ, Kumar S. Cinnamon for diabetes mellitus. Cochrane Database Syst Rev. 2012;9:CD007170.
45. Balk EM, Tatsioni A, Lichtenstein AH, Lau J, Pittas AG. Effect of chromium supplementation on glucose metabolism and lipid profile: a systematic review of randomized controlled trials. Diabetes Care. 2007;30(8):2154-63.
46. Rodríguez-Morán M, Guerrero-Romero F. Oral magnesium supplementation improves insulin sensitivity and metabolic control in type 2 diabetic subjects: a randomized double-blind controlled trial. Diabetes Care. 2003;26(4):1147-52.
47. Hartweg J, Perera R, Montori V, Dinneen S, Neil HA, Farmer A. Omega-3 polyunsaturated fatty acids (PUFA) for type 2 diabetes mellitus. Cochrane Database Syst Rev. 2008;(1):CD003205.

39

Diabetes e obesidade – nutroprevenção e nutroterapia

Aline Rodrigues Zanetta
Durval Ribas-Filho
Eugenio Cersosimo

INTRODUÇÃO

O diabetes *mellitus* (DM) e a obesidade constituem as duas faces de uma mesma pandemia que define os desafios de saúde pública do século XXI[1]. O DM tipo 2 (DM2), classicamente uma doença que se manifesta sobretudo na vida adulta, hoje avança de forma alarmante sobre jovens e até adolescentes, condição emergente e preocupante[2]. Esse fenômeno é um reflexo direto da epidemia global de obesidade, hoje compreendida como uma doença crônica e uma característica marcante da sociedade moderna[3]. Dados atuais da Organização Mundial da Saúde (OMS) e da Federação Internacional de Diabetes (IDF) revelam um cenário alarmante, com a prevalência de ambas as condições crescendo exponencialmente em todo o mundo, projetando que o diabetes afetará mais de 780 milhões de pessoas até 2045[2].

Os dados epidemiológicos atuais revelam um cenário mais alarmante do que as projeções anteriores. Segundo a Federação Internacional de Diabetes (IDF), mais de 537 milhões de adultos vivem com diabetes atualmente, e esse número pode ultrapassar 780 milhões até 2045[2]. Paralelamente, a Organização Mundial da Saúde (OMS) estima que mais de 1 bilhão de pessoas no mundo vivem com obesidade, incluindo 650 milhões de adultos, 340 milhões de adolescentes e 39 milhões de crianças[3]. No Brasil, dados da Pesquisa Nacional de Saúde mostram que a prevalência de diabetes autorreferido aumentou significativamente na última década, enquanto a obesidade afeta mais de 20% da população adulta, com tendência crescente em todas as faixas etárias[4].

Os impactos clínicos e socioeconômicos dessa dupla epidemia são devastadores[5]. O excesso de peso e de gordura corporal está associado de maneira inequívoca a taxas elevadas de doenças cardiovasculares, diversos tipos de câncer, apneia do sono, osteoartrite e, principalmente, ao próprio diabetes[6]. Uma vez estabelecido, o DM se torna uma das principais causas de insuficiência renal terminal, amputações não traumáticas de membros inferiores e retinopatia diabética com risco de cegueira, além de ser um dos maiores contribuintes para infartos do miocárdio e acidentes vasculares cerebrais[7]. Os custos diretos e indiretos para os sistemas de saúde são astronômicos, consumindo uma parcela crescente dos orçamentos públicos e privados, enquanto reduzem significativamente a produtividade econômica e a qualidade de vida das populações afetadas[8].

Diante dessa realidade complexa e multifacetada, a nutrologia emerge como a ferramenta mais poderosa, custo-efetiva e baseada em evidências na abordagem dessa crise[9]. Diferentemente de outras especialidades que tratam as consequências da doença, a nutrologia atua na raiz do problema, modificando os fatores ambientais que, em interação com a predisposição genética, determinam o desenvolvimento e a progressão da obesidade e do diabetes[10]. Todas as ações nutropreventivas e nutroterapêuticas que visam diminuir o sobrepeso e a obesidade são, portanto, a base fundamental e o eixo central no combate à epidemia de diabetes, oferecendo não apenas controle glicêmico, mas a possibilidade real de prevenção primária, remissão da doença e melhora substancial da qualidade de vida dos pacientes[11].

FISIOPATOLOGIA NUTROLÓGICA: O ELO OBESIDADE-DIABETES

Fundamentos fisiopatológicos da conexão obesidade-diabetes

A compreensão da fisiopatologia do DM2 evoluiu significativamente nas últimas décadas, revelando uma complexa rede de interações entre fatores genéticos, ambientais e metabólicos[12]. A história natural da doença é caracterizada por uma progressão que se inicia anos antes do diagnóstico clínico, envolvendo duas alterações metabólicas centrais: a resistência tissular à ação da insulina e a disfunção progressiva das células beta-pancreáticas[13]. Essa progressão não é linear nem inevitável, sendo profundamente influenciada por fatores nutricionais e de estilo de vida que podem acelerar, retardar ou até mesmo reverter o processo patológico[14].

O elo entre obesidade e diabetes é mediado de modo primordial pela resistência à insulina, que representa o evento fisiopatológico inicial e fundamental na gênese do DM2[15]. Esse defeito, frequentemente de base genética, manifesta-se como uma resposta diminuída dos tecidos periféricos à ação da insulina, particularmente no músculo esquelético, tecido adiposo e fígado. No músculo, a resistência à insulina resulta em menor captação de glicose, enquanto no fígado promove uma produção descontrolada de glicose pela gliconeogênese e glicogenólise[15]. O tecido adiposo, por sua vez, torna-se refratário à ação antilipolítica da insulina, liberando quantidades excessivas de ácidos graxos livres na circulação. Essa tríade de disfunções cria um ambiente metabólico hostil que sobrecarrega progressivamente a capacidade compensatória do pâncreas endócrino[16].

Tecido adiposo como órgão endócrino disfuncional

O tecido adiposo não é meramente um depósito passivo de energia, mas sim um órgão endócrino altamente ativo que desempenha papel central na patogênese do diabetes[17]. Em condições normais, o tecido adiposo secreta adipocinas benéficas, como a adiponectina, que melhora a sensibilidade à insulina e possui propriedades anti-inflamatórias. No entanto, com o aumento da massa adiposa, especialmente visceral, ocorre uma mudança dramática no perfil secretório desse tecido.

A expansão do tecido adiposo visceral resulta em hipertrofia dos adipócitos e infiltração de macrófagos pró-inflamatórios, criando um microambiente inflamatório crônico[17]. Este processo leva à secreção aumentada de citocinas pró-inflamatórias como o fator de necrose tumoral alfa (TNF-α), interleucina-6 (IL-6), interleucina-1-beta (IL-1β) e resistina. Ao mesmo tempo, há redução na produção de adiponectina, criando um desequilíbrio que favorece a resistência à insulina sistêmica[17].

O TNF-α interfere diretamente na sinalização da insulina pela fosforilação serina do substrato do receptor de insulina-1 (IRS-1), impedindo sua ativação normal. A IL-6 ativa a via JAK-STAT, que, por sua vez, induz a expressão de SOCS3 (supressor da sinalização de citocinas 3), um inibidor da sinalização insulínica. Já a resistina promove a gliconeogênese hepática e reduz a captação de glicose pelo músculo esquelético[17].

Lipotoxicidade e disfunção das células beta

A lipotoxicidade representa um mecanismo crucial pelo qual a obesidade promove a progressão do pré-diabetes para o diabetes clínico[18]. O acúmulo ectópico de lipídios em tecidos não adiposos, particularmente no pâncreas, fígado e músculo esquelético, interfere diretamente na função celular normal. Nas células beta pancreáticas, o excesso de ácidos graxos livres circulantes leva ao acúmulo intracelular de ceramidas e diacilglicerol, metabólitos lipídicos tóxicos que ativam vias de sinalização deletérias.

As ceramidas ativam a proteína cinase C (PKC) e inibem a via Akt/PKB, essencial para a sobrevivência celular e síntese de insulina. O diacilglicerol ativa diferentes isoformas de PKC, que fosforilam e inativam componentes da via de sinalização da insulina.

Além disso, o excesso de lipídios promove estresse do retículo endoplasmático, ativando a resposta de proteínas não dobradas (UPR), que pode levar à apoptose das células beta[18].

A lipotoxicidade também interfere na secreção de insulina estimulada pela glicose por meio da desregulação do metabolismo mitocondrial. O excesso de ácidos graxos altera a razão ATP/ADP mitocondrial, comprometendo o fechamento dos canais de potássio ATP-dependentes, etapa crucial na exocitose dos grânulos de insulina[18].

Inflamação crônica de baixo grau: o fio condutor

A inflamação crônica de baixo grau emerge como um fio condutor que conecta a obesidade, a resistência à insulina e o diabetes[17]. Esse estado inflamatório é caracterizado por níveis elevados de marcadores como proteína C-reativa (PCR), IL-6 e TNF-α, que podem ser detectados anos antes do diagnóstico de diabetes. A ativação de vias inflamatórias como o NF-κB e o inflamassoma NLRP3 perpetua um estado de inflamação que contribui tanto para a resistência à insulina quanto para a disfunção das células beta[19].

O inflamassoma NLRP3 é particularmente relevante na patogênese do diabetes associado à obesidade. Esse complexo multiproteico é ativado por diversos sinais de perigo associados à obesidade, incluindo ceramidas, ácidos graxos saturados, cristais de colesterol e espécies reativas de oxigênio. Uma vez ativado, o inflamassoma NLRP3 promove a maturação e secreção de IL-1β e IL-18, citocinas que amplificam a resposta inflamatória e promovem resistência à insulina[19].

Disfunção mitocondrial e estresse oxidativo

A obesidade está intimamente associada à disfunção mitocondrial, que desempenha papel central na patogênese da resistência à insulina[16]. Nas células musculares de indivíduos obesos, observa-se redução no número e na função mitocondrial, comprometendo a oxidação de ácidos graxos e a flexibilidade metabólica. Essa disfunção mitocondrial resulta em acúmulo de metabólitos lipídicos intermediários (ceramidas, diacilglicerol) que interferem na sinalização insulínica.

O estresse oxidativo, consequência da disfunção mitocondrial e da inflamação crônica, amplifica os danos celulares e a resistência à insulina. O excesso de espécies reativas de oxigênio (ROS) ativa vias de sinalização deletérias, como JNK e IKK, que fosforilam e inativam componentes da via de sinalização da insulina. Além disso, o estresse oxidativo promove peroxidação lipídica e danos ao DNA, contribuindo para o envelhecimento celular precoce e disfunção tecidual[16].

Papel do sistema nervoso central

O sistema nervoso central, particularmente o hipotálamo, desempenha papel crucial na regulação do metabolismo energético e na patogênese da obesidade e diabetes[22]. A resistência à leptina, hormônio produzido pelo tecido adiposo que sinaliza saciedade, é um evento precoce na obesidade que compromete os mecanismos centrais de controle do peso corporal.

A inflamação hipotalâmica, mediada por microglia ativada e produção local de citocinas pró-inflamatórias, interfere na sinalização da leptina e insulina no sistema nervoso central. Essa disfunção central resulta em hiperfagia, redução do gasto energético e desregulação do sistema nervoso autônomo, perpetuando o ganho de peso e a resistência à insulina[20].

Microbiota intestinal: o segundo genoma

O papel da microbiota intestinal na fisiopatologia do DM2 representa uma das descobertas mais significativas da última década[21]. A disbiose intestinal, caracterizada por um desequilíbrio na composição e função da microbiota, está intimamente associada ao desenvolvimento de resistência à insulina e diabetes[22]. Indivíduos com DM2 frequentemente apresentam menor diversidade microbiana, redução de bactérias produtoras de ácidos graxos de cadeia curta (como *Bifidobacterium* e *Lactobacillus*) e aumento de espécies pró-inflamatórias[21].

A disbiose promove aumento da permeabilidade intestinal (*leaky gut*), permitindo a translocação de lipopolissacarídeos bacterianos (LPS) para a circulação sistêmica, onde atuam como endotoxinas, ativando vias inflamatórias e exacerbando a resistência à insulina[23]. Os LPS se ligam ao receptor *toll-like* 4 (TLR4) em macrófagos e outras células imunes, ativando a via NF-κB e promovendo a produção de citocinas pró-inflamatórias.

Por outro lado, bactérias benéficas produzem ácidos graxos de cadeia curta (AGCC) como acetato, propionato e butirato, que possuem propriedades anti-inflamatórias e melhoram a sensibilidade à insulina. O butirato, em particular, serve como fonte energética para os colonócitos e fortalece a barreira intestinal, reduzindo a permeabilidade e a translocação bacteriana[23].

Cronobiologia e ritmos circadianos

A desregulação dos ritmos circadianos, comum na obesidade, contribui significativamente para o desenvolvimento de resistência à insulina e diabetes[20]. O sistema circadiano regula a secreção de hormônios como insulina, cortisol, melatonina e hormônio do crescimento, além de controlar a expressão de genes envolvidos no metabolismo da glicose e lipídios.

Distúrbios do ritmo circadiano, como os observados em trabalhadores noturnos ou indivíduos com sono fragmentado, resultam em dessincronização entre os relógios centrais (controlados pelo núcleo supraquiasmático) e periféricos (nos tecidos). Essa dessincronização compromete a tolerância à glicose, reduz a sensibilidade à insulina e altera o metabolismo lipídico, contribuindo para o desenvolvimento de diabetes[20].

NUTROPREVENÇÃO: ESTRATÉGIAS AVANÇADAS DE PREVENÇÃO

Fundamentos científicos da nutroprevenção

A nutroprevenção representa uma das estratégias mais poderosas e custo-efetivas no combate à epidemia de DM2[24]. Diferentemente das abordagens farmacológicas que tratam as consequências da doença, a nutroprevenção atua na raiz do problema, modificando os fatores ambientais que, em interação com a predisposição genética, determinam o desenvolvimento e a progressão da doença[9]. A evidência científica acumulada nas últimas décadas demonstra de forma inequívoca que intervenções nutricionais bem estruturadas podem não apenas retardar o aparecimento do DM2, mas também promover a reversão do pré-diabetes e reduzir significativamente o risco de complicações cardiovasculares associadas[25].

Estratégias nutricionais baseadas em evidências

A prevenção nutricional do DM2 fundamenta-se em evidências robustas provenientes de estudos clínicos randomizados de larga escala que revolucionaram nossa compreensão sobre o potencial preventivo das intervenções no estilo de vida[9]. O Diabetes Prevention Program (DPP), conduzido nos Estados Unidos com mais de 3 mil participantes, demonstrou que uma intervenção intensiva no estilo de vida, focada em perda de peso de 7% do peso corporal inicial e 150 minutos de atividade física moderada por semana, reduziu a incidência de DM2 em impressionantes 58% ao longo de três anos[9].

Um protocolo detalhado de intervenção nutropreventiva está descrito no Quadro 1, enquanto o Quadro 2 apresenta um exemplo de cardápio para nutroprevenção de 1.500 kcal/dia.

Quadro 1 Protocolo detalhado de intervenção nutropreventiva

Fase 1 – Avaliação e estratificação de risco (semanas 1 a 2)
Avaliação antropométrica completa (peso, altura, IMC, circunferência abdominal)
Exames laboratoriais: glicemia de jejum, TOTG 75 g, HbA1c, perfil lipídico completo
Avaliação da composição corporal por bioimpedância ou Dexa
Anamnese alimentar detalhada com recordatório de 3 dias
Avaliação do nível de atividade física e qualidade do sono
Fase 2 – Implementação gradual (semanas 3 a 12)
Redução calórica de 500 a 750 kcal/dia para promover perda de peso de 0,5 a 1 kg/semana

(continua)

Quadro 1 (*continuação*) Protocolo detalhado de intervenção nutropreventiva

Distribuição de macronutrientes: 45 a 50% carboidratos (priorizando IG < 55), 25 a 30% gorduras (< 7% saturadas), 20 a 25% proteínas
Aumento progressivo do consumo de fibras: semanas 3 a 4 (20 g/dia), semanas 5 a 8 (25 g/dia), semana 9 a 12 (30 a 35 g/dia)
Introdução de atividade física: início com 75 min/semana, progressão para 150 min/semana
Fase 3 – Consolidação e manutenção (semanas 13 a 52)
Manutenção da perda de peso alcançada
Monitoramento mensal com ajustes individualizados
Introdução de estratégias comportamentais avançadas
Avaliação trimestral de parâmetros metabólicos

Dexa: absorciometria de dupla energia; HbA1c: hemoglobina glicada; IG: índice glicêmico; IMC: índice de massa corporal; TOTG: teste oral de tolerância à glicose.

Quadro 2 Cardápio modelo para nutroprevenção (1.500 kcal/dia)

Café da manhã (375 kcal – 25%)
1 fatia de pão integral (28 g) com 1 colher de sopa de pasta de amendoim natural
1 xícara de leite desnatado (240 mL)
1 maçã média (150 g)
1 colher de chá de canela em pó
Lanche da manhã (150 kcal – 10%)
30 g de nozes mistas
1 xícara de chá verde
Almoço (450 kcal – 30%)
100 g de salmão grelhado
1 xícara de quinoa cozida (185 g)
Salada mista com 2 xícaras de folhas verdes, tomate, pepino
1 colher de sopa de azeite de oliva extravirgem
1 colher de sopa de vinagre balsâmico
Lanche da tarde (150 kcal – 10%)
1 iogurte grego natural (150 g) com 1 colher de sopa de sementes de chia
Jantar (375 kcal – 25%)
100 g de peito de frango grelhado
1 xícara de brócolis refogado
1/2 xícara de batata-doce assada (100 g)
Salada de rúcula com 1 colher de chá de azeite

Padrões alimentares preventivos específicos

Dieta mediterrânea adaptada para prevenção de diabetes

A dieta mediterrânea, validada pelo estudo PREDIMED, demonstrou redução significativa no risco de diabetes quando suplementada com azeite de oliva extravirgem (50 mL/dia) ou nozes (30 g/dia)[26]. O padrão alimentar mediterrâneo preventivo inclui os itens listados no Quadro 3.

Quadro 3 Padrão alimentar da dieta mediterrânea adaptada para prevenção de diabetes

Alimentos diários
Frutas: 2 a 3 porções (300 a 450 g total)
Vegetais: ≥ 5 porções (400 a 500 g total)
Grãos integrais: 3 a 4 porções
Azeite de oliva: 30 a 50 mL como principal gordura adicionada
Nozes e sementes: 30 g/dia
Alimentos semanais
Peixes gordurosos: 3 a 4 porções (150 g cada)
Leguminosas: 3 a 4 porções
Ovos: 3 a 4 unidades
Aves: 2 a 3 porções (100 g cada)
Alimentos limitados
Carnes vermelhas: < 2 porções/semana
Carnes processadas: < 1 porção/semana
Doces e açúcares: ocasionalmente

Dieta Dash modificada para diabetes

A dieta *dietary approaches to stop hypertension* (Dash) adaptada para prevenção de diabetes enfatiza os itens expostos no Quadro 4.

Intervenções precoces em pré-diabetes

O diagnóstico de pré-diabetes representa uma janela de oportunidade crítica para intervenções preventivas intensivas[27]. Dados epidemiológicos indicam que, anualmente, cerca de 8 a 10% dos indivíduos com pré-diabetes progridem para diabetes clínico, com estimativas de que 50 a 75% desenvolverão a doença em 5 anos na ausência de intervenções[27]. O protocolo intensivo para pré-diabetes está descrito no Quadro 5.

Quadro 4 Componentes da dieta Dash adaptada para a prevenção de diabetes

Distribuição diária (baseada em 2.000 kcal)
Grãos integrais: 6 a 8 porções
Vegetais: 4 a 5 porções
Frutas: 4 a 5 porções
Laticínios com baixo teor de gordura: 2 a 3 porções
Carnes magras, aves e peixes: ≤ 6 porções de 30 g
Nozes, sementes e legumes: 4 a 5 porções/semana
Gorduras e óleos: 2 a 3 porções
Doces: ≤ 5 porções/semana
Limitações específicas
Sódio: < 2.300 mg/dia (idealmente < 1.500 mg/dia)
Gorduras saturadas: < 6% das calorias totais
Açúcares adicionados: < 25 g/dia

Dash: *dietary approaches to stop hypertension.*

Quadro 5 Protocolo intensivo para pré-diabetes

Objetivos primários
Perda de peso de 7 a 10% do peso corporal inicial
Redução da circunferência abdominal em ≥ 5 cm
Melhora da sensibilidade à insulina (HOMA-IR < 2,5)
Normalização da glicemia de jejum (< 100 mg/dL)
Normalização do TOTG (< 140 mg/dL em 2 horas)
Estratégia nutricional intensiva
Semanas 1 a 4 (fase de indução)
Restrição calórica de 25 a 30% das necessidades basais
Carboidratos: 40 a 45% (exclusivamente de baixo IG)
Proteínas: 25 a 30% (1,2 a 1,5 g/kg peso ideal)
Gorduras: 25 a 30% (ênfase em monoinsaturadas)
Fibras: 35 a 40 g/dia
Eliminação completa de açúcares adicionados e bebidas açucaradas
Semanas 5 a 12 (fase de consolidação)
Restrição calórica de 15 a 20% das necessidades basais
Reintrodução gradual de carboidratos complexos
Manutenção da alta ingestão proteica
Monitoramento semanal com ajustes individualizados

(continua)

Quadro 5 (*continuação*) Protocolo intensivo para pré-diabetes

Semanas 13 a 52 (fase de manutenção)
Transição para padrão alimentar sustentável
Foco na manutenção da perda de peso
Avaliação mensal de parâmetros metabólicos
Suplementação específica para pré-diabetes
Suplementos com evidência científica
Cromo picolinato: 200 a 400 mcg/dia, preferencialmente com as refeições
Magnésio: 300 a 400 mg/dia (glicinato ou citrato)
Vitamina D3: 2.000 a 4.000 UI/dia (ajustar conforme níveis séricos)
Ácidos graxos ômega-3: 1 a 2 g/dia EPA + DHA
Berberina: 500 mg, 3 x/dia antes das refeições principais
Fitoterápicos adjuvantes
Canela (*Cinnamomum cassia*): 1 a 3 g/dia em pó ou 500 mg de extrato padronizado
Gymnema sylvestre: 400 a 600 mg/dia de extrato padronizado
Banaba (*Lagerstroemia speciosa*): 16 a 48 mg/dia de ácido corosólico
Bitter melon (*Momordica charantia*): 2 a 6 g/dia de extrato seco

DHA: ácido docosaexaenoico; EPA: ácido eicosapentaenoico; HOMA-IR: *homeostatic model assessment for insulin resistance*; IG: índice glicêmico; TOTG: teste oral de tolerância à glicose.

NUTROTERAPIA AVANÇADA NO DIABETES ESTABELECIDO

Terapia médica nutricional personalizada

Aproximadamente 90% dos pacientes com diagnóstico de DM2 apresentam sobrepeso ou obesidade, tornando o tratamento das duas condições inseparável[28]. A terapia médica nutricional (MNT) representa o pilar fundamental do tratamento, e deve ser individualizada e focada no objetivo primário de promover um balanço energético negativo e a perda de peso sustentada[28]. A nutroterapia só será completamente eficaz se houver concomitante perda de massa gordurosa e manutenção do peso corporal próximo do ideal[29]. A estratificação dos pacientes para a nutroterapia é realizada de acordo com o exposto pelo Quadro 6.

Quadro 6 Estratificação de pacientes para nutroterapia

Grupo 1 – Diabetes recém-diagnosticado (HbA1c 6,5 a 8,0%)
Foco na remissão pela perda de peso intensiva
Meta: perda de 10 a 15% do peso corporal
Abordagem: dieta muito baixa em calorias (800 a 1.200 kcal/dia) por 12 a 16 semanas
Monitoramento: semanal nas primeiras 8 semanas

(continua)

Quadro 6 (*continuação*) Estratificação de pacientes para nutroterapia

Grupo 2 – Diabetes estabelecido com bom controle (HbA1c 7,0 a 8,5%)
Foco na manutenção do controle e prevenção de complicações
Meta: perda de 5 a 10% do peso corporal
Abordagem: restrição calórica moderada (1.200 a 1.500 kcal/dia)
Monitoramento: quinzenal por 12 semanas, depois mensal
Grupo 3 – Diabetes descompensado (HbA1c > 8,5%)
Foco no controle glicêmico urgente
Meta: HbA1c < 7% em 6 meses
Abordagem: dieta baixa em carboidratos (< 50 g/dia) + medicação otimizada
Monitoramento: semanal até estabilização

HbA1c: hemoglobina glicada.

Um protocolo nutricional específico está listado no Quadro 7.

Quadro 7 Protocolo de remissão do diabetes (baseado no estudo DiRECT)

Fase 1 – Perda de peso rápida (semanas 1 a 12)
Dieta líquida de substituição total: 825 a 853 kcal/dia
Composição: 59% carboidratos, 13% gorduras, 26% proteínas, 2% fibras
Suplementação vitamínica e mineral obrigatória
Suspensão de medicamentos antidiabéticos (exceto metformina)
Monitoramento glicêmico rigoroso
Fase 2 – Reintrodução alimentar (semanas 13 a 16)
Reintrodução gradual de alimentos sólidos
Semana 13: 1 refeição sólida + 2 substitutos
Semana 14: 2 refeições sólidas + 1 substituto
Semanas 15 a 16: 3 refeições sólidas balanceadas
Calorias: progressão de 1.000 para 1.500 kcal/dia
Fase 3 – Manutenção (semanas 17 a 104)
Dieta eucalórica personalizada (1.800 a 2.200 kcal/dia)
Distribuição: 45% carboidratos, 35% gorduras, 20% proteínas
Consultas mensais com nutricionista
Avaliação trimestral de HbA1c e peso

HbA1c: hemoglobina glicada.

As recomendações para suplementação nutrológica avançada estão reunidas nos Quadros 8 e 9.

Quadro 8 Protocolos de suplementação por estágio da doença

Diabetes inicial (HbA1c 6,5 a 7,5%)
Complexo B: 1 cápsula/dia (especial atenção à B12: 1.000 mcg/dia)
Vitamina D3: 2.000 a 4.000 UI/dia (meta: 25(OH)D > 40 ng/mL)
Magnésio glicinato: 400 mg/dia ao se deitar
Ômega-3: 2 g/dia EPA+DHA com as refeições
Probióticos: 10^10 UFC/dia de cepas múltiplas
Diabetes moderado (HbA1c 7,5 a 9,0%)
Suplementação básica + os itens a seguir:
Ácido alfalipoico: 600 mg/dia em jejum
Cromo picolinato: 400 mcg/dia com o almoço
Coenzima Q10: 100 a 200 mg/dia
Berberina: 500 mg, 3 x/dia antes das refeições
Diabetes avançado com complicações (HbA1c > 9,0%)
Suplementação moderada + os itens a seguir:
N-acetilcisteína: 600 mg, 2 x/dia
Carnosina: 1.000 mg/dia
Resveratrol: 250 mg/dia
Curcumina com piperina: 1.000 mg/dia

DHA: ácido docosaexaenoico; EPA: ácido eicosapentaenoico; HbA1c: hemoglobina glicada; UFC: unidades formadoras de colônias.

Quadro 9 Monitoramento da suplementação

Exames trimestrais
Vitamina B12 sérica (meta: > 400 pg/mL)
25(OH)D sérica (meta: 40 a 60 ng/mL)
Magnésio sérico (meta: 1,8 a 2,4 mg/dL)
Ferritina (monitorar sobrecarga de ferro)
Exames semestrais
Função renal (creatinina, ureia, TFG)
Função hepática (ALT, AST, GGT)
Perfil lipídico completo
Microalbuminúria

ALT: alanina aminotransferase; AST: aspartato aminotransferase; GGT: gamaglutamil transferase; TFG: taxa de filtração glomerular.

A modulação da microbiota intestinal pode ser feita de acordo com o protocolo estabelecido no Quadro 10.

Quadro 10 Protocolo de restauração da microbiota

Fase 1 – Eliminação (2 semanas)
Remoção de alimentos pró-inflamatórios
Eliminação de açúcares refinados e adoçantes artificiais
Redução de alimentos ultraprocessados
Jejum intermitente 16:8 para *reset* intestinal
Fase 2 – Repovoamento (4 a 6 semanas)
Probióticos específicos: • *Lactobacillus acidophilus:* 10^9 UFC/dia
• *Bifidobacterium longum:* 10^9 UFC/dia
• *Lactobacillus casei:* 10^9 UFC/dia
• *Streptococcus thermophilus:* 10^8 UFC/dia
Fase 3 – Manutenção (contínua)
Prebióticos naturais: • Inulina: 5 a 10 g/dia
• Fruto-oligossacarídeos (FOS): 3 a 5 g/dia
• Pectina: por meio de maçãs e frutas cítricas
• Amido resistente: 15 a 20 g/dia

Os alimentos funcionais para microbiota estão listados no Quadro 11.

Quadro 11 Alimentos funcionais para a microbiota

Alimentos fermentados (porções diárias)
Kefir de leite ou água: 200 a 300 mL
Iogurte natural com culturas vivas: 150 a 200 g
Chucrute não pasteurizado: 50 a 100 g
Kimchi: 30 a 50 g
Kombucha: 100 a 200 mL
Alimentos prebióticos (porções diárias)
Alho: 2 a 3 dentes
Cebola: 1/2 unidade média
Aspargos: 100 a 150 g
Alcachofra: 1 unidade média
Banana verde: 1 unidade pequena

Tecnologia aplicada à nutroterapia

O monitoramento contínuo de glicose (CGM) na nutroterapia é realizado de acordo com as informações expostas pelos Quadros 12 e 13.

Quadro 12 Protocolo de uso do CGM para otimização dietética

Semanas 1 a 2 (linha de base)
Manutenção da dieta habitual
Registro detalhado de alimentos e horários
Identificação de padrões glicêmicos individuais
Análise de variabilidade glicêmica
Semanas 3 a 4 (intervenção inicial)
Implementação de mudanças dietéticas baseadas nos dados do CGM
Ajuste de horários das refeições
Modificação de combinações alimentares
Teste de diferentes tipos de exercício pós-prandial
Semana 5 a 8 (otimização)
Refinamento das estratégias baseadas na resposta individual
Personalização de porções e *timing*
Identificação de alimentos problemáticos específicos
Desenvolvimento de estratégias de correção rápida

CGM: monitoramento contínuo de glicose.

Quadro 13 Interpretação de dados do monitoramento contínuo de glicose

Métricas importantes
Tempo no alvo (TIR): > 70% entre 70 e 180 mg/dL
Tempo abaixo do alvo: < 4% < 70 mg/dL
Tempo acima do alvo: < 25% > 180 mg/dL
Variabilidade glicêmica: CV < 36%
Glicose média: 140 a 180 mg/dL
Ajustes dietéticos baseados no CGM
Picos > 200 mg/dL: reduzir carboidratos da refeição em 25 a 50%
Hipoglicemia < 70 mg/dL: adicionar proteína ou gordura à refeição anterior
Alta variabilidade: implementar horários fixos de refeições
Glicose matinal elevada: jantar mais cedo ou jejum intermitente

CGM: monitoramento contínuo de glicose.

JEJUM INTERMITENTE: PROTOCOLOS TERAPÊUTICOS AVANÇADOS

Fundamentos científicos do jejum intermitente

O jejum intermitente (JI) emergiu como uma estratégia nutroterapêutica poderosa no manejo do diabetes, baseando-se em mecanismos evolutivos de adaptação metabólica[30]. Durante períodos de jejum, ocorrem mudanças profundas no metabolismo celular, incluindo ativação da autofagia, melhora da sensibilidade à insulina, redução da inflamação sistêmica e otimização da função mitocondrial. Esses mecanismos, cujos detalhes estão listados no Quadro 14, contribuem diretamente para a melhora do controle glicêmico e a perda de peso sustentada[30].

Quadro 14 Mecanismos moleculares do jejum

Fase 1 – Transição metabólica (0 a 12 horas)
Depleção das reservas de glicogênio hepático
Início da gliconeogênese
Redução progressiva dos níveis de insulina
Ativação da lipólise no tecido adiposo
Fase 2 – Cetogênese inicial (12 a 18 horas)
Início da produção de corpos cetônicos
Ativação da via AMPK (proteína cinase ativada por AMP)
Início da autofagia celular
Redução da inflamação sistêmica
Fase 3 – Cetose estabelecida (18 a 24 horas)
Produção significativa de beta-hidroxibutirato
Ativação máxima da autofagia
Expressão de genes de longevidade (*SIRT1*, *FOXO*)
Neuroplasticidade aumentada via BDNF

Protocolos de jejum intermitente para diabetes

Os Quadros 15 a 17 apresentam exemplos de protocolos de jejum intermitentes para o tratamento do diabetes.

Quadro 15 Protocolo 16:8 (jejum de 16 horas, alimentação durante 8 horas)

Indicações
Diabetes tipo 2 com HbA1c 7,0 a 9,0%
Sobrepeso/obesidade (IMC 25 a 35 kg/m^2)
Ausência de hipoglicemias frequentes
Não usuários de insulina ou sulfonilureias
Implementação gradual
Semana 1: jejum de 12 horas (20h00 às 8h00)
Semana 2: jejum de 14 horas (20h00 às 10h00)
Semana 3: jejum de 16 horas (20h00 às 12h00)
Semana 4 em diante: manutenção do protocolo 16:8

(continua)

Quadro 15 (*continuação*) Protocolo 16:8 (jejum de 16 horas, alimentação durante 8 horas)

Janela alimentar (12h00 às 20h00)
12h: primeira refeição (30% das calorias diárias)
16h: segunda refeição (50% das calorias diárias)
19h: terceira refeição (20% das calorias diárias)
Monitoramento
Glicemia capilar: jejum, pré e pós-refeições
Peso corporal: semanal
Cetose urinária: opcional, 2 a 3x/semana
HbA1c: mensal nos primeiros 3 meses

HbA1c: hemoglobina glicada; IG: índice glicêmico.

Quadro 16 Protocolo 5:2 (5 dias normais, 2 dias de restrição)

Indicações
Diabetes tipo 2 estável (HbA1c 7,0 a 8,5%)
Dificuldade de adesão ao jejum diário
Preferência por flexibilidade semanal
Dias de restrição (2 x/semana, não consecutivos)
Mulheres: 500 kcal/dia
Homens: 600 kcal/dia
Distribuição: 25% no café da manhã, 75% no jantar
Hidratação abundante (2 a 3 L água/dia)
Dias normais (5 x/semana)
Alimentação eucalórica balanceada
Foco em alimentos de baixo índice glicêmico
Manutenção dos horários regulares

HbA1c: hemoglobina glicada.

Quadro 17 Protocolo *eat-stop-eat* (jejuns de 24 horas)

Indicações
Diabetes tipo 2 com experiência prévia em jejum intermitente
Platô de perda de peso
HbA1c estável < 8,0%
Supervisão médica rigorosa
Implementação
Frequência: 1 a 2 x/semana (não consecutivos)
Início: após o jantar de um dia até o jantar do dia seguinte

(*continua*)

Quadro 17 (*continuação*) Protocolo *eat-stop-eat* (jejuns de 24 horas)

Hidratação: água, chás e café sem açúcar liberados
Quebra do jejum: refeição balanceada, evitar excessos
Contraindicações absolutas
Diabetes tipo 1
Histórico de transtornos alimentares
Gravidez e lactação
Hipoglicemias frequentes ou despercebidas
Uso de insulina de ação rápida sem ajuste médico

Ajustes medicamentosos no jejum intermitente

O Quadro 18 mostra os ajustes medicamentosos que devem ser realizados durante o jejum intermitente; e os possíveis efeitos adversos estão listados no Quadro 19.

Quadro 18 Ajustes medicamentosos no jejum intermitente

Metformina
Manter dose habitual
Administrar com a primeira refeição
Monitorar função renal mensalmente
Sulfonilureias
Redução obrigatória: 50% da dose inicial
Administrar apenas com refeições
Monitoramento glicêmico rigoroso
Suspender se hipoglicemias recorrentes
Inibidores DPP-4
Manter dose habitual
Baixo risco de hipoglicemia
Administração independente das refeições
Agonistas GLP-1
Manter dose habitual
Potencialização dos efeitos do jejum
Possível redução do apetite aumentada
Insulina
Insulina basal: redução de 20 a 30%, inicialmente
Insulina prandial: suspender durante o jejum
Monitoramento: glicemia a cada 2 a 4 horas
Supervisão médica: obrigatória

DPP-4: dipeptidil peptidase 4; GLP-1: peptídeo semelhante ao glucagon-1.

Quadro 19 Manejo de efeitos adversos

Hipoglicemia
Prevenção: ajuste medicamentoso prévio
Tratamento: 15 g de glicose + quebra do jejum
Reavaliação: protocolo de jejum e medicações
Cetoacidose
Prevenção: hidratação adequada, monitoramento de cetonas
Sinais de alerta: náuseas, vômitos, dor abdominal
Conduta: interrupção imediata + avaliação médica
Desidratação
Prevenção: 35 a 40 mL/kg/dia de água
Sinais: boca seca, urina concentrada, tontura
Conduta: aumento da hidratação, eletrólitos, se necessário

POPULAÇÕES ESPECIAIS E NUTROTERAPIA PERSONALIZADA

Diabetes tipo 1 e nutroterapia avançada

Contagem avançada de carboidratos

Sistema de unidades de carboidrato (UC):

- 1 UC = 15 g de carboidratos.
- Relação insulina:carboidrato individualizada (1:8 a 1:20).
- Ajustes conforme período do dia:
- Café da manhã: relação mais alta (1:8 a 1:12).
- Almoço: relação intermediária (1:12 a 1:15).
- Jantar: relação mais baixa (1:15 a 1:20).

Fatores de correção do índice glicêmico:

- IG alto (> 70): aumentar insulina em 10 a 20%.
- IG médio (55 a 70): manter relação padrão.
- IG baixo (< 55): reduzir insulina em 10 a 15%.

Ajustes para combinações alimentares:

- Proteína + carboidrato: adicionar 30 a 50% da insulina após 2 a 3 horas.
- Gordura + carboidrato: estender *bolus* por 2 a 4 horas.
- Fibras > 10 g: reduzir carboidratos contados em 50% das fibras.

Tecnologia integrada

Sistemas de *loop* híbrido:

- Ajuste de alvos glicêmicos: 100 a 120 mg/dL.
- Configuração de absorção de carboidratos: rápida, média, lenta.
- Uso de *bolus* estendido para refeições mistas.
- Monitoramento de tendências glicêmicas.

Aplicativos de contagem:

- Registro fotográfico de refeições.
- Banco de dados personalizado.
- Histórico de relações insulina:carboidrato.
- Integração com CGM e bomba de insulina.

Diabetes gestacional: protocolo nutricional especializado

Metas glicêmicas rigorosas:

- Jejum: < 95 mg/dL.
- 1h pós-prandial: < 140 mg/dL.
- 2h pós-prandial: < 120 mg/dL.
- HbA1c: < 6,0% (se possível, sem hipoglicemias).

O Quadro 20 apresenta o protocolo nutricional para diabetes gestacional, de acordo com o trimestre.

Quadro 20 Protocolo nutricional por trimestre

Segundo trimestre (14 a 27 semanas)
Calorias: peso pré-gestacional + 340 kcal/dia
Carboidratos: 40 a 45% (175 a 210 g/dia)
Proteínas: 25 a 30% (1,2 a 1,5 g/kg peso pré-gestacional)
Gorduras: 25 a 30% (ênfase em ômega-3)
Ganho de peso: 300 a 500 g/semana
Terceiro trimestre (28 a 40 semanas)
Calorias: peso pré-gestacional + 450 kcal/dia
Carboidratos: manter 40 a 45%
Proteínas: aumentar para 1,5 a 1,8 g/kg
Suplementação: ferro (27 mg/dia), ácido fólico (600 mcg/dia)
Ganho de peso: 300 a 500 g/semana

Idosos com diabetes: abordagem geriátrica

Considerações especiais:

- Metas glicêmicas flexíveis: HbA1c 7,5 a 8,5% (conforme expectativa de vida).
- Prevenção de sarcopenia: prioridade na ingestão proteica.
- Polifarmácia: atenção às interações medicamentosas.
- Função cognitiva: simplificação do plano alimentar.

O Quadro 21 apresenta o protocolo nutricional para pacientes geriátricos com diabetes.

Quadro 21 Protocolo nutricional geriátrico

Avaliação inicial
Miniavaliação nutricional (MAN)
Avaliação da força de preensão palmar
Teste de velocidade de marcha
Avaliação cognitiva (MEEM)
Prescrição nutricional
Proteínas: 1,2 a 1,5 g/kg/dia (distribuição: 25 a 30 g por refeição)
Calorias: 25 a 30 kcal/kg/dia (ajustar conforme atividade)
Hidratação: 30 mL/kg/dia + perdas
Textura: adaptada, conforme a capacidade de deglutição
Suplementação geriátrica
Vitamina B12: 1.000 mcg/dia (absorção reduzida)
Vitamina D3: 2.000 a 4.000 UI/dia
Cálcio: 1.200 mg/dia (mulheres pós-menopausa)
Proteína em pó: 20 a 30 g/dia, se ingestão inadequada

Pacientes com complicações diabéticas

Os protocolos nutricionais para pacientes com nefropatia diabética, retinopatia diabética e neuropatia diabética estão descritos nos Quadros 22 a 24.

Quadro 22 Nefropatia diabética

Estágios 1 a 2 (TFG > 60 mL/min/1,73m^2)
Proteínas: 0,8 a 1,0 g/kg/dia
Sódio: < 2.300 mg/dia
Potássio: sem restrição, se função renal normal
Fósforo: sem restrição

(*continua*)

Quadro 22 (*continuação*) Nefropatia diabética

Estágios 3 a 4 (TFG 15 a 59 mL/min/1,73m²)
Proteínas: 0,6 a 0,8 g/kg/dia (alto valor biológico)
Sódio: < 2.000 mg/dia
Potássio: 2.000 a 3.000 mg/dia
Fósforo: 800 a 1.000 mg/dia
Estágio 5 (TFG < 15 mL/min/1,73m²)
Proteínas: 0,6 g/kg/dia + perdas na diálise
Sódio: < 2.000 mg/dia
Potássio: 1.500 a 2.700 mg/dia
Fósforo: 600 a 800 mg/dia
Líquidos: conforme débito urinário

TFG: taxa de filtração glomerular.

Quadro 23 Retinopatia diabética

Suplementação específica
Luteína: 10 a 20 mg/dia
Zeaxantina: 2 a 4 mg/dia
Vitamina C: 500 a 1.000 mg/dia
Vitamina E: 400 UI/dia
Zinco: 15 a 25 mg/dia
Ômega-3: 2 a 3 g/dia EPA+DHA
Alimentos ricos em antioxidantes
Vegetais folhosos verde-escuros: 2 a 3 porções/dia
Frutas vermelhas: 1 a 2 porções/dia
Peixes gordurosos: 3 a 4 porções/semana
Nozes e sementes: 30 g/dia

DHA: ácido docosaexaenoico; EPA: ácido eicosapentaenoico.

Quadro 24 Neuropatia diabética

Suplementação neuroprotetora
Ácido alfalipoico: 600 a 800 mg/dia
Vitaminas do complexo B: doses terapêuticas
B1 (tiamina): 100 a 300 mg/dia
B6 (piridoxina): 50 a 100 mg/dia
B12 (cobalamina): 1.000 a 2.000 mcg/dia
Acetil-L-carnitina: 2 a 3 g/dia
Inositol: 2 a 4 g/dia

NUTROLOGIA DE PRECISÃO E MEDICINA PERSONALIZADA

Nutrigenômica aplicada ao diabetes

A nutrigenômica representa a fronteira mais avançada da nutroterapia personalizada, investigando como variações genéticas individuais influenciam a resposta aos nutrientes e padrões alimentares[31]. No contexto do diabetes, polimorfismos específicos (Quadro 25) podem determinar a eficácia de diferentes estratégias nutricionais, permitindo prescrições verdadeiramente personalizadas (Quadro 26).

Quadro 25 Polimorfismos relevantes na nutroterapia do diabetes

Gene *transcription factor 7-like 2* (TCF7L2)
Variante rs7903146: associada a maior risco de DM2 e menor resposta à insulina
Implicações nutricionais: indivíduos com genótipo TT respondem melhor a dietas com baixo índice glicêmico
Recomendação: carboidratos < 45% das calorias, ênfase em grãos integrais e leguminosas
Gene *peroxisome proliferator-activated receptor gamma* (PPARG)
Variante rs1801282: influencia a sensibilidade à insulina e o metabolismo lipídico
Implicações nutricionais: portadores do alelo G respondem melhor a dietas ricas em gorduras monoinsaturadas
Recomendação: 15 a 20% das calorias de gorduras monoinsaturadas (azeite, abacate, oleaginosas)
Gene *fat mass and obesity-associated* (FTO)
Variante rs9939609: associada a maior risco de obesidade e diabetes
Implicações nutricionais: portadores do alelo A têm menor saciedade e maior tendência ao ganho de peso
Recomendação: dietas hipocalóricas mais rigorosas, maior frequência de refeições, ênfase em proteínas
Gene *apolipoprotein E* (APOE)
Variantes ε2, ε3, ε4: influenciam o metabolismo lipídico e resposta a gorduras dietéticas
Implicações nutricionais: • APOE4: maior sensibilidade a gorduras saturadas • APOE2: melhor tolerância a gorduras, risco de hipertrigliceridemia

Quadro 26 Protocolo de nutrigenômica clínica

Fase 1 – Coleta e análise genética
Coleta de saliva ou sangue para extração de DNA
Análise de painel de SNP relevantes para metabolismo
Interpretação por geneticista ou nutrólogo especializado
Fase 2 – Prescrição personalizada
Desenvolvimento de plano nutricional baseado no perfil genético

(continua)

Quadro 26 (*continuação*) Protocolo de nutrigenômica clínica

Ajuste de macronutrientes conforme variantes identificadas
Seleção de alimentos funcionais específicos
Fase 3 – Monitoramento e ajustes
Avaliação da resposta individual às recomendações
Ajustes baseados em biomarcadores e evolução clínica
Reavaliação periódica do protocolo

DNA: ácido desoxirribonucleico; SNP: polimorfismo de nucleotídeo único.

Predição da resposta glicêmica individual

A predição da resposta glicêmica individual representa uma das aplicações mais promissoras da nutrologia de precisão[31]. O algoritmo utilizado para a previsão glicêmica está descrito no Quadro 27, enquanto o Quadro 28 apresenta a maneira de implementá-la clinicamente. Estudos pioneiros demonstraram que a mesma refeição pode gerar respostas glicêmicas drasticamente diferentes entre indivíduos, e que fatores como microbiota intestinal, antropometria e dados clínicos podem predizer essas respostas com precisão de 68 a 70%[31].

Quadro 27 Algoritmo de predição glicêmica

Variáveis de entrada
Antropométricas: idade, sexo, peso, altura, IMC, circunferência abdominal
Clínicas: HbA1c, glicemia de jejum, perfil lipídico, pressão arterial
Microbiota: análise de 16S rRNA das principais espécies bacterianas
Comportamentais: padrão de sono, atividade física, estresse
Alimentares: composição da refeição, *timing*, refeições prévias
Processamento por *machine learning*
Algoritmos de *gradient boosting* (XGBoost)
Redes neurais profundas para padrões complexos
Validação cruzada com dados de CGM
Atualização contínua com novos dados
Saídas personalizadas
Predição da curva glicêmica pós-prandial
Recomendações de porções individualizadas
Sugestões de combinações alimentares otimizadas
Timing ideal para refeições e exercícios

CGM: monitoramento contínuo de glicose; HbA1c: hemoglobina glicada; IMC: índice de massa corporal; rRNA: ácido ribonucleico ribossômico.

Quadro 28 Implementação clínica

Aplicativo móvel personalizado
Interface para registro de refeições (foto + descrição)
Integração com CGM para *feedback* em tempo real
Recomendações dinâmicas baseadas no histórico individual
Gamificação para aumentar adesão
***Dashboard* profissional**
Visualização de padrões glicêmicos do paciente
Análise de tendências e variabilidade
Sugestões de ajustes terapêuticos
Relatórios para consultas médicas

CGM: monitoramento contínuo de glicose.

Cronobiologia nutricional personalizada

A cronobiologia nutricional investiga como o *timing* das refeições interage com os ritmos circadianos individuais para otimizar o metabolismo (Quadros 29 e 30)[30]. Variações genéticas em genes do relógio biológico (CLOCK, BMAL1, PER1-3, CRY1-2) influenciam o metabolismo da glicose e a resposta aos nutrientes ao longo do dia.

Quadro 29 Cronotipos e estratégias nutricionais

Cronotipo matutino ("cotovias")
Características: acordam cedo, pico de energia pela manhã
Metabolismo: melhor tolerância à glicose pela manhã
Estratégia nutricional: • Café da manhã abundante (40% das calorias diárias) • Almoço moderado (35% das calorias) • Jantar leve (25% das calorias) • Jantar até 19h00
Cronotipo vespertino ("corujas")
Características: acordam tarde, pico de energia à noite
Metabolismo: melhor tolerância à glicose à tarde/noite
Estratégia nutricional: • Café da manhã leve (25% das calorias) • Almoço moderado (35% das calorias) • Jantar abundante (40% das calorias) • Possibilidade de lanche noturno

(continua)

Quadro 29 (*continuação*) Cronotipos e estratégias nutricionais

Cronotipo intermediário
Características: flexibilidade nos horários
Estratégia nutricional: • Distribuição equilibrada (30-35-35%) • Adaptação conforme rotina de trabalho • Foco na regularidade dos horários

Quadro 30 Protocolo de cronobiologia personalizada

Avaliação do cronotipo
Questionário de matutinidade-vespertinidade (MEQ)
Análise de polimorfismos em genes do relógio
Monitoramento de cortisol salivar (4 pontos)
Registro de padrões de sono por 2 semanas
Prescrição cronobiológica
Horários otimizados para refeições principais
Distribuição calórica personalizada
Timing de suplementação (p. ex., melatonina, magnésio)
Estratégias de *light therapy*, se necessário

Inteligência artificial na nutroterapia

Os Quadros 31 e 32 apresentam maneiras de utilizar a inteligência artificial na nutroterapia.

Quadro 31 Sistemas de recomendação inteligente

Processamento de linguagem natural (NLP)
Análise de registros alimentares em texto livre
Extração automática de informações nutricionais
Identificação de padrões alimentares problemáticos
Sugestões de substituições saudáveis
Visão computacional
Reconhecimento automático de alimentos em fotos
Estimativa de porções por meio de análise de imagem
Cálculo nutricional automatizado
Detecção de alimentos não recomendados
Aprendizado por reforço
Otimização contínua das recomendações

(*continua*)

Quadro 31 (*continuação*) Sistemas de recomendação inteligente

Adaptação baseada no *feedback* do usuário
Personalização crescente com o uso
Predição de adesão às recomendações

Quadro 32 Plataforma integrada de nutroterapia

Módulo do paciente
Registro simplificado de refeições
Feedback imediato sobre escolhas alimentares
Gamificação com metas personalizadas
Comunidade virtual para suporte
Módulo profissional
Dashboard com métricas de todos os pacientes
Alertas automáticos para desvios importantes
Relatórios automatizados para consultas
Análise preditiva de riscos
Módulo de pesquisa
Coleta anonimizada de dados para pesquisa
Identificação de novos padrões e associações
Validação de algoritmos preditivos
Contribuição para medicina baseada em evidências

PERSPECTIVAS

A nutrologia representa o pilar central sobre o qual se constroem a prevenção e o controle eficazes do DM[14]. A história natural da doença nos ensina que, embora a predisposição genética estabeleça a suscetibilidade, são os fatores ambientais – primariamente a dieta e o estilo de vida – que determinam se essa predisposição se manifestará como doença clínica[16]. A ciência moderna confirma que a intervenção nutricional precoce, intensiva e personalizada não apenas gerencia a glicemia, mas pode reverter o pré-diabetes e até mesmo induzir a remissão do DM2[11].

Síntese dos avanços científicos

A evolução da nutroterapia do diabetes reflete o amadurecimento científico da área, passando de abordagens prescritivas rígidas para estratégias personalizadas e centradas no paciente[28]. O foco mudou da simples restrição calórica para a adoção de padrões alimentares saudáveis, sustentáveis e culturalmente apropriados[32]. A integração de tecnologias digitais, biomarcadores e dados genômicos promete revolucionar ainda mais a prática clínica, permitindo intervenções cada vez mais precisas e eficazes[31,33].

O entendimento aprofundado do elo fisiopatológico entre obesidade e diabetes, mediado pela resistência à insulina, inflamação crônica, disfunção mitocondrial e disbiose intestinal, fornece múltiplos alvos terapêuticos para intervenções nutricionais[17,21]. A descoberta do papel central do tecido adiposo como órgão endócrino disfuncional revolucionou a compreensão da patogênese do diabetes e abriu novas perspectivas terapêuticas[17].

Impacto clínico e socioeconômico

O impacto da nutroprevenção e nutroterapia transcende o controle glicêmico, abrangendo a prevenção de complicações cardiovasculares, a melhora da qualidade de vida e a redução dos custos socioeconômicos associados ao diabetes[7]. A evidência científica robusta disponível hoje não deixa dúvidas sobre a eficácia das intervenções nutricionais, estabelecendo-as como tratamento de primeira linha tanto na prevenção quanto no manejo do diabetes[9,28].

As descobertas recentes sobre o papel da microbiota intestinal[21,22], a eficácia da cirurgia bariátrica na remissão do diabetes[35,36] e o potencial das tecnologias de monitoramento contínuo[33,34] abrem novas perspectivas para o tratamento personalizado e mais eficaz do diabetes. A integração sinérgica entre a ciência nutricional baseada em evidências, a prática clínica individualizada e a promoção de um estilo de vida saudável são a chave para mudar a trajetória dessa epidemia global[16].

Desafios e oportunidades

Apesar dos avanços significativos, persistem desafios importantes na implementação da nutroterapia personalizada. A complexidade das interações gene-ambiente, a variabilidade individual na resposta aos nutrientes e a necessidade de mudanças comportamentais sustentadas representam obstáculos que devem ser superados por meio de abordagens multidisciplinares e tecnologias inovadoras.

A democratização do acesso às tecnologias de precisão, como análises genômicas e monitoramento contínuo de glicose, será crucial para expandir os benefícios da nutroterapia personalizada para populações mais amplas. O desenvolvimento de algoritmos de inteligência artificial mais sofisticados e a integração de dados de múltiplas fontes (genômica, microbioma e metabolômica) prometem tornar as recomendações nutricionais ainda mais precisas e eficazes.

Direções futuras

O futuro da nutrologia no diabetes é promissor, com perspectivas de intervenções cada vez mais personalizadas, tecnologicamente avançadas e eficazes[31]. A educação continuada dos profissionais de saúde, o investimento em pesquisa e o desenvolvimento de políticas públicas que promovam ambientes alimentares saudáveis são fundamentais para maximizar o potencial transformador da nutrologia na luta contra o diabetes e suas complicações[7].

A integração da nutrigenômica, metabolômica e análise da microbiota em plataformas clínicas acessíveis permitirá prescrições nutricionais verdadeiramente personalizadas. O desenvolvimento de biomarcadores preditivos de resposta terapêutica facilitará a seleção das estratégias mais eficazes para cada indivíduo, otimizando resultados e reduzindo custos.

A telemedicina e as plataformas digitais de saúde continuarão expandindo o acesso aos cuidados especializados, particularmente importante em regiões com escassez de profissionais qualificados. A gamificação e as tecnologias de mudança comportamental tornarão as intervenções mais envolventes e sustentáveis a longo prazo.

CONSIDERAÇÕES FINAIS

A evidência científica atual, representada pelas 60 referências de alta qualidade incluídas neste capítulo, fornece uma base sólida para a implementação de estratégias nutropreventivas e nutroterapêuticas eficazes na prática clínica contemporânea[58-60]. A nutrologia não é apenas uma ferramenta terapêutica, mas, sim, a chave para a transformação do paradigma de cuidados em diabetes, movendo-se de um modelo reativo centrado na doença para um modelo proativo centrado na saúde e prevenção.

O desafio atual é traduzir esse conhecimento científico em práticas clínicas acessíveis, sustentáveis e culturalmente apropriadas. A colaboração entre pesquisadores, clínicos, tecnólogos e formuladores de políticas será essencial para realizar o potencial completo da nutrologia na erradicação da epidemia de diabetes que assola a sociedade.

A jornada rumo à medicina nutricional de precisão está apenas começando, mas os fundamentos científicos sólidos e as tecnologias emergentes nos permitem vislumbrar um futuro em que cada indivíduo receberá recomendações nutricionais otimizadas para seu perfil único, maximizando os benefícios terapêuticos e minimizando os riscos. Esse é o futuro da nutrologia no diabetes – personalizado, preciso e profundamente transformador.

REFERÊNCIAS BIBLIOGRÁFICAS

1. Lawrence JM, Divers J, Isom S, Saydah S, Imperatore G, Pihoker C, et al.; SEARCH for Diabetes in Youth Study Group. Trends in Prevalence of Type 1 and Type 2 Diabetes in Children and Adolescents in the US, 2001-2017. JAMA. 2021 Aug 24;326(8):717-27.
2. GBD 2021 Diabetes Collaborators. Global, regional, and national burden of diabetes from 1990 to 2021, with projections of prevalence to 2050: a systematic analysis for the Global Burden of Disease Study 2021. Lancet. 2023 Jul 15;402(10397):203-34.
3. World Health Organization. Obesity and overweight [Internet]. 2024 [cited 2025 Jul 25]. Available at: https://www.who.int/news-room/fact-sheets/detail/obesity-and-overweight.

4. Malta DC, Bernal RTI, Sá ACMGN, Silva TMR, Iser BPM, Duncan BB, et al. Diabetes autorreferido e fatores associados na população adulta brasileira: Pesquisa Nacional de Saúde, 2019. Cien Saude Colet. 2022 Jul;27(7):2643-53.
5. Bhupathiraju SN, Hu FB. Epidemiology of Obesity and Diabetes and Their Cardiovascular Complications. Circ Res. 2016 May 27;118(11):1723-35.
6. GBD 2015 Obesity Collaborators; Afshin A, Forouzanfar MH, Reitsma MB, Sur P, Estep K, Lee A, et al. Health Effects of Overweight and Obesity in 195 Countries over 25 Years. N Engl J Med. 2017 Jul 6;377(1):13-27.
7. Zheng Y, Ley SH, Hu FB. Global aetiology and epidemiology of type 2 diabetes mellitus and its complications. Nat Rev Endocrinol. 2018 Feb;14(2):88-98.
8. Bommer C, Sagalova V, Heesemann E, Manne-Goehler J, Atun R, Bärnighausen T, et al. Global Economic Burden of Diabetes in Adults: Projections From 2015 to 2030. Diabetes Care. 2018 May;41(5):963-70.
9. Knowler WC, Barrett-Connor E, Fowler SE, Hamman RF, Lachin JM, Walker EA, et al.; Diabetes Prevention Program Research Group. Reduction in the incidence of type 2 diabetes with lifestyle intervention or metformin. N Engl J Med. 2002 Feb 7;346(6):393-403.
10. Hu FB. Globalization of diabetes: the role of diet, lifestyle, and genes. Diabetes Care. 2011;34(6):1249-57.
11. Lean ME, Leslie WS, Barnes AC, Brosnahan N, Thom G, McCombie L, et al. Primary care-led weight management for remission of type 2 diabetes (DiRECT): an open-label, cluster-randomised trial. Lancet. 2018 Feb 10;391(10120):541-551.
12. Galicia-Garcia U, Benito-Vicente A, Jebari S, Larrea-Sebal A, Siddiqi H, Uribe KB, et al. Pathophysiology of Type 2 Diabetes Mellitus. Int J Mol Sci. 2020;21(17):6275.
13. Kahn SE, Cooper ME, Del Prato S. Pathophysiology and treatment of type 2 diabetes: perspectives on the past, present, and future. Lancet. 2014 Mar 22;383(9922):1068-83.
14. Taylor R. Type 2 diabetes: etiology and reversibility. Diabetes Care. 2013 Apr;36(4):1047-55.
15. Petersen MC, Shulman GI. Mechanisms of Insulin Action and Insulin Resistance. Physiol Rev. 2018;98(4):2133-223.
16. Roden M, Shulman GI. The integrative biology of type 2 diabetes. Nature. 2019 Dec;576(7785):51-60.
17. Tabák AG, Herder C, Rathmann W, Brunner EJ, Kivimäki M. Prediabetes: a high-risk state for diabetes development. Lancet. 2012 Jun 16;379(9833):2279-90.
18. American Diabetes Association Professional Practice Committee. 2. Diagnosis and Classification of Diabetes: Standards of Care in Diabetes-2024. Diabetes Care. 2024 Jan 1;47(Suppl 1):S20-S42.
19. Poitout V, Robertson RP. Glucolipotoxicity: fuel excess and beta-cell dysfunction. Endocr Rev. 2008 May;29(3):351-66.
20. Gurung M, Li Z, You H, Rodrigues R, Jump DB, Morgun A, et al. Role of gut microbiota in type 2 diabetes pathophysiology. EBioMedicine. 2020 Jan;51:102590.
21. Esser N, Legrand-Poels S, Piette J, Scheen AJ, Paquot N. Inflammation as a link between obesity, metabolic syndrome and type 2 diabetes. Diabetes Res Clin Pract. 2014 Aug;105(2):141-50.
22. Cani PD, Amar J, Iglesias MA, Poggi M, Knauf C, Bastelica D, et al. Diabetes. 2007 Jul;56(7):1761-72.
23. Qin J, Li Y, Cai Z, Li S, Zhu J, Zhang F, et al. A metagenome-wide association study of gut microbiota in type 2 diabetes. Nature. 2012 Oct 4;490(7418):55-60.
24. Wu Z, Gong C, Wang B. The relationship between dietary index for gut microbiota and diabetes. Sci Rep. 2025 Feb 20;15(1):6234.
25. Uusitupa M, Khan TA, Viguiliouk E, Kahleova H, Rivellese AA, Hermansen K, et al. Prevention of Type 2 Diabetes by Lifestyle Changes: A Systematic Review and Meta-Analysis. Nutrients. 2019 Nov 1;11(11):2611.

26. Diabetes Prevention Program Research Group. Long-term effects of lifestyle intervention or metformin on diabetes development and microvascular complications over 15-year follow-up: the Diabetes Prevention Program Outcomes Study. Lancet Diabetes Endocrinol. 2015 Nov;3(11):866-75.
27. Chai X, Wang Y, Yin X, Gong Q, Zhang J, Shao R, et al. Effects of lifestyle interventions on the prevention of type 2 diabetes and reversion to normoglycemia by prediabetes phenotype: A systematic review and meta-analysis of randomized controlled trials. Diabetes Metab Syndr. 2025 Jan;19(1):103184.
28. Wang Y, Chai X, Wang Y, Yin X, Huang X, Gong Q, et al. Effectiveness of Different Intervention Modes in Lifestyle Intervention for the Prevention of Type 2 Diabetes and the Reversion to Normoglycemia in Adults With Prediabetes: Systematic Review and Meta-Analysis of Randomized Controlled Trials. J Med Internet Res. 2025 Jan 29;27:e63975.
29. Patel R, Sina RE, Keyes D. Modificação do Estilo de Vida para Prevenção de Diabetes e Doenças Cardíacas. [Updated 2024 Feb 12]. In: StatPearls [Internet]. Treasure Island (FL): StatPearls Publishing; 2025 Jan- [cited 2025 Aug 9]. Available from: https://www.ncbi.nlm.nih.gov/books/NBK585052/.
30. Defronzo RA. Banting Lecture. From the triumvirate to the ominous octet: a new paradigm for the treatment of type 2 diabetes mellitus. Diabetes. 2009 Apr;58(4):773-95.
31. American Diabetes Association Professional Practice Committee. 5. Facilitating Positive Health Behaviors and Well-being to Improve Health Outcomes: Standards of Care in Diabetes—2024. Diabetes Care. 2024;47(Suppl 1):S86-S102.
32. Kaushik A, Rekhi TK, Puri S, Tandon N. Nutritional Guidelines for Patients with Type 1 Diabetes Mellitus and its Adherence- A Narrative Review. Indian J Endocrinol Metab. 2024 Sep-Oct;28(5):461-9.
33. Basiri R, Rajanala Y. Effects of Individualized Nutrition Therapy and Continuous Glucose Monitoring on Dietary and Sleep Quality in Individuals with Prediabetes and Overweight or Obesity. Nutrients. 2025 Apr 30;17(9):1507.
34. Ley SH, Hamdy O, Mohan V, Hu FB. Prevention and management of type 2 diabetes: dietary components and nutritional strategies. Lancet. 2014 Jun 7;383(9933):1999-2007.
35. Varady KA, Cienfuegos S, Ezpeleta M, Gabel K. Clinical application of intermittent fasting for weight loss: progress and future directions. Nat Rev Endocrinol. 2022 May;18(5):309-21.
36. Machado JLP, Schaan AP, Mamede I, Fernandes GR. Gut microbiota and type 2 diabetes associations: a meta-analysis of 16S studies and their methodological challenges. Front Microbiomes. 2025 Mar 6;4:1506387.
37. Laudisi F, Stolfi C, Monteleone G. Impact of Food Additives on Gut Homeostasis. Nutrients. 2019 Oct 1;11(10):2334.
38. Zeevi D, Korem T, Zmora N, Israeli D, Rothschild D, Weinberger A, et al. Personalized nutrition by prediction of glycemic responses. Cell. 2015 Nov 19;163(5):1079-94.
39. Soliman AR, Magd Eldin Saleem H, El Meligi AAH, Naguib M, Sobh Mohamed R, Abdelaziz GR, et al. Metabolic/bariatric surgery optimization: a position statement by Arabic association for the study of diabetes and metabolism (AASD). Diabetol Metab Syndr. 2025 Jan 29;17(1):37.
40. Donath MY, Shoelson SE. Type 2 diabetes as an inflammatory disease. Nat Rev Immunol. 2011 Feb;11(2):98-107.
41. Tuomilehto J, Lindström J, Eriksson JG, Valle TT, Hämäläinen H, Ilanne-Parikka P, et al.; Finnish Diabetes Prevention Study Group. Prevention of type 2 diabetes mellitus by changes in lifestyle among subjects with impaired glucose tolerance. N Engl J Med. 2001 May 3;344(18):1343-50.
42. Estruch R, Ros E, Salas-Salvadó J, Covas MI, Corella D, Arós F, et al.; PREDIMED Study Investigators. Primary Prevention of Cardiovascular Disease with a Mediterranean Diet Supplemented with Extra-Virgin Olive Oil or Nuts. N Engl J Med. 2018 Jun 21;378(25):e34.

43. Satija A, Bhupathiraju SN, Rimm EB, Spiegelman D, Chiuve SE, Borgi L, et al. Plant-Based Dietary Patterns and Incidence of Type 2 Diabetes in US Men and Women: Results from Three Prospective Cohort Studies. PLoS Med. 2016 Jun 14;13(6):e1002039.
44. Marques-Vidal P, Tsampasian V, Cassidy A, Biondi-Zoccai G, Chrysohoou C, Koskinas K, et al. Diet and nutrition in cardiovascular disease prevention: a scientific statement of the European Association of Preventive Cardiology and the Association of Cardiovascular Nursing & Allied Professions of the European Society of Cardiology. Eur J Prev Cardiol. 2025 Jun 12:zwaf310.
45. Cao Y, Shrestha A, Janiczak A, Li X, Lu Y, Haregu T. Lifestyle Intervention in Reducing Insulin Resistance and Preventing type 2 Diabetes in Asia Pacific Region: A Systematic Review and Meta-Analysis. Curr Diab Rep. 2024 Sep;24(9):207-15.
46. Bracco PA, Reichelt AJ, Alves LF, Vidor PR, Oppermann MLR, Duncan BB, et al. Lifestyle intervention to prevent type 2 diabetes after a pregnancy complicated by gestational diabetes mellitus: a systematic review and meta-analysis update. Diabetol Metab Syndr. 2025 Feb 21;17(1):66.
47. Evert AB, Dennison M, Gardner CD, Garvey WT, Lau KHK, MacLeod J, et al. Nutrition Therapy for Adults With Diabetes or Prediabetes: A Consensus Report. Diabetes Care. 2019 May;42(5):731-54.
48. American Diabetes Association Professional Practice Committee. 8. Obesity and Weight Management for the Prevention and Treatment of Type 2 Diabetes: Standards of Care in Diabetes—2024. Diabetes Care. 2024;47(Suppl 1):S128-S144.
49. Marin Sánchez A, Restrepo Erazo K, Palacios Bayona K, Veloza Naranjo A, Mora Thiriez S, Valencia LM, et al. Expert consensus on medical nutrition therapy for people with type 2 diabetes. Rev Colomb Endocrinol Diabetes Metab. 2025;12(2):e929.
50. Basiri R, Cheskin LJ. Enhancing the Impact of Individualized Nutrition Therapy with Real-Time Continuous Glucose Monitoring Feedback in Overweight and Obese Individuals with Prediabetes. Nutrients. 2024 Nov 22;16(23):4005.
51. Miller EM. Using Continuous Glucose Monitoring in Clinical Practice. Clin Diabetes. 2020 Dec;38(5):429-38.
52. Chong S, Lin M, Chong D, Jensen S, Lau NS. A systematic review on gut microbiota in type 2 diabetes mellitus. Front Endocrinol (Lausanne). 2025 Jan 17;15:1486793.
53. Colberg SR, Sigal RJ, Yardley JE, Riddell MC, Dunstan DW, Dempsey PC, et al. Physical activity/exercise and diabetes: a position statement of the American Diabetes Association. Diabetes Care. 2016 Nov;39(11):2065-79.
54. Xiao H, Du Y, Tan Y, Ren Y. Prognosticating post-bariatric surgery outcomes and management of postoperative recurrent weight gain and diabetes recurrence. Front Nutr. 2024 Dec 23;11:1510403.
55. Stenberg E, Ottosson J, Cao Y, Sundbom M, Näslund E. Cardiovascular and diabetes outcomes among patients with obesity and type 2 diabetes after metabolic bariatric surgery or glucagon-like peptide 1 receptor agonist treatment. Br J Surg. 2024 Aug 30;111(9):znae221.
56. Mohamed AM, Aljabal H, Alalawi AS, Al-Nooh N. The Impact of Bariatric Surgery on Type 2 Diabetes Mellitus Remission: A Systematic Review. Cureus. 2024 Nov 29;16(11):e74755.
57. Sadeghi S, Hosseinpanah F, Khalaj A, Ebadinejad A, Mahdavi M, Valizadeh M, et al. Remission and relapse of diabetes after sleeve gastrectomy and one-anastomosis gastric bypass: The Tehran Obesity Treatment Study. Diabetes Obes Metab. 2024 Dec;26(12):6007-15.
58. American Society for Metabolic and Bariatric Surgery. Clinical Practice Guidelines for Metabolic and Bariatric Surgery: 2024 Update. Surg Obes Relat Dis. 2024;20(6):567-89.

59. Franz MJ, MacLeod J, Evert A, Brown C, Gradwell E, Handu D, et al. Academy of Nutrition and Dietetics Nutrition Practice Guideline for Type 1 and Type 2 Diabetes in Adults: Systematic Review of Evidence for Medical Nutrition Therapy Effectiveness and Recommendations for Integration into the Nutrition Care Process. J Acad Nutr Diet. 2017 Oct;117(10):1659-79.
60. Wheeler ML, Dunbar SA, Jaacks LM, Karmally W, Mayer-Davis EJ, Wylie-Rosett J, et al. Macronutrients, food groups, and eating patterns in the management of diabetes: a systematic review of the literature, 2010. Diabetes Care. 2012 Feb;35(2):434-45.

40

Nutrologia e doenças autoimunes

Aline Rodrigues Zanetta
Aritana Alves
Célia Regina Nogueira
Durval Ribas-Filho
Edvaldo Guimarães Júnior
Renan Canale Peres Montanher

INTRODUÇÃO

As doenças autoimunes representam um grupo heterogêneo de condições caracterizadas pela perda da tolerância imunológica, resultando em respostas imunes direcionadas contra tecidos e órgãos próprios do organismo[1]. Essas condições afetam aproximadamente 5 a 8% da população mundial, com maior prevalência em mulheres, especialmente durante o período reprodutivo[2].

A etiologia das doenças autoimunes é reconhecidamente multifatorial, envolvendo uma complexa interação entre predisposição genética, fatores ambientais e aspectos relacionados ao estilo de vida e à nutrição[3]. Entre os fatores ambientais, a dieta e o estado nutricional emergem como elementos de considerável interesse, dada sua capacidade de modular a resposta imunológica, influenciar processos inflamatórios e oxidativos, além de afetar a integridade da barreira intestinal e a composição da microbiota.

O aumento na incidência de certas doenças autoimunes globalmente sugere a participação de fatores ambientais na sua patogênese[4]. Uma hipótese relevante na inter-relação entre dieta e autoimunidade é a do "intestino permeável" (*leaky gut*). Essa teoria sugere que o aumento da permeabilidade intestinal pode facilitar a translocação de substâncias que, ao atingirem a circulação sistêmica ou a lâmina própria, desencadeiam respostas imunes inadequadas em indivíduos geneticamente suscetíveis, contribuindo assim para o desenvolvimento ou exacerbação de doenças autoimunes.

Este capítulo abordará as principais doenças autoimunes que apresentam relevância nutrológica significativa, explorando como a nutrição pode influenciar a patogênese e o manejo clínico da artrite reumatoide (AR), lúpus eritematoso sistêmico (LES), tireoidite de Hashimoto (TH), doença celíaca, doenças inflamatórias intestinais (DII), psoríase e espondiloartrites[5]. A abordagem nutrológica não deve ser vista como substituta das terapias convencionais, mas, sim, como uma estratégia complementar que pode potencializar os benefícios do tratamento médico.

FISIOPATOLOGIA DAS DOENÇAS AUTOIMUNES

Bases imunológicas da autoimunidade

O sistema imune possui mecanismos sofisticados para distinguir entre componentes próprios (*self*) e estranhos (*non-self*), mantendo a tolerância imunológica aos tecidos do próprio organismo[6]. A quebra dessa tolerância imunológica constitui o evento fundamental na patogênese das doenças autoimunes, resultando na ativação de linfócitos autorreativos e na produção de autoanticorpos direcionados contra antígenos próprios[7].

A tolerância imunológica é estabelecida por meio de dois mecanismos principais: tolerância central e periférica. A tolerância central ocorre durante o desenvolvimento dos linfócitos nos órgãos linfoides primários, quando células com alta afinidade para antígenos próprios são eliminadas por apoptose[8]. A tolerância periférica atua nos tecidos periféricos por meio de mecanismos como anergia clonal, deleção periférica e supressão ativa mediada por células T reguladoras (Tregs)[9].

A ativação aberrante de células T autorreativas representa um evento central na patogênese das doenças autoimunes[10]. Essas células podem ser ativadas por meio de diversos mecanismos, incluindo mimetismo molecular, em que antígenos microbianos compartilham similaridades estruturais com antígenos próprios, levando à ativação cruzada de linfócitos. O desequilíbrio entre diferentes subpopulações de células T *helper* também contribui para a patogênese das doenças autoimunes, com o predomínio de respostas Th1 e Th17 sobre respostas Th2 e células T reguladoras[11].

Papel da inflamação crônica de baixo grau

A inflamação crônica de baixo grau representa um estado inflamatório subclínico persistente que precede e acompanha o desenvolvimento das doenças autoimunes[12]. Diferentemente da inflamação aguda, que é uma resposta fisiológica benéfica a lesões ou infecções, a inflamação crônica é caracterizada por ativação sustentada de vias inflamatórias, produção contínua de mediadores pró-inflamatórios e falha na resolução do processo inflamatório.

Esse estado inflamatório crônico é mantido por diversos fatores, incluindo estresse oxidativo, disfunção mitocondrial, senescência celular e alterações na microbiota intestinal[13]. A produção excessiva de espécies reativas de oxigênio (ROS) e nitrogênio (RNS) contribui para o dano tecidual e perpetuação da inflamação pela ativação de vias de sinalização pró-inflamatórias, como fator nuclear kappa B (NF-κB) e NLRP3.

As citocinas pró-inflamatórias, particularmente as interleucinas (IL) – IL-1β, IL-6 – e o fator de necrose tumoral alfa (TNF-α), desempenham papel central na manutenção da inflamação crônica[14]. A IL-6, por exemplo, promove a diferenciação de células Th17 e inibe a geração de células T reguladoras, contribuindo para o desequilíbrio imunológico observado nas doenças autoimunes.

Alterações intestinais, disbiose e permeabilidade intestinal aumentada

O trato gastrointestinal desempenha um papel fundamental na homeostase imunológica, abrigando aproximadamente 70% das células imunes do organismo e mantendo um delicado equilíbrio entre tolerância aos antígenos alimentares e microbianos e proteção contra patógenos[15]. A barreira intestinal, composta pelo epitélio intestinal, muco, microbiota e sistema imune associado ao intestino (GALT), é crucial para a manutenção dessa homeostase.

A disbiose intestinal, definida como alterações na composição, diversidade e função da microbiota intestinal, tem sido consistentemente observada em pacientes com diversas doenças autoimunes[16]. Essas alterações incluem redução da diversidade microbiana, diminuição de bactérias benéficas produtoras de ácidos graxos de cadeia curta (como *Faecalibacterium prausnitzii* e *Bifidobacterium*) e aumento de microrganismos potencialmente patogênicos.

A microbiota intestinal influencia o desenvolvimento e função do sistema imune a partir de diversos mecanismos[17]. Metabólitos microbianos, particularmente os ácidos graxos de cadeia curta (AGCC), como butirato, propionato e acetato, exercem efeitos anti-inflamatórios e promovem a diferenciação de células T reguladoras[18]. A redução na produção desses metabólitos, observada na disbiose, pode contribuir para a perda da tolerância imunológica.

A permeabilidade intestinal aumentada, frequentemente denominada como *leaky gut*, representa outro aspecto crucial na patogênese das doenças autoimunes[19]. Essa condição é caracterizada pela disfunção das junções intercelulares do epitélio intestinal, permitindo a translocação de antígenos microbianos, toxinas e fragmentos alimentares para a circulação sistêmica. A proteína zonulina, reguladora das junções aderentes, tem papel central nesse processo e encontra-se elevada em diversas doenças autoimunes.

PRINCIPAIS DOENÇAS AUTOIMUNES COM RELEVÂNCIA NUTROLÓGICA

Artrite reumatoide

A AR é uma doença inflamatória crônica sistêmica que afeta de modo predominante as articulações sinoviais, levando à inflamação, dor, rigidez e, potencialmente, destruição articular com perda de função[20]. Sua incidência, prevalência e gravidade têm mostrado tendências ao longo do tempo, com as mulheres sendo desproporcionalmente afetadas pela artralgia crônica e artrite, apresentando razão de 3:1 em relação aos homens.

A fisiopatologia da AR envolve uma cascata inflamatória complexa iniciada pela ativação de células T CD4+ autorreativas na membrana sinovial[21]. Essas células promovem a diferenciação de células B em plasmócitos produtores de autoanticorpos, incluindo fator reumatoide (FR) e anticorpos contra peptídeos citrulinados cíclicos (anti-CCP). A presença desses autoanticorpos não apenas contribui para o dano articular, mas também serve como importante marcador diagnóstico e prognóstico.

A membrana sinovial inflamada na AR é caracterizada por hiperplasia, neoangiogênese e infiltração por células inflamatórias, incluindo macrófagos, linfócitos T e B, células dendríticas e neutrófilos[22]. Os macrófagos sinoviais desempenham papel central na patogênese, produzindo citocinas pró-inflamatórias, como TNF-α, IL-1β e IL-6, que perpetuam a inflamação e promovem a destruição tecidual.

O TNF-α representa uma citocina chave na patogênese da AR, promovendo a ativação de osteoclastos, estimulando a produção de metaloproteinases de matriz (MMP) e induzindo apoptose de condrócitos[23]. As células Th17, caracterizadas pela produção de IL-17, têm papel crucial na patogênese da AR, promovendo a produção de citocinas pró-inflamatórias, estimulando a osteoclastogênese e induzindo a produção de MMP.

Lúpus eritematoso sistêmico

O LES é uma doença autoimune crônica complexa e sistêmica, caracterizada pela presença de autoanticorpos e inflamação difusa que pode afetar múltiplos órgãos[24]. A prevalência do LES varia geograficamente, sendo mais comum em mulheres em idade reprodutiva, com razão de 9:1 em relação aos homens. Uma manifestação cutânea comum é a fotossensibilidade, que tem implicações importantes para o manejo nutricional.

A fisiopatologia do LES envolve múltiplas anormalidades do sistema imune, incluindo defeitos na apoptose celular, *clearance* inadequado de células apoptóticas e quebra da tolerância imunológica[25]. A exposição de antígenos nucleares durante a apoptose, combinada com deficiência nos mecanismos de *clearance*, resulta na apresentação desses antígenos ao sistema imune e subsequente produção de autoanticorpos.

Os autoanticorpos característicos do LES incluem anticorpos antinucleares (ANA), anti-DNA dupla fita, anti-Sm, anti-RNP, anti-Ro/SSA e anti-La/SSB[26]. Esses anticorpos formam complexos imunes que se depositam em diversos tecidos, ativando o complemento e desencadeando resposta inflamatória local. A nefrite lúpica, uma das manifestações mais graves da doença, resulta da deposição de complexos imunes nos glomérulos renais.

O sistema interferon tipo I desempenha papel central na patogênese do LES[27]. A ativação crônica dessa via, evidenciada pela "assinatura do interferon" observada em muitos pacientes, contribui para a quebra da tolerância imunológica, ativação de células dendríticas plasmocitoides e produção de autoanticorpos.

Tireoidite de Hashimoto

A TH é a causa mais comum de hipotireoidismo autoimune e uma das doenças autoimunes mais prevalentes[28]. Caracteriza-se pela infiltração linfocitária da glândula tireoide e pela presença de autoanticorpos contra antígenos tireoidianos, principalmente antiperoxidase tireoidiana (anti-TPO) e antitireoglobulina (anti-Tg). A prevalência da doença é significativamente maior em mulheres, com razão de 5-10:1, e aumenta com a idade.

Há uma forte associação entre a TH e outras doenças autoimunes, como a doença celíaca, gastrite atrófica crônica, síndrome de Sjögren e diabetes tipo 1, sugerindo a existência de mecanismos patogênicos comuns[29]. Essa associação tem implicações importantes para o manejo clínico e nutricional desses pacientes.

A fisiopatologia da TH envolve uma resposta imune mediada por células Th1 dirigida contra antígenos tireoidianos[30]. A infiltração linfocítica da tireoide é caracterizada pela presença de linfócitos T CD4+ e CD8+, células B, plasmócitos e macrófagos, resultando em destruição progressiva do parênquima tireoidiano. A formação de centros germinativos ectópicos na tireoide contribui para a produção local de autoanticorpos.

O estresse oxidativo desempenha papel importante na patogênese da TH[31]. A tireoide é particularmente suscetível ao dano oxidativo por causa da alta concentração de peróxido de hidrogênio necessária para a síntese hormonal. O desequilíbrio entre a produção de espécies reativas de oxigênio e os mecanismos antioxidantes pode contribuir para a destruição do tecido tireoidiano.

Doença celíaca

A doença celíaca é uma enteropatia autoimune crônica que afeta o intestino delgado em indivíduos geneticamente predispostos, caracterizada por uma resposta imune inapropriada à ingestão de glúten[32]. É uma doença comum, particularmente em indivíduos portadores do haplótipo HLA-DQ2, com prevalência mundial estimada em aproximadamente 1% da população. A ingestão de glúten leva a danos na mucosa do intestino delgado, resultando em má-absorção de nutrientes.

A predisposição genética para a doença celíaca está fortemente associada aos alelos HLA-DQ2 e HLA-DQ8, presentes em mais de 95% dos pacientes[33]. Esses alelos codificam moléculas HLA classe II que apresentam peptídeos de glúten deamidados pela transglutaminase tecidual (tTG) aos linfócitos T CD4+. A apresentação desses peptídeos resulta na ativação de células T específicas para glúten e subsequente resposta inflamatória.

A fisiopatologia da doença celíaca envolve tanto respostas imunes inatas quanto adaptativas[34]. A resposta inata é caracterizada pela produção de IL-15 pelos enterócitos em resposta ao glúten, levando à ativação de linfócitos intraepiteliais e células dendríticas. A resposta adaptativa envolve a ativação de células T CD4+ específicas para glúten na lâmina própria, resultando na produção de citocinas pró-inflamatórias como interferon-gama e IL-21.

A transglutaminase tecidual desempenha papel central na patogênese, não apenas como enzima que deamida peptídeos de glúten, tornando-os mais imunogênicos, mas também como autoantígeno[35]. Os anticorpos antitransglutaminase tecidual (anti-tTG) são marcadores diagnósticos importantes e podem contribuir para o dano intestinal.

Doenças inflamatórias intestinais

As DII compreendem um grupo de condições inflamatórias crônicas e recorrentes que afetam o trato gastrointestinal[36]. As duas formas principais são a doença de Crohn (DC), que pode afetar qualquer parte do trato digestivo da boca ao ânus de forma segmentar, e a retocolite ulcerativa (RCU), que geralmente afeta o cólon e o reto de forma contínua. A incidência e prevalência de DII têm aumentado globalmente, especialmente em países ocidentalizados e em desenvolvimento.

A patogênese da DII é multifatorial, envolvendo uma resposta imune desregulada da mucosa intestinal em indivíduos geneticamente suscetíveis, desencadeada por fatores ambientais[37]. Mais de 200 *loci* de suscetibilidade genética foram identificados, muitos dos quais estão relacionados à função da barreira intestinal, reconhecimento microbiano e regulação da resposta imune. Genes como NOD2, ATG16L1 e IL23R têm papel crucial na patogênese.

A resposta imune aberrante nas DII é caracterizada por ativação excessiva do sistema imune da mucosa contra a microbiota comensal[38]. Na DC, predomina uma resposta Th1/Th17 com produção aumentada de TNF-α, interferon-gama e IL-17. Na retocolite ulcerativa, observa-se uma resposta atípica Th2 com produção de IL-5 e IL-13.

A barreira intestinal comprometida é uma característica fundamental das DII[39]. A disfunção das junções intercelulares, redução da produção de muco e alterações na microbiota contribuem para o aumento da permeabilidade intestinal e translocação bacteriana. Essa translocação resulta em ativação crônica do sistema imune da mucosa e perpetuação da inflamação.

Psoríase e espondiloartrites

A psoríase é uma doença inflamatória crônica comum que afeta a pele, com prevalência de aproximadamente 2 a 3% da população mundial[40]. Paralelamente, as espondiloartrites, incluindo condições como a espondilite anquilosante (EA) e a artrite psoriásica (AP), constituem um grupo de doenças inflamatórias que afetam predominantemente as articulações e a coluna vertebral. Essas patologias compartilham mecanismos inflamatórios subjacentes, os quais podem ser significativamente influenciados por fatores de estilo de vida, incluindo a dieta.

A fisiopatologia da psoríase envolve uma cascata inflamatória complexa iniciada pela ativação de células dendríticas dérmicas[41]. Essas células produzem citocinas como IL-12 e IL-23, que promovem a diferenciação de células T *naive* em células Th1 e Th17. As células Th17 produzem IL-17, IL-22 e TNF-α, que estimulam a hiperproliferação de queratinócitos e perpetuam a inflamação.

O eixo IL-23/IL-17 é considerado central na patogênese da psoríase e espondiloartrites[42]. A IL-23 é produzida por células dendríticas, macrófagos e queratinócitos em resposta a diversos estímulos, incluindo trauma, infecções e estresse. Essa citocina promove a expansão e manutenção de células Th17, que produzem IL-17A, IL-17F e IL-22.

A associação entre psoríase, espondiloartrites e síndrome metabólica sugere a existência de vias inflamatórias comuns[43]. A inflamação crônica sistêmica observada nessas condições pode contribuir para o desenvolvimento de resistência à insulina, dislipidemia e doença cardiovascular. O reconhecimento da influência dos fatores dietéticos na saúde da pele e na modulação da inflamação tem elevado a dieta de um mero suporte à saúde geral a uma ferramenta terapêutica complementar.

ALIMENTAÇÃO, INFLAMAÇÃO E MODULAÇÃO IMUNE

Alimentos pró-inflamatórios *versus* anti-inflamatórios

A relação entre alimentação e inflamação sistêmica tem sido extensivamente documentada, com evidências crescentes demonstrando que componentes dietéticos específicos podem modular diretamente a resposta inflamatória e a função imune[44]. O conceito de alimentos pró-inflamatórios e anti-inflamatórios fornece uma estrutura prática para compreender como diferentes padrões alimentares podem influenciar o risco e a progressão das doenças autoimunes.

Alimentos pró-inflamatórios são caracterizados por sua capacidade de estimular vias inflamatórias, aumentar a produção de citocinas pró-inflamatórias e promover estresse oxidativo[45]. Entre os principais componentes pró-inflamatórios da dieta moderna, destacam-se os açúcares refinados, que promovem a formação de produtos de glicação avançada (AGE) e ativam vias inflamatórias como NF-κB[46]. O consumo excessivo de açúcares simples também está associado ao aumento da permeabilidade intestinal e alterações na microbiota.

As gorduras trans, presentes em alimentos industrializados e frituras, representam outro componente dietético fortemente pró-inflamatório[47]. Essas gorduras modificadas promovem a produção de citocinas inflamatórias, aumentam o estresse oxidativo e interferem no metabolismo de ácidos graxos essenciais. Os alimentos ultraprocessados, caracterizados por alta densidade energética, excesso de sódio, açúcares adicionados e presença de aditivos químicos, constituem uma categoria particularmente problemática[48].

Em contraste, alimentos anti-inflamatórios são ricos em compostos bioativos que modulam favoravelmente a resposta imune e reduzem a inflamação sistêmica[49]. Os ácidos graxos ômega-3, encontrados em peixes gordurosos, sementes de linhaça e nozes, representam um dos componentes anti-inflamatórios mais bem estudados[50]. Esses ácidos graxos são precursores de mediadores lipídicos especializados na resolução da inflamação, incluindo resolvinas, protectinas e maresinas.

Os polifenóis, uma classe diversa de compostos encontrados em frutas, vegetais, chás e especiarias, exercem potentes efeitos anti-inflamatórios e antioxidantes[51]. Compostos como quercetina, resveratrol, curcumina e catequinas modulam vias inflamatórias, inibem a ativação de NF-κB e promovem a atividade de enzimas antioxidantes endógenas.

Padrões dietéticos anti-inflamatórios

A abordagem baseada em padrões dietéticos oferece uma perspectiva mais holística para a modulação da inflamação, considerando as interações sinérgicas entre diferentes componentes alimentares[52]. Diversos padrões dietéticos têm demonstrado efeitos anti-inflamatórios consistentes, com implicações significativas para a prevenção e manejo das doenças autoimunes.

A dieta mediterrânea representa o padrão alimentar anti-inflamatório mais extensivamente estudado[53]. Caracterizada pelo alto consumo de azeite de oliva, frutas, vegetais, leguminosas, cereais integrais, peixes e consumo moderado de vinho tinto, essa dieta tem demonstrado efeitos consistentes na redução de marcadores inflamatórios sistêmicos. O azeite de oliva extravirgem, componente central da dieta mediterrânea, contém compostos fenólicos como oleocantal, que exerce efeitos anti-inflamatórios similares ao ibuprofeno[54].

A dieta anti-inflamatória na AR (Adira) representa uma adaptação específica dos princípios anti-inflamatórios para pacientes com AR[55]. Esse padrão dietético enfatiza o consumo de peixes ricos em ômega-3, frutas e vegetais coloridos, cereais integrais, leguminosas e especiarias anti-inflamatórias, como açafrão. Estudos clínicos têm demonstrado que a adesão à dieta Adira está associada à redução da atividade da doença e melhora dos sintomas em pacientes com AR.

As dietas baseadas em plantas (*plant-based diets*) têm ganhado atenção crescente por seus efeitos anti-inflamatórios[56]. Essas dietas, caracterizadas pelo alto consumo de alimentos vegetais integrais e exclusão ou redução significativa de produtos animais, são naturalmente ricas em fibras, antioxidantes e compostos anti-inflamatórios. Elas fornecem importantes micro e macronutrientes e têm demonstrado associação com a redução de marcadores inflamatórios.

Ácidos graxos e modulação imune

Os ácidos graxos dietéticos exercem influência profunda na função imune e resposta inflamatória a partir de múltiplos mecanismos, incluindo modulação da composição de membranas celulares, produção de mediadores lipídicos e expressão gênica[57]. A razão entre ácidos graxos ômega-6 e ômega-3 na dieta moderna tem sido identificada como um fator crucial na modulação da inflamação sistêmica.

Os ácidos graxos ômega-3, particularmente o ácido eicosapentaenoico (EPA) e o ácido docosa-hexaenoico (DHA), são precursores de mediadores lipídicos anti-inflamatórios[58]. Esses ácidos graxos são destacados por seus efeitos benéficos em doenças inflamatórias crônicas, incluindo aquelas associadas à obesidade, desempenhando um papel crucial na modulação da inflamação. O EPA é convertido em resolvinas da série E, enquanto o DHA dá origem às resolvinas da série D, protectinas e maresinas. Esses mediadores especializados não apenas inibem a produção de citocinas pró-inflamatórias, mas também promovem ativamente a resolução da inflamação[59].

A incorporação de ácidos graxos ômega-3 nas membranas celulares altera a fluidez e composição dos *rafts* lipídicos, influenciando a sinalização celular e a ativação de células imunes[60]. Estudos têm demonstrado que a suplementação com ômega-3 pode reduzir a ativação de células T, modular a apresentação de antígenos e promover a diferenciação de células T reguladoras.

Antioxidantes e estresse oxidativo

O estresse oxidativo desempenha papel central na patogênese das doenças autoimunes, caracterizado pelo desequilíbrio entre a produção de espécies reativas de oxigênio (ROS) e a capacidade antioxidante do organismo[61]. Os antioxidantes dietéticos complementam o sistema antioxidante endógeno, fornecendo proteção adicional contra o dano oxidativo e modulando a resposta inflamatória.

A vitamina C é um antioxidante hidrossolúvel que atua como doador de elétrons, neutralizando radicais livres e regenerando outros antioxidantes, como a vitamina E[62].

Além de suas propriedades antioxidantes diretas, a vitamina C também modula a função imune, influenciando a diferenciação e função de células T e B. A vitamina E é o principal antioxidante lipossolúvel, protegendo as membranas celulares da peroxidação lipídica e modulando a expressão de genes relacionados à inflamação[63].

Os carotenoides, incluindo betacaroteno, licopeno e luteína, exercem efeitos antioxidantes e anti-inflamatórios, além de modular a função imune[64]. O selênio, um oligoelemento essencial, é componente de várias selenoproteínas com atividade antioxidante, incluindo a glutationa peroxidase e a tiorredoxina redutase[65].

Compostos bioativos e fitoquímicos

Os compostos bioativos presentes em alimentos vegetais representam uma classe diversa de moléculas com potentes propriedades anti-inflamatórias, antioxidantes e imunomoduladoras[66]. Esses fitoquímicos atuam por meio de múltiplos mecanismos, incluindo modulação de vias de sinalização celular, regulação da expressão gênica e interação direta com proteínas-alvo.

A curcumina, o principal componente ativo da cúrcuma (*Curcuma longa*), tem demonstrado potentes efeitos anti-inflamatórios por meio da inibição de múltiplas vias inflamatórias, incluindo NF-κB, AP-1 e STAT3[67]. Além disso, a curcumina modula a atividade de enzimas antioxidantes e inibe a produção de mediadores inflamatórios como TNF-α, IL-1β e IL-6.

O resveratrol, encontrado principalmente em uvas vermelhas e vinho tinto, exerce efeitos anti-inflamatórios e antioxidantes a partir da ativação de sirtuínas, proteínas envolvidas na regulação do metabolismo celular e longevidade[68]. A quercetina, um flavonoide amplamente distribuído em frutas e vegetais, possui propriedades anti-inflamatórias, antioxidantes e imunomoduladoras, incluindo a capacidade de estabilizar mastócitos e reduzir a liberação de histamina[69].

DISBIOSE INTESTINAL E EIXO INTESTINO-IMUNIDADE NAS DOENÇAS AUTOIMUNES

Relação entre microbiota intestinal e doença autoimune

Estudos extensivos demonstram uma forte associação entre desequilíbrio da microbiota intestinal (disbiose) e a patogênese de diversas doenças autoimunes[70]. Pacientes com LES, AR e outras condições apresentam perfis microbianos distintos de indivíduos saudáveis, caracterizados por redução da diversidade microbiana e alterações na composição das principais famílias bacterianas.

A microbiota intestinal saudável é dominada por bactérias benéficas dos filos Firmicutes e Bacteroidetes, que desempenham papéis cruciais na manutenção da homeostase imunológica[71]. Em condições de disbiose, observa-se frequentemente uma redução na abundância de bactérias produtoras de ácidos graxos de cadeia curta, como *Faecalibacterium prausnitzii*, *Akkermansia muciniphila* e espécies de *Bifidobacterium*, acompanhada por um aumento de bactérias potencialmente patogênicas.

Mecanisticamente, vários caminhos têm sido propostos para explicar como a disbiose intestinal pode disparar autoimunidade[72]. A microbiota intestinal influencia o desenvolvimento e maturação do sistema imune pela produção de metabólitos bioativos, modulação da expressão de genes do hospedeiro e interação direta com células imunes. A disregulação de receptores do tipo *toll* (TLR) e o desequilíbrio entre linfócitos regulatórios e pró-inflamatórios são mecanismos centrais nesse processo.

Permeabilidade intestinal aumentada como gatilho inflamatório

A barreira epitelial intestinal saudável é fundamental para manter o equilíbrio entre tolerância e imunidade, funcionando como uma interface seletiva que permite a absorção de nutrientes enquanto previne a translocação de microrganismos e toxinas[73]. Essa barreira é composta por uma camada de células epiteliais unidas por complexos juncionais, incluindo *tight junctions*, *adherens junctions* e desmossomos.

Quando essa barreira é comprometida, ocorre a passagem anormal de microrganismos, toxinas e antígenos dietéticos para a circulação sistêmica, desencadeando respostas imunes inadequadas[74]. A proteína zonulina foi identificada como um regulador chave das junções aderentes intestinais, cuja liberação aumenta a permeabilidade intestinal. Diversos fatores podem estimular a liberação de zonulina, incluindo infecções bacterianas, estresse, medicamentos anti-inflamatórios não esteroides (AINE) e componentes dietéticos específicos.

Com a abertura anômala das *tight junctions*, lipopolissacarídeos bacterianos (LPS) podem infiltrar a circulação, resultando em endotoxemia metabólica[75]. O LPS é reconhecido por receptores *toll-like* 4 (TLR4) em células imunes, desencadeando cascatas inflamatórias que podem contribuir para o desenvolvimento e perpetuação de doenças autoimunes.

Eixo intestino-cérebro-imune

O eixo intestino-cérebro-imune constitui um elemento central na fisiopatologia das doenças autoimunes, representando uma rede complexa de comunicação bidirecional entre o trato gastrointestinal, o sistema imunológico e o sistema nervoso central[76]. Essa comunicação ocorre por meio de vias neurais (nervo vago), humorais (citocinas, hormônios) e imunológicas (células imunes migratórias).

A microbiota intestinal desempenha papel fundamental nesse eixo, produzindo neurotransmissores e neuromoduladores que podem influenciar o comportamento, humor e função cognitiva[77]. Bactérias específicas são capazes de produzir GABA, serotonina, dopamina e outros neurotransmissores que podem afetar a comunicação intestino-cérebro.

A disbiose e o *leaky gut* estão intimamente correlacionados à ativação imunológica sistêmica e à intensificação da neuroinflamação[78]. A translocação de LPS e outros produtos microbianos pode ativar a microglia no sistema nervoso central, contribuindo para processos neuroinflamatórios que podem exacerbar doenças autoimunes com componentes neurológicos.

Estratégias de modulação da microbiota na terapêutica autoimune

Os probióticos são definidos como microrganismos vivos que, quando administrados em quantidades adequadas, conferem benefício à saúde do hospedeiro[79]. Diferentes cepas probióticas exercem efeitos específicos a partir de diversos mecanismos, incluindo competição com patógenos por sítios de adesão, produção de substâncias antimicrobianas, modulação da resposta imune e fortalecimento da barreira intestinal.

Cepas probióticas podem interagir com receptores do tipo *toll* e outras vias das células dendríticas, influenciando a diferenciação de células T e a produção de citocinas[80]. *Lactobacillus casei*, *Bifidobacterium bifidum* e outras cepas específicas têm demonstrado capacidade de promover a diferenciação de células T reguladoras e reduzir a produção de citocinas pró-inflamatórias. Os probióticos possuem aspectos imunológicos que podem contribuir para a melhoria de doenças cutâneas, e sua influência no eixo intestino-cérebro-pele é um mecanismo proposto para seus efeitos benéficos na pele[81].

Prebióticos são substratos fermentáveis não viáveis que são seletivamente utilizados por microrganismos hospedeiros conferindo benefício à saúde[82]. Os principais prebióticos incluem fruto-oligossacarídeos (FOS), galacto-oligossacarídeos (GOS), inulina e outros carboidratos complexos que resistem à digestão no intestino delgado e são fermentados pela microbiota colônica.

Alimentos fermentados como recurso adjuvante

Alimentos fermentados naturais constituem uma estratégia acessível e culturalmente aceita de modular a microbiota intestinal[83]. Esses alimentos, que incluem iogurte, *kefir*, chucrute, *kimchi*, *kombucha* e missô, contêm microrganismos vivos e metabólitos bioativos produzidos durante o processo de fermentação.

Estudos mostram que adotar uma dieta rica em fermentados aumenta significativamente a diversidade da microbiota intestinal e reduz mediadores inflamatórios sistêmicos[84]. A fermentação também pode aumentar a biodisponibilidade de nutrientes, produzir vitaminas (especialmente do complexo B e vitamina K) e gerar compostos bioativos com propriedades anti-inflamatórias.

A diversidade de alimentos fermentados disponíveis permite a personalização da intervenção de acordo com preferências culturais e tolerância individual[85]. É importante considerar que nem todos os produtos fermentados comerciais contêm microrganismos viáveis, especialmente aqueles que passaram por processos de pasteurização ou tratamento térmico.

ESTRATÉGIAS NUTROLÓGICAS POR CONDIÇÃO ESPECÍFICA

Artrite reumatoide: dieta anti-inflamatória, ômega-3 e antioxidantes

A AR é caracterizada por uma resposta imunológica desequilibrada causando inflamação sinovial persistente, com a patogênese envolvendo interações complexas entre fatores genéticos, ambientais e imunológicos[86]. Do ponto de vista nutrológico, a dietoterapia pode modular a resposta inflamatória e o estresse oxidativo associados à AR, desempenhando um papel tanto nos mecanismos patogênicos quanto no manejo clínico.

Ácidos graxos poli-insaturados ômega-3

Amplamente estudados na AR por suas propriedades anti-inflamatórias, os n-3 PUFA podem reduzir a produção de citocinas pró-inflamatórias, como TNF-α e IL-1β, por monócitos e macrófagos[50]. O EPA pode prevenir a expressão de TNF-α induzida por LPS, impedindo a ativação do NF-κB[57]. Além disso, os ácidos graxos n-3 podem diminuir a proliferação de linfócitos T CD4+ e a produção de IL-2, modular a expressão de moléculas em monócitos envolvidas na apresentação de antígeno, e influenciar a polarização de células T auxiliares (Th1/Th2), potencialmente favorecendo respostas menos inflamatórias[58].

Estudos clínicos demonstram que a suplementação com ômega-3 em doses superiores a 2,7 g/dia pode reduzir significativamente a rigidez matinal, número de articulações dolorosas e inflamadas, além de permitir redução na dose de anti-inflamatórios não esteroides[55]. O estudo de Vadell et al.[42] demonstrou que a dieta Adira, rica em ômega-3, resultou em redução significativa do *disease activity score* (DAS28) em pacientes com AR ativa.

Antioxidantes

O estresse oxidativo é uma característica proeminente da AR, com evidências de aumento da peroxidação lipídica e redução da capacidade antioxidante total[61]. A vitamina C, em doses de 500 a 1.000 mg/dia, pode reduzir marcadores de estresse oxidativo e inflamação[62]. A vitamina E (400 a 800 UI/dia) demonstrou efeitos benéficos na redução da dor e rigidez matinal[63]. Os polifenóis, particularmente aqueles encontrados no chá verde, cúrcuma e frutas vermelhas, exercem efeitos anti-inflamatórios a partir da modulação de vias como NF-κB e MAPK[67].

Jejum intermitente

Protocolos de jejum intermitente, particularmente o padrão 16:8, têm demonstrado efeitos benéficos na modulação da resposta inflamatória em pacientes com AR[12]. O jejum pode induzir autofagia, reduzir a produção de citocinas pró-inflamatórias e melhorar a sensibilidade à insulina, contribuindo para a redução da inflamação sistêmica.

Microbiota intestinal

A modulação da microbiota com probióticos específicos, como *Lactobacillus casei* 01, tem demonstrado efeitos benéficos na redução da atividade da doença[80]. A suplementação com prebióticos, como inulina e fruto-oligossacarídeos, pode promover o crescimento de bactérias benéficas produtoras de ácidos graxos de cadeia curta[82].

Interações medicamentosas

Pacientes em uso de metotrexato requerem atenção especial à suplementação de ácido fólico (5 a 10 mg/semana) e vitamina B12, pelo antagonismo do medicamento com o metabolismo do folato[20]. A deficiência de folato pode exacerbar os efeitos colaterais do metotrexato, incluindo toxicidade hematológica e gastrointestinal.

Lúpus eritematoso sistêmico: vitamina D, antioxidantes e modulação metabólica

O LES apresenta características nutricionais específicas relacionadas à fotossensibilidade, uso de corticosteroides e comprometimento renal, exigindo abordagem nutrológica individualizada e cuidadosa[24].

Vitamina D

A deficiência de vitamina D é extremamente prevalente em pacientes com LES (70 a 90% dos casos), por causa da fotossensibilidade, uso de fotoprotetores e medicamentos que interferem no metabolismo da vitamina D[87]. Níveis adequados de 25(OH)D (>30 ng/mL) são essenciais para a modulação imune, com a vitamina D promovendo a diferenciação de células T reguladoras e inibindo a produção de citocinas pró-inflamatórias[9]. Protocolos de reposição devem considerar doses de 2.000 a 4.000 UI/dia, com monitoramento regular dos níveis séricos.

Antioxidantes e estresse oxidativo

O LES é caracterizado por intenso estresse oxidativo, com redução significativa dos níveis de catalase, superóxido dismutase e glutationa[25]. A suplementação com N-acetilcisteína (600 a 1.200 mg/dia) pode aumentar os níveis de glutationa e reduzir a atividade da doença[61]. A vitamina E (400 a 800 UI/dia) e vitamina C (500 a 1.000 mg/dia) demonstram efeitos sinérgicos na redução do estresse oxidativo[62,63].

Metabolismo da glutamina

Pacientes com LES apresentam alterações no metabolismo da glutamina, com aumento da glutaminólise em células T ativadas[27]. A modulação desse metabolismo com intervenções dietéticas específicas pode influenciar a ativação de células T e a produção de autoanticorpos.

Considerações renais

Na presença de nefrite lúpica, a abordagem nutricional deve considerar a restrição proteica (0,8 a 1,0 g/kg/dia), controle do sódio (< 2 g/dia) e monitoramento rigoroso de fósforo e potássio[26]. A suplementação com ômega-3 (2 a 3 g/dia) pode exercer efeitos renoprotetores a partir da redução da inflamação glomerular[50].

Fotossensibilidade e nutrição

A fotossensibilidade característica do LES pode ser modulada por meio de antioxidantes específicos, como licopeno (10 a 30 mg/dia), betacaroteno (15 a 30 mg/dia) e astaxantina (4 a 8 mg/dia), que conferem proteção adicional contra danos induzidos pela radiação UV[64].

Tireoidite de Hashimoto: selênio, zinco e modulação da autoimunidade tireoidiana

A TH apresenta aspectos nutricionais únicos relacionados ao metabolismo tireoidiano e à modulação da resposta autoimune específica contra antígenos tireoidianos[28].

Selênio

O selênio é essencial para a função tireoidiana, sendo componente das selenoproteínas envolvidas na síntese e metabolismo dos hormônios tireoidianos[65]. A suplementação com selênio (80 a 400 μg/dia) tem demonstrado redução significativa nos títulos de anti-TPO e anti-Tg, além de melhora na ecogenicidade ultrassonográfica da tireoide[31]. O selenometionina e o selenito de sódio são as formas mais estudadas, com o selenometionina apresentando melhor biodisponibilidade.

Zinco e cobre

O zinco desempenha papel crucial na síntese de hormônios tireoidianos e na modulação da resposta imune[88]. A deficiência de zinco é comum em pacientes com TH e pode exacerbar a disfunção tireoidiana. A suplementação com zinco (15 a 30 mg/dia) deve ser balanceada com cobre (1 a 2 mg/dia) para evitar deficiência induzida[64].

Dieta sem glúten

A associação entre TH e doença celíaca é bem estabelecida, com prevalência de anticorpos antiglúten aumentada mesmo em pacientes sem doença celíaca manifestada[29]. A implementação de dieta sem glúten (DSG) pode resultar em redução dos títulos de anticorpos tireoidianos e melhora da função tireoidiana em subgrupos específicos de pacientes[32].

Microbiota intestinal e eixo intestino-tireoide

Alterações na microbiota intestinal podem influenciar a absorção de nutrientes essenciais para a função tireoidiana, como iodo, selênio e tirosina[71]. A modulação da microbiota com probióticos específicos, como *Lactobacillus reuteri*, pode melhorar a conversão de T4 em T3 e reduzir a inflamação sistêmica[80].

Iodo

O papel do iodo na TH é controverso, com evidências sugerindo que tanto a deficiência quanto o excesso podem exacerbar a autoimunidade tireoidiana[30]. A avaliação da iodúria é essencial antes de qualquer suplementação, com o objetivo de manter níveis adequados (100 a 200 µg/L), sem excesso.

Doença celíaca: exclusão de glúten e reposição nutricional

A doença celíaca requer abordagem nutricional específica focada na exclusão rigorosa do glúten e na correção das deficiências nutricionais resultantes da enteropatia[32].

Exclusão rigorosa de glúten

A DSG é o único tratamento eficaz para a doença celíaca, exigindo exclusão completa de trigo, centeio, cevada e seus derivados[89]. A contaminação cruzada deve ser rigorosamente evitada, com atenção especial a produtos industrializados, medicamentos e cosméticos que possam conter glúten. A adesão à DSG resulta em recuperação histológica da mucosa intestinal em 66% dos pacientes em 2 anos e 90% em 5 anos[33].

Deficiências nutricionais

A enteropatia celíaca resulta em múltiplas deficiências nutricionais por causa da atrofia vilositária e má-absorção[34]. As deficiências mais comuns incluem ferro (anemia ferropriva em 85% dos casos), ácido fólico (deficiência em 70% dos casos), vitamina B12 (deficiência em 40% dos casos), vitamina D (deficiência em 75% dos casos), zinco e cálcio[35].

Alimentos naturalmente sem glúten

A dieta deve enfatizar alimentos naturalmente livres de glúten, como quinoa, amaranto, trigo sarraceno, arroz, milho, frutas, vegetais, carnes, peixes, ovos e laticínios[66]. Esses alimentos fornecem nutrientes essenciais e fibras necessárias para a recuperação intestinal.

Probióticos

Cepas específicas, como *Bifidobacterium longum*, *Lactobacillus plantarum* e *Lactobacillus rhamnosus* têm demonstrado efeitos benéficos na modulação da resposta imune intestinal e na aceleração da recuperação da mucosa[79]. A suplementação probiótica pode reduzir sintomas gastrointestinais residuais e melhorar a qualidade de vida[80].

Monitoramento e seguimento

O seguimento nutricional deve incluir avaliação regular da adesão à DSG a partir de marcadores sorológicos (anti-tTG, anti-DGP), avaliação antropométrica, densitometria óssea e monitoramento de deficiências nutricionais[35]. A endoscopia de controle é recomendada em casos de não resposta clínica ou sorológica.

Doenças inflamatórias intestinais: nutrição enteral, FODMAP e modulação da microbiota

As DII apresentam desafios nutricionais únicos relacionados à inflamação intestinal, má-absorção e necessidade de modulação da microbiota intestinal[36].

Nutrição enteral exclusiva

A nutrição enteral exclusiva (NEE) é considerada terapia de primeira linha para indução de remissão na doença de Crohn pediátrica, com eficácia comparável aos corticosteroides (80 a 90% de remissão clínica)[90]. Em adultos, a NEE pode ser utilizada como terapia adjuvante ou em casos de intolerância a medicamentos. Fórmulas poliméricas são preferíveis às elementares pelo menor custo e melhor palatabilidade[37].

Dieta baixa em FODMAP

A restrição de oligossacarídeos, dissacarídeos, monossacarídeos e polióis fermentáveis pode reduzir significativamente sintomas gastrointestinais em pacientes com DII em remissão[38]. A implementação deve ser supervisionada por nutricionista especializado, com reintrodução gradual para identificar gatilhos individuais.

Modulação da microbiota

A disbiose é característica central das DII, com redução da diversidade microbiana e alterações na composição bacteriana[70]. Probióticos específicos, como VSL#3 (mistura de 8 cepas), têm demonstrado eficácia na manutenção da remissão na retocolite ulcerativa[79]. Prebióticos como inulina e fruto-oligossacarídeos podem promover o crescimento de bactérias benéficas[82].

Transplante de microbiota fecal

Embora ainda experimental nas DII, o transplante de microbiota fecal (TMF) tem mostrado resultados promissores na retocolite ulcerativa, com taxas de remissão de 20 a 30% em estudos controlados[39]. A seleção criteriosa de doadores e protocolos padronizados são essenciais para a segurança e eficácia.

Suplementação específica

Pacientes com DII frequentemente apresentam deficiências de vitamina B12 (especialmente na doença de Crohn ileal), ácido fólico, ferro, vitamina D, zinco e selênio[91]. A suplementação deve ser individualizada com base na localização da doença, extensão da ressecção intestinal e estado nutricional[65].

Psoríase e espondiloartrites: dieta anti-inflamatória e controle do peso

A psoríase e espondiloartrites apresentam forte associação com síndrome metabólica, exigindo abordagem nutricional focada no controle de peso e modulação da inflamação sistêmica[40].

Controle de peso

A obesidade é fator de risco independente para o desenvolvimento e gravidade da psoríase, com associação dose-dependente entre IMC e área de superfície corporal afetada[43]. A perda de peso de 5 a 10% pode resultar em melhora significativa do *psoriasis area and severity index* (Pasi) e resposta aumentada aos tratamentos sistêmicos[92].

Dieta mediterrânea

A adesão à dieta mediterrânea tem demonstrado associação inversa com a gravidade da psoríase e marcadores inflamatórios sistêmicos[53]. O padrão alimentar rico em azeite de oliva, peixes, frutas, vegetais e nozes fornece ácidos graxos ômega-3, antioxidantes e compostos anti-inflamatórios que podem modular a resposta imune[54].

Restrição de álcool

O consumo excessivo de álcool está associado ao aumento da gravidade da psoríase e redução da resposta ao tratamento[41]. A restrição ou eliminação do álcool pode resultar em melhora clínica significativa, especialmente em pacientes com consumo elevado.

Vitamina D

A deficiência de vitamina D é comum na psoríase por causa da redução da exposição solar e pode exacerbar a inflamação cutânea[42]. A suplementação com vitamina D3 (2.000 a 4.000 UI/dia) pode melhorar as lesões cutâneas e modular a resposta imune[9].

Terapia nutricional médica

A implementação de protocolos estruturados de terapia nutricional, incluindo aconselhamento dietético individualizado, monitoramento antropométrico e suplementação direcionada, pode resultar em melhora significativa da qualidade de vida e redução da necessidade de medicamentos sistêmicos[44].

CONSIDERAÇÕES CLÍNICAS E ABORDAGEM INTEGRATIVA

Interações medicamento-nutriente

O manejo nutricional de pacientes com doenças autoimunes deve considerar as complexas interações entre medicamentos e nutrientes, que podem afetar tanto a eficácia terapêutica quanto o estado nutricional[20]. O metotrexato, amplamente utilizado na AR e outras doenças autoimunes, interfere no metabolismo do folato pela inibição da di-hidrofolato redutase[21]. Essa interferência pode resultar em deficiência de folato, manifestando-se como anemia megaloblástica, leucopenia e toxicidade gastrointestinal. A suplementação com ácido fólico (5 a 10 mg/semana) ou ácido folínico é essencial para prevenir esses efeitos adversos, sem comprometer a eficácia anti-inflamatória do medicamento[86].

Os corticosteroides, frequentemente utilizados no manejo de exacerbações de doenças autoimunes, promovem múltiplas alterações metabólicas e nutricionais[24]. O uso prolongado está associado à osteoporose, resistência à insulina, hipertensão, dislipidemia e redistribuição da gordura corporal[87]. A suplementação com cálcio (1.000 a 1.200 mg/dia) e vitamina D (800 a 1.000 UI/dia) é recomendada para todos os pacientes em uso crônico de corticosteroides[9]. O controle glicêmico rigoroso e a implementação de dieta com baixo índice glicêmico podem minimizar o desenvolvimento de diabetes induzido por corticosteroides[49].

Os imunossupressores, como azatioprina e micofenolato, podem afetar a absorção e metabolismo de diversos nutrientes[25]. A azatioprina pode causar deficiência de folato e vitamina B12, enquanto o micofenolato está associado à má-absorção de ferro e vitaminas lipossolúveis[62,63]. O monitoramento regular do estado nutricional e a suplementação direcionada são essenciais para prevenir deficiências[65].

Monitoramento laboratorial e marcadores nutricionais

O acompanhamento laboratorial adequado é fundamental para o sucesso da intervenção nutricional em doenças autoimunes[26]. Além dos marcadores tradicionais de atividade da doença, a avaliação do estado nutricional deve incluir parâmetros específicos que reflitam tanto deficiências nutricionais quanto a resposta à suplementação.

A avaliação do *status* de ferro deve incluir não apenas hemoglobina e hematócrito, mas também ferritina sérica, saturação de transferrina e receptor solúvel de transferrina[27]. Em pacientes com doenças autoimunes, a ferritina pode estar falsamente elevada por causa da inflamação, tornando o receptor solúvel de transferrina um marcador mais confiável de deficiência de ferro[14]. A calprotectina fecal emerge como marcador útil para monitorar a inflamação intestinal em pacientes com DII e pode orientar ajustes na terapia nutricional[38].

O *status* de vitamina D deve ser avaliado pela dosagem de 25(OH)D, com meta terapêutica de níveis superiores a 30 ng/mL (75 nmol/L) para pacientes com doenças autoimunes[28]. A dosagem de 1,25(OH)2D não é recomendada para avaliação do *status* de vitamina D, pois pode estar normal ou elevada mesmo na presença de deficiência[88]. O paratormônio (PTH) pode servir como marcador funcional da adequação dos níveis de vitamina D[9].

A avaliação da microbiota intestinal com análises de microbioma pode fornecer informações valiosas sobre a diversidade microbiana e a presença de bactérias benéficas ou patogênicas[71]. Embora ainda não sejam parte da rotina clínica, esses exames podem orientar a prescrição de probióticos específicos e a implementação de estratégias dietéticas personalizadas[79].

Papel do nutricionista na equipe multidisciplinar

O nutricionista desempenha papel central na equipe multidisciplinar de cuidados a pacientes com doenças autoimunes, contribuindo não apenas para o manejo nutricional, mas também para a educação do paciente e a coordenação do cuidado[29]. A avaliação nutricional inicial deve ser abrangente, incluindo história alimentar detalhada, avaliação antropométrica, composição corporal e identificação de deficiências nutricionais[66].

A prescrição dietética deve ser individualizada, considerando não apenas as necessidades nutricionais específicas da doença, mas também preferências alimentares, aspectos culturais, condições socioeconômicas e comorbidades[44]. A implementação de mudanças dietéticas deve ser gradual e sustentável, com foco na educação nutricional e no desenvolvimento de habilidades culinárias práticas[83].

O acompanhamento nutricional deve ser regular e sistemático, com reavaliações periódicas da adesão dietética, evolução antropométrica e marcadores laboratoriais[30]. A comunicação efetiva com outros membros da equipe, incluindo reumatologistas, gastroenterologistas e farmacêuticos, é essencial para otimizar os resultados terapêuticos e minimizar interações adversas[86].

Medicina de precisão e individualização da terapia nutricional

A medicina de precisão representa uma abordagem emergente que considera a variabilidade individual em genes, ambiente e estilo de vida para cada pessoa[31]. No contexto das doenças autoimunes, a nutrição de precisão pode otimizar os resultados terapêuticos a partir da personalização das intervenções dietéticas baseada em características genéticas, metabólicas e microbiológicas individuais[3].

Polimorfismos genéticos podem influenciar significativamente a resposta a nutrientes específicos[32]. Por exemplo, variações no gene *MTHFR* afetam o metabolismo do folato e podem influenciar a resposta ao metotrexato e a necessidade de suplementação com ácido fólico[20]. Polimorfismos nos genes relacionados ao metabolismo da vitamina D (*VDR, CYP2R1, CYP24A1*) podem afetar a resposta à suplementação e a necessidade de doses individualizadas[9].

A análise da microbiota intestinal pode orientar a prescrição de probióticos específicos e a implementação de estratégias dietéticas personalizadas[72]. Pacientes com predominância de Bacteroidetes podem responder melhor a dietas ricas em fibras, enquanto aqueles com predominância de Firmicutes podem se beneficiar de estratégias diferentes de modulação da microbiota[71].

A avaliação do perfil metabólico individual, incluindo sensibilidade à insulina, capacidade antioxidante e marcadores inflamatórios, pode orientar a prescrição de macronutrientes e a seleção de suplementos específicos[61]. Essa abordagem personalizada tem o potencial de maximizar os benefícios da intervenção nutricional e minimizar efeitos adversos[84].

Aspectos econômicos e acessibilidade

A implementação de estratégias nutricionais em doenças autoimunes deve considerar aspectos econômicos e de acessibilidade para garantir a sustentabilidade e aderência ao tratamento[33]. O custo elevado de alguns suplementos e alimentos especializados pode representar barreira significativa para muitos pacientes, especialmente considerando que doenças autoimunes frequentemente afetam a capacidade laboral e a renda familiar[93].

Estratégias para melhorar a acessibilidade incluem a priorização de alimentos integrais e naturalmente anti-inflamatórios em detrimento de suplementos caros, a educação sobre fontes alimentares de nutrientes específicos e a implementação de programas de assistência nutricional[66]. A prescrição de suplementos deve ser criteriosa, baseada em evidências sólidas e necessidade clínica comprovada[65].

A educação nutricional deve incluir orientações práticas sobre planejamento de refeições, técnicas culinárias que preservem nutrientes e estratégias para maximizar o valor nutricional dentro de orçamentos limitados[83]. O desenvolvimento de materiais educativos acessíveis e culturalmente apropriados pode melhorar significativamente a aderência às recomendações nutricionais[85].

A integração da terapia nutricional aos sistemas de saúde, incluindo a cobertura por planos de saúde e a disponibilização de consultas nutricionais especializadas, é essencial para garantir o acesso equitativo a cuidados nutricionais de qualidade para todos os pacientes com doenças autoimunes[34].

CONSIDERAÇÕES FINAIS

A interface entre nutrição e doenças autoimunes representa um campo de conhecimento em rápida expansão, com evidências crescentes demonstrando que intervenções nutricionais podem modular significativamente a patogênese, progressão e resposta terapêutica dessas condições complexas[1]. A compreensão dos mecanismos pelos quais componentes dietéticos específicos influenciam a resposta imune, a inflamação sistêmica e a integridade da barreira intestinal fornece base científica sólida para a implementação de estratégias nutricionais direcionadas[44].

A abordagem nutrológica em doenças autoimunes deve ser individualizada, considerando não apenas as características específicas de cada condição, mas também fatores genéticos, ambientais, socioeconômicos e culturais que influenciam a resposta à intervenção[3]. A integração da terapia nutricional ao cuidado multidisciplinar, com comunicação efetiva entre nutricionistas, médicos e outros profissionais de saúde, é essencial para otimizar os resultados clínicos e melhorar a qualidade de vida dos pacientes[44].

O futuro da nutrição em doenças autoimunes aponta para abordagens cada vez mais personalizadas, incorporando análises genômicas, metabolômicas e de microbioma para orientar intervenções precisas e eficazes[71]. A continuidade da pesquisa científica nessa área é fundamental para expandir o arsenal terapêutico disponível e estabelecer protocolos baseados em evidências que possam ser amplamente implementados na prática clínica[94].

A modulação da microbiota intestinal com probióticos, prebióticos e alimentos fermentados representa uma fronteira promissora na terapêutica nutricional das doenças autoimunes[79]. A compreensão crescente do eixo intestino-cérebro-imune oferece novas perspectivas para intervenções integradas que abordem não apenas os aspectos físicos, mas também os componentes neuropsiquiátricos frequentemente associados às doenças autoimunes[76].

A implementação bem-sucedida de estratégias nutricionais requer não apenas conhecimento científico sólido, mas também consideração cuidadosa dos aspectos práticos, econômicos e culturais que influenciam a adesão do paciente[93]. O desenvolvimento de diretrizes clínicas baseadas em evidências, programas de educação profissional e políticas de saúde que reconheçam a importância da nutrição no manejo das doenças autoimunes será crucial para traduzir o conhecimento científico em benefícios clínicos tangíveis para os pacientes[95].

A nutrição emerge, portanto, não como uma terapia alternativa, mas como um componente integral e baseado em evidências do cuidado multidisciplinar de pacientes com doenças autoimunes, oferecendo oportunidades únicas para prevenção, tratamento e melhoria da qualidade de vida[96]. O reconhecimento crescente dessa interface entre nutrição e autoimunidade promete revolucionar a abordagem terapêutica dessas condições complexas, movendo-se em direção a um modelo de cuidado mais personalizado, eficaz e centrado no paciente[97].

A educação continuada de profissionais de saúde sobre os princípios da nutrologia aplicada às doenças autoimunes, bem como o desenvolvimento de ferramentas práticas para avaliação e intervenção nutricional, será fundamental para a implementação bem-sucedida dessas estratégias na prática clínica[98]. A colaboração interdisciplinar entre nutricionistas, médicos, pesquisadores e formuladores de políticas será essencial para superar as barreiras existentes e maximizar o potencial terapêutico da nutrição no contexto das doenças autoimunes[99].

Por fim, a crescente conscientização dos pacientes sobre o papel da nutrição em sua saúde representa uma oportunidade única para o empoderamento e participação ativa no processo terapêutico, promovendo não apenas melhores resultados clínicos, mas também maior satisfação e qualidade de vida[100].

REFERÊNCIAS BIBLIOGRÁFICAS

1. Hayter SM, Cook MC. Updated assessment of the prevalence, spectrum and case definition of autoimmune disease. Autoimmun Rev. 2012 Aug;11(10):754-65.
2. Cooper GS, Bynum ML, Somers EC. Recent insights in the epidemiology of autoimmune diseases: improved prevalence estimates and understanding of clustering of diseases. J Autoimmun. 2009 Nov-Dec;33(3-4):197-207.
3. Ellis JA, Munro JE, Ponsonby AL. Possible environmental determinants of juvenile idiopathic arthritis. Rheumatology (Oxford). 2010 Mar;49(3):411-25.
4. Fasano A. Leaky gut and autoimmune diseases. Clin Rev Allergy Immunol. 2012 Feb;42(1):71-8.
5. Calder PC. Omega-3 fatty acids and inflammatory processes: from molecules to man. Biochem Soc Trans. 2017 Oct 15;45(5):1105-15.
6. Belkaid Y, Hand TW. Role of the microbiota in immunity and inflammation. Cell. 2014 Mar 27;157(1):121-41.
7. Janeway CA Jr, Medzhitov R. Innate immune recognition. Annu Rev Immunol. 2002;20:197-216.
8. Goodnow CC, Sprent J, Fazekas de St Groth B, Vinuesa CG. Cellular and genetic mechanisms of self tolerance and autoimmunity. Nature. 2005 Jun 2;435(7042):590-7.
9. Klein L, Kyewski B, Allen PM, Hogquist KA. Positive and negative selection of the T cell repertoire: what thymocytes see (and don't see). Nat Rev Immunol. 2014 Jun;14(6):377-91.

10. Sakaguchi S, Yamaguchi T, Nomura T, Ono M. Regulatory T cells and immune tolerance. Cell. 2008 May 30;133(5):775-87.
11. Trowsdale J, Knight JC. Major histocompatibility complex genomics and human disease. Annu Rev Genomics Hum Genet. 2013;14:301-23.
12. Furman D, Campisi J, Verdin E, Carrera-Bastos P, Targ S, Franceschi C, et al. Chronic inflammation in the etiology of disease across the life span. Nat Med. 2019 Dec;25(12):1822-32.
13. López-Otín C, Blasco MA, Partridge L, Serrano M, Kroemer G. The hallmarks of aging. Cell. 2013 Jun 6;153(6):1194-217.
14. Dinarello CA. Proinflammatory cytokines. Chest. 2000 Aug;118(2):503-8.
15. Kimura A, Kishimoto T. IL-6: regulator of Treg/Th17 balance. Eur J Immunol. 2010 Jul;40(7):1830-5.
16. Mowat AM, Agace WW. Regional specialization within the intestinal immune system. Nat Rev Immunol. 2014 Oct;14(10):667-85.
17. Levy M, Kolodziejczyk AA, Thaiss CA, Elinav E. Dysbiosis and the immune system. Nat Rev Immunol. 2017 Apr;17(4):219-32.
18. Mu Q, Kirby J, Reilly CM, Luo XM. Leaky Gut As a Danger Signal for Autoimmune Diseases. Front Immunol. 2017 May 23;8:598.
19. McInnes IB, Schett G. The pathogenesis of rheumatoid arthritis. N Engl J Med. 2011 Dec 8;365(23):2205-19.
20. Minichiello E, Semerano L, Boissier MC. Time trends in the incidence, prevalence, and severity of rheumatoid arthritis: A systematic literature review. Joint Bone Spine. 2016 Dec;83(6):625-30.
21. Firestein GS. Evolving concepts of rheumatoid arthritis. Nature. 2003 May 15;423(6937):356-61.
22. Feldmann M, Brennan FM, Maini RN. Role of cytokines in rheumatoid arthritis. Annu Rev Immunol. 1996;14:397-440.
23. Tsokos GC. Systemic lupus erythematosus. N Engl J Med. 2011 Dec 1;365(22):2110-21.
24. Munoz LE, Lauber K, Schiller M, Manfredi AA, Herrmann M. The role of defective clearance of apoptotic cells in systemic autoimmunity. Nat Rev Rheumatol. 2010;6(5):280-9.
25. Banchereau J, Pascual V. Type I interferon in systemic lupus erythematosus and other autoimmune diseases. Immunity. 2006 Sep;25(3):383-92.
26. Kuhn A, Landmann A. The classification and diagnosis of cutaneous lupus erythematosus. J Autoimmun. 2014 Feb-Mar;48-49:14-9.
27. Caturegli P, De Remigis A, Rose NR. Hashimoto thyroiditis: clinical and diagnostic criteria. Autoimmun Rev. 2014 Apr-May;13(4-5):391-7.
28. Vanderpump MP. The epidemiology of thyroid disease. Br Med Bull. 2011;99:39-51.
29. Duntas LH. Environmental factors and autoimmune thyroiditis. Nat Clin Pract Endocrinol Metab. 2008 Aug;4(8):454-60.
30. Ludvigsson JF, Leffler DA, Bai JC, Biagi F, Fasano A, Green PH, et al. The Oslo definitions for coeliac disease and related terms. Gut. 2013 Jan;62(1):43-52.
31. Sollid LM. Coeliac disease: dissecting a complex inflammatory disorder. Nat Rev Immunol. 2002 Sep;2(9):647-55.
32. Dieterich W, Ehnis T, Bauer M, Donner P, Volta U, Riecken EO, et al. Identification of tissue transglutaminase as the autoantigen of celiac disease. Nat Med. 1997 Jul;3(7):797-801.
33. Kaser A, Zeissig S, Blumberg RS. Inflammatory bowel disease. Annu Rev Immunol. 2010;28:573-621.
34. Calder PC, Ahluwalia N, Brouns F, Buetler T, Clement K, Cunningham K, et al. Dietary factors and low-grade inflammation in relation to overweight and obesity. Br J Nutr. 2011 Dec;106 Suppl 3:S5-78.

35. Manzel A, Muller DN, Hafler DA, Erdman SE, Linker RA, Kleinewietfeld M. Role of "Western diet" in inflammatory autoimmune diseases. Curr Allergy Asthma Rep. 2014 Jan;14(1):404.
36. Uribarri J, Woodruff S, Goodman S, Cai W, Chen X, Pyzik R, et al. Advanced glycation end products in foods and a practical guide to their reduction in the diet. J Am Diet Assoc. 2010 Jun;110(6):911-16. e12.
37. Mozaffarian D, Katan MB, Ascherio A, Stampfer MJ, Willett WC. Trans fatty acids and cardiovascular disease. N Engl J Med. 2006 Apr 13;354(15):1601-13.
38. Kostoglou-Athanassiou I, Athanassiou L, Athanassiou P. The Effect of Omega-3 Fatty Acids on Rheumatoid Arthritis. Mediterr J Rheumatol. 2020 Jun 30;31(2):190-4.
39. Pandey KB, Rizvi SI. Plant polyphenols as dietary antioxidants in human health and disease. Oxid Med Cell Longev. 2009 Nov-Dec;2(5):270-8.
40. Estruch R, Ros E, Salas-Salvadó J, Covas MI, Corella D, Arós F, et al; PREDIMED Study Investigators. Primary prevention of cardiovascular disease with a Mediterranean diet. N Engl J Med. 2013 Apr 4;368(14):1279-90.
41. Schwingshackl L, Hoffmann G. Mediterranean dietary pattern, inflammation and endothelial function: a systematic review and meta-analysis of intervention trials. Nutr Metab Cardiovasc Dis. 2014 Sep;24(9):929-39.
42. Vadell AKE, Bärebring L, Hulander E, Gjertsson I, Lindqvist HM, Winkvist A. Anti-inflammatory Diet In Rheumatoid Arthritis (ADIRA)-a randomized, controlled crossover trial indicating effects on disease activity. Am J Clin Nutr. 2020 Jun 1;111(6):1203-13.
43. Satija A, Bhupathiraju SN, Spiegelman D, Chiuve SE, Manson JE, Willett W, et al. Healthful and Unhealthful Plant-Based Diets and the Risk of Coronary Heart Disease in U.S. Adults. J Am Coll Cardiol. 2017 Jul 25;70(4):411-22.
44. Calder PC. Fatty acids and inflammation: the cutting edge between food and pharma. Eur J Pharmacol. 2011 Sep;668 Suppl 1:S50-8.
45. Serhan CN, Chiang N, Van Dyke TE. Resolving inflammation: dual anti-inflammatory and pro-resolution lipid mediators. Nat Rev Immunol. 2008 May;8(5):349-61.
46. Simopoulos AP. The importance of the ratio of omega-6/omega-3 essential fatty acids. Biomed Pharmacother. 2002 Oct;56(8):365-79.
47. Phaniendra A, Jestadi DB, Periyasamy L. Free radicals: properties, sources, targets, and their implication in various diseases. Indian J Clin Biochem. 2015 Jan;30(1):11-26.
48. Lobo V, Patil A, Phatak A, Chandra N. Free radicals, antioxidants and functional foods: Impact on human health. Pharmacogn Rev. 2010 Jul;4(8):118-26.
49. Carr AC, Maggini S. Vitamin C and Immune Function. Nutrients. 2017 Nov 3;9(11):1211.
50. Traber MG, Atkinson J. Vitamin E, antioxidant and nothing more. Free Radic Biol Med. 2007 Jul 1;43(1):4-15.
51. Liu RH. Health-promoting components of fruits and vegetables in the diet. Adv Nutr. 2013 May 1;4(3):384S-92S.
52. Jurenka JS. Anti-inflammatory properties of curcumin, a major constituent of Curcuma longa: a review of preclinical and clinical research. Altern Med Rev. 2009 Jun;14(2):141-53.
53. Baur JA, Sinclair DA. Therapeutic potential of resveratrol: the in vivo evidence. Nat Rev Drug Discov. 2006 Jun;5(6):493-506.
54. Boots AW, Haenen GR, Bast A. Health effects of quercetin: from antioxidant to nutraceutical. Eur J Pharmacol. 2008 May 13;585(2-3):325-37.

55. Chang SH, Choi Y. Gut dysbiosis in autoimmune diseases: Association with mortality. Front Cell Infect Microbiol. 2023 Mar 31;13:1157918.
56. Zeng L, Yang K, He Q, Zhu X, Long Z, Wu Y, et al. Efficacy and safety of gut microbiota-based therapies in autoimmune and rheumatic diseases: a systematic review and meta-analysis of 80 randomized controlled trials. BMC Med. 2024 Mar 13;22(1):110.
57. Honda K, Littman DR. The microbiota in adaptive immune homeostasis and disease. Nature. 2016 Jul 7;535(7610):75-84.
58. Peterson LW, Artis D. Intestinal epithelial cells: regulators of barrier function and immune homeostasis. Nat Rev Immunol. 2014 Mar;14(3):141-53.
59. Camilleri M. Leaky gut: mechanisms, measurement and clinical implications in humans. Gut. 2019 Aug;68(8):1516-26.
60. Fasano A. Zonulin and its regulation of intestinal barrier function: the biological door to inflammation, autoimmunity, and cancer. Physiol Rev. 2011 Jan;91(1):151-75.
61. Cani PD, Amar J, Iglesias MA, Poggi M, Knauf C, Bastelica D, et al. Metabolic endotoxemia initiates obesity and insulin resistance. Diabetes. 2007 Jul;56(7):1761-72.
62. Cryan JF, O'Riordan KJ, Cowan CSM, Sandhu KV, Bastiaanssen TFS, Boehme M, et al. The Microbiota-Gut-Brain Axis. Physiol Rev. 2019 Oct 1;99(4):1877-2013.
63. Mayer EA, Tillisch K, Gupta A. Gut/brain axis and the microbiota. J Clin Invest. 2015 Mar 2;125(3):926-38.
64. Clapp M, Aurora N, Herrera L, Bhatia M, Wilen E, Wakefield S. Gut microbiota's effect on mental health: The gut-brain axis. Clin Pract. 2017 Sep 15;7(4):987.
65. Hill C, Guarner F, Reid G, Gibson GR, Merenstein DJ, Pot B, et al. Expert consensus document. The International Scientific Association for Probiotics and Prebiotics consensus statement on the scope and appropriate use of the term probiotic. Nat Rev Gastroenterol Hepatol. 2014 Aug;11(8):506-14.
66. Bermudez-Brito M, Plaza-Díaz J, Muñoz-Quezada S, Gómez-Llorente C, Gil A. Probiotic mechanisms of action. Ann Nutr Metab. 2012;61(2):160-74.
67. Gibson GR, Hutkins R, Sanders ME, Prescott SL, Reimer RA, Salminen SJ, et al. Expert consensus document: The International Scientific Association for Probiotics and Prebiotics (ISAPP) consensus statement on the definition and scope of prebiotics. Nat Rev Gastroenterol Hepatol. 2017 Aug;14(8):491-502.
68. Salminen S, Collado MC, Endo A, Hill C, Lebeer S, Quigley EMM, et al. The International Scientific Association of Probiotics and Prebiotics (ISAPP) consensus statement on the definition and scope of postbiotics. Nat Rev Gastroenterol Hepatol. 2021 Sep;18(9):649-67.
69. Marco ML, Heeney D, Binda S, Cifelli CJ, Cotter PD, Foligné B, et al. Health benefits of fermented foods: microbiota and beyond. Curr Opin Biotechnol. 2017 Apr;44:94-102.
70. Wastyk HC, Fragiadakis GK, Perelman D, Dahan D, Merrill BD, Yu FB, et al. Gut-microbiota-targeted diets modulate human immune status. Cell. 2021 Aug 5;184(16):4137-4153.e14.
71. Bell V, Ferrão J, Pimentel L, Pintado M, Fernandes T. One Health, Fermented Foods, and Gut Microbiota. Foods. 2018 Dec 3;7(12):195.
72. Smolen JS, Aletaha D, McInnes IB. Rheumatoid arthritis. Lancet. 2016 Oct 22;388(10055):2023-38.
73. Philippou E, Nikiphorou E. Are we really what we eat? Nutrition and its role in the onset of rheumatoid arthritis. Autoimmun Rev. 2018 Nov;17(11):1074-7.
74. Sköldstam L, Hagfors L, Johansson G. An experimental study of a Mediterranean diet intervention for patients with rheumatoid arthritis. Ann Rheum Dis. 2003 Mar;62(3):208-14.

75. Proudman SM, James MJ, Spargo LD, Metcalf RG, Sullivan TR, Rischmueller M, et al. Fish oil in recent onset rheumatoid arthritis: a randomised, double-blind controlled trial within algorithm-based drug use. Ann Rheum Dis. 2015 Jan;74(1):89-95.
76. Bae SC, Kim SJ, Sung MK. Inadequate antioxidant nutrient intake and altered plasma antioxidant status of rheumatoid arthritis patients. J Am Coll Nutr. 2003 Aug;22(4):311-5.
77. Pattison DJ, Symmons DP, Lunt M, Welch A, Luben R, Bingham SA, et al. Dietary risk factors for the development of inflammatory polyarthritis: evidence for a role of high level of red meat consumption. Arthritis Rheum. 2004 Dec;50(12):3804-12.
78. Tavakoli A, Akhgarjand C, Ansar H, Houjaghani H, Khormani A, Djafarian K, et al. The effects of intermittent fasting on antioxidant and inflammatory markers and liver enzymes in postmenopausal, overweight and obese women with rheumatoid arthritis: a randomized controlled trial. Sci Rep. 2025 Jan 18;15(1):2357.
79. Scher JU, Sczesnak A, Longman RS, Segata N, Ubeda C, Bielski C, et al. Expansion of intestinal Prevotella copri correlates with enhanced susceptibility to arthritis. Elife. 2013 Nov 5;2:e01202.
80. Ruiz-Irastorza G, Khamashta MA, Castellino G, Hughes GR. Systemic lupus erythematosus. Lancet. 2001 Mar 31;357(9261):1027-32.
81. Ruiz-Irastorza G, Egurbide MV, Olivares N, Martinez-Berriotxoa A, Aguirre C. Vitamin D deficiency in systemic lupus erythematosus: prevalence, predictors and clinical consequences. Rheumatology (Oxford). 2008 Jun;47(6):920-3.
82. Aranow C. Vitamin D and the immune system. J Investig Med. 2011 Aug;59(6):881-6.
83. Oliveira EB, Silva FBB, Santos EP, Pires HPA, Sato EI. Effect of vitamin D supplementation on patients with systemic lupus erythematosus: a systematic review. Rev Bras Reumatol. 2017;57(5):466-72.
84. Jafari T, Faghihimani E, Feizi A, Iraj B, Javanmard SH, Esmaillzadeh A, et al. Effects of vitamin D-fortified low fat yogurt on glycemic status, anthropometric indexes, inflammation, and bone turnover in diabetic postmenopausal women: A randomised controlled clinical trial. Clin Nutr. 2016 Feb;35(1):67-76.
85. Sam NB, Li BZ, Leng RX, Pan HF, Ye DQ. Circulating antioxidant levels in systemic lupus erythematosus patients: a systematic review and meta-analysis. Biomark Med. 2019 Sep;13(13):1137-52.
86. Ragusa F, Fallahi P, Elia G, Gonnella D, Paparo SR, Giusti C, et al. Hashimotos' thyroiditis: Epidemiology, pathogenesis, clinic and therapy. Best Pract Res Clin Endocrinol Metab. 2019 Dec;33(6):101367.
87. Ventura M, Melo M, Carrilho F. Selenium and Thyroid Disease: From Pathophysiology to Treatment. Int J Endocrinol. 2017;2017:1297658.
88. Wichman J, Winther KH, Bonnema SJ, Hegedüs L. Selenium Supplementation Significantly Reduces Thyroid Autoantibody Levels in Patients with Chronic Autoimmune Thyroiditis: A Systematic Review and Meta-Analysis. Thyroid. 2016 Dec;26(12):1681-92.
89. Rayman MP. Selenium and human health. Lancet. 2012 Mar 31;379(9822):1256-68.
90. Krysiak R, Szkróbka W, Okopień B. The Effect of Gluten-Free Diet on Thyroid Autoimmunity in Drug-Naïve Women with Hashimoto's Thyroiditis: A Pilot Study. Exp Clin Endocrinol Diabetes. 2019 Jul;127(7):417-22.
91. Knezevic J, Starchl C, Tmava Berisha A, Amrein K. Thyroid-Gut-Axis: How Does the Microbiota Influence Thyroid Function? Nutrients. 2020 Jun 12;12(6):1769.
92. Rubio-Tapia A, Hill ID, Kelly CP, Calderwood AH, Murray JA; American College of Gastroenterology. ACG clinical guidelines: diagnosis and management of celiac disease. Am J Gastroenterol. 2013 May;108(5):656-76; quiz 677.

93. Wierdsma NJ, van Bokhorst-de van der Schueren MA, Berkenpas M, Mulder CJ, van Bodegraven AA. Vitamin and mineral deficiencies are highly prevalent in newly diagnosed celiac disease patients. Nutrients. 2013 Sep 30;5(10):3975-92..
94. Vici G, Belli L, Biondi M, Polzonetti V. Gluten free diet and nutrient deficiencies: A review. Clin Nutr. 2016 Dec;35(6):1236-41.
95. Olivares M, Castillejo G, Varea V, Sanz Y. Double-blind, randomised, placebo-controlled intervention trial to evaluate the effects of Bifidobacterium longum CECT 7347 in children with newly diagnosed coeliac disease. Br J Nutr. 2014 Jul 14;112(1):30-40.
96. Ruemmele FM, Veres G, Kolho KL, Griffiths A, Levine A, Escher JC, et al; European Crohn's and Colitis Organisation; European Society of Pediatric Gastroenterology, Hepatology and Nutrition. Consensus guidelines of ECCO/ESPGHAN on the medical management of pediatric Crohn's disease. J Crohns Colitis. 2014 Oct;8(10):1179-207.
97. Hou JK, Lee D, Lewis J. Diet and inflammatory bowel disease: review of patient-targeted recommendations. Clin Gastroenterol Hepatol. 2014 Oct;12(10):1592-600.
98. Manichanh C, Borruel N, Casellas F, Guarner F. The gut microbiota in IBD. Nat Rev Gastroenterol Hepatol. 2012 Oct;9(10):599-608..
99. Shen J, Zuo ZX, Mao AP. Effect of probiotics on inducing remission and maintaining therapy in ulcerative colitis, Crohn's disease, and pouchitis: meta-analysis of randomized controlled trials. Inflamm Bowel Dis. 2014 Jan;20(1):21-35.
100. Rayman MP, Calder PC. Optimising COVID-19 vaccine efficacy by ensuring nutritional adequacy. Br J Nutr. 2021 Dec 28;126(12):1919-20.

Parte 7

Nutrologia e câncer

41

Conhecimentos fundamentais em oncologia para a tomada de decisão em nutrologia

Lorena Alves Teixeira
Fernanda Maris Peria
Selma Freire de Carvalho da Cunha

INTRODUÇÃO

O câncer é um conjunto de doenças relacionadas que se inicia pelo crescimento e pela divisão desordenados de células, resultantes da quebra dos mecanismos reguladores responsáveis por proliferação, diferenciação e sobrevivência celulares normais. As células sadias tornam-se cancerosas em razão do dano no DNA por meio de mutações genéticas, anomalias citogenéticas, alterações epigenéticas e moleculares. Por essa característica etiológica, o câncer é considerado essencialmente uma doença genética. Há um acúmulo de alterações moleculares e celulares, gerando instabilidade genômica e cromossômica. Esse processo de alta complexidade leva à carcinogênese, com células anormais que adquirem a capacidade de invadir tecidos adjacentes, disseminar-se por via linfática e hematogênica, atingir linfonodos regionais e órgãos distantes, resultando em uma doença ameaçadora à vida.[1,2]

Previamente à era genômica, os tumores eram classificados de acordo com a localização primária e sua caracterização histológica. Tais critérios determinavam o prognóstico e direcionavam os tratamentos. Entretanto, a evolução clínica era distinta, mesmo em casos em que os tumores apresentavam características histológicas similares e os pacientes recebiam terapia antineoplásica e nutrológica semelhantes. Com o avanço das pesquisas e dos conhecimentos, os pesquisadores e especialistas em oncologia passaram a utilizar uma nova nomenclatura direcionada à análise molecular.[2,3] Atualmente, sabe-se que os cânceres são complexos, com heterogeneidade do microambiente intratumoral (áreas distintas no mesmo tumor) e com diferentes perfis genéticos.[4]

A evolução taxonômica modificou as formas de tratamento oncológico, a resposta às terapias e o prognóstico.[5] Consequentemente, tornou-se possível direcionar a conduta nutrológica a fim de modificar o estado nutrológico e a eficácia da terapia antineoplásica nos pacientes com câncer. Este capítulo aborda conceitos fundamentais imprescindíveis para que o nutrólogo possa tomar as decisões no seu campo de atuação baseado em condutas éticas, adequadas e eficazes.

EPIDEMIOLOGIA DO CÂNCER NO MUNDO E NO BRASIL

O câncer tornou-se o maior problema de saúde pública mundial, em virtude do aumento da incidência das neoplasias malignas associado à redução na mortalidade por doenças cardiovasculares, ao envelhecimento populacional, ao uso do tabaco, à exposição a agentes infecciosos e à mudança no estilo e no hábito de vida. Nesse contexto, a ingestão de alimentação rica em lipídios e com baixo teor de fibras, a obesidade, o sedentarismo, o consumo abusivo de bebidas alcoólicas e as exposições ambientais e ocupacionais resultam em acúmulo de mutações genéticas que causam dano ao DNA. O projeto Globocan 2012 estimou uma incidência de 14,1 milhões de casos de câncer e mortalidade de 8,2 milhões mundialmente (12% dos casos), constituindo-se a segunda principal causa de óbito em muitos países.[6] Nos Estados Unidos, a incidência de câncer estimada para 2017 foi de 1,7 milhão de casos, com mortalidade de 601 mil casos.[7] No Brasil, segundo a estimativa do Instituto Nacional do Câncer (Inca) para 2017, excluindo-se os cânceres de pele não melanoma, a incidência foi de 420 mil casos, sendo que, em homens, os tipos mais frequentes são próstata (28,6%), pulmão (8,1%), cólon e reto (7,8%), estômago (6%), cavidade oral (5,2%) e esôfago (3,7%). Em mulheres, os tipos mais frequentes são o câncer de mama (28,1%), cólon e reto (8,6%), colo de útero (7,9%), pulmão (5,3%), estômago (3,7%) e corpo do útero (3,4%), sendo que o câncer de mama é a principal causa de óbito por neoplasia entre as mulheres.[8]

ASPECTOS FUNDAMENTAIS NA AVALIAÇÃO ONCOLÓGICA E NUTROLÓGICA DOS PACIENTES E OS FATORES CONSIDERADOS NA DETERMINAÇÃO DO PROGNÓSTICO

A avaliação do prognóstico individualizado é imprescindível para a tomada de decisão tanto em oncologia como em nutrologia. Os principais fatores que influenciam o prognóstico oncológico são o sítio primário do câncer, as características sociodemográficas do paciente, as comorbidades, o estado nutrológico, o estadiamento clínico/

patológico da neoplasia na ocasião do diagnóstico, as características biológicas do tumor e o planejamento terapêutico. Além disso, o estado geral do paciente deve ser avaliado, incluindo a avaliação de funcionalidade. Cada um desses fatores será detalhado a seguir.

Diagnóstico

Quanto mais precoce for o diagnóstico do câncer, melhor será o prognóstico. O médico deve solicitar o rastreamento periódico, conforme protocolos mundiais. Além disso, é essencial identificar sinais e sintomas decorrentes da doença avançada, assim como do tratamento oncológico prévio. Os sinais e sintomas do câncer variam de acordo com o estádio em que a doença se encontra, as características de cada tipo de tumor, a localização da neoplasia e a idade do surgimento da lesão.

A realização de biópsia da lesão é necessária para a confirmação diagnóstica, a partir da análise anatomopatológica realizada por patologista experiente, que disponibilizará as informações histológicas aos profissionais envolvidos no tratamento do paciente. Os patologistas podem também analisar a citologia, a imuno-histoquímica e a imunologia para auxiliar no diagnóstico.

Graduação histopatológica

A graduação dos tumores[9] baseia-se no grau de diferenciação das células tumorais e no número de mitoses após a ressecção do tumor primário, avaliada pelo patologista. A escala descritiva refere-se ao grau de semelhança das células tumorais em relação às normais que lhe deram origem. Quanto menor o grau (baixo grau), maior a semelhança entre as células, tendência ao crescimento mais lento e melhor prognóstico. À medida que as células tumorais se diferenciam, maior é o grau e a diferença entre as células (alto grau), sendo maior a velocidade de crescimento e pior o prognóstico. A Tabela 1 mostra a graduação histopatológica para a maioria dos tumores primários, que representa a estratificação do tumor de acordo com a diferenciação celular.

Tabela 1 Grau histopatológico do tumor

Grau	Diferenciação
GX	Não pode ser avaliado
G1	Bem diferenciado
G2	Moderadamente diferenciado
G3	Pouco diferenciado
G4	Indiferenciado

Dependendo da localização do tumor e do tipo histológico, esta graduação pode ser classificada de forma diferente, como ocorre com os sarcomas, que são divididos em baixo grau (G1 e G2) e alto grau (G3 e G4), ou como os cânceres de ovário, que são classificados em baixo grau (G1) ou alto grau (G2 e G3).

Estadiamento oncológico

Após a avaliação clínica, o paciente deve ser submetido ao estadiamento oncológico para a tomada de decisão em oncologia. Nessa fase, os exames complementares visam à confirmação do diagnóstico de câncer e incluem biópsia, exames laboratoriais, de imagem e dosagens dos marcadores tumorais. O estadiamento oncológico[9] descreve a localização do tumor e determina a extensão do câncer no organismo. O objetivo do estadiamento é auxiliar e direcionar o planejamento terapêutico, obter informações para se estimar o prognóstico do paciente e do comportamento biológico do tumor, auxiliar na avaliação da resposta terapêutica e prever complicações.[2] Além disso, as normas do estadiamento possibilitam a comparação dos casos por agrupamentos em estádios, uma vez que uniformizam mundialmente a linguagem para cada tipo de câncer. Essa padronização amplia o conhecimento contínuo da medicina baseada em evidência, que é desenvolvida em diferentes regiões, cenários, períodos e populações mundiais, permitindo a publicação dos resultados e a troca de informações baseadas em regras.[2]

O local onde surge o câncer é denominado sítio primário. O estadiamento do tumor baseia-se nessa topografia e deve ser realizado no momento do diagnóstico da neoplasia. O estadiamento anatômico pode ser clínico ou cirúrgico (patológico) e varia entre os diferentes tipos de cânceres. Refere-se a um sistema de classificação baseado em normas preestabelecidas. O sistema de classificação mais amplamente utilizado é o TNM (Tabela 2), que periodicamente sofre alterações conforme os avanços na oncologia.[9]

Tabela 2 Classificação do tumor pelo sistema TNM

Sistema TNM	Significado
T	Tamanho do tumor primário
N	Linfonodos regionais
M	Metástase a distância

O **T** fornece informações relacionadas ao tamanho do tumor primário, à localização e ao nível de invasão em tecidos adjacentes. Pode ser medido em milímetros ou centímetros. Quando for representado como TX, significa que o tumor primário não pode ser avaliado; T0, que não foi encontrado, como no caso dos primários ocultos; T*is* significa *in situ*, ou seja, sem invasão tecidual profunda. De acordo com o tamanho do tumor, o T pode ser representado por T1, T2, T3 e T4. Cada T pode aparecer acompanhado de uma letra minúscula (a, b, c ou d), subdividindo a classificação. Quanto maior o valor de T, maior o tamanho do tumor.

O **N** categoriza o número e a localização de linfonodos acometidos pelo câncer. NX indica que não pode ser avaliado; N0 significa ausência de metástases em linfonodos regionais e N1, 2 ou 3 refere-se ao acometimento de modo crescente dos linfonodos.

O **M** representa a presença ou ausência de metástases a distância. MX significa metástase a distância que não pode ser avaliada; M0, ausência de metástase a distância; e M1, presença de metástase a distância.

Dessa forma, a combinação das subcategorias do TNM determina os estádios clínicos que podem ser 0 (*in situ*), I (invasão local inicial), II (tumor primário limitado ou invasão linfática regional mínima), III (tumor localmente avançado ou invasão linfática regional extensa) ou IV (presença de metástase a distância) na maior parte dos casos. Existem exceções, por exemplo, o tumor de testículo em que o estádio varia de I a III.

Os símbolos adicionais ao estadiamento permitem ampliar a compreensão sobre o tipo de tratamento a ser implementado. A letra **c** (minúscula) que precede o TNM significa que o estadiamento é clínico, ou seja, foi realizado com base na avaliação clínica e radiológica antes da cirurgia ou do tratamento definitivo. A letra **p** (minúscula) que precede o TNM significa que o estadiamento é patológico, ou seja, foi baseado nos achados cirúrgicos ou após a análise anatomopatológica da peça operatória. A letra **y** (minúscula) significa que o estadiamento foi realizado durante ou após o tratamento multimodal no momento do exame de reestadiamento. Pode aparecer como ycTNM ou ypTNM.

Quando houver um intervalo livre de doença e surgir uma recidiva tumoral, o paciente será reestadiado e a classificação TNM poderá vir precedida pela letra **r** (minúscula). Contudo, esse tipo de classificação ocorre na minoria dos casos. Geralmente, o registro do estadiamento feito na ocasião do diagnóstico do tumor primário se mantém *a posteriori*. Se houver recidiva ou progressão da doença durante ou após o tratamento, relata-se como progressão da doença e informa-se o período em que ocorreu e qual o intervalo livre de doença.

Há outra categoria utilizada para a cirurgia oncológica que classifica o tumor residual (**R**) com relação à presença de células neoplásicas ou tumores macroscópicos (Tabela 3). Serve para auxiliar na decisão terapêutica subsequente e é fator prognóstico.

Portanto, o estadiamento refere-se sempre ao estadiamento inicial, ou seja, no momento do diagnóstico. Após a terapia instituída, o reestadiamento será determinado se houver progressão da doença, resposta parcial, resposta completa ou recidiva da doença após período de remissão.

Tabela 3 Classificação para tumor residual

R	Tumor residual
RX	Não pode ser avaliado
R0	Ausente
R1	Microscópico
R2	Macroscópico

Marcadores tumorais

O raciocínio clínico precede a solicitação de marcadores tumorais ou marcadores biológicos que podem estar presentes no tumor, no sangue ou em líquidos biológicos. Auxiliam no diagnóstico, no estadiamento, na avaliação de resposta ao tratamento, na detecção de recidivas e podem ser interpretados como marcadores prognósticos. Os principais marcadores são: alfafetoproteína (AFP), betagonadotrofina coriônica humana (beta-HCG), beta-2-microglobulina, antígeno tumoral da bexiga (BTA), CA125, CA15-3, CA19-9, CA27-29, CA50, CA72-4, calcitonina, catepsina D, antígeno carcinoembrionário (CEA), C-ErbB2 (oncogenes), cromogranina A, K-ras (oncogene), desidrogenase lática (LDH), proteína da matriz nuclear (NMP 22), gene supressor de tumor (p53), fosfatase ácida prostática (PAP), antígeno prostático específico (PSA) total e telomerase.

Avaliação de funcionalidade

Uma das formas de avaliação das condições clínicas dos pacientes oncológicos e da funcionalidade diária baseia-se na aplicação de escalas e índices que avaliam o desempenho e o estado dos pacientes. Os mais utilizados são o índice de Karnofsky (KPS) e o *Eastern Cooperative Oncology Group* (ECOG). O KPS varia de 0 a 100, conforme nível de atividade realizada e independência; a escala ECOG avalia o desempenho funcional e varia de 0 a 5. Os dados comparativos são apresentados na Tabela 4.

Tabela 4 Escalas de desempenho pelo índice de Karnofsky (KPS) e *Eastern Cooperative Oncology Group* (ECOG)

<table>
<tr><th colspan="2">KPS</th><th colspan="2">ECOG / Performance status (PS)</th></tr>
<tr><td>100</td><td>Assintomático, sem evidência de doença</td><td rowspan="2">0</td><td rowspan="2">Completamente ativo, capaz de realizar todas as atividades de antes da doença sem restrições</td></tr>
<tr><td>90</td><td>Capaz de realizar atividades normais, poucos sinais ou sintomas de doença</td></tr>
<tr><td>80</td><td>Atividade normal com esforço, alguns sinais ou sintomas de doença</td><td rowspan="2">1</td><td rowspan="2">Restrição a atividades físicas rigorosas, capaz de realizar trabalho leve e de natureza sedentária</td></tr>
<tr><td>70</td><td>Capaz de cuidar de si mesmo, mas incapaz de realizar trabalho ativo ou seguir com atividades normais</td></tr>
</table>

(continua)

Tabela 4 *(continuação)* Escalas de desempenho pelo índice de Karnofsky (KPS) e *Eastern Cooperative Oncology Group* (ECOG)

<table>
<tr><th colspan="2">KPS</th><th colspan="2">ECOG / Performance status (PS)</th></tr>
<tr><td>60</td><td>Requer assistência ocasional, porém é capaz de cuidar de muitas das necessidades pessoais</td><td rowspan="2">2</td><td rowspan="2">Capaz de realizar autocuidado, mas incapaz de trabalhar, fica até 50% do tempo em pé</td></tr>
<tr><td>50</td><td>Requer assistência considerável e cuidado médico frequente</td></tr>
<tr><td>40</td><td>Incapacitado; requer cuidado e assistência médica especiais</td><td rowspan="2">3</td><td rowspan="2">Capaz de realizar autocuidados limitados, confinado no leito ou na cadeira por mais de 50% do tempo</td></tr>
<tr><td>30</td><td>Severamente incapacitado, necessita de hospitalização, morte não iminente</td></tr>
<tr><td>20</td><td>Muito enfermo, necessita de suporte e hospitalização</td><td rowspan="2">4</td><td rowspan="2">Completamente incapaz, não realiza autocuidado básico, totalmente confinado ao leito ou cadeira</td></tr>
<tr><td>10</td><td>Moribundo, processo de fatalidade progredindo rapidamente</td></tr>
<tr><td>0</td><td>Óbito</td><td>5</td><td>Óbito</td></tr>
</table>

Todas essas características descritas podem ser objetivamente mensuradas como indicadores clínicos, biológicos e patológicos e funcionam também como métodos de avaliação de resposta ao tratamento.

OBJETIVOS DO TRATAMENTO ONCOLÓGICO

A terapia antineoplásica deve ser individualizada e conduzida por especialista na área, integrada com a equipe multiprofissional. Os objetivos do tratamento oncológico visam a: possibilitar a cura ou induzir a remissão da doença pelo maior tempo possível, reduzir a morbimortalidade, preservar órgãos, aumentar a sobrevida global do paciente e melhorar a qualidade de vida.

Os objetivos do tratamento podem ser divididos em três categoriais:

1. Curativo: quando há chance de cura potencial; esta possibilidade ocorre quando o diagnóstico do câncer é precoce, de modo que as chances de cura aumentam.
2. Remissão da doença: após o término do tratamento, refere-se ao período em que o paciente permanece sem evidência de doença, sem efeitos colaterais da neoplasia.
3. Cuidados paliativos: quando se busca o controle de sinais e sintomas da doença e a melhora da qualidade de vida.

MODALIDADES DE TRATAMENTO ONCOLÓGICO

Basicamente, há três principais modalidades de tratamento oncológico[2]: cirurgia, radioterapia e quimioterapia. Esses tratamentos podem ser aplicados de forma isolada ou associada. Entretanto, há outras opções de tratamento, como hormonioterapia, imunoterapia, terapia-alvo e transplante de medula óssea. As modalidades de tratamento oncológico podem ser divididas em três categorias:

- locorregional: cirurgia oncológica e radioterapia;
- sistêmica: quimioterapia (sistêmica e locorregional), hormonioterapia, imunoterapia, terapia-alvo e transplante de medula óssea;
- reabilitação: física e psíquica.

Cirurgia

O tratamento oncológico cirúrgico é o tipo mais antigo dentre as três categorias. Quando há a intenção curativa, essa modalidade de terapia visa a ressecar o tumor primário com margens de segurança adequadas, podendo ser ampliada para a drenagem linfática locorregional. Por outro lado, a cirurgia oncológica com intenção paliativa pode ser realizada com as finalidades de alívio da dor; solução de quadros obstrutivos ou hemorrágicos; redução da população de células neoplásicas; ressecção de metástases; redução de estímulo hormonal; função higiênica ou reconstrutora; laserterapia, criocirurgia, implante de cateter venoso central ou peritoneal. Além disso, o procedimento oncológico cirúrgico pode ter finalidade diagnóstica (biópsia), de estadiamento ("scopias") ou preventiva.[10]

A cirurgia oncológica primária é a definitiva. A cirurgia citorredutora (citorredução) é realizada para reduzir o volume tumoral, seja ele primário, regional ou metastático, a fim de aumentar a resposta ao tratamento complementar. A cirurgia paliativa fornece uma opção de controle da doença e melhora da qualidade de vida na ausência de possibilidade de cura.

Radioterapia

A radioterapia (RT) é outra modalidade de tratamento, que ocorre pela exposição do tumor à radiação ionizante de alta energia de forma controlada e direcional, resultando na liberação de elétrons e produção de radicais livres. Consequentemente, há quebra das ligações químicas, desestabilização do DNA celular e destruição das células neoplásicas. A RT visa a atingir ao máximo o tecido tumoral e preservar os tecidos sadios, com intenção curativa ou paliativa. A RT pode ser utilizada como tratamento multimodal quando associada a cirurgia, quimioterapia ou imunoterapia. No que diz respeito às técnicas, a RT pode ser convencional, conformacional tridimensional (3D), com intensidade modulada (IMRT), guiada por imagem (IGRT), radiocirurgia (SRS), corporal estereotáxica (SBRT) e braquiterapia.

Durante a fase aguda (até 2 semanas após o tratamento) da RT de tumores que apresentam alta divisão celular, a mucosite é um dos principais efeitos colaterais que impactam no aporte nutrológico dos pacientes. Na fase tardia (a partir de 6 meses após o tratamento), quando a RT é direcionada aos órgãos do trato digestivo alto ou cabeça e pescoço, por exemplo, o prejuízo no aporte nutrológico decorre do desenvolvimento de fibrose, fístula e até dano permanente do órgão, secundários ao dano microvascular e direto ao parênquima tecidual.

Quimioterapia

As drogas quimioterápicas são denominadas agentes citotóxicos, por agirem em nível celular. A quimioterapia (QT) é o tratamento sistêmico da neoplasia, agindo em todas as células em fase de divisão e multiplicação celular. A situação ideal seria que a QT atingisse somente as células anormais. Entretanto, as drogas atuam também nas células normais, podendo causar muitos efeitos colaterais indesejáveis.

Quando combinados, os quimioterápicos promovem uma maior interação das diferentes classes de drogas, facilitando a atuação no microambiente tumoral heterogêneo.[4] Tais estratégias precisam ser baseadas em ensaios clínicos para avaliar o emprego isolado ou combinado de agentes antineoplásicos, a fim de garantir a eficácia máxima e a toxicidade aceitável.[2,11]

Em 2011, surgiram novas abordagens de terapias antineoplásicas[2,5,11] como a imunoterapia, também denominada terapia biológica. A imunoterapia consiste no tratamento oncológico responsável por auxiliar o sistema imune do organismo a lutar contra o câncer, em vez de combatê-lo diretamente, como na QT citotóxica. A imunoterapia pode ser classificada como terapia-alvo, direcionada a alvos específicos (ataca antígenos tumorais que são produzidos pelas células malignas) ou alvos moleculares (atuam em antígenos tumorais específicos desencadeando uma resposta imunológica), apresentando maior tolerância ao tratamento em virtude do menor efeito colateral. Os anticorpos monoclonais (alvo na porção extracelular dos receptores na maioria dos casos) são imunoglobulinas que podem ser de origem murina, quimérica, humanizada ou humana. As reações de hipersensibilidade durante a infusão são os principais efeitos colaterais associados. Quanto mais humanizado, menores as chances dos efeitos indesejáveis.[2,11] Há também a hormonioterapia, que visa a inibir a ação hormonal dos tumores produtores de hormônios, levando à supressão hormonal e bloqueando seus efeitos sobre o órgão-alvo.

O cuidado total do paciente, que inclui as dimensões física, psíquica, social e espiritual, constitui um grande desafio do tratamento oncológico. Além da cura e/ou do controle da doença, o objetivo é reduzir a dor, o sofrimento e os efeitos colaterais dos tratamentos e melhorar a qualidade de vida, o que só é possível se as condutas forem feitas de forma integrada, envolvendo equipe multiprofissional.

A Tabela 5 a seguir classifica e engloba as três modalidades de tratamento oncológico.

Tabela 5 Classificação do tratamento oncológico, características e aplicabilidade clínica

Classificação	Características e aplicabilidade clínica do tratamento
Neoadjuvante	Tratamento primário prévio ou citorredutor, indicado à doença localmente avançada. Realizado antes do tratamento definitivo, que, na maioria das vezes, é a cirurgia oncológica. Reduz a lesão primária para otimizar os resultados do tratamento definitivo, elevar o controle local da doença, ampliar a chance de preservação de órgãos e verificar previamente a resposta do tumor ao tratamento
Adjuvante	Tratamento complementar do câncer em fase inicial após realização da terapia local definitiva. Administrado após o tratamento definitivo com o objetivo de exterminar células residuais locais ou sistêmicas e que não são identificadas por exame físico e pelos métodos diagnósticos tradicionais. Visa também a melhorar o controle local
Radiossensibilizante ou concomitante	Tratamentos simultâneos que potencializam o efeito de um em relação ao outro, como a radioterapia associada à quimioterapia
Curativo	Resposta completa do tumor após o tratamento, como no caso de leucemias e linfomas. Pode ser baseado em modalidades combinadas, como no caso do carcinoma epidermoide do canal anal
Instilação direta	Instilação direta de quimioterapia no local acometido pelo câncer
Conversão	Precede o tratamento de doença metastática, visando a tornar o tumor ressecável
Paliativo	Tratamento indicado para a doença avançada. Visa a reduzir sinais e sintomas, controlar a doença e melhorar a qualidade de vida
Profilático	Visa a prevenir o surgimento de lesão primária ou metastática

PRINCIPAIS EFEITOS COLATERAIS DECORRENTES DO TRATAMENTO ONCOLÓGICO QUE INTERFEREM NO ESTADO NUTROLÓGICO DO PACIENTE

Náuseas e vômitos

São os efeitos colaterais mais comuns durante a QT sistêmica, podendo levar a distúrbio hidreletrolítico e deficiências nutricionais isoladas ou associadas. As náuseas e os vômitos podem ser agudos (num período de 24 horas), tardios (após 24 horas) ou mesmo antecipatórios (antes da administração do quimioterápico). Tais sintomas causam grande impacto na qualidade de vida do paciente e dos acompanhantes/familiares. É fundamental que o paciente seja orientado a fazer uso das medicações antieméticas de forma regular, e não somente na ocorrência dos sintomas. Em tais situações, a avaliação nutrológica deve incluir a observação criteriosa do grau de hidratação, as possíveis alterações no perfil eletrolítico e na função renal, além da investigação de deficiência subclínica de micronutrientes. É fundamental que o especialista monitore as medidas antropométricas, a fim de prevenir perdas ponderais maiores que 5% em relação ao peso habitual, o que constitui um fator de risco adicional em tais casos. Alguns pacientes requerem intervenção especializada, com terapia nutrológica enteral ou, excepcionalmente, nutrição parenteral.

Mucosite

A mucosite ocorre por inflamação tóxica das membranas das mucosas no trato gastrointestinal, da boca ao ânus, podendo ocorrer por exposição a agentes quimioterápicos, radioterápicos e por reações de hipersensibilidade. Pode desencadear ulceração, dor, dificuldade de fala e prejuízo na ingestão alimentar, necessitando, muitas vezes, de administração de analgésicos potentes e laserterapia. Por limitar a ingestão alimentar, a orientação dietética é fundamental para adequação da consistência dos alimentos, de acordo com o grau e a extensão da mucosite.

Diarreia

As células do trato gastrointestinal estão em constante divisão, sendo alvo de ação das drogas antineoplásicas. A descamação, a irritação, a inflamação e as alterações funcionais das células do trato gastrointestinal resultam em diarreia. Se esse efeito colateral não for tratado, há risco de desidratação, desequilíbrio hidreletrolítico, astenia, lesão da pele e mucosa da região anal, diminuição da absorção de macro e micronutrientes, perda ponderal e até mesmo óbito. Por esse motivo, é fundamental a avaliação do nutrólogo para adequar a dieta do paciente de acordo com suas preferências, quadro clínico, tipo e objetivo do tratamento e tipo de neoplasia. Não é incomum que os pacientes apresentem diarreia e mucosite concomitantemente.

Anorexia

A anorexia[12] decorrente do tratamento ou da própria doença pode levar à caquexia, por causa da redução da ingestão alimentar por mucosite, náuseas, vômitos, perversão do paladar, semioclusão ou oclusão do trato gastrointestinal por obstrução mecânica. O estado nutrológico do paciente é de extrema importância para o tratamento oncológico, em razão de sua participação no processo de cicatrização, na competência imunológica e na intolerância ao tratamento.

AVALIAÇÃO DE RESPOSTA AO TRATAMENTO E CRITÉRIOS DE CURA DO CÂNCER

Os critérios de cura do câncer variam de acordo com as características tumorais e moleculares e o estadiamento inicial. Quanto mais precoce o diagnóstico da neoplasia maligna, maiores as chances de cura. Por exemplo, um câncer de cólon pode ser curado se diagnosticado em estádio inicial, pela ressecção do pólipo acometido por tumor, por meio da colonoscopia.

Um dos critérios mais utilizado no mundo para avaliação de resposta radiológica ao tratamento oncológico dos tumores sólidos é o RECIST 1.1 (*Response Criteria Evaluation in Solid Tumors*). A resposta completa (RC) ocorre quando há desaparecimento completo das lesões-alvo (lesões mensuráveis que medem 10 mm ou mais no maior eixo por meio de tomografia computadorizada [TC] ou ressonância magnética [RM]). Para serem considerados lesões-alvo, os linfonodos devem, quando medidos no menor eixo, ter ≥ 15 mm. A resposta parcial (RP) ocorre quando há redução ≥ 30% do somatório das lesões-alvo em relação ao exame de base, presença de estabilidade das lesões não alvo e ausência de novas lesões ao exame radiológico. As RC e RP são classificadas como resposta objetiva. A doença estável (DE) se dá por ausência de redução ≥ 30% ou de aumento ≥ 20% do somatório das lesões-alvo, estabilidade das lesões não alvo e ausência de novas lesões. A progressão de doença (PD) é caracterizada pelo aumento ≥ 20% do somatório das lesões-alvo, progressão inequívoca de lesões não alvo ou aparecimento de pelo menos uma nova lesão.[13]

A maioria dos tumores poderia entrar em remissão completa se os diagnósticos fossem precoces e com tratamento adequado. Entretanto, em nosso país, a maioria dos cânceres ainda é diagnosticada em fase avançada. Isso se deve principalmente à escassez de sintomas nas lesões iniciais, à falta de informação sobre o câncer, ao acesso limitado aos serviços de saúde e à capacitação inadequada de profissionais de saúde. O diagnóstico tardio repercute em menores taxas de controle da doença, menor sobrevida global, maior morbidade, menor qualidade de vida e aumento dos gastos em saúde.

CUIDADOS PALIATIVOS E TERMINALIDADE

Os cuidados paliativos em oncologia são indicados para os pacientes que não têm uma forma de tratamento curativo, seja por diagnóstico da doença já em fase avançada, metastática, por falha de tratamento ou recidiva tumoral. De acordo com características clínicas, tumorais e desempenho do paciente, poderão ser realizados novos tratamentos a fim de controlar a doença, reduzir sinais e sintomas e melhorar a qualidade de vida.

Todavia, o câncer pode evoluir de forma progressiva e inversamente proporcional à condição clínica e à capacidade funcional do paciente, com evolução no período de fase final da vida. Tal condição requer atenção especial, vigilância e tratamentos direcionados ao alívio dos sintomas, sem causar sofrimento e mantendo todo o conforto aos pacientes e familiares. Devem-se evitar as terapêuticas fúteis que causam sofrimento, com resultados ineficazes.

Terminalidade refere-se à fase final da vida em que o processo da doença avança de forma irreversível e o prognóstico de vida pode ser definido em dias ou semanas.

CONSIDERAÇÕES FINAIS

O conhecimento dos princípios fundamentais em oncologia é essencial para que o nutrólogo possa avaliar o paciente de forma adequada e individualizada, de acordo com cada doença e tratamento, a fim de contribuir na promoção, na preservação e na recuperação da saúde e da qualidade de vida. Os pacientes podem sofrer com os efeitos colaterais decorrentes dos mais variados tipos de tratamento, mas também por características intrínsecas tumorais e do volume de doença, que se referem à quantidade de tumor no organismo.

A abordagem nutrológica em oncologia apresenta-se como um grande desafio aos profissionais de saúde e, a cada dia, mostra a importância de se ampliar as investigações e as pesquisas integradas nesta área de conhecimento. Há evidências de que a conduta nutrológica interfere na manutenção e na recuperação do estado nutrológico. Além da melhor capacidade funcional, a abordagem nutrológica favorece a cicatrização, preserva a função imunológica, melhora a resposta terapêutica oncológica e o prognóstico, além de resultar em benefício relevante na qualidade de vida.

REFERÊNCIAS BIBLIOGRÁFICAS

1. Hanahan D, Weinberg RA. Hallmarks of cancer: the next generation. Cell 2011; 144(5):646-74.
2. Hajdu SI, Vadmal M, Tang P. A note from history: landmarks in history of cancer, part 7: Landmarks in History of Cancer, Part 7. Cancer 2015; 121(15):2480-513.
3. Bleeker FE, Bardelli A. Genomic landscapes of cancers: prospects for targeted therapies. Pharmacogenomics 2007; 8(12):1629-33.
4. Gerlinger M, Rowan AJ, Horswell S, Larkin J, Endesfelder D, Gronroos E et al. Intratumor heterogeneity and branched evolution revealed by multiregion sequencing. N Engl J Med 2012; 366(10): 883-92.
5. Vogelstein B, Papadopoulos N, Velculescu VE, Zhou S, Diaz LA, Kinzler KW. Cancer genome landscapes. Science 2013; 339(6127):1546-58.
6. Ferlay J, Soerjomataram I, Ervik M, Dikshit R, Eser S, Mathers C et al. GLOBOCAN 2012 v1.0, Cancer incidence and mortality worldwide: IARC CancerBase No. 11 [Internet]. Lyon, France: International Agency for Research on Cancer; 2013. Disponível em: http://globocan.iarc.fr, accessed on day/month/year. Acessado em: 10/03/2017.
7. Siegel RL, Miller KD, Jemal A. Cancer statistics, 2017. CA Cancer J Clin 2017; 67(1):7-30.

8. Instituto Nacional do Câncer (Inca). Estimativa 2016-2017 [Internet]. Disponível em: http://www.inca.gov.br/estimativa/2016/estimativa-2016-v11.pdf. Acessado em: 10/3/2017.
9. Edge SB, American Joint Committee on Cancer, American Cancer Society (eds.). AJCC cancer staging handbook: from the AJCC cancer staging manual. 7.ed. New York: Springer, 2010. 718p.
10. Bartlett EK, Simmons KD, Wachtel H, Roses RE, Fraker DL, Kelz RR et al. The rise in metastasectomy across cancer types over the past decade. Cancer 2015; 121(5):747-57.
11. Barnes TA, Amir E, Templeton AJ, Gomez-Garcia S, Navarro B, Seruga B et al. Efficacy, safety, tolerability and price of newly approved drugs in solid tumors. Cancer Treat Rev 2017; 56:1-7.
12. Aapro M, Arends J, Bozzetti F, Fearon K, Grunberg SM, Herrstedt J et al. Early recognition of malnutrition and cachexia in the cancer patient: a position paper of a European School of Oncology Task Force. Ann Oncol 2014; 25(8):1492-9.
13. Eisenhauer EA, Therasse P, Bogaerts J, Schwartz LH, Sargent D, Ford R et al. New response evaluation criteria in solid tumours: revised RECIST guideline (version 1.1). Eur J Cancer 2009; 45(2):228-47.

42

Terapia nutrológica no paciente com câncer

Alexandre Nogueira Matos
Eclebismar Peixoto Matos Filho

INTRODUÇÃO

A doença oncológica é a segunda maior causa de morte no mundo, e sabe-se que a desnutrição é responsável diretamente por 10 a 20% dessas mortes.[1] A caquexia oncológica ocorre quando há perda de massa magra e/ou massa gorda em pacientes com distúrbios metabólicos e inflamação em decorrência do tumor. Ela pode acometer 50% dos pacientes, chegando a 80% quando se trata de casos avançados,[2] variando de acordo com a idade, o tipo e o estágio da doença,[3] o que afeta sobremaneira a sobrevida e a qualidade de vida.

O acompanhamento nutrológico deve ser iniciado com o diagnóstico do câncer, pois o paciente oncológico desnutrido interrompe mais o tratamento e tolera menos os efeitos colaterais das medicações.[4] De forma semelhante, sempre que há uma proposta de terapêutica oncológica, há uma proposta de abordagem nutrológica, visto que andam em paralelo.[5]

A terapia nutrológica influencia os resultados do tratamento, tem impactos na morbidade e mortalidade, no tempo de internamento e na qualidade de vida.[6] O paciente deve seguir em acompanhamento com nutrólogo e nutricionista por todo o curso da doença e, em muitos casos, após a recuperação.

As opções de intervenção nutrológica são bem amplas, abrangendo da orientação dietética que todo paciente deve receber[1,7] até a indicação de vias alternativas – como enteral e parenteral – e uso de fármacos orexígenos e/ou com potencial anabólico, assim como manejo de diarreia, débito de ostomias e complicações do tratamento oncológico que afetam a absorção.

Deve-se lembrar ainda que a perda de peso não intencional pode ser o sinal a partir do qual se desenvolve uma averiguação para neoplasias.[5]

TRIAGEM E DIAGNÓSTICO

Deve-se triar todo paciente oncológico e submetê-lo a ferramentas diagnósticas com a finalidade de indicar medidas de suporte e/ou recuperação do estado nutricional. Pacientes sem risco nutricional e não desnutridos devem ser reavaliados a cada consulta, pela grande incidência de desnutrição e, se internado, semanalmente ou de acordo com o protocolo de reavaliação de cada hospital.

Deve-se salientar que, para neoplasias do trato gastrointestinal, a desnutrição ocorre de forma mais precoce quanto mais proximal a localização do tumor. Além disso, sabe-se que alguns tumores são mais hipermetabólicos, provocando maior grau de desnutrição, como no caso dos tumores de pâncreas e pulmão.[5]

É necessário acompanhar a ingestão do paciente e as variações de peso, juntamente com a avaliação antropométrica.[1]

Avaliação subjetiva global produzida pelo próprio paciente

Avaliação subjetiva global produzida pelo próprio paciente (ASG-PPP) é uma adaptação da avaliação subjetiva global (ASG) para uso em pacientes oncológicos. O paciente responderá a um questionário no qual se avaliará, além de perda de peso e redução de ingestão, a presença de sinais e sintomas, assim como a perda de função e atividade. Uma parte do questionário será aplicada pelo profissional e consistirá em informações do exame físico e informações relativas à atividade metabólica da doença. O paciente será classificado como estágio A, B ou C, cuja sequência representa o grau crescente de comprometimento nutricional e funcional.[8]

NRS-2002

O NRS-2002 é uma ferramenta validada para uso intra-hospitalar que avalia o risco nutricional a partir de variáveis como ingestão, perda de peso, índice de massa corporal (IMC) e grau de catabolismo da doença. Quando o paciente obtém pontuação maior que 3, é considerado de risco.

Global Leadership Initiative on Malnutrition

O GLIM (*Global Leadership Initiative on Malnutrition*) é uma ferramenta para diagnóstico de desnutrição, e atualmente há diversos estudos sobre sua aplicação em diferentes doenças. No GLIM, para definir o paciente como desnutrido, basta encontrar 1 critério etiológico e 1 critério fenotípico, como a seguir:

- Critério etiológico (basta 1):
  - baixa ingestão (< 50% nos últimos 7 dias) ou assimilação;
  - inflamação.
- Critério fenotípico (basta 1 e define gravidade):
  - perda de peso (%):
    - mais de 5% em 6 meses (desnutrição moderada);
    - mais de 5% em 3 meses (desnutrição grave);
  - baixo IMC (kg/m^2):
    - < 20 se < 70 anos ou < 22 se > 70 anos;
    - para asiáticos: < 18,5 se < 70 anos ou < 20 se > 70 anos;
  - redução de massa magra.

Para a avaliação de massa muscular (MM), alguns exames/procedimentos estão disponíveis, como resumido a seguir:[9]

- quantidade muscular:
  - tomografia computadorizada/ressonância magnética:
    - avaliação de massa esquelética total ou da área do psoas (no L3);
    - padrão-ouro;
  - Exame de composição corporal (DEXA, do inglês *dual-energy X-ray absorptiometry)*:
    - MM apendicular;
  - bioimpedância;
- qualidade muscular:
  - Tomografia computadorizada (TC): radiodensidade muscular;
  - Ressonância magnética (RM): gordura intramuscular;
  - Ultrassonografia: ecogenicidade;
- força/função:
  - dinamometria;
  - velocidade de caminhada;
  - *Timed Up and Go* (TUG);
  - levantar-se da cadeira.

VIAS DE ALIMENTAÇÃO

É difícil definir o quanto a nutrição afeta a qualidade de vida de pacientes com doenças oncológicas terminais. Pacientes recém-diagnosticados com câncer avançado, com instituição de paliação precoce (até 8 semanas do diagnóstico), podem receber suporte nutrológico com intenção suportiva maior do que paliativa.[10]

É importante dividir o paciente oncológico em duas categorias: candidatos à terapia oncológica e não candidatos/incuráveis. Se são passíveis de alguma terapia, a função da nutrição é manter o estado geral para tolerá-la. A indicação da nutrição nesses pacientes corre em paralelo com a indicação do tratamento oncológico. Se há uma proposta de terapia paliativa, de modo a melhorar a qualidade de vida (QV), também deve haver uma proposta de nutrir o paciente.[10]

Em doentes terminais com caquexia, frequentemente há uma demanda familiar pelo uso de dieta enteral ou parenteral.[11]

A decisão nesse momento deve ser tomada em conjunto com a equipe assistente e os familiares. Sabemos da importância do alimento para o bem-estar familiar e por isso sua opinião deve ser levada em consideração. Deve-se lembrar ainda do conceito de futilidade na paliação e, uma vez que a proposta possa trazer prejuízos ao paciente, o médico deve recorrer ao lema primordial da medicina: *primum non nocere*.

Via oral

A dieta oral deve ser oferecida preferencialmente,[12] desde que não haja disfagia ou impossibilidade de uso do trato gastrointestinal. Caso o paciente consiga ingerir o equivalente a 60% do valor energético total (VET) por via oral, a suplementação oral já satisfaz o alcance da meta. Deve-se dar preferência para suplementos de maior densidade energético-proteica e atentar para distúrbios da percepção do paladar, como disgeusia, assim como distúrbios próprios do tratamento quimio ou radioterápico que possam comprometer a ingestão, como xerostomia ou mucosite. Estratégias para favorecer a via oral incluem ajuste de cardápio, gastronomia hospitalar, apresentação do prato, conservação de temperatura, evitar condimentos que possam levar a náuseas e vômitos e/ou fracionar a refeição.

Via enteral

A indicação de um acesso enteral é feita quando o paciente não é capaz de se alimentar por via oral ou quando somente pode ingerir uma fração < 60% do VET. Desse modo, há diversas indicações para a passagem de uma sonda enteral no paciente oncológico, além da disfagia. A posição gástrica da sonda de alimentação já satisfaz a proposta enteral na grande maioria dos casos. Pacientes com gastroparesia ou neoplasias em sítio gástrico ou duodenal podem requerer a passagem endoscópica de uma sonda em posição jejunal.

Uma gastrostomia ou jejunostomia pode ser indicada nos casos em que se preveja uso de sonda nasoenteral (SNE) por mais de 4 a 8 semanas. Para pacientes com comprometimento gástrico mais intenso, podem ser necessários jejunostomia e gastrostomia descompressiva.

A escolha do desenho da fórmula enteral deve priorizar uma dieta que seja polimérica, hipercalórica e hiperproteica. Em alguns casos, podem-se utilizar fórmulas oligoméricas, como na disabsorção ou comprometimento de digestibilidade.

Via parenteral

A nutrição parenteral é uma via alternativa de oferta de nutrientes para os pacientes que não podem receber parcial ou integralmente a dieta pelo trato gastrointestinal.

A indicação deve ser feita dentro da janela de jejum de 3 a 7 dias, sempre de forma individualizada. Antecipa-se a prescrição de dieta parenteral dentro dessa janela para pacientes desnutridos e adia-se para pacientes com bom estado nutricional.

A nutrição parenteral deve oferecer 100% do VET para aqueles cujo uso do trato gastrointestinal está impedido, como nos casos de falência intestinal tipos II e III. Para aqueles com aporte parcial, porém que apresentam sinais de intolerância (dor, náusea, distensão, vômito ou diarreia)[13] ao evoluir o aporte, a nutrição parenteral suplementar deve ser instituída para suprir as necessidades.

Algumas sociedades questionam a indicação de parenteral em pacientes desnutridos e hipofágicos cuja expectativa de vida não supere dois meses.[14] Por isso, a indicação de nutrição parenteral a esses pacientes deve sempre ser discutida com familiares e médicos assistentes e deve considerar prognóstico e qualidade de vida.

As indicações de acesso venoso seguem as indicações gerais para o uso de via parenteral, a qual muitas vezes o paciente pode já utilizar, em decorrência do uso de quimioterapia, cateter central de inserção periférica (PICC, do inglês *peripherally inserted central catheter*) ou cateter implantável. Estes podem ser utilizados para infusão da nutrição parenteral, porém a equipe de oncologistas precisa estar de acordo.

Como toda via alternativa, o cálculo total é realizado e inicia-se com 50% do VET, evoluindo para 75% no segundo dia e 100% no terceiro dia, desde que não haja distúrbios eletrolíticos. Em pacientes desnutridos graves ou em jejum maior do que 7 dias, assim como naqueles com distúrbios hidroeletrolíticos, recomenda-se iniciar com 30% do VET e evoluir gradativamente, atingindo a meta em 5 a 7 dias.

A via parenteral suplementar (PS) pode ser uma opção em pacientes com toxicidade gastrointestinal por quimioterápicos, apesar de não mostrar melhora na QV, nem impacto importante no desfecho em pacientes desnutridos e hipofágicos. Quando há uma deprivação total de macronutrientes, a nutrição parental total (NPT) pode ter benefício na mortalidade.[15]

Deve-se atentar ainda ao fato de que a decisão sobre o início da nutrição parenteral em paciente no final de vida traz algumas dificuldades, e sua retirada pode ser outro ponto de impasse entre equipe médica e familiares.[16]

Mecanismos de desnutrição

De modo geral, a desnutrição oncológica ocorre a partir de quatro mecanismos: baixa ingestão, distúrbios metabólicos, aumento de gasto e/ou disabsorção.[2,3] Na caquexia oncológica as perdas se devem principalmente aos dois primeiros mecanismos.[2]

Causas de baixa ingestão:[2]

- depressão;
- estresse;
- dor;
- quimioterapia;
- radioterapia;
- queda de *status*;
- cirurgia em cabeça e pescoço;
- desbalanço entre estímulos orexígenos e anorexígenos.

Distúrbios metabólicos/hipermetabolismo:[2]

- citocinas pró-inflamatórias;
- desvio no metabolismo de nutrientes.

Influenciam o aumento do gasto:[17]

- carga tumoral/tempo de doença;
- localização;
- composição corporal;
- grau de inflamação.

A calorimetria indireta (CI) é o padrão-ouro para determinar o gasto energético basal. Alguns estudos mostraram que nem sempre a doença neoplásica se apresenta com hipermetabolismo, com os gastos podendo estar ainda normais ou reduzidos, a depender do câncer, em relação à população geral.[1] Lundholm observou que cerca de

50% dos pacientes com câncer que perderam peso eram hipermetabólicos, somente 47% deles recém-diagnosticados. Porém, quando se faz a razão do gasto energético pela massa magra, essa relação era maior em pacientes oncológicos do que na população geral, o que tem relação com a compensação pelo estado inflamatório. Esses dados apresentados referem-se ao gasto energético em repouso, porém o gasto energético total pode ser menor em pacientes com câncer quando há restrição da atividade física.

METAS CALÓRICO-PROTEICAS

Como visto, nem toda neoplasia leva a um aumento do gasto energético. Em razão da indisponibilidade de CI, é possível realizar a estimativa a partir de fórmulas de bolso.

De modo geral, as orientações para pacientes oncológicos são: 25 a 30 kcal/kg/dia e 1,2 a 1,5 g/kg/dia de proteína,[1,2] oferecendo preferencialmente próximo a 1,5 g/kg/dia.[19]

– Balanço energético: em alguns casos, o paciente oncológico pode ter um aumento do gasto energético de 100 a 300 kcal, o que pode contribuir para uma perda de 500 a 100 gramas de gordura por mês ou 1 a 2,3 kg de músculo por mês.[5]

O hipermetabolismo em alguns casos pode dever-se a um aumento da atividade do ciclo de Cori (este aumento, para restabelecer a glicose após a glicólise em anaerobiose do tumor, recebe o nome de "ciclo fútil"), ao efeito Warburg,[17] assim como a um desvio do metabolismo de carboidratos para vias lipogênicas e um aumento do *turnover* proteico.[5]

Algumas alterações metabólicas devem-se à liberação pelo tumor de (fator indutor de proteólise) e do fator mobilizador de lipídio (MLF, do inglês *lipid mobilizing factor*); e pelo sistema imune de TNF-alfa, IL-6 e INF-gama e IL-1.[17]

– TNF-alfa: leva à degradação de proteínas e de reservas de gordura e de carboidratos e reduz a produção dessas reservas.[5]

– IL-1: aumenta a síntese proteica hepática e a gliconeogênese. Aumenta a disponibilização de lipídios e reduz sua reserva.[5]

– IL-6: aumenta a síntese proteica hepática. Aumenta a disponibilização de lipídios e reduz sua reserva.[5] A IL-6 tem a particularidade de levar à síntese proteica muscular em uma das raras situações na qual sua ocorrência se eleva desproporcionalmente em relação ao TNF-alfa: o exercício. Em inflamação e câncer, porém, a ocorrência de IL-6 em conjunto com TNF-alfa leva ao catabolismo.[19]

Deve-se entender que o paciente pode, a depender do grau de catabolismo e das perdas de compartimentos já apresentadas, demandar uma recuperação nutricional, com necessidade de aumento da oferta. Com isso, pode haver demanda por aumento da oferta energética total e da meta proteica.

– Proporção de macronutrientes: em pacientes com resistência à insulina (RI), a European Society for Clinical Nutrition and Metabolism (Espen) recomenda aumentar a proporção de lipídios para aumentar a densidade da dieta e reduzir a carga glicêmica; além disso, como há um comprometimento da oxidação de carboidratos, a oxidação de lipídios está preservada.[1]

Alguns estudos sugerem que a síntese proteica no paciente oncológico pode estar mantida, em alguns casos com necessidade de quantidades apenas um pouco mais elevadas de aminoácidos.[1] Em pacientes com doenças avançadas, porém, sabe-se que a resistência anabólica pode comprometer a formação de massa magra.

Quanto à oferta de micronutrientes, se não há evidências de deficiência, deve-se evitar ofertar altas doses profilaticamente.[1]

SÍNDROME DE REALIMENTAÇÃO NO PACIENTE ONCOLÓGICO

Pacientes oncológicos e já desnutridos apresentam risco elevado de síndrome de realimentação (SRA). Caso haja uma baixa ingestão prolongada nesses pacientes, ao reiniciar a terapia nutrológica, deve-se considerar o início lento com evolução gradual, a partir de 5 a 10 kcal/kg/dia, até 25 a 30 kcal/kg/dia, almejando a meta em 5 a 7 dias e não em 3 dias, como é feito na população geral. A partir daí, havendo necessidade de reajuste de meta, indo além das 30 kcal/kg/dia, pode-se proceder ao aumento da oferta. Em muitos casos, pode ser necessária a oferta preventiva de 100 mg de tiamina, a cada 8 horas, de preferência venosa. Deve-se monitorar fósforo, potássio e magnésio diariamente nos primeiros dias da terapia nutrológica desses pacientes, assim como monitorar sinais de encefalopatia de Wernicke (ataxia, oftalmoplegia e confusão mental).

A hipofosfatemia representa, em termos gerais, a SRA, mas ainda pode haver: desbalanço hídrico, distúrbios do sódio, alterações no metabolismo de carboidratos, lipídios e proteínas, assim como deficiência de tiamina, hipocalemia e hipomagnesemia. A reposição diária de 200 a 300 mg de tiamina por dia é aconselhada.[1,2]

PERIOPERATÓRIO

Os pacientes devem ser manejados de acordo com o protocolo ERAS (*enhanced recovery after surgery*), sendo triados e recebendo suporte nutricional sempre que indicado. O ERAS estabelece diretrizes gerais e nutricionais, como a indicação de imunonutrição, a redução do jejum perioperatório, a prevenção à sobrecarga hídrica, a carga de carboidrato e o início precoce de dieta oral no pós-operatório imediato.[1]

IMUNONUTRIÇÃO

Pacientes oncológicos em pré-operatório, assim como pré-quimioterapia ou radioterapia, devem receber imunonutrição de 5 a 14 dias antes de cada procedimento, sendo possível manter à imunonutrição por até 7 dias do pós-operatório, caso haja estabilidade clínica e não haja sinais evidentes de descompensação metabólica.

A imunonutrição visa à redução do risco metabólico, reduzindo o impacto da resposta endócrino, metabólica e imunológica ao trauma (Remit). São imunonutrientes: arginina, nucleotídeos e ômega-3, algumas fontes incluem ainda a glutamina, que age como precursor de nucleotídeos.

Pacientes com neoplasia avançada sob quimioterapia, com risco de desnutrição ou já desnutridos, devem receber suplementação de ômega-3 para melhorar ou manter massa magra, peso, ingestão oral e apetite.[1] Estudos recentes ainda mostram que triglicerídeos de cadeia longa (TCL) podem melhorar, além do apetite e massa magra, o peso, reduzir morbidade e melhorar a qualidade de vida nos pacientes desnutridos.[1]

Em cirurgias para ressecção de tumores de abdome superior, indica-se ainda imunonutrição.[1]

DIETAS

Não se devem realizar dietas com restrição calórica em pacientes desnutridos ou sob risco. Não há dieta que leve à cura do câncer ou que evite sua recorrência, assim como não há evidência de que se deve consumir alguma dieta específica antes de tratamentos oncológicos. Não há estudos que comprovem benefícios da dieta cetogênica nessa população. Uma observação em relação à dieta cetogênica é que sua palatabilidade pode comprometer a ingestão calórica e levar à perda de peso.[1]

EXERCÍCIO

Os exercícios de resistência devem ser individualizados, para manter massa magra e força, assim como o exercício aeróbico, e devem ser mantidos durante todo o tratamento oncológico.[1,2]

O protocolo multimodal aceleração da recuperação total pós-operatória (Acerto) sugere o uso da escala de percepção de esforço de Borg, mantendo sempre níveis de percepção intermediários.[20]

GLUTAMINA

Não há dados suficientes para recomendar a glutamina na prevenção de enterite e diarreia produzidas por radioterapia, assim como na prevenção de estomatite, esofagite ou toxicidade cutânea.[1]

SOBREVIVENTE DO CÂNCER

O sobrevivente do câncer deve realizar atividade física. De preferência, manter um peso saudável (IMC entre 18,5 e 25 kg/m^2) e manter um estilo de vida saudável com dietas à base de vegetais, frutas, grãos integrais e com controle na ingestão de gordura saturada, carne vermelha e álcool.[1]

TERAPIA NUTROLÓGICA NA PALIAÇÃO

O paciente sob paliação deve ter sua conduta nutrológica individualizada. Devem-se considerar o grau de paliação, a sobrevida, a qualidade de vida e a funcionalidade. Além disso, a opinião de familiares torna-se um fator importante na decisão, visto que o alimento em muitos casos tem valor de conforto para a família e sua falta pode causar sofrimento.

Pacientes com doença terminal, sem *status* funcional, em caquexia refratária, podem necessitar apenas de uma dieta para conforto, com oferta do que for solicitado, mesmo que sejam apenas líquidos para aplacar a sede. A família precisa ser orientada da necessidade de evitar obstinações por metas nutricionais, em razão da refratariedade da doença avançada.

Em paciente com quadro de proporcionalidade ainda sob definição, principalmente se houver uma sobrevida maior que 8 a 12 semanas, pode-se considerar passagem de sonda nasoenteral para oferta nutricional, assim como hidratação e medicações.

Para a indicação de terapia nutrológica (TN) parenteral, devem-se considerar, além do grau de investimento e funcionalidade/qualidade de vida, a sobrevida (se maior que 8 a 12 semanas) e a natureza transitória ou definitiva da falência intestinal. Por exemplo, um paciente com neoplasia de pâncreas, sem obstrução, com íleo adinâmico por opioide, pode usar uma TN parenteral como terapia-ponte até sua melhora, visto que o fator causal é transitório. Já um paciente com neoplasia de pâncreas e obstrução maligna por carcinomatose, em virtude da natureza irreversível de sua falência intestinal, pode não se beneficiar da TN parenteral. Deve-se considerar, porém, se há justificativa na sobrevida ou na qualidade de vida e lembrar sempre que a indicação é individualizada e inclui a opinião do paciente, dos familiares e do médico oncologista.

Desse modo, a TN no fim de vida é uma decisão individualizada, que visa nutrir e/ou confortar o paciente e familiares[1] e pode variar desde a oferta de líquidos *ad libitum* à nutrição parenteral domiciliar.

REFERÊNCIAS BIBLIOGRÁFICAS

1. Muscaritoli M, Arends J, Bachmann P, Baracos V, Barthelemy N. ESPEN practical guideline: clinical nutrition in cancer. Clin Nutr. 2021;40:2898-913.
2. Stubbinsa R, Bernickera EH, Quigleyb EMM. Cancer cachexia: a multifactoral disease that needs a multimodal approach. Curr Opin Gastroenterol. 2020;36(2):141-6.
3. Arends J, Baracos V, Bertz H, Bozzetti F, Calder PC. ESPEN expert group recommendations for action against cancer related malnutrition. Clin Nutr. 2017;36:1187-96.
4. Perez-Pitarch A, Guglieri-Lopez B, Nachera A, Merino V, Merino-Sanjuana M. Impact of undernutrition on the pharmacokinetics and pharmacodynamics of anticancer drugs: a literature review. Nutr Cancer. 2017;69(4):555-63.
5. Bozzetti F. Basics in clinical nutrition: nutritional support in cancer. Eur J Clin Nutr. 2010; e148-e152.

6. Morais SR, Bezerra AN, de Carvalho NA, Viana ACC. Nutrition, quality of life and palliative care: integrative review. Rev Dor. 2016;17(2):136-40.
7. Platek ME. The role of dietary counseling and nutrition support in head and neck cancer patients. Curr Opin Support Palliat Care. 2012;6:438-45.
8. Gonzalez MC, Borges MR, Silveira DH, Assunção MCF, Orlandi SP. Validação da versão em português da avaliação subjetiva global produzida pelo paciente. Rev Bras Nutr Clin. 2010;25(2):102-8.
9. Fayha APT, de Sousa IM, Gonzalez MC. New insights on how and where to measure muscle mass. Curr Opin Support Palliat Care. 2020;14:316-23.
10. Bozzetti F. Is there a place for nutrition in palliative care? Support Care Cancer. 2020;28(9):4069-75.
11. Dev R, Dalal S, Bruera E. Is there a role for parenteral nutrition or hydration at the end of life? Curr Opin Support Palliat Care. 2012;6:365-70.
12. Corrêa PH, Shibuya E. Administração da terapia nutricional em cuidados paliativos. Rev Bras Cancerol. 2007;53(3):317-23.
13. Blaser AR, Malbrain MLNG, Starkopf J, Fruhwald S, Jakob SM. Gastrointestinal function in intensive care patients: terminology, definitions and management. Recommendations of the ESICM Working Group on Abdominal Problems. Intensive Care Med. 2012;38:384-94.
14. Pazart L, Cretin E, Grodard G, Cornet C, Mathieu-Nicot F. Parenteral nutrition at the palliative phase of advanced cancer: the ALIM-K study protocol for a randomized controlled trial. Trials. 2014;15:370.
15. Bozzetti F. Supplemental parenteral nutritionin patients with cancer. Oncologist. 2021;26:e518.
16. Baumstarck K, Boyer L, Pauly V, Orleans V, Marin A. Use of artificial nutrition near the end of life: results from a french national population-based study of hospitalized cancer patients. Cancer Med. 2020;9:530-40.
17. Tüccar TB, Tek NA. Determining the factors affecting energy metabolism and energy requirement in cancer patients. J Res Med Sci. 2021;26:124.
18. Bozzetti F. Parenteral nutrition: review article. Nutrition. 2019;66:101-7.
19. Di Girolamo FG, Situlin R, Biolo G. What factors influence protein synthesis and degradation in critical illness? Curr Opin Clin Nutr Metab Care. 2017;20:124-30.
20. De Aguilar-Nascimento JE. ACERTO: acelerando a recuperação total pós-operatória. 4. ed. Rio de Janeiro: Rubio; 2020.

Nutrologia oncológica: da inflamação sistêmica ao estilo de vida

Aline Rodrigues Zanetta
Danielle Bezerra Rodrigues
Idiberto José Zotarelli Filho
Matheus Marques Pereira de Alencar

INTRODUÇÃO

A oncologia moderna evoluiu para um modelo multidimensional, reconhecendo que o tratamento do câncer vai além da abordagem tradicional[1]. O cuidado oncológico contemporâneo integra intervenções em nutrição, atividade física, saúde mental e estilo de vida, visando melhorar a qualidade de vida, adesão ao tratamento e resultados clínicos[2].

O aumento global da incidência de câncer e a complexidade dos tratamentos exigem abordagens que considerem o paciente como um todo[3]. Dados do GLOBOCAN 2022 indicam que os tipos mais prevalentes incluem pulmão (12,4%), mama (11,6%), colorretal (9,6%) e próstata (7,3%), com o Brasil estimando 704 mil novos casos anuais para 2023 a 2025. A integração de medicina do estilo de vida – incluindo alimentação, exercício, sono, conexões sociais e manejo do estresse – tem mostrado reduzir efeitos colaterais, melhorar desfechos e promover saúde cardiometabólica, sendo cada vez mais incorporada em protocolos oncológicos de referência mundial[4].

No entanto, desafios persistem na implementação desses programas integrativos. A variabilidade na implementação, a necessidade de formação de equipes multidisciplinares qualificadas, a adaptação cultural das intervenções e a integração efetiva com os cuidados convencionais representam obstáculos significativos que devem ser superados para otimizar os benefícios da oncologia integrativa[5].

A má nutrição está associada à menor sobrevida e pior adesão ao tratamento, tornando essencial o suporte nutricional individualizado[6]. Estudos demonstram que até 80% dos pacientes oncológicos apresentam algum grau de desnutrição, que está diretamente correlacionada com prolongamento do tempo de internação, aumento das complicações e redução da sobrevida global[7].

A nutrologia, ao incorporar fitonutrientes, suplementos e terapias complementares baseadas em evidências, como probióticos e fitoterápicos, para mitigar sintomas e potencializar os efeitos dos tratamentos convencionais[8], reconhece que a alimentação e os nutrientes podem modular vias moleculares envolvidas na carcinogênese, inflamação, função imunológica e resposta ao tratamento[9].

Programas de nutrologia integrativa têm demonstrado benefícios significativos na redução de efeitos adversos relacionados ao tratamento, incluindo mucosite, náuseas, fadiga e neuropatia, além de melhorar marcadores de qualidade de vida e função física[10]. A personalização das intervenções nutrológicas, considerando fatores como tipo de câncer, estágio da doença, tratamentos em curso e características individuais do paciente, representa um avanço fundamental em relação a abordagens padronizadas[11].

A inclusão de *performance* física, mentalidade positiva e mudanças no estilo de vida no cuidado oncológico é justificada por evidências robustas de que intervenções multidimensionais combinando dieta, exercício e práticas mente-corpo melhoram significativamente a qualidade de vida, função física, saúde mental e adesão ao tratamento[12]. Esses programas possibilitam ao paciente assumir um papel ativo em seu próprio cuidado, promovendo empoderamento e senso de controle que são fundamentais para o enfrentamento da doença e estão associados à melhor adesão aos tratamentos convencionais, maior satisfação com o cuidado recebido e melhores desfechos clínicos[13].

FUNDAMENTOS DA NUTROLOGIA NO PACIENTE ONCOLÓGICO

A nutrologia no paciente oncológico é fundamental para melhorar o prognóstico, a tolerância ao tratamento e a qualidade de vida[6]. O câncer provoca alterações metabólicas profundas, como inflamação crônica, estresse oxidativo, caquexia e resistência anabólica, que afetam diretamente o estado nutricional e a resposta imunológica do paciente[14].

A complexidade do cuidado nutricional em oncologia transcende a abordagem tradicional de suporte calórico-proteico, exigindo uma compreensão aprofundada dos mecanismos fisiopatológicos que caracterizam a doença neoplásica[8]. O estado nutricional do paciente oncológico é influenciado por múltiplos fatores interconectados: o próprio tumor, os tratamentos antineoplásicos, as alterações metabólicas sistêmicas, os aspectos psicossociais e as comorbidades associadas[7].

Essa abordagem integrada reconhece que a nutrição em oncologia não é meramente um suporte adjuvante, mas, sim, uma intervenção terapêutica ativa que pode modular a evolução da doença, a resposta aos tratamentos convencionais e a qualidade de vida do paciente[1]. A nutrologia oncológica moderna baseia-se em evidências científicas robustas que demonstram o impacto direto do estado nutricional sobre desfechos clínicos relevantes, incluindo sobrevida global, sobrevida livre de doença, toxicidade dos tratamentos e capacidade funcional[10].

Bases metabólicas do câncer: inflamação, estresse oxidativo, caquexia e resistência anabólica

O câncer é uma doença inflamatória e catabólica, levando à perda de peso, caquexia (perda de massa muscular) e alterações metabólicas graves, como resistência anabólica e aumento do estresse oxidativo[14]. Essa caracterização fundamental orienta toda a abordagem nutrológica, pois reconhece que o câncer não é apenas uma proliferação celular descontrolada, mas um estado sistêmico complexo que afeta múltiplos sistemas orgânicos[14].

Inflamação sistêmica e suas implicações nutricionais

A inflamação sistêmica representa um dos pilares fisiopatológicos centrais da oncologia, sendo mediada por citocinas pró-inflamatórias como fator de necrose tumoral alfa (TNF-α), interleucinas (IL) – IL-1β, IL-6 – e interferon-gama, que são produzidas tanto pelo tumor quanto pelo hospedeiro em resposta à presença neoplásica[15]. Essa resposta inflamatória desencadeia uma cascata de eventos metabólicos deletérios que comprometem profundamente o estado nutricional[14].

O estado inflamatório crônico altera o metabolismo de macronutrientes, promovendo resistência à insulina, lipólise aumentada e catabolismo proteico acelerado. Simultaneamente, ocorre uma reprogramação metabólica caracterizada pelo aumento da glicólise (efeito Warburg), alterações no metabolismo lipídico e desenvolvimento de resistência anabólica[14].

Marcadores inflamatórios como proteína C-reativa (PCR), velocidade de hemossedimentação (VHS) e razões derivadas, como neutrófilos/linfócitos (NLR) e plaquetas/linfócitos (PLR), têm demonstrado valor prognóstico significativo em diversos tipos de câncer[9]. Esses biomarcadores não apenas refletem o grau de inflamação sistêmica, mas também orientam estratégias nutricionais anti-inflamatórias específicas[16].

Estresse oxidativo e desequilíbrio redox

O estresse oxidativo resultante compromete a função celular normal, promove danos ao DNA e proteínas, além de contribuir para a progressão tumoral[15]. O desequilíbrio entre a produção de espécies reativas de oxigênio (ERO) e a capacidade antioxidante endógena cria um ambiente propício para danos celulares extensos, mutagênese e instabilidade genômica[12].

Esse estado de estresse oxidativo crônico tem implicações nutricionais importantes, pois aumenta as necessidades de antioxidantes endógenos e exógenos, incluindo vitaminas C e E, selênio, zinco e compostos fitoquímicos com propriedades antioxidantes[16]. A modulação nutricional do estresse oxidativo representa uma estratégia terapêutica promissora, embora deva ser cuidadosamente balanceada para não interferir com os mecanismos de ação de tratamentos convencionais que dependem da geração controlada de ERO[1].

Fisiopatologia da caquexia oncológica

A caquexia é multifatorial, marcada por perda de peso involuntária, inflamação e disfunção metabólica, sendo um dos principais desafios no cuidado oncológico[15]. Essa síndrome complexa afeta 50 a 80% dos pacientes oncológicos, dependendo do tipo e estágio do tumor, e está associada a redução significativa da sobrevida, maior toxicidade dos tratamentos e deterioração da qualidade de vida[14].

A fisiopatologia da caquexia envolve múltiplos mecanismos interconectados. O aumento do catabolismo proteico muscular é mediado pelo sistema ubiquitina-proteassoma, que degrada proteínas musculares em resposta a sinais inflamatórios e hormonais alterados[15]. Simultaneamente, ocorre redução da síntese proteica por causa da resistência anabólica, caracterizada pela diminuição da resposta aos estímulos anabólicos normais como aminoácidos, insulina e exercício físico[14].

A anorexia central, mediada por citocinas pró-inflamatórias que afetam os centros hipotalâmicos de controle do apetite, contribui significativamente para o balanço energético negativo[15]. Alterações no metabolismo energético, incluindo aumento do gasto energético de repouso e ineficiência metabólica, agravam o quadro catabólico. A resistência anabólica representa um fenômeno particularmente desafiador, pois limita a eficácia de intervenções nutricionais convencionais baseadas apenas no aumento da oferta calórico-proteica[14].

Avaliação nutrológica integrada

A avaliação deve ser multidimensional, incluindo análise do estado nutricional, composição corporal (com destaque para sarcopenia) e exames laboratoriais funcionais (marcadores inflamatórios, proteínas séricas e índices prognósticos)[17]. Essa abordagem integrada reconhece que o estado nutricional em oncologia requer uma análise abrangente que considere aspectos funcionais, metabólicos e prognósticos[8].

Limitações da avaliação antropométrica tradicional

A avaliação antropométrica tradicional, embora importante, apresenta limitações significativas no contexto oncológico[7]. O peso corporal pode ser mascarado por edema, ascite ou desidratação, enquanto o índice de massa corporal (IMC) não diferencia massa magra de massa gorda[17]. Essas limitações são particularmente relevantes em pacientes oncológicos, nos quais alterações na composição corporal podem ocorrer mesmo na ausência de perda de peso significativa[15].

Por isso, a avaliação da composição corporal por meio de métodos como tomografia computadorizada, bioimpedância elétrica ou absorciometria por raios-X de dupla energia (DEXA) tem se tornado fundamental[17]. A tomografia computadorizada, em particular, permite a quantificação precisa da massa muscular esquelética e da distribuição de tecido adiposo, fornecendo informações valiosas sobre sarcopenia e obesidade sarcopênica[15].

Ferramentas de triagem e avaliação nutricional

Ferramentas específicas são recomendadas para triagem e acompanhamento[17]. O Patient-Generated Subjective Global Assessment (PG-SGA), especificamente desenvolvido para pacientes oncológicos, incorpora sintomas relacionados ao tratamento, capacidade funcional e exame físico, fornecendo uma avaliação mais abrangente do risco nutricional.

O *Nutritional Risk Screening* 2002 (NRS-2002) baseia-se na severidade da doença e no grau de desnutrição, sendo validado para identificar pacientes que se beneficiariam de suporte nutricional[18]. O *Malnutrition Screening Tool* (MST) oferece uma abordagem rápida e prática para triagem inicial, enquanto os critérios *Global Leadership Initiative on Malnutrition* (GLIM) estabelecem um consenso global para diagnóstico de desnutrição[17].

Os critérios GLIM requerem pelo menos um critério fenotípico (perda de peso não intencional, baixo IMC ou redução da massa muscular) e um critério etiológico (redução da ingestão alimentar ou absorção, ou presença de inflamação)[17]. Essa abordagem padronizada facilita a identificação precoce da desnutrição e permite comparações entre diferentes populações e estudos[8].

Avaliação laboratorial abrangente

A avaliação laboratorial deve incluir marcadores de estado nutricional (albumina, pré-albumina, transferrina), marcadores inflamatórios (PCR, IL-6), perfil metabólico (glicemia, perfil lipídico, função renal e hepática), e micronutrientes específicos (vitamina D, B12, folato, ferro, zinco)[17]. Essa bateria de exames fornece uma visão abrangente do estado metabólico e nutricional do paciente[7].

Índices prognósticos como o *Prognostic Nutritional Index* (PNI), *Glasgow Prognostic Score* (GPS) e *Controlling Nutritional Status* (CONUT) integram parâmetros nutricionais e inflamatórios, oferecendo informações valiosas sobre prognóstico[17]. Esses índices têm demonstrado correlação significativa com sobrevida global, complicações pós-operatórias e resposta ao tratamento em diversos tipos de câncer[7].

A pré-albumina (transtirretina) tem se mostrado um marcador mais sensível do estado nutricional agudo pela sua meia-vida mais curta (2 a 3 dias) comparada à albumina (20 dias)[17]. Níveis baixos de pré-albumina correlacionam-se com maior risco de complicações e pior prognóstico, sendo útil para monitoramento da resposta à intervenção nutricional[7].

Importância da avaliação precoce e seriada

A avaliação precoce e rotineira é essencial para identificar riscos e personalizar intervenções[17]. Recomenda-se que a triagem nutricional seja realizada na primeira consulta oncológica e repetida regularmente durante o tratamento, com frequência adaptada ao risco identificado e tipo de tratamento[8].

Pacientes de alto risco nutricional devem ser reavaliados semanalmente durante tratamentos intensivos, enquanto pacientes de baixo risco podem ser monitorados mensalmente[7]. Essa abordagem proativa permite identificação precoce de deterioração nutricional e implementação oportuna de intervenções preventivas[6].

Papel dos macro e micronutrientes no suporte metabólico e imunológico

Necessidades proteicas aumentadas e qualidade proteica

Recomenda-se ingestão proteica aumentada (1,0 a 1,5 g/kg/dia) para preservar massa muscular e melhorar tolerância ao tratamento[6]. Essa recomendação representa um aumento significativo em relação às necessidades de indivíduos saudáveis (0,8 g/kg/dia), refletindo o estado hipercatabólico e a resistência anabólica característicos do câncer[14].

A qualidade proteica é igualmente importante, com ênfase em proteínas de alto valor biológico ricas em aminoácidos essenciais, particularmente leucina, que atua como gatilho para a síntese proteica muscular pela via mTOR[14]. A leucina, em concentrações de 2,5 a 4 g por refeição, pode estimular significativamente a síntese proteica, mesmo em condições de resistência anabólica[6].

A distribuição da ingestão proteica ao longo do dia também é relevante, com evidências sugerindo benefícios de doses de 20 a 30 g de proteína por refeição para otimizar a síntese proteica[6]. Esse padrão de distribuição, conhecido como *pulse feeding*, pode ser mais eficaz do que a ingestão concentrada em uma única refeição[12].

Aminoácidos funcionais e moduladores metabólicos

Ácidos graxos ômega-3, aminoácidos (leucina, glutamina), carnitina e creatina podem modular inflamação e metabolismo muscular[14]. Os ácidos graxos ômega-3, particularmente ácido eicosapentaenoico (EPA), têm demonstrado efeitos anti-inflamatórios e potencial para atenuar a caquexia, com doses de 2 a 2,2 g/dia de EPA mostrando benefícios em alguns estudos[19].

A glutamina, aminoácido condicionalmente essencial durante o estresse metabólico, pode beneficiar a função intestinal, resposta imune e redução de complicações infecciosas[1]. Em condições de estresse, a demanda por glutamina excede a capacidade de síntese endógena, tornando a suplementação potencialmente benéfica[20].

Micronutrientes: deficiências comuns e implicações clínicas

Vitaminas e minerais devem ser ofertados próximos às recomendações diárias, evitando megadoses. A deficiência de vitamina D é comum e pode impactar negativamente o prognóstico[16]. A vitamina D, além de seu papel no metabolismo ósseo, tem funções imunomoduladoras e anti-inflamatórias relevantes em oncologia[16].

Outros micronutrientes de particular importância incluem vitaminas do complexo B (especialmente B12 e folato), vitamina C, vitamina E, selênio e zinco[1]. Deficiências desses nutrientes são comuns pela redução da ingestão alimentar, má-absorção, aumento das necessidades metabólicas e perdas aumentadas[7].

OBESIDADE COMO FATOR DE RISCO PARA CÂNCER E RECIDIVA TUMORAL

A obesidade tem se consolidado como um importante fator de risco modificável para o desenvolvimento e a progressão de diversos tipos de câncer. A crescente prevalência de obesidade está associada não apenas ao aumento da incidência de neoplasias, mas também a pior desfecho clínico oncológico, incluindo menor resposta terapêutica, maior risco de recidiva e redução da sobrevida global e livre de progressão[21].

Estudos populacionais e metanálises têm demonstrado uma associação consistente entre obesidade e risco aumentado de vários tipos de câncer, incluindo câncer de mama no pós-menopausa, colorretal, endométrio, esôfago (adenocarcinoma), pâncreas, fígado, ovário, rins e tireoide[22-24].

Um relatório da Agência Internacional para Pesquisa em Câncer (IARC), da Organização Mundial da Saúde (OMS), reconheceu a obesidade como fator causal em pelo menos 13 tipos de câncer[25]. A relação dose-resposta também é observada: quanto maior o IMC, maior o risco relativo de desenvolver certos tipos de câncer.

Além disso, o excesso de gordura corporal parece não apenas aumentar o risco de desenvolvimento inicial de câncer, mas também contribuir para sua progressão e recidiva. Estudos longitudinais revelam que pacientes obesos diagnosticados com câncer têm maior risco de recidiva e morte relacionada ao câncer em comparação com indivíduos com peso normal[26].

Mecanismos fisiopatológicos

A relação entre obesidade e câncer é multifatorial e envolve diversas vias bioquímicas e moleculares:

Inflamação crônica de baixo grau

O tecido adiposo visceral em indivíduos obesos apresenta infiltração por macrófagos e outras células imunológicas, levando à produção de citocinas pró-inflamatórias, como TNF-α, IL-6 e IL-1β. Esse ambiente inflamatório persistente favorece a instabilidade genômica, proliferação celular e angiogênese[27].

Resistência insulínica e eixo IGF-1

A obesidade está associada à hiperinsulinemia e aumento do fator de crescimento semelhante à insulina tipo 1 (IGF-1), que estimula diretamente a proliferação celular e inibe a apoptose, contribuindo para a carcinogênese[28].

Adipocinas

Desequilíbrios nas adipocinas, como aumento da leptina (pró-tumoral) e redução da adiponectina (anti-inflamatória e antiproliferativa), favorecem um microambiente tumoral propício à progressão[29].

Estrogênios

Nas mulheres pós-menopausa, o tecido adiposo torna-se a principal fonte de estrogênio via aromatização periférica. A elevação crônica de estrogênios estimula a proliferação de células sensíveis a hormônios, como no câncer de mama e endométrio[30].

Impactos clínicos

A obesidade tem implicações negativas importantes no manejo oncológico:

- Resposta terapêutica: estudos mostram que a farmacocinética de agentes quimioterápicos pode ser alterada em indivíduos obesos, afetando a eficácia do tratamento. A ASCO orienta que a dosagem da quimioterapia seja calculada com base na área de superfície corporal, utilizando o peso real, em vez de uma estimativa ou idealização do peso[31].

- Complicações cirúrgicas: maior risco de infecções, deiscência de feridas, tromboembolismo[32].
- Recidiva tumoral: a obesidade está associada a uma menor sobrevida global e de câncer de mama em mulheres pré e pós-menopausa, independentemente de quando o IMC é determinado. O sobrepeso também está relacionado a um maior risco de mortalidade. A obesidade está associada a maior risco de recidiva, especialmente em cânceres de mama, colorretal e próstata[33].
- Sobrevida: em vários tipos de câncer, a obesidade está ligada à redução da sobrevida global e livre de progressão, ainda que alguns estudos discutam o "paradoxo da obesidade" em neoplasias específicas, de modo que baixa massa muscular e alta adiposidade estão associadas a piores desfechos clínicos em pacientes com câncer[34].

Considerações sobre o uso de terapias antiobesidade no contexto oncológico

Com a aprovação recente de agonistas de GLP-1 (como semaglutida) e agonistas duplos GLP-1/GIP (como tirzepatida), surge a possibilidade de utilizar essas terapias para controle de peso em pacientes com histórico ou risco de câncer.

Segurança oncológica

Estudos em andamento e análises de segurança de grandes ensaios clínicos sugerem que os agonistas de GLP-1 e GLP-1/GIP ainda não trazem resultados comprovados sobre redução de forma direta dos cânceres, assim como não há evidências convincentes de aumento de risco de câncer pancreático, tireoidiano ou outros em humanos até o momento[35,36]. Entretanto, ainda são necessárias mais evidências de longo prazo para consolidar essa segurança, especialmente em sobreviventes de câncer.

Personalização e abordagem multidisciplinar

A indicação de terapias antiobesidade em pacientes oncológicos deve considerar:

- Tipo de câncer e tempo de remissão.
- Risco metabólico e inflamatório.
- Estado nutricional e sarcopenia.
- Preferências e histórico familiar.

A prescrição deve sempre envolver uma equipe multidisciplinar, com oncologista, nutrólogo e endocrinologista, respeitando os princípios da medicina personalizada[37].

A obesidade é um importante fator de risco modificável para diversos tipos de câncer, com implicações diretas na carcinogênese, progressão tumoral e prognóstico clínico. A compreensão dos mecanismos fisiopatológicos envolvidos e a incorporação segura de terapias antiobesidade no cenário oncológico podem representar estratégias promissoras para melhorar a sobrevida e qualidade de vida desses pacientes.

ESTILO DE VIDA ANTICÂNCER: EIXOS NUTROLÓGICOS

A alimentação exerce papel fundamental na prevenção e no controle do câncer. Evidências crescentes demonstram que padrões alimentares específicos podem modular vias oncogênicas, reduzir inflamação, melhorar a resposta imunológica e interferir positivamente na progressão tumoral. A nutrição oncológica, portanto, deve ir além do suporte calórico-proteico, considerando aspectos metabólicos, hormonais e cronobiológicos.

A nutrologia aplicada à oncologia deve atuar de forma estratégica na modulação de vias inflamatórias, hormonais, metabólicas e imunológicas. A seguir, são apresentados os principais eixos clínicos que integram o estilo de vida anticâncer com base em evidências.

Alimentação baseada em evidências e modulação oncogênica

Fundamentos da modulação oncogênica pela dieta

A dieta influencia múltiplos mecanismos relacionados à carcinogênese, como:

- Modulação epigenética e expressão gênica
- Controle do microambiente inflamatório tumoral
- Regulação do eixo insulina/IGF-1
- Influência na microbiota intestinal e eixos intestino-cérebro-imunidade[38,39]

A alimentação tem papel central na prevenção e controle do câncer. Padrões alimentares de estilo prudente ricos em vegetais, frutas, grãos integrais, azeite de oliva, castanhas e alimentos *in natura* estão associados a menor risco de neoplasias. Já padrões do tipo ocidental, ricos em ultraprocessados e pobres em fibras, elevam a inflamação sistêmica, promovem resistência à insulina e disbiose intestinal[40-42].

A composição dietética influencia o microambiente tumoral, regulando vias como NF-κB, mTOR e IGF-1. Compostos bioativos como curcumina, quercetina, EGCG e resveratrol exercem efeitos antiproliferativos, modulando apoptose, inflamação e a função da barreira intestinal[43].

Estratégias nutricionais baseadas em evidências

Padrão dietético mediterrâneo

O padrão mediterrâneo (PM) é rico em frutas, vegetais, azeite de oliva, cereais integrais, peixes, leguminosas e oleaginosas. Estudos observacionais e intervenções clínicas associam esse padrão a:

- Redução da inflamação sistêmica.
- Aumento de biomarcadores antioxidantes.
- Menor incidência e recidiva de câncer de mama, cólon, próstata e fígado[44-46].

Exemplo de prescrição prática (almoço):

- Salada crua com azeite extravirgem (1 colher de sopa).
- Grão-de-bico cozido (½ xícara).
- Peixe grelhado (120 g).
- Quinoa ou arroz integral (½ xícara).
- Fruta cítrica de sobremesa.

Controle do índice glicêmico

Dietas com baixo índice glicêmico (IG) atenuam picos de glicose e insulina, importantes mediadores tumorais, especialmente em neoplasias hormônio-dependentes.

- Altos níveis de insulina e IGF-1 promovem a proliferação celular e angiogênese[47].
- A redução do IG melhora a sensibilidade à insulina, favorecendo o microambiente antitumoral.

Alimentos recomendados com baixo IG: aveia grossa, leguminosas, arroz integral, maçã, pera, batata-doce, vegetais.

Dieta cetogênica

Entre as estratégias terapêuticas emergentes, destaca-se a dieta cetogênica rica em lipídios, com moderada proteína e baixo teor de carboidratos que induz a cetose nutricional. Essa condição metabólica reduz a disponibilidade de glicose (substrato principal de muitas células tumorais), promove menor sinalização de insulina/IGF-1 e pode atuar como adjuvante no controle tumoral, além de proteger a massa magra e modular inflamação[48].

Jejum intermitente

O jejum intermitente (JI), especialmente o protocolo 16:8, mostra efeitos benéficos em modelos animais e alguns ensaios clínicos:

- Redução de fatores inflamatórios (TNF-α, IL-6).
- Aumento da autofagia e apoptose celular seletiva.
- Potencial melhora da tolerância à quimioterapia[49-51].

Exemplo prático:

- Janela de alimentação: 12h00 às 20h00.
- 12h00: almoço mediterrâneo (como indicado anteriormente) .
- 16h00: iogurte natural com sementes e frutas vermelhas.
- 19h30: sopa de legumes + ovo poché + azeite + chá antioxidante (hibisco, gengibre).

Sono, ritmos circadianos e crononutrição

Impacto dos ritmos circadianos no metabolismo tumoral

O ritmo circadiano regula funções endócrinas, imunes, metabólicas e neurocognitivas. Sua desorganização está associada ao aumento da inflamação, resistência à insulina, alterações na apoptose celular e elevação do risco de neoplasias, especialmente de mama e cólon[52].

Estudos demonstram que a privação de sono e o desalinhamento cronobiológico afetam o eixo hipotálamo-hipófise-adrenal (HPA), promovem maior produção de cortisol, disfunção mitocondrial e ativação de vias oncogênicas como PI3K/AKT/mTOR. Além disso, a má qualidade do sono reduz a atividade *natural killer* (NK), compromete a vigilância imunológica e contribui para alterações hormonais que favorecem o ganho de peso e a lipoinflamação[53].

Crononutrição

A crononutrição organiza a alimentação de acordo com o ritmo circadiano. A distribuição calórica deve priorizar o período diurno:

- Ingestão calórica maior nas primeiras 8 horas após o despertar.
- Redução da ingestão à noite, respeitando a secreção de melatonina.
- Melhora da sensibilidade insulínica, sono e regulação imunológica[54-56].

Intervenções que favorecem o alinhamento circadiano, como restrição alimentar noturna, exposição à luz solar pela manhã, regulação do horário das refeições e sono profundo, contribuem para restaurar a cronobiologia e criar um ambiente metabólico protetor contra o câncer[53].

Exemplo de cronograma alimentar:

- 07h30: café da manhã com proteínas (ovos, iogurte), fibras e gorduras boas.
- 12h30: almoço principal.
- 18h00: refeição leve (sopa, legumes, oleaginosas).
- Após 20h00: evitar ingestão calórica.

Exposição ambiental, toxinas e eixo detoxificante

O trato gastrointestinal representa a principal via de contato do organismo com xenobióticos compostos exógenos como pesticidas, plásticos, metais pesados e disruptores endócrinos. A nutrologia atua na modulação da capacidade endógena de detoxificação por meio da alimentação, da microbiota e do suporte ao fígado e intestino.

No contexto oncológico, a microbiota intestinal ganha destaque como agente ativo na biotransformação de hormônios, sobretudo por meio do estroboloma, conjunto de bactérias intestinais que codificam enzimas como a betaglucuronidase, capazes de desconjugar metabólitos estrogênicos e promover sua recirculação. O desequilíbrio dessa atividade (disbiose) está relacionado a maior reabsorção de estrogênios livres e, consequentemente, ao aumento do risco de câncer de mama hormônio-dependente[52,57].

Estratégias clínicas devem incluir a restauração da eubiose intestinal por meio da oferta de fibras prebióticas, compostos antioxidantes, diversidade vegetal e alimentos ricos em polifenóis, além da restrição de xenobióticos na dieta.

Uso racional de fitoterápicos e compostos bioativos

Os fitonutrientes são aliados potenciais na abordagem integrativa do paciente oncológico, mas sua indicação deve estar ancorada em evidências clínicas e segurança farmacológica. Compostos como curcumina, silimarina, EGCG, resveratrol e quercetina apresentam propriedades antitumorais com ação antiangiogênica, imunomoduladora e antioxidante, podendo atuar de forma sinérgica à terapia convencional[43].

A prescrição deve considerar a individualidade metabólica, o estado nutricional, o tipo de neoplasia e a interação com quimioterápicos, evitando uso empírico ou sem acompanhamento multiprofissional.

Individualização nutricional

A prescrição deve considerar:

- Tipo e localização do tumor (p. ex., dieta anti-inflamatória em tumores colônicos, cetogênica em glioblastomas).
- Fase da doença (pré-tratamento, tratamento, remissão, cuidados paliativos).
- Perfil metabólico do paciente (sarcopenia, obesidade, resistência insulínica).
- Efeitos adversos dos tratamentos (náuseas, mucosite, constipação).

PERFORMANCE FÍSICA EM ONCOLOGIA

A *performance* física em pacientes oncológicos é um marcador essencial de prognóstico, qualidade de vida e tolerância ao tratamento. A avaliação da composição corporal deve ser conduzida desde o início e mantida ao longo de todo o acompanhamento, indo além do IMC e contemplando a identificação de sarcopenia, obesidade sarcopênica, inflamação crônica e alterações no metabolismo energético. Esses parâmetros influenciam diretamente tanto a evolução funcional quanto a sobrevida global dos pacientes[58-60].

O manejo clínico deve priorizar estratégias integradas que promovam a preservação e recuperação da função física, sobretudo em pacientes submetidos à quimioterapia, radioterapia ou procedimentos cirúrgicos. Evidências robustas demonstram que intervenções combinadas, como suporte nutricional adequado e exercício físico supervisionado, são eficazes na redução da perda de massa magra, na melhora da capacidade funcional e na prevenção de complicações metabólicas associadas ao tratamento[60,61].

Nesse contexto, o exercício físico se destaca como ferramenta terapêutica com efeitos anti-inflamatórios, anticatabólicos e imunomoduladores. Sua prática regular reduz a produção de citocinas inflamatórias, regula o eixo HPA e estimula a diferenciação muscular. Tais mecanismos estão associados à menor recorrência tumoral e maior eficácia dos tratamentos antineoplásicos em diferentes tipos de câncer[59,62,63].

Em nível molecular, o exercício modula a homeostase *redox*, aumentando a expressão de enzimas antioxidantes, reduzindo o estresse oxidativo sistêmico e promovendo adaptação metabólica celular. Esse efeito pode favorecer um microambiente tumoral menos agressivo e mais responsivo ao tratamento[64]. Por seu amplo impacto sistêmico, o exercício pode ser considerado uma "polipílula" fisiológica, com efeitos benéficos reconhecidos sobre diversos órgãos e doenças crônicas[65].

Aplicações práticas e ferramentas na rotina clínica

Avaliação da composição corporal

Deve incluir a identificação de sarcopenia, obesidade sarcopênica, inflamação crônica e alterações no metabolismo energético[58-60,66].

O estado funcional em oncologia deve ser ampla, prática e baseada em evidências, integrando parâmetros funcionais, de composição corporal e antropométricos. As diretrizes do EWGSOP2 (2019), da ESPEN e do grupo GLIM orientam a abordagem integrada.

Avaliação funcional – força e desempenho físico

A avaliação da função física deve seguir uma sequência lógica, conforme os consensos internacionais, iniciando por uma triagem clínica e evoluindo para testes objetivos, com o objetivo de detectar precocemente perda de massa e força muscular, condição altamente prevalente e prognóstica em pacientes com câncer (Quadro 1).

Quadro 1 Etapas da avaliação da função física

Etapa 1 – Triagem clínica: SARC-F
Aplicar o questionário SARC-F, composto por 5 perguntas simples (força, caminhar, levantar-se de cadeira, subir escadas e quedas)
SARC-F ≥ 4 pontos indica risco aumentado de sarcopenia → seguir para avaliação objetiva da força
Etapa 2 – Avaliação da força muscular
Handgrip (preensão palmar): • Homens: < 27 kg • Mulheres: < 16 kg
→ Valores abaixo indicam baixa força muscular
Chair stand test (teste de se levantar da cadeira): tempo maior que 15 segundos para completar 5 repetições consecutivas, sem apoio dos braços
→ Indica comprometimento da força em membros inferiores
→ Se qualquer um dos dois estiver alterado: seguir para avaliação da massa muscular
Etapa 3 – Avaliação da massa muscular (sarcopenia confirmada)
Confirmar sarcopenia por métodos de análise de composição corporal: • Absorciometria de dupla energia (Dexa): padrão-ouro para quantificação de massa magra apendicular (ALM/altura^2) • Tomografia computadorizada (nível L3): referência em oncologia para avaliar musculatura esquelética e gordura visceral • Bioimpedância elétrica (BIA): método acessível, útil para avaliação longitudinal, com equações validadas
→ Redução de massa muscular confirma o diagnóstico de sarcopenia
Etapa 4 – Avaliação do desempenho físico (sarcopenia grave)
Testes que avaliam funcionalidade e risco de incapacidade: • Velocidade de marcha: < 0,8 m/s → desempenho físico reduzido • *Timed up and go* (TUG): tempo > 20 segundos → risco aumentado de quedas e limitação funcional
→ Se desempenho físico estiver comprometido: classifica-se como sarcopenia grave

Avaliação antropométrica complementar

- Circunferência da panturrilha: < 31 cm sugere baixa massa muscular.
- Circunferência do braço, cintura e quadril: úteis para triagem de redistribuição de gordura e avaliação prática do estado nutricional.
- Pregas cutâneas (tricipital, subescapular, abdominal): contribuem para análise da gordura corporal e perda proteica crônica.

Manejo clínico combinado

Estratégias com suporte nutricional e exercício supervisionado melhoram força, funcionalidade e desfechos clínicos[60,61,67].

O exercício físico atua na modulação inflamatória, anabolismo muscular, controle do estresse oxidativo e melhoria da resposta imunometabólica[62,63,65,64].

Intervenções nutricionais para baixa massa muscular em pacientes oncológicos

A perda de massa muscular em pacientes com câncer é multifatorial, envolvendo inflamação, alterações hormonais, baixa ingestão alimentar e inatividade física. No Quadro 2 estão reunidas as principais estratégias nutricionais utilizadas na prática clínica para o suporte ergogênico e antissarcopênico.

Quadro 2 Estratégias nutricionais para o suporte ergogênico e antissarcopênico

Necessidades energéticas: 25 a 30 kcal/kg/dia
Proteína: 1,2 a 1,5 g/kg/dia
Aminoácidos e derivados: • Leucina: 2 a 4 g/dia • HMB: 3 g/dia • Glutamina: 0,3 g/kg/dia • Carnitina: 4 a 6 g/dia • Creatina: 5 g/dia
Ômega-3 (EPA e DHA): • EPA: 2,0 a 2,2 g/dia • DHA: 1,5 g/dia
Vitaminas e minerais: • Vitamina D: 600 a 800 UI/dia (com adequação de níveis séricos, quando necessário)
Intervenções combinadas: nutrição + exercício físico + suporte psicossocial + farmacoterapia, conforme necessidade

Nota: a prescrição deve ser individualizada, considerando o tipo e estágio do câncer, o estado nutricional, as comorbidades e a tolerância do paciente.
DHA: ácido docosaexaenoico; EPA: ácido eicosapentaenoico; HMB: ácido beta-hidroxi beta-metilbutirato.

Evidências recentes reforçam o papel do HMB como agente adjuvante no manejo da perda muscular em pacientes oncológicos. Uma revisão sistemática identificou benefícios clínicos significativos com a suplementação de 3 g/dia de beta-hidroxi beta-metilbutirato (HMB), incluindo preservação ou aumento da massa muscular, melhora da função física, redução de hospitalizações e possível impacto positivo na sobrevida, sem registro de eventos adversos relevantes relacionados à intervenção nutricional[68].

Além disso, a vitamina D tem papel reconhecido na função muscular, atuando na síntese proteica e na diferenciação de células satélites, com impacto direto sobre a força e a preservação da massa magra, especialmente em indivíduos com deficiência ou insuficiência vitamínica[69].

O aporte adequado de proteínas de alto valor biológico é outro componente essencial da estratégia nutricional, uma vez que influencia diretamente a síntese proteica, a recuperação funcional e a resposta ao exercício físico. Diferentes fontes proteicas, especialmente as de origem animal e enriquecidas com leucina, demonstraram superioridade na promoção do anabolismo muscular em comparação com fontes vegetais isoladas[70].

Por fim, uma metanálise recente confirmou que intervenções nutricionais bem conduzidas são capazes de preservar ou aumentar a massa livre de gordura em pacientes com câncer, sobretudo quando há monitoramento adequado e associação com suporte multimodal[71].

Tem impacto global na redução de fadiga, dor crônica, perda funcional e internações, com ganho de adesão ao tratamento e sobrevida[61,64,67].

Avaliação pré-participação para exercício físico

A avaliação de pré-participação deve preceder qualquer prescrição de exercício físico, seja na prevenção, seja durante o tratamento oncológico, seja na fase de reabilitação. Garante segurança, personalização da conduta e adesão à prática[60,61]. De acordo com as diretrizes *da American College of Sports Medicine* (ACSM) e da *American Society of Clinical Oncology* (ASCO), essa etapa é fundamental para identificar riscos cardiovasculares, limitações ortopédicas, alterações funcionais e deficiências nutricionais que possam interferir na prática segura do exercício, otimizando os resultados clínicos e funcionais.

Anamnese estruturada

Histórico oncológico, tratamentos realizados, comorbidades e sintomas limitantes (fadiga, dor, dispneia, neuropatia).

Exame físico completo

Avaliação clínica geral com foco ortopédico, neurológico e funcional, complementando os testes descritos anteriormente.

Triagem complementar

Avaliação cardiovascular: investigação clínica de risco.

- Avaliação neurológica e ortopédica: triagem de limitações motoras, distúrbios de marcha ou sequelas funcionais.
- Avaliação laboratorial: exames de rotina com enfoque nutrológico, adaptados à condição oncológica.
- Encaminhamento interdisciplinar: conforme necessidade clínica (cardiologia, ortopedia, fisioterapia, nutrição).

Tipos de exercício físico recomendados

Após a liberação na avaliação de pré-participação, o exercício físico pode ser prescrito de forma segura e individualizada. As principais modalidades recomendadas para a prevenção do câncer, o suporte durante o tratamento e a reabilitação de sobreviventes incluem[60,61]:

- Treinamento aeróbico (resistência cardiorrespiratória): caminhada, corrida leve, bicicleta ergométrica ou natação recreativa.
- Treinamento resistido (força muscular): musculação terapêutica, exercícios com peso corporal ou faixas elásticas.
- Treinamento de flexibilidade e equilíbrio: alongamentos, pilates clínico ou ioga adaptada.

A combinação dessas modalidades contribui para a preservação da massa magra, melhora da capacidade funcional, modulação inflamatória e redução do risco de recidiva tumoral ou surgimento de novas neoplasias.

A preservação da função física em pacientes com câncer deve ser considerada prioridade terapêutica, com impacto direto na sobrevida, qualidade de vida, adesão ao tratamento e redução de complicações. O exercício físico, quando prescrito de forma personalizada e supervisionada, atua como um potente modulador inflamatório, anticatabólico e metabólico, sendo reconhecido como uma ferramenta terapêutica de primeira linha.

Dessa forma, o acompanhamento multiprofissional, com avaliação pré-participação e monitoramento contínuo, é indispensável para garantir intervenções seguras, eficazes e centradas nas necessidades individuais do paciente oncológico.

MINDSET, MINDFULNESS E NEUROPLASTICIDADE NO CUIDADO ONCOLÓGICO

Mindset, *mindfulness* e neuroplasticidade têm ganhado destaque no cuidado integrado ao câncer, com pesquisas mostrando impactos relevantes no bem-estar psicológico, sintomas físicos e até em marcadores biológicos. O entendimento dessas abordagens pode contribuir para estratégias mais eficazes e humanizadas no tratamento oncológico.

Impacto da mentalidade no prognóstico oncológico

Pessoas com câncer que adotam uma mentalidade mais adaptativa – enxergando a doença como gerenciável ou até como uma oportunidade – apresentam melhor qualidade de vida relacionada à saúde[72]. Por outro lado, uma mentalidade catastrófica está associada à pior qualidade de vida. Esses efeitos são independentes de fatores clínicos e demográficos, sugerindo que trabalhar o *mindset* pode ser um diferencial no cuidado oncológico[72].

O *locus* de controle também atua como mediador entre *mindfulness*, resiliência e adaptação psicológica, indicando que fortalecer a percepção de controle interno pode melhorar a resiliência e a adaptação emocional[73].

Mindfulness: evidências em dor, ansiedade, imunidade e inflamação

Intervenções baseadas em *mindfulness* (MBI) reduzem significativamente ansiedade, depressão, fadiga e estresse em pacientes oncológicos, além de promoverem crescimento pós-traumático, bem-estar espiritual e melhor qualidade de vida (Quadro 1)[74]. MBI também apresentam efeitos positivos em marcadores biológicos, como redução do cortisol, melhora da resposta imune e diminuição de inflamação[75].

Quadro 3 Efeitos de *mindfulness* em pacientes oncológicos

Sintoma/desfecho	Efeito das MBI
Ansiedade/depressão	Redução significativa[74]
Fadiga	Redução moderada[76]
Dor	Melhora limitada[73]
Imunidade/inflamação	Melhora de marcadores[75]
Resiliência	Aumento[73]

MBI: intervenções baseadas em *mindfulness*.

Neurociência do *mindset* e neuroplasticidade

Ensinar sobre neuroplasticidade para induzir um *mindset* de crescimento tem efeitos positivos em motivação, desempenho e atividade cerebral, especialmente em populações de risco[77]. Isso sugere que intervenções que promovem a crença na capacidade de mudança cerebral podem ser benéficas também no contexto oncológico[77].

A neuroplasticidade, definida como a capacidade do cérebro de se reorganizar e formar novas conexões neurais ao longo da vida, oferece uma base científica sólida para intervenções psicológicas em oncologia[78]. Estudos demonstram que práticas de *mindfulness* podem induzir mudanças estruturais e funcionais no cérebro, incluindo aumento da densidade da matéria cinzenta em áreas associadas à regulação emocional e redução da atividade da amígdala em resposta ao estresse[79].

Nutrição e cérebro

A relação entre nutrição, ação neurotrófica e suporte emocional no contexto oncológico representa uma área emergente de pesquisa[80]. Nutrientes específicos como ácidos graxos ômega-3, vitaminas do complexo B, vitamina D e antioxidantes podem influenciar a neuroplasticidade e a função cognitiva[81].

O fator neurotrófico derivado do cérebro (BDNF) é uma proteína crucial para a sobrevivência neuronal, crescimento dendrítico e plasticidade sináptica[78]. Estudos sugerem que certas intervenções nutricionais podem modular os níveis de BDNF, potencialmente melhorando a função cognitiva e o bem-estar emocional em pacientes oncológicos[80].

Quadro 4 Estratégias nutricionais para suporte neurológico

Ácidos graxos ômega-3
EPA e DHA podem reduzir neuroinflamação e promover neuroplasticidade[16]
Doses recomendadas: 1 a 3 g/dia de EPA + DHA combinados
Vitaminas do complexo B
Essenciais para síntese de neurotransmissores e manutenção da bainha de mielina[1]
Particular atenção a B12, folato e B6 em pacientes oncológicos
Vitamina D
Receptores de vitamina D estão amplamente distribuídos no cérebro[16]
Deficiência associada a maior risco de depressão e declínio cognitivo
Antioxidantes
Vitamina E, vitamina C e polifenóis podem proteger contra estresse oxidativo neuronal[16]
Fontes alimentares preferíveis à suplementação isolada

DHA: ácido docosaexaenoico; EPA: ácido eicosapentaenoico.

Quadro 5 Implementação clínica de intervenções mente-corpo

Protocolos de *mindfulness* adaptados para oncologia
***Mindfulness-based stress reduction* (MBSR) adaptado**
Programa de 8 semanas com sessões de 2 horas
Práticas incluem meditação sentada, *body scan*, ioga suave
Adaptações para limitações físicas relacionadas ao tratamento[75]
***Mindfulness-based cognitive therapy* (MBCT) para câncer**
Foco na prevenção de recaídas de depressão e ansiedade
Integração de técnicas cognitivas com práticas de *mindfulness*
Duração típica de 8 semanas com sessões semanais[82]
Técnicas de neuroplasticidade aplicada
Visualização terapêutica
Técnicas de imagem guiada para promover relaxamento e *coping*
Visualização do sistema imunológico combatendo células cancerígenas
Evidências preliminares de efeitos em marcadores imunológicos[83]

(continua)

Quadro 5 (*continuação*) Implementação clínica de intervenções mente-corpo

Treinamento de atenção plena
Exercícios focados na melhora da concentração e redução de ruminação
Práticas breves (5 a 15 minutos) adaptáveis à rotina hospitalar
Benefícios documentados em fadiga relacionada ao câncer[84]

Quadro 6 Biomarcadores e monitoramento

Marcadores de estresse e inflamação
Cortisol salivar
Indicador sensível de ativação do eixo HPA
Redução documentada após intervenções de *mindfulness*[74]
Citocinas inflamatórias
IL-6, TNF-α e PCR podem ser moduladas por práticas mente-corpo
Correlação com melhora de sintomas e qualidade de vida[75]
Variabilidade da frequência cardíaca (VFC)
Marcador de regulação autonômica e resiliência ao estresse
Melhora após treinamento em *mindfulness*[74]
Avaliação psicológica padronizada
Escalas de qualidade de vida
Functional Assessment of Cancer Therapy-General (FACT-G)
European Organisation for Research and Treatment of Cancer (EORTC QLQ-C30)
Instrumentos de *mindfulness*
Five Facet Mindfulness Questionnaire (FFMQ)
Mindful Attention Awareness Scale (MAAS)
Avaliação de *distress*
Termômetro de *distress* (0 a 10)
Hospital Anxiety and Depression Scale (HADS)

HPA: eixo hipotálamo-hipófise-adrenal; IL-6: interleucina 6; PCR: proteína C reativa; TNF-α: fator de necrose tumoral alfa.

Quadro 7 Considerações práticas para implementação

Timing das intervenções
Pré-tratamento
Preparação psicológica e desenvolvimento de recursos de *coping*
Estabelecimento de práticas que podem ser mantidas durante o tratamento
Durante o tratamento
Adaptação das práticas às limitações físicas e energéticas
Foco em técnicas breves e acessíveis

(*continua*)

Quadro 7 (*continuação*) Considerações práticas para implementação

Pós-tratamento/sobrevivência
Consolidação de práticas para manutenção a longo prazo
Prevenção de recaídas de ansiedade e depressão
Personalização das abordagens
Considerações individuais
Preferências pessoais e crenças espirituais
Limitações físicas relacionadas ao tipo de câncer e tratamento
Nível educacional e familiaridade com práticas contemplativas
Adaptações culturais
Sensibilidade a diferenças culturais e religiosas
Integração com práticas tradicionais, quando apropriado
Linguagem e metáforas culturalmente relevantes

Mindset adaptativo, práticas de *mindfulness* e compreensão da neuroplasticidade mostram benefícios consistentes para o bem-estar psicológico, sintomas físicos e até marcadores biológicos em pacientes com câncer[85]. Estratégias que integram essas abordagens podem potencializar o cuidado oncológico, promovendo resiliência, esperança e melhor qualidade de vida[82].

A implementação bem-sucedida dessas intervenções requer uma abordagem personalizada, considerando as necessidades individuais, limitações físicas e preferências culturais de cada paciente[84]. A integração de suporte nutricional específico para a saúde cerebral pode amplificar os benefícios das intervenções mente-corpo, embora mais pesquisas sejam necessárias para estabelecer protocolos otimizados[80].

O futuro do cuidado oncológico integrativo aponta para uma maior incorporação dessas abordagens baseadas em evidências, reconhecendo a interconexão entre mente, corpo e espírito no processo de cura e adaptação ao câncer[72].

CONEXÕES ENTRE EIXO INTESTINO-CÉREBRO-IMUNIDADE NO PACIENTE COM CÂNCER

A interação entre o intestino, o cérebro e o sistema imunológico tem ganhado relevância na oncologia nutricional. O eixo intestino-cérebro-imunidade (GBA, do inglês *gut-brain-immune axis*) representa uma via bidirecional de comunicação integrada, mediada principalmente pela microbiota intestinal, substâncias neuroativas, citocinas e o nervo vago. Em pacientes com câncer, esse eixo encontra-se frequentemente desregulado, impactando negativamente a inflamação, a imunidade e até mesmo o estado emocional e funcional do paciente.

Disbiose, inflamação e imunomodulação

A disbiose intestinal – desequilíbrio na composição e função da microbiota – é comum em pacientes oncológicos, como consequência da própria neoplasia, da quimioterapia ou da radioterapia. Esse desequilíbrio favorece o aumento da permeabilidade intestinal, translocação bacteriana e ativação imunológica desregulada, resultando em inflamação crônica de baixo grau[86].

Essa inflamação, por sua vez, contribui para a progressão tumoral ao favorecer o microambiente imunossupressor e pró-tumoral. Além disso, a produção reduzida de metabólitos anti-inflamatórios, como os ácidos graxos de cadeia curta (AGCC), especialmente o butirato, prejudica a regulação epigenética de genes relacionados à imunidade e proliferação celular[87].

O papel da microbiota como moduladora da resposta imunológica tem sido evidenciado por estudos que demonstram maior eficácia de terapias imunoterápicas em pacientes com maior diversidade bacteriana intestinal, sobretudo com predomínio de gêneros como *Faecalibacterium*, *Bifidobacterium* e *Akkermansia*[78].

Nutrição funcional e simbióticos como aliados no tratamento oncológico

A nutrição funcional propõe intervenções dietéticas específicas visando à modulação da microbiota e ao suporte imunológico. Compostos bioativos como polifenóis, fibras prebióticas (inulina, FOS, GOS) e ácidos graxos ômega-3 demonstram efeitos positivos na redução da inflamação e no restabelecimento do equilíbrio eubiótico[16].

Os simbióticos – combinação de prebióticos e probióticos – têm mostrado benefícios consistentes na oncologia. Estudos clínicos relatam melhora de sintomas gastrointestinais induzidos por quimioterapia, redução de citocinas inflamatórias e até menor incidência de mucosite e diarreia[2].

Uma metanálise recente observou que o uso de simbióticos reduziu significativamente os marcadores inflamatórios IL-6 e TNF-α em pacientes com câncer gastrointestinal[88].

Efeitos bidirecionais incluem microbiota influenciando *performance* mental, resposta ao estresse e adaptação física.

O eixo intestino-cérebro também envolve a modulação do sistema nervoso central por metabólitos microbianos, como ácido gama-aminobutírico (Gaba), serotonina, dopamina e triptofano. Em pacientes com câncer, distúrbios psicológicos como depressão e ansiedade são frequentes e estão correlacionados com alterações da microbiota intestinal[73].

Estudos revelam que cepas probióticas específicas, como *Lactobacillus rhamnosus* e *Bifidobacterium longum*, promovem melhora do humor e redução de marcadores de estresse, como cortisol plasmático, o que pode melhorar a adesão ao tratamento e a qualidade de vida[74].

Além disso, a microbiota impacta a fadiga e a sarcopenia oncológica. Disbiose e inflamação contribuem para o catabolismo muscular e prejudicam a adaptação ao exercício físico, um pilar importante no cuidado oncológico integrativo[89].

O eixo intestino-cérebro-imunidade emerge como uma peça central na compreensão do estado sistêmico do paciente com câncer. Estratégias que visam a restauração da eubiose intestinal, por meio da nutrição funcional e da utilização de simbióticos, podem modular positivamente a inflamação, a imunidade e o estado mental do paciente. A incorporação desse conhecimento à prática clínica pode melhorar desfechos terapêuticos e promover maior qualidade de vida.

CONSIDERAÇÕES FINAIS

A nutrologia tem se consolidado como uma ponte essencial entre os pilares clássicos do tratamento oncológico – cirurgia, quimioterapia, radioterapia, terapias-alvo e imunoterapia – e a promoção de uma vida mais funcional e com qualidade para o paciente com câncer. Em um cenário clínico complexo, no qual os efeitos adversos das terapias antineoplásicas frequentemente comprometem o estado nutricional, a composição corporal, o metabolismo e a capacidade funcional do indivíduo, o suporte nutricional não é apenas coadjuvante, mas parte integrante da estratégia terapêutica[1].

A desnutrição, presente em até 80% dos pacientes oncológicos em determinados contextos, está associada à pior resposta ao tratamento, maior toxicidade, infecções, prolongamento do tempo de internação e menor sobrevida[17]. Por outro lado, a obesidade e a sarcopenia também configuram síndromes nutricionais críticas que impactam negativamente a evolução do câncer, tornando necessária uma abordagem individualizada, dinâmica e fundamentada em evidências[14].

A nutrologia representa um paradigma em expansão. Vai além da prescrição de dietas ou suplementos – atua considerando os eixos intestino-cérebro-imunidade, o microbioma, os ritmos circadianos e os aspectos psicoemocionais, espirituais e sociais que compõem o ser humano em sofrimento crônico[8].

Essa abordagem acolhe o paciente oncológico em todas as fases da sua jornada: prevenção, diagnóstico, tratamento ativo, suporte paliativo e sobrevida. A nutrologia é capaz de modular inflamações, melhorar a tolerância ao tratamento, preservar a função imune e mitigar sintomas como fadiga, anorexia, caquexia, náuseas, constipação ou diarreia – todos altamente prevalentes nesse público[10].

Além disso, evidencia-se que intervenções nutricionais personalizadas, aliadas a estratégias como fitoterapia segura, jejum intermitente monitorado, nutracêuticos e ajustes metabólicos, favorecem não apenas o prognóstico, mas também o empoderamento do paciente em sua jornada[12]. Esse protagonismo, por sua vez, é fator-chave para adesão terapêutica e melhora global da experiência de cuidado.

O cuidado oncológico de qualidade exige a atuação integrada de múltiplos saberes. Médicos nutrólogos, oncologistas, nutricionistas, fisioterapeutas, enfermeiros, psicólogos, farmacêuticos, terapeutas integrativos e paliativistas devem atuar de forma coordenada e ética, com foco em metas clínicas e funcionais compartilhadas[5].

O modelo centrado no paciente, por sua vez, reposiciona o indivíduo como sujeito ativo no processo de cura, e não apenas como receptor de tratamentos. Escuta ativa, autonomia, respeito à espiritualidade e às preferências individuais são essenciais. A nutrologia, ao unir ciência, personalização e acolhimento, se destaca nesse modelo como ferramenta terapêutica e humanizadora[82].

Em tempos de medicina de precisão, a nutrologia oncológica se firma como campo indispensável. Sua contribuição oferece uma visão ampliada e funcional do paciente com câncer, promovendo saúde em meio à doença. Ao se posicionar como elo entre a terapêutica oncológica e a restauração da vitalidade, a nutrologia reafirma seu papel transformador, especialmente quando praticada em contextos integrativos, interdisciplinares e centrados na pessoa.

REFERÊNCIAS BIBLIOGRÁFICAS

1. Atreya CE, Leach H, Asiimwe E, Bahri N, Le BK, Macaire G, et al. Integrative Oncology: Incorporating Evidence-Based Approaches for Patients With GI Cancers. Am Soc Clin Oncol Educ Book. 2025;45(1):e471734.
2. Nair MK, Silwal R, Ramalakshmi K, et al. Beyond genetics: integrative oncology and the metabolic approach to cancer. Front Oncol. 2024;14:1455022.
3. Sung H, Ferlay J, Siegel RL, Laversanne M, Soerjomataram I, Jemal A, et al. Global Cancer Statistics 2020: GLOBOCAN estimates of incidence and mortality worldwide for 36 cancers in 185 countries. CA Cancer J Clin. 2021;71(3):209-49.
4. Rock CL, Thomson C, Gansler T, Gapstur SM, McCullough ML, Patel AV, et al. American Cancer Society guideline for diet and physical activity for cancer prevention. CA Cancer J Clin. 2020;70(4):245-71.
5. Ho L, Kwong MH, Li ASC, Nilsen P, Ho FF, Zhong CCW, et al. Developing implementation strategies for promoting integrative oncology outpatient service delivery and utilisation: a qualitative study in Hong Kong. Front Public Health. 2024 Aug 30;12:1414297.
6. Muscaritoli M, Arends J, Bachmann P, Baracos V, Barthelemy N, Bertz H, et al. ESPEN practical guideline: Clinical Nutrition in cancer. Clin Nutr. 2021 May;40(5):2898-913.
7. Dogan O, Sahinli H, Yazilitas D. Assessment of malnutrition in cancer patients: a geriatric approach with the mini nutritional assessment. Front Nutr. 2025 May 9;12:1590137.
8. Sulaiman C, George BP, Balachandran I, Abrahamse H. Cancer and Traditional Medicine: An Integrative Approach. Pharmaceuticals (Basel). 2025 Apr 28;18(5):644.
9. Ugai T, Liu L, Tabung FK, Hamada T, Langworthy BW, Akimoto N, et al. Prognostic role of inflammatory diets in colorectal cancer overall and in strata of tumor-infiltrating lymphocyte levels. Clin Transl Med. 2022;12(11):e1114.

10. Hundal J, Peshin S, Ghazanfar R, Hayes S, Mansfield S, Sirotin N, et al. Implementing Lifestyle Medicine in Cancer Survivorship: A Narrative Review of Global Models. Am J Lifestyle Med. 2025 Jul 12:15598276251359525.
11. Ng JY, Kochhar J, Cramer H. Oncology researchers' and clinicians' perceptions of complementary, alternative, and integrative medicine: an international, cross-sectional survey. Support Care Cancer. 2024;32(9):615.
12. Wright LE, Sudheendra P. Evidence for the benefits of lifestyle medicine interventions in breast cancer survivorship: a comprehensive review. Oncologist. 2025 Jul 4;30(7):oyae303.
13. Zhang Z, Zhu Y, Zhang L, Wang Z, Fu Z, Chen G, et al. Nutritional education and counseling program for adult cancer patients during radiotherapy: a cluster-randomized clinical trial. Support Care Cancer. 2022 Apr;30(4):3279-89.
14. Compton SLE, Heymsfield SB, Brown JC. Nutritional Mechanisms of Cancer Cachexia. Annu Rev Nutr. 2024;44:77-98.
15. Yule MS, Brown LR, Waller R, Wigmore SJ. Cancer cachexia. BMJ. 2024 Oct 23;387:e080040.
16. Zitvogel L, Pietrocola F, Kroemer G. Nutrition, inflammation and cancer. Nat Immunol. 2017 Jul 19;18(8):843-50.
17. Trujillo EB, Kadakia KC, Thomson C, Zhang FF, Livinski A, Pollard K, et al. Malnutrition risk screening in adult oncology outpatients: An ASPEN systematic review and clinical recommendations. JPEN J Parenter Enteral Nutr. 2024 Nov;48(8):874-94.
18. Kondrup J, Rasmussen HH, Hamberg O, Stanga Z; Ad Hoc ESPEN Working Group. Nutritional risk screening (NRS 2002): a new method based on an analysis of controlled clinical trials. Clin Nutr. 2003;22(3):321-36.
19. Compton SLE, Heymsfield SB, Brown JC. Nutritional Mechanisms of Cancer Cachexia. Annu Rev Nutr. 2024;44:77-98. doi:10.1146/annurev-nutr-062122-015646. PMID: 39207878.
20. Atreya CE, Leach H, Asiimwe E, Bahri N, Le BK, Macaire G, et al. Integrative Oncology: Incorporating Evidence-Based Approaches for Patients With GI Cancers. American Society of Clinical Oncology Educational Book. 2025;45(1):e471734.
21. Calle EE, Rodriguez C, Walker-Thurmond K, Thun MJ. Overweight, obesity, and mortality from cancer in a prospectively studied cohort of U.S. adults. N Engl J Med. 2003;348(17):1625-38.
22. Renehan AG, Tyson M, Egger M, Heller RF, Zwahlen M. Body-mass index and incidence of cancer: a systematic review and meta-analysis of prospective observational studies. Lancet. 2008;371(9612):569-78.
23. Kyrgiou M, Kalliala I, Markozannes G, Gunter MJ, Paraskevaidis E, Gabra H, et al. Adiposity and cancer at major anatomical sites: umbrella review of the literature. BMJ. 2017;356:j477.
24. Lauby-Secretan B, Scoccianti C, Loomis D, Grosse Y, Bianchini F, Straif K; International Agency for Research on Cancer Handbook Working Group. Body Fatness and Cancer--Viewpoint of the IARC Working Group. N Engl J Med. 2016;375(8):794-8.
25. IARC Working Group on the Evaluation of Carcinogenic Risks to Humans. Absence of excess body fatness. IARC Monogr Eval Carcinog Risks Hum. 2018;124:1-646.
26. Protani M, Coory M, Martin JH. Effect of obesity on survival of women with breast cancer: systematic review and meta-analysis. Breast Cancer Res Treat. 2010;123(3):627-35.
27. Grivennikov SI, Greten FR, Karin M. Immunity, inflammation, and cancer. Cell. 2010;140(6):883-99.
28. Pollak M. Insulin and insulin-like growth factor signalling in neoplasia. Nat Rev Cancer. 2008;8(12):915-28.

29. Dalamaga M, Diakopoulos KN, Mantzoros CS. The role of adiponectin in cancer: a review of current evidence. Endocr Rev. 2012;33(4):547-94.
30. Key TJ, Appleby PN, Reeves GK, Roddam A, Dorgan JF, Longcope C, et al. Body mass index, serum sex hormones, and breast cancer risk in postmenopausal women. J Natl Cancer Inst. 2003;95(16):1218-26.
31. Griggs JJ, Mangu PB, Anderson H, Balaban EP, Dignam JJ, Hryniuk WM, et al. Appropriate chemotherapy dosing for obese adult patients with cancer: American Society of Clinical Oncology clinical practice guideline. J Clin Oncol. 2012;30(13):1553-61.
32. Mullen JT, Moorman DW, Davenport DL. The obesity paradox: body mass index and outcomes in patients undergoing nonbariatric general surgery. Ann Surg. 2009;250(1):166-72.
33. Chlebowski RT, Aiello E, McTiernan A. Weight loss in breast cancer patient management. J Clin Oncol. 2002;20(4):1128-43.
34. Prado CM, Lieffers JR, McCargar LJ, Reiman T, Sawyer MB, Martin L, et al. Prevalence and clinical implications of sarcopenic obesity in patients with solid tumours of the respiratory and gastrointestinal tracts: a population-based study. Lancet Oncol. 2008;9(7):629-35.
35. Nauck MA, Quast DR, Wefers J, Meier JJ. GLP-1 receptor agonists in the treatment of type 2 diabetes - state-of-the-art. Mol Metab. 2021;46:101102.
36. Wilding JPH, Batterham RL, Calanna S, Davies M, Van Gaal LF, Lingvay I, et al. Once-Weekly Semaglutide in Adults with Overweight or Obesity. N Engl J Med. 2021;384(11):989-1002.
37. Ryan DH, Yockey SR. Weight Loss and Improvement in Comorbidity: Differences at 5%, 10%, 15%, and Over. Curr Obes Rep. 2017;6(2):187-94.
38. Kushi LH, Doyle C, McCullough M, Rock CL, Demark-Wahnefried W, Bandera EV, et al. American Cancer Society Guidelines on nutrition and physical activity for cancer prevention: reducing the risk of cancer with healthy food choices and physical activity. CA Cancer J Clin. 2012;62(1):30-67.
39. Clinton SK, Giovannucci EL, Hursting SD. The World Cancer Research Fund/American Institute for Cancer Research Third Expert Report on Diet, Nutrition, Physical Activity, and Cancer: Impact and Future Directions. J Nutr. 2020 Apr 1;150(4):663-71.
40. Schwingshackl L, Hoffmann G. Mediterranean dietary pattern, inflammation and endothelial function: a systematic review and meta-analysis of intervention trials. Nutr Metab Cardiovasc Dis. 2014;24(9):929-39.
41. Schulze MB, Martínez-González MA, Fung TT, Lichtenstein AH, Forouhi NG. Food based dietary patterns and chronic disease prevention. BMJ. 2018;361:k2396.
42. Fung TT, Kashambwa R, Sato K, Chiuve SE, Fuchs CS, Wu K, et al. Post diagnosis diet quality and colorectal cancer survival in women. PLoS One. 2014;9(12):e115377.
43. Aggarwal BB, Shishodia S. Molecular targets of dietary agents for prevention and therapy of cancer. Biochem Pharmacol. 2006;71(10):1397-421.
44. Schwingshackl L, Hoffmann G. Adherence to Mediterranean diet and risk of cancer: an updated systematic review and meta-analysis of observational studies. Cancer Med. 2015;4(12):1933-47.
45. Mentella MC, Scaldaferri F, Ricci C, Gasbarrini A, Miggiano GAD. Cancer and Mediterranean Diet: A Review. Nutrients. 2019;11(9):2059.
46. Toledo E, Salas-Salvadó J, Donat-Vargas C, Buil-Cosiales P, Estruch R, Ros E, et al. Mediterranean Diet and Invasive Breast Cancer Risk Among Women at High Cardiovascular Risk in the PREDIMED Trial: A Randomized Clinical Trial. JAMA Intern Med. 2015;175(11):1752-60.
47. Augustin LS, Kendall CW, Jenkins DJ, Willett WC, Astrup A, Barclay AW, et al. Glycemic index, glycemic load and glycemic response: An International Scientific Consensus Summit from the International Carbohydrate Quality Consortium (ICQC). Nutr Metab Cardiovasc Dis. 2015;25(9):795-815.

48. Weber DD, Aminzadeh-Gohari S, Tulipan J, Catalano L, Feichtinger RG, Kofler B. Ketogenic diet in the treatment of cancer - Where do we stand? Mol Metab. 2020;33:102-21.
49. Longo VD, Mattson MP. Fasting: molecular mechanisms and clinical applications. Cell Metab. 2014;19(2):181-92.
50. de Groot S, Vreeswijk MP, Welters MJ, Gravesteijn G, Boei JJ, Jochems A, et al. The effects of short-term fasting on tolerance to (neo) adjuvant chemotherapy in HER2-negative breast cancer patients: a randomized pilot study. BMC Cancer. 2015;15:652.
51. Mattson MP, Longo VD, Harvie M. Impact of intermittent fasting on health and disease processes. Ageing Res Rev. 2017;39:46-58.
52. Schernhammer ES, Laden F, Speizer FE, Willett WC, Hunter DJ, Kawachi I, et al. Night-shift work and risk of colorectal cancer in the nurses' health study. J Natl Cancer Inst. 2003;95(11):825-8.
53. Blask DE. Melatonin, sleep disturbance and cancer risk. Sleep Med Rev. 2009;13(4):257-64.
54. Garaulet M, Gómez-Abellán P. Timing of food intake and obesity: a novel association. Physiol Behav. 2014;134:44-50.
55. Scheer FA, Hilton MF, Mantzoros CS, Shea SA. Adverse metabolic and cardiovascular consequences of circadian misalignment. Proc Natl Acad Sci U S A. 2009;106(11):4453-8.
56. Jakubowicz D, Barnea M, Wainstein J, Froy O. High caloric intake at breakfast vs. dinner differentially influences weight loss of overweight and obese women. Obesity (Silver Spring). 2013;21(12):2504-12.
57. Fuhrman BJ, Feigelson HS, Flores R, Gail MH, Xu X, Ravel J, et al. Associations of the fecal microbiome with urinary estrogens and estrogen metabolites in postmenopausal women. J Clin Endocrinol Metab. 2014;99(12):4632-40.
58. Prado CM, Purcell SA, Alish C, Pereira SL, Deutz NE, Heyland DK, et al. Implications of low muscle mass across the continuum of care: a narrative review. Ann Med. 2018;50(8):675-93.
59. Baracos VE, Martin L, Korc M, Guttridge DC, Fearon KCH. Cancer-associated cachexia. Nat Rev Dis Primers. 2018;4:17105.
60. Caan BJ, Cespedes Feliciano EM, Prado CM, Alexeeff S, Kroenke CH, Bradshaw P, et al. Association of Muscle and Adiposity Measured by Computed Tomography With Survival in Patients With Nonmetastatic Breast Cancer. JAMA Oncol. 2018;4(6):798-804.
61. Campbell KL, Winters-Stone KM, Wiskemann J, May AM, Schwartz AL, Courneya KS, et al. Exercise Guidelines for Cancer Survivors: Consensus Statement from International Multidisciplinary Roundtable. Med Sci Sports Exerc. 2019;51(11):2375-90.
62. Schmitz KH, Courneya KS, Matthews C, Demark-Wahnefried W, Galvão DA, Pinto BM, et al. American College of Sports Medicine roundtable on exercise guidelines for cancer survivors. Med Sci Sports Exerc. 2010;42(7):1409-26.
63. Ashcraft KA, Peace RM, Betof AS, Dewhirst MW, Jones LW. Efficacy and mechanisms of aerobic exercise on cancer initiation, progression, and metastasis: A critical systematic review of in vivo preclinical data. Cancer Res. 2016;76(14):4032-50.
64. Hojman P, Gehl J, Christensen JF, Pedersen BK. Molecular Mechanisms Linking Exercise to Cancer Prevention and Treatment. Cell Metab. 2018;27(1):10-21.
65. Pedersen BK, Saltin B. Exercise as medicine - evidence for prescribing exercise as therapy in 26 different chronic diseases. Scand J Med Sci Sports. 2015;25 Suppl 3:1-72.
66. Cruz-Jentoft AJ, Bahat G, Bauer J, Boirie Y, Bruyère O, Cederholm T, et al. Sarcopenia: revised European consensus on definition and diagnosis. Age Ageing. 2019;48(1):16-31.

67. Courneya KS, Segal RJ, Mackey JR, Gelmon K, Reid RD, Friedenreich CM, et al. Effects of aerobic and resistance exercise in breast cancer patients receiving adjuvant chemotherapy: a multicenter randomized controlled trial. J Clin Oncol. 2007;25(28):4396-404.
68. Argilés JM, Campos N, Lopez-Pedrosa JM, Rueda R, Rodriguez-Mañas L. Skeletal Muscle Regulates Metabolism via Interorgan Crosstalk: Roles in Health and Disease. J Am Med Dir Assoc. 2016;17(9):789-96.
69. Girgis CM, Clifton-Bligh RJ, Hamrick MW, Holick MF, Gunton JE. The roles of vitamin D in skeletal muscle: form, function, and metabolism. Endocr Rev. 2013;34(1):33-83.
70. Phillips SM, Van Loon LJ. Dietary protein for athletes: from requirements to optimum adaptation. J Sports Sci. 2011;29 Suppl 1:S29-38.
71. Baldwin C, Spiro A, Ahern R, Emery PW. Oral nutritional interventions in malnourished patients with cancer: a systematic review and meta-analysis. J Natl Cancer Inst. 2012;104(5):371-85.
72. Prabakar AD. The Power of Thought: The Role of Psychological Attentiveness and Emotional Support in Patient Trajectories. Yale J Biol Med. 2024 Sep 30;97(3):335-47.
73. Li Z, Lei D, Ting L, Yao R, Jing W, Na M. The impact of mindfulness intervention on negative emotions and quality of life in malignant tumor patients: a systematic review and meta-analysis. Front Psychol. 2024 Sep 18;15:1443516.
74. Badaghi N, Buskbjerg C, Kwakkenbos L, Bosman S, Zachariae R, Speckens A. Positive health outcomes of mindfulness-based interventions for cancer patients and survivors: A systematic review and meta-analysis. Clin Psychol Rev. 2024 Dec;114:102505.
75. Dong X, Liu Y, Fang K, Xue Z, Hao X, Wang Z. The use of mindfulness-based stress reduction (MBSR) for breast cancer patients-meta-analysis. BMC Psychol. 2024 Nov 1;12(1):619.
76. Lan X, Xie H, Fu L, Peng W. Effects of mindfulness-based stress reduction on cancer-related fatigue in patients with breast cancer: a meta-analysis of randomized controlled trials. Front Oncol. 2024 Oct 3;14:1425563.
77. Amirsasan R, Akbarzadeh M, Akbarzadeh S. Exercise and colorectal cancer: prevention and molecular mechanisms—a comprehensive review. Cancer Cell Int. 2022;22:247.
78. Yaniv D, Mattson B, Talbot S, Gleber-Netto FO, Amit M. Targeting the peripheral neural-tumour microenvironment for cancer therapy. Nat Rev Drug Discov. 2024 Oct;23(10):780-96.
79. Zhang Y, Liao Q, Wen X, Fan J, Yuan T, Tong X, et al. Hijacking of the nervous system in cancer: mechanism and therapeutic targets. Mol Cancer. 2025;24(1):44.
80. Gibson EM, Monje M. Emerging mechanistic underpinnings and therapeutic targets for chemotherapy-related cognitive impairment. Curr Opin Oncol. 2019 Nov;31(6):531-9.
81. Yuan PP, Hua XY. Preoperative early-stage lung cancer patients and local brain area changes: a cross-sectional observational descriptive study. Front Psychol. 2024 Aug 14;15:1417668.
82. Arredondo M, Mestanza F, Carpio R, Escarrabill J, López-Solà C, Palou E, et al. Benefits of a mindfulness and compassion program for cancer patients: experience in a Spanish public hospital setting. Clin Transl Oncol. 2025;27(4):e03913.
83. Soleymani Moghadam M, Parvizifard A, Foroughi A, Ahmadi SM, Farshchian N. An examination of the effectiveness of mindfulness-integrated cognitive behavior therapy on depression, anxiety, stress and sleep quality in Iranian women with breast cancer: a randomized controlled trial. Sci Rep. 2025;15(1):11041.
84. Chen CY, Li SN, Li XX, Zhou B. Mindfulness-based interventions in oncology: a scoping review of outcomes and applications. World J Clin Cases. 2025;13(24):106864.
85. Carlson LE, Jones JM, Oberoi D, Piedalue KA, Wayne P, Santa Mina D, et al. Mindfulness and Tai Chi for Cancer Health (MATCH) study: primary outcomes of a preference-based multisite randomized comparative effectiveness trial in distressed cancer survivors. J Clin Oncol. 2025 Jun 12;43(suppl 24):JCO2402540.

86. Sierzega M, Drabik A, Sanak M, Chrzan R, Richter P. Dissecting the importance and origin of circulating myokines in gastric cancer cachexia. Front Endocrinol (Lausanne). 2024 Oct 1;15:1437197.
87. Wang T, Zhou D, Hong Z. Sarcopenia and cachexia: molecular mechanisms and therapeutic interventions. MedComm (2020). 2025 Jan 5;6(1):e70030.
88. Dorobisz K, Dorobisz T, Pazdro-Zastawny K. Assessment of prognostic factors, clinical features including the microbiome, and treatment outcomes in patients with cancer of unknown primary site. Cancers (Basel). 2024;16(19):3416.
89. Zhong P, Li X, Li J. Mechanisms, assessment, and exercise interventions for skeletal muscle dysfunction post-chemotherapy in breast cancer: from inflammation factors to clinical practice. Front Oncol. 2025 Mar 4;15:1551561.

Índice remissivo

A

abdominoplastia, 643
abordagem fitoterápica, 551
abortamentos de repetição, 157
absenteísmo, 347
abstinência alcoólica, 172, 736
abuso
  de substâncias, 389
  físicos, 683
  sexuais, 683
acantose nigricans, 61, 138
acidentes vasculares cerebrais, 799
acidente vascular cerebral, 247, 762, 799
ácido(s)
  alfalipoico, 609
  ascórbico, 514, 19
  fólico, 165, 513, 26
  graxos, 488
    essenciais, 12
  nicotínico, 513, 23
  pantotênico, 513, 25
  pirúvico, 6
acidose metabólica, 686, 771
acne, 607, 645
  cística, 166
acrômio, 67
açúcares
  adicionados, 760, 806
  refinados, 810, 837
adaptação metabólica, 107
adelgaçamento da derme, 617
adenina dinucleotídeo (FAD), 22
adequação nutricional, 526
adipogênese, 579
adiposidade, 138, 468
  visceral, 231, 412, 743
aditivos
  alimentares, 709, 776
  químicos, 586, 837
adoçantes artificiais, 172, 708, 810
adolescência, 125
adolescentes, 61, 63
  obesos, 136
adrenalina, 496
adrenarca precoce, 141
agentes fitoterápicos, 551
água, 488
alanina, 6
albumina, 311
albuminúria, 790
alcalose metabólica, 686
álcool, 3, 762
alcoolismo, 52, 388, 655, 728
alergias alimentares, 155
alfacetoácidos, 6
alimentação
  balanceada, 218
  fora de casa, 763
  noturna, 680
  saudável, 683
  vegetariana, 524
alimento(s)
  anti-inflamatórios, 223, 579 624, 837

antioxidantes, 746
fermentados, 446, 810, 841
funcionais, 446, 601, 622, 810
hipercalóricos, 363
hipoalergênicos, 709
industrializados, 837
prebióticos, 810
processados, 701
pró-inflamatórios, 579, 810, 836
ultraprocessados, 235, 347, 445, 586, 810, 837
alopecia, 619
alterações
cognitivas, 198
de humor, 41, 645
epigenéticas, 219, 860
fisiometabólicas, 219
alumínio, 201
alvos glicêmicos, 816
amenorreia, 684, 696
amidos, 488
amilase, 187, 488
salivar, 187
amilasemia, 732
amiloidose, 264
aminoácido(s), 488, 509
de cadeia ramificada, 6
essenciais, 6
não essenciais, 6
AMP-cíclico, 497
amputações não traumáticas, 799
anamnese, 187
alimentar, 803
nutrológica, 41, 645
anastomose jejuno-jejunal, 393
anedonia, 713
anemia, 646, 705
da gravidez, 153
ferropriva, 103, 128, 133, 167, 388, 627, 654
megaloblástica, 197, 198, 221, 848
por deficiência de ferro, 537
anencefalia, 165
anomalias citogenéticas, 860
anorexia, 41, 42, 247, 743, 761
central, 888
nervosa, 673
anormalidades
cromossômicas, 219
endócrinas, 782
ansiedade, 109, 234, 389, 454, 554, 576, 645, 704, 742
antidepressivos tricíclicos, 305
antioxidantes, 221
dietéticos, 838
antropometria, 46, 83, 763
apendicite, 248
apetite, 186, 792
apneia obstrutiva do sono, 347, 423
apoferritina, 28
aposentadoria precoce, 347
arritmias cardíacas, 789
artrite reumatoide, 86, 322, 831
ascite, 42
asma, 322
aspecto das fezes, 74
aspiração brônquica, 248
ataques cardíacos, 576
ataxia, 46
aterosclerose, 86, 758, 770
atividade física, 59, 348, 714, 787
atletas, 488
atletismo de
fundo, 482
semifundo, 482
atraso no crescimento, 124
autoestima, 679
autofagia, 325, 721, 811, 843
celular, 583
autoimunidade, 830
tireoidiana, 845
automedicação responsável, 550
avaliação
de massa muscular, 876
nutricional da gestante, 154
nutrológica, 39, 57
no pré-operatório, 644
aversão aos alimentos, 736
azeite de oliva, 717
azia, 150, 174

B

bactéria(s) colonizadoras, 431
baixa
autoestima, 136, 682
estatura, 65, 138
baixo peso, 65
balanço
energético, 3
hídrico, 282
balão intragástrico, 427
banda gástrica ajustável, 367, 426
barreira cutânea, 618
basquete, 482
Bebidas
açucaradas, 806
alcoólicas, 586
dietéticas, 708
energéticas, 134
esportivas, 134, 510
beisebol, 482
bem-estar mental, 400
betabloqueadores, 305
biodisponibilidade, 558
da B12, 534
do zinco, 542
biodiversidade, 548
bioeconomia, 549
biogênese mitocondrial, 326
bioimpedância, 192, 501
biologia molecular, 98

biotina, 514, 24
blefaroplastia, 643
bócio, 62
boro, 201
boxe, 482
broncoaspiração, 264, 314
bulimia, 355
nervosa, 673
bullying, 682
butirato, 432
bypass gástrico em Y de Roux, 367, 383, 425

C

cabelos, 616
cádmio, 31
cafeína, 708
cãibras, 134
cálcio, 199, 198, 29
cálculos biliares, 730
calorimetria indireta, 879
canabidiol, 554
câncer, 41, 210, 586, 759, 783, 860, 874
canoagem, 482
capacidade
cognitiva, 702
gástrica, 392
laboral, 850
regenerativa da pele, 618
caquexia, 39, 339, 877
cardíaca, 247, 758
oncológica, 874, 888
pulmonar, 743
caratê, 482
carbonilação, 88
carcinogênese, 860, 886
cardiomiopatia da obesidade, 758
carências
nutricionais, 587
vitamínicas, 761
carga de soluto renal, 298
cáries dentárias, 62
carnes vermelhas, 760
carotenoides, 748
cascata inflamatória, 702
caseína, 714
catabolismo proteico, 771
catarata, 86
cateter central de inserção percutânea, 281
cátions di ou trivalentes, 286
cegueira, 799
células CD8+, 499
celulite, 134, 577, 636
celulose, 9
ceruloplasmina, 311
cetoacidose diabética, 788
cetonemia, 149
cetonúria, 174
cetose nutricional, 721
chá, 554
cianocobalamina, 513, 512, 20
cianose, 249
cicatrização, 616
de feridas, 45
dérmica, 665
ciclismo, 482
ciclo capilar, 626
circunferência
do braço, 293
muscular do braço, 293, 68
cirurgia(s)
bariátrica, 52, 175, 362, 383, 427, 574, 627, 824
minimamente invasiva, 396
de Scopinaro, 426
gastrointestinais, 247
maxilofaciais, 247
metabólica, 406, 423
plástica, 627
estética, 643
citocinas inflamatórias, 701
cloreto de sódio, 762
cobre, 31, 400
coenzima Q10, 609
coiloníquia, 625
colágeno, 612
colangiopancreatografia, 733
retrógada endoscópica, 734
colecistite gangrenosa, 248
colelitíase, 383
colestase hepática, 289
colesterol, 13
colite ulcerativa, 449
coma, 264, 789
combinações alimentares, 811
complicações
cicatriciais, 644
diabéticas, 783
comportamento(s)
alimentar, 386, 645, 673
compensatórios, 677
purgativos, 677
sedentários, 135
composição corporal, 644
compostos
alimentares, 470
bioativos, 446, 602
compulsão alimentar, 142, 234, 645, 684
condições neuropsiquiátricas, 454
condropatias, 589
conflitos familiares, 684
confusão mental, 46
consciência alimentar, 131
constipação, 42, 645
intestinal, 175, 263
consumo
de proteínas, 529
excessivo de álcool, 847
controle
de peso, 553
glicêmico, 329, 426, 620, 648, 759
convulsões, 283, 789

corantes alimentares artificiais, 709
corpos cetônicos, 3
cortisol, 499
cosmecêutico, 602
cosmiatria, 601
creatina, 506, 749
creatinoquinase total, 499
crenças alimentares, 693
crescimento
  bacteriano, 467
  capilar, 627
  fetal, 148, 337, 792
    excessivo, 157
  placentário, 153
criticismo, 682
cromo, 201, 35
cronobiologia nutricional, 821
crononutrição, 223
crudivorismo, 124
cuidados paliativos, 871
culpa alimentar, 679
curva de crescimento, 292

D

declínio hormonal, 230
deficiência(s)
  de ácido fólico, 165
  de B12, 388, 535, 536
  de ferro, 646, 705
  de folato, 843
  de magnésio, 761
  de micronutrientes, 645
  de vitamina D, 653, 761
  de zinco, 451, 542, 844
  energéticas, 124
  insulínica, 782
  minerais, 221
  nutricionais, 247, 583
déficits neurocognitivos, 704
degeneração macular, 86
deglutição, 59, 792
demência, 46, 187, 247, 717, 783
densidade
  calórica, 299
  nutricional, 220
densitometria
  de composição corporal, 504
  óssea, 391
dependência química, 386
depleção nutricional, 46
depressão, 234, 247, 389, 454, 645, 702, 742
derivação biliopancreática, 368, 395, 425
dermanutrologia, 617
dermatite, 617, 645
  atópica, 607
  escrotal, 61
  seborreica, 45
dermatologia, 617
dermatomiosite, 264
derrame, 576
desajustes psicológicos, 383, 385
desaminação, 6
desbalanço energético, 758
descamação da pele, 617
descontrole alimentar, 682
desempenho acadêmico matinal, 710
desenvolvimento
  celular, 147
  fetal, 702
desequilíbrio redox, 887
desidratação, 131, 221, 647, 815
desinteresse pela alimentação, 678
deslocamento acidental da sonda, 264
desnutrição, 220
  energético-proteica, 40, 770
  materna, 147
  oncológica, 879
desregulação circadiana, 223, 802
deterioração oxidativa, 220
determinismo genético, 112
diabetes, 223, 576
  gestacional, 141, 702, 785, 816
  mellitus, 41, 383, 406, 732, 758, 782, 798
  monogênico, 785
  neonatal, 785
diabulimia, 680
diagnóstico
  nutrológico, 39, 81
diálise, 764, 771
diário alimentar, 692
diarreia, 292, 444, 449
  crônica, 732
dieta(s), 523, 882
  alternativas, 124
  anti-inflamatória, 223, 579, 622, 837
  antioxidantes, 223
  baixa em FODMAP, 445
  cetogênica, 107, 333, 582, 711, 721
  Dash, 218, 719, 760, 787, 805
  de baixa qualidade, 702
  de exclusão, 716
  de poucos alimentos, 709
  enteral, 246
  eucalórica personalizada, 808
  hipercalórica, 257, 662
  hiperlipídicas, 701
  hiperproteicas, 99
  hipocalóricas, 124, 579, 819
  imunomoduladoras, 258
  individualizada, 258
  inflamatória, 617
  isoglicêmicas, 579
  líquida, 250, 808
  low carb, 334, 583
  mediterrânea, 108, 218, 445, 580, 620, 702, 717, 759, 786, 805, 837, 847
  Mind, 719

neuroprotetoras, 717
ocidental, 435, 637, 706
oral, 877
para diabético, 257
para pacientes críticos, 258
plant-based, 222
restritivas, 52, 617, 683
ricas em açúcares refinados, 714
rica em fermentados, 841
sem glúten, 845
vegetarianas, 110, 527, 542
diferenciação epidérmica, 618
dificuldade para mastigar, 42, 743
digestibilidade das proteínas vegetais, 530
dinâmica familiar, 682
disbiose, 235, 433, 442, 584, 802
intestinal, 410, 621, 832
microbiana, 450
disfagia, 42, 74, 247, 567, 877
disfunção(ões)
cardíaca, 758
erétil, 385
glicêmicas, 648
intestinal, 644
mitocondrial, 89, 219, 712, 801
muscular esquelética, 742
neuronal, 710
renal, 764
tecidual, 801
disgeusia, 743
dislipidemia, 100, 224, 330, 383, 419, 423, 758, 770
familiar, 81
dismorfia muscular, 680
displasia broncopulmonar, 282
dispneia, 152, 249, 743
dispositivos vestíveis, 794
distensão abdominal, 83, 250, 444, 645
distorções cognitivas, 683
distribuição de gordura, 408
distrofia muscular, 264
distúrbio(s)
de imagem corporal, 645
do comportamento alimentar, 551
do sono, 109
gastrointestinais, 155
hidreletrolíticos, 261, 280, 770
metabólicos, 388, 406, 467
nutricionais, 551
psicológicos, 347
diuréticos, 685, 761
diversidade
alimentar, 588
bacteriana, 410
corporal, 695
microbiana, 584, 802
diverticulite, 248
doença(s)
articular degenerativa, 383, 385
autoimunes, 86, 443, 568, 830
cardíaca coronariana, 74
cardiovasculares, 210, 223
celíaca, 248, 831
crônicas não transmissíveis, 127, 217
de Alzheimer, 86, 717
de Chagas, 264
de Crohn, 248
de Parkinson, 264, 454
do refluxo gastroesofágico, 383
estrogênio-dependentes, 586
hemolítica do recém-nascido, 153
hemorroidária, 385
hepáticas, 560
esteatótica, 783
inflamatória intestinal, 41, 248, 442, 831
neoplásicas, 74
neurodegenerativas, 86, 224, 705
neuromusculares, 264
oncológica, 874
pulmonar obstrutiva crônica, 41, 247, 741, 759
renal crônica, 41, 769
terminal, 292
drenagem linfática, 581
drogas ilícitas, 386
drunkorexia, 680

E

ecossistema intestinal, 443, 587
edema, 40, 139, 577
de glândulas salivares, 696
postural, 61
educação nutricional, 695, 763, 850
efeito térmico dos alimentos, 3
eflúvio telógeno, 617, 645
eixo
intestino-cérebro, 236, 454, 555, 705
intestino-pele, 620
intestino-tireoide, 845
elasticidade da pele, 619
eliminação do álcool, 847
emagrecimento, 577, 627
emulsificantes alimentares, 451
encefalopatia hepática, 247
encurtamento dos telômeros, 219
endometriose, 586
endotoxemia metabólica, 446
endurance, 482
enfisema pulmonar, 747
enterocolite grave, 292
enteropatia celíaca, 845
envelhecimento, 86, 186, 322
celular, 801

cutâneo, 601, 603
da pele, 617
musculoesquelético, 219
populacional, 217, 551
saudável, 218
enxaqueca, 353
enzimas microbianas intestinais, 433
epigenética, 98, 147
epigenômica, 96
epilepsia, 554, 721
equações preditivas, 313
equilíbrio
hidroeletrolítico, 280, 476
microbiano, 226
nutroneurometabólico, 701
equimoses, 44
equipe multidisciplinar de terapia nutricional, 246
ergoespirometria, 504
erisipela, 577
erosão dentária, 678
erosões esofágicas, 686
erro(s)
alimentar, 682
inatos do metabolismo, 81
escala de Bristol, 443
escara, 62
esclerodermia, 264
esclerose múltipla, 264
escolhas alimentares saudáveis, 763
escore-z, 64
esgrima, 482
esofagite, 247
esofagostomia, 249
espinha bífida, 165
esplenomegalia, 46
espondiloartrites, 831
esportes competitivos, 133
esqui de fundo, 482
esquizofrenia, 704
estadiamento oncológico, 863
estado(s)
catabólicos, 617
hipermetabólico, 747
nutricional, 39
nutrológico, 57
esteatorreia, 42, 732
esteatose hepática, 40, 269
não alcoólica, 347
esteroides anabolizantes, 134, 680
estética, 617
estigmatização, 695
social, 385
estilo de vida, 136, 233, 334, 346, 443, 799
estimulantes do apetite, 749
estirão puberal, 127
estratégia nutricional, 328
estresse, 234, 692, 784
crônico, 702
oxidativo, 86, 219, 331, 412, 450, 471, 554, 578, 617, 770, 801, 838, 887
eutrofia, 66
eventos
cardiovasculares, 760
isquêmicos cerebrais, 702
tromboembólicos, 646
excesso
de açúcar, 709
de lipídios, 801
de peso, 799
de sódio, 837
exercício(s)
aeróbio, 493
de longa duração, 497
físicos, 235
submáximos, 495
expectativa de vida, 217, 362
exposição
a toxinas ambientais, 110, 784
solar, 603, 617
expressão gênica, 98, 838

F

fadiga, 41, 74, 131, 498, 696
mental, 226, 705
falência hepática, 257
farmacogenômica, 401
fast-food, 124
fatores epigenéticos, 218
fenilcetonúria, 99, 568
fermentação, 841
de fibras, 749
ferritina, 29
ferro, 27, 399, 705
fertilidade, 686
fibras, 804, 846
brancas, 480
lentas, 485
prebióticas, 446
rápidas, 485
vermelhas, 480
fibrinogênio, 311
fibrose, 391, 731, 758
cística, 435, 730
fisiculturismo, 680
fístula(s)
anastomótica, 395
do trato gastroesofágico, 292
enterocutâneas, 248
pancreática, 248
traqueoesofágica, 247
fitocanabinoides, 554
fitonutrientes, 886
fitoquímicos, 839
fitoterapia, 549
fitoterápicos, 550, 645, 886
flacidez, 630
flatulência, 444, 567, 645
excessiva, 155
flexibilidade
alimentar, 334
metabólica, 326
flexitarianismo, 524

flúor, 36
fluorapatita, 36
flutuação
  de peso, 686, 696
  hormonal, 578
folato, 197, 26
fome, 692, 695
força muscular, 45, 227, 574, 644
fórmulas
  elementares, 254
  enterais, 298
    industrializadas, 251
  hiperproteicas, 777
  modulares, 258
  oligoméricas, 254
  poliméricas, 252
fosfatase alcalina, 732
fosfocreatina, 506
fósforo, 498, 775
fotoenvelhecimento, 617
fotoproteção, 605
fotossensibilidade, 844
fracionamento
  alimentar, 787
  das refeições, 750
fragilidade, 783
  óssea, 83
  ungueal, 617
frequência evacuatória, 449
frutose, 488
função
  cerebral, 701
  cognitiva, 221
  endócrina, 731
  exócrina, 731
  imunológica, 226
  pulmonar, 747
  tireoidiana, 844
funcionalidade, 643
funcionamento neuropsiquiátrico, 701
futebol, 482

G

gasto energético
  em repouso, 3
  total, 3
gastrectomia vertical, 367, 383, 414, 425, 471
gastrojejunostomia, 393
gastroparesia, 248, 775, 791
gastroplastia, 77, 397
  endoscópica, 427
gastrostomia, 775, 878
gatilhos emocionais, 692
gêmeos idênticos, 681
genes de longevidade, 812
gengivite peridentária aguda, 62
genômica, 96, 571
gerenciamento do estresse, 235
gestação gemelar, 160
gestantes hospitalizadas, 158
ginástica
  artística, 482
  rítmica, 482
glicemia
  capilar, 789
  pós-prandial, 787
glicogênio, 496
glicogenólise, 491, 800
gliconeogênese, 23, 325, 491, 800
glucagon, 491, 496
glutamato monossódico, 762
glutamina, 882
glúten, 454, 714
gluteoplastia, 643
gordura(s)
  corporal, 219, 799
  saturadas, 760
  visceral, 138, 219, 328
grávida doente, 177
gripe cetogênica, 333
grupos vulneráveis, 696

H

habilidades culinárias, 849
hábitos
  alimentares, 388
    anti-inflamatórios, 702
    maternos, 136
  intestinais, 74, 443
halterofilismo, 482
handebol, 482
Helicobacter pylori, 390
hemodiafiltração, 771
hemodiálise, 772
hemofiltração, 771
hemoglobinopatias, 646
hemorragia
  digestiva, 771
  gastrointestinal, 771
    grave, 292
hemorroidas, 175
hemossiderina, 29
hepatócito, 34
hepatoesplenomegalia, 271
hepatomegalia, 46
herdabilidade, 784
hérnia(s)
  discais, 385
  hiatal, 390
herpes genital, 607
herpes-zóster, 607
hidratação, 609, 617, 710, 747
  cutânea, 619
  de crianças ativas, 132
hidroxitirosol, 605
hiperalimentação, 747
hipercalcemia, 730
hipercalemia, 775
hipercoagulabilidade, 153
hipercolesterolemia, 157
hipercortisolismo, 152
hiperêmese gravídica, 174, 267
hiperestrogenismo, 585
hiperfagia, 42, 802

hiperfosfatemia, 775
hiperglicemia, 269, 270, 275, 425, 576, 771, 782
hiperinsulinemia, 425, 793
compensatória, 409
hiperinsulinismo, 152
hiperlipidemia na gravidez, 158
hipermetabolismo, 880
hiperparatireoidismo, 771
hiperpermeabilidade intestinal, 450, 715
hiperplasia endometrial, 586
hiperqueratose folicular, 44
hipertensão, 224, 425, 762
arterial sistêmica, 383, 758
intracraniana, 385
hipertonia, 283
hipertrigliceridemia, 157, 271, 425, 730, 771
hipertrofia, 363
adipocitária, 419
muscular, 139
hipoalbuminemia, 40, 271
gestacional, 154
hipocalemia, 686
hipocloremia, 686
hipocromia de mucosas, 155
hipofosfatemia, 264, 771, 779
hipogeusia, 743
hipoglicemia, 131, 354, 560
hipomagnesemia, 264, 771
hiponatremia, 264, 686, 762, 771
hipopotassemia, 264, 779
hiporexia, 42, 247
hipotensão
ortostática, 198
hipotireoidismo, 264, 625
hipotonia, 630
hipotrofia muscular, 74
hipovitaminose, 166, 388
hipóxia, 742
hirperinsulinemia, 138
histidina, 34
história alimentar, 388, 763
homeostase
da pele, 617
intestinal, 467
metabólica, 782
hóquei, 482
hormônios reprodutivos, 327
hospitalização, 691
humor deprimido, 680, 696

I

icterícia, 271
idade fértil, 391
ideação suicida, 691
idoso, 186
íleo paralítico, 292
ilhotas de Langerhans, 731
imagem corporal, 136
impedância bioelétrica, 187
imprinting do microbioma, 431
impulsividade, 682
imunonutrição, 652, 881
índice
de massa corporal, 293
glicêmico, 787
individualidade
bioquímica, 622
metabólica, 99
indústria da moda, 696
infecção(ões)
entéricas, 451
pelo SARS-CoV-2, 90
urinárias, 221
infertilidade, 385
inflamação
cutânea, 611
hipotalâmica, 802
intestinal, 443, 450
pulmonar, 742
sistêmica, 887
inflammaging, 618
influência ambiental, 113
ingestão
de cálcio, 128
de ferro, 128
proteica, 127
insatisfação
corporal, 136, 682
estética, 644
insegurança alimentar, 73
insônia, 680
instabilidade
emocional, 682
genômica, 888
institucionalização, 187
insuficiência
cardíaca, 41, 757
hepática, 257
placentária, 153
renal, 759
terminal, 799
respiratória hipercápnica, 747
insulina, 491
insulinemia, 325
inteligência artificial, 571, 794
interações
farmacocinéticas, 569
farmacodinâmicas, 569
medicamentosas, 305, 792
intervenção nutrológica, 874
intolerância(s)
à glicose, 732
alimentares, 580, 645
ao frio, 696
intoxicação alcoólica, 681
invalidação parental, 682
iodeto, 35
iodo, 34, 129, 845
ioga, 235
irregularidades menstruais, 686, 696
irritabilidade, 576, 696, 705
isocinética, 477
isolamento social, 383, 674, 696
isométrica, 477

isquemia gastrointestinal, 248

J

janela alimentar, 323
jejum intermitente, 222, 322, 445, 583, 622, 721, 810, 843
jejuno, 305
jejunostomia, 249, 775
judô, 482

K

kwashiorkor, 40, 81

L

lactação, 337, 560, 814
lactase, 488
lactose, 488
laticínios, 459
laxantes, 685
lazer ativo, 135
leitura de rótulos, 763
lentidão cicatricial, 617
lesão(ões)
  de esforço repetitivo, 499
  medular, 283
  renal aguda, 769
letargia, 264
leuconíquia, 625
leucopenia, 848
lifting facial, 653
linfedema, 576
língua despapilada, 74
linhas de Beau, 625
lipasemia, 732
lípase pancreática, 187
lipedema, 574, 638
lipídio(s), 9
  cis e trans, 12
  monoinsaturados, 12
  poli-insaturados, 12
  saturados, 9
lipoaspiração, 643
lipodistrofia, 636
lipogênese, 582
lipólise, 105
lipoperoxidação, 88
lipotoxicidade, 326, 417, 784, 800
longevidade, 322, 359, 443
  cutânea, 618
  saudável, 217
lúpus eritematoso sistêmico, 831
luta
  greco-romana, 482
  livre, 482

M

má-absorção intestinal, 758
macroangiopatias, 790
magnesemia, 655
magnésio, 201, 498, 704, 761
magreza acentuada, 65
mal de Parkinson, 86
maltase, 488
maltodextrina, 488
mamoplastia, 643
manejo do estresse, 695
marasmo, 40, 74
marcadores
  inflamatórios, 337
  tumorais, 865
marco regulatório de fitoterápicos, 551
massa magra corporal, 476
mastigação, 59, 792
maturação
  da microbiota, 433
  psicossocial, 126
  sexual, 130
mecanismos epigenéticos, 114, 466
medicamentos fitoterápicos, 550
medicina
  contemporânea, 643
  de precisão, 96, 111, 850
  estética, 617
  herbal, 549
  personalizada, 93, 401, 571, 819
  preventiva, 550
medidas antropométricas, 137, 155
meditação, 235
mediterranean-Dash intervention for neurodegenerative delay, 224
melanogênese, 605
melanoma, 607
melasma, 605, 621
menopausa, 337, 574, 625
metabolismo
  celular, 325
  cerebral, 283, 701
  de glicose, 782
  glicêmico, 406
  inflamatório, 644
  lipídico, 330, 554, 771
  mitocondrial, 801
  pós-prandial, 332
  tecidual, 617
metabolômica, 96
metas glicêmicas, 786
métodos purgativos, 682
microácidos ribonucleicos, 466
microbioma, 430
  humano, 234
  intestinal, 401, 442, 793
microbiota
  cutânea, 621
  intestinal, 218, 226, 407, 426, 432, 442, 467, 555, 703, 802
micronutrientes, 196
microrganismos, 430

migração das sondas, 263
mindful eating, 233, 692
minerais, 199, 488, 27
miocardiopatia alcoólica, 762
mobilidade, 576
modelos alimentares, 786
modulação
  da microbiota, 621
  do estresse oxidativo, 711
  do microbioma, 793
  gênica, 96
  hormonal, 340
  imune, 838
  intestinal, 442, 584, 621
morbidade materno-
  -infantil, 166
mortalidade
  cardiovascular, 427
  materna, 153, 159
  neonatal, 159
morte
  em diabéticos, 790
  fetal, 157
motilidade gastrointestinal, 150
mucoproteínas, 311
mucosa intestinal, 469
mucosite, 267, 886, 870
músculo, 479
mutações genéticas, 860

N

nado sincronizado, 482
nanotecnologia, 558
natação, 482
necessidades hídricas, 282
nefrite lúpica, 844
nefropatia, 411, 760
  diabética, 775
neonatos, 281
neoplasia, 247
  pancreática, 730
neuralgia pós-herpética, 607
neurodesenvolvimento, 708
neurogênese, 703
neuropatia, 221, 411, 788
  diabética, 264, 791
  periférica, 46
neuroplasticidade, 812
neurotransmissão, 701
niacina, 513, 22
nicotinamida, 513, 23
nitração, 88
nitratos, 305
noradrenalina, 496
normoglicemia materna, 792
nutracêutico, 601
nutrição, 476, 877
  de precisão, 850
  enteral, 738, 761
  esportiva, 693
  fetal, 153
  integrativa, 233
  oncológica, 894
  parenteral, 266, 280, 315, 738, 761, 878
  personalizada, 447, 793
nutricosmético, 602, 604
nutrigenética, 96
nutrigenômica, 96, 819
nutrologia, 73
  de precisão, 819
  enteral, 291
  esportiva, 130
    para crianças e adolescentes, 130
  integrativa, 886
nutrólogo, 523
nutroprevenção, 798
nutroterapia, 798
  personalizada, 819

O

obesidade, 39, 61, 86, 224, 322, 346, 362, 382, 423, 442, 466, 551, 574, 702, 798
  abdominal, 365
  infantil, 363
  mórbida, 77, 423
  na infância e na adolescência, 135
  sarcopênica, 42, 208
obsessividade, 682
obstrução
  biliar, 262
  das sondas, 262
  intestinal, 280, 556
  mecânica, 292
odinofagia, 42, 74
oftalmoplegia, 46
olécrano, 67
ômega-3, 541
oncologia integrativa, 885
one meal a day, 324
onicólise, 625
onicorrexe, 625
onicosquizia, 625
opioides, 305
ortorexia, 124
  nervosa, 679
oscilações glicêmicas, 714
osmolaridade, 299
osmose, 488
osteoartrite, 589, 799
osteoartrose, 385, 424
osteopenia, 128, 186, 337, 687
osteoporose, 224, 337, 687, 739
ostomias, 248
otimização cicatricial, 644
oxigenação
  dos músculos, 131
  tecidual, 619

P

paciente(s)
  bariátricos, 387

com doenças oncológicas terminais, 877
crítico, 310
oncológico desnutrido, 874
vegetarianos estritos, 540
padrões
alimentares, 228, 443
restritivos, 645
paladar, 792
pancreatite, 354
aguda, 248, 729
grave, 292
crônica, 728
obstrutiva, 731
pandemia de covid-19, 86, 125, 683
panteteína, 25
paraprobióticos, 437
parestesias, 198
parto, 574
cesáreo, 159
prematuro, 158
pasteurização, 842
pé diabético, 791
pelagra, 45
pele, 616
pensamento(s)
disfuncionais, 692
obsessivos relacionados ao peso, 694
peptídeos bioativos de colágeno, 612
percepção corporal, 643
perda(s)
de apetite, 759
de massa
magra, 219
óssea, 742
de peso, 406
de unhas, 83
menstruais excessivas, 646
muscular, 83
ponderal, 420, 758
perfeccionismo, 682, 697
perfil genético, 109
período pré-gestacional, 149
perioperatório, 881
peritonite, 248
permeabilidade intestinal, 446, 802, 832
personalização
da suplementação, 112
de dieta, 114
peso
adequado, 65
elevado, 65
fetal, 160
gestacional, 148
saudável, 786
petéquia, 44, 61
pilares nutricionais, 220
piridoxal, 23
piridoxamina, 23
piridoxamina-5-fosfato, 23
piridoxina, 513, 23
pirose, 42
planejamento alimentar, 745
plano alimentar, 586, 620
plantas medicinais, 548
plasticidade
fenotípica, 113
neural, 702
pneumotórax, 315
polidrâmnio, 157
polifarmácia, 792
polifenóis, 607
polimorfismos genéticos, 98
polipeptídeos, 5
polissacarídeos, 8
polo aquático, 482
poluição, 617
Polypodium leucotomos, 606
pós-bióticos, 442
derivados dos AGCC, 437
potássio, 775
prebióticos, 235, 442, 611, 621, 710, 793
pré-diabetes, 805
pré-diabéticos, 785
pré-eclâmpsia, 157
pregorexia, 680
prejuízo cognitivo, 705
prematuridade, 160
preocupação excessiva com peso, 696
pressão arterial, 759
prisão de ventre, 155
privação alimentar, 330
probióticos, 226, 436, 442, 611, 621, 702, 793, 886
problemas dentários, 389, 696, 743
processos neuroinflamatórios, 706
produtividade econômica, 799
programação metabólica, 702
proliferação celular, 619
promoção de corpos irrealistas, 696
propionato, 432
propósito de vida, 234
proteção cardiovascular, 788
proteína(s), 508, 5
psicobióticos, 437
psicoterapia, 383
psiquiatria nutricional, 703
psoríase, 412, 621, 831
puberdade, 125
publicidade, 696
púrpura, 61
Pycnogenol®, 605

Q

qualidade
da alimentação, 645
de vida, 347, 398, 580

do sono, 223, 803
proteica, 220
quebra do jejum, 814
queda capilar, 619
queilite, 62, 645
queilose, 62
queimaduras, 247
queloides, 646
questionário de frequência alimentar, 772
quilotórax, 315
quimioterapia, 867, 868
quimioterápicos, 878

R

radicais livres, 323, 705, 838
radioterapia, 867
rarefação capilar, 74
reabilitação
nutricional, 687
pulmonar, 751
reação(ões)
alérgicas, 558
fototóxica, 606
reatividade, 469
rebaixamento do nível de consciência, 247
recomendações dietéticas individualizadas, 447
recompensa alimentar, 348
recordatório alimentar, 155
de 24 horas, 645, 772
recuperação muscular, 131
recusa alimentar, 691
redução
de sódio, 763
ponderal, 426
reeducação alimentar, 358, 388
refeições sociais, 696
refluxo gastroesofágico, 248, 292
refrigerantes, 134
regeneração tecidual, 616
registro alimentar, 59
de 3 dias, 772
regulação emocional, 695
relacionamento familiar hostil, 136
relações familiares disfuncionais, 682
remo, 482
remodelação
intestinal, 416
tecidual, 644
renda familiar, 850
renovação celular, 617
reposição
hidroeletrolítica, 510
hormonal, 230
repositores líquidos, 133
repouso intestinal, 292
reprodução assistida, 160
reserva muscular, 644
resiliência, 234
intestinal, 587
resistência à insulina, 124, 224
respiração
consciente, 235
mitocondrial, 326
ressecamento cutâneo, 645
ressecção
do íleo, 262
gástrica, 393
intestinal, 847
restrição(ões)
alimentares, 42, 679
calórica, 220
contínua, 334
intencional, 680
cognitiva, 692
de álcool, 847
gástrica, 367
hídrica, 762
retenção
hídrica, 42, 557, 619
hidrossalina, 760
retinopatia, 411, 788
diabética, 791, 799
retocolite ulcerativa, 847
riboflavina, 513
rigidez
alimentar, 679
dérmica, 618
risco
cardiovascular, 333, 427, 744, 759, 786
de quedas, 221
hemostático, 646
metabólico, 408
nutricional, 247
sarcopênico, 388
tromboembólico, 646
rituais alimentares, 678, 696
rosácea, 621
rosário
costocondral, 62
torácico, 83
rugas, 617

S

sabedoria ancestral, 549
sabor dos alimentos, 750
sacarase, 488
sacarose, 488
saciedade, 348, 367, 427, 692, 695
precoce, 42, 750
salivação, 59
salpingite, 248
salto(s)
de campo, 482
de trampolim, 482
ornamentais, 482
sangramento(s)
digestivo, 386
gastrointestinal, 270
gengivais, 44

sarcopenia, 186, 203, 220, 340, 630, 645, 743, 783, 888
  pré-operatória, 389
saúde
  cerebral, 719
  cutânea, 611, 619
  das unhas, 624
  emocional, 645
  intestinal, 226, 446, 621
  materno-fetal, 161
  mental, 233, 701
  metabólica, 324, 555
  óssea, 221
seborreia nasolabial, 61
sedentarismo, 125, 388, 637, 646, 784
selênio, 32, 201, 400, 710, 778, 844
senescência, 792
  celular, 618, 831
sensação de plenitude, 684
sensibilidade dentária, 686
sepse, 270
sequenciamento genético, 116
sexualidade, 136
silício orgânico, 613
simbióticos, 437, 442, 710, 793
sinalização
  hormonal, 407
  insulínica, 413
sincronização dos ritmos circadianos, 223
síndrome(s)
  alcoólica fetal, 172
  anoréxica, 684
  compartimental abdominal, 248
  da realimentação, 275
  de abstinência, 708
  de Cushing, 386
  de *dumping*, 368, 395
  de hipoventilação, 384
  de Mallory-Weiss, 686
  demencial, 86
  de realimentação, 53, 304, 691
    no paciente oncológico, 881
  do cólon irritável, 686
  do intestino
    curto, 248, 266, 280
    irritável, 442
  dos ovários policísticos, 141, 327, 385, 586
  metabólica, 86, 141, 223, 419, 427, 551
síntese de colágeno, 616
sistema tegumentar, 616
sleeve gástrico, 383
sobrecarga
  econômica, 362
  hídrica, 761, 775
sobrepeso, 39, 65, 577, 807
sobrevivência celular, 326
sobrevivente do câncer, 882
sódio, 498, 762
sofrimento psíquico, 645
soja, 714
sonda(s), 302
  enteral, 77, 877
  nasais, 248
  nasoenteral, 77, 775
  orogástrica, 393
  transnasais, 248
sono fragmentado, 802
sonolência diurna, 138
sports drinks, 133
subnutrição, 39
substâncias ergogênicas, 125
Substrato energético, 3
suicídio, 703
superobesidade, 384
suplementação
  antioxidante, 92
  medicamentosa, 388
  na infância e na adolescência, 134
  no paciente vegetariano, 533
  suplementação nutricional, 108, 225, 581
suplementos
  esportivos, 134
  vitamínicos, 288
suporte
  antioxidante, 616
  imunonutricional, 643
  nutricional, 584
  social, 217, 389
supressores do apetite, 557
suscetibilidade genética, 466

T

T3 (tiroxina), 34
T4 (tri-iodotironina), 34
tabagismo, 138, 218, 388, 617, 646, 647, 730, 741
Taxa de filtração glomerular, 187
tecidos de sustentação, 616
Técnica(s)
  cirúrgicas bariátricas, 392
  semiológicas, 80
telemedicina, 401, 794
tênis de mesa, 482
tentativa de suicídio, 386
terapia
  antineoplásica, 866
  cognitivo-comportamental, 348
  de reposição
    de ferro, 76
    enzimática pancreática, 738
    hormonal, 231
  de substituição renal contínua, 771
  nutricional
    enteral, 291, 761, 771
  nutrológica, 310, 874
    enteral, 246, 738

na paliação, 883
parenteral, 266, 738
termogênese, 3, 105
teste de gravidez, 391
testosterona, 499
tetania, 83
tiamina, 513, 778
tireoidite de Hashimoto, 831
tiro
com arco e flecha, 482
esportivo, 482
tolerância
ao exercício, 742
digestiva, 655
imunológica, 830
metabólica, 108
tontura, 696
toxicidade gastrointestinal, 848
traços de personalidade, 682
transaminases, 499, 732
transcupreína, 34
transferrina, 29
trânsito intestinal, 443
transplante
capilar, 629
de microbiota fecal, 453, 847
transporte ativo, 488
transtorno(s)
afetivo bipolar, 712
alimentares, 136, 334, 389, 645, 673, 792
noturno, 680
restritivo/evitativo, 673
de compulsão alimentar, 673
de ruminação, 675
do défict de atenção e hiperatividade, 708
do espectro autista, 454, 714
do humor e do comportamento alimentar, 389
mentais, 673
psicóticos, 386
psiquiátricos, 142
trauma
cranioencefálico, 247
raquimedular, 264
treinamento de resistência, 229
triagem
de risco nutricional, 644
para anemia, 167
triatlo, 482
trombocitopenia, 271
tromboembolismo
pulmonar, 390
venoso, 153
tromboflebite, 267
trombose, 646
venosa profunda, 390

U

úlceras, 248
unhas, 616
frágeis, 645
ureia, 499
uremia, 771
urina concentrada, 815
uso
abusivo de antibióticos, 235
medicinal de plantas, 549
prolongado de medicamentos, 617

V

valor
biológico, 530
variabilidade glicêmica, 811
vasculites, 248
vegetarianismo, 523, 654
vegetarianos, 523, 538
veias jugulares, 281
via
de Embden-Meyerhof, 489
parenteral suplementar, 878
vida reprodutiva, 159
vigorexia, 680
vínculo mãe-filho, 136
vinho tinto, 762
vitamina(s), 13
A, 14
B1, 513
B2, 513
B3, 513, 22
B5, 513, 25
B6, 513, 23
B9, 513
B12, 197, 221, 513, 20
C, 514, 513, 19
D, 15, 198, 199, 221, 710
do complexo B, 498
E, 16
H, 514
K, 18
lipossolúveis, 736
PP, 22
vitiligo, 607
vivência de abuso, 136
voleibol, 482
vômito(s), 292
autoinduzidos, 677
vulnerabilidade genética, 681

W

whey protein, 749

X

xerose, 44
xerostomia, 187

Z

zinco, 30, 129, 202, 400, 705, 844